国家卫生和计划生育委员会"十三五"规划教材

全国高等学校教材

供研究生护理学专业用

U0304119

循证护理学

第2版

主　编　胡　雁　郝玉芳

副主编　李晓玲　袁浩斌

编　者（以姓氏笔画为序）

王志稳（北京大学护理学院）　　　　周　芬（北京中医药大学护理学院）

田　利（苏州大学附属第一医院）　　周英凤（复旦大学护理学院）

邢唯杰（复旦大学护理学院）　　　　郝玉芳（北京中医药大学护理学院）

杜世正（南京中医药大学护理学院）　胡　雁（复旦大学护理学院）

李晓枫（大连医科大学公共卫生学院）袁浩斌（澳门理工学院高等卫生学校）

李晓玲（四川大学华西护理学院）　　蒋琪霞（解放军南京总医院）

张晓菊（复旦大学附属肿瘤医院）　　靳英辉（天津中医药大学护理学院）

陈忠兰（四川大学华西护理学院）

编写秘书　邢唯杰（复旦大学护理学院）

人民卫生出版社

图书在版编目（CIP）数据

循证护理学 / 胡雁，郝玉芳主编 . —2 版 . —北京：人民卫生
出版社，2018

ISBN 978-7-117-25143-3

Ⅰ.①循… Ⅱ.①胡… ②郝… Ⅲ.①护理学 – 医学院校 – 教材
Ⅳ.①R47

中国版本图书馆 CIP 数据核字（2018）第 021869 号

| 人卫智网 | www.ipmph.com | 医学教育、学术、考试、健康，购书智慧智能综合服务平台 |
| 人卫官网 | www.pmph.com | 人卫官方资讯发布平台 |

循证护理学
第 2 版

主　　编：胡　雁　郝玉芳
出版发行：人民卫生出版社（中继线 010-59780011）
地　　址：北京市朝阳区潘家园南里 19 号
邮　　编：100021
E - mail：pmph @ pmph.com
购书热线：010-59787592　010-59787584　010-65264830
印　　刷：中农印务有限公司
经　　销：新华书店
开　　本：850×1168　1/16　　印张：34
字　　数：936 千字
版　　次：2012 年 8 月第 1 版　　2018 年 3 月第 2 版
　　　　　2024 年 6 月第 2 版第 11 次印刷（总第 17 次印刷）
标准书号：ISBN 978-7-117-25143-3/R·25144
定　　价：128.00 元
打击盗版举报电话：010-59787491　　E-mail：WQ @ pmph.com
　　（凡属印装质量问题请与本社市场营销中心联系退换）

第三轮修订说明

我国护理学专业研究生教育自 20 世纪 90 年代初开展以来,近年来得到了迅速发展,目前全国已有近百所学校开设护理学专业研究生教育,初步形成了由护理学博士、学术学位和专业学位硕士构成的研究生教育体系。为适应我国医疗卫生事业发展对高级护理人才的需求,在对全国护理学专业研究生教育教学情况与需求进行充分调研的基础上,在国家卫生和计划生育委员会领导下,经第三届全国高等学校护理学类专业教材评审委员会的审议和规划,人民卫生出版社于 2016 年 1 月进行了全国高等学校护理学类专业教材评审委员会的换届工作,同时启动全国高等学校研究生护理学专业第三轮规划教材的修订工作。

本轮教材修订得到全国高等学校从事护理学研究生教育教师的积极响应和大力支持,在结合调研结果和我国护理学高等教育的特点及发展趋势的基础上,第四届全国高等学校护理学类专业教材建设指导委员会确定第三轮研究生教材修订的指导思想为:**遵循科学性、前沿性、开放性、研究性、实践性、精约性**的教材编写要求,符合研究生培养目标和教学特点,具有护理学学科和专业特色。

本轮教材的编写原则为:

1. **紧扣护理学专业研究生的培养目标**　教材从内容的选择、深度和广度的规划、到编写方式的设计等应服务于护理学专业研究生层次人才培养目标的要求。

2. **凸显护理学科的科学性和人文性**　教材应反映具有护理学科特色的知识体系,注重科学思维和人文精神的融合,同时要反映国内外护理学及相关学科的学术研究成果和最新动态,把学生带到学科的发展前沿。

3. **体现研究生的教学和学习特点**　研究生的教学方法和内容具有研究性、拓展性的特点,学生的学习过程具有自主性、探索性的特点。因此研究生教材的内容和呈现方式不仅应具有科学性,而且应具备创新性、专业性、前沿性和引导性。

　　本套教材采取新型编写模式,借助扫描二维码形式,帮助教材使用者在移动终端共享与教材配套的优质数字资源,实现纸媒教材与富媒体资源的融合。

　　全套教材共 11 种,于 2018 年 7 月前由人民卫生出版社出版,供各院校研究生护理学专业使用。

人民卫生出版社

2017 年 12 月

获取网络数字资源的步骤

1 扫描封底红标二维码,获取图书"使用说明"。

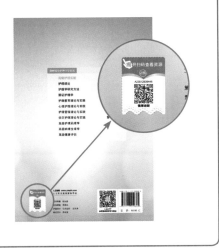

2 揭开红标,扫描绿标激活码,注册/登录人卫账号获取数字资源。

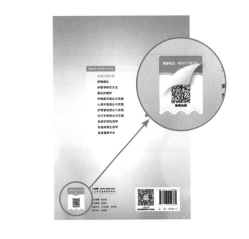

3 扫描书内二维码或封底绿标激活码随时查看数字资源。

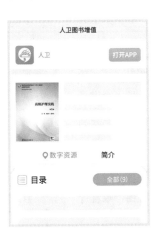

4 登录 zengzhi.ipmph.com 或下载应用体验更多功能和服务。

扫描下载应用

客户服务热线 400-111-8166

国家卫生和计划生育委员会"十三五"规划教材

全国高等学校研究生护理学专业规划教材

第三轮研究生护理学专业教材目录

序号	教材	版次	主审	主编		副主编	
1	高级护理实践	第3版		黄金月	夏海鸥	李惠玲	赵丽萍
2	护理理论	第2版	姜安丽	袁长蓉	蒋晓莲	刘明	颜君
3	护理学研究方法	第2版		李峥	刘宇	李魏	刘可
4	循证护理学	第2版		胡雁	郝玉芳	李晓玲	袁浩斌
5	护理教育理论与实践	第2版	夏海鸥	孙宏玉	范秀珍	沈翠珍	万丽红
6	心理护理理论与实践	第2版		刘晓虹	李小妹	王维利	赵海平
7	护理管理理论与实践	第2版		姜小鹰	李继平	谌永毅	江智霞
8	社区护理理论与实践	第2版		何国平	赵秋利	王健	刘喜文
9	高级护理药理学	第1版		李小妹	陈立	李湘萍	郭紫芬
10	高级病理生理学	第1版	吴立玲	赵岳	杨惠玲	徐月清	王娅兰
11	高级健康评估	第1版		孙玉梅	章雅青	尹志勤	陈垦

教材建设指导委员会名单

顾　　　问：	周　军	中日友好医院
	李秀华	中华护理学会
	么　莉	国家卫生计生委医院管理研究所护理中心
	姜小鹰	福建医科大学护理学院
	吴欣娟	北京协和医院
	郑修霞	北京大学护理学院
	黄金月	香港理工大学护理学院
	李秋洁	哈尔滨医科大学护理学院
	娄凤兰	山东大学护理学院
	王惠珍	南方医科大学护理学院
	何国平	中南大学护理学院
主 任 委 员：	尤黎明	中山大学护理学院
	姜安丽	第二军医大学护理学院
副主任委员：	安力彬	大连大学护理学院
（按姓氏拼音排序）	崔　焱	南京医科大学护理学院
	段志光	山西医科大学
	胡　雁	复旦大学护理学院
	李继平	四川大学华西护理学院
	李小寒	中国医科大学护理学院
	李小妹	西安交通大学护理学院

刘华平	北京协和医学院护理学院
陆　虹	北京大学护理学院
孙宏玉	北京大学护理学院
孙秋华	浙江中医药大学
吴　瑛	首都医科大学护理学院
徐桂华	南京中医药大学
殷　磊	澳门理工学院
章雅青	上海交通大学护理学院
赵　岳	天津医科大学护理学院

常　务　委　员：
（按姓氏拼音排序）

曹枫林	山东大学护理学院
郭桂芳	北京大学护理学院
郝玉芳	北京中医药大学护理学院
罗碧如	四川大学华西护理学院
尚少梅	北京大学护理学院
唐四元	中南大学湘雅护理学院
夏海鸥	复旦大学护理学院
熊云新	广西广播电视大学
仰曙芬	哈尔滨医科大学护理学院
于　睿	辽宁中医药大学护理学院
张先庚	成都中医药大学护理学院

研究生教材评审委员会名单

指 导 主 委： 姜安丽　　第二军医大学护理学院

主 任 委 员： 胡　雁　　复旦大学护理学院

　　　　　　　刘华平　　北京协和医学院护理学院

副 主 任 委 员： 李小寒　　中国医科大学护理学院

　　　　　　　赵　岳　　天津医科大学护理学院

　　　　　　　尚少梅　　北京大学护理学院

委　　　　员： 曹梅娟　　杭州师范大学护理学院

（按姓氏拼音排序）　陈　立　　吉林大学护理学院

　　　　　　　单伟颖　　承德医学院护理学院

　　　　　　　甘秀妮　　重庆医科大学附属第二医院

　　　　　　　韩世范　　山西医科大学第一医院

　　　　　　　胡秀英　　四川大学华西护理学院

　　　　　　　李　津　　西安交通大学护理学院

　　　　　　　李丽萍　　上海中医药大学护理学院

　　　　　　　刘　明　　澳门理工学院

　　　　　　　刘化侠　　泰山医学院护理学院

　　　　　　　毛　靖　　华中科技大学同济医学院护理学院

　　　　　　　莫新少　　广西医科大学护理学院

　　　　　　　沈翠珍　　浙江中医药大学护理学院

　　　　　　　王爱红　　南京中医药大学护理学院

王红红	中南大学湘雅护理学院
王维利	安徽医科大学护理学院
肖惠敏	福建医科大学护理学院
徐莎莎	第四军医大学护理学院
袁长蓉	第二军医大学护理学院
张俊娥	中山大学护理学院
张立力	南方医科大学护理学院
赵秋利	哈尔滨医科大学护理学院
朱京慈	第三军医大学护理学院
朱小平	武汉大学中南医院

秘　　书	邢唯杰	复旦大学护理学院
	于明明	北京协和医学院护理学院

数字教材评审委员会名单

李小萍　　四川大学护理学院

孟庆慧　　潍坊医学院护理学院

商临萍　　山西医科大学护理学院

史铁英　　大连医科大学附属第一医院

万丽红　　中山大学护理学院

王桂云　　山东协和学院护理学院

谢　晖　　蚌埠医学院护理学系

许　勤　　南京医科大学护理学院

颜巧元　　华中科技大学护理学院

张　艳　　郑州大学护理学院

周　洁　　上海中医药大学护理学院

庄嘉元　　福建医科大学护理学院

秘　　书　杨　萍　　北京大学护理学院

范宇莹　　哈尔滨医科大学护理学院

吴觉敏　　上海交通大学护理学院

网络增值服务编者名单

主　编　胡　雁　郝玉芳

副主编　李晓玲　袁浩斌

编　者（以姓氏笔画为序）

王　黎（北京中医药大学护理学院）　　　张晓菊（复旦大学附属肿瘤医院）

王志稳（北京大学护理学院）　　　　　陈忠兰（四川大学华西护理学院）

田　利（苏州大学附属第一医院）　　　周　芬（北京中医药大学护理学院）

邢唯杰（复旦大学护理学院）　　　　　周英凤（复旦大学护理学院）

成　磊（复旦大学护理学院）　　　　　郝玉芳（北京中医药大学护理学院）

朱　政（复旦大学护理学院）　　　　　胡　雁（复旦大学护理学院）

杜世正（南京中医药大学护理学院）　　袁浩斌（澳门理工学院高等卫生学校）

李晓枫（大连医科大学公共卫生学院）　晏利姣（北京中医药大学护理学院）

李晓玲（四川大学华西护理学院）　　　蒋琪霞（解放军南京总医院）

沈王琴（南通大学护理学院）　　　　　靳英辉（天津中医药大学护理学院）

编写秘书　邢唯杰（复旦大学护理学院）

　　　　　周　芬（北京中医药大学护理学院）

主编简介

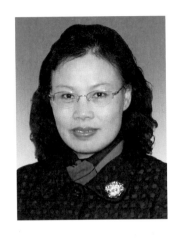

胡雁,教授,博士生导师,博士。2003 年获澳大利亚 La Trobe 大学护理学博士学位。现任复旦大学护理学院院长、复旦大学 JBI 循证护理合作中心主任,兼任上海市循证护理中心主任、上海护理学会循证护理专委会主任,同时担任全国高等医学教育学会护理教育分会副理事长、教育部护理专业本科教育指导委员会委员和护理硕士专业学位教育指导委员会委员、《护士进修杂志》名誉主编,《中华护理教育》副主编,*Journal of Advanced Nursing*、*International Journal of Nursing Practice* 等杂志的编委。

主要研究方向为肿瘤护理及循证护理实践。研究课题包括乳腺癌患者心理社会支持和生活质量研究、循证护理实践和证据转化研究等。近年来获得国家自然科学基金、CMB 项目,上海市卫计委、市教委等多项科研立项,科研经费近三百万元,在国内、国外核心期刊中以第一作者或者通讯作者发表论文一百余篇,SCI 论文十余篇,课题曾获得中华护理学会科技奖二等奖、上海市教委教学成果奖等称号。

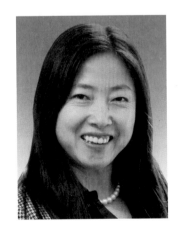

郝玉芳,护理学博士,教授,博士生导师。现任北京中医药大学护理学院院长,北京市护理学一级学科重点学科带头人,国家中医药管理局重点学科带头人。北京中医药大学 JBI 循证护理合作中心顾问,RNAO BPSO 最佳实践指南研究中心主任。

受聘为教育部护理教学指导委员会委员,全国中医药高等医学教育学会护理教育研究会理事长,全国高等医学教育学会护理教育分会常务理事,北京市中医护理专业委员会副主任委员等。

研究方向有护理教育、中医护理和循证护理。主持和参与各级课题 60 余项。公开发表学术论文 130 余篇(其中 SCI 文章 3 篇)。参加了全国 16 本教材的编写,其中主编 7 本,副主编 4 本。课题获全国中医药高等教育学会三等奖、中华医学会教学成果三等奖;北京市高等学校优秀青年骨干教师,主编的教材获 2011 年北京市精品教材,校级优秀教学团队负责人,获校级教学成果一、二等奖。

副主编简介

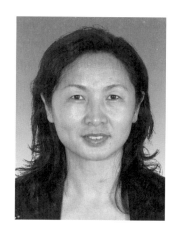

李晓玲,教授,硕士生导师,现任职于四川大学华西护理学院。1996年毕业于泰国清迈大学,获护理硕士学位。担任核心期刊《护士进修杂志》、《护理学报》、《护理学杂志》、《现代护理杂志》及《华西医学》编委,成都市医疗事故鉴定委员会专家成员。

近五年来公开发表学术论文30余篇,参与全国各类教材编写12本,其中主编、副主编护理规划教材5本。参与科研课题8项,其中主研5项。主要研究方向:护理教育、外科临床护理,尤其是患者术后疼痛控制及生活质量研究。现任省级精品课程"外科护理学"负责人,本科"护理人际沟通与礼仪"及硕士"护理理论"课程负责人,并讲授"护理学导论"、"社区护理"与"护理伦理"课程。举办并参与多项国家级继续教育培训项目。获得省级和校级教学成果奖4项。

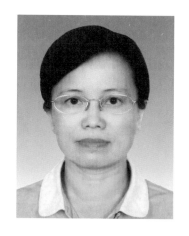

袁浩斌,澳门理工学院副教授。2007年获泰国清迈大学护理哲学博士,2012年与加拿大Alberta大学护理学院合作完成护理博士后研究,2015年完成英国剑桥大学的澳门高校教研培训。担任中国医药教育协会护理专业委员会常务委员,澳门护理教育学会秘书长,澳门护理临床教师培训委员会委员,《澳门护理杂志》、《护理学杂志》及《循证护理》的编委。

主要研究方向为循证护理、仿真模拟教学、以问题为基础的学习。负责完成科研课题7项,以第一作者在国内外核心期刊上发表论文42篇,其中SSCI/ISI论文9篇,发表国际学术会议论文19篇,其中ISI论文1篇,参编专著与教材11本。

前　言

在全国高等医药教材建设委员会领导和支持下,在各位编者齐心协力的努力下,《循证护理学》研究生教材第2版完成了修订。

随着循证实践的理念和思想在全球卫生保健领域的影响不断深入和扩展,循证护理的观念也逐渐在护理领域渗透。循证护理注重实事求是的科学态度和探索专研的精神,对提高护理实践的科学性和有效性、推动我国护理学科的发展有着极为重要的作用。

《循证护理学》第2版作为护理学专业研究生教材,旨在培养护理研究生掌握循证实践的理论和方法,应用最新最佳的证据,开展循证护理实践的能力。高层次护理人员是护理学科发展的骨干力量,而循证护理实践能力是高层次护理人才的核心能力,因此培训具有循证实践理念和能力的高级护理人才在护理学科发展中显得尤为重要,也成为高等护理教育的主要内容之一。

本书第2版在前一版教材的基础上,全体编写人员在充分考察国内外循证医学、循证护理发展状况的基础上,站在护理学科的角度上阐述和分析循证实践的概念、起源、原则、步骤和方法,综合国内外近年来在循证护理领域的一些优秀成果,同时选择17项涉及患者安全、院内感染控制、常见症状护理、常见护理技术等关键领域的最新最佳证据,示范证据应用的方法和步骤,力图为广大临床护理人员正确运用循证护理,提高护理实践水平提供指导,具有信息面广、专业针对性强特点。

循证医学方法学在近几年有了很大的发展,证据的更新也非常迅速。本书第2版延续了前一版的基本结构,但综合了循证医学实践方法学的新进展和证据的等级系统发展,强调了知识转化和证据应用的意义和方法,并更新了专科实践专题中的最新证据,突出前沿性和实用性。

全书分两篇:第一篇循证护理学理论篇,主要阐述了循证护理问题的提出、循证资源的检索、文献质量的评价、证据的特征和分级、对不同类型文献开展系统评价和 Meta 分析的方法、临床实践指南、知识转化和证据的临床应用。该篇具有系统性的特点,完整地介绍了循证护理实践的基本理论和原理。第二篇为循证护理学实践篇,该篇吸纳了国内外循证实践领域成熟的最新最佳护理证据,在选择了心肺复苏、疼痛评估、跌倒预防、约束管理、压疮预防、压疮处理、气道护理、外周静脉留置导管护理、经外周中心静脉置管和维护、留置导尿管护理、下肢静脉溃疡的处理、结肠造口护理、糖尿病足并发症的处理、癌因性疲劳的护理、口腔黏膜炎的护理、吞咽困难的护理、艾滋病患者的护理 17 项具有典型性和专科护理特色的专题,按照证据应用的步骤阐述如何进行循证实践,不仅具有较强的先进性、学术性,还具有很强的实用性。

本书是护理学专业研究生的教材,也可作为临床护理人员、护理研究人员、护理教育人员的循证护理实践参考书。

本书的编者均为我国循证护理实践领域走在学科前沿、具有丰富循证护理研究和实践经验的教师或临床专家。在编写过程中各位编者通力合作,以科学、严谨的态度和极大的热忱编写本教材,参阅了国内外大量的文献,跟进循证医学方法学的发展,并及时更新本书涉及的相关证据,保证其既是最新证据又具有可靠性。在此向各位编者及所有支持帮助本书编写的人士表示诚挚的感谢!

特别感谢澳大利亚 Joanna Briggs 循证卫生保健中心主任 Alan Pearson 教授一直以来对本书编写工作所提供的大力支持。

教材内容如有疏漏、不妥之处,殷切希望得到读者的批评指正。

胡　雁　郝玉芳
2017 年 12 月

目 录

第一篇　循证护理学理论篇

第二篇 循证护理学实践篇

第一篇

循证护理学理论篇

　　正确理解和应用循证卫生保健的理论和原则开展护理实践,是培养具备循证护理实践能力的高层次护理人才,提高护理质量的关键。本教材的第一篇是循证护理学理论篇,旨在介绍循证护理实践的理论、原则、步骤、工具及方法。本篇循序渐进地阐述了循证卫生保健的发展和循证卫生保健模式,引出了循证护理的概念,重点分析了循证护理的步骤和意义。同时,根据循证实践的步骤,详细介绍了循证护理问题的提出、循证资源的检索、文献质量的评价、证据的特征和分级、对不同类型文献开展系统评价和 Meta 分析的方法、临床实践指南、知识转化和证据的临床应用,以及应用卫生技术评估的方法开展护理技术评估等。通过该篇的阅读和学习,学生应初步认识循证护理实践的原理和方法。

第一章　循证护理概述

　　循证实践作为一种观念和工作方法,对当今临床医学和护理学的发展带来深远的影响,循证护理实践已成为全球护理的共识。循证护理作为循证实践的分支之一,对促进护理决策的科学性、保证护理实践的安全性、提高护理措施的有效性、节约卫生资源具有重要的临床意义。护理学科在我国处于迅速发展中,尤其是护理学科成为一级学科后,循证护理成为我国护理专业人员关注的重点,对提高护理实践的科学性和专业化水平起到重要作用。本章主要介绍循证护理的概念、步骤、意义和发展趋势。

第一节　循证护理的概念和基本要素

一、循证护理的概念

　　证据是"可获得的事实",证据也可以是一种信念、议题,或对某件事情是否真实有效的判断。循证护理(evidence-based nursing,EBN)可定义为护理人员在计划其护理活动过程中,审慎地、明确地、明智地(conscientiously,explicitly,and judiciously)将科研结论与其临床经验以及病人愿望相结合,获取证据,作为临床护理决策的依据的过程。循证护理构建在护理人员的临床实践基础上,它强调以临床实践中特定的、具体化的问题为出发点,将来自科学研究的结论与其临床知识和经验、患者需求进行审慎地、明确地、明智地结合,促进直接经验和间接经验在实践中的综合应用,并通过实施过程,激发团队精神和协作气氛,改革工作程序和方法,提高照护水平和患者满意度。循证护理注重终末评价和质量管理,能有效地提高护理质量,节约卫生资源。

　　随着护理学科的发展,临床护理人员开始重新思考某些传统的护理技术和护理方式的合理性、科学性和有效性,例如,以往儿童保健专家一直建议婴儿特别是出生至4个月的婴儿睡眠应采用俯卧位,以避免呕吐时发生误吸,并提高呼吸的顺应型,然而最新的研究明确提示,仰卧睡觉是更安全的睡眠姿势,俯卧位睡眠与突发性婴儿死亡综合征有关,因此对婴儿睡眠的体位建议改为仰卧睡眠。在护理领域,较多传统的护理技术都需要重新反思其科学性和有效性,

阅读笔记

例如:采用划分临界值计分的方式筛选跌倒高危患者是否会遗漏需重点关注的对象？更换集尿袋的最佳时间间隔是多少？保留导尿管更换的时间 2 周合适吗？术前只能采用剃毛的方式备皮吗？目前临床护理规范中术前禁食禁水的时间是否过长了？采用机械通气的患者是否需要限制连续吸痰的次数？创面有渗液的压疮患者能否用鹅颈灯烘烤创面？对长期卧床患者骶尾部皮肤进行定期按摩的指征是什么？如何对 ICU 躁动的患者进行约束管理？ICU 患者的眼睛护理有何要求？在这些思考中,循证实践的观念和方法可以帮助护理人员用科学的方法寻求信息、分析信息、利用信息,以解决临床实践中的实际问题。

二、循证护理的基本要素

循证护理是引导科学、有效地开展临床护理决策的理念和方法,循证护理的核心要素为:①所有可获得的来自研究的最佳证据(the best available external evidence from systematic research);②护理人员的专业判断(clinical expertise);③患者的需求和偏好(patient preferences);④应用证据的场景(context)。现将循证护理的 4 项基本要素分述如下。

(一) 最佳证据

在循证护理中,**证据指经过研究及临床应用后,证明可信、有效、能够有力地促进医疗或护理结局向积极方向改变的措施、方法。经过严格评价的研究结果可成为证据。**最佳证据指来自设计严谨且具有临床意义的研究的结论。不是所有的研究结论都可以成为循证护理的证据,证据需经过严格界定和筛选获得。对通过各种途径检索得到的护理研究结果,需应用临床流行病学的基本理论和临床研究的方法学以及有关研究质量评价的标准去筛选最佳证据,即看其研究的设计是否科学合理、研究结果是否具有真实性,干预方法是否对患者有益、是否对提高护理质量有利,并进行证据的汇总。只有经过认真分析和评价获得的最新、最真实可靠而且有重要临床应用价值的研究证据才是循证护理应该采纳的证据。

同时,应该注意到护理领域证据的多元性问题。卫生保健领域的问题多种多样,因此研究方法也多种多样,护理学科的科学性和人文性决定了护理研究既重视随机对照试验等量性研究资料的价值,又注重质性资料和叙述性研究的意义。当今的循证医疗严格强调随机对照试验的作用,这使在护理学科领域开展和应用循证实践受到了挑战。根据护理学科的属性和特点,循证护理注重证据的多元性。因此从护理学科的角度而言,选择文献纳入系统评价时除了考虑传统的定量设计研究的结果外(随机对照试验、非随机对照试验、病例对照研究、队列研究等定量设计的研究结果),人文社会科学和行为科学领域的质性研究和行动研究的设计也应作为进行系统评价时可纳入分析的文献,即也可以成为证据的来源。

(二) 护理人员的专业判断

专业判断指护理人员对临床问题的敏感性,以及应用其丰富的临床知识和经验、熟练的临床技能做出专业决策。开展循证护理时,护理人员应能够敏感地察觉到临床问题,并将文献中的证据与临床实际问题实事求是地结合在一起而不是单纯地照搬照套,这些都是解决临床问题的突破口。很重要的前提是护理人员有系统的临床知识、丰富的实践经验、敏感的发现问题的能力、缜密的思维以及熟练的实践技能。有丰富经验和实践技能的护理人员往往能够应用其临床技能和以往的经验明确患者个体或群体的健康状况、他们所面临的问题、他们的需求和喜好、干预活动的潜在益处等,为患者和家庭提供他们所需要的信息,提供支持性的、舒适的环境。

临床护理人员是实施循证护理的主体,因为对患者的任何处理和对疾病的诊治都是通过护理人员去实施的,因此,护理人员需要不断更新和丰富自己的知识和技能,将其与临床经验密切结合。其中临床流行病学的基本理论和临床研究的方法学是实施循证护理的学术基础。

实例分析

手术前禁食禁水时间的循证护理实践

　　在对患者手术前禁食禁水时间的循证护理实践中,手术室护士凭着自己丰富的临床经验和对临床护理问题的敏感性,能够发现患者在传统的禁食禁水过程中可能发生的不良反应,并敏锐地察觉改革现有禁食禁水常规的必要性,同时联络医院的相关管理机构和研究机构,做出探索改革措施的决定。

　　在进行国内外关于术前禁食禁水时间的相关证据收集过程中,护理人员同时还必须具备检索和评价研究论文的知识和技巧,才能熟练地搜寻到国内外关于禁食禁水时间的文献,尤其是相关领域的系统评价,并对文献的质量进行严格评价,筛选出高质量的证据。因此,护理人员需要不断更新自身观念,丰富自己的理论、知识和技能,并将个人技能和临床经验密切结合,这是开展循证护理的重要前提。

(三) 患者的需求和偏好

　　任何先进的诊治手段首先都必须得到患者的接受和配合才能取得最好的效果,因此循证护理必须充分考虑患者的需求。证据能否应用在患者身上解决患者的问题,取决于是否考虑患者本身的需求。患者的需求和愿望是开展循证决策的核心。现代护理观强调为患者提供个性化的、人文化的护理。患者的需求具有多样性,同一种疾病的患者,在疾病的同一个阶段,其需求也可能是不同的,任何先进的诊治手段首先必须得到患者的接受和配合才能取得最好的效果。由于患者的病情不同、个人经历和价值观的差异、是否拥有医疗保险、对疾病的了解程度及家庭背景的差异等,患者可能不会表现出有什么要求,也可能会向医务人员表达其多样化的要求。循证护理是对护理人员思维方法和工作方法的挑战,利用自身丰富的临床经验,护理人员可运用"循证实践"的方法分析患者多种多样的需求,寻求满足其需求的最佳方式,而非一味"按常规行事"。因为所谓"常规"往往强调群体,注重习惯,而"循证"则以尽可能满足患者个体的利益和需求为目的,遵循最科学的证据,必要时不惜打破常规。

　　护理人员、医生、患者之间平等友好的合作关系与临床决策是否正确密切相关,同时也是成功实施循证护理的重要条件。所以强调在开展循证护理过程中,护理人员必须秉持以患者为中心的观念,具备关怀照护的人文素质和利他主义的精神,注重对患者个体需求的评估和满足。

(四) 应用证据的临床情境

　　证据的应用必须强调情境,在某一特定情境获得明显效果的研究结论并不一定适用所有的临床情境,这与该情境的资源分布情况、医院条件、患者的经济承受能力、文化习俗和信仰等均有密切的关系。因此在开展循证护理过程中,除了要考虑拟采纳的证据的科学性和有效性外,同时还应考虑证据在什么临床情境下实施,以充分评估证据应用的可行性、适宜性和是否具有临床意义。

三、从研究到证据——循证护理与护理研究的区别和联系

　　循证护理需要系统检索、评价、筛选、综合来自研究、专业共识、专家经验的文献资源,尤其是来自严谨设计研究的结果,是证据最为重要的来源。但所有的研究或其他资源,均应经过严格的质量评价后才能称为"证据",而证据是否可以转化到临床实践,还必须进一步经过可行性、临床意义、适宜性的评价,只有符合所在情景病人需求和专业判断的证据,才可进行实践转化和应用。因此,研究是证据的重要来源,但循证护理并不等于开展护理研究,两者既有联系,

阅读笔记

又有区别。

1. 循证护理实践与护理研究的联系 循证护理实践要求护理实践应遵循的科学依据,科学的护理决策应依据对系列设计严谨的研究结果的综合。因此循证护理实践是对护理研究结果的严格筛选、汇总和有效利用。

2. 循证护理实践与护理研究的区别 循证实践并不等于开展原始研究(primary study)。原始研究,即原创性研究,是探索未知或验证假设的科学程序,护理研究是护理人员根据事先确定的研究问题,设立研究假设,制订技术路线图、实施护理干预,并收集一手资料、分析资料、撰写研究报告的过程。而循证护理实践是根据循证问题,检索证据、评价证据、应用证据的过程,循证护理实践强调"充分利用经过评价的、来自研究的证据",这是循证实践期望充分利用现有的卫生资源,避免不必要的重复和浪费的初衷。

循证护理实践与护理研究的区别和联系见表 1-1。

表 1-1 循证护理实践与护理研究的区别和联系

内容	循证护理实践	护理研究
概念	循证护理实践是护理人员在计划其护理活动过程中,审慎地、明确地、明智地将科研结论与其临床经验以及病人愿望相结合,做出临床护理决策的过程	护理研究通过系统的科学探究,解释护理现象的本质,探索护理活动的规律,产生新的护理思想和护理知识,解决护理实践中的问题,为护理决策提供可靠的、有价值的证据,以提升护理学科重要性的系统过程
特征	- 充分利用已有的研究证据 - 最佳决策依据应来源于设计严谨的研究证据	- 探索未知或验证假设 - 创建证据
步骤	① 明确循证问题; ② 系统的文献查询和文献筛选; ③ 严格评价文献质量; ④ 证据汇总和整合; ⑤ 传播证据; ⑥ 应用证据; ⑦ 评价证据应用效果并持续改进	① 明确研究问题; ② 文献检索; ③ 设计技术路线图; ④ 明确研究对象、选样方法、样本量; ⑤ 实施干预 / 观察暴露因素; ⑥ 资料收集; ⑦ 资料分析并撰写研究报告
区别	护理研究与循证护理实践在概念特征、目的、方法和步骤上均不同	
联系	护理研究是形成证据、开展循证护理实践的前提,而循证实践则是应用护理研究中形成的证据,开展科学的护理实践的过程;循证护理实践中可形成新的研究问题,开展进一步的护理研究	

第二节 循证护理实践的相关模式

循证护理实践是一项系统、复杂的过程,涉及多层面、多环节,相关概念相互影响,因此需要理论模式的指导,下面介绍两项在护理领域普遍应用的循证实践模式。

一、JBI 循证卫生保健模式

Alan Pearson 教授等于 2005 年提出的"JBI 循证卫生保健模式"(the JBI model of evidence-based healthcare),阐述了循证卫生保健的本质、过程以及相关概念之间的逻辑关系,为研究者和实践者开展循证实践提供了清晰的概念框架和方法学指导,在循证实践领域被广泛应用,并于 2016 年进一步更新,见图 1-1。

阅读笔记

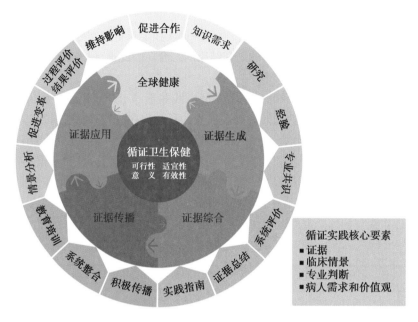

图 1-1　JBI 循证卫生保健模式

（Jordan Z，Lockwood C，Aromataris E，et al. The updated JBI model for evidence-based healthcare.The Joanna Briggs Institute，2016.）

该模式认为循证卫生保健是临床决策的过程，其宗旨是通过循证实践，促进全球健康（global health），循证卫生保健的基本要素包括可获得的最佳证据、临床情景、患者的需求和偏好，以及卫生保健人员的专业判断。推动循证卫生保健的过程中要对证据的可行性（feasibility）、适宜性（appropriateness）、临床意义（meaningfulness）以及有效性（effectiveness）进行全面、系统的评估、分析和判断，该四个属性即循证卫生保健的 FAME 结构，构成了该模式图的内圈。

该模式图的中圈和外圈阐述了循证卫生保健的步骤，中圈是循证卫生保健的四个环节，包括：①证据生成；②证据综合；③证据传播；④证据应用。循证卫生保健是一个从证据生成、证据综合、证据传播、证据应用到促进全球健康的主动、积极、动态、双向的循环过程。外圈是循证卫生保健的具体步骤，认为 EBHC 应该由全球健康所驱动，在评估实践需求的基础上，秉持多元主义的哲学观，获取包括研究、经验、专业共识等在内的知识，以系统评价、证据总结及临床实践指南的形式评价、汇总某一特定主题相关的证据，借助教育培训、系统整合等方式推动证据在临床中的积极传播，在情境分析的基础上促进证据向实践转化的积极变革，通过过程及结果评价推动证据持续应用，维持变革的影响及促进利益关联者的密切合作，以达到促进全球健康这一目标，并成为下一轮循证实践的驱动力。

1. 证据生成　在证据生成（evidence generation）阶段，该模式秉持证据的多元性特点，将研究（research）、经验（experience）和专业共识（discourse）作为证据的来源，但所有的文献资源均需要进行严格地质量评价和筛选。该 JBI 模式同时认为，知识既可来自原始研究，又可来自二次研究，强调系统评价与原始研究在证据生成环节同等重要。

2. 证据综合　证据综合（evidence synthesis）指在系统的文献检索、评价、筛选和综合的方法学指导下，构建系统评价（systematic review）、证据总结（evidence summary）和实践指南（clinical guideline）。由于研究设计的不同，系统评价近年来不但包括量性和质性研究的系统评价，还涵盖了经济学研究、预后研究、诊断性研究等系统评价，以及范畴综述、系统评价再评价等，成为证据综合的重要形式。但由于系统评价仅局限于特定问题，因此，针对某一具

阅读笔记

体临床问题的证据总结以及针对某一专科领域问题的临床实践指南,也成为证据综合的重要形式。

3. 证据传播 在证据传播(evidence transfer)阶段,该模式认为应将证据通过期刊、电子媒介等信息平台,以及教育培训等方式传递到卫生保健机构及人员中,才能促进证据应用。同时,证据传播应该是一个主动而非被动的过程,强调研究者和实践者的互动及参与,因此,证据传播应该包括积极传播(active dissemination)、教育培训(education programs)及系统整合(system integration)三部分,强调通过周密的计划,针对特定的目标人群及情景,将证据组织成简洁易读且可操作性强的形式,以最经济的方式,通过多种途径将证据传播到卫生保健人员及机构中,使证据成为决策支持系统、政策制定及操作规范的依据。

4. 证据应用 证据应用(evidence implementation)是循证实践的关键环节,该模式认为证据应用是一个有目的的、动态的实践变革过程,不但关注证据引入对卫生系统、护理过程及护理结果的评价,并注重采取策略维持证据转化的效果,该环节包括情景分析(context analysis)、促进变革(facilitation of practice change)及过程和结果评价(evaluation of process and outcome)三个步骤,强调证据应用前应对特定情境进行分析,明确促进因素及障碍因素,从而采取有效的应对策略,促进实践变革,并通过过程及结果评价,巩固变革效果,针对新问题不断引入证据,动态循环,促进持续质量改进。

二、知识转化科学与循证卫生保健的关系模式图

Pearson 和 Jordan 基于全球强调知识转化科学的背景,结合 JBI 循证卫生保健模式,于2010 年提出知识转化科学和循证卫生保健的关系模式图(图 1-2),通过分析英国医学研究基

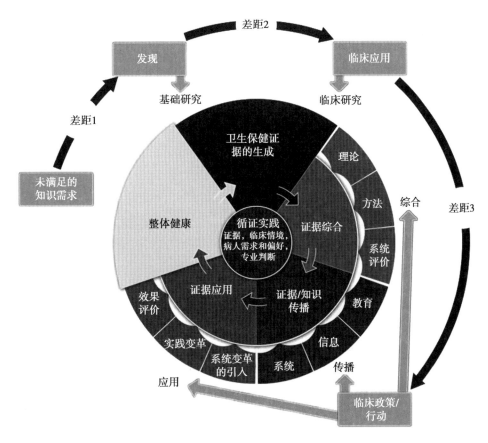

图 1-2 知识转化与循证卫生保健关系模式图

金,发现研究和实践之间的距离普遍存在,表现为:①新的临床干预与旧的临床实践方式之间存在距离;②通过卫生技术评估评价新的临床干预与将新的临床干预引入日常实践之间存在距离。因此,Pearson 和 Jordan 提出为将基础研究结果转化为临床实践规范,就需要构建理论模式,缩短理论与实践之间的差距,尤其是以下 3 类差距:

1. 差距 1——知识的实际需求与知识的探索和研究工作之间的差距　该类差距表现为患者、临床专业人员、社区、卫生机构、政府所需要的知识与研究者、科学家们从事的研究工作之间存在距离。

2. 差距 2——基础研究与临床应用研究之间的差距　该类差距表现为发现性研究(包括基础理论研究、流行病学研究、标杆研究)与临床应用研究(包括临床药物试验或其他临床应用研究)之间存在的距离。

3. 差距 3——临床应用研究与临床实践之间的差距　该类差距的表现形式较多,包括知识转化(KT)与知识应用之间的距离。

在转化研究领域,全球开展了众多的工作,迫切需要构建一种汇集性的模式,系统地汇总研究程序的各环节,Pearson 和 Jordan 将 JBI 循证卫生保健模式与研究与实践的差距结合在一起,提出了转化科学与循证卫生保健的关系模式图,见图 1-2。在该模式中,通过开展循证实践,可弥补研究与实践之间的上述 3 类差距。

三、Johns Hopkins 循证实践概念模式

该模式由 Johns Hopkins 大学护理学院 Newhouse 等学者于 2007 年提出,见图 1-3。

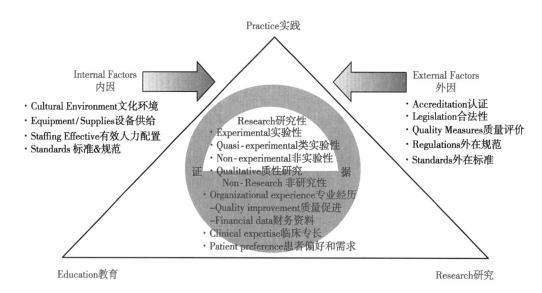

图 1-3　Johns Hopkins 循证实践模式

(摘自 Newhouse,R.P. Dearholt,S.,Poe,S. et al. Johns Hopkins Nursing EBP Model and Guidelines. Indianapolis, in:Sigma Thea Tau Internatinal. 2007.)

Johns Hopkins 循证实践概念模式认为专业实践、教育、研究的三角关系中,核心是证据,包括来自研究的证据和来自非研究的证据,该平衡关系受内部组织因素、外部环境因素影响,这些因素可能提高或限制证据的实施。

循证实践包括三个环节:实践问题、证据、转化。其中包括 16 个步骤:明确问题、界定范畴、分配职责、召开团队会、检索内外证据、评鉴证据、总结证据、划分质量等级、形成推荐意见、证据转化适宜性和可行性分析、构建行动方案、实施变革、评价效果、内部决策支持、明确后续方

案、发布结果。

第三节　循证护理实践的基本步骤

循证护理实践是一个系统的过程,涉及护理组织、各级各层护理人员。循证护理实践主要包括 4 个阶段:证据生成,证据综合,证据传播,以及证据应用。具体过程包括 8 个步骤:①明确问题;②系统的文献检索;③严格评价证据;④通过系统评价汇总证据;⑤传播证据;⑥引入证据;⑦应用证据;⑧评价证据应用后的效果。

一、证据生成

证据生成(evidence generation)即证据的产生,证据可来源于研究结果、专业共识、专家临床经验、成熟的专业知识、逻辑演绎和推理,但设计严谨的研究,无论采用哪种方法论,其结果均比个人观点、经验报道更具有可信度。但是,如果经过系统检索,尚无来自研究的证据时,其他类别的证据就代表了该领域现有的最佳证据(best available evidence)。该观点为医疗保健决策提供了具有重要意义的、具备实用性的框架。JBI 循证卫生保健模式认为,证据来源是多样化的,医疗保健专业人员对证据属性的理解是宽泛的,有效性是证据的重要属性之一,但证据还需考察其可行性、适宜性以及意义,即证据的 FAME 属性(feasibility,appropriateness,meaningfulness and effectiveness,FAME)。

二、证据综合

证据综合(evidence synthesis)即通过系统评价寻找并确立证据。该阶段包括以下 4 个步骤:①明确问题:明确临床实践中的问题,并将其特定化、结构化;②系统检索文献:根据所提出的临床问题进行系统的文献检索,以寻找证据;③评价文献质量:严格评价检索到研究的设计的科学性和严谨性、结果推广的可行性和适宜性以及研究的临床意义,筛选合适的研究;④汇总证据:对筛选后纳入的研究进行汇总,即对具有同质性的同类研究结果进行 Meta 分析,对不能进行 Meta 分析的同类研究进行定性总结和分析。上述步骤即为进行系统评价的过程。该部分的具体内容详见本书第六章“系统评价”。

三、证据传播

证据的传播(evidence transfer)指通过发布临床实践指南、最佳实践信息册等形式,由专业期刊、专业网站、教育和培训等媒介将证据传递到护理系统、护理管理者、护理实践者中。证据的传播不仅仅是简单的证据和信息发布,而是通过周密的规划,明确目标人群(例如临床人员、管理者、政策制定者、消费者等),而后设计专门的途径,精心组织证据和信息传播的内容、形式以及传播方式,以容易理解、接受的方式将证据和信息传递给实践者,使之应用于决策过程中。

证据传播主要由以下 4 个步骤组成:

1. 标注证据的等级或推荐意见　证据具有等级性(hierarchical),这是循证实践的基本特征。目前国际循证实践领域普遍应用的证据等级系统包括 WHO 的 GRADE 系统、英国牛津大学循证医学中心证据分级系统以及 JBI 循证卫生保健中心的证据预分级系统,详见本书第五章“证据的特征与分级”。

阅读笔记

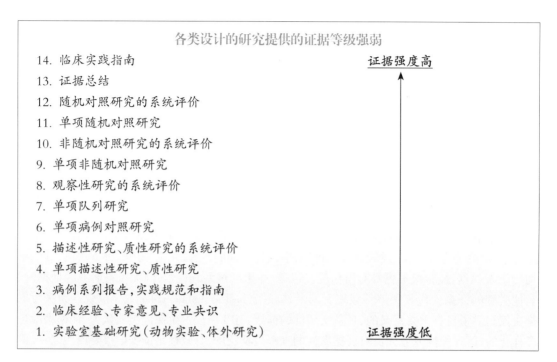

各类设计的研究提供的证据等级强弱

证据强度高

14. 临床实践指南
13. 证据总结
12. 随机对照研究的系统评价
11. 单项随机对照研究
10. 非随机对照研究的系统评价
9. 单项非随机对照研究
8. 观察性研究的系统评价
7. 单项队列研究
6. 单项病例对照研究
5. 描述性研究、质性研究的系统评价
4. 单项描述性研究、质性研究
3. 病例系列报告，实践规范和指南
2. 临床经验、专家意见、专业共识
1. 实验室基础研究(动物实验、体外研究)

证据强度低

2. 将证据资源组织成相应易于传播并利于临床专业人员理解、应用的形式　由于临床人员大多没有时间仔细阅读包含大量研究方法描述的、完整的系统评价报告，往往需要将系统评价的结果等证据资源总结为简洁易读的形式，但要标注证据的来源和证据的等级，以帮助应用时取舍。例如 JBI 循证卫生保健中心收集并选择历年来全球各地的循证实践中心形成的护理及相关领域的系统评价，经过质量评价后，将各专题的内容进行总结和提炼，突出结论性证据，并清晰标注证据的来源和证据的等级，形成简洁明了的最佳实践信息(best practice information sheet，BPIS)70 余篇、证据总结(evidence-summary)1400 余篇、循证推荐实践(evidence-based recommended practice)600 余篇，每一个专题内容只有 2~3 页，增加其可读性，并提高了证据传播的速度和效率。

目前对临床实践决策最具有影响力且最适合于临床专业人员借鉴的证据资源是临床实践指南(clinical practice guidelines，CPG)或集束化照护方案(care bundles)、证据总结(evidence summary)。临床实践指南是针对特定临床情景，由多学科合作的相关专家系统制定的、基于系统评价的证据，并平衡不同干预措施利弊的推荐意见，CPG 可帮助医务人员和患者做出恰当的处理，为患者提供最佳医疗保健服务。集束化照护方案是解决特定情境下各种临床问题的一系列相互关联的证据汇集(例如预防呼吸机相关性肺炎的集束化照护方案)，比临床实践指南更具有针对性，涉及的范围窄，更直接，更具操作性。

以临床专业人员可接受的恰当的方式组织证据，无论是系统性较强的临床实践指南，还是针对性较强的集束化照护方案汇总，或是简约化的最佳实践信息册、证据总结，都是直接面向研究结果的使用者——临床专业人员的资源，这些循证资源省略了复杂的研究过程描述和统计阐述，以可追溯、透明、公开的形式直接列出具有临床意义的结论、证据，有利于临床专业人员有效利用这些研究结果。

3. 详细了解目标人群对证据的需求　不同的目标人群对证据的需求不同，故应进行详细评估和分析，再有目的地组织信息。例如，医院临床一线护理人员需要的是针对性强、可信度高、简洁易读的循证结论，例如证据总结、集束化照护方案、最佳实践信息册；卫生机构政策制定者和医院护理管理人员需要的是系列化的、与临床护理质量关系密切的、结构清晰、来源明确、可信度高的循证结论汇集，例如临床实践指南；而学校的教师和研究人员则需要特定专题在循证过程中涉及的所有方法、资料和信息所有细节,以及该专题循证后形成的结论性证据,例如系统评价报告、研究论文原文。

4. 以最经济的方式传递证据和信息 证据或知识传播的形式主要有 3 种:教育和培训、通过传播媒体信息传递、通过组织和团队系统传播证据。在这一过程中需要应用网络和信息技术、打印文本、会议、讲座、培训项目等方式。

在循证实践中,护理部门可组织系列活动让一线护理人员了解最新科研证据,包括:①组织定期的"期刊阅读会(journal club)",营造应用研究结果的氛围,鼓励阅读和分享,让护士主动对所在领域的最新研究论文进行讨论、评价;②制订循证的实践规范,要求临床决策、解决临床护理问题时询问是否依据了设计严谨的研究的结果;③创造机会让护士参与到临床研究中,尤其是参与构建研究问题、审视研究计划可行性、招募研究对象、收集研究资料、促进研究对象依从性等环节,可让护士从中了解最新研究证据;④形成专业规范,要求护士在向患者进行健康指导时以研究结果为依据,开展基于循证的健康教育活动。

四、证据应用

(一)证据应用的步骤

证据应用(evidence utilization),即遵循证据改革护理实践活动,该阶段包括情景分析、促进变革、评价证据应用效果三个环节。

1. 情景分析 开展证据应用首先应进行情景分析,了解证据与实践之间的差距。引入证据时,特别需要注意,循证实践需要将证据与临床专门知识和经验、患者需求相结合,根据临床情境,通过护理变革,形成新的护理流程、护理质量标准,而不能照搬照套,机械化地引入证据。

2. 促进变革 循证实践就是护理变革的过程,往往会打破常规,改变以往的实践方式和操作流程,采用新的标准评价护理质量,因此应用证据的过程具有挑战性,可能遭到来自个体层面和机构层面的种种阻碍,需要应用变革的策略,充分发挥领导力,评估变革的障碍因素,根据情景选择和采纳证据,制订可操作的流程、质量标准、激励政策,并通过全员培训,在应用证据的全体相关护士中达成共识,遵从新的流程,提高执行力。

3. 评价证据应用效果 循证护理实践以护理系统发生整体变革为标志,应通过持续质量改进,动态监测证据应用过程,并评价证据应用后对卫生保健系统、护理过程、患者带来的效果。证据应用主要包括将证据应用到实践活动中,以实践活动或系统发生变革为标志。

(二)证据应用的影响因素

多项循证实践活动或临床干预被整合到了一个复杂的临床实践过程中,会对局部卫生保健系统产生影响,同时也会对临床工作程序产生影响,因此可评估该程序本身的变化和卫生服务质量的变化。证据的应用在循证实践的各个环节中最具挑战性,可能遭到来自个体层面和机构层面的种种阻碍,因为证据应用的标志是发生系统的变革。

证据应用到临床实践实质上就是临床护理质量持续改进的过程,其中主要的障碍因素包括:①需要应用的研究本身的因素:研究的特征和设计的质量;②护士因素:护士的循证意识;③组织因素:是否获得机构上级管理者和领导者的支持,并为证据应用创造氛围和环境条件。

为促进护理专业的发展,证据的应用需深深植入临床护理实践中。证据的应用涉及护理人员个人层面和护理系统组织层面。其中系统层面的变革显得尤为重要。系统层面的因素主要包括领导的支持、资源、实践支持功能、员工自我发展、人际关系、工作压力以及系统的文化和氛围等。在证据应用之前应对相关因素进行评估,制订相应措施,以降低阻碍因素的影响。

从护理人员个人层面而言,证据的应用往往意味着变革现有的流程,而这种变革需要打破传统的实践方式,需要改变观念,更需要时间和精力的付出,并接受知识和技能的再培训。害怕变革,担心变革对自己的工作造成威胁,是许多消极对待临床证据应用的主要原因。此外,

阅读笔记

护理人员对自身角色的定位和护理专业信念也影响着证据的应用,例如护士是否觉得自己有能力根据现有证据对临床实践提出变革的建议。事实上,每一名护理人员都应在证据应用中扮演属于自己的角色:在临床工作中善于观察,勤于思考,有质疑常规和标准的勇气。通过阅读本领域的文献、参加继续教育和定期参与专业学术会议等方式掌握国内外护理科研的最新信息,提高评估科研成果的能力,提高自身的专业知识、科研知识和英语水平。积极参与有关证据应用的研究,注意多学科团队合作,用评判性思维将临床中取得的经验上升为理论,在制订护理措施和处理护理问题时寻求科学依据等。

五、循证护理的实践过程举例

以下通过"预防含氟尿嘧啶(5-FU)方案化疗所致口腔黏膜炎"为实例,说明循证护理实践的过程。

第一步:确立问题。 长期采用含有 5-FU 的方案进行化疗的恶性肿瘤患者,常会并发口腔黏膜炎,发生率达 40%,给患者造成很大的痛苦和困扰。预防口腔黏膜炎的方法很多,变异度很大,效果也各不相同,相关的卫生花费差异也较大,因此临床的问题是:可以采用哪些措施有效预防含 5-FU 方案化疗的肿瘤患者发生口腔黏膜炎? 根据 PICOS 原则,将临床问题结构化为循证问题,本实例中,P——化疗方案中含有 5-FU 的癌症患者,I——0.05% 碳酸氢钠含漱液漱口,C——生理盐水漱口,O——口腔黏膜炎发生率,S——临床对照试验(随机或非随机)、观察性研究(队列设计或病例对照设计),因此循证问题是:采用含 5-FU 方案化疗的患者每日采用 0.05% 的碳酸氢钠含漱液漱口是否较生理盐水或清水漱口发生口腔黏膜炎的概率低? 将临床问题按 PICOS 的原则结构化后,就有利于进行系统的证据检索。

第二步:检索证据。 系统检索 Cochrane 图书馆、JBI 循证卫生保健数据库、Medline、CINAHL、中国生物医学文献数据库等中、英文数据库,关键词为"口腔黏膜炎(oral mucositis)"、"口腔溃疡(oral ulcer)"、"化疗(chemotherapy)"、"5-FU"、"预防(prevention)"、"碳酸氢钠含漱"等,并首先选择 RCT 研究进行检索,再扩大检索面,包括其他设计的研究(非随机对照试验、队列设计或病例对照设计等观察性研究等),获取相关研究的结果。

第三步:对研究质量进行严格评价。 对初步纳入的各项研究的质量进行严格评价,包括设计的严谨性(如取样方法、分组方法、干预原则、统计方法等)、结果的准确性和有效性、研究结果的实用意义等,筛选合适的研究。

第四步:综合证据。 通过对纳入的研究进行分类、汇总,对具有同质性的多项干预性研究结果进行 Meta 分析,对不能进行 Meta 分析的同类研究进行定性总结和分析,形成"预防 5-FU 化疗所致口腔黏膜炎的措施的系统评价"。按照牛津大学循证医学中心或者 JBI 循证卫生保健中心的证据分级原则对"预防 5-FU 化疗所致口腔黏膜炎的措施的系统评价"中涉及的各条证据等级进行分级,例如,该领域的循证实践推荐运用含 5-FU 方案的化疗患者应建立每日评估口腔黏膜状态的护理常规(Ⅳ级证据),每日 3~4 次用 0.05% 的碳酸氢钠含漱液漱口(Ⅰ级证据),口腔溃疡处涂抹粒细胞集落刺激因子(G-CSF)(Ⅰ级证据);接受 5-FU 治疗时,根据患者的接受程度,可将冰屑贴敷于口腔黏膜上或含化冰块,以预防 5-FU 导致的口腔黏膜炎(Ⅰ级证据)等。

第五步:传播证据。 将结果编撰成 1~2 页"预防 5-FU 化疗所致口腔黏膜炎的最佳实践报告"或"预防 5-FU 化疗所致口腔黏膜炎的证据总结",根据所在医院护理人员的特点、培训需求,设计教育培训项目,例如组织讲座、散发材料、利用网络等形式,将该最佳实践报告散发到有化疗患者的医疗机构和医护人员中。

第六步:情景分析,引入证据。 在对证据的真实性和相关性进行评价后,肿瘤化疗科的护理人员在护理部质控小组的支持下组织化疗科循证护理小组,根据所在医院的条件,结合自身

阅读笔记

的临床经验和患者需求评估上述证据中哪些证据可以应用到本医院 5-FU 化疗患者的口腔黏膜炎预防上。

第七步:应用证据,开展变革。循证小组达成集体共识,做出决定,引入相关内容,制订该医院化疗病房的"预防 5-FU 化疗所致口腔黏膜炎的护理流程"和"化疗患者口腔护理质量评价标准"。用新的"预防 5-FU 化疗所致口腔黏膜炎的护理流程"和"化疗患者口腔护理质量评价标准"替代已有的流程和标准,开展预防化疗所致口腔黏膜炎的护理实践,优化流程,并应用新标准进行质量管理。其间需要反复召开团队会议进行护士培训、患者和照护者宣教,协调其间的矛盾和问题,反馈结果。

第八步:评价证据实施结果。通过严格的质量管理程序,动态随访实施后护理人员的工作程序是否符合实践指南要求,患者口腔黏膜炎的发生率是否下降。

总之,实施循证护理应找到科学的研究证据,并根据科学证据进行临床决策和临床变革,通过系统的管理促进证据的应用,动态监测证据应用后的效果。在这一过程中护理管理部门应关注实施某项护理措施时所处的具体情形,包括主流文化、人际关系和领导方式、管理方法,同时通过相应的促进因素,改变护理人员的态度、习惯、技能、思维方式和工作方法。

第四节 循证护理实践中的误区

目前随着我国护理领域对循证护理认识的深入,临床护理人员开始将循证护理的方法整合到护理实践中,对推动我国护理学科的发展起到积极的作用,并给患者带来直接的益处。然而在认识和推广循证护理过程中,也出现了一些对循证护理概念和方法理解上的误区,影响了循证护理实践的正确实施和推广。

循证护理理解上的六大误区

误区一:简单地将循证护理等同于将文献综述后的结果应用于临床实践
误区二:将系统评价等同于一般综述
误区三:将循证护理等同于系统评价或 Meta 分析
误区四:将系统评价等同于 Meta 分析
误区五:将循证护理等同于开展原始研究
误区六:将证据等同于随机对照试验(RCT)结果

一、简单地将循证护理等同于将文献综述的结果应用于临床实践

目前在我国循证护理领域最大的误区是将循证护理等同于将文献综述的结果用于临床实践。目前一些循证护理论文中常可以看见作者在确立了研究题目后,进行简单的文献检索,一笔带过地说明"对文献真实性进行评价",然后就将文献报道的结果用于指导临床变革,并认为这一过程就是开展循证护理。这是对循证护理简单化的理解。这些论文普遍存在的问题是:要么并未对检索到的文献质量进行严格评价或仅仅简单地一笔带过,要么形式化、简单化地进行文献质量评价而不报道采用的评价标准、评价的过程、文献筛选后的结果,却将这一过程冠名为"×××领域的循证护理实践",这种实践方式套用了"循证护理"的名义但并未正确理解其实质。如果缺乏对文献严格的质量评价和筛选,则可能将一些质量低劣甚至结果不成立的研究结论作为证据应用到临床,因此可能误导读者、误导护理实践。

在循证护理过程中,必须首先检索高质量的循证资源,例如临床实践指南、系统评价等,当没有这些循证资源或这些资源不适合于当地时,方可开始对原始研究文献的系统检索。对检

索到的原始研究文献必须进行详细、规范的质量评价,然后进行汇总。

二、误将系统评价等同于传统文献综述

系统评价是循证实践的关键环节,但系统评价绝对不同于传统的文献综述。传统的文献综述有以下局限性:①其选题往往局限于近年来有较大进展的专题,或存在较多争议,需要整理归纳的专题;②其检索方法变异性较大,没有统一的规范,也没有对所选择的文献的真实性、可靠性、科学性进行审慎评审的要求;③往往对要阐明的观点带有一定的倾向性,收集资料时常常会选择与作者自己观点一致的文献;④只对研究结果作定性总结,很少对研究的设计、研究方法、结果的科学性加以评论,对可能存在的偏倚没有进行纠正。

而循证护理要求对文献进行系统评价,该种类型的综述是一种全新的文献综述,系统评价的过程本身就是一项科学研究的过程,该过程不同于一般的文献综述,表现在以下方面:①系统评价有规范统一的步骤,包括提出问题、检索并选择研究、对纳入的研究进行质量评价、收集提取资料、进行定量综合并形成结果(Meta 分析)、结果的解析、系统评价的修正与更新等步骤,因其系统、全面、深入,称为系统评价,且程序公开、透明,具有可重复性。这是一般综述所不具备的特征。②系统评价要求在批判、评价的基础上全面收集资料,避免一般综述收集文献上存在的倾向性。③系统评价要求根据一定的标准对研究质量进行审慎评审,所得到的科研结论才可以称为证据,对文献的审慎评审一般由两名研究人员对同一篇文章进行独立评阅,如有不相符,再进行讨论解决。对定量研究的评审应包括如何分组、是否随机、对退出和失访的说明、干预组的基本特征是否与对照组可比、干预组中参加干预选择性偏倚的控制、统计方法的选择是否合适等。④系统评价还要求对 RCT 研究进行定量综合,因此可避免一般综述的偏倚。系统评价过程强调深入系统,例如美国卫生保健政策和研究署(AHCPR)在制订"急性疼痛管理的临床实践指南"时,专家组曾查阅了 12 个大型数据库,收集了 9000 多条引注,并评价和综合了其中的 1100 篇文章,才做出多项"急性疼痛管理相关措施的系统评价",并从中总结出"急性疼痛管理的临床实践指南"。系统评价与传统文献综述之间的区别和联系见本书第六章第一节表 6-1。

可见,系统评价与传统的文献综述有本质的区别。

三、误将循证护理等同于开展系统评价或 Meta 分析

有人片面地认为循证护理就是开展系统评价,循证护理的确应首先建立在对文献的系统评价基础上,但事实上完整意义上的循证护理包括证据综合、证据传播和证据应用 3 个环节,其中证据综合即是进行系统评价。循证护理与系统评价之间的关系见本书第一章第二节图 1-1。

可见,系统评价只是循证护理 3 个环节中的一部分,并不是完整意义上的循证护理,除了通过系统评价"寻找并确定证据"外,完整的循证护理还应包括传播证据以及应用证据指导临床实践的"证据引入、应用、评价"过程。

四、误将系统评价等同于 Meta 分析

有人认为系统评价就是开展 Meta 分析,并认为没有 Meta 分析的系统评价是不合格的系统评价。系统评价针对某一具体的临床问题系统全面地收集全世界已发表或未发表的临床研究,用统一的科学评价标准,筛选出符合质量标准的文章,并根据纳入研究是否具有同质性,对符合同质性要求的研究采用 Meta 分析等方法进行统计上的合成,得到定量的结果。由于进行 Meta 分析这一定量综合时增加了样本数,因此在临床发生率较低情况下为发现两种结果之间的差异增加了统计学上的把握度,有助于减少小样本导致的偏倚,故 Meta 分析的结果被认为

阅读笔记

是有力的证据。但 Meta 分析必须严格把握条件,即多项研究具有同质性,即相同的研究目的、干预方法、结局指标、测量方法等。对不具有同质性的研究强制进行 Meta 分析,只会得出错误的结论,误导临床实践。对不符合同质性原则,但具有相同研究目的的多项研究,虽然不能进行 Meta 分析,但可进行定性汇总、列表比较、对照、提炼、分析,同样具有重要的临床价值,也符合系统评价的要求。另外,对多项具有相同研究目的的质性研究,虽然不能开展 Meta 分析,但可运用 Meta 整合(Meta-synthesis)的方法进行汇总(详见本书第九章"质性研究的系统评价与 Meta 整合")。

可见,系统评价不一定包括 Meta 分析。

五、误将循证护理等同于开展原始研究

原始研究(primary research)指护理人员组成研究小组根据事先确定的研究问题,设计科研方案、收集资料、分析资料,并将该研究结果应用到临床护理工作中,指导其护理实践。目前某些护理人员错误地认为这一开展原始科研及应用科研结果的过程就是开展循证护理。对照循证实践的概念和步骤,可以清楚地认识到无论是循证医学还是循证护理均强调"利用来自研究的外部证据(external evidence)",这是循证实践期望充分利用已有的卫生信息资源,避免不必要的重复和浪费的初衷。因此从概念上分析,开展循证护理不能等同于开展研究。但循证的过程可能成为产生新的研究问题的第一步,例如如果护理人员根据研究问题从以往的文献中没能找到可靠的研究证据,或以往的研究结果存在较多不足,则他们可进一步设计科研项目,开展临床研究回答这一研究问题,并将自己的研究结果用在临床实践中改进临床护理。循证护理实践与护理研究的区别和联系见本书第一章表 1-1。

可见,循证护理虽然不等于开展研究,但可引出进一步的研究问题,开展下一步的原始研究。

六、误将证据等同于随机对照试验结果

有人认为应用 RCT 的结果作为护理决策的依据和指南,才可以称为循证护理,这种看法错误地将循证护理局限化。尽管在循证实践中,RCT 因其设计严谨、结果的可信度高,被称为"最佳证据",但在我国护理研究领域高质量的 RCT 论文数量较少,四川大学华西护理学院的朱丹等研究者曾对 1986—2000 年期间《中华护理杂志》的 5106 篇护理论文进行分析,结果发现干预性研究论文只有 188 篇,只占总数的 3.75%。而且这些论文在研究设计上还存在一些问题,例如在 188 篇论文中,26.8% 的研究样本数量太少;96.3% 对如何随机分配未进行具体描述;采用盲法的文章极少,只有 3 篇;98.5% 未报告纳入标准和排除标准;60% 未阐明具体的统计分析方法,甚至 40% 的研究结果未作统计分析。复旦大学何梦雪、胡雁等在 2011 年曾检索并分析了中国生物医学文献数据库(China Biology Medicine disc,CBMdisc)和万方数据资源学位论文库中收录的干预性护理研究论文,发现在 CBMdisc 数据库中检索到的 40 162 篇干预性护理论文中,27.3% 的干预性护理论文并无明确的干预措施,13.1% 未设立对照组,5.9% 无明确的评价指标。但护理学位论文的质量相对较高,高质量的干预性护理研究论文占初筛后论文数量的 84.9%,其中在基线对比(97.0%)、研究工具合适性(90.0%)、统计方法正确性(74.0%)和样本量计算(71.5%)等方面的达标率均超过 70%。通过对论文的质量进行评价后,对纳入的 4225 篇期刊论文和 179 篇学位论文进行进一步分析,发现 45.8% 的期刊论文和 71.5% 的学位论文纳入了合适的样本量并阐述了样本量的计算方法,46.7% 的期刊论文和 42.5% 的学位论文采用随机方法进行分组,但仅有 1.3% 的期刊论文和 1.0% 的学位论文严谨地实施了盲法,只有 28.7% 的期刊论文和 36.0% 的学位论文描述了研究过程中样本的流失。可见高质量的 RCT 论文在我国护理研究领域还是比较有限的,有待进一步提高研究设计的质量。

即使获得了 RCT 的结果,也并不意味着根据 RCT 结果护理患者就是循证护理,应作具体的分析:在一些 RCT 护理研究文章中,作者在方法论部分只简单注明采用了随机的方法进行选样和分组,但未说明如何随机抽样、如何随机分配、是否采用盲法、如何随访,对失访的情况也未作分析,则这类研究的可信度较差。另外,如果该 RCT 研究样本量过小,则常常会因为随机误差而出现假阳性或假阴性的结果,因此还应对 RCT 的样本量进行评价。再者,RCT 研究结果是否可以应用,还应根据患者的意愿和需求的分析来决定,例如,西方的 RCT 研究发现通过肛提肌训练可减少前列腺肥大患者行前列腺电切术后暂时性尿失禁的发生率,尽管该 RCT 研究结论具有较高的可信度,然而由于东西方文化的差异问题,不是所有的我国患者都能够接受这种训练方法。

尽管 RCT 被认为是最佳证据,但循证护理所遵循的证据并不仅仅局限于 RCT。护理学科的人文性特点决定了在护理领域的很多情形下,采用 RCT 既不可能,也不符合伦理道德。因此设计严谨的其他研究方法,例如非随机对照研究(non-randomized control trial)、前瞻性的队列研究(cohort study)、回顾性的病例对照研究(case control study)、有对照组的非连续性时间序列研究、历史对照的比较性研究,或无对照的非连续性时间序列研究以及大样本的调研结果均可提供较有力的证据。

同时,质性研究在护理领域有着独特的应用价值。如果说 RCT 是评价护理干预效果的最合适的设计,则质性研究是了解患者的体验、态度、信仰的最好方式。定量研究结果可以告知护理人员某种护理干预方案的效果,而质性研究则可进一步深入地剖析患者在这一过程中影响其依从性的障碍是什么,该治疗对其日常生活有何影响,该疾病对患者意味着什么,患者如何进行调整以适应这种治疗方案等。这在倡导生活质量的现代卫生保健领域显得尤其重要。因此在循证护理中,质性研究结果也提供有力证据。同时,经过评鉴的护理专家的意见也具有较高的借鉴意义,尽管这类证据等级较低。

总之,循证实践运动倡导证据具有多元性和等级性,只要经过规范的、严格的质量评价,无论是 RCT 还是质性研究提供的证据对临床实践都具有重要指导意义。建立这种证据多元化的观念对护理学科的发展尤为重要。

澄清对循证护理的认识,可帮助护理人员正确理解循证护理,并应用循证护理推动临床护理实践进步和发展。

第五节　循证护理的意义

循证护理是一种观念和工作方法,开展循证护理对临床专业人员的思维方式和工作方式是一个巨大的挑战,开展循证护理对促进临床护理实践的科学性、有效性、节约卫生资源具有重要的临床意义。

一、循证护理可帮助护理人员更新专业观,改进工作方法

从循证护理产生的哲学基础上分析,循证护理是一种观念、理念。所谓观念是指导个体思维方式和行为方式的价值观和信念。循证实践来源于实证主义的哲学观,因此循证护理作为循证实践的分支之一,可改变护理人员以往按照习惯或凭借经验从事护理实践活动的方式,强调在作出临床判断时,遵循来自研究结论的、有效的、科学的证据,并强调不盲目接受已经发表的科研文章的结论,而要对文献进行审慎、明确、明智地评审,同时将科研证据与护理人员的临床专业经验以及患者的需求和愿望相结合,转化为临床证据,而作出最后的临床判断。

美国护理协会"护理认证中心"(the American Nurses Credentialing Center, ANCC)推出的磁性医院认证项目(Magnet Recognition Program)特别指出磁性医院意味着护理管理者需要致力

阅读笔记

于"构建、促进、维持一种将护理研究和循证实践整合在临床护理和护理行政管理的决策系统中的实践氛围"。可见,在全球范围内,循证实践均是专业向高标准发展的途径。

实例分析

──────── 用循证的观念反思护理常规 ────────

1. 关于外科患者术前禁食禁水时间的问题

《外科护理常规》中规定手术前 12 小时禁食,术前 4~6 小时禁水。多本《外科护理学》权威教材中规定:择期手术患者术前 12 小时起禁食,4 小时起禁水。而据调查,这项护理常规在医院执行时,通常为术前一天 10PM 起通知患者禁食、禁饮。

美国麻醉医师协会(ASA)2011 年的指南中推荐成人及儿童食用肉类、油煎制品等含脂肪高的食物或固体食物后手术前应禁食 8 小时;若食用含脂量较少的饮食、易消化食物如茶、面包、牛奶等,术前禁食 6 小时即可;任何年龄患者术前 2 小时以前可以饮用不含酒精、含少许糖的透明液体,如清水、果汁、茶、咖啡等;母乳喂养的婴儿禁食时间为 4 小时,非母乳喂养和配方奶喂养则禁食 6 小时。我国临床领域在制定术前禁食禁水规范时,则应系统收集该领域的国内外文献,并考察报道相关文献科学性和严谨性如何,采用各种方式的适应证如何,是否导致患者术中呕吐和误吸发生率增加,对患者禁食禁水后的生命体征、血糖、舒适度的影响如何,成本和效益之比如何,所在病房的医生、护士、患者的接受程度、可操作性等。只有经过这样的"循证"的过程,所做出的临床判断才最有利于患者的康复。

2. 关于术前备皮的方式问题

目前文献报道术前备皮的方式有剃毛、剪毛、脱毛、局部皮肤清洁等,在决定采用哪种方式时应考察报道各种方式的文献科学性和严谨性如何? 采用各种方式的适应证如何? 对术后发生伤口感染的影响如何? 成本和效益之比如何? 所在病房的条件适合于采用哪种方式? 患者是否接受这种方式? 循证护理是一种指导临床决策、指导临床思维的观念和理念,应用循证护理可帮助护理人员更新专业观和思维方式,改进工作方法。

改革总会遇到阻力,进行单一护理方法的改革(例如上述术前备皮的方式),如果具备了高质量的研究证据,阻力往往会小一些。相比之下,改变不同科室护理服务的人力资源配置比例或改变护理服务模式,困难和阻力则大得多,环境的特殊性、资源不足、政策压力等都可能成为阻力。在这一过程中,只有改变观念和工作方法,充分利用证据的力量,才能克服阻力的影响。

二、循证护理促进护理知识向临床实践转化

知识、研究与实践之间的差距是普遍存在的问题,因此,在循证医学的热潮下,知识转化成为当今卫生保健领域的热点。全球首先提出知识转化模式的加拿大多伦多大学将"知识转化(knowledge translation,KT)"定义为"有效、及时地、符合伦理地将循证信息和知识应用于卫生保健实践,促进研究者与实践者的互动,从而保证最大限度地利用卫生保健体系潜力,获得卫生保健的最佳效果"。虽然循证护理的具体实施是从临床实践中某一具体的专题开始,但从宏观的角度分析,开展循证护理一直被视为一项从观念更新到实践方式改革的系统工程,因此循证护理可促进护理知识、研究结果向临床实践转化。

开展循证护理必须首先获得行政管理层和决策机构对循证护理的认同和积极支持,这是实施循证护理的关键所在。为促进将证据应用到临床实践,促进科学决策,护理管理者必须具

阅读笔记

备以下循证决策技能:①能够提出决策的核心问题;②能够通过文献检索找到所需证据;③能够评价相关研究的质量;④能够区分不同的证据及其适用性;⑤能够判断研究结果在类似人群中的推广性;⑥能够判断研究结果在本地人群中的适用性;⑦能够将依据证据的决策付诸实践。

三、循证护理顺应了医疗卫生领域有效利用卫生资源的趋势

从循证护理产生的背景上分析,循证护理产生于全球卫生保健领域文献信息量迅速增长,同时要求卫生保健实践活动"既要有疗效又要有效益"的背景下。Archie Cochrane 指出,在卫生资源有限的现代社会里,应该对现有的卫生资源进行综合评价,有效利用。目前医疗卫生领域有众多的研究结果,但分布零散;科研经费的有限使充分利用现有的科研结果变得格外重要。同时,临床繁忙的日常工作常常使医务人员不可能及时获取最新学科进展信息。卫生保健领域的专业人员在阅读文献时常感到文献数量大、发展快,同时其中一些文献质量不高,需进一步筛选、分析、评价,所以临床人员很难迅速、有效地从文献中提取所需信息,做出最有利于患者康复的临床决策。这一系列的因素使科研和临床之间脱节,理论和实践之间出现断层,临床决策过程往往缺乏对研究结果的系统总结和评价,影响临床决策的科学性。

> **现有的研究存在忽视已有研究证据的现象**
>
> Clarke & Chalmers 在 1998 年分别分析了 *Lancet*(柳叶刀)、《英国医学杂志》《美国医学会杂志》等 5 种影响因子最高的著名的临床医学杂志发表的 26 篇 RCT 文章,发现只有 2 篇考虑了以前发表的同一问题的系统评价,4 篇仅仅提及相关系统评价,但没有将新旧证据结合分析讨论,而 19 篇文章完全忽视了发表的相关研究;6 篇文章称自己是该领域的首次研究,但经查询,只有一篇是名副其实的首次研究。因此现有的临床研究往往会夸大自己研究的先进性,而忽视已存在的研究证据,这是卫生资源的浪费,同时也是不正确的学术作风。

在卫生资源有限、护理人员短缺、社会人口的老龄化问题日益突出以及疾病谱转变(慢性病、癌症、HIV/AIDS 发病率增加)的当今社会,消费者对卫生保健的需求日益增加,有限的卫生资源和日益昂贵的医疗消费之间的矛盾同时又使人们更期望高质量、高效率的卫生保健服务。而"循证实践"从临床问题出发,通过对全球已有的相关临床研究进行系统评价,严格评价该领域相关研究的研究设计、研究结果,剔除不严谨的科研,归纳总结合理的科研,形成系统评价,指导临床变革,并通过证据应用,进行系统干预和动态监测,保证临床变革的正确方向。因此循证护理可充分利用现有的研究资源,避免重复研究,同时减少实践中的变异性带来的不必要的资源浪费,节约卫生资源,并加速新知识和新技术的应用,以满足人群的卫生保健需求,因此循证护理是提高护理质量,为患者提供科学的、经济的、有效的护理服务的途径。

四、循证护理可促进临床护理实践的科学性和有效性

1. 循证护理可促进科学的护理实践活动   护理研究是提高护理服务质量的途径。寻找证据,作出科学的临床护理决策是循证护理的关键。目前世界上有近 500 种护理专业期刊,而且有许多护理领域的研究文章发表在非护理类的期刊中,但临床护理人员往往觉得很难将科学研究的结果运用到临床实践中,其中的原因主要包括:①临床护理人员没有机会了解这些研究结论;②护理人员不知道如何有效寻找所需的研究论文;③护理人员不知道如何评价研究结果的严谨性、科学性、有效性,因此不确定是否应该应用该研究结果;④即使明确了该研究结论的价值,由于该方法没有被写入护理常规和护理质量管理规范,所以护理人员仍然没有将证据应

阅读笔记

用到实践中。

而循证实践则把在全世界收集的某一特定干预方法的研究结果进行系统查询、严格评价、统计分析，剔除尚无明确证据证明有效的方法，将尽可能真实的科学结论综合后形成系统评价，并将系统评价结果制作成据总结或"临床实践指南（clinical practice guideline，CPG）"提供给临床人员，可有利于临床护理人员迅速地获取最佳、最新的科学证据。而临床专业人员在应用证据时将所获得的证据与自身的专业知识和经验、患者的需求结合起来，形成科学、有效、实用、可行的临床干预手段，并通过有计划的组织变革将证据引入临床实践过程，最后评价证据应用后的效果。从这一过程分析，循证护理充分利用科学研究结果，同时促进了科研结果的推广和应用。但循证护理的概念广于"应用研究结果"，循证护理所倡导的是一种科学的决策方法和工作程序，并还要考虑除研究证据外的其他因素，例如临床经验、患者的需求和价值观、资源等。运用循证护理可帮助护理人员建立严谨的、科学的、实事求是的专业态度和工作方法，促进科学的护理实践活动。

循证护理强调护理人员的知识和经验在寻求科学证据过程中的价值，并与临床实际问题相结合，因此，循证护理促进理论和实践有机结合，弥补理论实践的"断层"。循证护理挑战常规和某些习惯性的护理活动，提倡护理人员将临床经验与系统的研究证据相结合，以获得科学的护理方法，这对提高护理学科的地位和独立性有着积极的意义。

2. 循证护理可促进有效的护理实践活动　有效的护理活动是指能够提高或保持患者的健康水平，并保证最大限度地运用现有卫生资源的护理实践活动。护理活动是否有效往往通过质量管理过程来评价。

循证护理与护理质量管理的步骤具有一致性，从图 1-4 可见，循证护理的 8 个环节与美国卫生机构资格认证联合委员会（Joint Commission on Accreditation of Healthcare Organization，JCAHO）的护理质量管理 10 个步骤具有相似之处，两者都是一种工作方法，都具有促发变革和评价变革的功能，可通过循证护理促进护理质量提高，保证护理实践活动的有效性。

循证护理的 8 个步骤：	护理质量管理的 10 个步骤：
① 明确问题	① 分配责任
② 系统的文献检索	② 明确护理服务范围
③ 严格评价证据	③ 明确护理服务的重点
④ 通过系统评价汇总证据	④ 寻找护理质量指征
⑤ 传播证据	⑤ 建立评价框架
⑥ 引入证据	⑥ 收集护理质量方面的资料
⑦ 应用证据	⑦ 评价护理质量
⑧ 评价证据应用后的效果	⑧ 采取变革措施
	⑨ 评估措施效果
	⑩ 有效沟通，促进信息流动

图 1-4　循证护理与护理质量管理步骤的对照

五、循证护理有利于科学、有效地制定临床护理决策

卫生保健服务是通过各种各样大大小小的决定和决策实现的，决策利用知识和信息预测行动的可能后果，决策的好坏是卫生保健服务质量和效益的关键。卫生保健决策分为两类，一类是关于群体的宏观决策，例如国家卫生部门对不同等级的医院护理人员配备要求的决策；另一类是微观决策，例如护理人员对肺癌患者手术后监护具体护理方案的制订。护理决策涉及的是护理服务需要做什么、由谁来做、如何做等方面的决定，是影响护理质量以及医疗服务费用、效益的重要环节。

所有的医疗卫生领域的决策都受到 3 个因素的影响：证据（evidence）、资源（resource）以及资源分配中的价值取向（value）。传统的决策方式常常是经验式的，例如护理管理部门在决定医院临床护理人员在一般护理操作前、后洗手应采用传统的消毒肥皂流水洗手还是酒精类消毒剂搓手时，护理人员常常会根据传统习惯（护理人员都有操作后流水洗手的职业习惯）、已有的资源（病房常规装配了流水洗手的装置）、价值取向（相信用消毒肥皂进行流水洗手最经济、最方便且效果确定）进行决策，因此大多会选择传统的消毒肥皂流水洗手，而对现存的证据（酒精类消毒剂搓手的清洁和消毒效果、花费的成本、操作方便程度、控制院内感染的效果）或不够清楚，或持保守态度。又如，为对采用雌激素替代疗法的更年期妇女进行健康教育，一些护理人员在决定健康教育内容时，主要根据自己的临床经验、专业价值取向、可利用的资源，而证据的作用没有受到足够的重视。因此会使该健康教育泛泛而谈，没有针对性，忽略或简化带过患者所关心的问题，例如该疗法是否会增加乳腺癌的危险性、是否容易发生心血管缺血性疾病、是否增加卒中的危险性等。

但随着医疗卫生资源紧缺压力的增加，全球的卫生决策模式正在由传统的经验式决策向新的循证决策模式转变。在医疗卫生费用不断提高而资源相对紧缺的今天，患者、传媒、政府、社会各界都在呼吁增加卫生决策的透明度，提高卫生决策者的社会责任感，因此现代社会的医疗卫生政策管理人员必须对决策所依据的研究证据进行明确的陈述，即使现有的证据有限或是根本不可靠，或即使最终不得不依照可用资源和价值取向做出决策，决策者仍然必须查找和评估现有的证据。

因此决策者必须具备以下决策技能：①能够提出决策的核心问题；②能够通过文献检索找到所需证据；③能够评价相关研究的质量；④能够区分不同的证据及其适用性；⑤能够判断研究结果在类似人群中的推广性；⑥能够判断研究结果在本地人群中的适用性；⑦能够将依据证据的决策付诸实践。

可见，循证护理为科学有效的临床护理决策提供了依据和工作方法。

六、开展循证实践是将我国护理人员推向多学科合作和国际化平台的契机

循证实践强调多学科的合作，循证护理实践与护理学、临床医学、临床流行病学、卫生管理学、传播学、信息学等息息相关，通过在全球护理信息平台上检索、评估、引入、利用护理证据资源，可切实开阔我国护理人员的专业视野，检索并分析全球最新最佳文献，并通过证据应用，将知识转化为实践，与专业判断、病人需求和本地区情形结合，促进科学的护理决策、有效的护理干预、专业化的护理氛围。

第六节   循证护理的历史、现况和展望

一、循证护理的起源

现代社会知识和信息的产生和流传日益迅速，给社会带来巨大的影响，美国著名未来学家约翰·奈斯比特（John Naisbitt）在其著作《大趋势》中精辟地指出："面对知识饥荒，我们却淹没于信息海洋，用现有手段显然不可能应对当前的信息。在信息社会，失去控制和没有组织的信息不再是一种资源，而是一种严重的威胁。"每年约 1800 万项研究摘要被收录入 Medline 数据库中，现有约 350 000 项研究在 Cochrane 协作网中注册；全球的护理期刊的数量也已经达到五百余种，这种状况虽然促进了知识的更新和传播，但随之出现了一系列的问题，最突出的矛盾就是，临床人员很难迅速地从中提取有效、有用的信息。2001 年荷兰的调查显示，约 35% 的

阅读笔记

临床决策并未按照已有的科学证据来执行。

循证护理的发展源于循证医学。英国临床流行病学家 Archie Cochrane 最早根据医疗卫生保健领域研究论文数量日益增多，信息传播迅速，但研究质量参差不齐，不是所有治疗决策都依据最新最佳研究证据的现象，在其 1972 年的著作《疗效与效益：卫生保健服务的随机反应》（*Effectiveness & efficiency：random reflections on health services*）中提出了医疗决策的疗效和效益问题，呼吁要对公开发表的随机对照试验进行系统评价。1992 年加拿大 McMaster 大学的著名内科医生和临床流行病专家 David Sackett 教授正式提出"循证医学"（evidence-based medicine，EBM）的概念，1992 年英国成立 Cochrane 中心，并于 1993 年成立 Cochrane 国际协作网。随着循证医学对全球卫生保健领域的深远影响，20 世纪 90 年代进一步提出了在医疗卫生保健领域开展"循证实践"（evidence-based practice，EBP）的概念。医疗卫生保健领域循证实践的核心思想是：卫生保健领域的实践活动应以客观的科学研究结果为决策依据。循证实践通过在全球各类数据库中收集关于某项卫生保健决策 / 治疗方法 / 护理措施 / 干预方法的所有单项研究结果，进行系统评价，通过筛选、汇总，必要时进行统计分析，以达到推广有效的科学手段，提出有效方法的目的，循证实践可提高医疗卫生保健领域决策的科学性、有效性，并可节约卫生资源。

20 世纪 90 年代起，循证医学对护理学科的发展带来了深远的影响，英国 York 大学护理学院 1996 年成立了全球第一个"循证护理中心"，首次提出"循证护理（evidence-based nursing，EBN）"的概念，1998 年 York 大学与 McMaster 大学共同创办了 *Evidence-Based Nursing* 期刊。1996 年总部设在澳大利亚阿德莱德大学的 Joanna Briggs 循证卫生保健国际合作中心成立，2011 年该中心发展成为拥有全球 70 余个分中心和协作组、覆盖近 50 个国家的循证卫生保健国际协作网，促进循证实践在全球护理及相关学科的推广。我国的复旦大学循证护理中心在 2004 年成立并加入该协作网。2004 年 *Worldviews on Evidence-Based Nursing* 创刊。

二、循证护理实践的现况

（一）循证护理在全球的发展现况

近十年来，循证护理在国际护理领域的发展非常迅速，目前形成了多个国际性的循证护理协作网络。全球最早的循证护理中心是成立于 1996 年的英国 York 大学循证护理中心（The University of York Centre for Evidence-Based Nursing），是全球最早提出"循证护理"的概念，并推动循证护理发展的研究机构，该中心主要进行循证护理的研究、教育和培训，并收集社区服务和健康促进方面的证据，并在 Cochrane 协作网负责"伤口管理组（wound care group）"的证据总结和系统评价。该中心于 1998 年与加拿大 McMaster 大学共同创办了 *Evidence-Based Nursing*（循证护理杂志），刊载护理领域的系统评价、证据总结、循证实践论文。该刊聘请一些专科领域的临床专家将护理相关领域最新临床研究文章整理成详尽的摘要，并附加评论，在选用文章前都依照文献评价的标准对论文质量进行严格评价。目前 *Evidence-Based Nursing* 已被 Medline、Embase、CINAHL 收录。

澳大利亚 Joanna Briggs 循证卫生保健中心（JBI）是目前全球最大的循证护理协作网，成立于 1996 年，该合作中心先后在澳大利亚、英国、加拿大、美国、西班牙、新西兰、南非、泰国、新加坡、巴西、比利时等国家成立分中心，在中国先后在香港（1997 年）、上海（2004 年）、台湾（2005 年）、北京（2012 年）设立分中心，目前建立了国际性的 JBI 循证护理全球协作网——JBC（Joanna Briggs Collaboration），进行护理及相关学科相关证据的汇总、传播和应用。2008 年起 JBI 与 Cochrane 协作网合作，负责 Cochrane 下的第 17 专业组——护理组（Cochrane Nursing Care Field，CNCF）的工作。在循证护理的理论研究上 JBI 构建了 JBI 循证卫生保健模式，每年举办循证卫生保健国际论坛，定期在全球各分中心举办循证护理培训班，推动了循证护理在全球的发展。

2004 年，*Worldviews on Evidence-Based Nursing* 创刊，该期刊源于 1994 年的 *Journal of Knowledge Synthesis for Nursing*，由美国 Honor Society of Nursing　Sigma Theta Tau International 主办，收录系统评价、证据临床应用论文、循证实践、证据总结等循证领域的论文，2015 年以 2.381 的影响因子成为 86 本 SCI 收录的护理类期刊中名列第三的期刊，说明了全球护理领域对循证实践的极大关注。

其他著名的循证护理中心包括美国 Minnesota 大学循证护理中心、Texas 大学健康科学中心的循证护理学术中心（ACE）等。这些循证护理中心均通过开展系统评价、进行循证护理培训、通过网络和杂志传播最佳护理实践证据或临床实践指南等推动全球循证护理的开展。

（二）国外循证护理实践对护理专业发展的影响

循证护理在全球的发展近几年令人瞩目，例如 Joanna Briggs 循证卫生保健中心以护理为核心，在全球各个分中心开展护理及相关领域的循证实践，构建了大量的证据资源，并在 OVID 上建立了 OVID-JBI 数据库，包括证据总结、推荐实践、系统评价、最佳实践信息册等证据资源；加拿大安大略护理学会（RNAO）推出了近四十份护理领域的临床实践指南，美国 Johns Hopkins 大学护理学院汇总了近百份护理领域的系统评价，构建了证据资源。这些均极大地推动了循证护理实践在全球的发展。

美国医学会 2010 年发布的"未来的护理：领导变革，提升健康（the future of nursing：leading change，advancing health）"报告，强调在护理领域开展循证实践是未来护理的核心内容，并建议护理专业的课程设置应该将循证护理纳入其中，从教育上提高护士的循证实践意识和方法。这些均说明全球护理都将循证实践作为专业发展的必然途径。

2012 年国际护士会（International Council of Nursing，ICN）发布了题为"循证护理实践——缩短证据与实践之间的差距（closing the gap：from evidence to action）"的 2012 ICN 白皮书，ICN 的这一主题发布后，不但在全球护理领域引发了循证护理实践的热潮，也引起医学领域的积极关注。著名的医学期刊 *Lancet*（柳叶刀）在 2012 年第五期针对 ICU 的白皮书发表了一篇题为"护理实践的科学性（science for action-based nursing）"的编者按，对 ICU 的 2012 年白皮书倡导循证护理实践表示支持，鼓励全球的护理人员应"迈出大胆的步法拥抱证据，通过研究缩小知识与实践之间的差距，并让全球的护士真正置身于全球循证实践的核心"。但同时 *Lancet* 的这篇编者按对目前全球护理尚未能真正将循证实践的理念和方法贯穿于实践中提出了担忧，尖锐地指出护理领域需要纠正对循证实践本质的认识误区，真正掌握循证实践的方法，*Lancet* 还特别针对中国的情况指出"对转型中的国家例如中国，针对医护比例不合理的现况，更需要通过循证实践，才能在数量和质量上提升护理服务"。

（三）我国循证护理实践的发展及对护理专业的影响

四川大学华西医院于 1999 年正式成立中国 Cochrane 中心后，对护理人员也进行循证实践的相关培训，并将循证实践的方法应用于临床护理实践，进行了"压疮的预防和控制的循证实践"、"我国护理领域随机对照试验现状分析"等项目，是我国大陆地区首次将循证实践引入护理学科的机构。

自 1997 年，JBI 循证护理全球协作网（JBC）在中国地区设立了 4 个分中心：1997 年在香港中文大学护理学院设立了"香港 JBI 循证护理分中心"，2004 年在上海复旦大学护理学院设立了"复旦大学 JBI 循证护理分中心"，2005 年在台湾杨明大学护理学院设立了"台湾杨明大学 JBI 循证护理分中心"，2012 年在北京大学护理学院设立了"北京大学医学部 JBI 循证护理分中心"，2015 年在北京中医药大学成立了"北京中医药大学 JBI 循证护理分中心"和"北京中医药大学 RNAO 最佳实践指南研究中心"，这些循证护理研究机构的宗旨都是在临床护理和社区卫生健康服务中，运用循证实践的观念开展临床护理、护理研究和护理教育，促进研究成果在护理实践中的运用，提高护理服务质量。

阅读笔记

国内循证护理中心的宗旨是在我国内地推广循证护理实践,进行证据合成、传播和证据应用,将国外循证护理系统评价及最佳证据报道翻译并本土化,以推动我国临床护理实践的发展,其主要任务是:①开展系统评价及循证护理有关的方法学研究,为临床护理人员、护理研究和教学、政府的护理决策提供可靠依据;②收集、翻译并传播国内外护理领域系统评价的摘要、最佳护理实践证据汇编以及临床护理实践指南,并进行本土化;③构建循证护理相关理论、模式和知识,传播循证护理思想;④进行循证护理知识和方法的教育和培训,提供培训咨询、指导和服务,推动循证护理在我国的发展;⑤组织开展证据应用项目,通过循证护理促进临床护理质量的持续改进和提高;⑥开展多学科合作,促进循证护理在循证卫生保健领域的健康发展。

近十年来,循证护理成为我国护理领域关注的热点。至 2016 年 4 月,在中国生物医学文献数据库中可检索到 7680 篇以"循证"及"护理"为标题的论文,而这个数字在 2005 年只有 379 篇,可见该领域已成为我国护理实践的重要关注点。国内循证护理文献主要集中在应用循证护理的方法开展临床专科护理实践上,该领域的临床实践报道、个案护理报告占文献的绝大部分,尚存在对循证实践实质和规范理解肤浅的现象。另外,对临床护士进行循证护理培训、在护理学课程中增加循证护理的内容等也是目前关注的重点。但是,我国护理领域的系统评价、临床实践指南构建和应用类的论文尚较少。

三、循证护理实践的展望

尽管循证护理已经成为护理专业领域的"热门话题",但循证护理的开展不能流于表面形式,只有通过政策的支持和深入细致的培训,才能使护理人员从观念上真正接受、从方法上真正学会、从实践环境上真正有条件应用循证护理,才能使护理研究人员熟练掌握证据生成、证据合成的程序,使临床护理人员熟练掌握证据引入、证据应用、证据评价的方法。

虽然循证护理的具体实施是从临床实践中某一微观的专题开始,但从宏观的角度分析,开展循证护理一直被视为一项从观念更新到实践方式改革的系统工程,因此开展循证护理必须首先获得行政管理层和决策机构对循证护理的认同和积极支持,这是实施循证护理的关键所在。

循证护理在我国的推广,还必须广泛加强与国外循证实践机构的密切合作和联系,以获取最新的信息和技术支持,建立互助互惠的网络;同时,开展循证护理还必须加强与国内循证医学机构的联系,国内有多个循证医学中心,已开展了形形色色的循证医学项目,通过医护之间在循证实践上的合作,形成多学科团队,用共同的程序和方法开展循证实践,这是推广这一事物的重要前提。

推动在我国逐步建立循证护理研究机构具有重要的意义。近十年来,我国护理学科发展迅速,高等护理教育快速发展,护理人员的学历层次有了较大的提高,为实施循证护理打下了基础;同时目前临床护理研究的数量也迅速增加,由于质量参差不齐,临床一线护理人员不可能也没有时间进行一一辨别,故亟需对这些护理证据进行评价、综合、合成、传播,并形成临床实践指南。上述过程应通过循证护理研究机构的工作实现。通过进行科学规范的系统评价,可从大量的国内外文献资料库中筛选符合要求的研究,形成最佳的护理证据,提供给广大护理管理和实践者,指导护理实践的变革,并可充分利用现有的研究资源,避免重复研究,减少了不必要资源和时间的浪费,高效而经济,正符合时代发展的要求。另外,还需要对临床护理人员进行广泛的培训,使临床一线的护理人员能够主动、积极、充分地应用循证证据资源,并将其付诸临床实践过程。

推动基于科学证据的护理实践,深化专科护理建设,已成为我国护理学科建设的重点。循证护理将在我国护理学科建设中起到重要的作用。展望我国循证护理实践的发展,将以以下 4 方面为重点:①构建我国本土化的循证护理证据资源:推动规范的系统评价,构建循证护理实

阅读笔记

践指南,引进国外的循证护理资源并进行本土化,建立循证护理资源数据库。②在专科护理实践中融入循证护理的理念和方法:开展基于证据的持续护理质量改进,推动我国高级护理实践的发展和专科护理水平。③通过开展多层次循证护理培训:针对护理人员开展循证护理理念和方法的普及;针对一线护理管理者、专科护士开展证据应用和知识转化培训;针对护理研究者开展系统评价培训,培养一批具有循证护理能力的临床护理人才。④加强多学科合作和国际交流,促进循证护理在方法学和实践应用上的发展:循证护理来源于循证医学,在方法学上应加入到临床流行病学、循证医学的大平台中,并与循证护理的国际发展趋势保持同步。

总之,通过护理领域的决策者、管理者、临床实践者、研究者、教育者的共同努力,通过与国内外多学科循证实践机构的密切合作,循证护理可在我国得以进一步迅速发展。

【本章小结】

21世纪的卫生保健系统必须适应社会发展的需求。循证护理的核心思想是审慎地、明确地、明智地应用最新最佳证据,对不同的个体患者的护理做出不同的决策,它要求护理人员在计划其护理活动过程中,将科学证据与临床经验、患者需求相结合,获取证据,并根据获得的证据,制订临床护理决策计划,为患者提供科学的、经济的、有效的护理服务。循证护理强调从临床问题出发,因此,它的广泛开展将最终带来护理服务质量的提高,改变护理工作者单凭经验的现状。

循证护理是提高护理学科的科学性和有效性的途径。证据、临床情境、专业判断、患者需求是开展循证实践的核心内容;循证实践包括证据生成、证据综合、证据传播、证据应用四个环节。系统评价是汇总、分析证据的主要形式。实施循证护理应检索到科学的研究证据,充分利用"临床实践指南",并根据科学证据进行临床决策和临床变革,通过系统的管理促进证据的应用,动态监测证据应用后的效果。

(胡 雁)

【思考题】

1. 什么是循证护理?
2. 循证护理包括哪些基本要素?
3. 开展循证护理的步骤有哪些?
4. 循证护理对护理实践的意义是什么?
5. 循证护理在全球的发展现况如何?
6. 中国循证护理发展的现况如何? 存在哪些问题?
7. 目前对循证护理的理解和应用存在哪些误区? 如何克服?
8. 请阐述在我国如何推动循证护理的发展。

主要参考文献

[1] 王吉耀. 循证医学与临床实践. 3版. 北京:科学出版社,2012.
[2] 李幼平. 循证医学(研究生). 北京:人民卫生出版社,2014.
[3] 王家良. 循证医学. 2版. 北京:人民卫生出版社,2010.
[4] Gray M,唐金陵. 循证医学:循证医疗卫生决策. 北京:北京大学医学出版社,2004.
[5] Atkins D,Eccles M,Flottorp S,et al. Systems for grading the quality of evidence and the strength of recommendations I:critical appraisal of existing approaches. The GRADE Working Group. BMC Health Serv Res,2004,4(1):38.
[6] DiCenso A,Guyatt G,Ciliska D. Evidence-based Nursing:A Guide to Clinical Practice. St. Louise:Elsevier

Mosby. 2005.

［7］Graham ID，Logan J. Innovations in knowledge transfer and continuity of care. Canadian Journal of Nursing Research，2004，36，89-103.

［8］Graham ID，Logan J，Harrison MB，et al. Lost in knowledge translation：time for a map？The Journal of Continuing Education in the Health Professions，2006，26：13-24.

［9］International Council of Nurses，Closing the gap：from evidence to action. International Nurses Day Kit，2012. http：//www.icn.ch/publications/2012-closing-the-gap-from-evidence-to-action/. 2012，May. 2-43.

［10］Kitson A，Rycroft-Malone J，Harvey G，et al. Evaluating the successful implementation of evidence into practice using the PARIHS framework：theoretical and practice challenges. Implementation Science. 2008，3（1）：1-12.

［11］Melnyk BM，Fineout-Overholt E. Evidence-Based Practice in Nursing & Healthcare：a Guide to Best Practice（2nd ed）. Philadeplhia：Wolters Kluwer，2011.

［12］Newhouse RP，Dearholt S，Poe S，et al. Johns Hopkins Nursing EBP Model and Guidelines. Indianapolis：Sigma Thea Tau Internatinal，2007.

［13］Pearson A，Field J，Jordan Z. Evidence-Based Clinical Practice in Nursing and Health Care：Assimilating Research，Experience and ExpertisePhilodelphia：Blackwell Publishing，2007.

［14］Pearson A，Porritt K，Doran D，et al. Systematic review of evidence on the professional practice of the nurse and developing and sustaining a healthy work environment in healthcare. International Journal Evidence Based Health，2006，4（3）：221-261.

［15］Pearson A，Wiechula R，Court A，et al. The JBI model of evidence-based healthcare. International Journal of Evidence-Based Healthcare，2005，2（8）：207-215.

［16］Stetler CB. Updating the Stetler model of research utilization to facilitate evidence-based practice. Nursing Outlook，2001，49：272-278.

［17］Sudsawad P. Knowledge Translation：Introduction to Models，Strategies，and Measures. Austin，TX. Southwest Educational Development Laboratory，National Center for the Dissemination of Disability Research. 2007.［Online］.［2014-7-5］Available：http：//www.ncddr.org/kt/products/ktintro/.

［18］Haynes RB. Of studies，syntheses，synopses，summaries，and systems：the "5S" tvolution of information services for evidence-based health care decisions. Evidence-Based Nursing，2007，10：6-7.

阅读笔记

第二章 循证护理问题的提出

循证护理的实践过程是发现问题、提出问题、检索证据、评价运用证据解决问题的过程。因此,循证问题的提出,是循证实践至关重要的一步,是实施正确和有效的文献检索第一步,也是循证护理的开始。循证问题包括基于创证的循证问题和基于用证的循证问题两大类别。

第一节 概 述

循证护理问题来源于临床实践,应具备临床价值,并有可能通过循证让问题得到解答以用于指导临床实践,提高护理质量。

一、提出循证问题的重要性

循证护理实践以客观的研究结果为决策依据,是建立在临床护理实践基础上,它强调以临床实践中特定的、具体的、结构化的护理问题为出发点,注重终点指标,将来自科研的结论与临床实践技能、知识和经验、患者需求相结合,做出临床护理决策并实施,进行后效评价和质量管理。正确应用循证护理可在短时间内制订出当前最佳的护理措施,能有效地节约卫生资源、提高护理质量和患者满意度,而实施循证护理实践的首要步骤就是找出护理问题、明确并构建一个可回答的问题。因此,明确并构建一个既有临床意义又可回答的问题是战略性决策,贯穿循证护理的全过程。在护理实践活动中,找出患者所面临且护士必须解决的临床关键问题是循证护理的中心环节。随着医学科研成果的快速更新,护士从书本上所学的知识已不足以科学地解决所有的临床问题。因此,护士在日常工作中应善于观察,培养自身评判性思维能力,发现和提出相应的临床问题。只有发现问题、提出问题,并将临床问题转化为结构式、具体化的循证问题,才可能带着问题去检索证据,再根据可靠的证据去解决问题,提升护理措施的有效性、安全性,同时达到节约成本、提高患者就医体验的效果。若提不出问题,或者问题太大太泛,势必就难以实施循证。例如,采用机械通气的患者气道管理是重要的护理内容,但如果提出的循证问题是"机械通气的患者如何进行气道管理",则问题太大太泛,很难进行专题检索,需要

阅读笔记

将临床问题结构化、具体化,转化为循证问题。因此,构建一个好的循证问题,可以帮助护士更好地结合患者的实际情况和临床经验制订好的护理措施。另一方面,如果该问题无相应的文献支持,则或许这不是一个循证问题,但可以成为一个好的科研问题,通过严密的设计,可进一步回答这个问题,为今后的循证实践提供证据。

二、循证护理问题的来源

对一般护理实践中的循证护理而言,循证问题主要来源于临床护理实践。而对于机构或组织实施的循证护理而言,问题既可直接来自临床实践,也可来自护理质量评估或提升护理质量的工作(problem-focused triggers),这类问题很可能是护士在工作中遇到的大量问题中的一个,得到大多数护士的支持,也很可能有重要的临床相关性,因为它来源于临床。此外,在机构或组织实施的循证护理中,问题也可来自其他途径,如知识激发的问题(knowledge-focus triggers)指在阅读文献中发现的问题,在标准或指南中存在的问题,护理哲学理念,来自标准制定委员会的问题等。这类问题需要评估与临床的相关性以及知识应用的可行性。需要注意的是,循证护理问题与护理科研问题具有一定区别。提出科研问题的目的是确定通过特定设计将要研究的变量,而提出循证问题的目的是找寻证据,从而指导临床决策。

三、如何提出一个好的循证问题

一个好问题的提出,是具备丰富的理论知识、与临床经验相关的医学科研方法学、社会学、心理学知识和较强的责任心的专业人员,以最大限度地服务于患者、提高护理质量为最终目的而自发的思考。如果不善于观察和思考,就难以挖掘出相应的临床问题。开展循证护理时,护士必须具备对临床问题的敏感性,这与丰富的临床经验和熟练的临床技能密切相关。有丰富经验和实践技能的护士往往能够应用其临床技能和以往的经验判断患者个体或群体的健康状况、所面临的问题、需求和喜好、干预活动的潜在益处等,并为患者和家庭提供他们所需要的信息。例如只有心内科护士凭着自己丰富的临床经验和对临床护理问题的敏感性,才能够发现患者在安置永久起搏器后按传统的压迫时间压迫穿刺点患者的舒适度会严重受损。提出"安装永久起搏器患者穿刺点压迫时间为多少时,能最大限度降低并发症并提升患者舒适度"的护理问题。

需要注意的是,一个好的临床问题并不一定是一个好的循证问题,临床问题来源于临床实践、文献阅读和专业思考,而循证问题虽然来源于临床问题,但需要在临床问题的基础上进一步提炼,并使其具体化、结构化。例如"机械通气的患者如何进行气道护理"是一个临床问题,但不是符合要求的循证问题,因为这样提问使问题太泛,涉及面太广,难以进一步聚焦开展专题检索,应将问题具体化、结构化,即把临床问题转化为循证问题。如针对机械通气患者的气道管理可以提出的循证问题是:"机械通气的患者进行密闭式吸痰是否较开放式吸痰更能有效减少呼吸机相关性肺炎的发生率?"

第二节　循证护理问题的构成

循证护理的第一步,是要提出一个可以回答的临床问题,而不是一般意义上的普通问题。循证护理的问题应具有相应的构成要素,从而保证循证实践的顺利实施。

一、循证护理问题的构成要素

一般来说,临床问题分为背景问题(background questions)和前景问题(foreground questions)。背景问题通常是比较普遍和基础的疾病和干预。临床问题,主要与病因、病理生理或预后等相

阅读笔记

关,如:什么是静脉溃疡(下肢静脉溃疡是由于下肢静脉功能不全产生深、浅或交通静脉血流动力学异常、静脉反流或回流受阻而导致静脉压升高,肌肉内静脉压进行性和持续性增高,导致小腿腓肠肌泵功能损害,引起毛细血管扩张、通透性增加,血浆、血浆蛋白和红细胞漏出增多,远端肢体淤血,组织缺氧,发生皮肤营养障碍,最终导致组织坏死,形成经久不愈的溃疡),它的病理生理特点如何? 这类背景问题的答案通常可以在教科书中找到。相反,前景问题是只能通过现有的最好的研究来回答关于诊断、评估或患者治疗,或是理解患者健康问题的意义或预后的问题。例如:加压治疗对促进静脉溃疡愈合有效吗? 通过这样一个问题来找出治疗静脉溃疡的最有效的方法。

目前很多关于循证实践的书提供了多种如何提出前景问题的方法。DiCenso 和她的同事建议,对需要通过量性研究提供信息的问题(如一个治疗的有效性),应包括 3 个方面:①人群:患者或是服务对象的特征;②干预或暴露:感兴趣的治疗或干预是什么;③结果:我们感兴趣的结果是什么。根据这个规律对关于静脉溃疡的问题进行分解,即人群是静脉溃疡患者,干预措施是加压治疗,结果是溃疡的愈合效果。

在循证实践中,往往通过系统评价构建证据(创证),同时开展证据应用(用证)。因此根据目的不同,可将循证问题分为两类:基于创证的循证问题和基于用证的循证问题。

(一) 基于创证的循证问题

1. 经典的 PICOS 问题　在开展系统评价前应明确循证问题。一个理想的循证问题应包括下列 5 个要素:研究对象、干预类型或暴露类型、评价的结局和研究的设计类型。目前国际通用的模式为 PICOS 格式:

(1) P 为特定的人群(population),主要描述什么是目标人群,这类患者需要考虑的特征有哪些。

(2) I/E 为干预或暴露因素(intervention/exposure),主要描述哪些是需要考虑的干预措施或暴露因素,也可能是预后的因素或诊断试验。

(3) C 为对照组或另一种可用于比较的干预措施(control/comparator),主要描述要考虑什么样的比较或对照。当对两种干预措施的效果进行比较或与两种或两种以上的诊断测试进行比较时这个成分是非常必要的,但它在单纯的一个预后问题或是检查一种干预或诊断前后比较时则不适用。

(4) O 为结局(outcome),描述感兴趣的结局是什么,找出循证问题所需要的证据。

(5) S 为研究设计(study design),其作用主要是可以限定研究设计的类型,可以更针对性地找出循证问题所需要获得的证据。

> **经典的循证问题实例**
>
> 某项系统评价拟比较肝素盐水与无菌生理盐水两种封管液封管对预防经外周静脉置入中心静脉导管(PICC)堵塞的效果及安全性,则其循证问题为:
>
> P:年满 18 周岁且植入 PICC 的住院病人;
>
> I:使用肝素液进行 PICC 封管;
>
> C:使用生理盐水进行 PICC 封管;
>
> O:发生堵管的人数占本组总人数的比例;
>
> S:随机对照试验(RCT)

提出的问题应简明、准确、具体。例如:针对加压治疗对促进静脉溃疡患者溃疡愈合效果的影响可提出的问题为:"加压治疗对促进静脉溃疡愈合的效果是否优于常规换药治疗? "在某种情况下,需要指定一个特定的对照。但如果我们想了解各种方法对促进静脉溃疡愈合的效果,我们就需要查找加压治疗与传统换药方法或是无治疗之间的比较。总之,明确的问题可以帮助检索者获得一个贴切的答案,起到事半功倍的作用。

2. 循证问题的扩展模式　Cochrane 协作网将 PICO 认定为进行量性研究系统评价前构建循证问题的最佳起点,以更精确地检索,构建更细致,更完整地对临床问题进行循证实践。随着循证实践的发展,又提出了 PECO、PEO、PICOSST 等 PICO 扩展模式,临床护理还可以结合临床实际情况进行删减、扩增。具体见表 2-1。

表 2-1　PICOSST 表格

字母	英文全称	中文意思	备注
P	participant/patient/population/problems	研究对象 / 患者 / 某病患病人数	病因问题、诊断问题、治疗问题、护理问题、预后问题、预防问题等
I/E	intervention/exposure	干预措施 / 危险因素暴露	护理干预措施、暴露因素、药物治疗、检查方法、预后因素、护理方法、患者选择等
C	comparison/control	比较措施 / 对照措施与拟研究的干预措施进行对比的措施	金标准、安慰剂、空白对照、日常锻炼、护理常规等(必要时采用)
O	outcome	结局指标,注重终点指标,而非中间指标,包括主要指标、次要指标(必要时)	疗效、生命质量、不良反应、安全性、费用、满意度、死亡率、复发率、感染率等
S	study/design	研究设计或类型	实验性研究或随机对照试验、类实验性研究、不对等对照组设计、自身前后对照设计、时间连续性设计、观察性研究(描述性研究、横断面研究、现况研究、纵向研究、随访研究、相关性研究、分析性研究、队列研究、病例对照研究)
S	setting	研究场所或环境或受试对象所处环境	患者的诊治环境、护理环境、服务条件、某疾病发生的区域性特点等外界环境因素
T	time	时间段 / 疾病研究进程	针对时间序列研究(time serial research),如生存分析

3. 基于质性研究的循证问题　对于护理学科领域诸多需要用质性研究来回答的问题,也可以转化为结构化的循证问题。质性研究的问题一般是询问有关患者感觉、经历、体验和观点,涉及患者治疗和康复过程中的一些特殊体验和经历、某些影响健康的因素的意义等,常需要用描述性的语言文字来回答,如新生儿重症监护室早产儿的家属会担忧哪些问题? 参加药物试验患者的治疗体验是什么? 某些糖尿病患者为什么不能按期如约来医院复诊? 质性研究领域的循证问题一般包括 PICoS 4 个方面:

(1) P:患者或服务对象(participant);

(2) I:感兴趣的现象(interest of phenomena);

(3) Co:具体情形(context);

(4) S:质性研究的类型(study design)。

例如:"参加临床药物试验的乳腺癌内分泌治疗患者治疗期间有哪些经历? 什么因素影响了她们服药的依从性? "转化为 PICo 循证问题,则 P 是内分泌治疗期间的乳腺癌患者,I 是患者的治疗依从性问题,Co 是参加临床药物试验这个情形。

阅读笔记

基于质性研究的循证问题实例

某项系统评价拟分析乳腺癌患者在手术后的历次化疗、放疗、内分泌治疗期间有哪些生理、心理、家庭生活上的真实体验,则其循证问题为:

P:确诊为乳腺癌的患者;

I:生理、心理、家庭生活上的真实体验;

Co:经历了手术后的化疗、放疗、内分泌治疗期间;

S:描述性质性研究、现象学研究、扎根理论研究、民族志研究。

提出循证问题的方式可参考表 2-2。

表 2-2   循证问题模板

问题类型	问题模板(无对照)	问题模板(有对照)
治疗/干预	在( )人群,什么( )干预对( )结果的影响如何	在( )人群,某种干预( )与( )对照/代替性干预相比,( )结果如何
诊断/评估	对( )人群,这种( )工具/措施可以产生关于( )结果的正确和精确的诊断/评估信息吗	对( )人群,与相应的工具/措施相比,( )工具/措施可以产生关于( )结果的更加正确和精确的诊断/评估信息吗
预后	对( )人群,( )疾病或情形,增加危险或影响( )预后吗	对( )人群,( )疾病或情形,与( )相关的( )疾病增加危险或影响( )预后吗
因果关系/病因/伤害	( )暴露因素或特征对( )人群增加了( )结果的危险性吗	与( )的暴露因素相比,( )暴露因素或特征对( )人群增加了( )结果的危险性吗
意义/过程	( )患者在( )情形下,可能经历什么样的( )现象?或( )患者适应,或居住在( )情形、疾病、环境中的过程	注:此类问题中没有明确的对照

循证问题举例

治疗方面:改良的手术切口(位于腹部正中的直切口),相较于传统手术切口(位于肋缘下斜行),对缓解肝全切患者术后 8 小时疼痛有无优势?

病因方面:生育次数越多的老年女性较未生育或只生育 1 次的老年女性是否更易患压力性尿失禁呢?

诊断或诊断性测试方面:与自我护理能力量表相比,患者慢性伤口管理量表用于测量慢性伤口患者伤口自我护理能力是否更加准确?

预防方面:对日间手术中心的患者进行出院准备度调查及个体化的健康教育是否可以降低患者出院后伤口不良事件发生率呢?

预后方面:在伤口治疗中,对焦虑患者进行个体化心理干预是否会影响到伤口的愈合时间的长短呢?

意义:ICU 病房中,被约束带约束肢体的清醒患者的感受是什么?

(二)基于用证的循证问题

在应用证据开展循证实践过程中,也应提出结构化的循证问题,以准确检索到相应的证据资源。因此,以用证为目的的循证问题应重点考虑证据应用的目标人群、干预措施、应用证据的专业人员、证据应用的场所、证据应用的结局以及证据的类型等。应从证据金字塔上层开始检索证据资源。可以采用 PIPOST 构建循证问题：

(1) P(population)：证据应用的目标人群；

(2) I(intervention)：干预措施；

(3) P(professional)：应用证据的专业人员；

(4) O(outcome)：结局(系统、实践者、患者)；

(5) S(setting)：证据应用场所；

(6) T(type of evidence)：证据类型,例如临床实践指南、系统评价、证据总结。

基于用证的循证问题实例

某儿科医院普外科拟开展婴儿术前禁食禁水的证据应用项目,其循证问题为：

P：择期手术的婴儿；

I：术前肠道准备的系列干预措施；

P：护理人员,麻醉师,外科医生；

O：术中和术后呕吐和误吸的发生率,术前口渴、饥饿、不安症状；

S：某三级甲等儿科专科医院普外科病房(描述其现行的禁食、禁水措施)；

T：相关指南、系统评价、证据总结。

二、提出循证护理问题的注意事项

(一) 问题应具体化、结构化,易于检索及回答

一个可通过检索临床研究结果来回答的问题,必须是一个明确、清晰、信息完整而重点突出的问题。在检索数据库寻找答案时往往需要把一个问题拆分成几个重要部分来分别制订检索策略,从而迅速准确地查找到所需要的文献。因此,形成具有一定结构的问题是有效地实施循证护理实践的第一步。虽然护士在每天的临床实践中可能都会提出问题,但不一定是易于检索的、可以回答的问题。因为最初提出的临床问题可能是对实践中某一方面的不确定性或不满意,想深入了解相关信息,因而并不规范,不利于检索或回答,应把问题结构化、具体化,才能查找到相应的依据。例如在讨论重症胰腺炎患者的护理措施时,不能提出"重症胰腺炎患者如何护理"这类问题,因为这样提出的问题范围太广,据此去检索文献,会有上千篇文献,从而无法归纳出答案。提出的问题必须具体到某一项措施。如有护士对重症胰腺炎患者需要用肠内营养还是肠外营养这个问题不太清楚,就可以这样提出问题："全胃肠外营养与肠内营养相比,在降低重症胰腺炎患者感染发生率、降低其他并发症发生率、缩短住院时间和降低病死率方面,哪一种方法更好？"为回答这个问题,可以用检索词"肠外营养,肠内营养,重症胰腺炎,parenteral nutrition,TPN,enteral nutrition,acute severe pancreatitis"进行文献检索,寻找答案。由此可见,构建的问题必须包括对象(某种疾病、症状的患者)、需要比较的措施,这样查找出来的结果才能对临床决策有借鉴意义。

(二) 问题应具有重要性及实用性

循证问题的解答可以帮助临床决策,从而处理患者最迫切需要解决的问题。在实际临床护理工作中,面对同一个患者,可能会有很多护理上的问题等待护士去面对和处理,而临床护理工作繁忙,要获取每个问题的答案并不现实。这时,就需要护士根据一定的原则来对这些问题进行取舍和排序,初步确定优先问题应该考虑如下因素：①明确哪个问题对患者的生命及健康最重要、最能改善患者当前不良结局、痛苦最小？②哪个问题与临床护理工作的需要关系最大、最能改善护理效果、最能节省护理资源消耗、最能提升护理价值？③疑难、急危重症患者迫切需要解决的关键问题,在时间许可范围内哪个问题最急需、最亟待解决、最可能得到答案？

④有疑问且严重影响日常护理工作的重要问题,哪个问题在临床护理实践工作中有相互矛盾的结论? ⑤研究者擅长且在护理中有重要意义的研究领域和问题,哪个问题最有临床研究价值、最令人感兴趣?

例如针对机械通气的呼吸道传染病患者,可以提出多个临床问题,如怎么进行高质量的气道护理和如何进行心理支持等。在这种情形下,如何进行高质量的气道护理应该与患者目前的状况最为相关,也是最需要解决的问题。针对患者的具体情况,进行密闭式吸痰是否较开放式吸痰能有效降低呼吸机相关性肺炎的发生率以及呼吸道传染病的传播是护士现在最欠缺的知识,这个问题很容易结构化获得答案。所以,对这个患者而言,这个阶段最重要的循证问题应该是"进行密闭式吸痰是否较开放式吸痰能有效降低呼吸机相关性肺炎的发生率及减少呼吸道传染病的传播"。

总之,要提一个好的问题,必须熟练掌握临床护理技能及理论知识,提高护士的临床观察和判断能力,善于发现临床工作中存在的问题。其次,还应从患者的实际需要和临床的需求进行考虑。

第三节   提出循证护理问题的实例分析

一般来说,临床护理实践的问题主要涉及评估临床多种预防性、治疗性干预措施的有效性、可能的危害及其卫生经济学价值,估计患者的预后情况,描述或解释临床现象或经历等。以下就以一个临床病例来分析如何提出循证护理问题。

一名外科护士观察到手术患者,特别是经历过长时间手术的患者,比其他未经历手术的患者发生压疮的概率更高。这个现象引起了护士、患者以及患者家属的关注。由于发生压疮,患者受到不必要的痛苦,住院期延长,住院费用也增长。因此,护士思考是否可采用特制手术床垫(如水凝胶床垫)来减少压疮的发生? 但特制床垫的费用比医院的标准床垫要高。因此,在决定是否使用特制床垫和使用哪一种特制床垫之前,护士决定先收集一些证据来支持这个决定。

为了查找预防压疮的信息,护士先在 Medline 上进行检索,通过输入关键词"pressure ulceration",检索到超过 10 228 篇相关的文献,有关于压疮发生率的,有关于压疮评估的,有关于压疮愈合的,种类繁多。但是,由于文献过多,不容易找到与问题直接相关的文献。读一些摘要后,护士发现很多文献都与特殊床垫应用及压疮预防没有直接的相关性。此外,很多文献是用不同的语言发表的。很明显文献检索的范围过大,需要限定条件进行检索以发现与该问题直接相关的文献。由此可见,如果文献检索范围过广,可能查到很多文献,但可能很多与该问题无直接相关性。此时需要限定检索范围。也有可能,检索范围过窄,检索出的文献过少,这种情况下可适当考虑设置范围较大的检索条件。

设计一个特异的检索策略首先需要对该问题进行清晰陈述。在本案例中,主题是关于使用特制手术床垫来预防(而不是治疗)术后(不是在老人院里接受长期护理的老年人)成人的(不是婴幼儿)压疮。因此,所提出的循证问题为:"在预防成人大手术后的压疮发生率上,与医院的标准手术床垫相比,特制的手术床垫是否更有效?"将问题分解后进行关键词检索,PICO的成分包括:P——成人手术患者;I——特制手术床垫;C——医院的标准手术床垫;O——压疮的发生率。根据这些关键词就很容易检索到与临床问题相关的信息。这个案例说明,临床观察可能激发一个问题的产生,而这个问题的规范化、结构化,则是进行循证护理的前提条件。

以下再用 4 个实例分析说明如何提出问题,并如何将临床问题形成一个结构化可以进行循证的问题。

阅读笔记

实例分析

例1：洗手预防感染

　　由于医院附近的社区暴发了严重的上呼吸道感染，医院成立了感染控制委员会，委员会决定要求所有进入医院的人必须洗手，但委员会成员在洗手的方式上有不同意见。一部分人认为必须使用传统的消毒肥皂并用流水洗手，另一部分人则认为无水酒精洗手液搓手法更为便捷可取。现在需要查询有关的研究证据来帮助委员会做出决策。

　　研究类型：定量研究，干预性研究。

　　初步形成的问题：用无水酒精洗手液来进行手部消毒有效吗？

　　进一步思考：一个可以回答的结构化问题，应该包括以下几个方面的信息，即干预人群、干预/对照措施和结局。上述提出的问题虽然明确了干预措施，即无水酒精洗手液，但缺乏其他必要信息，这包括：干预措施实施的对象，即什么人要进行手部消毒；有无对照或可替代的干预措施；以及最终想获得的干预结局。分析临床情况，问题构成的几方面的信息如下。

　　干预对象：所有进入医院的人

　　干预措施：无水酒精洗手液洗手

　　对照措施：消毒肥皂流水洗手

　　干预结局：减少手部病原体感染

　　形成的结构化问题："为降低所有进入医院的人手部病原体感染的发生率，采用无水酒精洗手液搓手法是否与传统的消毒肥皂流水洗手具有同样的效果？"

例2：新生儿游泳

　　最近医院妇产科打算开展新生儿游泳项目，因为有资料显示新生儿在游泳过程中，由于水的压力、浮力和水温等可引起新生儿的神经、内分泌系统的一系列良性反应，可促进新生儿的生长发育。现在医院需要确切的证据来决定是否开展这个项目。

　　研究类型：定量研究，干预性研究，观察性研究

　　初步形成问题："让新生儿游泳可以促进生长发育吗？"

　　进一步思考：一个可以回答的结构化问题，应该包括以下几个方面的信息，即干预人群、干预/对照措施和结局。上述提出的问题虽然明确了干预对象和干预措施，即新生儿和游泳，但缺乏有关干预结局方面的信息。考虑到常用的新生儿生长发育指标，选择新生儿体重和神经系统发育评估作为结局指标。结构化问题的四部分内容如下。

　　干预对象：新生儿。

　　干预措施：游泳。

　　干预结局：体重，神经系统发育评估。

　　形成的结构化问题："让新生儿做游泳锻炼可以增加体重、促进其神经系统发育吗？"

例3：ICU患者家属的精神压力

　　医院ICU收治的一般都是急危重症患者，而且有严格的探视制度，给患者家属精神和心理带来很大的压力和困扰，在某种程度上也影响了患者家属和医护人员之间的相互沟通和理解。如果你是在一个三级甲等医院ICU工作的护士，为了想办法减轻患者家属的精神压力，你想了解他们在心理上有什么样的感受。

　　研究类型：质性研究。

初步形成的问题:"ICU 患者家属有什么样的心理感受?"进一步思考:质性研究的问题主要由三个部分组成:一是研究对象,二是临床情境,三是感兴趣的现象。

在以上的问题中缺乏有关研究对象和临床情境的确切信息。因此,结构化问题的内容如下。

研究对象:ICU 患者的家属。

临床情境:其亲人在三级甲等医院的 ICU 接受治疗。

感兴趣的现象:家属的心理感受。

形成的结构化问题:"在三级甲等医院 ICU 住院患者的家属有什么样的心理感受?"

例4:自我血糖监测

医院对糖尿病出院患者推荐自我血糖监测,这样可以了解患者血糖升高或降低的发生情况,帮助患者对饮食和生活方式做出相应的调整,以及医生对治疗方案的调整和对潜在并发症危险的评估等。但是,实际工作中,护士发现糖尿病患者中坚持至少每天一次进行自我血糖监测的比例较少,护士想了解什么原因导致一部分糖尿病患者不能坚持进行自我血糖监测。

研究类型:质性研究。

初步形成的问题:"糖尿病患者为什么不能坚持自我血糖监测?"

进一步思考:质性研究的问题主要由三部分组成:一是研究对象,二是临床所处的情景,三是感兴趣的现象。在以上的问题中缺乏有关研究对象和临床情景的确切信息。

研究对象:出院的糖尿病患者。

临床情景:要求患者出院后每日进行一次自我血糖监测。

感兴趣的现象:为什么有些患者依从性不佳?

形成的结构化问题:"为什么在出院的糖尿病患者中有人不能坚持至少每日一次的自我血糖监测?"

【本章小结】

循证护理实践以解决患者存在的重要护理问题为核心,因此,找出患者所面临且护士所必须解决的关键问题是循证护理的中心环节,对指导临床实践、提高护理质量具有十分重要的意义。循证护理问题多来自临床实践(problem-focused triggers),也可来自知识激发的问题(knowledge-focus triggers),如标准或指南中的问题、护理哲学理念等。所提出的循证护理问题应是结构化、具体化、易于回答的,主要包括 5 个要素:P 为特定的人群(population),I 为干预或暴露(intervention/exposure),C 为对照组或另一种可用于比较的干预措施(control/comparator),O 为结局(outcome)。S 为研究设计类型或研究情境。此外,在提出循证护理问题时,应考虑到问题的重要性和可行性、创新性、是否符合伦理标准等。

(李晓玲)

【思考题】

1. 循证护理问题的要素是什么?
2. 提出循证护理问题的注意事项有哪些?

阅读笔记

3. 案例分析

过敏性湿疹,也称为特异性皮炎,是一种慢性、炎症性、瘙痒性皮肤病,是由遗传和环境因素共同引起的。多发生于婴幼儿时期,80% 患者小于 2 岁,病情时而缓解时而发作。那么,如何控制婴儿湿疹呢?服用益生菌、鱼油等补充剂有效吗?请问,根据此案例,如何构建相应的循证问题?

主要参考文献

[1] 左红霞.临床护理问题的构建模型工具.护理学杂志,2015,30(20):18-22.
[2] 孙皓,时景璞.循证医学中 PICO 模型的扩展及其在定性研究中的应用.中国循证医学杂志,2014,14(5):505-508.
[3] 李幼平.循证医学(第 3 版).北京:高等教育出版社,2013:10-16.
[4] Cooke A,Smith D,Booth A. Beyond PICO:the SPIDER tool for qualitative evidence synthesis. Qual Health Res,2012,22(10):1435-1443.

阅读笔记

第三章 证据资源及检索方法

循证护理是受循证医学的影响而产生的护理观念,以其真实、可靠的科学证据使现代护理科学研究和临床护理实践不断深入。循证护理运用批判性思维获得最佳护理证据,寻求最佳护理行为,将科学研究与传统理论有机结合,积极倡导和实践一种用实证来决策的思维模式,以最低的成本提供最优质的服务,从而全面提高护理质量。

医学科学的迅速发展,医疗、护理实践不断进步,大量的医学、护理科研论文在国内外各种杂志期刊和多种形式的媒体上不断涌现,许多有益于护理实践的新的证据产生。护理人员在循证护理实践中需掌握与其临床实践相关的所有相关研究发现,并能审视、明确、明智地运用获得的最佳研究证据,同时结合其自身的专业技能和临床经验,并考虑患者的价值和愿望,制订出满足患者生理、心理、社会、精神和文化多层次健康需求的以科学证据为基础的护理策略。获取可信赖的科学依据是开展循证护理的关键步骤。护理人员可通过图书馆数据库资源、专业网络资源等,获得护理相关信息文献,并通过收集、记录、整理和分析资料,从而获得最佳证据。本章主要介绍循证资源的类型以及研究证据的检索原则和步骤。

第一节 常用的证据资源

一、常用证据资源的分类

目前,国内外关于循证资源最经典的分类为 2009 年的"6S"证据资源金字塔模型(图 3-1)。其中,每个"S"代表一种证据资源类型。从塔顶自上而下具体介绍如下。

1. 计算机决策支持系统 计算机决策支持系统(computerized decision support system, CDSS)是指针对某个临床问题,从方法学和临床重要性两方面进行评价、概括、总结相关和重要的研究证据,并通过电子病历系统与特定患者的情况自动联系起来,附有专家推荐意见,为医务人员提供实时的基于证据的决策信息,是循证证据资源的最高等级。

2. 专题证据汇总 专题证据汇总(summaries)主要包括基于证据的临床实践指南以及集束化照护方案。临床实践指南(clinical practice guidelines, CPG)是以系统评价为依据的证据汇

阅读笔记

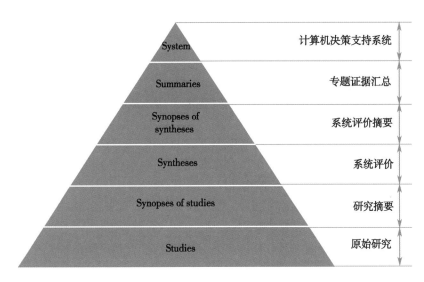

图 3-1 循证检索资源的"6S"分类模型

集,由专业学会组织专家研制和发布,具有权威性,对实践有重要指导意义。

3. 系统评价摘要 / 循证证据提要　将系统评价按固定格式提炼的摘要,即系统评价摘要 / 证据总结(synopses of syntheses)。系统评价摘要可帮助专业人员在最短的时间内获取相关实践的循证证据,为病人提供最有效、最适宜的照护。

4. 系统评价 / 证据综合　系统评价 / 证据综合(syntheses)是一种针对有意义的医疗卫生保健问题(如各种临床问题,包括病因、诊断、治疗、预防和护理等),系统全面地收集国内外所有发表或未正式发表的研究结果,遵循正确的文献质量评价原则,筛选出符合纳入标准的研究文献及相关资料,并对其进行定量或(和)定性的分析、综合,最终得出可靠的结论。

5. 研究摘要　研究摘要(synopses of studies)是为帮助繁忙的一线专业实践者快捷有效利用研究结果的一种对原始研究摘要的结构化提取。研究摘要的提取应遵循严格的文献质量评价标准,对重要的原始研究从方法学和临床重要性两方面进行评价,以筛选出高质量的原始研究,并以结构式摘要的形式再次出版,同时附有专家推荐意见。

6. 原始研究　原始研究(studies)是指针对患者收集一手资料,进行的有关病因、诊断、预防、治疗和护理等的研究。需注意原始研究可能存在样本量不足、研究设计有缺陷导致偏倚风险的问题,故通过原始研究得到的证据,必须通过质量评价及综合考量才能使用,不建议将未经评价的原始研究直接作为证据。

二、常用证据资源的来源

根据"6S"模型,自上而下依次介绍常见的循证资源的来源。

(一) 计算机决策支持系统资源来源

计算机决策支持系统尚处于探索阶段。目前,在国外未得到广泛使用,而国内则未见使用这类产品的报道。相对较为成熟的系统主要为以下三个。

1. BMJ Best Practice　BMJ 最佳临床实践是英国医学杂志出版集团(BMJ 集团)推出的计算机决策支持系统。其可以做到根据患者症状、特定的药物或其他临床问题进行检索,快速访问药物剂量、配伍禁忌及不良反应等,以及提供基于证据的干预方案,供医务人员和患者讨论决策。内容每日进行更新。目前其主体已经有中文版本。

2. 整合 UpToDate 的计算机决策支持系统　包括荷兰威科集团开发的 ProVation MD 和 UpToDate 临床顾问。其中,后者已有中文产品,主要致力于协助临床医务人员进行诊疗上的

阅读笔记

高效判断和合理决策,包括内科学、儿科学、急诊医学和护理等二十四个学科。有研究表明,UpToDate 能提高临床决策有效性,从而改进医疗质量,包括缩短住院时间、降低并发症的发生率和病死率。

网址:https://www.provationmedical.com/provation-md/

3. 美国 Zynx Health 公司的系列产品   其中前者包括 ZynxCare、ZynxEvidence、ZynxOrder、ZynxAnalytics、ZynxAmbulatory 五个系列。其所依据的证据定期更新。其中,ZynxCare 直接与护理相关,该产品将循证证据及推荐整合到医院的信息系统(电子健康档案系统和电子医嘱系统)之中,以协助护理人员进行循证决策。这套系统可根据患者情况,主动向医务人员提示当前最佳的医疗护理干预方案及相应的证据。

网址:http://www.zynxhealth.com/

(二) 常见专题证据汇总的资源来源

常用专题证据汇总的资源来源可分为两类:循证证据综合知识库和基于证据的临床实践指南的数据库及网站。

1. 循证证据综合知识库   BMJ Clinical Evidence 由 BMJ 集团出版,以在线和文字形式发行,更新频度为 6 个月,其汇总的系统评价关注的多为医务人员经常遇到的临床问题,其中包含了大量的护理证据,如老年护理、生活方式、围术期护理、支持和姑息治疗的护理及会阴护理等。Clinical Evidence 中的 "review" 是以一种提出问题、给出干预措施、列出利弊(均有相关证据支持)并加以评论的方式呈现。Clinical Evidence 为忙碌的临床实践者提供有关治疗和护理决策的最新知识和信息,也会提出哪些证据缺乏或不恰当,但 BMJ Clinical Evidence 并不提供推荐意见,即"只给予证据,不做出决策"。

网址:http://www.clinicalevidence.com。

上述计算机决策支持系统所基于的数据库,BMJ Best Practice [http://bestpractice.bmj.com/;http://china.bestpractice.bmj.com/(中文界面)]和 UpToDate [http://www.uptodate.com;http://www.uptodatechina.com/(中文界面)],也可单独作为循证证据综合知识库。

2. 常见的临床实践指南

(1) 世界卫生组织(World Health Organization,WHO):WHO 的一个核心职责是制作全球性的基于证据的临床实践指南。其发布的指南包括儿童健康、传染性疾病、环境健康、营养学、患者安全、结核病等十二个专题。

网址:http://www.who.int/publications/guidelines/en/

(2) 国际指南协作网(Guidelines International Network,GIN):全球指南协作网是一个全球性的网络,成立于 2002 年。目前已经收录了来自七十六个国家的九十六个组织的六千多份指南。

网址:http://www.g-i-n.net/

(3) 英国国家卫生与临床优化研究所(National Institute for Health and Care Excellence,NICE):NICE 是一个为促进健康和防治疾病而提供国家性指导意见的独立机构,是全球最大的国家级资助指南制定项目,目前,已发表了近三百部指南。NICE 指南覆盖所有疾病领域,并在《英国医学杂志》(BMJ)刊出,每 4 年更新一次。

网址:https://www.nice.org.uk/

(4) 苏格兰院际指南网(Scottish Intercollegiate Guidelines Network,SIGN):SIGN 是为英国国家健康服务部(National Health Service,NHS)制定基于证据的临床实践指南。网站按照主题对指南进行分类,目前收集指南一百多篇。其指南的涉及面甚广,包括癌症、心脑血管疾病、慢性非传染性疾病、儿童健康、精神健康等。

网址:http://www.sign.ac.uk。

(5) 美国国立指南库(National Guideline Clearinghouse,NGC):NGC 是由美国健康照护研

阅读笔记

究与质量联合会(Agency for Healthcare Research & Quality)、美国医学会(American Medical Association)和美国健康计划联合会(American Association of Health Plans)主办的循证医学临床实践指南数据库。该库收录的临床实践指南分成二十多个领域,内容几乎涵盖临床医学所有学科,包含一千多份临床实践指南或指南概要。

网址:http://www.guideline.gov/

(6) 各种专业协会:目前全球有较多享有盛名的各种专业协会,如美国国家综合癌症网(National Comprehensive Cancer Network,NCCN)(https://www.nccn.org)作为美国二十多家顶尖肿瘤中心组成的非营利性学术组织,其宗旨是为在全球范围内提高肿瘤服务水平。其每年发布的各种恶性肿瘤临床实践指南,得到了全球临床医师的认可和遵循。加拿大安大略注册护士协会(Registered Nurses Association of Ontario,RNAO,http://www.rnao.org)始建于 1904 年,致力于制定临床护理实践的标准和指南。目前该网站公布了五十余份指南,均可免费下载。

另外,美国心脏病协会(www.heart.org)、美国艾滋病资讯协会(www.aidsinfo.nih.gov)、美国输液护士协会(www.ins1.org)、美国急症护理协会(www.ena.org/)等也会向全球发布临床实践指南。通过各专业协会的官方网站上均可免费获得指南全文。

(三) 系统评价摘要 / 循证证据提要的资源来源

1. 美国医师学会期刊俱乐部(American College of Physicians Journal Club,ACP Journal Club) 该期刊按照一定标准选择一百多个内科核心期刊中的病因、诊断、预防、治疗或经济管理的原始和综述性文献形成结构式文摘,然后配以临床医学专家对其研究方法、临床应用进行高度概括地评价,供医务人员使用。

网址:http://annals.org/journalclub.aspx

2. Cochrane 疗效评价摘要文献库(Database of Abstract of Reviews of Effects,DARE) 该文摘库的信息来自英国国家保健服务评价与传播中心,对已发表的符合中心纳入标准的系统评价(非 Cochrane 系统评价)进行收集、整理,对其方法学质量进行再评价,并按中心规定的格式制作详细的结构文摘。该结构式文摘除文摘的一般内容外,还包括作者的目的、干预措施类型、研究设计、检索策略、结果评价、作者结论以及该中心研究人员对该系统评价所作的评论等多方面的内容。目前已有三千多条记录。

3. JBI CONNECT 证据总结资料库 JBI 循证卫生保健中心也将其制作的系统评价提取结构式摘要形成 JBI 证据总结(JBI Evidence Summary),发布在 JBI Library 中,也可在 OVID-JBI 数据库中检索到。至今已有近 2 千条基于系统评价的证据总结。

(四) 系统评价 / 证据合成的资源来源

1. Cochrane 系统评价 是现有的各种系统评价中撰写格式最为规范、学术审核最为严谨、质量保证措施最为完善的系统评价。其系统评价均发表在 Cochrane 系统评价数据库(Cochrane Database of Systematic Review,CDSR),包括两个部分:①系统评价全文数据库(Completed Review)收集了由 Cochrane 系统评价各专业组完成的系统评价论文全文。对已发表的系统评价,评价者会根据系统评价专业组的要求,针对读者的建议和评论,以及检索到的新的临床证据,在规定的时间内更新系统评价。②系统评价的方案(protocols)收集由 Cochrane 系统评价各专业组的评价者在协作网上注册的研究方案。系统评价的方案需对拟进行的系统评价进行介绍,包括以下信息:摘要、背景、目的、筛选研究文献的标准、检索策略、评价方法、潜在的利益冲突、支持的来源、封面、参考文献等。目前已有近万条记录。

2. JBI 系统评价 JBI 循证卫生保健中心(Joanna Briggs Institute)的系统评价资源以护理、老年、助产、康复、心理等为主要关注领域,其网站上有 JBI 系统评价的制作指南和系统评价制作软件 SUMARI,并要求系统评价制作者在 JBI 网站进行方案(protocols)注册。JBI 将其七十余个中心制作的系统评价发布在 JBI 系统评价和应用报告数据库(The JBI database of

systematic reviews and implementation reports)中,并定期更新,目前在 JBI 数据库中有五百余篇系统评价和 2800 篇基于系统评价的证据总结,这些系统评价和证据总结均被 OVID-JBI 数据库收录。

3. Campbell 系统评价　Campbell 协作网(Campbell Collaboration)的系统评价主要关注社会学领域,目前有三百余篇系统评价报告。其系统评价制作指南也发布在其网站上。

（五）研究摘要的资源来源

Cochrane 临床对照试验中心注册数据库(Cochrane Central Register of Controlled Trials, CENTRAL)　该数据库的目的是为了向 Cochrane 协作网系统评价专业组和其他制作系统评价的研究人员等提供信息。信息源 Cochrane 协作网各中心、各专业组和志愿者等,他们通过手工检索和计算机检索,从医学杂志、会议论文集和其他来源收集随机对照试验或临床对照试验信息,并按规定的格式送到 Cochrane 协作网的对照试验资料库注册中心,中心对 RCT 和 CCT 的鉴别及质控有统一的规范。机检数据库包括 Medline 和 Embase 数据库等收集 RCT/CCT。目前已有九十多万条记录。

网址:http://www.thecochranelibrary.com

（六）原始研究的资源来源

常用的收录已发表医学领域原始研究的数据库包括 Medline 数据库、荷兰医学文摘数据库(Embase)、中国生物医学文献服务系统(SinoMed)、护理学及医疗相关文献累计索引数据库(Cumulative Index to Nursing and Allied Health Literature,CINAHL)等。介绍如下。

1. Medline　由美国国立医学图书馆(National Library of Medicine,NLM)编辑出版的综合性生物医学信息数据库。NLM 的宗旨是搜集覆盖全世界多种语言的医学刊物,为美国和全世界的读者服务。Medline 光盘储存了 1966 年到现在全部 Medline 数据库中的内容,收录了七十多个国家四千多种期刊的生物医学类文献,收录文献语言以英文为主,或是英文摘要。Medline 中有五百多种护理以及口腔类刊物,由护理、口腔专业学会负责选择。检索者也可通过 PubMed 平台进行检索。PubMed 平台具有收录范围广泛、检索结果新、检索功能强、链接广泛、上网免费检索的特点。

网址:https://www.ncbi.nlm.nih.gov/pubmed/

2. Embase　是荷兰医学文摘的在线版本,由荷兰爱思唯尔(Elsevier)出版集团推出,涵盖了整个临床医学和生命科学的广泛范围,是最新、被引用最广泛和最全面的药理学与生物医学书目数据库。Embase 将共计近三千万条来自 Embase(1947 年以来)、Medline(1966 年以来)的记录相结合,囊括了九十多个国家/地区出版的八千多种期刊,几乎每年以一百多万条记录的增长速度,平均每个工作日增长五千条记录。其覆盖各种疾病和药物信息,尤其涵盖了大量欧洲和亚洲医学刊物,从而真正满足生物医学领域的用户对信息全面性的需求。

网址:http://www.embase.com

3. SinoMed　SinoMed 是由中国医学科学院医学信息研究所于 1994 年研制开发的综合性中文生物医学文献服务系统,包含了“中国生物医学文献数据库(CBM)”、中国医学科普文献数据库等。该系统收录 1978 年以来一千八百多种中国生物医学期刊,以及汇编、会议论文的文献记录,总计超过九百多万条记录,年增长量约五十万条,每月更新。SinMed 的学科覆盖范围涉及基础医学、临床医学、预防医学、药学、中医学以及中药学等生物医学领域的各个方面,是目前国内医学文献的重要检索工具。该库涵盖了《中文科技资料目录(医药卫生)》、中文生物医学期刊目次数据库中收录的所有文献题录。中国生物医学文献数据库的全部题录均根据美国国立医学图书馆的《医学主题词表》,以及中国中医科学院图书情报研究所新版《中医药学主题词表》进行了主题标引,并根据《中国图书馆分类法·医学专业分类表》进行分类标引。

　　http://www.sinomed.ac.cn/

4. CINAHL CINAHL 是目前全球最大的护理及相关健康领域文献数据库。收集了护理专业期刊、美国护理协会、国际护理联盟组织以及相关健康领域的文献,目前收录的护理学、医学、心理学、行为科学、管理学期刊已超过五千本,收录的全文最早自 1937 年,目前已有近四百万条记录。同时也提供护理学科的相关书籍、硕士和博士论文、专业实践标准、会议论文等。相关学科除护理学外,还包括运动训练、听力学、心肺技术、口腔卫生、急救、健康信息管理、医疗辅助、医学 / 实验室技术、职业疗法、物理治疗与康复、助理医师、放射技术、呼吸疗法、社会健康服务、语言病理学和外科技术;此外还包括有关生物医学、替代疗法、健康科学图书管理、消费者健康、医疗服务管理、妇女健康、男性健康等内容。

另外,常用的收录未发表文献的数据库主要为学位论文数据库、会议文献数据库以及一些灰色文献数据库。最常用的英文学位论文数据库是 ProQuest Dissertation & Theses Database (http://www.proquest.com/products-services/dessertations/) 和 Index to Theses in Great Britain and Ireland(http://www.theses.com)。最常用的中文学位论文数据库主要收录于中国知网的中国博士学位论文全文数据库和中国优秀硕士学位论文全文数据库(http://www.cnki.net)之中。上述 CINAHL 也收录了英文护理学相关的学位论文。

(七) 临床试验注册平台

高质量的随机对照试验在开始现场研究之前,常常需要在临床试验注册平台进行注册,公开发布研究计划书,并在研究结束后提交研究论文以将研究计划与研究结果进行对照。因此,在制作系统评价时,检索人员可能需要在常用的临床试验注册平台检索在研的原始研究。常用的临床试验注册平台如下。

1. 世界卫生组织国际临床试验注册平台(WHO ICTRP) 2004 年 11 月在墨西哥举行的关于临床试验各国卫生研究部长峰会,发表《墨西哥宣言》呼吁,由 WHO 牵头建立 ICTRP,并于次年 5 月的第 58 届世界卫生组织决策会议讨论。于 2006 年 5 月,WHO 正式启动建立 ICTRP,并于 2007 年 5 月建成,标志着按照全球统一规范对临床试验进行注册并颁发统一识别号的临床试验注册制度正式在全球建立并运行。

ICTRP 在成立的同时,纳入了一批一级注册机构,中国临床试验注册中心为 2007 年 7 月被纳入。截至目前,已有十六个一级注册机构,使用包括中文的六种语言。来源于各一级注册机构的数据均于周二更新。公众可以通过 ICTRP 上全球统一的检索入口查询各一级注册机构内的全部试验。此外,还可检索到一些与 ICTRP 合作并期望成为其一级注册机构的注册网站的注册试验信息。

网址:http://www.who.int/ictrp/en/

2. 中国临床试验注册中心(China Clinical Trial Registry,ChiCTR) ChiCTR 成立于 2007 年 7 月,为第 4 个世界卫生组织国际临床试验注册平台(World Health Organization International Clinical Trial Registration Platform,WHO ICTRP)一级注册机构。接受在中国和全世界实施的临床试验注册,将临床试验的设计方案及一些必要的研究信息向公众透明;将注册的试验提交世界卫生组织国际临床试验注册平台。截至 2016 年 4 月,已有近八千个临床试验在该中心完成了注册。

网址:http://www.chictr.org.cn/

3. 美国临床试验注册平台(ClinicalTrials.gov) 该平台是目前国际上颇具影响力的临床试验注册机构之一,其面向全世界进行临床试验注册。平台通过网络资源为患者及家属、医疗工作者、科研人员和大众提供涉及多种疾病的临床试验信息。目前该平台上临床试验注册数量已经超过二十余万,涵盖美国所有五十个州以及世界上近两百个国家和地区。

网址:https://clinicaltrials.gov

4. 欧盟临床试验网站(European Union Clinical Trials Register,EU CTR) 该网站成立于

阅读笔记

2004 年 5 月,当时数据不公开,处于保密状态。直至 2011 年,该网站数据才完全公开。并且于同年 9 月加入 WHO ICTRP 注册机构协作网。目前临床试验注册数量已经超过两万多个。

网址:http://www.clinicaltrialsregister.eu/index.html

三、国际循证机构的证据资源

目前,循证实践的权威机构主要有三个,分别为 Cochrane 协作网、澳大利亚 JBI 循证护理中心以及 Campbell 协作网。各机构均有循证资源,供读者检索使用。分别介绍如下。

(一) Cochrane 协作网

Cochrane 协作网(Cochrane Collaboration)是以英国著名流行病学家和内科医生 Archie Cochrane 的姓氏命名,于 1993 年在英国正式成立,属于国际性非赢利的民间学术团体。旨在通过制作、保存、传播和不断更新医疗卫生领域防治措施的系统评价提高医疗保健干预措施的效率,为临床实践提供高质量的最佳证据,帮助医务工作者制定遵循研究证据的医疗决策,促进循证医学实践。目前该协作网覆盖了四十三个国家,部分国家有两个及以上的中心。1999 年 3 月在华西医科大学创建当时亚洲唯一的中国 Cochrane 中心。Cochrane 协作网有系统评价协作组(Collaborative Review Group)和方法学协作组(Methodology Group)等,其中系统评价协作组已成立五十多个系统评价小组,针对对人类健康影响大、研究基础好的疾病制作 Cochrane 系统评价,并以电子出版物的形式发表在 Cochrane 图书馆中。

Cochrane 图书馆(Cochrane Library,CLIB 或 CL)作为 Cochrane 协作网的主要产品,是获得高质量循证医学证据的重要检索系统。该系统包括六个分数据库。其中,Cochrane 系统评价数据库、疗效评价文摘库、临床对照试验中心注册库均在上文已经介绍,其他数据库简介如下。

1. Cochrane 方法学注册数据库(Cochrane Methodology Register,CMR) 该数据库提供临床试验方法的文摘型数据库,信息来源主要包括 Medline 数据库收录的或人工查找获取的期刊文献,图书和会议文献等。

2. Cochrane 卫生技术评估数据库(Health Technology Assessment Database,HTA) 由英国约克大学的评价与传播中心收集整理,使用的信息来自国际卫生技术评估网络成员单位和其他卫生技术评价机构提供的结构式摘要。其目的是为了改善卫生保健方面成本效益的质量。该数据库收录了世界范围内已完成的和在研的卫生技术评估的文献,研究涉及与卫生技术有关的医学、社会学、伦理学和经济学方面的内容。

3. 英国国家医疗服务体系经济学评价数据库(NHS Economic Evaluation Databases,NHS EED) 2015 年 4 月前,均由英国约克大学的评价与传播中心收集出品。该数据库收录了卫生保健干预措施经济学评价研究的摘要。从各类文献中选出成本效益、成本效果和成本效用分析方面的研究,依据特定的质量标准进行评估,并制作出详细的结构化摘要。

网址:http://www.cochrane.org/

(二) 澳大利亚 JBI 循证卫生保健中心

澳大利亚 JBI 循证卫生保健中心(The Joanna Briggs Institute,JBI)成立于 1996 年,是国际非盈利组织,由阿德莱德大学的科研发展中心创办。在国内已有 4 所分中心(分别依托于复旦大学护理学院、北京大学医学院护理学院、北京中医药大学护理学院以及台湾阳明大学护理学院)。

JBI 研发了循证卫生保健数据库,根据发表类型可以分为系统评价、证据总结、以证据为基础的实践推荐、最佳实践信息册等。其研究领域包括老年护理、烧伤护理、癌症护理、心血管护理等十八个模块。除此之外,JBI 也创建了"JBI 系统评价和应用报告数据库(The JBI Database of Systematic Reviews and Implementation Reports)"。该数据库为在线出版,主要发表 JBI 及其合作中心和小组按照 JBI 方法学制作的系统评价方案和卫生保健研究的系统评价。这些系统评价包括对量性的和质性研究、专家意见、经济学相关研究的系统评价以及证据应用报告整合。截至 2016 年年底,JBI 循证卫生保健中心已发展成拥有 78 个协作和附属中心(Collaborating and Affiliate Centers)和 11 个方法学组(Methods Group),其数据库中有 530 篇 JBI 系统评价、125 篇最佳实践信息表(Best Practice Information Sheets)、2896 条证据总结(Evidence Summaries)和 858 条循证推荐实践(Evidence Based Recommend Practices)等证据资源。

网址:http://www.joannabriggs.org/about.html。

(三) Campbell 协作网

Campbell 协作网(Campbell Collaboration)是一个国际性研究网络,旨在制作关于社会性干预措施成效的系统评价,其涵盖的内容包括教育、犯罪心理、社会福利等。

Campbell 协作网的图书馆检索系统包括系统评价、方法学两个板块,其中系统评价板块目前可检索到三百多篇记录。同时,该图书馆提供 Campbell 协作网系统评价制作的指南,可在其主页免费下载。

网址:http://www.campbellcollaboration.org/

第二节 证据资源的检索

循证护理涉及的证据资源检索有两个目的。因为目的不同,对检索要求不同,故护理人员首先应明确其检索的目的后,再进行检索。

(1) 以"用证"为目的的检索:其目的是为了循证护理临床实践或证据转化而进行的文献检索。证据转化即护理人员在临床中发现需要解决的问题,然后通过循证资源的查找获得高质量的循证证据,并将其通过转化过程应用到临床实践的过程。此种目的的检索强调查准率,便于临床护理人员在短时间内检索到最佳证据。

(2) 以"创证"为目的的检索:此种检索常指系统评价/meta 分析通过立题、检索文献、筛选文献、评价文献质量、收集资料、解释结果最终产生证据的过程。其在获取信息的途径与方法、数据库的选择与使用、不断完善检索策略的制定等方面更强调检索的系统、全面和无偏倚。制作系统评价应尽可能提高检索的查全率。

一、检索的步骤

无论是"用证"的检索还是"创证"的检索,其检索基本步骤和基本检索方法大同小异,主要在数据库的选择和检索词的确定方面各具其特点。如基本步骤都是先明确临床问题(或研究问题),选择(可能覆盖所研究临床问题)适当的数据库,确定恰当的检索词,制定检索策略并实施,最后评估检索结果是否回答了所提临床护理问题(研究问题)。若初次检索结果差强人意,则需调整检索策略,重新确定检索词,再次编制检索策略,直至检索结果满意为止。根据需求,进行定期更新。必要时,尚需进行手工检索。

1. 明确临床护理问题 当护士在临床护理实践中提出一个具有临床意义的问题,并期望通过检索当前的最佳研究证据来帮助进行临床护理决策时,首先应对该临床护理问题进行分析,常用 PICOS 策略进行问题解析。即一个好的循证护理问题应包括五个部分:研究对象特征、干预措施、对照措施、临床结局和研究类型。

例如:护士构建一个循证护理问题:与使用抗胆碱能药物相比,膀胱功能训练能否有效改善成年尿失禁患者的症状? 要回答这一问题,需要检索相关证据,首先需要将上述问题分解为:

P:成年尿失禁患者。

I:膀胱功能训练。

阅读笔记

C：抗胆碱能药物治疗。

O：尿失禁症状的严重程度、其他不良反应。

S：随机对照试验或基于随机对照试验的系统评价。

2. 选择可能覆盖所研究临床问题的数据库   "用证"为目的的检索按照"6S"证据资源金字塔模型，应从最高的资源等级开始，即首先从计算机决策支持系统开始检索，其次为证据综合，再到系统评价摘要、系统评价、原始研究摘要，如果仍不能得到所需要的证据，才需要检索原始研究。而以"创证"为目的的文献检索的起始点则是原始文献，直接从原始研究的数据开始。另外，为了保证查全率，尚需检索会议论文数据库、学位论文数据库、灰色文献数据和在线注册数据库等。

3. 确定恰当的检索词   确定数据库后，需针对分解的临床护理问题选择恰当的检索词。检索词包括自由词(关键词)和主题词，列出一组与所提临床问题有关的词，上例中可用膀胱训练的检索词可以是 bladder train、bladder training、bladder retrain、bladder education 和 bladder re-education 等。关于试验方法学的检索词可以是 clinical trial、randomized 和 randomly 等，或 systematic review、meta-analysis 等。在检索实践中，由于临床护理问题(或研究问题)的主题内容在数据库中的检索用词中常标引得不够完善，没有列入主题词表，为了提高检索质量和检索效率，在检索时需要同时运用主题词检索和关键词检索。若是"用证"，通常以 P 项和 I 项包含的重要特征词为检索词进行初次检索，若初次检索的结果数量较大，再将 C 项和 O 项中的重要特征词以进一步地限定检索，提高查准率。若是在"创证"制作系统评价或 meta 分析，上述 PICO 中的 P 项和 I 项包含的重要特征词为检索词进行初步检索，而各种不同的对照措施和结局指标通常不作为检索词使用。在初步检索文献量较大时，可同时将研究类型作为检索词进行限定。

4. 制定检索策略并实施   针对数据库的特点以及所选临床护理问题的情况，制定检索策略。而制定检索策略时需要确定检索的敏感性和特异性，并根据对检索敏感性特异性的需求，合理使用检索运算符。例如对敏感性检索要求高时，可选择 OR 运算符来扩大检索范围，提高相关文献被检出的比例；对特异性要求高时，可选择 AND 或 NOT 运算符来缩小检索范围，排除非相关文献被检索出的比例，提高查准率。在检索过程中需根据检索目的的检索要求不断调整检索策略。

5. 评估检索结果是否回答了所提出的问题   根据提出的临床护理问题的性质，制订文献纳入标准，将收集到的文献整理分析，筛选出符合标准的文献，并应用临床流行病学/循证医学的科学评价标准，评价研究证据。主要从证据的级别、真实性、适用性等方面进行评价，在此基础上选择最佳证据，为临床护理决策提供依据。

6. 定期更新   绝大多数循证资源所在的数据库或平台均支持定期更新的服务，通常以注册登记检索者 E-mail 提醒或 RSS 推送的方式实现，间隔的日期可由检索者自行选择，短则 1 周，便于检索者对检索进行及时的结果更新。

值得注意的是，由于某些期刊文献的电子版发表时间滞后于纸质版期刊，甚至少量期刊不被电子数据库收录，加之某些会议文献汇编及未能发表的灰色文献通过数据库检索也难以获全。因此，在进行"创证"检索的过程中，需要进行手工检索。手工检索一般包括纳入文献的相关参考文献，与研究主题相关的会议文献汇编或期刊及灰色文献等。

二、基本的检索方法和检索策略

(一) 基本的检索方法

检索词是表达信息需求和检索内容的基本单元，检索词选择恰当与否直接影响检索效果。用于表达文献主题内容的词语属于文献检索语言中的主题检索语言，主题检索语言应用较多的是主题词法和关键词法。

(1) 主题词检索：主题词（subject headings）又称叙词（descriptor），是经过规范的术语，能较确切地表达文献的主题概念，能指引标引者使用相同的标准术语来描述同一主题概念。其主要有以下特点：① 采用的词语有严格的规范，在主题词表中，可将多个相同概念、名词术语、同义词等用唯一的术语表达；②通过参照系统将非主题词变向为主题词；③通过主题词表的树状结构或主题词等级索引（范畴表）等提示主题词之间的相互关系（如等同、包含、分支等）以便查找主题词；④通过主题词检索的组配规划，如主题词之间的交叉组配或主题词与副主题词的限定组配，使检索更具专指性。

许多中外著名数据库均采用主题词标引收录的文献，标引的过程将文献著者、标引人员和检索人员的自然语言统一为规范化的受控文献检索语言。主题词检索（subject searching）的检索用词来自主题词表，如美国国立医学图书馆（National Library of Medicine）所编制的《医学主题词表》（Medical Subject Headings，MeSH），是用于对生物医学文献进行标引和检索的权威性工具。医学主题词检索又称 MeSH 检索、词表检索（thesaurus searching）或受控词检索（controlled vocabulary searching）等。掌握 MeSH 的使用方法，是生物医学文献检索的基础。

采用主题词检索需要考虑以下因素：

1）不同数据库使用不同的主题词表：如 Medline 数据库使用的是 MeSH，Embase 使用的是 EMTREE。

2）确定与检索主题相匹配的医学主题词：可通过检索系统提供的"MeSH"和"thesaurus"检索入口对主题词进行浏览和选择，如 PubMed 检索系统的"MeSH Database"。

3）确定可对主题词检索范围进行限定的副主题词：论述文献中心内容的主题词称主要主题词，论述主题某一方面内容的词称副主题词。每个副主题词有特定的含义和使用范围，分别与不同主题词组配。副主题词和主题词组配使主题词更具有专指性。

4）确定是否对主题词进行扩展检索：主题词树状结构表确定了主题词在分类表中的位置，体现了词与词之间隶属关系，有助于从学科体系的角度来选择、确定合适的主题词，便于系统自动进行扩展检索。系统在检索某一主题词时，会自动将所选主题词的全部下位词进行检索，来实现对主题词的扩展检索。也可利用主题词的树状结构，缩小范围，直接对某主题词的某一下位词进行检索。

(2) 关键词检索：关键词（key word）是指出现在文献中的具有检索意义，并能表达文献主要内容的名词。出现在文献题录、文摘或是全文中的关键词，也被称为文本词（text word）。由于关键词或文本词不受词表约束，所以又称之为自由词（free word）。如果需要检索的临床问题在医学主题表中没有找到相应的主题词，或选择的检索系统没有主题词检索或主题词检索功能不完善，或一些医药科技中新出现的专业术语尚未被医学主题词检索系统收录时，宜采用关键词或自由词检索，可使用从文献的标题、文摘或关键词中出现的词进行检索。

采用关键词检索时需要考虑以下因素：

1）注意筛选同义词：在文献中同一病证或同一干预措施可能有不同的提法，有多个同义词（synonyms）和相近词（alternative terms），如 physiotherapy、physical therapy。

2）注意词形变化和拼写差异：有些自由词有不同的词尾或词的单复数形式变化。如 diet、diets 或 dietary。有些词有两种或多种拼写方法。如 behavior 和 behaviour，leukaemia 和 leukemia 等。检索时常常用截词符号代替，不同的数据库采用不同的符号。例如 PubMed 截词符采用星号 * 表示，如 bacter* 可检出以 bacter 为词干的单词 bacteria、bacterium 等，但仅限于 150 个单词。而 OVID 检索系统中的截词符号"$"为无限截词符，代替任意字符，如 bacter$ 可检索出以 bacter 为词干的单词，如 bacteria，bacterium 等。"#"代表一个英文字母，如 wom#n 表示可检出 woman 和 women。"？"代表一个或多个英文字母。如 colo？ 表示可检索 color 和

colour。

3）注意缩写词（acronyms）：不少医学词汇只取首字母缩写词。如 EBM 代表 evidence based medicine。

总之，主题词检索与关键词检索各有特色，检索时最好两者并用，以避免漏检。

（二）常用的检索运算符

确定检索方法后，需要进行检索式的构建。构建检索式需要使用检索系统规定或允许的运算符，运算符在计算机检索中起着非常重要的作用，它用于连接已确定的检索词，构成检索式，达到扩大或缩小检索范围、提高检索效果的目的。

检索系统中常用以下逻辑运算符（布尔逻辑运算符）：

1. AND（逻辑与） 具有概念交叉和限定关系的一种组配。在一个检索式中可有多个 AND，检出的文献同时含有两个或多个检索词，常用来缩小检索范围，提高查准率。

2. OR（逻辑或） 具有概念并列关系的一种组配。检索文献时可同时含有或只含有两个或多个检索词中的一个，使用 OR 运算符可扩大检索范围，提高文献查全率。

3. NOT（逻辑非） 具有不包含某种概念关系的一种组配。使用 NOT 运算符可用来缩小检索范围，从检出文献中剔除部分文献，增强专指性，提高查准率。

（三）检索策略的适时修改和调整

在文献检索过程，需要不断修改和完善检索策略，调整对检索式的敏感性（sensitivity）和特异性（specificity）。选择高敏感性，可扩大检索范围，提高相关文献被检索出的比例，提高查全率；选择高特异性，可缩小检索范围，排除非相关文献被检索出的比例，提高查准率。检索时需根据检索的目的来选择检索策略的敏感性和特异性。

1. 扩大检索范围，提高查全率 当检索出的记录太少时，可以使用以下方法提高查全率（以使用 Medline 光盘检索系统为例）：①采用主题词进行检索时，可通过所选主题词的上位词进行检索，以进行主题词扩展检索；还可选用多个主题词检索，使用主题词表提示的相关主题词进行扩展检索；选用全部副主题词或对副主题词进行扩展检索。②用 OR 运算符扩大检索范围，检索时可将不同称谓的检索词或将同义、近义的检索词（自由词）用 OR 进行连接。如 gene OR therapy。③采用截词检索，在检索词的词根或词尾加上截词符（*）进行扩展检索。如 disease* 可检索 disease、diseases、diseased 等。④使用通配符检索，将通配符（？）加在检索词中进行检索，可检索出那些拼写不同而词义相同或相近的词，从而扩展检索。如 wom？n 可检索 woman 和 women。⑤使用索引词表检索时可选用多个的检索词进行检索，此检索软件自动用 OR 运算符构成检索式进行检索，从而扩大检索范围。⑥如检索词之间有连接符"-"，取消连接符以扩大检索范围。如 drug-abuse，去掉"-" drug abuse 可扩大检索。

2. 缩小检索范围，提高查准率 如果检索出的文献太多，可用以下方法缩小检索范围（以使用 Medline 光盘检索系统为例）：①采用主题词进行检索时，如所选用的主题词专指性不强，且该词下还有专指性更强的下位词，应选用专指性强的下位词检索。②选择合理的副主题词，使用主题词、副主题词组配检索。③用运算符缩小检索范围，常用的运算符有 AND、NOT 等。④屏幕浏览选词，在不明确某主题词拼写形式的情况下，可先用自由词检索，显示记录时在 MeSH 字段选择检索内容的主题词，进而选择副主题词进行检索。⑤通过"suggest"功能选词，输入自由词后点击"suggest"功能按钮，系统会显示一组与自由词概念接近的主题词供选择，结合检索内容对这组词选择，并进行检索。

三、常用证据资源的检索方法

根据"6S"循证资源金字塔，其中各层资源来源的数据库或网站均具备其检索的特点。以下选择四个使用率较高且检索较为成熟的常见国内外数据库进行介绍。

(一) Cochrane 图书馆检索方法

目前出版的 Cochrane 图书馆的光盘版和网络版均为一年更新四次,更新后的版本覆盖以往各期的内容。在检索界面和检索功能上大同小异。

1. Cochrane 图书馆(光盘版)的检索方法

(1) Cochrane 图书馆(光盘版)的检索界面:进入 Cochrane 图书馆的光盘版后,即可见到检索界面,从图中可见,检索界面主页左上方和右上方分别为 "browse" 浏览区和 "search" 检索区。

在 "browse" 浏览区,列出了可供浏览的以下两种模式:

1) "Cochrane Reviews" 浏览途径:分为主题浏览("by topic")、新记录浏览("new reviews")、更新记录浏览("update reviews")、首字母顺序浏览("A-Z")、专业组浏览("by review group")。

2) "other resources" 浏览途径:可浏览之前介绍过的 DARE 数据库。

在 "search" 检索区,有检索词输入框及与该框平行的检索字段选择框,并可选择在检索区的下方提供的高级检索、主题词检索、检索史检索和检索式存储几种检索模式和检索功能。

在检索过程中如需回到检索主界面,点击屏幕上方第一排的 "home"。

(2) Cochrane Library(光盘版)的检索模式及方法

1) 检索模式("search"):在主页检索区的检索词输入框内输入检索词,点击 "go" 按钮,数据库即可对数据库的各文本字段进行检索,例如 title,abstract,authors name,citations,keywords 字段。只要有检索词出现在这些字段中,该记录即被命中。

2) 高级检索模式("advanced search"):点击右上方检索词输入框下面的 "advanced search",选择高级检索模式。

此种检索模式允许检索者建立更复杂的检索式,能对检索方位进行各种限定或扩展。该检索模式对检索字段和逻辑运算符的选择均可通过下拉式菜单进行操作, "search" 检索模式在检索方面的特点同样适用于此检索模式。

检索者可以利用检索词输入框右边提供的下拉式菜单进行字段限定检索,可限定检索的字段有 "search all text"、"record title"、"author"、"abstract"、"keywords"、"title"、"abstract or keywords"、"table"、"publication type"、"source" 和 "DOI"(digital object identifier)。

检索框内可使用星号、引号、逻辑运算符等构成检索表达式。在一个检索框内完成了一个检索表达式之后,检索者可以利用检索词输入框左边提供的下拉式菜单选择逻辑运算符 "And"、"OR"、"NOT" 与另一个检索表达式进行组配。

3) 主题词检索模式("MeSH search"):点击右上方检索词输入框下面的 "MeSH search",即可选择主题词检索模式。Cochrane 图书馆主题词采用美国国立医学图书馆编制的医学主题词表(MeSH)。

4) 检索史检索模式("search history"):点击界面右上方检索词输入框下面的 "search history" 按钮,即可进入检索史检索模式。

5) 检索结果存取功能:在检索史检索模式下,可选择性地对已列在 "current search history" 之下的检索结果进行存储,点击屏幕下方的 "save search strategy"(存储到计算机默认路径)或 "save to disc"(存储到指定的磁盘存储器)。

重新运行检索结果时可在 "save searches" 模式下点击已存文件名之后的 "run" 按钮,或点击 "import saved searches from file" 之下的 "浏览" 选中已存的文件名,然后点击 "submit query" 即可。

2. Cochrane 图书馆(网络版)的检索方法 目前从互联网检索 Cochrane 图书馆的途径有多种,其中 John Wiley & Sons 有限公司提供的 Cochrane Library 网络版可获得更多的信息。在欧美发达国家,其全文在网络上对全民公开。在我国,通过网络可以进行检索和内容摘要的

阅读笔记

浏览。

(1) 网址:http://www.thecochranelibrary.com

(2) Cochrane Library(网络版)的检索功能:Cochrane Library 网络版与光盘版相比,在检索规则上一致,检索功能上也基本相同,但网络版也有一些特色,如:可针对一个或多个数据库,或所有数据库进行检索;提供的 Cochrane 系统评价的全文有 PDF 格式的文件;提供检索链接(如点击主题词进行主题词检索)、参考文献链接等。此外,浏览 Cochrane 系统评价时可直接链接系统的"反馈"功能,为读者对该系统评价提供"反馈"意见提供方便。

其中"Search limits"之下,提供了可供选择的内容,可选择全部数据库,也可选择其中一个或一个以上的数据库,光盘版无该选项。

(二) PubMed 检索方法

PubMed 的访问网址是 http://www.ncbi.nlm.nih.gov/pubmed。

PubMed 的主页有以下主要内容:①检索提问框,位于 PubMed 下拉菜单右侧的条形框,该框右侧的"search"按钮用于执行检索功能。由于检索提问框处于活动状态,进行检索时在每屏中均可见到检索提问框。但应注意提问框上面显示的当前的检索或浏览状态的提示,如"PubMed"或"MeSH"等。②"feature bar"(特征栏),该栏位于检索提问框下方,有"advanced"辅助检索功能按钮。③"PubMed services"(PubMed 服务),位于特征栏下方有"PubMed services"栏目,在该栏目中分为"using PubMed"、"PubMed tools"、"more resources"三部分,在各部分中常用的主要有以下几项内容:"journals in NCBI database"(NCBI 杂志数据库),"MeSH database"(主题词数据库),"single citation matcher"(单篇引文匹配器),"batch citation matcher"(多篇引文匹配器),"clinical queries"(临床查询),"topic-specific queries"(主题特征查询),"link out"(与链接有关的功能)。

1. 基本检索　可在检索提问框内输入任何有实质性检索意义的词、短语、缩写、姓名等进行检索,也可以通过使用逻辑运算符组成检索方法,然后点击检索提问框右边的"search"按钮(或"回车")执行检索功能。

PubMed 设有自动转换提问词功能,当检索词输入到检索提问框执行检索功能时,系统自动将检索词逐一与主题词转换表(MeSH translation table)、杂志名转换表(journals translation table)、短语列表(phrase list)和作者索引(author index)中的词进行核对,并转换、匹配为相应的词。给短语加上双引号,则不执行自动转换提问词功能。

PubMed 检索支持布尔逻辑运算检索,但逻辑运算符 AND、OR、NOT 必须用大写。优先运算采用从左到右的方式,加括号可将括号内的检索式作为一个单元优先运算。具有对主题词和副主题词进行自动扩展检索的功能。

支持截词检索,截词符用"*"表示;作者名可自动进行截词检索。

2. 通过"feature bar"的辅助检索功能按钮进行检索

(1) 限定检索:点击检索界面左侧"filters",检索者可对特定的检索范围进行限制。

限定内容主要有:①出版时间"published in the last",系统默认为"any date";②论文类型"type of article",可供选择的论文类型有:"clinical trial"、"editorial"、"letter"、"Meta-Analysis"、"practice guideline"、"randomized controlled trial"、"review"等。但应注意对论文类型或出版物类型的限制只针对 Medline,不针对 PreMedline 数据库。③对物种的限制"species",包括人和动物。④子集及扩展的限制"subsets",限定内容中除 AIDS、bioethics、cancer 等外,还有与循证医学关系密切的"systematic reviews"。⑤对语种和性别进行限定"languages"、"sex",对性别的限定只针对"Medline"数据库,默认状态是对性别不加限制。⑥对年龄进行限定"ages",可供选择的年龄有十余种,但对年龄进行限制指针对"Medline"数据库。

(2)"advanced"(高级检索):点击检索页面上的"advanced"按钮,即可进入高级检索。

（三）Embase 数据库检索方法

荷兰医学文摘数据库（Embase）实行 IP 控制或用户名 - 密码限制，不提供免费检索服务，网址为 http://www.embase.com。

主要检索方式有以下几种：

1. 自由词检索 点击 searches 按钮进入检索屏检索，在 search 提示符后输入检索词：

（1）任意的字母或数字组合，如：123，abc，3m 等。

（2）任意的单词或词组（禁用词除外），如：cancer；hepatitis virus；AIDS；alpha adrenoceptor。

（3）连缀词组，如：interleukin-6；drug-abuse。

（4）词根（截词）检索，如：comput*；cardi*（* 为截词符，代表任意个字母）。

（5）带通配符的单词，例如：colo?r 可检 color 或 colour 的文献，"?"表示 0 或 1 个字母。

（6）以前的检索序号，如：#6。

（7）逻辑检索式：用逻辑运算符连接检索词形成的检索式就是逻辑检索式。

（8）带引号的运算符的检索，"near"death experience

然后点击"search"或回车进行检索。

点击"show"可显示检索命中结果，在浏览已检到的检索结果时，可通过鼠标加亮文中的词或词组，按 add to search 按钮送到检索提示符 search 后进行检索。选择的短语长度不超过 140 个字符。

2. 索引词检索 点击 index 按钮可列出 Embase 数据库中全部记录的所有可以检索的词、词组或字符组合。可检的索引条目包括了用户可以用以检索的任意单词、数字、字符组合、词组和短语。在此状态下，用户既可以按字顺查看数据库中所有被索引的词及用连字符连接起来的术语，并允许从中选择一个或多个词进行自动检索，也可以在 index 提示符后输入一个特定的词或词根，索引会自动停留在相关的条目上。如果同时选择了多个词，那么检索系统将对这些词进行"或"（or）运算。

3. 显示（show） 若显示每一篇文献的所有内容，点击检索界面最下方 all fields 按钮，也可点击 brief fields 按钮切换。

4. 打印（print）。

5. 套录（download）。

在检索结果正式输出之前，读者可以点击检索界面菜单行 Opti，选择 show Opti、print Opti 或 download Opti 对记录进行修改输出工作环境和参数设置。

（四）SinoMed 的检索方法

SinoMed 网络版具备光盘版所有的功能。鉴于 SinoMed 网络版使用方便，以下重点对网络版的使用方法进行介绍。

从 SinoMed 的检索界面上可以看出，主要检索途径为快速检索、高级检索、主题检索、分类检索、期刊检索、作者检索、机构检索、基金检索、引文检索等。

1. 快速检索 首先点击图中右上角"选择数据库"中下拉式菜单后，选择中国生物医学文献数据库，即可进入检索界面。

（1）检索词检索式输入框：用于输入检索词或检索式。

（2）"检索"按钮：系统对提交的检索式进行查找，显示检索命中结果。

（3）"清除"按钮：清除输入框的检索式。

2. 高级检索 可在主屏幕"检索词检索式输入框"内使用以下命令组成检索式进行检索。

（1）构建表达式：每次只允许输入一个检索词，同一检索表达式里不支持逻辑运算符检索。

（2）常用字段：由中文标题、摘要、关键词、主题词四个检索项组成。

（3）智能检索：实现检索词及其同义词（含主题词）的扩展检索。

阅读笔记

(4) 精确检索:检索结果与检索词完全匹配的一种检索方式,适用于关键词、主题词、作者、分类号、刊名等字段。

(5) 限定检索:可以对文献的年代、文献类型、年龄组、性别、研究对象等特征进行限定。

(6) 检索历史:最多能保存两百多条检索表达式,可实现一个或多个历史检索表达式的逻辑组配检索。检索策略可以保存到"我的空间"和订阅 RSS。

3. 主题检索

(1) 打开主题检索屏幕:点击主屏幕的主题检索按钮,即可进行主题词检索。

(2) 选择检索入口下拉菜单列出的中文主题词或英文主题词检索方式。例如:在检索输入框中输入一个检索词"高血压"进行查找,系统显示含有"高血压"的主题词列表供检索者选择。

词条中带有"见"字时,前面的词为主题词的款目词(同义词),后面的词为正式主题词;词条中无"见"时,前后均为主题词。

(3) 选择恰当的主题词"高血压"后,点击进入该主题词的注释信息显示界面,全面了解该主题词的各种注释信息和树形结构,以确定是否和检索主题一致。

(4) 根据需要选择"加权检索"、"扩展检索",添加组配相应的副主题词"诊断"后,点击"主题检索"按钮进行文献检索。

4. 分类检索

(1) 点击主屏幕的"分类检索"按钮,即进行分类检索。在类名、类号输入框输入学科类名或类号来实现。

(2) 从系统返回的命中类名列表中选择准确类名"小儿麻疹"。

(3) 根据需要,选择是否扩展检索;对于可复分的类号,选择复分组配检索(可选择多个复分号);最后点击"分类检索"按钮,操作完成。

5. 期刊检索 可从刊名、出版地、出版单位、期刊主题词或者 ISSN 等途径查找。

6. 作者检索 支持第一作者检索与分析评价。

(1) 输入作者姓名,勾选"第一作者";

(2) 选择要检索或分析的"第一作者"姓名,点击"下一步";

(3) 选择要检索或分析的"第一作者"所在机构,点击"查找"或"分析"按钮,查看相应结果。

7. 机构检索 可通过输入机构名称直接查找机构,也可同分类导航逐级查找所需机构。机构名支持单字通配符(?)和任意通配符(%)检索,通配符的位置可以置首、置中或置尾。如:北? 大学、解放军 % 医院、% 人民医院。

8. 基金检索 可通过输入基金名称或者基金项目("项目名称"或"项目编号")直接查找基金,也可同分类导航逐级查找浏览。基金名支持单字通配符(?)和任意通配符(%)检索,通配符的位置可以置首、置中或置尾。如:教育? 基金、国家 % 基金、% 大学基金。

9. 引文检索

(1) 点击"常用字段"下拉菜单,可以选择被引文献的提名、出处、主题、作者等,输入要检索的内容,点击"检索"。引文检索支持逻辑运算符"AND"、"OR"和"NOT"检索,多个检索词之间的空格执行"AND"运算。如:肺炎 AND 预防。支持单字通配符(?)和任意通配符(%)检索,通配符的位置可以置首、置中或置尾。如:胃? 癌、肝 % 疫苗、%PCR。检索词含有特殊符号"-"、"("时,需要用英文半角双引号标识检索词,如"1,25-$(OH)_2D_3$"。

(2) 检索历史:最多能保存两百多条检索表达式,可实现一个或多个历史检索表。

【本章小结】

国内外关于研究证据资源的分类多种多样,根据经典的"6S"证据资源金字塔模型可分为六种类型:计算机决策支持系统,证据综合,系统评价摘要/循证证据提要,系统评价/证据合成,原始研究摘要和原始研究。该六种证据资源均有其对应的数据库或数据平台,供使用者使用。此外,三大国际循证机构也提供了大量的证据资源。

在对各种证据资源进行检索时,需要明确检索目的为"用证"还是"创证"。确定检索目的后,首先明确临床问题(或研究问题),选择(可能覆盖所研究临床问题)适当的数据库,确定恰当的检索词,制定检索策略并实施,最后评估检索结果是否回答了所提临床护理问题(研究问题)。若初次检索结果差强人意,则需调整检索策略,重新确定检索词,再次编制检索策略,直至检索结果满意为止。在检索的过程中,采用各种检索方法,以满足检索的查全率及查准率。

(周　芬)

【思考题】

1. "6S"证据资源金字塔模型中将证据资源分为哪几类?
2. 试述"6S"模型中各层资源的常见来源。
3. 试述"用证"的检索步骤。
4. 试述"创证"的检索步骤。

主要参考文献

[1] 蔡文智. 循证护理研究与实践. 北京:人民军医出版社,2010.
[2] 郭继军. 医学文献检索与论文写作. 北京:人民卫生出版社,2013.
[3] 邓可刚. 循证医学的证据的检索与利用. 北京:人民卫生出版社,2008.
[4] 胡雁. 循证护理学. 上海:上海科学技术出版社,2007.
[5] 李幼平. 循证医学. 北京:人民卫生出版社,2014.
[6] 刘方方. 医学文献检索. 北京:人民卫生出版社,2016.
[7] 刘建平. 循证护理学方法与实践. 北京:科学出版社,2007.
[8] 康德英,许能锋. 循证医学. 北京:人民卫生出版社,2015.
[9] 王新玲,林静,陈彬. 循证医学外文检索与构建检索策略的方法. 中国循证心血管医学杂志,2016,2:142-143.
[10] 左红霞,牛玉明,程艳丽. 循证护理证据资源的检索. 循证护理,2015(04):145-151.
[11] 陈宏林,朱昌来,王晓莉,等. 循证护理证据的检索策略. 护理进修杂志,2007,22(7):633-634.
[12] 孙文茜,赵晨,高维洁,等. 循证护理实践中的证据检索方法及资源. 中国循证心血管医学杂志,2016(03):263-266.
[13] Windish D. Searching for the right evidence:how to answer your clinical questions using the 6S hierarchy. Evid Based Med,2013,18(3):93-97.
[14] Isaac T,Zheng J,Jha A. Use of UpToDate and outcomes in US hospitals. Journal of Hospital Medicine,2012,7:85-90.

阅读笔记

第四章　文献的严格评价

目前国内外护理文献数量的增长速度很快,但由于作者的科研水平参差不齐,所发表的证据的质量差别较大,部分研究证据的可信性和科学性较差。如果将这些证据作为临床护理决策的依据,将对临床工作带来误导。循证护理强调将最佳的研究证据应用于临床护理实践,在应用证据之前,必须评价证据是否真实有效、是否可信、是否能应用于临床情境。目前很多护理人员出现了误用循证护理的问题,其中最常见的一种误用现象是不对文献进行质量评价,将所有发表的研究结果都视为"最佳证据",从而误导了临床决策。因此,本章主要介绍进行文献严格评价的意义、基本要素,以及对不同类型的研究论文进行真实性评价的标准和方法。

第一节　概　述

对文献质量进行评价,从而审慎地将最佳证据应用到临床决策中,是循证护理的精髓之一。本节主要介绍在循证护理中进行文献严格评价的目的和意义,以及文献严格评价的基本要素。

一、文献严格评价的目的和意义

对文献进行严格评价是循证护理的一个重要环节,这一过程称为文献的严格评价(critical appraisal),又称文献严格评鉴,其目的和意义主要体现在以下几个方面。

1. 文献严格评价是系统评价的必要步骤　系统评价(systematic review)是对原始研究的二次综合分析与评价。对原始研究进行系统评价得出的结论是否可靠,取决于所纳入的原始研究的结果是否真实。对于不真实的研究结果进行综合分析,必然会产生错误的结果。因此,对纳入的每一项原始研究进行严格评价,是针对一个临床问题进行系统评价的必要步骤,只有纳入质量合格的研究,才能降低偏倚,确保系统评价结果的可靠性。

2. 为临床护理人员节省宝贵的时间　在循证护理中,评价文献真实性是为了去伪存真,从大量的文献中寻找出真正有实用价值、有科学性和可靠性的证据,从而让极其繁忙的护理人员仅花费少量的宝贵时间,从来源众多、良莠不齐的研究结果中查阅到所需要的信息,为患者选择有效的护理方案提供科学依据,从而改进临床护理决策,提高护理质量,确保患者安全。

3. 为卫生政策制定者提供可靠依据 对文献进行严格评价可以为卫生行政部门决策者制定政策提供真实、可靠的依据,避免错误的证据误导决策者,以确保政策制定的正确性。

二、文献严格评价的基本要素

在进行文献严格评价时,应依据科学、规范的评价标准,而不是靠评价者的主观感觉、临床或研究经验来判断。通常,文献严格评价的基本要素包括文献的内部真实性、临床重要性和适用性 3 个方面。

(一) 内部真实性

内部真实性(internal validity)是指某个研究结果接近真值的程度,即研究结果受各种偏倚的影响程度。偏倚主要来源于以下几个方面。

1. 选择偏倚 选择偏倚(selection bias)指各组的基线特征不同导致的系统差异,主要发生在选择和分配研究对象时。如果在分配研究对象时,采用的随机方法不完善,可能会造成各组基线资料不具有可比性;另外,如果用于分组的随机序列公开化,使得研究者或研究对象能够预计到下一个研究对象将会入选到哪一组,可能会掺杂主观因素,从而带来偏倚。降低选择偏倚的措施是在分配研究对象时做到随机化(randomization),并对随机分配方案实施分配隐藏(allocation concealment)。分配隐藏的措施包括下列几种:由不直接参与研究的工作人员控制随机分配方案;采用相同外观的、按顺序编号的药物容器;使用按顺序编号的不透明密闭信封等。分配方案的隐藏应至少维持到实际分配研究对象时,确定某研究对象分配到哪一组后,不要随意改变分组情况。

2. 实施偏倚 实施偏倚(performance bias)指除了要验证的干预措施外,各组接受的其他措施也不同所导致的系统差异,主要发生在干预实施过程中。降低实施偏倚的措施是将干预方案进行标准化,并对干预者和研究对象实施盲法(blindness)。如果干预者知道研究对象接受的是哪一种干预措施,会有意无意地对干预组的研究对象提供格外的关注;如果研究对象知道自己接受的是哪一种措施,会倾向于报告更多的症状。另外,在研究过程中,如果对照组的研究对象由于各种原因有意或无意地应用了试验组的措施,也会导致实施偏倚。例如,对照组的对象通过与试验组的对象进行交流,学到了干预方法的一部分,并应用到了自己身上,从而造成沾染(contamination),对研究结果带来干扰。

3. 测量偏倚 测量偏倚(detection bias)指在测评结局指标时,由于测评方法不可信或各组采用的测评方法不一致所造成的系统差异,尤其当结局指标是由测评者进行主观判断时。例如,某研究以静脉炎作为结局指标,由研究者通过观察做出判定。如果测评者知道研究对象属于试验组还是对照组,可能会有意或无意地倾向于对某一组的研究对象做出过高或过低的评价,从而影响结果的真实性。因此,为了降低测量偏倚,在测评各组的结局指标时,应采用统一、标化、可信度高的测评方法和结果判定标准,并对结果测评者实施盲法。

4. 失访偏倚 失访偏倚(attrition bias)指各组因退出、失访、违背干预方案的人数或失访者的特征不同而造成的系统差异。失访的原因往往是发生不良反应、疗效差、出现并发症、搬迁、死亡等,如果失访率较高或各组间失访情况不一样,会使研究结果失真。因此,在研究过程中,应尽量采取措施减少失访的发生,尽量将失访率控制在 20% 以内。同时,应尽量获取失访者的信息,采用意向性分析(intention to treat analysis,ITT),将失访对象的资料也纳入数据分析中,减少由于失访对结果带来的影响。

5. 报告偏倚 报告偏倚(reporting bias)指报告与未报告的结果之间存在的系统差异。在发表的论文中,如果作者选择性报告各组间存在统计学差异的结果,而不报告各组间无统计学差异的结果,则会产生报告偏倚。因此,为了降低报告偏倚,应将所有预先设定的结局指标的结果均报告出来。

由此可见，影响内部真实性的主要因素是研究设计的科学性和研究实施的过程等，例如研究对象的分配方法、干预实施的过程、结局指标的测评方式及控制等。因此，评价文献的内部真实性时，应重点关注研究方法是否科学、合理、严谨。本章第二节将介绍对不同设计的研究进行真实性评价的原则和方法。

（二）重要性

重要性（importance）是指研究是否具有临床应用价值。在循证医学中，通常使用量化指标来评价研究结果的临床意义，不同的研究问题评价指标不同。评价证据的临床重要性应重点关注证据所涉及临床问题是否明确、具体，所选择的评价指标是否正确等问题。

1. 用于病因或危险因素研究的指标　当研究问题是探讨病因及危险因素时，如果采用的是随机对照试验或队列研究，常用相对危险度来评价研究结果的重要性；如果采用的是病例对照研究，则用比值比来评价研究结果的重要性。

（1）相对危险度（relative risk，RR）：指病因暴露组的发病率与未暴露组发病率的比值。如表 4-1 所示，病因暴露组的发病率为 $a \div (a+b)$，未暴露组的发病率为 $c \div (c+d)$。相对危险度 $(RR) = [a \div (a+b)] \div [c \div (c+d)]$。若 $RR = 1$，表示两组无差异；若 $RR > 1$，表示暴露因素或干预措施增加结局的风险；若 $RR < 1$，表示暴露因素或干预措施降低结局的风险。

表 4-1　暴露因素与发病结局

	结局		合计
	发病	未发病	
暴露组	a	b	$a+b$
非暴露组	c	d	$c+d$

（2）比值比（odds ratio，OR）：表示病例组中暴露于该因素者与未暴露者之间的比值为对照组中该项比值的倍数。如表 4-2 所示，比值比 $(OR) = ad/bc$。

表 4-2　病例组与对照组中的病因暴露情况

	病例组	对照组
暴露（+）	a	b
非暴露（−）	c	d

2. 用于防治措施效果研究的指标　如果研究问题是探讨某防治措施的效果，除了用某特定临床结局的发生率（如治愈率、有效率、病死率、不良反应发生率）或某观测指标的均数和标准差来评价防治措施的临床效果外，通常还使用绝对危险降低率、相对危险降低率、获得一例最佳效果需治疗的病例数等指标来评价临床效果的差异度。

（1）绝对危险降低率（absolute risk reduction，ARR）：指对照组临床结局的发生率（CER）与试验组某结局发生率（EER）的差值，即 $ARR = CER - EER$。

（2）相对危险降低率（relative risk reduction，RRR）：指对照组临床结局的发生率（CER）和试验组临床结局发生率（EER）的差值与对照组临床结局发生率（CER）的比值，即 $RRR = (CER - EER) \div CER$。

（3）获得一例最佳效果需治疗的病例数（number needed to treat，NNT）：其计算公式为：$NNT = 1 \div ARR$。

3. 用于诊断性试验的指标　对于诊断性试验来说，常用来评价研究结果重要性的指标包括敏感性、特异性、准确度、患病率、阳性预测值、阳性似然比等。其中敏感性和特异性是评价诊断性试验的两个稳定而可靠的指标。

(1) 敏感性(sensitivity,Sen):指诊断性试验检测为阳性的人数,在用金标准确定为"有病"的病例中所占的比例,即真阳性率。如表 4-3 所示,敏感性(Sen)=$a \div (a+c)$。敏感性越高,则假阴性的病例(漏诊率)越少,有助于筛查相应的疾病。

表 4-3 诊断性试验与金标准的检测结果

	金标准	
	+	−
诊断性试验:+	a	b
−	c	d

(2) 特异性(specificity,Spe):指诊断性试验检测为阴性的人数,在用金标准确定为"无病"的人数中所占的比例,即真阴性率。如表 4-3 所示,特异性(Spe)=$d \div (b+d)$。特异性越高,则假阳性的病例(误诊率)越少,有助于确定诊断。

(3) 准确度(accuracy,Acc):指诊断性试验检测为真阳性和真阴性的总人数在全部受试者中所占的病例。如表 4-3 所示,准确度(Acc)= $(a+d) \div (a+b+c+d)$。

(4) 患病率(prevalence,Prev):指由金标准诊断为"有病"的病例数在接受诊断性试验的全部受试者中所占的比例。如表 4-3 所示,患病率(Prev)= $(a+c) \div (a+b+c+d)$。

(5) 阳性预测值(positive predictive value,+PV):指在诊断性试验检测为阳性的病例中,用金标准诊断为"有病"的病例所占的比例。如表 4-3 所示,阳性预测值(+PV)=$a \div (a+b)$。

(6) 阳性似然比(positive likelihood ratio,PLR):指诊断性试验的真阳性率与假阳性率的比值。如表 4-3 所示,真阳性率 =$a \div (a+c)$;假阳性率 =$b \div (b+d)$,因此,阳性似然比(PLR)=$[a \div (a+c)] \div [b \div (b+d)]$。由此可见,似然比综合了敏感性与特异性的临床意义。

(三) 适用性

适用性即研究的外部真实性(external validity),指研究结果能否推广应用到研究对象以外的人群。在循证护理中,最佳证据的应用和推广必须结合患者的病情和接受程度、经济水平、医疗条件、社会环境等因素。外部真实性主要与研究对象的特征、干预措施的实施方法、研究背景、结局评估标准等密切相关。研究人群与其他人群的特征差异、社会化境、经济因素等均会影响证据的适用性。因此,评价证据的适用性时,应从以下几个方面来考虑。

1. 是否与自己所护理的患者情况相符 任何研究所产生的证据均不能照搬照用到每个具体的患者身上,一定要与患者的实际情况相结合,否则就会出现偏差。在评价其适用性时,应重点考虑证据中研究对象的纳入标准与自己所护理的患者是否相符,尤其在人口社会学特征(如年龄、性别、文化程度、种族、经济状况)及临床特征上(如疾病严重程度、病程、合并症)是否存在很大差异。如果以上特点大体一致,则该证据可适用于拟护理的患者;如果存在很大差异性,该证据就不一定适用。

2. 该证据在服务对象所处的医疗环境下是否可行 对拟采用的有效防治措施,需考虑拟应用对象所处的医疗环境是否具备应用该证据所需的人力、技术力量、设施和设备条件、社会经济因素等。否则该措施即使被证明的确有效,也无法在实际工作中实施。

3. 该证据对服务对象可能产生的利弊权衡 任何临床决策必须权衡利弊和费用,只有利大于弊、且费用合理时才有价值应用在服务对象身上。因此,在将已通过研究证明有效的防治措施用于服务对象之前,应对该措施可能给服务对象带来的利、弊进行综合评价。某些措施虽然可能被研究证明有助于改善临床结局(利),但也可能由此对服务对象带来一些副效应或不良反应。例如,对癌症患者来说,告诉患者患病的真实情况有助于早期治疗和获取患者的配合,但也会增加患者的心理负担,可能降低其生存质量。

阅读笔记

4. 服务对象自身对使用该措施的意愿   循证实践强调任何临床决策的制订应结合个人的专业知识和经验、当前最佳的研究证据和患者的选择进行综合考虑，应以患者为中心，而不是单纯治病。目前在医疗护理工作中，越来越多地强调患者参与医疗决策。由此可见，在决策是否对服务对象应用某措施之前，应尊重服务对象的意愿及其经济承受能力，了解其价值观及其对治疗或护理结局的期望。

第二节　文献真实性评价的方法

研究论文按照其设计的不同分为随机对照试验、类实验性研究、队列研究、病例对照研究、描述性研究、诊断性试验、质性研究等；系统评价为二次研究论文；同时对非研究类论文分为个案报告、案例系列、专业共识和专家意见等。进行文献真实性评价时，首先应选定适于该文献类型的真实性评价工具，并按下列程序进行真实性评价：①由 2 名评价者对同一篇文献分别进行独立评价，根据该文献的类型选择相应的文献真实性评价工具，对照评价工具中的每个条目分别做出结果判定；② 2 名评价者一起讨论各自的评价结果，在每个评价项目的结果判定出现意见分歧时，由 2 名评价者进行协商，不能达成一致时请第三人共同讨论；③对该文献做出纳入、排除或审慎纳入的决定。

另外，对文献真实性的评价是定性的评价，各条目的权重也并不一致，因此目前极不主张采用评分的方式，也不用总分的高低判断文献的总体质量。应由 2 名评价者独立评价后讨论，争议处共同协商或请第三方共同讨论决定。在对文献进行真实性评价时，不同类型的文献对应不同的评价工具。本节主要介绍 Cochrane 协作网关于干预性研究系统评价手册 5.1.0 版（Cochrane Handbook for Systematic Reviews of Interventions Version 5.1.0，2011）、澳大利亚 JBI 循证卫生保健中心评价者手册（Reviewer's Manual，2016）、英国文献严格评价项目（Critical Appraisal Skills Programme，CASP，2013）对各类型论文提供的评价工具。

一、随机对照试验论文

随机对照试验（randomized controlled trial，RCT）是将研究对象随机分组，对不同组实施不同的干预措施，比较不同干预措施的效果有无不同。RCT 是原始研究中质量最高的证据，但并非每一个 RCT 都具备高质量，尤其是该 RCT 是否具备随机化、对照、盲法等基本特征，对研究结果的真实性有很大影响。因此，在各循证医学中心对 RCT 论文的评价标准中，均侧重对随机化、盲法、组间基线是否具有可比性等方面的评价。

（一）Cochrane 协作网的评价工具

Cochrane 协作网在 2011 年更新的"对干预性研究进行系统评价的 Cochrane 手册 -5.1.0 版（Cochrane Handbook for Systematic Reviews of Interventions-version 5.1.0）"中，提出从 7 个方面对 RCT 进行真实性评价（表 4-4）。评价者需对每个项目做出偏倚风险低（low risk of bias）、偏倚风险高（high risk of bias）、不清楚（unclear risk of bias）的判断。如果研究完全满足这些标准，则发生各种偏倚的可能性小，质量等级为 A；如果部分满足这些标准，发生偏倚的可能性为中度，质量等级为 B；如果完全不满足这些标准，发生偏倚的可能性高，质量等级为 C。

表 4-4　Cochrane 协作网对 RCT 的真实性评价

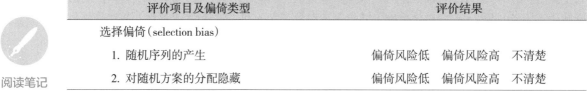

评价项目及偏倚类型	评价结果		
选择偏倚（selection bias）			
1. 随机序列的产生	偏倚风险低	偏倚风险高	不清楚
2. 对随机方案的分配隐藏	偏倚风险低	偏倚风险高	不清楚

续表

评价项目及偏倚类型	评价结果		
实施偏倚（performance bias）			
3. 对研究对象及干预者实施盲法	偏倚风险低	偏倚风险高	不清楚
测量偏倚（detection bias）			
4. 对结果测评者实施盲法	偏倚风险低	偏倚风险高	不清楚
失访偏倚（attrition bias）			
5. 结局指标数据的完整性（失访情况）	偏倚风险低	偏倚风险高	不清楚
报告偏倚（reporting bias）			
6. 选择性报告研究结果的可能性	偏倚风险低	偏倚风险高	不清楚
其他偏倚			
7. 其他方面的偏倚来源	偏倚风险低	偏倚风险高	不清楚

1. 随机序列的产生 论文中应详细描述随机序列的产生方法,让评价者能判断出用这种方法分配的各组之间是否能具有可比性。在进行真实性评价时,可按下列依据做出判断。①偏倚风险低:提及下列随机方法,例如采用随机数字表（referring to a random number table）、用计算机产生随机数字（using a computer random number generator）、抛硬币（coin tossing）、掷骰子（throwing dice）、抽签（drawing of lots or shuffling cards or envelopes）。②偏倚风险高:提及下列分组方法,例如按出生日期的单双号顺序分组、按入院日期的某种规律进行分组、按住院号的某种规律进行分组;或明显的非随机分组方法,例如根据医生的判断进行分组、根据患者意愿分组、根据实验室检查结果进行分组、根据干预的可得性进行分组等。③不清楚:未明确提及关于随机顺序产生过程的信息,只是简单提及将研究对象随机分为试验组和对照组,未描述具体的随机分组方法。单凭这样的描述,评价者无法判断随机序列的产生过程。

2. 对随机方案的分配隐藏 论文中应详细描述对随机方案实施分配隐藏的方法,让评价者能判断出该研究是否真正做到了分配隐藏。在进行真实性评价时,可按下列依据做出判断。①偏倚风险低:提及下列方法,例如通过电话、网络或药房控制随机分配方案,使用相同外观、按顺序编号的药物容器,使用按顺序编号的不透明密闭信封。②偏倚风险高:提及下列内容,使得研究者或研究对象能预见到分配顺序,例如使用公开的随机分配表、用于分组的信封未密闭或是透明的、采用轮流或交替分组的方式、按出生日期或病历号的某种特征进行分组。③不清楚:关于分配隐藏的信息不充分,让评价者无法进行判断。例如论文中未提及分配方案的隐藏;或仅提及使用信封进行分组,但未明确描述信封是密闭、不透明的。

3. 对研究对象及干预者实施盲法 论文中应详细描述如何对研究对象和干预者实施盲法的。在进行真实性评价时,可按下列依据做出判断。①偏倚风险低:提及对研究对象及干预者实施了盲法,且不容易被识破;或虽未实施盲法,但不会对结果产生影响。②偏倚风险高:未对研究对象及干预者实施盲法,且会对结果产生影响;或虽试图对研究对象和干预者实施盲法,但很容易被识破,且结果会因此受到影响。③不清楚:关于盲法的信息描述不充分,令评价者无法判断是否真正对研究对象和干预者实施了盲法。

4. 对结果测评者实施盲法 论文中应详细描述在测评每个指标时,如何对结果测评者实施盲法的。在进行真实性评价时,注意对每个主要结局指标均进行评价,可按下列依据做出判断。①偏倚风险低:提及对结果测评者实施了盲法,且不容易被识破;或未对结果测评者实施盲法,但不会对结果测评产生影响,例如病死率等客观性指标。②偏倚风险高:未对结果测评者实施盲法,且结果测评会因此受到影响,例如症状、功能的评定;或虽试图对结果测

阅读笔记

评者实施盲法,但很容易被识破,且结果测评会因此受到影响。③不清楚:关于盲法的信息描述不充分,或方法中未提及该结局指标,令评价者无法判断该研究是否真正对结果测评者实施了盲法。

5. 结局指标数据的完整性   论文中应详细描述每项结局指标中不完整的结局数据,报告各组失访和退出的人数及其原因。在进行真实性评价时,可按下列依据做出判断。①偏倚风险低:研究中无失访;失访的原因与结局指标关联不大(如存活率);各组失访的人数及原因相似;失访的比例或效应值不足以对干预效果产生临床意义上的影响;采用恰当方法将失访的数据纳入了结果分析中。②偏倚风险高:各组失访的人数或原因不均衡,并很可能与结局有关;失访的比例或效应值足以对干预效果产生临床意义上影响;丢弃干预组大量失访数据进行结果分析。③不清楚:对失访和退出的信息描述不充分,例如未描述随机分组时的人数、失访的人数及原因,或方法部分未提及该结局指标。

6. 选择性报告研究结果的可能性   进行系统评价的作者应阐述如何对选择性报告结果的可能性进行判断的,以及是否出现了选择性报告结果的情况。选择性报告研究者所期望的结果会导致报告偏倚。在进行真实性评价时,可按下列依据作出判断:①偏倚风险低:有研究计划书,最终论文结果中报告了研究计划书预先设定的、该系统评价所关注的所有结局指标;或看不到研究计划书,但论文中报告了所有相关的结局指标。②偏倚风险高:结果中没有报告事先列出的所有结局指标;结果中报告了一个或多个方法中未事先列出的测评工具和测评方法的结局指标;系统评价中所关注的一些指标在该研究中报告不全,无法纳入 Meta 分析中。③不清楚:信息不充分,令评价者无法判断,但这种情况较少见。

7. 其他方面偏倚的来源   应阐述导致偏倚的其他因素。例如,试验组与对照组的基线是否具有可比性;除了要验证的干预措施外,试验组和对照组接受的其他措施是否相同;是否采用相同的方式对各组研究对象的结局指标进行测评。

Cochrane 协作网 2011 年更新的 5.1.0 版手册与以前的版本主要存在以下不同。①将盲法拆分成了 2 个评价项目:在以前的版本中,对研究对象、干预实施者、结果测评者实施盲法属于同一个评价项目。在目前的版本中,将其拆分成了 2 个评价项目:对研究对象和干预者实施盲法;对结果测评者实施盲法。②评价项目措辞方式的改变:在以前的版本中,对评价项目的描述采用提问式,新版本由提问式改为陈述式。例如,将以前版本中的"随机顺序的产生是否充分?"改为"随机顺序的产生";将以前版本中的"是否提到了不完整的结局数据?"改为"结局指标数据的完整性"。③结果判断方式的改变:在以前的版本中,结果判断分为"是"、"否"、"不清楚";目前的版本在去除提问式描述方式的同时,将结果判断改为"偏倚风险低"、"偏倚风险高"、"不清楚"。④加入了偏倚的种类:目前的版本加入了与每个项目有关的偏倚类别的描述,即选择偏倚、实施偏倚、测量偏倚、失访偏倚、报告偏倚、其他偏倚。

(二)澳大利亚 JBI 循证卫生保健中心的评价工具

澳大利亚 JBI 循证卫生保健中心(2016)对 RCT 论文的真实性评价工具包含 13 个评价项目(表 4-5)。评价者需对每个评价项目做出"是"、"否"、"不清楚"、"不适用"的判断,并最终经过小组讨论,决定该研究是纳入、排除,还是需获取进一步的信息。

表 4-5   澳大利亚 JBI 循证卫生保健中心对 RCT 的真实性评价

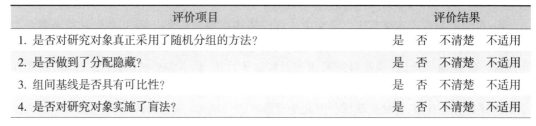

评价项目	评价结果			
1. 是否对研究对象真正采用了随机分组的方法?	是	否	不清楚	不适用
2. 是否做到了分配隐藏?	是	否	不清楚	不适用
3. 组间基线是否具有可比性?	是	否	不清楚	不适用
4. 是否对研究对象实施了盲法?	是	否	不清楚	不适用

续表

评价项目	评价结果			
5. 是否对干预者实施了盲法?	是	否	不清楚	不适用
6. 是否对结果测评者实施了盲法?	是	否	不清楚	不适用
7. 除了要验证的干预措施外,各组接受的其他措施是否相同?	是	否	不清楚	不适用
8. 随访是否完整,如不完整,是否采取措施处理失访?	是	否	不清楚	不适用
9. 是否将所有随机分配的研究对象纳入结果分析?	是	否	不清楚	不适用
10. 是否采用相同的方式对各组研究对象的结局指标进行测评?	是	否	不清楚	不适用
11. 结局指标的测评方法是否可信?	是	否	不清楚	不适用
12. 资料分析方法是否恰当?	是	否	不清楚	不适用
13. 研究设计是否合理?在实施研究和资料分析过程中是否有不同于标准 RCT 之处?	是	否	不清楚	不适用

1. 是否对研究对象真正采用了随机分组的方法　核实论文中随机分组过程的细节信息,判断该研究是否真正采用了随机分组方法。

2. 是否做到了分配隐藏　核实论文中实施分配隐藏的细节信息,判断该研究是否采用了恰当的分配隐藏过程。

3. 组间基线是否具有可比性　核实各组基线资料的具体数据及比较组间差异的统计分析结果,判断各组的基线资料是否具有可比性。

4. 是否对研究对象实施了盲法　核实对研究对象实施盲法的细节信息,判断该研究对研究对象施盲的过程是否恰当。

5. 是否对干预者实施了盲法　核实对干预者实施盲法的细节信息,判断该研究对干预者施盲的过程是否恰当。

6. 是否对结果测评者实施了盲法　核实对结果测评者实施盲法的细节信息,判断该研究对结果测评者施盲的过程是否恰当。

7. 除了要验证的干预措施外,各组接受的其他干预措施是否相同　核实各组干预措施的细节信息,判断除了要验证的干预措施外,各组研究对象接受的其他措施是否存在差异。

8. 随访是否完整,如不完整,是否采取措施处理失访　核实对研究对象进行随访的细节信息,以及对随访不完整者采取了哪些措施。

9. 是否将所有随机分配的研究对象纳入结果分析　核实该研究是否采用了意向性分析。

10. 是否采用相同的方式对各组研究对象的结局指标进行测评　核实关于结局指标测评方法的细节信息,判断各组的测评工具、施测方式、测评时间等是否相同。

11. 结局指标的测评方法是否可信　核实关于结局指标测评方法的细节信息,判断测评工具及方法的可信性,如测评者的人数、是否对测评者进行了培训、评定者间一致性、测评工具的信度等。

12. 资料分析方法是否恰当　判断该研究统计分析的目的、采用的统计分析方法是否恰当、是否使用了恰当的效应值(effect size)等。

13. 研究设计是否合理?在实施研究和资料分析过程中是否有不同于标准 RCT 之处　交叉设计(crossover RCT)仅在恰当的情境下使用,如研究对象是慢性疾病患者或情况稳定、干预产生短期效应的情境下,且确保干预之间有恰当的洗脱期;如果采用的是区组随机分组,应将区组作为一个分析单元,并报告区组内的相关系数。

(三) CASP 的评价工具

CASP(2013)对 RCT 论文的真实性评价工具共包含 11 个评价项目,分别从三个方面进行评价:A. 结果是否真实;B. 结果是什么;C. 结果是否适用于该情境。其中对结果真实性的评价包含6个项目(表4-6),项目1是筛选问题。评价者需对每个评价项目做出"是"、"不清楚"、"否"的判断。

表 4-6　CASP 对 RCT 的真实性评价

评价项目	评价结果		
1. 是否清晰阐述了具体的研究问题?	是	不清楚	否
2. 是否采用了随机分组方法?	是	不清楚	否
3. 是否对研究对象、干预实施者及结果测评者采取了盲法?	是	不清楚	否
4. 组间基线是否具有可比性?	是	不清楚	否
5. 除了要验证的干预措施外,各组接受的其他措施是否相同?	是	不清楚	否
6. 是否将所有入选的研究对象均纳入结果分析中?	是	不清楚	否

1. 是否清晰阐述了具体的研究问题　判断该 RCT 是否清晰阐述了研究的人群(population)、干预措施(intervention)、对照(comparator)、结局指标(outcomes)。

2. 是否采用了随机分组方法　判断该 RCT 如何进行随机分组的,在分组时是否对研究者实施了分配隐藏。

3. 是否对研究对象、干预实施者及结果测评者采取了盲法　判断该 RCT 中是否对研究对象、干预实施者(包括医生、护士等)及结果测评者实施了盲法。

4. 组间基线是否具有可比性　基线资料包括其他可能影响结局的因素,包括人口社会学特征(如年龄、性别、社会阶层)、疾病资料(如病程、严重度)。

5. 除了要验证的干预措施外,各组接受的其他措施是否相同　判断在该 RCT 中,除了要验证的干预措施不同外,各组研究对象接受的其他治疗、检查、护理等措施是否相同。

6. 是否将所有入选的研究对象均纳入结果分析中　判断在该 RCT 中,干预是否提前终止;是否将随机分组时的所有研究对象的资料纳入了结果分析。

(四) CONSORT 声明对 RCT 的报告要求

目前,很多 RCT 论文中存在信息不充分的问题,从而影响文献真实性评价的准确性。因此,为了提高 RCT 论文的报告质量,加拿大 CONSORT 组于 1995 年发布了 CONSORT 声明(Consolidated Standards of Reporting Trials Statement),并于 2010 年进行了更新,提出了 RCT 论文应报告的 25 个条目信息清单和描述整个试验过程中受试者流动的流程图。CONSORT 声明提出的信息清单已被国际许多主流医学期刊所采纳,全文可在 CONSORT 网站(http://www.consort-statement.org/)上检索。CONSORT 声明中文版详见本书附录1。

(五) RCT 真实性评价实例分析

以下以一篇已发表的 RCT 论文为例,采用 Cochrane 协作网对 RCT 的真实性评价工具,展示对其进行文献真实性评价的过程和结果。

资料来源:陈桂英,王惠琴,林丹妮. 地塞米松预处理导管对 PICC 所致静脉炎的预防作用. 中华护理杂志,2012,47(1):6-9.

【论文原文摘选】

1　对象与方法

1.1　研究对象

经医院伦理委员会同意,选择 2010 年 9~12 月在杭州某三甲医院置入 PICC 的患者。入选标准:①年龄 >18 岁;②住院置入 PICC;③同意参加本研究,并签署 PICC 置管和本研究知情同意书。排除标准:①有药物过敏史者;②出凝血时间和血小板计数不在正常范围内者。退

阅读笔记

出标准:置管后不足7天即拔管或死亡的患者。将入组的881例患者用SPSS软件产生的随机数字分成试验组和对照组,其中试验组445例,对照组436例。在研究过程中8例患者退出,其中因置管后不足7天意外拔管5例、死亡3例,最终完成研究的试验组441例,对照组432例。比较两组基本资料,差异均无统计学意义($P > 0.05$),具有可比性,具体见表4-7。

表4-7　两组基本资料的比较(例)

项目		试验组($n=441$)	对照组($n=432$)	t或χ^2值
性别	男	229	233	0.353[1]
	女	212	199	
年龄(岁)		55.95±14.21	56.43±16.40	9.598[2]
穿刺方式	普通穿刺	286	238	8.663[1]
	B超引导下穿刺	155	194	
穿刺目的	化疗	303	216	3.252[1]
	胃肠外营养	15	19	
	输高渗性药物	103	159	
	其他	20	38	
穿刺手臂	右臂	305	292	0.248[1]
	左臂	136	140	
穿刺静脉	贵要静脉	376	352	9.229[1]
	肘正中静脉	29	19	
	头静脉	4	7	
	肱静脉	32	54	
导管置入尝试次数	1	372	358	2.519[1]
	2	52	53	
	≥3	17	21	
血常规	白细胞(10^9/L)	7.32±3.61	8.10±5.67	5.750[2]
	中性粒细胞绝对值(10^9/L)	5.23±3.38	5.97±3.67	9.201[2]
	中性粒细胞百分比(%)	70.31±49.69	69.64±15.38	1.241[2]
上臂围(cm)		25.17±2.90	25.28±2.84	1.090[2]
导管长度(cm)		45.25±4.83	44.72±5.28	7.306[2]
导管浸泡时间(min)		4.75±3.42	4.93±3.37	0.017[2]
操作时间(min)		17.05±6.40	17.42±6.31	0.359[2]

1)为χ^2值,2)为t值;两组各项目比较,P均>0.05

1.2　方法

1.2.1　材料

本研究使用的导管为Groshong[R]三向瓣膜导管(美国巴德公司),PICC无菌穿刺包由我院消毒供应中心提供,地塞米松磷酸钠注射液、生理盐水和2ml注射器均为同一批号。

1.2.2　试验设计

本研究中配制试验溶液、标注试验编号者为静脉配置中心的2名护士,实施PICC置管者为5名具有PICC穿刺资质且拥有丰富置管经验的专科护士,结果观察者为课题研究者,阳性结果需由两人判定,操作者和观察者互不交叉,且研究过程中患者、溶液配制者、置管操作护士和观察者均不知道患者分组情况。

阅读笔记

1.2.3　操作方法

具体操作过程如下。①将已标明组别的随机数字表交给静脉配制中心，每天 8:00、12:00 由静脉配制中心护士用 2ml 注射器抽取 1ml(5mg) 地塞米松或 1ml 生理盐水，并在注射器外壁贴上相应的编号。②抽好的溶液交给 PICC 专科护士，专科护士进入病房与患者沟通并签署知情同意书，按美国静脉输液协会(INS)有关 PICC 操作规则和浙江省 PICC 专科护士培训基地操作程序进行操作。③在操作中试验组用 40ml(0.125mg/ml) 地塞米松溶液预处理导管；对照组使用 40ml 生理盐水预处理导管。

PICC 专科护士在使用 2ml 注射器内的溶液时只能看到其外壁的编号，不知道里面的溶液是生理盐水还是地塞米松，只需要按照其外壁上所贴的编号从小到大顺序使用，并记录下注射器外壁上的编号、操作时间、浸泡导管时间及其他基本信息。操作时间指从打开 PICC 穿刺包的外层包布开始，到贴上固定 PICC 外露部分的透明贴膜为止；浸泡导管时间指从加入 2ml 注射器内的溶液浸泡导管开始，到取出导管准备送管为止。如果浸泡时间太短，地塞米松未能充分与管壁结合吸附达不到预防效果。有文献报道，浸泡时间为 1~5 分钟，本研究结合我院护士穿刺的实际速度，规定浸泡时间 ≥ 3 分钟为合格。

1.2.4　观察指标

比较两组静脉炎发生率、严重程度、其他早期并发症(如渗血、堵管)和地塞米松药物不良反应等指标。采用美国 INS 的标准判断患者是否发生静脉炎及静脉炎的严重程度，每天由研究者观察 1 次，直至置管后 7 天，如遇阳性结果，需要 2 名护士一起判断。静脉炎的诊断标准：0 度：无症状；Ⅰ度：局部疼痛、红肿或水肿，静脉无条索状改变，未触及硬结；Ⅱ度：局部疼痛、红肿或水肿，静脉有条索状改变，未触及硬结；Ⅲ度：局部疼痛、红肿或水肿，静脉条索状改变，可触及硬结；Ⅳ度：局部疼痛、红肿或水肿，静脉条索状改变，可触及硬结，长度大于 2.5cm。观察期间只要有Ⅰ度以上(含Ⅰ度)的静脉炎表现即视为发生静脉炎。发生静脉炎的时间指从置入 PICC 导管后到发生静脉炎的这段时间。

穿刺后 24 小时内有少量血液渗出是正常的，渗血的标准为穿刺 24 小时后仍有血液渗出，渗血量约浸透 1/2 块小纱布，或者穿刺 24 小时内渗血量浸透 2 块及以上小纱布。

1.2.5　统计学方法

采用 SPSS 13.0 统计软件进行数据统计和分析。其中年龄、性别、病种、血小板、中性粒细胞计数、穿刺手臂、上臂围、置管长度等用描述性分析。计量资料组间比较用 t 检验，计数资料组间比较用 χ^2 检验。

2　结果

2.1　两组静脉炎发生情况比较

试验组 441 例患者中 28 例发生静脉炎，发生率为 6.3%；对照组 432 例患者中 58 例发生静脉炎，发生率为 13.4%。两组静脉炎发生率比较，差异有统计学意义($P<0.01$)，且试验组Ⅲ级和Ⅳ级静脉炎的发生率低于对照组($P<0.05$)，详见表 4-8。

表 4-8　两组静脉炎发生情况的比较

组别	n	Ⅰ级		Ⅱ级		Ⅲ级		Ⅳ级		总发生情况	
		例数	百分率(%)	例数	百分率(%)	例数	百分率(%)	例数	百分率(%)	例数	百分率(%)
试验组	441	12	2.7	14	3.2	2	0.5	0	0	28	6.3
对照组	432	12	2.8	21	4.9	20	4.6	5	1.2	58	13.4
χ^2 值		0.003		1.613		15.493		5.134		22.970	
P 值		0.959		0.204		0.000		0.023		0.000	

2.2 两组静脉炎发生时间比较

试验组28例发生静脉炎患者中,19例(67.8%)发生在置管后25~72小时;对照组58例发生静脉炎患者中,39例(67.3%)发生在置管后的25~72小时,两组静脉炎多发生于置管后25~72小时,详见表4-9。

表4-9　两组发生静脉炎患者的炎症发生时间

组别	n	24h 内		25~48h		49~72h		73~96h		96h 以后	
		例数	百分比(%)	例数	百分比(%)	例数	百分比(%)	例数	百分比(%)	例数	百分比(%)
试验组	28	1	3.6	10	35.7	9	32.1	4	14.3	4	14.3
对照组	58	17	29.3	27	46.6	12	20.7	0	0	2	3.4

2.3 两组其他并发症发生率的比较

两组其他并发症发生率的差异无统计学意义($P > 0.05$),具体见表4-10。试验过程中两组均未发生药物不良反应。

表4-10　两组其他并发症发生率的比较

组别	n	渗血		堵管		过敏		穿刺部位发红		导管异位		总发生情况	
		例数	百分率(%)	例数	百分率(%)	例数	百分率(%)	例数	百分率(%)	例数	百分率(%)	例数	百分率(%)
试验组	441	14	3.2	1	0.2	4	0.9	0	0	3	0.7	22	5.0
对照组	432	14	3.2	3	0.7	3	0.7	4	0.9	9	2.1	33	7.6

注:两组并发症总发生率比较,$\chi^2 = 6.190$,$P = 0.185$

【文献真实性评价过程】

1. 随机序列的产生　在论文"1.1 研究对象"中,提及"将入组的881例患者用SPSS软件产生的随机数字分成试验组和对照组",由此判断该研究采用随机数字分组,真正做到了随机分配,因此判定为"风险偏倚低"。

2. 对随机方案的分配隐藏　在论文"1.2.2 试验设计"中,提及"本研究中配制试验溶液、标注试验编号者为静脉配制中心的2名护士……研究过程中患者、溶液配制者、置管操作护士和观察者均不知道患者分组情况";在"1.2.3 操作方法"中又提及"将已标明组别的随机数字表交给静脉配制中心……由静脉配制中心护士用2ml注射器抽取1ml(5mg)地塞米松或1ml生理盐水,并在注射器外壁贴上相应的编号"。由此可见,负责随机分配方案的人不知晓患者分组情况,做到了对随机方案的分配隐藏,因此判定为"风险偏倚低"。

3. 对研究对象及干预者实施盲法　在论文"1.2.2 试验设计"中,提及"本研究中配制试验溶液、标注试验编号者为静脉配制中心的2名护士……研究过程中患者、溶液配制者、置管操作护士和观察者均不知道患者分组情况"。由此可见,该研究中对研究对象和干预者均实施了盲法,因此判定为"风险偏倚低"。

4. 对结果测评者实施盲法　在论文"1.2.2 试验设计"中,提及"研究过程中患者、溶液配制者、置管操作护士和观察者均不知道患者分组情况"。由此可见,该研究对结果测评者实施了盲法,因此判定为"风险偏倚低"。

5. 结局指标数据的完整性　在论文"1.1 研究对象"中提及"试验组445例,对照组436例。在研究过程中8例患者退出,其中因置管后不足7天意外拔管5例,死亡3例,最终完成研究的试验组441例,对照组432例"。由结果表4-7、表4-8、表4-10可见,作者在分析数据时试验组和对照组的样本量分别是441和432。由此可见,该研究出现了8例失访,但文中未详细介

阅读笔记

绍各组失访的例数和原因,且未将失访数据纳入数据分析中(即未进行意向性分析)。有些评价者认为该研究对失访的信息描述不充分,由于失访例数不多,将其判定为"不清楚";也有评价者认为该研究有失访、且未进行意向性分析,将其判定为"风险偏倚高"。此时需由第三人进行仲裁,最终判定为"风险偏倚高"。

6. 选择性报告研究结果的可能性   该研究测评了 3 个主要结局指标:静脉炎的发生率及程度、静脉炎的发生时间、其他并发症的发生率。不存在选择性报告结果的可能性,因此判定为"风险偏倚低"。

7. 其他方面偏倚的来源   该研究中,表 4-7 详细报告了试验组与对照组的基线特征,包括人口学资料、疾病相关的资料,且统计分析结果显示 $P > 0.05$,具有可比性;除了要验证的干预措施外,试验组和对照组接受的其他措施相同;采用相同的方式对各组研究对象的结局指标进行测评。因此,将该项目判定为"风险偏倚低"。

【文献真实性评价结果汇总】

通过对 7 个项目的评价,真实性评价结果汇总见表 4-11。在 7 个评价项目中,只有"结局指标数据的完整性"这一项判定为"风险偏倚高",其他项目均判定为"风险偏倚低",质量等级为 B 级,最终决定纳入该研究。

表 4-11   文献真实性评价结果汇总

评价项目	评价者 1	评价者 2	最终评价
1. 随机序列的产生	偏倚风险低	偏倚风险低	风险偏倚低
2. 对随机方案的分配隐藏	偏倚风险低	偏倚风险低	偏倚风险低
3. 对研究对象及干预者实施盲法	偏倚风险低	偏倚风险低	偏倚风险低
4. 对结果测评者实施盲法	偏倚风险低	偏倚风险低	偏倚风险低
5. 结局指标数据的完整性(失访情况)	不清楚	偏倚风险高	偏倚风险高
6. 选择性报告研究结果的可能性	偏倚风险低	偏倚风险低	偏倚风险低
7. 其他方面的偏倚来源	偏倚风险低	偏倚风险低	偏倚风险低

二、类实验性研究论文

类实验性研究(quasi-randomized controlled trial)亦称准实验性研究,与实验性研究的区别在于,类实验性研究未按随机原则进行分组或未设立对照组,或两个条件都不具备,但一定有对研究对象的干预措施(操纵)。在以人作为研究对象的临床研究中,由于临床实践或伦理规范的限制,有时很难做到理想化的随机分组,因此类实验性研究在护理研究中普遍存在。虽然类实验性研究对因果关系的论述强度较弱,不如 RCT 的可信度高,但也能从一定程度上说明干预措施与结局指标之间的因果关系。

(一) 澳大利亚 JBI 循证卫生保健中心的评价工具

澳大利亚 JBI 循证卫生保健中心(2016)对类实验性研究论文的质量评价工具包含 9 个评价项目(表 4-12)。评价者需对每个评价项目做出"是"、"否"、"不清楚"、"不适用"的判断,并最终经过小组讨论,决定该研究是纳入、排除,还是需获取进一步的信息。

1. 是否清晰阐述研究中的因果关系   如果因果关系不清晰,会导致读者对哪个变量是因、哪个变量是果产生混乱。

2. 组间基线是否具有可比性   研究对象基本特征的系统性差异也会导致结局的不同。核实各组基线资料的具体数据及比较组间差异的统计分析结果,判断各组的基线资料是否具有可比性。

阅读笔记

表 4-12　澳大利亚 JBI 循证卫生保健中心对类实验性研究的真实性评价(2015)

评价项目	评价结果			
1. 是否清晰阐述了研究中的因果关系？	是	否	不清楚	不适用
2. 组间基线是否具有可比性？	是	否	不清楚	不适用
3. 除了要验证的干预措施外,各组接受的其他措施是否相同？	是	否	不清楚	不适用
4. 是否设立了对照组？	是	否	不清楚	不适用
5. 是否在干预前、后对结局指标实施多元化的测量？	是	否	不清楚	不适用
6. 随访是否完整？ 如不完整,是否报道失访并采取措施处理失访问题？	是	否	不清楚	不适用
7. 是否采用相同的方式对各组研究对象的结局指标进行测评？	是	否	不清楚	不适用
8. 结局指标的测评方法是否可信？	是	否	不清楚	不适用
9. 资料分析方法是否恰当？	是	否	不清楚	不适用

3. 除了要验证的干预措施外,各组接受的其他措施是否相同　与干预措施同时发生的事件会干扰干预的效应。核实各组干预措施的细节信息,判断除了要验证的干预措施外,各组研究对象接受的其他措施是否存在差异。

4. 是否设立了对照组　对照组能控制因疾病的自然演变进程对结局的影响。可以是同期对照、历史性对照或自身前后对照。

5. 是否在干预前、后对结局指标实施多元化的测量　随时间进展,研究对象即使不接受干预也可能会出现一些改变,这会干扰干预的效应。有时研究对象被选择接受干预是因为其在某些测量指标上得分较高或较低,如果研究对象是因为某些测量指标存在极端数值而被选择,他们在其他测量指标上不一定是极端值,因此,应在干预前、后对结局指标实施多元化的测量。

6. 随访是否完整,如不完整,是否报道失访并采取措施处理失访问题　如果研究对象未能完成所有的干预措施,或未能完成结局指标的测评,则会给干预效应带来假象。仔细核实对研究对象进行随访的细节信息,以及对随访不完整者采取了哪些措施。

7. 是否采用相同的方式对各组研究对象的结局指标进行测评　核实关于结局指标测评方法的细节信息,判断各组的测评工具、施测方式、测评时间等是否相同。

8. 结局指标的测评方法是否可信　核实关于结局指标测评方法的细节信息,判断测评工具及方法的可信性,如测评者的人数、是否对测评者进行了培训、评定者间一致性、测评工具的信度等。

9. 资料分析方法是否恰当　判断该研究统计分析的目的、采用的统计分析方法是否恰当、是否使用了恰当的效应值(effect size)等。

(二) TREND 声明对类实验性研究的报告要求

为了提高类实验性研究的报告质量,美国疾病预防与控制中心(CDC)于 2004 年发布了关于非随机设计研究报告规范的 TREND(Transparent Reporting of Evaluations with Nonrandomized Designs,TREND)声明,提出了类实验性研究应报告的项目清单。类实验性研究的报告规范 TREND 声明详见本书附录 2。

三、分析性研究论文

分析性研究论文通常包括队列研究和病例对照研究两大类,是用来研究病因的流行病学方法。

(一) 队列研究

队列研究(cohort study)是将人群按是否暴露于某种因素及其暴露程度分为不同的亚组,

阅读笔记

追踪各组的结局,比较不同组之间结局频率的差异,从而判定暴露因素与结局之间有无因果关联。队列研究通过前瞻性的"由因及果"的方法,探讨疾病的病因。在该类研究中,分组是根据是否暴露于某因素而定的,无法通过随机的方法进行分组。可通过匹配的方式,使暴露组与非暴露组具有可比性。

1. 澳大利亚 JBI 循证卫生保健中心的评价工具 澳大利亚 JBI 循证卫生保健中心(2016)对队列研究论文的真实性评价工具包含 11 个评价项目(表 4-13)。评价者需对每个评价项目做出"是"、"否"、"不清楚"、"不适用"的判断,并最终经过小组讨论,决定该研究是纳入、排除,还是需获取进一步的信息。

表 4-13　澳大利亚 JBI 循证卫生保健中心对队列研究的真实性评价

评价项目	评价结果			
1. 各组研究对象是否具有相似的特征,并来源于同一研究总体?	是	否	不清楚	不适用
2. 是否采用相同方式测评暴露因素,将研究对象分配至暴露组和非暴露组?	是	否	不清楚	不适用
3. 对暴露因素的测评方法是否有效、可信?	是	否	不清楚	不适用
4. 是否考虑了混杂因素?	是	否	不清楚	不适用
5. 是否采取措施控制了混杂因素?	是	否	不清楚	不适用
6. 是否描述在暴露或研究开始时,研究对象未出现观察结局?	是	否	不清楚	不适用
7. 结局指标的测评方法是否有效、可信?	是	否	不清楚	不适用
8. 是否报告了随访时间,随访时间是否足够长,以观察到结局指标的出现?	是	否	不清楚	不适用
9. 随访是否完整,如果不是,是否描述并分析失访的原因?	是	否	不清楚	不适用
10. 是否采取措施处理失访问题?	是	否	不清楚	不适用
11. 资料分析方法是否恰当?	是	否	不清楚	不适用

(1) 各组研究对象是否具有相似的特征,并来源于同一研究总体:仔细核实论文中对研究对象的描述,判断各组研究对象除了暴露因素不同外,在其他特征上是否相似。论文中应清晰阐述研究对象的纳入标准和排除标准。

(2) 是否采用相同方式测评暴露因素,将研究对象分配至暴露组和非暴露组:论文中应阐述暴露因素是如何界定及测评的,使评价者判断出研究对象是否具备 / 不具备研究所关注的暴露因素。

(3) 对暴露因素的测评方法是否有效、可信:论文中应清晰描述对暴露因素的测评方法。判定其效度时需有金标准。信度通常包括内部一致性信度、评定者间信度。

(4) 是否考虑了混杂因素:如果除了要研究的暴露因素不同外,各组间的其他因素也不同,会对结果带来干扰,这些因素就是混杂因素。典型的混杂因素包括两组研究对象的基线特征、预后因素、与要验证的暴露因素同时存在的其他暴露因素。高质量的队列研究应考虑到这些潜在的混杂因素,并尽可能对其进行测评。但难以测评的是行为、态度、生活方式等方面的混杂因素。

(5) 是否采取措施控制了混杂因素:应在研究设计和数据分析中采取措施控制混杂因素带来的影响。例如,在研究设计中对研究对象进行匹配或分层抽样;在数据分析中,采用多因素统计分析方法控制混杂因素的干扰,如 logistic 回归。

(6) 是否描述在暴露或研究开始时,研究对象未出现观察结局:在入组时,研究对象应该未出现研究中所关心的结局。评价者需仔细阅读论文方法部分对研究对象及抽样、纳入和排除标准、对变量的界定等方面的描述。

阅读笔记

(7) 结局指标的测评方法是否有效、可信:阅读论文的方法部分。如果结局指标(如肺癌)

的判定是依据公认的标准或明确的定义,可将该项目评定为"是";如果肺癌的判定是基于观察者报告、自评问卷或量表,则会增加过高/过低报告的风险,客观性受到质疑。应判定测评工具是否经过信效度检测,这会影响结局判定的有效性。此外,还应关注测评是如何实施的,结果判定者是否接受过测评工具使用方法的培训;如果有多名结果测评者,应判断他们的教育水平、临床经验、研究经验、在该研究中承担的责任等是否类似。

(8) 是否报告了随访时间,随访时间是否足够长,以观察到结局指标的出现:随访时间因研究人群、暴露因素、疾病的特征而异。在判定随访时间是否恰当时,需阅读多篇类似的论文,从中获取随访时间范围的数据;此外,临床专家或研究者的经验也是确定恰当随访时间的重要依据。

(9) 随访是否完整,如果不是,是否描述并分析失访的原因:通常失访率要控制在 20% 以内,失访率≤5% 对结果没有太大影响;如果失访率≥20%,会影响结果的效度。但在随访时间较长的观察性研究中,常会出现较高的失访率。在决定是否因失访率过高而纳入或排除该研究时,应考虑暴露组和非暴露组失访的原因以及失访率是否相似,是否采取措施尽力对失访对象进行追踪,是否对失访原因、排除原因和退出的情况进行清晰的阐述等。如果缺乏清晰的阐述,该项目可评定为"否"。

(10) 是否采取措施处理失访问题:在队列研究中,有些研究对象可能因为死亡、变换工作等而退出研究,但关键是是否对其结局指标进行了测评。如果随访不完整,就会产生选择偏倚。因此,应在数据分析中将不同随访时间考虑进去。

(11) 资料分析方法是否恰当:应判断该研究是否有更恰当的统计分析方法。论文的方法部分应详细阐述采用了哪些统计分析方法、如何测评和控制混杂因素的;如果采用了回归分析,应明确阐述自变量有哪些;如果采用了分层分析方法,应阐述是依据什么变量来分层的。

2. CASP 的评价工具　对队列研究的真实性评价工具共包含 12 个评价项目,分别从三个方面进行评价:A. 结果是否真实;B. 结果是什么;C. 结果是否适用于该情境。其中对结果真实性的评价包含 6 个项目(表 4-14),项目 1 是筛选问题,项目 5 和 6 又分为 a 和 b 两个方面。评价者需对每个评价项目做出"是"、"不清楚"、"否"的判断。

表 4-14　CASP 对队列研究的真实性评价

评价项目	评价结果		
1. 是否清晰阐述了具体的研究问题?	是	不清楚	否
2. 样本的纳入方法是否恰当,能否代表总体?	是	不清楚	否
3. 对暴露因素的测评是否准确?	是	不清楚	否
4. 对结局指标的测评是否准确?	是	不清楚	否
5a. 是否考虑到所有重要的混杂因素?	是	不清楚	否
5b. 是否在研究设计和数据分析时对混杂因素采取措施?	是	不清楚	否
6a. 是否对所有对象都进行了随访?	是	不清楚	否
6b. 对研究对象的随访时间是否足够长?	是	不清楚	否

(1) 是否清晰阐述了具体的研究问题:判断该研究是否清晰阐述了研究的人群、危险因素、结局指标。

(2) 样本的纳入方法是否恰当,能否代表总体:即针对选择偏倚进行评价。判断该研究的样本是否对特定的人群有代表性,是否包含了所有应纳入的人群。

(3) 对暴露因素的测评是否准确:即针对测量偏倚或分类偏倚进行评价。判断该研究对暴

阅读笔记

露因素采用的是主观还是客观的测评方法；测评工具的效度如何；所有研究对象的测评方法是否一致。

（4）对结局指标的测评是否准确：即针对测量偏倚或分类偏倚进行评价。判断该研究对结局指标采用的是主观还是客观的测评方法；该测评工具的信效度如何；各组的测评方法是否相似；是否对研究对象及结果测评者实施了盲法。

（5a）是否考虑到所有重要的混杂因素：评价者需列出自己认为可能重要的混杂因素，判断该研究遗漏了哪些混杂因素。

（5b）是否在研究设计和数据分析时对混杂因素采取了措施：判断该研究在研究设计中是否对混杂因素进行了限定；在数据分析时采用了分层分析、回归分析、敏感性分析等方法控制混杂因素的影响。

（6a）是否对所有对象都进行了随访：失访的研究对象可能在结局指标上与未失访者存在差异。

（6b）对所有对象的随访时间是否足够长：无论是好的结局，还是不良结局，都需要足够长的随访时间才能观察到。

（二）病例对照研究

病例对照研究（case-controlled study）是以现在确诊的患有某特定疾病的患者作为病例组，以不患有该病但具有可比性的个体作为对照组，通过询问、实验室检查或复查病史，搜集既往各种可能的危险因素的暴露史，比较病例组与对照组中各因素的暴露比例有无差异，以探讨暴露因素与疾病之间的关联。病例对照研究通过回顾性的"由果及因"的方法，探讨疾病的病因。在该类研究中，无法进行随机分组，而是通过匹配的方式找到与病例组相匹配的对照组，同时，由于与暴露因素有关的信息是通过回忆来获取，因此容易产生回忆偏倚。

1. 澳大利亚 JBI 循证卫生保健中心的评价工具　澳大利亚 JBI 循证卫生保健中心（2016）对病例对照研究论文的真实性评价工具包含 10 个评价项目（表 4-15）。评价者需对每个评价项目做出"是"、"否"、"不清楚"、"不适用"的判断，并最终经过小组讨论，决定该研究是纳入、排除，还是需获取进一步的信息。

表 4-15　澳大利亚 JBI 循证卫生保健中心对病例对照研究的真实性评价

评价项目	评价结果			
1. 病例组与对照组除是否患有该疾病不同外，其他因素是否具有可比性？	是	否	不清楚	不适用
2. 病例组与对照组的匹配是否恰当？	是	否	不清楚	不适用
3. 是否采用相同的标准招募病例组和对照组？	是	否	不清楚	不适用
4. 是否采用标准、有效、可信的方法测评暴露因素？	是	否	不清楚	不适用
5. 是否采用相同的方法测评病例组和对照组的暴露因素？	是	否	不清楚	不适用
6. 是否考虑了混杂因素？	是	否	不清楚	不适用
7. 是否采取措施控制了混杂因素？	是	否	不清楚	不适用
8. 是否采用标准、有效、可信的方法测评结局指标？	是	否	不清楚	不适用
9. 暴露时间是否足够长？	是	否	不清楚	不适用
10. 资料分析方法是否恰当？	是	否	不清楚	不适用

（1）病例组与对照组除是否患有该疾病不同外，其他因素是否具有可比性：通常采用一对一匹配的方式，使对照组的每个个体在除是否患有该疾病之外的其他因素上与病例组相似。

（2）病例组与对照组的匹配是否恰当：论文中应清晰界定研究人群的来源。例如，在研究肺癌危险因素的研究中，可能会通过癌症注册中心来招募研究对象。

阅读笔记

（3）是否采用相同的标准招募病例组和对照组：需判定该研究中纳入患者时是否依据公认的诊断标准或明确的定义，从而最大限度地降低选择偏倚；如果没有公认的标准或定义，应阐述根据哪些关键特征来匹配研究对象。对照组的个体除了不患有该疾病外，应符合其他所有的纳入标准。

（4）是否采用标准、有效、可信的方法测评暴露因素：论文中应清晰描述对暴露因素的测评方法。判定其效度时需有金标准；信度通常包括内部一致性信度、评定者间信度。在病例对照研究中，可能会调查到多个暴露因素，此时评价者应对系统评价中所关心的主要暴露因素进行评价。

（5）是否采用相同的方法测评病例组和对照组的暴露因素：如同条目 4，论文中应清晰描述对暴露因素的测评方法。应判定该研究是否采用相同的标准和程序，对病例组与对照组的暴露因素进行测评。

（6）是否考虑了混杂因素：如果除了要研究的暴露因素不同外，各组间的其他因素也不同，会对结果带来干扰，这些因素就是混杂因素。典型的混杂因素包括两组研究对象的基线特征、预后因素、与要验证的暴露因素同时存在的其他暴露因素。高质量的病例对照研究应考虑到这些潜在的混杂因素，并尽可能对其进行测评。但难以测评的是行为、态度、生活方式等方面的混杂因素。

（7）是否采取措施控制了混杂因素：应在研究设计和数据分析中采取措施控制混杂因素带来的影响。例如，在研究设计中对研究对象进行匹配或分层抽样；在数据分析中，采用多因素统计分析方法控制混杂因素的干扰，如 logistic 回归。

（8）是否采用标准、有效、可信的方法测评结局指标：阅读论文的方法部分。如果结局指标（如肺癌）的判定是依据公认的标准或明确的定义，可将该项目评定为"是"；如果肺癌的判定是基于观察者报告、自评问卷或量表，则会增加过高／过低报告的风险，客观性受到质疑。应判定测评工具是否经过信效度检测，这会影响结局判定的有效性。此外，还应关注测评是如何实施的，结果判定者是否接受过测评工具使用方法的培训；如果有多名结果测评者，应判断他们的教育水平、临床经验、研究经验、在该研究中承担的责任等是否类似。

（9）暴露时间是否足够长：在病例对照研究中，暴露时间过短或过长，都会对影响结局。

（10）资料分析方法是否恰当：应判断该研究是否有更恰当的统计分析方法。另外，应判定该研究采用的统计分析方法与研究假设是否相符。

2. CASP 的评价工具　对病例对照研究的真实性评价工具共包含 11 个评价项目，分别从三个方面进行评价：A. 结果是否真实；B. 结果是什么；C. 结果是否适用于该情境。其中对结果真实性的评价包括 6 个项目（表 4-16），项目 1 和 2 是筛选问题。评价者需对每个评价项目做出"是"、"不清楚"、"否"的判断。

表 4-16　CASP 对病例对照研究的真实性评价

评价项目	评价结果		
1. 是否清晰阐述了具体的研究问题？	是	不清楚	否
2. 是否适合用病例对照研究来回答研究问题？	是	不清楚	否
3. 病例组的纳入方法和样本量是否恰当，能否代表总体？	是	不清楚	否
4. 对照组的纳入方法和样本量是否恰当，能否代表总体？	是	不清楚	否
5. 对暴露因素的测评是否准确，各组测评方法是否一致？	是	不清楚	否
6. 是否考虑到所有重要的混杂因素？在研究设计和数据分析时是否对混杂因素采取了措施？	是	不清楚	否

阅读笔记

(1) 是否清晰阐述了具体的研究问题:判断该研究是否清晰阐述了研究的人群、危险因素。

(2) 是否适合用病例对照研究来回答研究问题:判断研究的疾病或问题是不是罕见的,适于采用病例对照研究的方法。

(3) 病例组的纳入方法和样本量是否恰当,能否代表总体:即针对选择偏倚进行评价。判断该研究中对病例的界定是否有明确的标准;病例组能否代表研究总体;样本量是否足够等。

(4) 对照组的纳入方法和样本量是否恰当,能否代表总体:即针对选择偏倚进行评价。判断该研究中的对照组是否能代表总体;应答率高不高,无应答者与纳入的对象在某些特征上是否不同;纳入对照组时是与病例组匹配选择,还是从人群中随机抽样的;样本量是否足够等。

(5) 对暴露因素的测评是否准确,各组测评方法是否一致:即针对测量偏倚、报告偏倚或分类偏倚进行评价。判断该研究是否对暴露因素进行了清晰的界定;采用的是主观还是客观的测评方法;测评工具的效度如何;病例组和对照组是否采用了相同的测评方法;是否采用了盲法等。

(6) 是否考虑到所有重要的混杂因素? 在研究设计和数据分析时是否对混杂因素采取了措施:评价者需列出自己认为可能重要的混杂因素,判断该研究遗漏了哪些混杂因素;判断该研究在研究设计中是否对混杂因素进行了限定,以及采取了分层分析、回归分析或敏感性分析等分析方法来控制混杂因素的影响。

(三) 观察性研究的报告规范的 STROBE 声明

为加强观察性研究的报告质量,欧洲 STROBE 工作组于 2004 年发布了包括 22 个条目的 STROBE 声明(Strengthening the Reporting of Observational Studies in Epidemiology,STROBE),该声明在“Epidemiology(流行病学)”、“Annals of Internal Medicine(内科学年报)”网站上均可免费获取。该声明的中文版详见本书附录 3。

四、描述性研究论文

描述性研究(descriptive study)不对研究对象进行任何的人为干预,而是在自然状态下描述某人群的特征以及疾病或健康状况。

(一) 横断面研究

澳大利亚 JBI 循证卫生保健中心(2016)对分析性横断面研究(analytical cross-sectional study)的真实性评价工具包含 8 个评价项目(表 4-17)。评价者需对每个评价项目做出“是”、“否”、“不清楚”、“不适用”的判断,并最终经过小组讨论,决定该研究是纳入、排除,还是需获取进一步的信息。

表 4-17   澳大利亚 JBI 循证卫生保健中心对横断面研究的真实性评价

评价项目	评价结果			
1. 是否清晰界定了研究对象的纳入标准?	是	否	不清楚	不适用
2. 是否详细描述了研究对象及研究场所?	是	否	不清楚	不适用
3. 是否采用了有效、可信的方法测评暴露因素?	是	否	不清楚	不适用
4. 是否采用了客观、标准的方法测评健康问题?	是	否	不清楚	不适用
5. 是否明确了混杂因素?	是	否	不清楚	不适用
6. 是否采取措施控制了混杂因素?	是	否	不清楚	不适用
7. 是否采用了有效、可信的方法测评结局指标?	是	否	不清楚	不适用
8. 资料分析方法是否恰当?	是	否	不清楚	不适用

阅读笔记

1. 是否清晰界定了研究对象的纳入标准 论文中应清晰描述研究对象的纳入和排除标准,纳入和排除标准应具体。

2. 是否详细描述研究对象及研究场所 论文中应详细描述研究对象的来源及特征,包括人口学资料、场所、取样时间。

3. 是否采用有效、可信的方法测评暴露因素 论文中应清晰描述对暴露因素的测评方法。判定其效度时需有金标准。信度通常包括内部一致性信度、评定者间信度。

4. 是否采用客观、标准的方法测评健康问题 判断该研究纳入的患者是否依据公认的诊断标准或定义;如果没有使用公认的诊断标准或定义,应阐述是依据什么关键特征来匹配研究对象的。

5. 是否明确了混杂因素 如果除了要研究的暴露因素不同外,各组间的其他因素也不同,会对结果带来干扰,这些因素就是混杂因素。典型的混杂因素包括各组研究对象的基线特征、预后因素、与要验证的暴露因素同时存在的其他暴露因素。高质量的研究应识别出这些潜在的混杂因素,并尽可能对其进行测评。但难以测评的是行为、态度、生活方式等方面的混杂因素。

6. 是否采取措施控制了混杂因素 应在研究设计和数据分析中采取措施控制混杂因素带来的影响。例如,在研究设计中对研究对象进行匹配或分层抽样;在数据分析中采用多元回归分析方法。

7. 是否采用有效、可信的方法测评结局指标 阅读论文的方法部分。如果结局指标(如肺癌)的判定是依据公认的标准或明确的定义,可将该项目评定为"是";如果肺癌的判定是基于观察者报告、自评问卷或量表,则会增加过高/过低报告的风险,客观性受到质疑。应判定测评工具是否经过信效度检测,这会影响结局判定的有效性。此外,还应关注测评是如何实施的,结果判定者是否接受过测评工具使用方法的培训;如果有多名结果测评者,应判断他们的教育水平、临床经验、研究经验、在该研究中承担的责任等是否类似。

8. 资料分析方法是否恰当 应判断该研究是否有更恰当的统计分析方法。论文的方法部分应详细阐述采用了哪些统计分析方法、如何测评和控制混杂因素;如果采用了回归分析,应明确阐述自变量有哪些;如果采用了分层分析方法,应阐述是依据什么变量来分层的。此外,还应判断采用的统计分析方法与研究假设是否相符。

(二)现况调查类研究

澳大利亚 JBI 循证卫生保健中心(2016)对现况调查类研究(prevalence study)的真实性评价工具包含 9 个评价项目(表 4-18)。评价者需对每个评价项目做出"是"、"否"、"不清楚"、"不适用"的判断,并最终经过小组讨论,决定该研究是纳入、排除,还是需获取进一步的信息。

表 4-18 澳大利亚 JBI 循证卫生保健中心对现况调查类研究的真实性评价

评价项目	评价结果			
1. 确定的抽样框架是否能代表目标人群?	是	否	不清楚	不适用
2. 研究对象的抽样方法是否恰当?	是	否	不清楚	不适用
3. 样本量是否足够?	是	否	不清楚	不适用
4. 是否详细描述了研究对象及研究场所?	是	否	不清楚	不适用
5. 样本中各个亚组是否有相近的应答率以保证资料分析时有充分的覆盖率?	是	否	不清楚	不适用
6. 是否采用有效的方法确定健康问题?	是	否	不清楚	不适用
7. 是否采用标准、可信的方法对所有研究对象的健康问题进行测评?	是	否	不清楚	不适用
8. 资料分析方法是否恰当?	是	否	不清楚	不适用
9. 应答率是否足够? 是否采取了恰当的方法处理低应答率的问题?	是	否	不清楚	不适用

1. 确定的抽样框架是否能代表目标人群　这取决于对研究人群总体特征及其所在地域的了解。如果研究人群是乳腺癌女性,应考虑该人群的人口学特征和疾病特征。确定抽样框架时,应考虑特定人群的年龄段、性别、服药情况及其他潜在的影响因素。

2. 研究对象的抽样方法是否恰当　论文的方法部分应描述具体是如何抽样的。大多数现况调查研究应尽量采用随机抽样方法,但如果是将抽样框架中的所有个体都纳入,就不需要随机抽样了;如果采用了整群抽样,例如在某区域随机抽取村庄,需详细描述整群抽样的实施过程;如果采用的是方便出样,其对总体的代表性较差。

3. 样本量是否足够　样本量越大,在估计现患率时可信区间越窄,研究结果越精确。论文中应描述样本量的估算依据,某健康问题的现患率越低,所需的样本量越大,同时应考虑进行亚组分析时样本量是否足够;对于大样本的全国性调查,可不提供样本量估算依据;如果论文中既没有描述样本量估算依据,又不是大样本的全国性调查,评价者可自己计算该研究所需的样本量。

4. 是否详细描述了研究对象及研究场所　某些疾病或健康问题因地域和人群而异,如不同性别、不同国家、不同人口社会学变量。论文中应详细描述研究对象的特征,使其他研究者能判定该样本是否与他们所关心的人群有可比性。

5. 样本中各个亚组是否有相近的应答率以保证资料分析时有充分的覆盖率　如果样本中各个亚组的应答率不同,会导致覆盖率偏倚(coverage bias)。某项研究中可能整体的应答率很高,但某个亚组(如老年组)的应答率可能会很低。

6. 是否采用有效的方法确定健康问题　该项目针对的是测量偏倚或分类偏倚。如果结局指标的测评依据公认的诊断标准或明确定义,可将该项目判定为"是";如果结局指标的测评采用观察者报告、自评问卷或量表,则会增加过高/过低报告,其客观性受到质疑。但很多健康问题没有公认的诊断标准或明确定义,有些测评工具难以将健康问题进行分级。应判定测评工具是否经过信效度检测,这会影响结局判定的有效性。

7. 是否采用标准、可信的方法对所有研究对象的健康问题进行测评　如果测评工具经过了信效度检测,还应关注测评是如何实施的,包括资料收集者是否接受过测评工具使用方法的培训;如果有多名资料收集者,应判断他们的教育水平、临床经验、研究经验、在该研究中承担的责任等是否类似;对所有研究对象的测评方式是否一致。

8. 资料分析方法是否恰当　论文中应详细描述采用的统计分析方法,清晰描述用以计算患病率的分子、分母、百分比及可信区间。另外,应判断统计分析方法与研究假设是否相符。

9. 应答率是否足够? 是否采取了恰当的方法处理低应答率的问题　研究中如果拒绝或退出研究的人数太多,会降低研究的效度。论文中应报告应答率、无应答的原因,并比较应答者与无应答者在人口社会学特征方面有无差异。如果无应答的原因与结局指标之间无关联,或者应答者与无应答者在人口社会学特征方面无差异,研究者可对应答率不高的问题作出解释。

五、诊断性试验论文

诊断性试验(diagnostic test)是指应用临床各种试验、医疗仪器等检查手段,对就诊的患者进行检查,从实验室检查结果来诊断和鉴别诊断疾病的试验。诊断性研究(diagnostic study)是研究对疾病进行诊断的试验方法,包括对各种实验室检查、影像学检查以及放射性核素、内镜等诊断方法的研究。

(一) QUADAS 清单

Cochrane 协作网的诊断性试验系统评价方法学组推荐使用 QUADAS(Quality Assessment of Diagnostic Accuracy Studies)清单作为诊断性试验方法学评价的工具,将其列入对诊断性试验进行真实性评价的手册及 RevMan 5 软件中。QUADAS 清单由英国约克大学 Whiting 等人于 2003 年制订,共包含 14 个评价项目。Cochrane 协作网推荐使用其中的 11 个评价项目用于评价诊断性试验的方法学质量(表 4-19),另外 3 个项目是对报告质量的评价。评价者需对每个评价项目做出"是"、"否"、"不清楚"的判断。

表 4-19　QUADAS 清单对诊断性试验的真实性评价

评价项目	评价结果		
1. 研究对象的疾病谱是否具有代表性?	是	否	不清楚
2. 金标准能否准确区分目标结局?	是	否	不清楚
3. 金标准与诊断性试验检测的间隔时间是否足够短,以避免病情变化?	是	否	不清楚
4. 是否所有研究对象均接受了金标准的检测?	是	否	不清楚
5. 是否所有研究对象无论诊断性试验结果如何,都接受了相同的金标准检测?	是	否	不清楚
6. 金标准是否独立于诊断性试验?	是	否	不清楚
7. 判定金标准的结果时是否在不知晓诊断性试验结果的情况下进行的?	是	否	不清楚
8. 判定诊断性试验的结果时是否在不知晓金标准结果的情况下进行的?	是	否	不清楚
9. 解释试验结果时可参考的临床信息是否与临床应用中相同?	是	否	不清楚
10. 是否报告了难以解释的或中间的试验结果?	是	否	不清楚
11. 对退出研究的病例是否进行了解释?	是	否	不清楚

(二)澳大利亚 JBI 循证卫生保健中心的评价工具

澳大利亚 JBI 循证卫生保健中心(2016)对诊断性试验论文的真实性评价工具包含 10 个评价项目(表 4-20)。评价者需对每个评价项目做出"是"、"否"、"不清楚"、"不适用"的判断,并最终经过小组讨论,决定该研究是纳入、排除,还是需获取进一步的信息。

表 4-20　澳大利亚 JBI 循证卫生保健中心对诊断性试验的真实性评价

评价项目	评价结果			
1. 是否采用了连续抽样或随机抽样方法?	是	否	不清楚	不适用
2. 是否避免了病例对照设计?	是	否	不清楚	不适用
3. 是否避免了不恰当的排除标准?	是	否	不清楚	不适用
4. 判定诊断性试验的结果时是否不知晓金标准的结果?	是	否	不清楚	不适用
5. 如果用了诊断阈值,是不是预先设定的?	是	否	不清楚	不适用
6. 金标准能否准确区分目标结局?	是	否	不清楚	不适用
7. 判定金标准的结果时是否不知晓诊断性试验的结果?	是	否	不清楚	不适用
8. 诊断性试验和金标准检测的时间间隔是否恰当?	是	否	不清楚	不适用
9. 所有研究对象是否都使用相同的金标准进行检测?	是	否	不清楚	不适用
10. 是否将所有研究对象都纳入了数据分析?	是	否	不清楚	不适用

1. 是否采用了连续抽样或随机抽样方法　论文中应描述研究对象的招募过程。如果采用了随机抽样方法,应具体阐述如何随机的;对于采用连续抽样的研究,如果论文中未明确提及"连续抽样",而用"所有……期间的患者均被纳入"的描述,也是可接受的。

2. 是否避免了病例对照设计　如果研究设计是通过采用其他方式将确诊为某疾病或健康问题的患者纳入,然后检测要验证的诊断方法是否能正确鉴别出这些患者,那么对该项目的评价就是"否"。

3. 是否避免了不恰当的排除标准　如果不恰当地排除了一些对诊断方法的实施和结果有影响的患者,就会产生偏倚。例如,排除难以实施该诊断方法、处于边缘结果的患者、有明确临床指征的患者等,都属于不恰当的排除。

4. 判定诊断性试验的结果时是否不知晓金标准的结果　在诊断性试验中,应由不知晓金标准检测结果的人来判定诊断性试验的结果,在实施诊断性试验时,还未用金标准做出结果判定,如果该研究达到了上述要求,则将该项目判定为"是";如果由知晓金标准诊断结果的人来判定诊断性试验的结果,则将该项目判定为"否"。

5. 如果用了诊断阈值,是不是预先设定的　诊断阈值的确定可以基于数据,也可以预先设定。如果诊断性试验的结果是依据观察法,未用诊断阈值,该项目可判定为"不适用"。

6. 金标准能否准确区分目标结局　应判断该研究中用作参考的诊断标准是不是确诊该疾病或健康问题的金标准。另外,论文中应详细描述金标准检测的过程,让评价者能判断该方法的实施是否正确。

7. 判定金标准的结果时是否不知晓诊断性试验的结果　与条目4的要求相同,应由不知晓诊断性试验结果的人来判定参考标准的诊断结果,如果该研究达到了上述要求,则将该项目判定为"是";如果由知晓诊断性试验结果的人来判定金标准的结果,则将该项目判定为"否"。

8. 诊断性试验和金标准检测的时间间隔是否恰当　在实施诊断性试验和金标准的检测之间的时间间隔中,患者的状态应还未发生改变。时间间隔因研究人群及其健康问题的特征而异。

9. 所有研究对象是否都使用相同的金标准进行检测　对所有研究对象来说,应使用同样的金标准将其划分为有(无)某种疾病或健康问题。在有些研究中,使用两种类似的诊断方法作为参考标准,则将该项目判定为"否"。

10. 是否将所有研究对象都纳入了数据分析　论文中应描述失访的原因和例数。评价者应判定失访是否会对结果产生影响,如果失访率超过一定水平,则将该项目判定为"否"。

(三) CASP 的评价工具

CASP(2013)对诊断性试验论文的真实性评价工具共包含12个评价项目,分别从三个方面进行评价:A. 结果是否真实;B. 结果是什么;C. 结果是否适用于该情境。其中对结果真实性的评价包括6个项目(表4-21),项目1和2是筛选问题。评价者需对每个评价项目做出"是"、"不清楚"、"否"的判断。

表 4-21　CASP 对诊断性试验的真实性评价

评价项目	评价结果		
1. 是否清晰阐述了具体的研究问题?	是	不清楚	否
2. 所用的金标准是否恰当?	是	不清楚	否
3. 是否对所有研究对象都进行了诊断性试验与金标准的测评?	是	不清楚	否
4. 判定诊断性试验的结果时是否受到了金标准结果的影响?	是	不清楚	否
5. 是否清晰描述了被诊断人群的疾病状态?	是	不清楚	否
6. 是否详细描述了实施诊断性试验的方法?	是	不清楚	否

1. 是否清晰阐述了具体的研究问题　判断该研究是否清晰阐述了研究的人群、诊断试验、场所、结局指标。

　2. 所用的金标准是否恰当　判断该研究所用的参考试验是不是目前最好的金标准。

3. 是否对所有研究对象都进行了诊断性试验与金标准的测评 判断该研究是否不管诊断性试验的结果如何,对所有研究对象都进行了诊断性试验和金标准的检测。

4. 判定诊断性试验的结果时是否受到了金标准结果的影响 判断该研究在判定诊断性试验的结果时是否采用了盲法;诊断性试验和金标准的检测是不是独立实施的。

5. 是否清晰描述了被诊断人群的疾病状态 包括疾病症状、疾病分期或严重度、伴随的其他疾病、鉴别诊断等。

6. 是否详细描述了实施诊断性试验的方法 判断该研究实施诊断性试验时是否有标准流程。

六、案例系列、个案报告及专家意见类论文

(一) 对案例系列论文的真实性评价

案例系列(case series)是对一组连续纳入的具有某种相同疾病或结局,或某种相同暴露因素的患者进行的回顾性分析。澳大利亚 JBI 循证卫生保健中心(2016)对案例系列论文的质量评价工具包含 10 个评价项目(表 4-22)。评价者需对每个评价项目做出"是"、"否"、"不清楚"、"不适用"的判断,并最终经过小组讨论,决定该研究是纳入、排除,还是需获取进一步的信息。

表 4-22 澳大利亚 JBI 循证卫生保健中心对案例系列论文的真实性评价

评价项目	评价结果			
1. 是否清晰界定了案例的纳入标准?	是	否	不清楚	不适用
2. 是否采用标准、可信的方法测量案例系列中所有研究对象的疾病状况?	是	否	不清楚	不适用
3. 是否采用有效的方法确定案例系列中所有研究对象的疾病状况?	是	否	不清楚	不适用
4. 案例系列是不是连续纳入的?	是	否	不清楚	不适用
5. 案例系列是不是完整纳入的?	是	否	不清楚	不适用
6. 是否清晰报告了研究对象的人口学资料?	是	否	不清楚	不适用
7. 是否清晰报告了研究对象的临床资料?	是	否	不清楚	不适用
8. 是否清晰报告了案例的结局或随访结果?	是	否	不清楚	不适用
9. 是否清晰报告了场所或临床情境的相关信息?	是	否	不清楚	不适用
10. 资料分析方法是否恰当?	是	否	不清楚	不适用

1. 是否清晰界定了案例的纳入标准 论文中应清晰报告研究对象的纳入和排除标准,如疾病分期。

2. 是否采用标准、可信的方法测量案例系列中所有研究对象的疾病状况 论文中应清晰描述用什么方法测评患者状况,其方法应是标准、可信的。

3. 是否采用有效的方法确定案例系列中所有研究对象的疾病状况 很多健康问题难以明确确诊或界定。如果结局的测评依据公认的诊断标准或明确的定义,可将该项目判定为"是";如果结局的判定是基于观察者报告、自评问卷或量表,则会增加过高 / 过低报告的风险,客观性受到质疑。应判定测评工具是否经过信效度检测,这会影响结局判定的有效性。

4. 案例系列是不是连续纳入的 连续纳入案例的研究可信度要高于非连续纳入案例者。例如,"连续纳入 2005 年 3 月至 2006 年 6 月在我院门诊就诊的所有 24 例骨肉瘤患者",其可信度高于"我们报告了 24 例骨肉瘤患者的病例系列"。

5. 案例系列是不是完整纳入的 纳入案例的完整性影响研究的可信度。如上所述,"连

续纳入2005年3月至2006年6月在我院门诊就诊的所有24例骨肉瘤患者",其可信度高于"我们报告了24例骨肉瘤患者的病例系列"。

6. 是否清晰报告了研究对象的人口学资料　论文中应清晰描述研究对象的人口学资料,如年龄、性别、文化程度、所在地理区域、种族、时间范围等。

7. 是否清晰报告了研究对象的临床资料　论文中应清晰描述研究对象的临床资料,如所患疾病、疾病分期、其他合并症、既往治疗情况、诊断性试验或辅助检查的结果等。

8. 是否清晰报告了案例的结局或随访结果　论文中应清晰报告对病例进行治疗或干预后的结局,也可提供影像学或图像资料。同时,应报告不良事件。

9. 是否清晰报告了场所或临床情境的相关信息　有些疾病在不同人群(如不同性别、不同国家)和不同地理区域的人群中存在差异。论文中应清晰报告该研究汇中的案例所处的场所或临床情境,以便于其他研究者确定该研究中的案例是否与其关注的人群可比。

10. 资料分析方法是否恰当　论文的方法部分应详细描述所用的统计分析方法,评价者应判断该研究是否有更恰当的统计分析方法。

(二) 对个案报告论文的真实性评价

个案报告(case report)是针对1例或几例具有共性的案例进行回顾性分析。澳大利亚JBI循证卫生保健中心(2016)对个案报告论文的真实性评价工具包含8个评价项目(表4-23)。评价者需对每个评价项目做出"是"、"否"、"不清楚"、"不适用"的判断,并最终经过小组讨论,决定该研究是纳入、排除,还是需获取进一步的信息。

表4-23　澳大利亚JBI循证卫生保健中心对个案报告论文的真实性评价

评价项目	评价结果			
1. 是否清晰描述了患者的人口学特征?	是	否	不清楚	不适用
2. 是否按照时间顺序清晰描述了患者的病史?	是	否	不清楚	不适用
3. 是否清晰描述了患者的临床现况?	是	否	不清楚	不适用
4. 是否清晰描述了诊断性试验、身体评估的方法及结果?	是	否	不清楚	不适用
5. 是否清晰描述了干预或治疗措施?	是	否	不清楚	不适用
6. 是否清晰描述了干预后的临床状况?	是	否	不清楚	不适用
7. 是否发现并描述了不良反应或意外事件?	是	否	不清楚	不适用
8. 是否提出了可借鉴的建议?	是	否	不清楚	不适用

1. 是否清晰描述患者的人口学特征　论文中是否清晰描述了患者的年龄、性别、种族、病史、疾病诊断、预后、既往治疗措施、既往及目前诊断性试验的结果及用药,以及患者所处的场所。

2. 是否按照时间顺序清晰描述患者的病史　论文中是否清晰描述了患者的病史以及与疾病有关的家族史、心理社会状况、既往治疗措施及其效果。

3. 是否清晰描述患者的临床现况　论文中应详细描述患者目前的临床状况,包括疾病的症状、发生频次、严重程度以及鉴别诊断。

4. 是否清晰描述诊断性试验、身体评估的方法及结果　论文中应提供详细信息,让读者知晓该患者是如何被评估的,包括各种诊断性试验、身体评估的方法及实施过程。

5. 是否清晰描述干预或治疗措施　论文中应清晰描述对该患者采取的治疗或干预措施,例如药物的种类、给药途径、剂量、频次、不良反应等。

6. 是否清晰描述干预后的临床状况　论文中应清晰描述采取干预措施后患者症状的变化情况,必要时可提供影像学资料或图表。

阅读笔记

7. 是否发现并描述不良反应或意外事件 对于任何治疗/干预措施/药物来说,都可能在某些患者身上出现不良事件。论文中应清晰描述所发生的不良事件或意外事件,尤其是用了新药或新的治疗措施时。

8. 是否提出可借鉴的建议 论文中应从疾病的背景、临床实践等方面,总结出从该个案身上得出的经验和教训,为临床人员遇到类似案例时借鉴。

(三) 对专家意见和专业共识类文章的真实性评价

澳大利亚 JBI 循证卫生保健中心(2016)对专家意见和专业共识类文章的真实性评价工具包含 6 个评价项目(表 4-24)。评价者需对每个评价项目做出"是"、"否"、"不清楚"、"不适用"的判断,并最终经过小组讨论,决定该研究是纳入、排除、还是需获取进一步的信息。

表 4-24 澳大利亚 JBI 循证卫生保健中心对意见和共识类文章的真实性评价

评价项目	评价结果			
1. 是否明确标注了观点的来源?	是	否	不清楚	不适用
2. 观点是否来源于该领域有影响力的专家?	是	否	不清楚	不适用
3. 所提出的观点是否以研究相关的人群利益为中心?	是	否	不清楚	不适用
4. 陈述的结论是不是基于分析的结果? 观点的表达是否具有逻辑性?	是	否	不清楚	不适用
5. 是否参考了现有的其他文献?	是	否	不清楚	不适用
6. 所提出的观点与以往文献是否有不一致的地方?	是	否	不清楚	不适用

1. 是否明确标注了观点的来源 该论文是否标注了作者的姓名。如果是期刊、杂志或报纸上未署名的编辑片段,则该观点尚留有很多评论或探讨的空间。

2. 观点是否来源于该领域有影响力的专家 文章中应明确写出作者及其团体的资质、目前的职务、所属单位名称等信息。评价者在进行质量评价时,可根据这些信息判断该文作者在该领域是否具有一定影响力和一定的权威性,以判定其观点是否能代表该领域的意见。

3. 所提出的观点是否以研究相关的人群利益为中心 评价该项目时,主要关注该文提出的观点是否使研究相关的人群获得最佳健康结局或使某学术团体获益为中心。要剔除该类学术文章中某些为企业代言的或具有商业利益性质的论文。

4. 陈述的结论是不是基于分析的结果? 观点的表达是否具有逻辑性 在进行质量评价时,需考虑下列问题:文章的结论部分提出的主要论点是什么? 作者用什么作为论据来支持该观点? 论述是否有逻辑性? 是否对一些重要术语进行了清晰的界定? 论据是否能支持该观点?

5. 是否参考了现有的其他文献 在进行质量评价时,应判断该论文提出的观点是否参考了现有的其他文献,是否对其进行了推理、分析或论证。

6. 所提出的观点与以往文献是否有不一致的地方 在评价这一条时,应判断该论文所推荐的观点或建议是否以引注以往的文献作为支撑,所提出的观点是否有外部文献的参照,与已往文献的观点是否有不一致的地方。

七、质性研究论文

质性研究(qualitative research)又称定性研究,是研究者根据深入访谈、参与式观察、查询档案或记录获得的研究对象的主观资料,通过分析、归类、提炼,找出某些共同特性和内涵,用文字阐述研究结果。常用方法包括现象学研究法、扎根理论研究法、人种学研究法、行动研究法等。对质性研究进行真实性评价时,重点关注下列方面:①该研究所用的哲学观、研究的方法学、具体的研究方法以及对结果阐释之间的一致性;②研究者所致偏倚的程度;③研究对象所报告的原话与资料分析所得结论之间的关系。

(一)澳大利亚 JBI 循证卫生保健中心的评价工具

澳大利亚 JBI 循证卫生保健中心(2016)对质性研究论文的真实性评价工具包含 10 个评价项目(表 4-25)。评价者需对每个评价项目做出"是"、"否"、"不清楚"、"不适用"的判断,并最终经过小组讨论,决定该研究是纳入、排除,还是需获取进一步的信息。

表 4-25 澳大利亚 JBI 循证卫生保健中心对质性研究的真实性评价

评价项目	评价结果			
1. 哲学基础与方法学是否一致?	是	否	不清楚	不适用
2. 方法学与研究问题或研究目标是否一致?	是	否	不清楚	不适用
3. 方法学与资料收集方法是否一致?	是	否	不清楚	不适用
4. 方法学与资料的代表性和典型性及资料分析方法是否一致?	是	否	不清楚	不适用
5. 方法学与结果阐释是否一致?	是	否	不清楚	不适用
6. 是否从文化背景、价值观的角度说明了研究者自身的状况?	是	否	不清楚	不适用
7. 是否阐述了研究者对研究的影响,或研究对研究者的影响?	是	否	不清楚	不适用
8. 研究对象及其观点是否具有典型性?	是	否	不清楚	不适用
9. 研究是否通过伦理委员会的批准?	是	否	不清楚	不适用
10. 结论的得出是否源于对资料的分析和阐释?	是	否	不清楚	不适用

1. **哲学基础与方法学是否一致** 判断该文是否清晰阐述了这个研究的哲学基础或理论假设,是否明确描述了该研究采用的方法学,两者是否存在一致性。例如,某论文中提及该研究基于批判性观点(critical perspective),采用参与式行动研究法(participatory action research methodology),那么其哲学基础与方法学就是一致的,但是,如果某研究的哲学基础是阐释性观点(interpretive perspective),采用的是问卷调查法,那么哲学基础与方法学就不一致;有些论文可能只描述了采用质性研究法,而没有描述哲学基础或方法学,那么对这一条的判断就是"不清楚"。

2. **方法学与研究问题或研究目标是否一致** 判断该研究采用的方法学是否与提出的研究问题相一致。例如,某论文的研究问题是探索理解类风湿关节炎患者的疼痛体验,采用的是现象学研究法,其方法学与研究问题就是一致的,但是,如果某论文的研究问题是评价心理咨询对疼痛体验的效果,采用的方法学是人种学研究法,其方法学与研究问题就不一致,因为采用人种学研究法是无法探讨出因果关系的。

3. **方法学与资料收集方法是否一致** 判断该研究的资料收集方法与方法学是否一致。例如,某论文采用现象学研究法,通过个人访谈法收集资料,其资料收集方法与方法学就是一致的,但是,如果某论文描述的是采用现象学研究法,通过邮寄问卷收集资料,那么资料收集方法与方法学就不一致,因为现象学研究法探究个体对现象体验的丰富描述,无法通过标准化的问卷来获得所需的资料。

4. **方法学与资料的代表性及资料分析方法是否一致** 判断研究对象的代表性和典型性,以及资料分析方法与方法学是否一致。例如,某论文提及采用现象学研究法,通过访谈法,让临终患者的家属描述其在姑息照护机构的体验。如果所访谈的临终患者家属包括了各类不同特征的家属,则研究对象具有典型性和代表性,但如果只选择女性家属进行访谈,则代表性较差。另外,如果将研究对象描述的各类体验都纳入结果报告中,那么资料分析与方法学就是一致的;而如果仅仅报告研究对象的普遍体验,而丢弃那些独特的、个性化的体验,那么资料分析与方法学就不一致。

阅读笔记

5. 方法学与结果阐释是否一致　判断该研究中的结果阐释方式与方法学是否一致。例如,某论文提及采用现象学研究法,探讨人们经历面部毁容之后的体验,将该研究结果用于告知临床人员在照护患者时应考虑个体差异性,则该例中结果阐释与方法学是一致的,但是,如果将该研究结果用于设计一个标准化的评估表格,那么结果阐释与方法学就不一致。因为现象学研究法重点在于理解研究对象的体验,而不能达到将其推广概括到所有个体身上形成标准化评估表格的程度。

6. 是否从文化背景、价值观的角度说明研究者自身的状况　判断论文中是否阐述了研究者的信仰和价值观,以及他们对研究的潜在影响。在质性研究中,研究者对研究过程起到不可忽视的影响。因此,在进行质量评价时,应知晓研究者的文化背景、个人所持的价值观和理论定位。一篇高质量的质性研究论文应对此进行描述。

7. 是否阐述了研究者对研究的影响,或研究对研究者的影响　应评价研究者对研究过程及其对结果阐释的潜在影响,或研究对研究者的影响。例如,该论文是否阐述了研究者与研究对象的关系? 研究者是否评判性地探究了其在资料收集过程中的角色和潜在影响? 文中是否报告了研究过程中发生意外事件时研究者如何应对?

8. 研究对象及其观点是否具有典型性　判断研究对象是否具有典型性,该论文报告结果时,是否引用了研究对象的原话作为结论的依据和基础,以确认该论文是否充分代表了研究对象的观点。

9. 研究是否通过伦理委员会的批准　论文中应阐述伦理审查的过程。

10. 结论的得出是否源于对资料的分析和阐释　判断该研究的结论是否基于对通过观察、访谈或其他方法所获取的资料的归纳和分析。

(二) CASP 的评价工具

CASP(2013)对质性研究论文的真实性评价工具包含 10 个评价项目(表 4-26),其中项目 1 和 2 是筛选问题。评价者需对每个评价项目做出"是"、"不清楚"、"否"的判断。

表 4-26　CASP 对质性研究的真实性评价

评价项目	评价结果		
1. 是否清晰阐述了研究的目标?	是	不清楚	否
2. 采用质性研究方法是否恰当?	是	不清楚	否
3. 研究设计对该研究目标来说是否恰当?	是	不清楚	否
4. 入选研究对象的方法是否恰当?	是	不清楚	否
5. 资料收集方法是否恰当?	是	不清楚	否
6. 是否充分考虑了研究者与研究对象之间的关系?	是	不清楚	否
7. 是否考虑了伦理问题?	是	不清楚	否
8. 资料分析方法是否缜密?	是	不清楚	否
9. 结果陈述是否清晰?	是	不清楚	否
10. 研究的价值有多大?	是	不清楚	否

1. 是否清晰阐述了研究的目标　判断该研究是否清晰阐述了研究的目标及其重要性。

2. 采用质性研究方法是否恰当　判断该研究是否旨在阐释或阐明研究人群的主观体验或行为,质性研究法对回答该研究问题是否恰当。

3. 研究设计对该研究目标来说是否恰当　该论文是否阐述了采用该研究方法的理由,判断该研究的设计是否恰当,能否达到该研究目标。

阅读笔记

4. 入选研究对象的方法是否恰当　该论文是否阐述了如何选择研究对象的；是否论证了所选择的研究对象是最能提供本研究所关注信息的恰当人选；是否阐释了为什么有些被选中的研究对象未参与研究。

5. 资料收集方法是否恰当　论文中是否阐释了选择该资料收集场所的理由；收集资料的方式（如焦点小组访谈、半结构式访谈），采用的访谈提纲，资料的记录形式（如录音、录像、手工记录）；选择该资料收集方法的理由；研究过程中是否对资料收集方法进行了调整，以及为什么调整、是如何调整的；是否阐述了资料饱和的相关信息。

6. 是否充分考虑了研究者与研究对象之间的关系　研究者是否评判性地检视了自己在确立研究问题、招募研究对象、选择研究场所以及资料收集过程中的角色、潜在偏倚及对研究过程的影响；研究者是如何应对研究中出现的意外事件，以及是否考虑了改变研究设计所带来的影响。

7. 是否考虑了伦理问题　应评价研究过程是否符合伦理规范，例如是否描述了如何向研究对象解释研究过程的细节；是否描述了与知情同意、隐私有关的问题，或在研究过程中及研究结束后，如何处理研究对参与者带来的影响等相关问题；研究是否获得伦理委员会的批准。

8. 资料分析方法是否缜密　应评价论文中是否详细描述了资料分析过程；如果采用的是主题分析，是否清晰描述了如何从资料中提取类别或主题的；研究者是否解释了所呈现出的资料是如何从原始资料中挑选出来的；是否呈现了充分的资料来支持结果；研究者是否评判性地检视了自己在资料分析过程中的角色、潜在偏倚及其影响。

9. 结果陈述是否清晰　应评价结果是否清楚、明确；是否对与研究者观点一致和不一致的证据均进行了充分讨论；研究者是否讨论了结果的可信性；是否对与研究问题相关的结果进行了讨论。

10. 研究的价值有多大　应评价研究者是否讨论了该研究对当前护理实践、政策、实证研究等方面带来的贡献；是否提出了进一步研究的新问题；研究者是否讨论了该研究结果是否能够以及如何推广到其他人群。

（三）质性研究的报告规范——COREQ

为提高质性研究的报告的严谨性、规范性和报告质量，澳大利亚悉尼大学公共卫生学院的 Alison Tong 等学者于 2007 年发布了包括 32 个条目的质性研究报告规范 COREQ（consolidated criteria for reporting qualitative research，COREQ）。该报告规范的中文版详见本书附录 4。

八、系统评价论文

系统评价（systematic review，SR）是针对一个特定的问题，系统、全面地收集相关证据，用统一的科学评价标准，筛选出符合标准的文献，综合结果，以得到可靠的结论。近年来，系统评价的数量明显增多，方法日趋复杂，对临床医务工作者和卫生决策者也产生了重要影响。但由于进行系统评价的人员水平参差不齐，有些系统评价出现方法学不够规范的问题。因此，并非所有的系统评价得出的结论都绝对真实和可靠。读者在阅读或应用系统评价的结论指导临床实践前，应对其方法和每个步骤进行严格评价，以确定系统评价的结论是否真实、可信。本章主要介绍较常用的 AMSTAR 及 JBI 的评价工具。

（一）系统评价评估工具

系统评价评估工具（Assessment of Multiple Systematic Reviews，AMSTAR）是由 Shea 等人于 2007 年在系统评价真实性评估工具（Overview Quality Assessment Questionnaire，OQAQ）及 Sacks 真实性评价清单的基础上发展的真实性评价工具，包含 11 个评价项目（表 4-27），评价者需对每个评价项目做出"是"、"否"、"不清楚"、"不适用"的判断。

表 4-27　AMSTAR 对系统评价论文的真实性评价

评价项目	评价结果			
1. 是否提供了前期设计方案?	是	否	不清楚	不适用
2. 研究的选择和资料提取是否具有可重复性?	是	否	不清楚	不适用
3. 检索策略是否全面?	是	否	不清楚	不适用
4. 纳入标准是否包括文献的发表状态,如灰色文献?	是	否	不清楚	不适用
5. 是否提供了纳入与排除研究的列表?	是	否	不清楚	不适用
6. 是否描述了纳入研究的基本特征?	是	否	不清楚	不适用
7. 是否评价和报告了纳入研究的方法学质量?	是	否	不清楚	不适用
8. 所得结论是否合理考虑到纳入研究的方法学质量?	是	否	不清楚	不适用
9. 结果合并的方法是否恰当?	是	否	不清楚	不适用
10. 是否评估了发表偏倚的可能性?	是	否	不清楚	不适用
11. 是否说明了相关的利益冲突?	是	否	不清楚	不适用

1. 是否提供了前期设计方案　进行系统评价前应确定具体的研究问题及纳入标准。

2. 研究的选择和资料提取是否具有可重复性　至少应由 2 名研究者独立提取数据,出现分歧时要有恰当的协商程序。

3. 检索策略是否全面　至少应检索 2 个电子资源。论文中必须报告所用的数据库及检索年限,列出检索词和(或)主题词及检索策略。

4. 纳入标准是否包括文献的发表状态,如灰色文献　应在纳入标准中阐述该系统评价检索了任何发表和未发表的研究,判定该论文是否的发表状态。

5. 是否提供了纳入与排除研究的列表　应在论文中提供纳入研究和排除研究的列表。

6. 是否描述了纳入研究的基本特征　应在论文中用表格形式报告纳入的原始研究的基本特征,包括研究对象(如年龄、种族、性别、相关社会经济学数据、疾病状态、病程、疾病严重度或其他疾病)、干预措施和结局指标。

7. 是否评价和报告了纳入研究的方法学质量　应提供质量评价的方法,例如对于干预性研究,作者是否只纳入了随机、双盲、安慰剂对照的研究,或将分配隐藏作为纳入标准;对于其他类型的研究,评价项目应相关。

8. 所得结论是否合理考虑到纳入研究的方法学质量　应在讨论及下结论时考虑纳入研究方法学质量的结果,并在形成推荐建议时明确说明。

9. 结果合并的方法是否恰当　在合并结果时,应进行异质性检验,以确认各项研究是否可以合并。如果存在异质性,应采用随机效应模型,并考虑在临床角度上是否可以合并。

10. 是否评估了发表偏倚的可能性　应采用漏斗图或其他检验(如 Egger 回归)评估发表偏倚。

11. 是否说明相关的利益冲突　应对在系统评价和纳入研究中提供潜在支持资源者给予致谢。

(二) 澳大利亚 JBI 循证卫生保健中心的评价工具

澳大利亚 JBI 循证卫生保健中心(2016)对系统评价论文的真实性评价工具包含 11 个评价项目(表 4-28)。评价者需对每个评价项目做出"是"、"否"、"不清楚"、"不适用"的判断,并最终经过小组讨论,决定该研究是纳入、排除,还是需获取进一步的信息。

阅读笔记

表 4-28   澳大利亚 JBI 循证卫生保健中心对系统评价论文的真实性评价

评价项目	评价结果			
1. 所提出的循证问题是否清晰、明确？	是	否	不清楚	不适用
2. 文献纳入标准对该循证问题来说是否恰当？	是	否	不清楚	不适用
3. 检索策略是否恰当？	是	否	不清楚	不适用
4. 检索文献的数据库或资源是否充分？	是	否	不清楚	不适用
5. 采用的文献质量评价标准是否恰当？	是	否	不清楚	不适用
6. 是否由 2 名或 2 名以上的评价者独立完成文献质量评价？	是	否	不清楚	不适用
7. 提取资料时是否采取一定的措施减少误差？	是	否	不清楚	不适用
8. 合并研究的方法是否恰当？	是	否	不清楚	不适用
9. 是否评估了发表偏倚的可能性？	是	否	不清楚	不适用
10. 所提出的政策或实践推荐建议是否基于系统评价结果？	是	否	不清楚	不适用
11. 提出的进一步研究方向是否恰当？	是	否	不清楚	不适用

1. 所提出的循证问题是否清晰、明确   提出循证问题是系统评价的一个重要步骤。明确的循证问题能够界定系统评价的范畴，有助于确定检索策略。一个清晰的循证问题应包含研究人群（P）、干预措施（I）、对照措施（C）、结局指标（O）这几个要素。

2. 文献纳入标准对该循证问题来说是否恰当   纳入标准应基于循证问题来定，并与循证问题相匹配。在纳入标准中，应将 PICOS 这几个要素清晰、明确地界定出来。纳入研究的类型应与循证问题相关。

3. 检索策略是否恰当   论文的方法部分或补充材料中应详细描述采用的检索策略，有些论文中会介绍如何确定检索词。

4. 检索文献的数据库或资源是否充分   进行系统评价时，应综合采用各种检索策略，努力检索出"所有"可获取的证据，以降低发表偏倚。数据库应包含 Medline、CINAHL 等多个主要数据库，以及与循证问题有关的其他数据库。例如，如果要对物理治疗的效果进行系统评价，还应检索 PEDro 数据库；如果要对教育干预的效果进行系统评价，还应检索 ERIC（教育资源信息中心，Education Resources Information Center）。此外，还应努力检索灰色文献，可能需要检索与循证问题相关的网站、学位论文集等。

5. 采用的文献质量评价标准是否恰当   论文的方法部分或补充材料中应清晰阐述所用的文献质量评价工具及其评价条目。所用的文献质量评价工具应与循证问题所纳入的研究类型相符。例如，如果对干预措施的效果进行系统评价，应采用对 RCT 进行质量评价的工具。

6. 是否由 2 名或 2 名以上的评价者独立完成文献质量评价   论文中应清晰描述由 2 名或以上的评价者独立进行文献质量评价。

7. 提取资料时是否采取一定的措施减少误差   提取资料时，降低偏倚的措施包括由 2 名研究者独立提取资料、使用事先设计好的表格进行资料提取、对提取资料的研究者进行培训等。

8. 合并研究的方法是否恰当   如果进行了 Meta 分析，应判断其方法是否恰当，是否进行了异质性检验及阐述异质性的原因；如果研究之间存在明显的异质性，可进行描述性综合。

9. 是否评估了发表偏倚的可能性   采用综合检索策略是降低发表偏倚对结果影响的最好方法。此外，还可以采用漏斗图、Egger 检验等方法来评估发表偏倚的可能性。该评价项目

阅读笔记

不适用于质性研究证据的系统评价。

10. 所提出的政策或实践推荐建议是否基于系统评价结果　论文中应基于系统评价的结果,阐述对政策或实践的推荐建议。应判断在形成推荐建议时,是否考虑了结果的论证强度和纳入研究的质量。

11. 提出的进一步研究方向是否恰当　很多系统评价论文会在讨论部分提出进一步的研究方向。如果目前的研究证据较少或样本量偏小,有必要重复进行类似的研究。

(三) CASP 的评价工具

CASP(2013)对系统评价论文的真实性评价工具共包含 10 个评价项目,分别从三个方面进行评价:A. 结果是否真实;B. 结果是什么;C. 结果是否适用于该情境。其中对结果真实性的评价包括 5 个项目(表 4-29),项目 1 和 2 是筛选问题。评价者需对每个评价项目做出“是”、“不清楚”、“否”的判断。

表 4-29　CASP 对系统评价论文的真实性评价

评价项目	评价结果		
1. 是否清晰地阐述了循证问题?	是	不清楚	否
2. 检索的研究类型是否恰当?	是	不清楚	否
3. 是否纳入了所有与循证问题相关的重要研究?	是	不清楚	否
4. 是否对纳入研究进行了充分的质量评价?	是	不清楚	否
5. 是否对原始研究的结果进行了合并,方法是否恰当?	是	不清楚	否

1. 是否清晰地阐述了循证问题　评价该论文是否清晰地提出了循证问题,包括研究人群、干预措施、结局指标。

2. 检索的研究类型是否恰当　评价该论文检索的研究是否与循证问题相关、研究的类型是否恰当(例如评价干预措施的有效性时,通常纳入 RCT)。

3. 是否纳入了所有与循证问题相关的重要研究　评价该论文采用的数据库是否全面;是否通过研究中的参考文献列表、直接与专家联系等方式,追溯与该主题相关的研究;除了发表的研究外,是否检索了未发表的研究;除了英文文献外,是否检索了非英文文献。

4. 是否对纳入研究进行了充分的质量评价　评价该论文对原始研究进行质量评价的方法和标准、质量评价者的资质等是否恰当。

5. 是否对原始研究的结果进行了合并,方法是否恰当　评价各个原始研究的结果是否存在异质性,是否阐述了异质性的可能原因;如果存在异质性,应讨论异质性的原因。

【本章小结】

对文献进行真实性严格评价,从而审慎地将最佳证据应用到临床决策中,是循证护理的精髓之一。目前护理文献数量的增长速度很快,但并非所有的研究证据都具有真实性和可信性。因此,在应用证据之前,必须评价证据的真实性、重要性和适用性。本章主要介绍了进行文献严格评价的目的和意义,文献严格评价的基本要素,以及 Cochrane 协作网、澳大利亚 JBI 循证卫生保健中心、英国文献严格评价项目(CASP)提出的对随机对照试验、类实验性研究、队列研究、病例对照研究、描述性研究、诊断性试验、案例系列、个案报告、专家意见、质性研究、系统评价等不同类型的论文进行严格评价的工具。通过本章内容,希望引导读者正确对不同类型的研究论文进行严格评价,从而为作出恰当的临床决策提供可靠依据。

(王志稳)

阅读笔记

【思考题】

1. 两人一组,选择一篇随机对照试验论文,对其进行真实性评价。
2. 两人一组,选择一篇现象学研究论文,对其进行真实性评价。
3. 两人一组,选择一篇系统评价论文,对其进行真实性评价。

主要参考文献

[1] 李幼平 . 循证医学 . 北京 : 人民卫生出版社 ,2014.

[2] 王吉耀 ,何耀 . 循证医学 . 北京 : 人民卫生出版社 ,2015.

[3] 王吉耀 . 循证医学与临床实践 .3 版 . 北京 : 科学出版社 ,2012.

[4] 罗杰 ,冷卫东 . 系统评价 /Meta 分析理论与实践 . 北京 : 军事医学科学出版社 ,2013.

[5] 费宇彤 ,刘建平 ,于河 ,等 . 报告定性研究个体访谈和焦点组访谈统一标准的介绍 . 中西医结合学报 ,
2008,6(2):115-118.

[6] Schulz KF,Altman DG,Moher D,et al. CONSORT 2010 声明 : 报告平行对照随机临床试验指南的更新 .
周庆辉 ,卞兆祥 ,译 . 中西医结合学报 ,2010,8(7):604-611.

[7] Elm EV,Altman DG,Egger M,et al. 加强流行病学中观察性研究报告质量 (STROBE) 声明 : 观察性研究
报告规范 . 赵乐 ,译 . 世界临床医学 ,2008,2(1):78-82.

[8] Higgins JPT,Green S. Cochrane Handbook for Systematic Reviews of Interventions Version 5.1.0. The
Cochrane Collaboration,2011. http://www.handbook.cochrane.org.

[9] The Joanna Briggs Institute. Joanna Briggs Institute Reviewers' Manual:2016 edition. Australia:The Joanna
Briggs Institute,2016. http://www.joannabriggs.org.

[10] Critical Appraisal Skills Programme(CASP). CASP Checklists,2013. http://www.casp-uk.net.

[11] Reitsma JB,Rutjes AWS,Whiting P,et al. Chapter 9:Assessing methodological quality. In:Deeks JJ,
Bossuyt PM,Gatsonis C(editors),Cochrane Handbook for Systematic Reviews of Diagnostic Test Accuracy
Version 1.0.0. The Cochrane Collaboration,2009. http://srdta.cochrane.org/.

[12] Des Jarlais DC,Lyles C,Crepaz N,et al. Improving the reporting quality of nonrandomized evaluations of
behavioral and public health interventions:the TREND statement. Am J Public Health,2004,94:361-366.

[13] Tong A,Sainsbury P,Craig J. Consolidated criteria for reporting qualitative research(COREQ):a 32-item
checklist for interviews and focus groups. International Journal for Quality in Health Care,2007,19(6):
349-357.

第五章 证据的特征与分级

世界著名未来学家 Naisbitt 早在 20 世纪 80 年代就在其著作《大趋势》中提出："面对知识饥荒,我们却淹没于信息海洋,用现有手段显然不可能应对当前的信息。在信息社会,失去控制和没有组织的信息不再是一种资源,而是信息工作者的敌人。"决策者面对浩瀚的信息海洋,渴望得到真实而适用的证据帮助。而循证医学最显著的特点就是对证据质量进行分级,并在此基础上结合患者的价值观和意愿做出推荐。证据的分类分级可以帮助决策者充分及合理利用信息。

第一节 循证护理领域证据的特征

循证护理是遵循证据的护理,高质量的研究证据是循证护理的核心。正确认识循证护理证据的特征是开展循证护理的基础。

一、循证护理领域证据的等级性

证据具有等级性,证据的等级系统包括证据的质量等级和推荐级别。证据质量是指对预测值的真实性有多大把握,常用高质量证据、中等质量证据、低质量证据等区分。推荐强度是遵循某一特定推荐意见的程度,其程度常用强推荐或弱推荐区分。在循证护理中,证据是经过严格的界定和筛选而获得的最佳证据。这需要对证据的科学性、可行性、适宜性、临床意义、有效性以及经济性进行严格的评价。只有经过谨慎的分析和评价后,医护人员才能根据临床特定的情况选择运用最佳的证据。

目前被广泛接受和使用的证据等级划分系统主要有牛津大学循证医学中心的证据等级系统,由 GRADE 工作组推出的证据分级和推荐意见系统以及由澳大利亚 Joanna Briggs 循证卫生保健中心(Joanna Briggs Institute,JBI)根据证据的 FAME 结构(证据的可行性、适宜性、临床意义和有效性)所制订的"JBI 证据等级系统"。

二、循证护理领域证据的多元性

Joanna Briggs 循证护理中心主任 Pearson 教授认为循证实践者应成为"多元主义者"。护

阅读笔记

理学科既具有科学性,又具有艺术性,体现了医学自然科学与社会人文学科的有机结合。这些特性决定了护理研究方法和证据的多样性,不仅包括随机对照试验研究、病例对照研究、队列研究、现况研究等量性研究,也包括质性研究所提供的证据,另外个案分析研究提供的结果以及专业共识和专家意见,在经过对其真实性进行严格的评鉴后,也能成为证据。

(一)量性研究的证据在循证护理中的应用

随机对照试验提供的证据被认为真实性和可靠性最强,是卫生保健系统实践活动中设计最精密的、最能科学地反映干预效果的实证。然而护理研究问题的特殊性以及常常涉及的各种伦理问题,使得随机对照试验并不适用于所有的护理研究问题,比如地中海饮食是否能够改善老年人的认知功能,回答此问题适合的研究方案是观察性研究而非实验性研究。中国护理领域的干预性研究数量虽逐年上升,但研究质量仍不令人满意,特别是随机方案、盲法、患者失访等问题的实施、处理、报告等方面都有待进一步改善。

量性研究体现了研究的客观性和科学性,但忽略了人的主体性和整体性,护理研究的特性使得量性研究的运用存在一定的局限性,故在护理研究中仅仅将目光专注于随机对照试验所提供的证据是远远不够的。其他设计严谨的研究方法,如队列研究、病例对照研究以及横断面研究等都可以提供证据。

(二)质性研究的证据在循证护理中的应用

护理研究对象和研究内容的复杂性,决定了护理研究类型的多样性。由于护理的核心是照护,针对不同的护理对象,照护的内涵也随之改变。护理更注重人的整体性,强调人的心理、社会层面、人本主义精神。循证护理强调将研究证据与临床实际和患者的价值观相结合。在这个结合过程中,不仅需要量性研究的支持,还需要运用质性研究的结果提供患者对疾病或护理的体验、态度、信仰、心理变化等,以保证提供给患者最"适宜"的干预方案。质性研究是以研究者本人作为研究工具,在自然情境下,采用多种资料收集方法,如访谈、观察、实物分析等,对研究现象进行深入分析,从原始资料中形成结论和理论,通过与研究对象互动,对其行为和意义建构获得解释性理解的一种活动,故在研究人类健康与疾病的过程中,质性研究被认为是较恰当的方法,其在护理领域中也越来越受到研究者的重视。在第二届世界补充替代医学大会上,专家指出质性研究将是 21 世纪医学研究的主要方向之一。采用质性研究和量性研究相结合的护理诠释了循证护理尊重和结合患者价值观的理念。

循证护理进行证据综合时,除了考虑量性研究设计的论文外,质性研究也可以纳入系统评价中作为可分析的文献。Cochrane 质性研究方法工作组(Cochrane Qualitative Research Methods Group,CQRMG)于 1998 年成立,致力于推广质性研究方法并产生质性研究的系统评价,并把质性研究的结果作为临床证据指导,为质性资料的 Meta 综合提供指导。另外,JBI 也建立了质性研究证据合成的专业组(the synthesis of qualitative evidence),并推出了质性研究 Meta 整合的方法学,开发了质性研究系统评价在线应用软件(Qualitative Assessment and Review Instrument,JBI-QARI)。

三、循证护理领域证据的动态变化性

循证卫生保健的发展日新月异,证据不是一成不变的,指南、流程等均应每 3 年左右更新一次。开展循证实践不能将证据固化,更不能认为证据是不能推翻的。例如 2010 年美国心脏协会的心肺复苏指南更新了心肺复苏的流程,强调了针对心源性意外的抢救要遵循"胸外心脏按压 - 开放气道 - 人工呼吸的流程(C-A-B)",更改了 2005 年指南中 A-B-C 的流程。美国静脉输液护理学会 2011 年的指南中强调静脉留置针的保留时间一般为 72~96 小时,但 2013 年 Cochrane 的一篇基于 7 项随机对照试验的系统评价更新了该证据,指出 72~96 小时更换与出现临床指征时更换,无论是连续输液或间断输液,在导管相关性血流感染和静脉炎的发生率方

阅读笔记

面均无统计学差异,因此,美国静脉输液护理学会 2016 年的指南中将静脉留置针的拔管指征修改为根据评估结果判断是否拔管和更换。

第二节 证据的等级系统

随着循证医学和流行病学的发展以及人们认识的不断深化,证据分级和推荐强度的发展经历了一个不断探索和不断超越的演进过程,但是目前全球尚无完全统一的证据分级系统。以下介绍医学研究中证据分级和推荐强度的简要演进过程和主要事件,并列举目前较权威的证据分级和推荐意见系统。

一、证据分级系统的发展和演变

20 世纪 60 年代,美国两位社会学家 Campbell 和 Stanley 首次提出证据分级概念,用于评价教育领域部分原始研究的设计,并将随机对照研究的质量设定为最高。

1979 年,加拿大卫生部定期体检工作组(CTFPHE)基于试验设计,将证据分为三级,设计良好的 RCT 级别最高,专家意见级别最低。将推荐强度按证据级别分为支持和不支持两类,每类又分"充分"、"尚可"和"缺乏"三级。此标准首次在医学领域提出了明确的证据等级和推荐强度分级标准,但它未将推荐意见与证据级别对应,且未考虑小样本、低质量的 RCT、互相矛盾的 RCT、高质量观察性研究的证据级别的不同。

1986 年,CTFPHE 成员之一,David Sackett 针对 1979 年分级系统的不足,撰文提出了证据的五分法,首次对 I 级证据的 RCT 定义了质量标准,且将证据质量与推荐强度的等级一一对应,即高质量证据的推荐强度也高。但该标准未区分队列研究与病例对照研究,也未纳入专家意见。

1992 年,美国卫生保健政策研究所(Agency for Health Care Policy and Research,AHCPR,现更名为 Agency for Healthcare Research and Quality,AHRQ)制定的临床实践指南,将基于随机对照试验的 Meta 分析作为最高级别的证据,这是首次将 Meta 分析列入证据的分级中(表 5-1)。

表 5-1 1992 年 AHCPR 证据分级及推荐强度

证据级别	定义	推荐强度
I a	随机对照试验的 Meta 分析	A
I b	至少 1 项随机对照研究	
II a	至少 1 项设计良好的非随机对照研究	B
II b	至少 1 项设计良好的准实验性研究	
III	设计良好的非实验性研究,如对照研究、相关性研究和病例研究	
IV	专家委员会报告,权威意见,临床经验	C

2001 年,苏格兰院际指南网(Scottish Intercollegiate Guidelines Network,SIGN)发布了更详细的证据分级和推荐强度,将随机对照试验的 Meta 分析、系统评价和 RCT 共同作为最高级别的证据。同时分别将 1、2 级证据细分为三小类,并对每一小类进行定义(表 5-2)。

1998 年,David Sackett、Bob Phillips 等临床流行病学和循证医学专家共同制定了一系列证据分级和推荐意见系统,并于 2001 年 5 月正式发表在英国牛津循证医学中心的网络上(表 5-3,仅列出治疗部分的内容)。该系统首次在证据分级的基础上提出了分类概念,涉及治疗、预防、病因、危害、预后、诊断、经济学分析等七个方面,更具针对性和适用性,成为循证医学教学和循证临床实践中公认的经典证据分级系统,也是循证教科书和循证期刊使用最广泛的证据分级系统。

阅读笔记

表 5-2　2001 年 SIGN 证据分级和推荐强度

证据级别	定义	推荐强度	定义
1++	高质量随机对照试验的 Meta 分析、系统评价，或偏倚可能性很小的 RCT	A	直接适用于目标人群的 1++ 或 1+ 级证据
1+	较高质量随机对照试验的 Meta 分析、系统评价，或出现偏倚可能性小的 RCT		
1−	随机对照试验的 Meta 分析、系统评价，或出现偏倚可能性大的 RCT		
2++	高质量病例对照或队列研究的系统评价，或出现混杂、偏倚和机遇可能性很小而反映因果关联可能性大的高质量病例对照或队列研究	B	直接适用于目标人群的 2++ 级证据或 1++ 或 1+ 级证据的外推证据
2+	出现混杂、偏倚和机遇可能性小而反映因果关联可能性较大的较高质量的病例对照或队列研究	C	直接适用于目标人群的 2+ 级证据或 2++ 级证据的外推证据
2−	出现混杂、偏倚和机遇可能性大而反映因素关联可能性明显不足的病例对照或队列研究		
3	非分析性研究，即病例报告、系列病例分析	D	3 或 4 级证据，或 2+ 级证据的外推证据
4	专家意见		

表 5-3　2011 年牛津大学循证医学中心证据分级系统

问题	步骤 1 (Level 1*)	步骤 2 (Level 2*)	步骤 3 (Level 3*)	步骤 4 (Level 4*)	步骤 5 (Level 5*)
问题的普遍性如何？	当地和当前随机样本调查性研究（或共识）	与当地环境相匹配的调研性论文的系统综述 **	当地的非随机样本调查研究 **	病例系列研究 **	
诊断性或筛查性研究是否准确？（诊断性研究）	基于横断面研究设计的诊断试验（与公认的金标准进行了独立盲法的比较）的系统评价	单个的横断面研究设计的诊断试验（与公认的金标准进行了独立盲法的比较）	非连续性研究；横断面研究设计的诊断试验（未与公认的金标准进行了独立盲法的比较）**	病例对照研究；与金标准比较不佳或与金标准非独立比较的横断面研究设计的诊断性试验 **	基于机制的推理
如果不提供某项治疗措施可能的结果会是怎样？（预后性研究）	起始队列研究的系统评价	起始队列研究	队列研究或随机试验的对照组 *	病例系列研究、病例对照研究或质量欠佳的预后性的队列研究 **	
此干预是否有效果？（干预性研究）	对 RCT 的系统评价或者单病例试验的系统评价	RCT 或效应量大的观察性研究	队列研究或随访研究 **	病例系列研究、病例对照研究或历史性对照研究 **	基于机制的推理

阅读笔记

续表

问题	步骤 1 (Level 1*)	步骤 2 (Level 2*)	步骤 3 (Level 3*)	步骤 4 (Level 4*)	步骤 5 (Level 5*)
此干预常见的风险有哪些?(治疗危害)	随机对照试验的系统评价;巢式病例对照研究的系统评价;与临床问题患者特征相同的单病例研究的系统评价;效应量大的观察性研究的系统评价	随机对照试验或效应量大的观察性研究	队列研究或随访研究(长期及足够样本的随访并未发现一般的不良反应)**	病例系列研究,病例对照研究或历史性对照研究**	基于机制的推理
此干预罕见的风险有哪些?(治疗危害)	随机对照试验或者单病例试验的系统评价	随机对照试验或效应量大的观察性研究			
早期检测值得做吗?(筛查性研究)	随机对照试验的系统评价	随机对照试验	队列研究或随访研究**	病例系列研究,病例对照研究或历史性对照研究**	以机制为基础的推理

　　* 如果存在研究质量不佳,不精确性,不直接性(研究中的 PICO 与所提的临床问题不匹配),绝对效应量(the absolute effect) 太小的问题,证据等级可能降低。如果出现大的或极大的效应量则证据需要升级

　　** 一般来说,系统评价证据级别优于单个原始研究

　　2011 年牛津循证医学中心发布新版证据分级体系,此体系包括诊断、预后、干预、危害四个方面(表 5-3)。新版证据分级标准有以下几个改变:①证据分级等级中的"行"和"列"调换,"行"表示卫生保健人员检索证据时需要遵循的步骤,"列"表示可能在实际临床工作中遇到的不同类型的问题,如诊疗过程常需要首先了解某疾病的患病率及诊断方面的信息,然后需要了解其治疗方面的信息,最后需要关注治疗护理效应与风险等问题;②区分常见危害和罕见危害,增加了早期筛检方面的问题;③删去了经济学和决策分析方面的证据分级部分;④对一个证据等级下的多个亚分级整合为 1 个,如将 1a、1b、1c 整合为 Level1;⑤删去推荐意见的等级标准;⑥参考 GRADE 的理念,在证据分级的基础上再进行进一步评价,如考虑到证据可能存在的精确性问题、间接性等问题。

　　2001 年,美国纽约州立大学下州医学中心推出证据金字塔,首次将动物研究和体外研究纳入证据分级系统,拓展了证据范畴。

　　随着循证医学的迅速发展,证据等级与推荐级别标准逐渐发展成熟,日趋完整,但仍然存在一些问题,比如以往的标准常常基于"唯设计论",认为 RCT 研究的质量均高于观察性研究质量,过分强调 Meta 分析而忽视其可能因为各研究结果间的不一致性,合并效应量的不精确性等而导致的低证据质量。针对现存证据分级与推荐意见标准的不足,包括 WHO 在内的 19 个国家和国际组织共同成立了 GRADE 工作组,由 67 名临床指南专家、循证医学专家、各权威标准的主要制定者及证据研究者通力合作,制定出了国际统一的证据质量分级和推荐强度标准,并于 2004 年正式推出。GRADE 证据系统的推出,突破了以往单纯按照研究设计划分证据质量等级的局限性,综合考虑系统评价纳入研究的偏倚风险、发表偏倚、不一致性、间接性、不精确性、效应量大小、剂量 - 反应关系以及混杂因素等。该标准代表了当前对研究证据进行分类分级的国际水平,意义和影响重大。

　　2007 年,加拿大 McMaster 大学 Haynes 教授提出"5S"证据模型。2009 年 Dicenso 等人在"5S"

阅读笔记

的基础上提出了"6S"金字塔模型(详见第三章第二节)。

随着循证医学的日臻成熟,证据本身将进一步拓展和延伸。证据的分级理念将会在更多的领域体现出来。未来的挑战是在管理、教育、基础研究、经济学、社会学、法学等领域引入证据分类分级理念,研究制定符合循证思想、满足各领域研究和实践需要的高质量证据分类分级标准和推荐意见强度,接受时间和实践的检验。

二、循证护理领域常用的证据分级系统

澳大利亚 Joanna Briggs 循证卫生保健中心在 2003 年前采用的证据分级系统是澳大利亚健康与医疗研究协会(Australian National Health & Medical Research Council,ANHMRC)于 1999年制订的临床实践指南。2003 年之后,JBI 基于循证护理证据多元性等特点,提出了证据的FAME 结构(证据的可行性、适宜性、临床意义和有效性),制订了"JBI 证据等级系统",并分别于 2006 年、2010 年进行了更新。随着 GRADE 系统的推广与普及,2014 年 JBI 结合 GRADE系统及 JBI 循证卫生保健模式制订了 JBI 证据预分级及证据推荐级别系统,该系统适用于护理学及其他卫生保健领域。

GRADE 系统产生于对干预性研究的系统评价进行证据等级判断,目前逐渐发展,现已经涉及多个领域,但对来自专业共识的系统评价、质性研究的系统评价无法进行证据质量评级,也不主张对单项研究进行质量分级。JBI 基于多元主义的哲学观,认为医疗卫生保健领域证据的来源是多元化的,干预性研究、观察性研究、质性研究、经济学评价、诊断性试验、预后研究、专业共识、专家意见均可提供有深刻价值和意义的证据,因此,在采纳 GRADE 证据分级系统的同时,进一步考虑证据的多元性,在对证据体进行质量分级之前,可对证据进行预分级(pre-ranking)。

预分级出现在对单篇文献真实性进行严格评价(critical appraisal)之后,对纳入的单项研究按照其设计类别,包括有效性研究(实验性设计、类实验性设计、观察性研究)、质性研究、诊断性试验、预后研究、经济学评价五类进行预分级,最终将证据分为 Level 1~Level 5 五个等级(表 5-4~ 表 5-6)。通过预分级可实现对证据的快速分类。目前,该证据预分级系统广泛应用于 JBI 及其 50 多个国际分中心所构建的多项循证资源,包括证据总结(evidence summary)、最佳实践信息册(best practice information sheet)和推荐实践(recommended practice)等。该证据预分级系统与 GRADE 证据等级系统并不矛盾,是在应用 GRADE 系统进行证据体质量分级之前的预分级。预分级后在 JBI 的 FAMA 结构指导下(表 5-7),根据证据的有效性、可行性、适宜性和临床意义,结合证据的 JBI 推荐强度分级原则,由指南制定小组确定证据的推荐强度(表 5-8)。

JBI 证据预分级系统的主要优势是:①有利于在 GRADE 分级之前对不同设计类型的单项研究进行预分级,以体现证据的多元性;②该预分级系统将量性研究、质性研究分别进行预分级,从多元主义的哲学观出发,认同质性研究与量性研究同等重要的价值,避免了以往认为质性研究等级低于量性研究的偏见;③有利于检索证据时根据研究设计快速定位文献;④有利于对单项研究文献进行快速筛选和分类,并进一步进行质量评价,构建 JBI 循证资源;⑤保留传统的按单项研究设计分级的思路,有利于开展教育和培训,使用者容易理解和应用。

阅读笔记

表 5-4　JBI 2014 版干预性研究证据预分级

证据等级	设计类型举例	描述
Level 1	RCT/ 其他实验性研究	1a—多项 RCT 的系统评价
		1b—多项 RCT 及其他干预性研究的系统评价
		1c—单项随机对照实验（RCT）
		1d—准随机对照试验
Level 2	类实验性研究	2a—多项类实验性研究的系统评价
		2b—多项类实验性与其他低质量干预性研究的系统评价
		2c—单项前瞻性有对照组的类实验性研究
		2d—前后对照、回顾性对照的类实验性研究
Level 3	观察性 - 分析性研究	3a—多项队列研究的系统评价
		3b—多项队列研究与其他低质量观察性研究的系统评价
		3c—单项有对照组的队列研究
		3d—单项病例对照研究
		3e—单项无对照组的观察性研究
Level 4	观察性 - 描述性研究	4a—多项描述性研究的系统评价
		4b—单项横断面研究
		4c—病理系列研究
		4d—个案研究
Level 5	专家意见、基础研究	5a—对专家意见的系统评价
		5b—专家共识
		5c—基础研究、单项专家意见

表 5-5　JBI 2014 版质性研究证据预分级

证据等级	研究设计举例	描述
Level 1	混合设计研究的 SR	1—多项质性研究或混合设计研究的系统评价
Level 2	质性研究的 Meta 整合	2—多项质性研究或混合设计研究的整合
Level 3	描述性质性研究、现象学研究、扎根理论、人种学研究等	3—单项质性研究
Level 4	对专家意见的 SR	4—对专家意见的系统评价
Level 5	单向专家意见	5—专家意见

阅读笔记

表5-6　JBI 2014版诊断性试验、预后研究、经济学评价证据预分级

证据等级	诊断试验	预后研究	经济学评价
Level 1	连续性患者的诊断准确度检验(studies of test accuracy among consecutive patients) 1a—多项连续性患者诊断准确度检验的系统评价 1b—单项连续性患者诊断准确度检验的研究	起始队列研究(inception cohort studies) 1a—多项队列研究的系统评价 2—起始队列研究	1—基于系统评价并具假设的决策模式,并根据决策情景调整该模式 2—与决策者所在场所类似地区开展的经济学评价的系统评价
Level 2	非连续性患者的诊断准确度检验(studies of test accuracy among non-consecutive patients) 2a—多项非连续性患者的诊断准确度检验研究的系统评价 2b—单项非连续性患者的诊断准确度检验的研究	观察结果为"全或无"研究(studies of all or none) 2a—多项观察结果为"无"的研究的系统评价 2b—单项观察结果为"全或无"的研究	3—与决策者所在场所类似地区开展的高质量经济学评价的整合(综合的,可信的成本及健康结局测量,覆盖足够长的时间周期,有敏感性分析)
Level 3	诊断性病例对照研究 3a—对多项诊断性病例对照研究的系统评价 3b—单项诊断性的病例对照研究	队列研究 3a—多项队列研究的系统评价 3b—单项队列研究	4—与决策者所在场所类似地区开展的单项高质量经济学评价(综合的,可信的成本及健康结局测量,覆盖足够长的时间周期,有敏感性分析)
Level 4	诊断率研究(diagnostic yield studies) 4a—多项诊断率研究的系统评价 4b—单项诊断率研究	病例系列研究、病例对照研究、历史对照研究 4a—多项病例系列研究、病例对照研究的系统评价 4b—单项病例系列研究、病例对照研究、历史对照研究	5—中、低质量(成本及健康效果覆盖面不够,无敏感性分析,时间周期短)的经济学评价的整合
Level 5	专家意见、基础研究 5a—对专家意见的系统评价 5b—专家共识 5c—单个专家意见、基础研究	专家意见/基础研究 5a—专家意见的系统评价 5b—专家共识 5c—单项专家意见/基础研究	
Level 6			6—中、低质量(见上述Level 5的描述)的单项经济学评价
Level 7			7—专家意见(关于干预与比较的增量成本效果分析)

阅读笔记

表 5-7 JBI 证据 FAME 结构

证据的 FAMA 结构	描述
证据的可行性	开展该项实践的成本效果如何? 开展该项实践所需的资源是否具有可及性? ——是否有足够的经验和能力开展该实践
证据的适宜性	该实践方式是否在文化上是可接受? 该实践方式是否可在大多数人群中转化或运用? ——该实践方式是否适合于各种不同的场景?
证据的临床意义	运用该实践是否与患者的积极体验相联系? 应用该实践是否不会导致患者出现不良体验?
证据的有效性	应用该实践是否获益? 该实践是否具有安全性?

表 5-8 JBI 2014 版证据推荐级别

推荐级别	判断标准
A 级推荐:强推荐	1 明确显示干预措施利大于弊或弊大于利
	2 高质量证据支持利用
	3 对资源分配有利或无影响
	4 考虑了患者的价值观、意愿和体验
B 级推荐:弱推荐	1 干预措施利大于弊或弊大于利,尽管证据尚不够明确
	2 有证据支持应用,尽管证据质量不够高
	3 对资源分配有利,或无影响,或有较小影响
	4 部分考虑,或并未考虑患者的价值观、意愿和体验

第三节 GRADE 证据分级系统

一、GRADE 简介

(一) GRADE 发展历史及基本理念

GRADE 系统是由 GRADE 工作组的 67 名临床指南专家、循证医学专家、各权威标准的主要制定者及证据研究者通力协作,循证制定出的国际统一的证据质量分级和推荐强度标准。目前 WHO 和 Cochrane 协作网在内的多个国际组织、协会已采纳 GRADE 标准。GRADE 对证据质量进行分级的方法始于研究设计,它将随机对照试验定为高质量证据,观察性研究定为低质量证据,然后列出 5 个可能降低证据质量的因素以及 3 个可能提高证据质量的因素,最后将每一结局相对应的证据质量评定为"高、中、低和极低"四个等级(表 5-9)。GRADE 系统将推荐强度分为"强推荐和弱推荐"两个等级,并提供了用以描述的符号、字母或数字(表 5-10)。这里需要注意该分级系统应用的对象是证据体,而非针对个别研究。

与目前存在的其他证据分类分级标准相比,GRADE 系统具有以下优势:①它由一个具有广泛代表性的国际指南制定小组制定;②明确界定了证据质量和推荐强度;③清楚评价了不同治疗方案的重要结局;④对不同级别证据的升级与降级有明确、综合的标准;⑤从证据评级到推荐意见强度全过程透明;⑥明确承认患者价值观和意愿;⑦就推荐意见的强弱,分别从临床医生、患者、政策制定者角度做了明确实用的诠释;⑧适用于制作系统评价、卫生技术评估及指南开发。

阅读笔记

表 5-9　GRADE 证据质量分级详情表

证据级别	具体描述	研究类型	总分	表达符号/字母
高级证据	非常确信真实的效应值接近效应估计	RCT,质量升高二级的观察性研究	≥0分	⊕⊕⊕⊕/A
中级证据	对效应估计值有中等程度的信心:真值有可能接近估计值,但仍存在两者大不相同的可能性	质量降低一级的RCT,质量升高一级的观察性研究	−1分	⊕⊕⊕○/B
低级证据	对效应估计值的确信程度有限:真值可能与估计值大不相同	质量降低二级的RCT,观察性研究	−2分	⊕⊕○○/C
极低级证据	对效应估计值几乎没有信心:真值很可能与估计值大不相同	质量降低三级的RCT,质量降低一级的观察性研究,系列病例观察,个案报道	≤−3分	⊕○○○/D

表 5-10　GRADE 证据推荐强度详情表

推荐强度	具体描述	表达符号/数字
支持使用某项干预措施的强推荐	评价者确信干预措施利大于弊	↑↑/1
支持使用某项干预措施的弱推荐	利弊不确定或无论高低质量的证据均显示利弊相当	↑?/2
反对使用某项干预措施的弱推荐		↓?/2
反对使用某项干预措施的强推荐	评价者确信干预措施弊大于利	↓↓/1

GRADE 系统制定推荐意见的原理可见图 5-1。

（二）GRADE 的推广

GRADE 工作组从 2011 年起,已先后在北美的加拿大、亚洲的中国和欧洲的西班牙分别建立了 3 个中心,主要使命为推广 GRADE 系统方法,举办 GRADE 系统培训,进行 GRADE 系统研究。GRADE 中国中心自 2011 年 9 月成立以来,已先后参与了 WHO 和卫生部重点实验室的指南制定,开展了系列研究,以及在 GRADE 中国中心举办学术会议和培训班。随着 GRADE 在国内的不断传播、深化,国内医疗工作者、教育者以及医学生们对 GRADE 的了解也在逐步提高。

（三）GRADE 的软件使用

为使研究者或决策者可以简便地采用 GRADE 系统对证据进行定量的评级并给出合理的推荐强度,GRADE 工作组设计了 GRADEpro 软件(GRADEprofiler software)。该软件界面友好,操作简单,易学易用。GRADEpro 最初研发是为 Cochrane 系统评价创建结果总结表(the summary of findings table,SoF),GRADE 证据概要表(GRADE evidence profile,EP)和评价概观表(overview of reviews table,OoR)。现在,随着 GRADE 系统的广泛推广,GRADEpro 也用于非 Cochrane 系统评价中。当在软件中输入纳入研究数、研究设计类型以及增加和降低证据质量的相关信息后,GRADEpro 会对证据进行分级。SoF、EP 和 OoR 均以表格形式呈现系统评价/Meta 分析(SR/MA)的证据质量评价结果。

GRADE 工作组于 2013 年正式推出了一款在线工具 Guideline Development Tool(GRADEpro GDT)——"循证实践指南研发工具"。同时,GRADE 工作组宣布,后期将逐步停止 GRADEpro 软件的更新,不断完善和推广 GRADEpro GDT 在线工具。GRADEpro GDT 是一款在线软件,无须下载及安装,直接注册后在线免费使用。输入网址 https://gradepro.org/ 后即可进入该网站界面(图 5-2)。

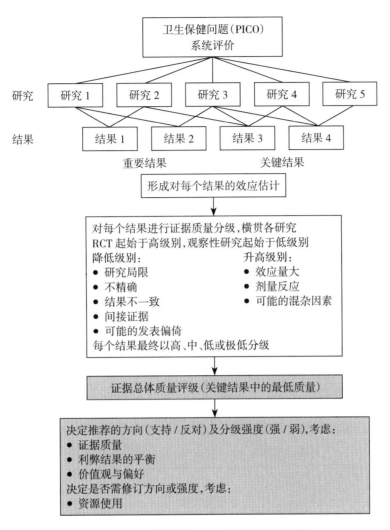

图 5-1 形成推荐的 GRADE 过程原理图

无阴影的框是针对系统评价和指南制定的通用步骤,有阴影的框专门针对指南
(引自:Gordon Guyatt,Andrew D.Oxman,ElieAkl,等.GRADE 指南:I.导论—GRADE
证据概要表和结果总结表.中国循证医学杂志,2011,11(4):437-445)

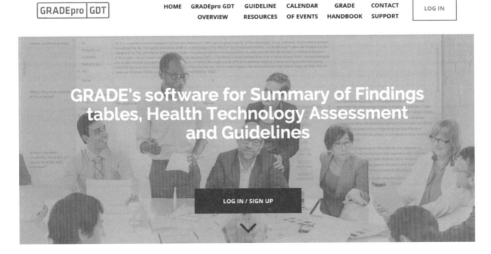

图 5-2 GRADE pro GDT 界面

阅读笔记

通过注册或登录进入 GRADE pro GDT 主界面,点击 Start new,出现创建新的项目窗口,有四个选项,分别为 GRADE Evidence Profile、Summary of Findings(SoF)Table、Evidence to Decision Framework 和 Full Guideline(图 5-3)。本处选择"Summary of Finding(SoF)Table",点击"Create project"按钮完成新项目的建立,随后即可出现项目操作界面(图 5-3)。该界面分左右两部分,右边则是操作及信息显示栏,左边则是项目栏,从上至下分别是"TASKS":指定具体的工作计划及备忘提醒;"TEAM":录入研究成员名单及利益冲突;"SCOPE":录入该系统评价的题目、目的、意义,关注的问题等相关信息;"DOCUMENT SECTIONS":进一步描述该系统评价/指南的具体信息;"COMPARISONS":证据质量评估,生成证据表;"DISSEMINATION":对研究结果进行初步展示和传播。右边则是操作及信息显示栏。

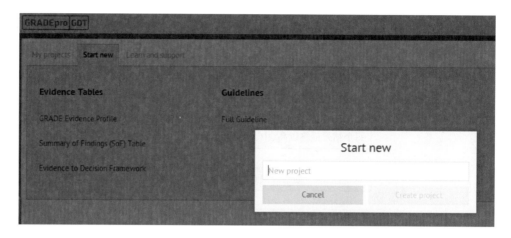

图 5-3　GDT 工具在线创建新项目界面

在图 5-4 中我们可以选择进行干预类系统评价(add management question)的结局评价,也可以选择进行诊断性研究(add diagnostic question)的系统评价。如果研究者已经有 RevMan 软件的数据文件,也可以点击"import question(s)"直接导入数据资料。我们这里选择点击图中"Add management question",出现录入具体问题界面(图 5-5),输入后点击右侧保存按钮。之后"保存"按钮就变成了"编辑"按钮。此时,双击已保存的题目即可出现图 5-5 界面,然后点击"Add outcome"即可录入结局指标相关信息,如结局指标的类型(Type)和是否合并(pooled)等(图 5-6)。然后将鼠标放在"New outcome"上双击,即可弹出图的对话框,填入相关信息后点击"Apply"即可完成结局指标的定义(图 5-7)。

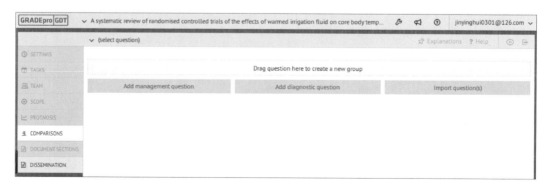

图 5-4　GDT 工具在线项目操作界面

阅读笔记

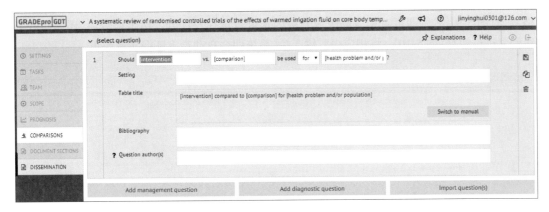

图 5-5 GDT 工具证据评价基本信息录入界面(1)

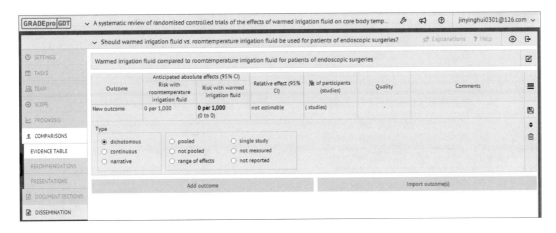

图 5-6 GDT 工具证据评价基本信息录入界面(2)

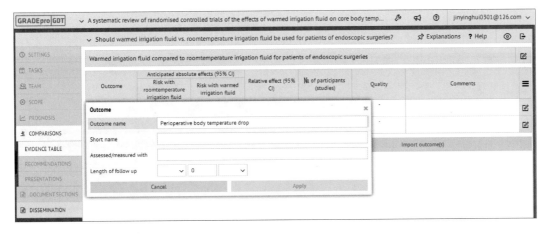

图 5-7 GDT 工具证据评价基本信息录入界面(3)

阅读笔记

　　然后按顺序点击之后相应区域都会弹出相应的对话框,按提示完成数据信息填写(图5-8)。每一步输入之后,均应点击"Apply"完成。最后点击"Quality"下方区域进入证据质量评估表格界面(图5-9),然后即可对相应降级或升级因素进行选择及评分。给出评分后,还需对升降级因素进行解释(图5-10)。将相应内容输入后,系统即会自动给出证据质量等级。

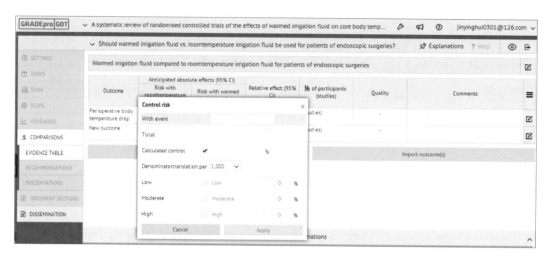

图5-8　GDT工具证据评价基本信息录入界面(4)

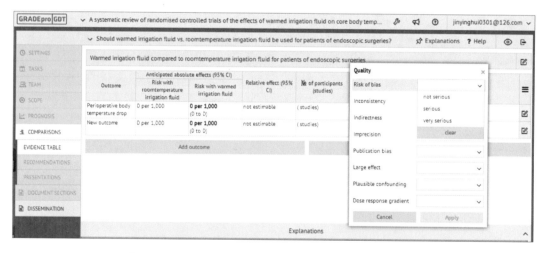

图5-9　GDT工具证据评价-升降级因素信息录入界面

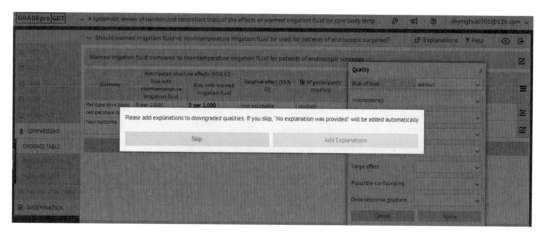

阅读笔记

图5-10　GDT工具升降级因素理由填写对话框

完成系统评价/Meta分析的证据质量等级评价后,点击右上角眼睛形状标识,可选择表格的输出模式(图5-11),选择需要的导出格式后再点击右上角眼睛形状标识后方的导出标识,并选择相关信息后即可激活"Cancel"后方的"Download"按钮,点击"Download"即可导出结果。

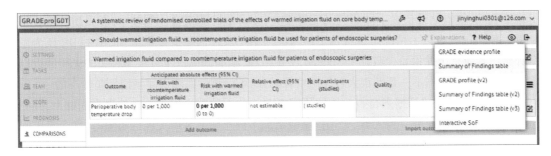

图 5-11　GDT 工具结果导出模式选项

二、GRADE 在各种研究领域中的应用

当前 GRADE 系统最成熟的应用领域是干预性研究系统评价和治疗性临床实践指南,其升降级因素也主要围绕该领域展开。而对于其他的研究类型的相关方法学正在逐步完善。

(一)干预性研究系统评价

在 GRADE 系统中,来源于随机对照试验的证据被定为高质量证据,因此随机对照试验提供的证据一般不考虑升级。由于其研究设计很可能存在缺陷,故需重点考虑降级。下面将对 GRADE 的五个降级因素进行解释。

1. 偏倚风险　偏倚风险是指如果 RCT 在研究设计或实施上存在缺陷则可引起误导性结果的风险,即研究的局限性。

评估 RCT 研究的局限性,GRADE 推荐使用 Cochrane 偏倚风险评估工具(the Cochrane Collaboration's tool for assessing risk of bias),大致可以包括以下几点:随机方法、分配隐藏、盲法、失访、选择性报告结果以及其他局限性。

盲法的评估是结果特异的,即需要考虑不同的结局指标对盲法的不同要求,护理领域的试验性研究常常不能进行实施者的盲法,如验证不同病人教育模式的实施效果的研究。此时对结局测量者施盲常常是必需的,尤其是护理研究中常常需要采用量表或问卷进行结局信息采集,特别是涉及患者症状评估或心理变化的主观结局测定,如果不采用测量者盲则很可能影响研究评定结果的准确性。但是当结局指标是病死率、血糖值等客观指标时,结局测量者盲则不是必需的。

选择性报告结果常常是指作者或研究资助者在试验中选择性地报告阳性结果与分析的现象。有多项研究表明,选择性报告结果的普遍存在使干预效果常被高估。评判选择性报告结果的方法有:①与研究计划书核对;②是否存在文章中方法学部分所设定的结局指标与结果部分报告的结局指标不一致;③从临床角度分析,研究缺失重要结局指标(最好与原始研究作者核实)。

失访是指在长期的随访期间,某些研究对象可能因迁走、死亡或其他的原因而退出研究。一般而言,与干预组和对照组的事件发生率相比,失访比例越高,且干预组和对照组的差异越大,则偏倚风险越大。

偏倚风险的总结需要系统评价员做出一个总体判断,考虑到所有相关证据,需要注意在决定是否因偏倚风险而降低质量等级时,不应采用对各个研究取平均值的方法,而应该综合考虑

阅读笔记

偏倚较高的单个研究对总效应估计值的影响大小,即权重大小。

2. 不一致性　不同研究间异质性较大常常意味着各种疗法的干预存在差异的可能性较大。差异可能缘于人群(如疾病的严重程度)、干预措施(如干预方案的剂量或疗程、联合干预措施、对照干预措施)、结局指标(如随访时间)或研究方法(如高、低偏倚风险的研究)。当结果存在异质性而研究者未能给出合理解释或处理时,会导致证据质量的降低。常常从以下4个标准来判断:①点估计值在不同研究间变异很大;②可信区间重叠比例较小;③异质性检验得到的 I^2 值大。发生以上情况系统评价员应考虑因不一致性而降低证据级别。GRADE 认为系统评价作者应提出并检验少数几个与患者、干预措施、结局指标以及方法学相关的先验假设以探寻异质性来源。当不一致性很大且无法解释时,因不一致性而降低质量级别是恰当的。

3. 间接性　直接证据来自直接比较研究者关注的干预措施用于关注的患者人群上,并测量患者重要结局的研究。当人群、干预措施或结局不同于研究者所关注的对象时,则会考虑间接性。间接性一般适用于指南制定过程。

间接证据通常由以下4种方式产生:①证据中所涉及的患者可能与我们关注的患者不同。如世界卫生组织指南制定小组提出治疗禽流感病毒的治疗问题,但因当时无法获得禽流感相关的临床研究,最终只能应用季节性流感的证据,此时因间接性降低证据质量。这里还存在一种比较特殊的情况,如果系统评价纳入的人群较局限时,指南制定者也可能需要进行间接性方面的降级,如当制定冠心病介入手术患者围术期护理指南时,如果某项预采用系统评价的患者人群恰好都是冠心病合并糖尿病患者,即预采用的证据的人群较局限则也导致因间接性降级,即要考虑人群的外推性。②证据中的干预措施可能与我们关注的干预措施不同。若干预措施不能在与提供证据的试验研究同样严格或技术复杂程度相同的条件下实施,那么指南制定者应考虑降低证据质量级别。如纳入一篇系统评价验证了音乐治疗对癌性疼痛的干预效果,收集的原始研究均来自欧美国家,当我们制定指南时可能需要从间接性方面降级,因为纳入研究中干预方案的音乐类型常常是钢琴、管弦乐或宗教音乐,这些音乐对我国患者的适用性和有效性还待商榷。另外,在制定目标人群为社区或基层医院患者的指南时,应用昂贵医疗器械或护理用品的相关证据同样可能因为实际应用难度较大导致在证据的间接性方面给予降级。③替代结果的使用。GRADE 明确指出进行系统评价和制定实践指南都应该始于定义每一关键结局指标。而系统评价可能只评定了某些次重要的结局,这同样会产生间接性,即替代结局指标导致的间接性。如一项针对阿尔茨海默病患者的认知训练的系统评价,作者只考察了干预后患者认知功能的改善,而没有评价患者能力(如自理能力)、护理负担等重要结局。④多干预比较时产生的间接性,发生于临床护士必须在未经直接比较的两种干预措施间做出选择时。如考虑 A 敷料和 B 敷料对复杂伤口护理效果的比较,尽管没有 A 敷料和 B 敷料直接比较的 RCT,但有 A 敷料与常规干燥纱布比较和 B 敷料与常规干燥纱布比较的 RCT。采用间接比较的 Meta 分析可以提供 A 敷料和 B 敷料效应量的比较结果,但其证据级别低于直接比较 A 敷料和 B 敷料的证据,这时需要降低证据级别。

4. 不精确性　GRADE 判断精确性的主要指标是针对每个结局指标干预组和对照组效果差异的95% 可信区间(CI)。同时,为了解决可信区间的不稳定性,GRADE 也推荐应用最优信息样本量(optimal information size,OIS)来判断精确性。可信区间在很大程度上表示随机误差对证据质量的影响,OIS 是指有足够检验效能的试验所需的样本量。

由于 GRADE 对系统评价和指南的证据质量的定义不同,所以两者判断不精确性的标准也有所不同。

对于系统评价而言,质量是指我们对效应估计值的把握度。因此判断精确性时,系统评价作者常常不基于临床决策阈值,而应考虑 OIS。如果不符合 OIS 标准,则因不精确性而降低证据质量级别。OIS 的计算方法可以参考 GRADE 方法学中查图法及公式法,也可以粗略估计:

阅读笔记

对于二分类变量资料,如果某证据体事件总发生数(events)小于300,对于连续变量资料,某证据体总样本小于400,则考虑不符合OIS的可能性较大,可以进行精确性降级。如果符合该标准,且效应量95%*CI*不包括1.0(即结果显示差异有统计学意义),就不必因不精确性而降低证据质量。

对于指南而言,质量是指我们有多大的把握认为效应估计值足够支持某个特定决策。指南制定者应首先考虑*CI*界值是否在他们决策阈值的同侧。①如果不是,不论点估计值和*CI*落在何处,都会因不精确性而降低证据质量级别。②如果*CI*界值在临床决策阈值同侧,则应确定是否符合OIS标准,如果符合,精确性就不是问题;如果不符合,指南制定者应考虑因不精确性而降低证据质量级别。但如果事件发生率非常低,绝对效应量可信区间窄,且如果样本量大,则不必因不精确性而降低证据质量级别。

5. 发表偏倚　发表偏倚是指因各种原因导致的研究结果的延迟发表、部分发表或不发表。产生发表性偏倚的原因可能有:小样本或阴性结果的研究不投稿,或投稿后审稿人或编辑退稿;延迟发表;发表在非索引期刊或非英语期刊。另外还需注意当收集的证据仅限于少数试验,且试验全部由企业赞助时应特别警惕发表偏倚的存在。判断是否存在发表偏倚时主要还是借助漏斗图。通过漏斗图可以直接观察原始研究的效应量估计值是否与其样本含量有关。当存在发表偏倚时,漏斗图则表现为不对称。但是漏斗图的应用有一定的局限性,使用者应谨慎评价。

（二）观察性研究系统评价

GRADE一般将来自观察性研究的证据定位低质量证据。但在某些特定情况下,观察性研究所提供的证据也能升级为中等甚至高质量的证据。证据质量升级的三个因素是:①存在很大的效应量时:当方法学严谨的观察性研究表明效果显著,相对风险度至少降低或增2倍时,GRADE建议考虑将证据质量升高1级;当效果非常显著,如相对风险度至少降低或增加5倍时,考虑将证据质量升高2级。②存在剂量-反应关系时:这种关系的存在可能会增加研究者对观察性研究结果的信心,从而提高其证据质量。③所有合理的混杂或其他偏倚增加我们对估计效应的把握度时,即影响观察性研究的偏倚不是夸大而是减小其暴露效果时,可以提高证据质量。另外,在很多情况下,观察性研究被认为仅能提供低质量证据的原因是其无法在分析中校正未测量或未知的对结局有影响的因素,而这些因素往往可能造成暴露组和非暴露组间分布不均衡。但当某些严谨的观察性研究精确测量与关注结局相关的预后因素,同时也对这些因素在两组组间分布的差异进行分析以校正其效应时,则可以考虑升高证据质量的级别。

这里需要特别注意的是,在考虑升高证据质量的理由之前,必须先考虑到GRADE的五个降级因素,若观察性研究在偏倚风险、不精确性、不一致性、间接性和发表偏倚中的任何一方面存在严重的缺陷,则很少会做出升级的决定。

（三）诊断性研究系统评价

诊断性试验系统评价主要用于评价诊断性证据的准确性及其对患者最终临床结局的影响。根据其纳入的原始研究的类型一般可分为两种:一是基于诊断性随机对照试验(diagnostic randomized controlled trial,D-RCT)的系统评价,二是基于诊断准确性试验(diagnostic accuracy test,DAT)的系统评价。GRADE将D-RCT和DTA的起始证据质量均定为高,然后根据GRADE的5个降级因素,即偏倚风险、不直接性、不一致性、不精确性和发表偏倚进行评价,最终将证据质量下调为中、低或者极低质量证据(表5-11)。D-RCT的系统评价的分级方法与GRADE对干预性系统评价的方法相似,此处不再进行详细的说明。在实际操作中,D-RCT无论是在设计上还是实施上都存在一定的难度,因此研究人员多数开展的都是DTA,并根据DTA的结果来推测其对患者最终结局的影响。在这种情况下,应重点关注DTA的真阳性、假阳性、假阴性和真阴性。目前 GRADE 系统正在完善诊断性研究系统评价和诊断性临床实践指南中的证据质量分级。已有国内学者对 GRADE 在诊断性系统评价中的应用进行了研究。

表 5-11　降低诊断准确性系统评价证据质量的因素

比较类别	评价细节
偏倚风险	主要考虑诊断性试验在其研究设计、实施、测量环节中出现的各种偏倚,有严重偏倚风险降一级,有非常严重的偏倚风险降两级
不直接性	主要有两个方面,一是考虑待评价试验与金标准在实际应用该结果时产生的差异,可从 P(患者)、I(诊断措施)、C(对照措施)方面考虑,即:①研究人群和推荐的目标人群有较大差异(之前接受过相同的检查,疾病谱不同,有共病现象);②待评价试验之间的差异,对照 / 金标准之间的差异。二是待评价的若干种试验之间没有直接比较,而是各自与相同的金标准比较,则考虑降级
不一致性	指敏感性、特异性的大小和方向变异较大,且这种变异没有合理的因素可解释时,则考虑降级
不精确性	待评价试验样本量不够,诊断敏感性和特异性的可信区间过宽,则考虑降级
发表偏倚	若有充分理由高度怀疑发表偏倚存在,则考虑降级

(四) 预后研究系统评价

基于目前预后研究系统评价越来越受到关注,国内外学者均对其证据体评价进行了深入的研究与探索。GRADE 在预后研究系统评价中的分级方法与在干预性系统评价中的应用既存在一定相似性又有差异。在预后研究系统评价中,最恰当的研究设计是前瞻性队列研究而非 RCT。因为在预后研究中开展 RCT 会常会遇到伦理问题,并且 RCT 在人群的纳入方面有较多的限制,常常会影响到预后研究的真实性。因此,无论预后系统评价纳入的原始研究是基于 RCT 还是观察性研究,其起始证据质量都可以视为高,然后通过评估其可能存在的升降级因素,确定最终的证据质量。

预后研究系统评价中的偏倚风险主要关注的是研究的局限性以及研究对事件发生率的高估或者低估的情况。由于预后研究问题的复杂性,目前尚没有统一的偏倚风险评价标准。GRADE 工作组针对人群健康方面的预后研究系统评价,推荐从人群的代表性、随访的完整性以及结局测量的客观性和公正性这三个层面来评估其偏倚风险(表 5-12)。

表 5-12　预后研究系统评价偏倚风险评估条目

类型	条目
人群	纳入的人群能否具有广泛的代表性
随访	是否存在不完整随访以及随访的时间不够长
结局测量	对结局的测量是否客观和公正;患者的基线特征是否报告,以及是否会影响结局的测量;一些重要的预后因素是否进行了校正

预后研究系统评价的不直接性主要考察两个方面:一是人群外推性,纳入研究包含的人群能否代表系统评价关注的人群;二是结局适用性,测量的结局能否代表患者的最终结局。在不精确性方面,预后研究系统评价主要从 95% 可信区间的宽度以及与临床决策阈值的相关性来判断。预后研究系统评价在不一致性和发表偏倚这两个降级因素以及三个升级因素的处理上与上述相应部分陈述方法相似。

阅读笔记

（五）网状 Meta 分析

医疗决策者通常需要在众多的干预措施中选择对患者最安全有效的措施。临床治疗方案的多样化增加了决策的困难性。网状 Meta 分析可以同时利用间接结果或者间接结果与直接结果的合并结果比较多个干预措施间的效果差异,对结果排序并计算其概率,进而筛选最佳的治疗措施。GRADE 对网状 Meta 分析的证据质量的评估方法逐步完善。由于网状 Meta 分析主要是基于 RCT,因此 GRADE 在网状 Meta 分析中应用的基本原则主要是考察上述 5 个降级因素。但与其他类型系统评价或 Meta 分析相比,网状 Meta 分析中同时纳入直接比较和间接比较证据,因而分级过程会相对复杂一些,除了要考虑 5 个降级因素之外,还需要考虑间接比较中不同组别在人群基线特征、共同对照以及结果测量方面的不可传递性以及直接比较和间接比较结果的不同质性。可以具体分为四步:①呈现干预措施间直接和间接比较的效应量和可信区间;②分别对其进行证据质量评估;③呈现网状 Meta 分析的结果;④评估网状 Meta 分析结果的证据质量。

在 GRADE 系统应用时需注意以下几点:① GRADE 是对证据体的评估,而并非对单个研究的评价;②对于升级因素和降级因素的区分并不是完全绝对的,任何一项研究均有可能存在缺陷;③间接性和精确性这两个条目,对于系统评价的制作者和指南的制定者来说,其使用方法有所不同,注意区分;④如果评价的结局指标较多,则应首先按照结局指标对患者的重要性进行分类,GRADE 建议分三类,分别是至关重要的指标、重要指标、一般指标,而总的证据质量取决于至关重要结局中证据质量较低的那个;⑤ GRADE 对于分级人员有较高的要求,需具备扎实的临床流行病学、医学统计学、卫生经济学、循证医学、临床实践指南等方面的基础知识与实践经验。

GRADE 工作组积极努力探讨其在各种研究综合的评价中的应用,但目前在病因学、中医药、护理学、卫生管理等领域的分级还面临很大挑战,仍然需要开拓创新,继续完善。

三、质性研究整合后的证据质量评价

循证护理是护理人员在计划护理活动过程中,审慎地、明确地、明智地将科研结论与临床经验、患者意愿相结合,获取证据,作为临床护理决策依据的过程。在这个结合过程中,不仅需要量性研究的支持,还需要质性研究的结果来提供患者对疾病或护理的体验、态度、信仰、心理变化等,以保证提供给患者最佳的护理方案。

研究者在认识到护理质性研究的重要性与必要性的同时,还应加强对质性研究证据质量评价和其结果整合质量评价方法的研究,从而促进质性研究结果的循证转化,全面促进护理服务质量的提高和护理学科的发展。质性研究的系统评价与 Meta 整合的相关方法学详见本书第九章第二节,其整合后结果的质量和量性研究的系统评价一样需要进行评估,即证据质量评估,这样才能完成质性研究结果的循证转化,最终促进质性研究结果的临床应用。质性研究的循证转化简要过程见图 5-12。以下将介绍两种专门针对质性研究系统评价和 Meta 整合的证据评价系统。

（一）CERQual 工具

CERQual（Confidence in the Evidence from Reviews of Qualitative Research）工具最早开发于 2010 年,由挪威知识转化中心联合 Cochrane 协作网、Campbell 协作网、GRADE 工作组和世界卫生组织（WHO）等国际相关机构共同制定的针对定性系统评价分级的系统,旨在为国际指南小组使用定性系统评价证据提供支持。针对定性系统评价的 CERQual 分级工具与定量系统评价的分级工具 GEADE 具有相似性,两者都旨在评价证据的信度（confidence）。CERQual 工具基于 4 个方面进行评价:①方法学局限性（methodological limitations）:指原始研究设计和实施中存在的问题,需要借鉴定性研究方法学质量评价工具对纳入的研究进行评价;②相关性

阅读笔记

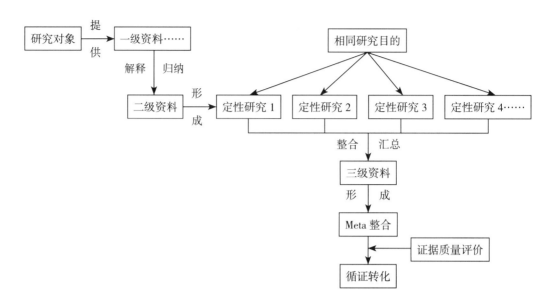

图 5-12　质性研究的循证转化方法

(引自:靳英辉,高维杰,李艳,等.质性研究证据评价及其循证转化的研究进展.中国循证医学杂志,2015(12):1458-1464)

(relevance):指纳入研究的研究目的和研究对象等方面与系统评价要解决问题的相符程度;
③一致性(coherence):指合并结果与相应原始研究结果的相符程度及是否解释了原始研究结果间的差异;④数据充分性(adequacy of data):指针对某一系统评价的结果,对其相关资料的丰富性和数量做出的综合评价。研究者首先将所有系统评价结果的初始证据级别视为高,然后依据以上 4 个方面分别对其进行降级,最后综合各部分的评价结果,得出定性系统评价单个合成结果的最终证据级别——高、中、低、极低。

(二) ConQual 工具

除 CERQual 工具外,JBI 循证卫生保健中心 Zachary Munn 等学者也借鉴了 GRADE 的方法开发了针对质性研究 Meta 整合证据评估工具 the ConQual approach,其研究结果发表在BMC Medical Research Methodology 杂志上。ConQual 从质性研究 Meta 整合的两个方面,即可靠性(dependability)和可信度(credibility)进行结果质量评定。研究者先假定 Meta 整合的证据质量为高,然后从可靠性的 5 个条目和可信度的 3 个方面进行证据质量的降级。可靠性主要考察纳入 Meta 整合的原始研究质量。可信度主要考察 Meta 整合的结果即作者的解释与支持性数据之间是否一致。最终质性研究合成的证据质量也被定级为高、中、低、极低(详见第九章)。

CERQual 工具和 ConQual 工具均借鉴了 GRADE 系统的方法来评价质性研究结果整合的质量,它是一个比较新的概念,其方法仍在发展中,仍需不断完善。

【本章小结】

随着循证医学和流行病学的逐步发展,证据的分级系统、证据与推荐意见的关系等概念和内涵也在持续不断地完善。证据分级系统从单一因素考虑(试验设计)到多因素(研究质量、结果一致性等)综合评定;最高证据的定义标准从单个 RCT 到多个 RCT 的 Meta 分析;证据的分类从单一走向多样化(治疗、预防、病因、危害、预后、诊断、经济学分析等);证据与推荐意见的关系从最初的相互独立、一一对应发展成相互影响又相互制约的关系。循证护理的证据的鲜明特征是证据的等级性和多元性,护士在寻找最佳证据时应首先分析回答此问题所适

阅读笔记

合的研究类型,然后有所侧重地查找合适的文献,并注意不能忽视质性研究在护理研究中的作用。

(靳英辉)

【思考题】

1. 分析各个证据等级与推荐意见等级之间的区别点及各自的优势与劣势。
2. 讨论 GRADE 系统在护理领域中应用的局限性。

主要参考文献

[1] 曾宪涛,冷卫东,李胜,等. 如何正确理解及使用 GRADE 系统. 中国循证医学杂志,2011,11(09):985-990.

[2] Guyatt GH,Oxman AD,Kunz R,等. GRADE:从证据到推荐. 中国循证医学杂志,2009,9(3):257-259.

[3] Guyatt GH,Oxman AD,Sultan S,等. GRADE 指南:Ⅸ. 证据质量升级. 中国循证医学杂志,2011,11(12):1459-1463.

[4] 陈耀龙,姚亮,杜亮,等. GRADE 在诊断准确性试验系统评价中应用的原理、方法、挑战及发展趋势. 中国循证医学杂志,2014,11:1402-1406.

[5] 姚亮,陈耀龙,杜亮,等.GRADE 在诊断准确性试验系统评价中应用的实例解析. 中国循证医学杂志,2014,14(11):1407-1412.

[6] 杨楠,邓围,陈耀龙,等. GRADE 在预后研究系统评价中应用的原理、方法及挑战. 中国循证医学杂志,2015,15(9):1112-1116.

[7] 杨楠,肖淑君,周奇,等. GRADE 在网状 Meta 分析中应用的基本原理和方法介绍. 中国循证医学杂志,2016,16(5):598-603.

[8] 王春青,胡雁. JBI 证据预分级及证据推荐级别系统(2014 版). 护士进修杂志,2015(11):964-967.

[9] Dicenso A,Bayley L,Haynes RB. Accessing pre-appraised evidence:fine-tuning the 5S model into a 6S model. Annals of internal medicine,2009,151(6):3.

[10] Xing WJ,Fu L,He MX,et al. A quality evaluation of nursing intervention studies in Mainland China:From 1979 to 2012. International Journal of Nursing Sciences,2014,1(2):145-150.

[11] Harbour R,Miller J. A new system for grading recommendations in evidence based guidelines. BMJ,2001,323(7308):334-336.

[12] Http://www.cebm.net/ocebm-levels-of-evidence/.

[13] Atkins D,Best D,Briss PA,et al. Grading quality of evidence and strength of recommendations. BMJ,2004,328(7454):1490-1494.

[14] Guyatt GH,Oxman AD,Kunz R,et al. What is "quality of evidence" and why is it important to clinicians? BMJ 2008,336:995e8.

[15] Schünemann H,Brozek J,Oxman A. GRADE handbook for grading quality of evidence and strength of recommendation.[Updated October 2013]. Ontario,Canada:The GRADE Working Group,2013.

[16] Lewin S,Glenton C,Noyes J,et al. CERQual approach:assessing how much certainty to place in findings from qualitative evidence syntheses. Quebec,Canada:21st Cochrane Colloquium,2013.

[17] Munn Z,Porritt K,Lockwood C,et al. Establishing confidence in the output of qualitative research synthesis:theConQual approach. BMC Med Res Methodol,2014,14:108.

[18] The Joanna Briggs Institute Levels of Evidence and Grades of Recommendation Working Party. Supporting Document for the Joanna The Joanna Briggs Institute Levels of Evidence and Grades of Recommendation. The Joanna Briggs Institute. 2014. http://joannabriggs.org/jbi-approach.html#tabbed-nav=Levels-of-Evidence.

阅读笔记

［19］Iorio A,Spencer FA,Falavigna M,et al. Use of GRADE for assessment of evidence about prognosis:rating confidence in estimates of event rates in broad categories of patients. Bmj Clinical Research,2015,350（mar167）.

［20］Puhan MA,Schunemann HJ,Murad MH,et al. A GRADE Working Group approach for rating the quality of treatment effect estimates from network meta-analysis. BMJ,2014,349:g5630.

阅读笔记

第六章　系统评价

随着医疗实践的迅速发展、新的医学研究成果层出不穷,临床医务工作者可通过各种途径来了解临床研究进展,如通过查找医学文献,包括综述、临床实践指南等,向专家进行咨询,参加医学讲座、学术会议等。但是一方面医务人员和研究者所面临的信息量巨大,据估计,全球大约有两万五千余种生物医学期刊杂志,每年发表的论著达 200 余万篇。另一方面,现有的临床研究多数规模较小,纳入研究对象数量有限,针对同一种疾病的同一或同类干预措施的文献资料有时数量较多,质量良莠不齐,结论也不尽一致。如何从散乱的现象中找出真正有效的治疗方法,如何评判不同疗法和处理之间的优劣,这是临床医护人员必须解决的问题,也是患者最为关注的问题。因此文献综述就成为一种获得最新信息的重要途径,但是传统的文献综述由于方法学上的局限,往往不能提供真正科学可靠的信息。随着方法学的日趋完善,高质量的文献综述,如系统评价和 Meta 分析的出现,针对某一具体临床问题,采用一套规范、科学的方法全面收集、认真选择、严格评价和科学分析相关研究资料,为临床专业人员提供了综合可靠的结论,指导了临床医疗实践和科研工作。

由于国内恢复高等护理教育时间较短,导致护理学科起步较晚,护理队伍文化层次相对较低,护理科研水平还参差不齐,护理文献数量虽大幅增长但高质量的文献不多。唐琪等采用 AMSTAR 评价量表对于 2012—2015 年护理领域相关系统评价的文献进行了方法学质量评价。共纳入 223 篇文献,结果显示护理领域的系统评价总体趋势不断增加,但是在有无前期设计方案、文献检索不全面、未重视评估发表偏倚、未注明相关利益冲突等方面存在问题。提示护理领域系统评价的文献方法学质量仍存在问题,需进一步规范和提高。因此,本章将重点介绍系统评价的概念及制作步骤,以供医护人员在实际工作中参考和应用。

第一节　概　　述

系统评价是由英国已故著名流行病学家 Archie Cochrane 教授于 1979 年首先提出来的,他建议将各专业领域的所有随机对照试验收集起来进行系统评价,并随新的试验结果的出现而随时更新,为临床实践提供可靠依据。之后扩展到对随机对照试验之外的某些其他类型的临

阅读笔记

床研究也可以进行汇总、评价、更新。

一、系统评价的基本概念

1. 系统评价　系统评价(systematic review,SR)也叫系统综述,是一种全新的文献综合方法,是指针对某一具体临床问题(如疾病的病因、诊断、治疗、预后、护理等),系统、全面地收集所有已发表或未发表的临床研究,采用临床流行病学严格评价文献的原则和方法,筛选出符合质量标准的文献,进行定性或定量合成,得出综合、可靠的结论。同时,随着新的临床研究结果的出现,系统评价还要及时更新,随时提供最新的知识和信息作为临床实践和研究的决策依据。

2. Cochrane 系统评价　Cochrane 系统评价是指 Cochrane 协作网内的系统评价员按照统一工作手册(Cochrane Reviewers' Handbook),在相应 Cochrane 评价组编辑部的指导和帮助下完成并发表在 Cochrane 图书馆的系统评价。由于 Cochrane 协作网有严密的组织管理和质量控制系统,Cochrane 系统评价的制作过程严格遵循了 Cochrane 系统评价员手册,有固定的格式和内容要求,采用统一的系统评价软件(RevMan)录入和分析数据、撰写系统评价计划书和报告,评价结果发表后根据新的研究定期更新,有着完善的反馈和完善机制,因此 Cochrane 系统评价的质量通常比非 Cochrane 系统评价质量更高,被认为是评价干预措施疗效的最佳信息资源。目前,Cochrane 系统评价的结果已被作为许多国家卫生决策的依据。

二、Meta 分析及其与系统评价的关系

Meta 分析(Meta-analysis),也叫荟萃分析、汇总分析等,1976 年由心理学家 Glass 首次命名,其定义目前仍有争议,多数专家认为:Meta 分析是一种统计分析方法,它将多个独立的、目地相同的、可以合成的临床研究综合起来进行定量分析(具体方法参见第七章)。

目前系统评价与 Meta 分析这两个名词经常被混用,但系统评价是将多个临床研究按照规定的方法和标准进行合成,包括系统、全面地收集、选择、评价和合成相关的文献资料,得出综合可靠的结论并定期更新。系统评价可以是质性的(qualitative systematic review,质性系统评价),也可以是定量的(quantitative systematic review,定量系统评价),即包含 Meta 分析过程。因此,系统评价和 Meta 分析是两个既不相同、内涵和外延上又有交叉的名词(图 6-1)。如果 Meta 分析没有明确、科学的收集、选择、评价文献的方法和标准,而仅是采用统计方法将多个临床研究进行合成并不能保证结论的真实性和可靠性,就不能说是一个高质量的系统评价了。

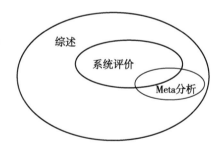

图 6-1　综述、系统评价、Meta 分析之间的关系

三、系统评价与传统文献综述的异同点

文献综述(review)包括两种类型,一种是传统的文献综述(traditional review),也称叙述性文献综述(narrative review),另一种就是上面提到的系统评价(综述)。传统的文献综述是指综述制作者根据特定的目的、需要或兴趣,围绕某一主题收集相关的医学文献,采用定性分析的方法,对论文的研究目的、方法、结果、结论和观点等进行分析和评价,结合自己的观点和临床经验进行阐述和评论,总结成文。目前,生物医学期刊杂志上发表的综述大多数属于传统的文献综述。

阅读笔记

系统评价(综述)和传统文献综述的共同点在于:一方面,两者的研究目的相同,都是可为

某一领域或专业提供大量的新知识和新信息,以便读者能在较短时间内了解某一专题的研究概况和发展方向,从而解决临床实践中遇到的问题;另一方面,两者都属于回顾性、观察性研究和评价,因此,不可避免都存在系统偏倚和随机错误。但这两种综述的主要区别在于减少偏倚的程度不同。两者的区别见表 6-1。

表 6-1 传统文献综述与系统评价的区别

特征	传统文献综述	系统评价
提出的问题	涉及的面较广	常集中于某一临床问题
资料的来源及检索方法	常不说明、不全面	资料来源全面,有明确的检索策略
原始文献的选择	常不说明,有偏倚存在	有明确的选择标准
原始文献的评价	通常不考虑原始文献的质量	有严格的评价方法
研究结果的合成	多采用定性方法	多采用定量方法
研究结果的推论	有时在证据的基础上	多在证据的基础上
研究结果的更新	不要求定时更新	定期根据新的试验结果更新

第二节 系统评价的步骤和方法

系统评价能将多个有争议甚至相互矛盾的小型临床研究采用严格、系统的方法进行评价、分析和合成,以解决纷争或提出建议,为临床实践、医疗决策和临床科研起正确的导向作用。如果进行系统评价的方法不恰当,也可能影响研究结果,以至于产生不正确的信息,造成误导。因此,系统评价的方法和步骤的正确与否,对其结果和结论的真实性、可靠性起着决定性的作用。

系统评价从方法学上可分为随机对照试验的系统评价、非随机对照试验的系统评价、观察性研究的系统评价、诊断试验的系统评价等。不同类型的系统评价其制作过程都要经历从选题到设计研究方案,然后按照设计方案实施分析评价最终撰写成文的过程,但是不同类型的系统评价在文献的检索策略、评价文献质量的方法、原始文献中数据的提取以及统计分析等方面有一定的差别。由于 Cochrane 系统评价是目前公认的最高质量的系统评价,本节将以评价干预措施疗效的 Cochrane 系统评价为例,简述其基本步骤和方法。Cochrane 系统评价的步骤见图 6-2。

一、系统评价的步骤

(一) 确立题目并注册

系统评价的题目主要来源于临床医疗和护理实践,为医疗和护理决策提供依据,特别适用于评价某些干预措施的利弊难以靠单个临床研究结果确定,或在临床应用过程中存在较大争议等问题的探讨。系统评价的选题应遵循实用性、必要性、科学性、创新性和可行性这 5 个基本原则。

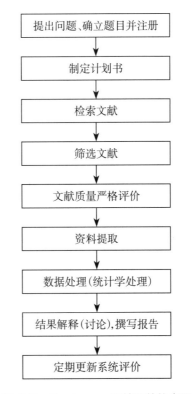

提出问题、确立题目并注册
↓
制定计划书
↓
检索文献
↓
筛选文献
↓
文献质量严格评价
↓
资料提取
↓
数据处理(统计学处理)
↓
结果解释(讨论),撰写报告
↓
定期更新系统评价

图 6-2 Cochrane 系统评价的步骤

阅读笔记

为避免重复,在确定题目之前应先进行全面、系统的检索,了解针对同一临床问题的系统评价或 Meta 分析是否已经存在或正在进行。如果有,其质量如何? 是否已经过时? 如果现有的系统评价或 Meta 分析已过时或质量差,则可考虑进行更新或重新再做一个新的系统评价。

系统评价在确立题目时,应围绕研究问题明确四个要素:①研究对象的类型(P):如所患疾病的类型及诊断标准、研究人群的特征和场所等;②研究的干预措施和对照的措施(I、C);③研究的结局指标(O):包括所有重要的结局(主要结局和次要结局)及严重的不良反应等;④研究的类型(S)。这些要素对于纳入标准、检索策略的制定,文献质量的评价,数据的收集、分析及结果的解释等都十分重要,必须准确、清楚定义。

确立题目之后,应将题目和研究背景告知 Cochrane 协作网系统评价小组的协调员,以确定该题目是否已被注册。如果没有注册则等待专家评审,确定是否有必要进行该题目的系统评价。如果专家认可该题目有研究价值,则在评价小组的指导下填写有关表格,完成题目的注册。

(二) 制订系统评价计划书

系统评价的题目确立后,需要制订计划书,内容包括系统评价的题目、背景资料、目的和方法,其中方法学部分是计划书中的重点,包括检索文献的方法及策略、文献纳入和排除的标准、评价文献质量的方法、收集和分析数据的方法等。

计划书制订完成后,应交送相应系统评价小组,接受编辑组内外的同行和方法学专家的评审,并提出修改意见和建议。根据评审意见修改后再送交系统评价小组评审,直到符合发表要求为止。

Cochrane 协作网要求所有的评审合格的系统评价计划书都要公开发表在 Cochrane 图书馆,接受来自同行或有兴趣者等各方人员的评价,提出意见或建议,确保系统评价实施方法完善可靠。同时,公开发表的计划书还有助于提醒他人该题目已经在研,避免重复研究。

(三) 检索文献

系统评价与传统文献综述的关键重要区别在于是否制定检索策略,进行系统、全面的检索。电子数据库如 Medline 是文献检索的主要工具,但 Medline 收录的 98% 来源于发达国家,仅 2% 来源于发展中国家,主要语种为英语。因此,如果系统评价的检索仅限于 Medline,不可避免会出现发表偏倚和语言偏倚,为防止这些偏倚的影响,应采用多种来源的检索工具系统地检索文献。

除利用文献检索的期刊工具及电子光盘检索工具(Medline、Embase、Scisearch、Registers of clinical trials)外,系统评价还强调通过与同事、专家和药厂联系以获得未发表的文献资料如学术报告、会议论文集或毕业论文等;对已发表的文章,由 Cochrane 协作网的工作人员采用计算机检索和手工检索联合的方法查寻所有的随机对照试验,建立 Cochrane 对照试验中心注册库(Cochrane Central Register of Controlled Trials,CENTRAL)和各专业评价小组对照试验注册库,既可弥补检索工具如 Medline 等标识 RCT 不完全的问题,也有助于系统评价者快速、全面获得相关的原始文献资料。

(四) 选择文献

选择文献是指根据计划书中拟定的文献纳入和排除标准,从收集到的文献中检出能够回答研究问题的文献资料。文献的选择标准一般应根据确立的题目和构成研究问题的四个基本要素而制定。例如:在一项乳腺癌术后患者功能康复训练效果的系统评价(中国循证医学杂志,2009,9(1):41-54)中,文献的纳入标准如下:①研究设计:所有针对乳腺癌手术后患者功能康复训练的随机对照试验(RCT)。②纳入对象类型:研究对象为年满 18 岁以上、病理诊断确诊为乳腺癌,并完成了乳腺癌手术(根治术、改良根治术、保乳术)的患者。③干预措施:试验组参加有组织的、针对乳腺癌术后功能恢复的康复训练项目,包括肢体功能康复训练和全身康复运动。

阅读笔记

对照组的干预措施包括常规康复,如告知病人运动应循序渐进,引流管拔除后可进行肩关节爬墙运动。④结局指标:主要结局指标包括肩关节活动度(ROM)、肌力、心肺功能和身体耐力、患肢手臂水肿、症状自评、生活质量评价等。

在系统评价制作过程中,文献的选择和纳入包括三个基本步骤(图6-3):①初筛:通过阅读检出文献的引文信息如题目、摘要以剔除明显不合格的文献,对可能合格的文献进一步对全文进行筛选;②全文筛选:对初筛出可能合格的文献应仔细阅读和评估其全文的方法学部分,提取文献中的相关信息,以确定文献是否符合纳入标准,并决定该文献是否纳入;③获取更多信息:有时,即使获得了文献的全文,仍有可能因提供的信息不全面而无法确定是否纳入。因此,对有疑问或分歧的文献应先纳入,然后通过与作者联系等途径获取更多信息后再决定取舍或在以后的选择过程中进一步评价。

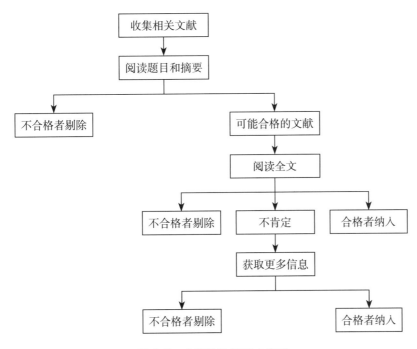

图 6-3 文献筛选的基本步骤

(五) 严格评价文献质量

系统评价是对原始研究的二次综合分析和评价,如果纳入的原始研究质量低下,而系统评价未对原始研究方法学质量进行正确的评价,则系统评价的结果和结论就有可能是错误的。因此,在制作系统评价时应先评价纳入文献的质量。文献质量很难被定义,有很多不同的观点和看法,但评价任何文献质量时都应考虑研究的设计方案、实施过程中的偏倚风险和其他与研究质量密切相关的因素,如干预措施的实施、结局指标的选择、统计分析的方法、报告的质量等。对文献质量的严格评价应包括三个方面,即:内部真实性、外部真实性和临床适用性(详见第四章)。

文献质量评价目前尚无金标准方法,可采用单个条目、清单或一览表。Moher等鉴定了用于评价随机对照试验质量的25种质量评价尺度和9种量表,这些量表的评价项目从3项到57项质量因素不等,需要评价者花费10~45分钟完成。这些量表的项目几乎都是根据有关临床试验教科书中建议的或公认的标准而制定的。

目前,Cochrane手册5.1.0中并未推荐使用任何一种清单或量表,仅要求采用由Cochrane协作网的方法学家、编辑和系统评价员共同制定的"偏倚风险评估"工具。对于随机对照试

阅读笔记

验的评价,该工具包括 7 个方面,针对每一项研究结果,对这 7 个方面做出"是"(低度偏倚)、"否"(高度偏倚)和"不清楚"(缺乏相关信息或偏倚情况不确定)的判断,具体标准详见第四章。

为避免选择文献和评价文献质量人员的偏倚,对文献的选择和质量评价通常至少由 2 名评价人员独立、盲法进行,也可采用专业与非专业人员相结合的共同选择和评价办法,出现不一致的情况时可由第三者或双方讨论协商解决。多人选择文献时,还可计算不同评价者间的一致性(Kappa 值)。此外,应先进行预试验,可选择 3~6 篇文献进行初评,以摸索经验,标化和统一选择、评价方法。

(六) 资料提取

资料提取(data extraction)是系统评价制作过程中的重要步骤,为保证系统评价的真实性和可靠性,对原始研究文献数据的收集应尽可能准确,避免偏倚或人为错误。

资料提取一般是通过填写数据提取表实现的,数据提取表的设计尚无统一标准,设计时通常包括以下信息:①纳入研究的基本信息:如纳入研究的编号、发表年份、引用题录、通讯作者和联系方式等;②研究方法和可能存在的偏倚:即文献质量评价的相关信息,如分组方法、是否采用盲法等;③研究对象的特征:如研究对象的年龄、性别等人口学特征以及诊断标准、疾病严重程度等可导致临床异质性的因素;④干预措施的特征:如药物名称、给药途径、剂量、开始给药时间、疗程等。⑤结局指标:应事先确定是否需要提取纳入研究的所有结局指标;⑥研究结果:需收集样本量、分组情况、治疗时间、测量尺度、数据类型、统计学数据(分类资料应收集每组总人数及事件发生率、连续资料应收集每组研究人数、均数和标准差或标准误等);⑦其他信息:如重要的引文、资助机构、潜在的利益冲突等。

提取的数据资料均需输入系统评价管理软件(Review Manager,RevMan),以进行文献结果的分析和报告。

(七) 数据分析和结果描述

1. 数据的分析　系统评价对数据的分析有定性分析和定量分析两种方法。

(1) 定性分析:是采用描述性分析方法,将纳入的每个临床研究的特征按研究对象、干预措施、研究结果、研究质量和设计方法等进行总结并列成表格,以便浏览纳入研究的情况、研究方法的严格性和不同研究间的差异,计划定量合成和结果解释,因此,定性分析是定量分析前必不可少的步骤。

(2) 定量分析:是应用适当的统计学方法将纳入的单项研究的资料根据其权重进行合并。系统评价的定量分析过程与 Meta 分析的统计过程相近,详细内容参见第七章。

2. 结果的描述　系统评价结果的描述(报告)应遵循生物医学论文写作的一般要求,报告的内容应包括:纳入研究及其基本特征、纳入研究的偏倚风险评价(质量评价)、各原始研究的结果及 Meta 分析的结果、其他(如亚组分析和敏感性分析结果)等。

(八) 解释系统评价的结果

解释结果是系统评价过程中进行讨论、得出结论的过程。慎重的讨论和明确的结论有助于帮助患者、医生、护士、卫生管理者和决策者正确理解证据的含义及其与实际决策的关系。为保证讨论和结论部分的全面性和逻辑性,结果解释时应从以下 5 个部分进行:

1. 主要研究结果的总结　归纳总结所有重要结局指标的结果,包括有利和不利结果(如不良反应等);并讨论重要结局指标的证据质量。

2. 证据的可应用性　在确定系统评价结果的应用价值时,首先应考虑干预措施对患者的利弊关系,其次应考虑纳入系统评价的研究,其研究对象是否与你的患者情况相似,是否存在生物学、社会文化背景、依从性、基础危险度、病情等方面的差异。

3. 证据的质量　着重讨论纳入研究的质量。可从纳入研究的设计方案和每个研究的质量、是否存在重要的方法学缺陷、合成结果的效应值大小和方向、是否存在剂量-效应关系等方面进行讨论。

4. 可能存在的偏倚或局限性 可从检索策略是否全面、是否进行质量评价、研究的选择和纳入的可重复性、分析方法是否恰当、是否存在发表偏倚等方面进行讨论。

5. 与其他研究或系统评价的异同点 将本次系统评价的结果与他人的相关原始研究或系统评价相比较,从中找出相同点支持自己的结果,并解释产生此结果的可能机制;如果发现不同点,应讨论导致不同结果的原因。

经过以上讨论之后,最后评价者应对系统评价的发现对临床实践的意义进行总结,并概括该评价结果对未来的科学研究具有什么样的价值。

(九) 系统评价的改进与更新

系统评价的更新是指在系统评价发表以后,定期收集新的原始研究,按前述步骤重新进行分析、评价,以及时更新和补充新的信息,使系统评价更完善。

Cochrane 系统评价在发表后要接受来自各方面的评论与批评,评价者需对这些评论作出答复并发表在该系统评价上。当有新的临床研究证据出现后,Cochrane 系统评价每隔 2~3 年更新一次。

二、系统评价的实例分析

本节将以一篇发表在国际护理学研究杂志的系统评价——《太极拳对老年人睡眠质量的干预效果》为例进行分析(International Journal of Nursing Studies,2015,52(1):368-379.)

(一) 问题的提出

睡眠问题随着年龄增长愈发严重。在中国,35% 的老年人报告有睡眠障碍。睡眠障碍会导致个体疲劳、日间瞌睡、功能和情感障碍,致使生活质量下降,对老年人影响尤其严重。因此做好老年人睡眠管理至关重要。考虑到药物性干预策略存在不良反应,尤其可能导致老年人认知功能损害,发生跌倒甚至骨折,非药物性干预措施需要重点关注。在众多非药物性干预方法中,有氧运动一直被认为是改善睡眠障碍的重要替代方法。作为有氧运动的具体形式,太极拳锻炼可能对老年人睡眠质量有积极效果,但目前结论仍不确切,值得进一步探索。本研究旨在通过系统评价和 Meta 分析,明确太极拳对老年人睡眠质量的具体影响,为临床实践提供高级别循证依据。

分析:作者一开始就介绍了睡眠障碍对老年人严重的影响,指明了有氧运动之一的太极拳锻炼可能对老年人睡眠质量有积极促进效果,但目前结论仍不确定。因此,为解决这一问题,作者通过系统评价和 Meta 分析,探讨了太极拳对老年人睡眠质量的具体影响。

(二) 资料与方法

1. 文献检索策略

(1) 检索数据库:包括 4 个英文数据库(PubMed、Cochrane Library、Web of Science 和 CINAHL (Cumulative Index to Nursing and Allied Health Literature))和 4 个中文数据库[中国生物医学文献数据库(CBMdisc)、知网、维普和万方]。检索截止日期为 2013 年 12 月。

(2) 检索词和检索公式:英文数据库:("Tai Ji" OR "Taiji" OR "Tai Chi" OR "Taichi" OR "Taijiquan" OR "Taichi Chuan" OR "shadow boxing") AND ("disorders of initiating and maintaining sleep" OR "sleep" OR "insomnia") AND ("randomized controlled trial" OR "controlled clinical trial" OR "random*" OR "alloc*" OR "assign*")。中文数据库:("太极" OR "太极拳") AND [("睡眠"(sleep) OR "入睡和睡眠障碍"(disorders of initiating and maintaining sleep) OR "失眠症"(insomnia)]。

(3) 检索步骤:按照上述检索式,首先在 8 个数据库进行文献检索,通过 Endnote 软件对初

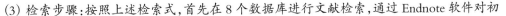

步文献检索结果进行查重。然后由两人独立对文献题目、关键词进行筛选,去除明显不相关的文献,对可能相关文献进行全文检索,并继而由两人分别进行全文阅读,对照纳入标准,对文献进行评价和选择。最后,采用滚雪球策略,追溯可能相关的文献。

分析:本文采用电子检索形式检索文献,检索工具较全面,但是文种做了限制:中文和英文,为避免发表偏倚和语言偏倚,应不限语种。另外,本文还通过"滚雪球"的方式手工检索纳入文献的后附参考文献。但是,为了尽可能全面收集相关文献,还应通过多种途径,如与作者个人通信联系等形式尽可能收集其他尚未发表的内部资料、会议摘要等相关资料。在系统评价中应以一个数据库为例,用一个图说明检索策略。

2. 文献纳入/排除标准

本研究采用 PICOS 格式界定纳入标准。

P(population,研究人群):年龄≥60 岁。

I(intervention,干预措施):以太极拳为主要干预策略,暂不限制太极拳的具体流派。

C(control,对照):包括空白对照、等待对照、常规对照和锻炼等阳性对照等。

O(outcome,结局指标):以研究人群的主观睡眠质量为主要结局指标(primary outcome),其中匹兹堡睡眠质量指数(Pittsburgh Sleep Quality Index,PSQI)是最为普遍的患者自我报告睡眠质量问卷,共包括 19 道问题,归为 7 个维度,各维度计分分别为 0、1、2 和 3,得分越高,睡眠质量越差,PSQI 总分≥5 分表明个体患有临床睡眠障碍。为控制临床异质性,本研究排除以睡眠质量为次要结局指标的文献。

S(study design):本研究仅纳入随机对照试验(randomized controlled trial,RCT)。

分析:文中明确规定了文献的纳入和排除标准,涉及研究类型、研究对象、干预措施、结局指标等方面,为进一步的文献选择打下基础。在文献筛选时应根据 PICOS 进行文献的筛选,并列出文献筛选的流程图。

3. 文献质量严格评价方法

按照 Cochrane 干预研究系统评价手册 5.1.0 进行文献真实性评价,共包括 6 个项目:随机序列的产生、分配隐藏、研究对象和研究人员盲法、结局测评者盲法、不完整结局数据、选择性报告以及其他可能偏倚(基线不一致性、试验提前终止以及基金支持等)。每个项目分别包括 3 个评价等级:"低偏倚风险"、"不清楚"或"高偏倚风险"。由于本研究中难以实现研究者盲法,所以课题组认为如果能够实现患者盲法和(或)结局测评者盲法,亦可认为合适(低偏倚风险)。文献评价过程有两位研究者分别独立进行,若有分歧,则通过商讨解决。

分析:本文采用的是 Cochrane 手册 5.1.0 中由 Cochrane 协作网的方法学家、编辑和系统评价员共同制定的"偏倚风险评估"工具来进行文献真实性评价。评价工具选用恰当,并详细给出了文献质量分级标准。在系统评价的报告中,应用两个表格分别列出对纳入的所有研究进行文献质量评价的结果以及纳入研究的一般情况(应包括文献基本信息、研究对象特征、干预组接受的处理、对照组的处理、结局指标和测量方法、结果)。

4. 数据分析

本研究采用 RevMan 5.2 软件进行分析 Meta 分析。在 Meta 分析中,排除临床异质性和设计异质性后,可进一步通过卡方检验探讨统计学异质性。当 $P > 0.1$,$I^2 < 50\%$ 时,可认为各研究间具有同质性,选用固定效应模型(fixed effect model)进行 Meta 分析;如果 $P < 0.1$,$I^2 \geq 50\%$,经判断无临床异质性,则采用随机效应模型(random effect model)进行 Meta 分析,若 $P < 0.1$ 且无法判断异质性来源,则放弃 Meta 分析,采用描述性研究。

本研究中计算标准化均数差(standardized mean difference,SMD)及其 95% 可信区间(95% confidence interval,95% CI)。一般认为,SMD 与社会科学中的效应值(effect size,ES)含义等同。根据 Cohen 观点,$0.2 \leq ES < 0.5$ 被认为是低度效应(small effect),$0.5 \leq ES < 0.8$ 属于中度效应

阅读笔记

（moderate effect），ES＞0.8 属于高度效应（large effect）。

分析：本文数据分析使用 RevMan 5.2 软件进行，并详细介绍了异质性检验的方法和判断标准以及如何根据异质性检验的结果选用 Meta 分析的不同模型。

（三）结果

1. 定性分析

（1）文献检索结果：初次检索得到 191 项题目和摘要，经 EndNoteX3 软件去除重复文献 82 篇。再经过阅读题目和摘要，排除明显不符合纳入标准的文献 74 篇。进一步检索全文，阅读所获得的 35 篇全文，排除研究对象（4 篇）、研究设计（11 篇）、对照组（5）、文献质量低（4 篇）和结局变量（6 篇）不符合纳入标准的文献以及无研究结果的文献（30 篇）后，纳入 5 篇文献。通过"滚雪球"方式，新增 0 篇合格文献。

（2）纳入研究的基本特征和质量评估：根据 Cochrane 手册标准对文献进行质量评价，所纳入的 5 篇 RCT 均为中等质量。

分析：在定性分析部分，作者给出文献筛选的流程图、纳入研究的基本特征和质量评价结果的表格。并描述了文献检索、选择和质量评价的步骤和结果。

2. 定量分析

所纳入的 5 篇 RCT 均采用 PSQI 为睡眠质量测量工具。

Meta 分析表明：相对于对照组，太极拳锻炼组能够显著降低老年人 PSQI 总分（高度效应，$SMD = -0.87$，$95\%CI(-1.25 \sim -0.49)$，$P < 0.000\ 01$）。同时，亚组分析显示：太极拳锻炼能够分别显著降低老年人短期和中期 PSQI 总分，其效应值分别为 -0.79 和 -0.93。

具体到 PSQI 的 7 个维度，Meta 分析结果显示：相对于照组，太极拳锻炼能够显著改善老年人主观睡眠质量[高度效应，$SMD = -0.83$，$95\%CI(-1.08 \sim -0.57)$，$P < 0.00001$]，能够显著缩短老年人的睡眠潜伏期[中度效应，$SMD = -0.75$，$95\%CI(-1.42 \sim -0.07)$，$P = 0.03$]，能够显著延长老年人的睡眠时间[中度效应，$SMD = -0.55$，$95\%CI(-0.90 \sim -0.21)$，$P = 0.002$]，能够显著提高老年人的习惯性睡眠效率[低度效应，$SMD = -0.49$，$95\%CI(-0.74 \sim -0.23)$，$P = 0.0002$]，能够改善老年人睡眠障碍[低等程度，$SMD = -0.44$，$95\%CI(-0.69 \sim -0.19)$，$P = 0.0006$]，能够显著改善老年人的日间功能障碍[低度效应，$SMD = -0.34$，$95\%CI(-0.59 \sim -0.09)$，$P = 0.008$]，但不能显著改善老年人的睡眠用药状况，仅表现为一定的积极趋势[$SMD = -0.51$，$95\%\ CI(-1.25 \sim 0.23)$，$P = 0.17$]。

Meta 分析具体结果见图 6-4，图 6-5。

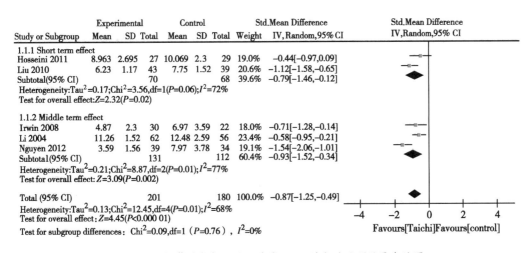

图 6-4　太极拳对老年人睡眠质量 PSQI 总分的干预效果森林图

阅读笔记

1. 主观睡眠质量

Study or Subgroup	Experimental			Control			Weight	Std.Mean Difference IV,Fixed,95% CI	Std.Mean Difference IV,Fixed,95% CI
	Mean	SD	Total	Mean	SD	Total			
Irwin 2008	0.81	0.49	30	1.1	0.62	22	21.4%	−0.52[−1.08,0.04]	
Li 2004	0.47	0.59	62	1.2	0.79	56	45.1%	−1.05[−1.43,−0.66]	
Liu 2010	0.9	0.29	43	1.16	0.42	39	33.5%	−0.72[−1.17,−0.27]	
Total(95% CI)			135			117	100.0%	−0.83[−1.08,−0.57]	

Heterogeneity:Chi^2=2.63,df=2(P=0.27);I^2=24%
Test for overall effect:Z=6.24(P<0.000 01)

Favours[Taichi] Favours[control]

2. 睡眠潜伏期

Study or Subgroup	Experimental			Control			Weight	Std.Mean Difference IV,Random,95% CI	Std.Mean Difference IV,Random,95% CI
	Mean	SD	Total	Mean	SD	Total			
Irwin 2008	0.87	0.81	30	1.2	0.89	22	31.3%	−0.38[−0.94,0.17]	
Li 2004	16.21	0.95	62	32.93	17.43	56	34.7%	−1.38[−1.79,−0.98]	
Liu 2010	0.95	0.3	43	1.1	0.39	39	34.0%	−0.43[−0.87,0.01]	
Total(95% CI)			135			117	100.0%	−0.75[−1.42,−0.07]	

Heterogeneity:Tau^2=0.30;Chi^2=12.85,df=2(P=0.002);I^2=84%
Test for overall effect:Z=2.17(P=0.03)

Favours[Taichi] Favours[control]

3. 睡眠时长

Study or Subgroup	Experimental			Control			Weight	Std.Mean Difference IV,Fixed,95% CI	Std.Mean Difference IV,Fixed,95% CI
	Mean	SD	Total	Mean	SD	Total			
Irwin 2008	0.54	0.71	30	0.86	0.79	22	39.0%	−0.42[−0.98,0.13]	
Liu 2010	0.84	0.27	43	1.03	0.32	39	61.0%	−0.64[−1.08,−0.19]	
Total(95% CI)			73			61	100.0%	−0.55[−0.90,−0.21]	

Heterogeneity:Chi^2=0.35;df=1(P=0.55);I^2=0%
Test for overall effect:Z=3.13(P=0.002)

Favours[Taichi] Favours[control]

4. 习惯性睡眠效率

Study or Subgroup	Experimental			Control			Weight	Std.Mean Difference IV,Fixed,95% CI	Std.Mean Difference IV,Fixed,95% CI
	Mean	SD	Total	Mean	SD	Total			
Irwin 2008	0.43	0.79	30	0.63	0.76	22	20.9%	−0.25[−0.81,0.30]	
Li 2004	0.4	0.81	62	1.13	1.19	56	45.7%	−0.72[−1.09,−0.35]	
Liu 2010	0.79	0.27	43	0.88	0.3	39	33.5%	−0.31[−0.75,0.12]	
Total(95% CI)			135			117	100.0%	−0.49[−0.74,−0.23]	

Heterogeneity:Chi^2=2.79;df=2(P=0.25);I^2=28%
Test for overall effect:Z=3.78(P=0.0002)

Favours[Taichi] Favours[control]

5. 睡眠障碍

Study or Subgroup	Experimental			Control			Weight	Std.Mean Difference IV,Fixed,95% CI	Std.Mean Difference IV,Fixed,95% CI
	Mean	SD	Total	Mean	SD	Total			
Irwin 2008	1.3	0.63	30	1.35	0.59	22	20.9%	−0.08[−0.63,0.47]	
Li 2004	0.98	0.46	62	1.29	0.46	56	45.9%	−0.67[−1.04,−0.30]	
Liu 2010	0.85	0.29	43	0.96	0.32	39	33.2%	−0.36[−0.79,0.08]	
Total(95% CI)			135			117	100.0%	−0.44[−0.69,−0.19]	

Heterogeneity:Chi^2=3.24;df=2(P=0.20);I^2=38%
Test for overall effect:Z=3.45(P=0.0006)

Favours[Taichi] Favours[control]

6. 睡眠用药

Study or Subgroup	Experimental			Control			Weight	Std.Mean Difference IV,Random,95% CI	Std.Mean Difference IV,Random,95% CI
	Mean	SD	Total	Mean	SD	Total			
Irwin 2008	0.65	1.11	30	0.69	1.25	22	31.7%	−0.03[−0.58,0.52]	
Li 2004	0.33	0.62	62	0.5	0.93	56	35.2%	−0.22[−0.58,0.15]	
Liu 2010	0.43	0.11	43	0.6	0.15	39	33.1%	−1.29[−1.77,−0.81]	
Total(95% CI)			135			117	100.0%	−0.51[−1.25,0.23]	

Heterogeneity:Tau^2=0.37;Chi^2=15.59,df=2(P=0.0004);I^2=87%
Test for overall effect:Z=1.36(P=0.17)

Favours[Taichi] Favours[control]

7. 日间功能障碍

Study or Subgroup	Experimental			Control			Weight	Std.Mean Difference IV.Fixed,95% CI	Std.Mean Difference IV,Fixed,95% CI
	Mean	SD	Total	Mean	SD	Total			
Irwin 2008	0.7	0.56	30	0.8	0.7	22	20.6%	−0.16[−0.71,0.39]	
Li 2004	0.89	0.36	62	1.03	0.53	56	47.2%	−0.31[−0.67,0.05]	
Liu 2010	1.12	0.35	43	1.31	0.41	39	32.2%	−0.50[−0.94,−0.06]	
Total(95% CI)			135			117	100.0%	−0.34[−0.59,−0.09]	

Heterogeneity:Chi^2=0.92;df=2(P=0.63);I^2=0%
Test for overall effect:Z=2.66(P=0.008)

Favours[Taichi] Favours[control]

阅读笔记　　　　　图 6-5　太极拳对老年人睡眠质量 PSQI 量表 7 个维度的具体干预效果森林图

分析：本文数据分析采用了 Meta 分析，并采用森林图列出 Meta 分析的结果。根据异质性检验的结果做了分析，对主要研究结局都做了描述。但文中未做敏感性分析。

(四) 讨论

基于 5 篇中等质量的 RCT，Meta 分析结果显示：太极拳锻炼对老年人睡眠具有积极的促进作用，且安全性较好，可以考虑推广。

太极拳锻炼促进睡眠的机制，可能从以下 3 个方面加以解释：①作为一种舒缓的有氧运动形式，太极拳锻炼能够降低个体的交感神经兴奋性，提高身体舒适感；②太极拳锻炼能够增强机体能量消耗，并促进内啡肽分泌，有利于促进睡眠；③太极拳锻炼能够降低个人应激、焦虑和应激水平，从而改善睡眠质量。

本研究局限性：①在纳入标准中，没有对研究人群的睡眠质量进行界定。考虑到所纳入的 5 篇文献，其中有 4 篇 RCT 的研究对象 PSQI 平均得分在 5 分以上，另 1 篇 RCT 根据老年人睡眠质量进行亚组分析，本研究仅纳入睡眠质量较差的亚组人群的数据。因此，该处理方法在一定程度上可以弥补上述研究不足。②纳入 RCT 数量较少，仅为 5 篇，有待于未来纳入新的临床研究更新研究结论。③对照组形式较多，可能影响结果的准确性和结论的外推性。

分析：在文中讨论部分，作者强调了太极拳锻炼对老年人 PSQI 七个维度的影响作用及太极拳锻炼促进睡眠的可能机制，并分析了纳入研究的质量以及研究中存在的局限性和潜在偏倚的可能性，最终得出一定的结论。

三、系统评价中应注意的问题

系统评价是一种通过收集、评价和合成原始研究结果，得出综合结论的研究方法。它是一种科学研究，同原始研究一样都要经过设计 - 实施 - 结果分析 - 总结报告等各个阶段，在每个阶段都有各种各样的因素影响系统评价的结果。另一方面，目前系统评价在国际上、国内受到越来越多研究者的重视，系统评价的文章也越来越多，但是应注意，系统评价虽然有许多优点，但也有许多局限性，在应用系统评价结果的时候也需注意很多问题。

(一) 制作系统评价过程中应注意的问题

1. 选题时应注意的问题　系统评价的选题是否恰当直接关系到是否有重要的临床价值并决定了整个研究方案的制定。

(1) 选题的范围：恰当的选题范围对于系统评价非常关键，选题范围过宽虽然可能提供大量信息，适用性和推广性好，但也可能针对性较差，浪费资源。如"化疗治疗恶性肿瘤的疗效：随机对照试验的系统评价"，这一选题范围太宽，既不清楚哪一种恶性肿瘤也不清楚哪一种化疗方案，因此不能为某一特定的肿瘤患者提供有用的信息。范围较窄的系统评价优点在于关注点集中，工作量相对较小，但缺点是文献纳入量小，容易出现各种偏倚，使得结果不可靠，推广价值也受限。

(2) 题目的修改：系统评价的题目应在研究设计方案(计划书)中确定，但由于系统评价是对现有文献资料的总结和分析，随着对研究问题的深入了解，有可能必要时对题目作出适当的修改。在进行修改时必须明确修改的原因和动机，并对检索策略作出相应的修订。

2. 撰写计划书应注意的问题　系统评价的计划书撰写过程比较复杂，尤其是对于初次制作系统评价的人员在撰写过程会遇到很多困难。为解决这一难题，可以参加相关的系统评价知识和技能培训班，或与制作过系统评价的作者合作。如果有一定专业背景和语言交流基础还可向 52 个 Cochrane 系统评价小组注册，以获得帮助。

3. 文献检索应注意的问题　系统评价要求尽可能全面系统地收集全世界所有发表或未发表的与研究问题相关的文献，在检索过程中收集和整理文献需要花费大量的时间和精力，目前，建议使用文献管理软件管理文献，常用的文献管理软件有 EndNote、Reference Manager、

阅读笔记

ProCite、NoteExpress 和医学文献王等。这些软件的使用请参见相关书籍。

（二）应用系统评价应注意的问题

1. 虽然系统评价，尤其是 Cochrane 系统评价被认为是临床疗效评价的金标准，证据级别最高，但不是所有的系统评价的分析结论都是可靠的。在应用系统评价之前也应评价其方法学的正确性、结果的重要性、结论的准确性等。对系统评价的质量评价请参考本书第四章第二节"文献真实性评价的方法"中关于系统评价论文的真实性评价方法。

2. 应用系统评价还应充分考虑是否有同类评价，是否有更新，是否整合了之前的所有相关系统评价等。

3. 应用系统评价还应重视其临床适用性，临床医护工作者将系统评价的结果运用于自己的患者时需要考虑干预措施对患者的利弊，同时需要考虑干预措施的费用，以及患者的价值取向，综合考虑，决定取舍。

（三）量性研究的系统评价和 Meta 分析报告规范的 PRISMA 声明

为了提高系统评价和 Meta 分析论文报告的质量，2009 年由国际著名专家组成的系统评价和 Meta 分析优先报告的条目（preferred reporting items for systematic reviews and Meta-analyses，PRISMA）小组在国际重要医学期刊包括《英国医学杂志》、《临床流行病学杂志》、《内科学年鉴》和美国《公共科学图书馆医学杂志》等同步发表了《系统评价和 Meta 分析优先报告条目：PRISMA 声明》。该声明的发布对于改进和提高系统评价和 Meta 分析的报告质量起到重要作用。该声明详见本书附录 5。

另外，为进一步提高系统评价计划书的撰写质量，PRISMA 工作组于 2015 年还发布了系统评价方案（systematic review protocol）的撰写规范——PRISMA-P（PRISMA for systematic review protocols，PRISMA-P），具体内容详见 PRISMA 网站 http://www.prisma-statement.org/。

【本章小结】

系统评价是指针对某一具体临床问题，系统、全面地收集所有已发表或未发表的临床研究，采用临床流行病学严格评价文献的原则和方法，筛选出符合质量标准的文献，进行定性或定量合成，得出综合可靠的结论。本章详细介绍了系统评价的基本概念、其与传统文献综述的区别以及系统评价制作的基本步骤，通过具体实例的分析，目的在于帮助广大医护工作者掌握系统评价这一合成高质量证据的科学研究方法。尤其是在当前我国护理科研工作相对落后、护理研究文献质量相对低下的情况下，本章将对提高循证护理水平有重要意义。

（李晓枫）

【思考题】

1. 什么是系统评价？
2. 什么是 Cochrane 系统评价？
3. 系统评价与 Meta 分析有什么区别和联系？
4. 系统评价与传统的文献综述有哪些异同点？
5. 请阐述系统评价的基本制作步骤。
6. Cochrane 协作网的偏倚风险评价工具包括哪些方面？

主要参考文献

[1] 王吉耀. 循证医学与临床实践. 2 版. 北京:科学出版社,2006.

[2] 王家良. 循证医学. 2 版. 北京:人民卫生出版社,2010.

［3］刘鸣．系统评价、Meta-分析设计与实施方法．北京：人民卫生出版社，2011.

［4］胡雁，李晓玲．循证护理的理论与实践．上海：复旦大学出版社，2007.

［5］蔡文智．循证护理研究与实践．北京：人民军医出版社，2010.

［6］王家良．21世纪的临床医学—循证医学．北京：人民卫生出版社，2001.

［7］唐琪，靳英辉，孙文茜，等．2012年—2015年国内护理领域系统评价及Meta分析的方法学质量评价．护理研究，2016，30（10）：3578-3581.

［8］Moher D，Liberati A，Tetzlaff J，et al. 系统综述和荟萃分析优先报告的条目：PRISMA声明．李迅，曹卉娟，译．中西医结合学报，2009，7（9）：889-896.

［9］Du Shizheng，Dong Jianshu，Zhang Heng，et al. Taichi exercise for self-rated sleep quality in older people：a systematic review and meta-analysis. International Journal of Nursing Studies，2015，52（1）：368-379. doi：10.1016/j.ijnurstu.2014.05.009

阅读笔记

第七章 干预性或观察性研究的 Meta 分析

在医学研究中,针对同一问题常常同时或者先后出现许多相类似的研究。由于纳入研究样本量的限制、各种干扰因素的影响以及研究本身的或然性等原因,许多研究结果可能不一致甚至相反。解决这个问题的方法有两种,一种是通过严格设计的大规模随机试验进行验证;另一种是通过对这些研究及其结果的综合分析和再评价,即 Meta 分析来实现。Meta 分析通过定量化汇总分析,提高检验效能。随着我国医学研究文献质量及 Meta 分析质量的不断提高,Meta 分析结果在卫生决策和临床实践中的作用越来越重要。

第一节 概　　述

Meta 分析的基本思想产生于 20 世纪 30 年代,20 世纪 60 年代开始应用于教育学和心理学等社会科学领域,70 年代初 Ligh 和 Smith 正式提出可以对不同研究结果汇总数据进行综合分析,1976 年由 Glass 首次命名为"Meta-analysis",意为"more comprehensive",即更加全面或超常规的综合。Meta 分析方法于 1955 年首次被应用到医学研究,现已广泛应用于医学健康领域。20 世纪 80 年代中期开始被引入到随机对照试验及观察性的流行病学研究中。20 世纪 80 年代末,Meta 分析方法被引入我国,中文译名有很多,包括荟萃分析、二次分析、汇总分析、集成分析等。但无论哪种译名都有其不足之处,因此多数学者建议 Meta 不翻译,使用"Meta 分析"这一名词。

一、Meta 分析的基本概念

(一) Meta 分析的定义

Meta 分析的定义目前有很多版本,如 *The Cochrane Library* 中将其定义为:"Meta-analysis is statistical technique for assembling the results of several studies in a review into a single numerical estimate",即 Meta 分析是将系统评价中的多个研究结果合并成一个量化指标的统计学技术。而 David Sackett 教授等在 *Evidence Based Medicine* 一书中,又将 Meta 分析定义为:"Meta-analysis is a systematic review that uses quantitative methods to summarize the results",即 Meta 分析是运用

阅读笔记

定量方法汇总多个研究结果的系统评价。国内王家良教授主编的《循证医学》教材中将 Meta 分析定义为:对多个目的相同、性质相近的医学研究所进行的一种定量综合分析方法。

(二) Meta 分析与系统评价的关系

对量性研究的系统评价可分为定性评价和定量评价两种。如果系统评价中纳入的原始研究缺乏有效数据或者异质性过大,则无法进行定量评价,只能得到定性描述的结果;如果符合定量分析的条件,此时可考虑进行定量评价,即 Meta 分析。两者的关系详见第六章。对质性研究的系统评价可采用 Meta-synthesis 的方法,详见第九章。

(三) Meta 分析的目的和意义

1. 提高统计分析效能　Meta 分析对多个同类研究结果进行合并分析,从统计学角度达到增大样本量、提高检验效能的目的,从而提高了对初步结论的论证强度和效应的分析评估力度。

2. 分析多个同类研究的分歧和原因　当多个医学研究结果不一致或存在分歧时,通过异质性(同质性)检验和合并分析可以寻找有关原因,便于做出更科学的结论。

3. 引出新见解　如现有的研究经 Meta 分析后仍不能回答临床有争议或根本未提及的问题,则 Meta 分析的结果可以为医学科研指出新的研究方向。

4. 节省研究经费　虽然随机对照试验目前已被视为评价临床疗效的金标准设计方案,但随机对照试验尤其是大样本、多中心的随机对照试验往往需要耗费大量的人力、物力,而 Meta 分析比大规模临床试验代价低廉甚至更为可行。

5. 有助于开展循证医学　Meta 分析是一种合并大量同类研究文献的方法,尤其是在当今信息爆炸的时代,Meta 分析有助于医护人员对文献进行再分析、判定与评价,从而在有限的时间内获取更多所需的信息,促进循证医学的发展。

二、Meta 分析的类型

(一) 常规 Meta 分析

当前,常规 Meta 分析主要基于有对照组的直接比较的研究,最常见的是基于 RCT 的干预性 Meta 分析,此外,还有预后研究、动物实验、病因研究、基因多态性等的 Meta 分析。其余的原始研究类型还有队列研究、病例对照研究、群随机对照试验、自身对照试验等。以下章节介绍的均为常规 Meta 分析。

(二) 其他类型 Meta 分析

1. 单组率的 Meta 分析　单组率的 Meta 分析是一种对只提供了一组人群的总人数和事件发生人数的研究进行的 Meta 分析。所研究的率多为患病率、检出率、知晓率、病死率、感染率等的调查,基于的原始研究多为横断面研究。

目前,对各独立样本中效应量为率的同类研究资料进行 Meta 分析并没有比较成熟的方法,较常用的有以下几种:①加权计算:即根据每个独立研究的样本量大小,给予不同的权重,对各独立样本的效应量率进行合并;②直接等权相加:即把各独立的结果事件直接等权相加,然后直接计算合并率,再用近似正态法计算其可信区间(95% 可信区间 $=p \pm 1.96\, s_p$);③调整后再等权相加:即对各个独立研究资料的率进行调整后再行等权相加,计算出合并率的大小。

对于单组率的 Meta 分析,最难的就是控制异质性,进行亚组分析和 Meta 回归分析是其重要的处理方法。

2. 间接比较的 Meta 分析　在临床实践中,经常会碰到没有直接比较的证据或者需要从众多干预措施中选择对患者最佳的措施,此时,研究者往往会从 RCT 中寻找间接证据,这就形成了间接比较的 Meta 分析或多种干预措施比较的 Meta 分析(网状 Meta 分析)。

(1) 两因素间接比较:若想比较两种干预措施 A 与 B 的效果,但当前没有两者的直接比较的 RCT,却有两者同干预措施 C 的比较,此时,可以将 C 作为公共比较组,借助间接比较的方法得出 A 与 B 的效果。

间接比较包括未调整间接比较和调整后间接比较。未调整间接比较是直接从 RCT 中提取 A 与 B 的数据,此方法虽然简单但对随机性的破坏很大,故可能产生较大偏倚从而高估疗效,现已不推荐使用。调整后间接比较以 C 作为公共比较组(C 可以是安慰剂或阳性对照组),与未调整间接比较相比其最大的优势是能够在一定程度上保留随机特性,且经过了同质性和相似相检验,因而偏倚较小,为当前推荐的方法(图 7-1)。

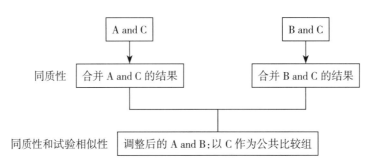

图 7-1　调整后间接比较示意图

(2) 网状 Meta 分析:在临床实践中,若有一系列的药物可以治疗某种疾病,但 RCT 均是药物与安慰剂的对照,而药物互相之间的 RCT 都没有进行或很少,那么在这种情况下,就需要将间接比较和直接比较的证据进行合并,即行网状 Meta 分析(network meta-analysis)(图 7-2)。

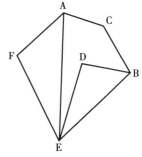

行网状 Meta 分析首要的是构建一个等级模型,以处理抽样变异、治疗异质性及研究治疗比较间的不一致性,并提供模型的最大似然比。目前,主要的方法有经典的频率学法和贝叶斯法。频率学法目前主要应用的有倒方差法和广义线性(混合)模型。倒方差法即将各研究的方差倒数作为权重,对各研究效应进行加权平均,总体效应的方差为权重之和的倒数,操作相对简单;广义线性模型则考虑了随机效应,但应用的前提是需要获得受试者个体数据。贝叶斯法是基于贝叶斯定理而

图 7-2　网状 Meta 分析示意图

发展而来的,与频率学方法相比,其优势在于可以利用后验概率对所有分析的干预措施进行排序,且克服了频率学法在参数估计时通过不断的迭代去估计最大似然函数、易出现不稳定而得到有偏倚的结果的缺陷,故估计值更为准确,且建模更灵活,为当前所推荐的方法。

3. 累积 Meta 分析(cumulative meta-analysis)　累积 Meta 分析最早应用于 1981 年,是指将研究资料作为一个连续的统一体,按研究开展的时间顺序及时将新出现的研究纳入原有 Meta 分析的一种方法。因此,Meta 分析每次研究加入后均重复一次 Meta 分析,可以反映研究结果的动态变化趋势及各研究对结果的影响,也有助于尽早发现有统计学意义的干预措施。

累积 Meta 分析采用的方法与传统的 Meta 分析方法是相同的,只不过针对动态的连续的同类研究引入累计的思想加以分析,其分析思想可用贝叶斯理论来解释,但也有学者认为多阶段进行累积 Meta 分析,犯第 I 类错误的概率增大,易出现假阳性结果,应对每次分析的显著性水平做相应的调整。累积 Meta 分析的基本过程与传统的 Meta 分析过程是相同的。

三、Meta 分析的统计分析过程

根据 Meta 分析的定义,Meta 分析是一种定量综合分析方法,而不是一种简单的统计方法,

其步骤包括:提出研究问题、制订计划书、制订文献纳入和排除标准、检索相关研究、收集数据、数据分析并报告结果、结果解释等一系列过程,这一过程与系统评价类似,本章不再赘述,具体内容请参考第六章。本章将重点介绍 Meta 分析的统计分析过程,也是系统评价的定量分析过程。

（一）数据的类型及效应量的表达

1. 数据的类型　Meta 分析中常用的数据主要有以下 5 类。

（1）二分类变量资料:数据按照某种属性分为互不相容的两类,如描述临床结局的指标:存活、死亡,复发或不复发、依从性高或低等。

（2）数值型变量或连续性变量资料:能够精确测量,有度量衡单位的数据,如临床常见的测量指标:血压值、尿糖值、疼痛评分、焦虑评分等。

（3）等级资料或有序多分类变量资料:按照某种属性分为多类,各类之间有程度或等级上差异。如临床疗效的判定用痊愈、显效、有效、无效等表示。

以上这 3 类数据类型比较常见。

（4）计数数据（多分类变量资料）:按照某种属性分为互不相容的多类,如人群的血型,可分为 A 型、B 型、AB 型和 O 型 4 类。

（5）生存资料:同时观察两类数据,即是否发生不良事件以及发生不良事件的时间。

2. 效应量的表达　效应量（effect size）是指临床上有意义或有实际价值的数值或观察指标的改变量。数据类型不同可使用的效应量表达方式也有所不同。

（1）二分类变量资料可采用的效应量有相对危险度（relative risk,*RR*）、比值比（odds ratio,*OR*）、绝对危险降低率（absolute risk reduction,ARR）或 NNT（number needed to treat）等。

（2）数值变量资料 / 连续性变量资料的效应量可采用加权均数差值（weighted mean difference,WMD）或标准化均数差值（standardized mean difference,SMD）等。

（3）等级资料或多分类计数数据,可根据需要转化为二分类变量资料或当作连续性变量资料处理,选择相应的效应量。

（4）生存资料的效应量可用风险比（hazard ratio,*HR*）。

（二）数据的汇总

在确定了数据类型和效应量的基础上,可按照预先设计的表格,提取纳入研究的相关信息,如作者和发表年份、样本量、分析方法、主要结果变量、设计方案、具体实施时间及地点、质量控制措施等。

为进一步统计分析方便,可将数据整理成如下表格形式。

1. 二分类变量的数据汇总格式　若以 k 代表纳入研究的个数,a、b、c、d 分别表示试验组和对照组发生和未发生结局事件的例数,则二分类变量的数据格式见表 7-1。

表 7-1　k 个二分类变量的数据格式

纳入的研究（k）	试验组			对照组			N_i
	发生	未发生	n_{1i}	发生	未发生	n_{2i}	
$i=1$	a_1	b_1	n_{11}	c_1	d_1	n_{21}	N_1
$i=2$	a_2	b_2	n_{12}	c_2	d_2	n_{22}	N_2
$i=3$	a_3	b_3	n_{13}	c_3	d_3	n_{23}	N_3
...	...	...	...	...	...	...	...

2. 数值变量 / 连续性变量的数据汇总格式　同样,以 k 代表纳入研究的个数,$\bar{x}$ 表示样本均数,s 表示样本标准差,则数值变量 / 连续性变量的数据格式见表 7-2。

阅读笔记

表 7-2　k 个两均数比较的数据格式

纳入的研究(k)	试验组			对照组			N_i
	均数 $\bar{x}_{1i}$	标准差 s_{1i}	n_{1i}	均数 $\bar{x}_{2i}$	标准差 s_{2i}	n_{2i}	
$i=1$	$\bar{x}_{11}$	s_{11}	n_{11}	$\bar{x}_{21}$	s_{21}	n_{21}	N_1
$i=2$	$\bar{x}_{12}$	s_{12}	n_{12}	$\bar{x}_{22}$	s_{22}	n_{22}	N_2
$i=3$	$\bar{x}_{13}$	s_{13}	n_{13}	$\bar{x}_{23}$	s_{23}	n_{23}	N_3
…	…	…	…	…	…	…	…

整理好的数据录入 Meta 分析相关软件，准备下一步的统计分析。

3. 连续性变量数据的转化　连续性变量（包括等级变量）在进行 Meta 分析时往往以干预后的效应参数与基线参数的差值作为主要的效应量。但是有些研究的结果只报道了干预前和干预后的均数和标准差，没有报道差值的均数和标准差；另外，有些研究没有报道标准差，只报道了 95% 可信区间，这时则需要按照 Cochrane 系统评价员手册的要求对结果进行转化。

（三）异质性检验及处理

1. 异质性检验（heterogeneity test）的原理　不可避免地，纳入同一个 Meta 分析的所有研究都存在差异，不同研究间的各种变异被称为异质性。Meta 分析的统计学原理要求只有同质的资料才能进行统计量的合并，即假设各个不同研究都是来自同一个总体（H_0），或各个不同样本来自不同总体，存在异质性（备择假设 H_1）。如果检验结果 $P>0.10$，拒绝 H_1，接受 H_0，可认为多个同类研究具有同质性；当异质性检验结果 $P \leqslant 0.10$，可认为多个研究结果有异质性。

2. 异质性的分类　Cochrane 系统评价员手册将 Meta 分析的异质性分为临床异质性（clinical heterogeneity）、方法学异质性（methodological heterogeneity）和统计学异质性（statistical heterogeneity）。

（1）临床异质性：指参与者不同（P）、干预措施的差异（I）及研究的终点指标不同（O）所导致的变异。例如，如果检索到数篇以"饮食干预对维持 2 型糖尿病患者血糖稳定性的效果"为标题的干预性研究，但如果每篇研究在"饮食干预"的内容上有较大差异，则这些研究存在临床异质性。在护理领域的干预性研究中，往往存在同类干预在具体内容和操作方法上差异较大的现象，因此判断纳入的研究之间是否存在临床异质性，是开展 Meta 分析前重点需要考虑的问题。

（2）方法学异质性：指由于试验设计和质量方面的差异引起的，如盲法的应用和分配隐藏的不同，或者由于试验过程中对结局的定义和测量方法的不一致而出现的变异。

（3）统计学异质性：指不同试验间被估计的治疗效应的变异，它是研究间临床和方法学上多样性的直接结果。

作 Meta 分析时首先应当保证临床和方法学同质性，如制订严格、统一的纳入和排除标准，包括研究目的、研究的设计类型、研究对象、干预措施等相同，否则就要进入亚组分析，或者只描述不合并。只有在临床和方法学同质性的基础上，方可进入研究间的统计学异质性检验和下一步的合并。

3. 统计学异质性的几种检验方法　统计学异质性检验简称异质性检验，是指对不同原始研究之间结果的变异程度进行检验。如果检验结果有统计学意义，应解释其可能的原因并考虑进行结果合成是否恰当。常用的检验方法有以下几种：

（1）Q 检验法：Q 检验的无效假设为纳入各研究的效应量均相同（即 $T_1=T_2=\cdots\cdots=T_k$）。则 Q 统计量可以定义为：

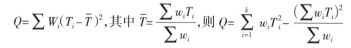

$$Q=\sum W_i(T_i-\bar{T})^2，\text{其中 } \bar{T}=\frac{\sum w_i T_i}{\sum w_i}，\text{则 } Q=\sum_{i=1}^{k} w_i T_i^2-\frac{(\sum w_i T_i)^2}{\sum w_i}$$

阅读笔记

式中 w_i 为第 i 个研究的权重值,为其合并方差的倒数 $(1/S_i^2)$,T_i 为第 i 个研究的效应量,$\bar{T}$ 为所有纳入研究的平均效应量。Q 服从于自由度为 $k-1$ 的 χ^2 分布,Q 值越大,其对应的 P 值越小。若 $Q>\chi^2_{(1-\alpha)}$,则 $P<\alpha$,表明纳入的研究间存在异质性。反之亦然。

(2) I^2 统计量:在 RevMan4.2 及以后版本的软件中,出现了一个异质性指标:I^2。I^2 反映了异质性部分在效应量总的变异中所占的比重。其计算公式如下:

$$I^2 = \frac{Q-(k-1)}{Q} \times 100\%$$

式中 Q 为 Q 统计量,k 为纳入的研究个数。在 RevMan 软件中,I^2 统计量越大,则异质性越大,I^2 在 0~40% 之间表示异质性可能不重要,30%~60% 表示有中度异质性,50%~90% 表示有显著异质性,75%~100% 表示有很大异质性。只要 I^2 不超过 50%,则说明异质性可以接受。

(3) 其他检验方法:除以上两种常用方法外,异质性检验还可采用 H 统计量、Galbraith 图法和 L'Abbe 图等方法,本章不详细介绍,具体请参考其他书籍。

4. 异质性的来源及处理 当异质性检验出现 $P\leqslant0.10$ 时,首先应分析导致异质性的原因,可根据异质性的来源选择以下几种方法处理:

(1) 亚组分析:如果能从临床异质性和方法学异质性的角度探讨异质性的来源,可按不同设计方案、研究质量、参加人群特征、治疗时间的长短等分成亚组,进行亚组分析。

(2) 随机效应模型:如果异质性的来源不能用临床异质性和方法学异质性来解释时,可用随机效应模型合并效应量。

(3) Meta 回归分析(Meta-regression analysis):在医学研究中,当导致异质性的因素如药物生产厂家、剂量、研究对象年龄、病情轻重、测量时间、随访时间等能够准确测量并能全部解释变异时,可以选用 Meta 回归分析。在 Meta 回归分析中,将效应估计量(如 RR、OR、MD 或 $\log RR$ 等)作为结果变量,将可影响效应量大小的研究特征因素("协变量"或"潜在效应量改变因子")作为解释变量,则回归系数描述了结果变量怎样随着解释变量的单位增加而改变;其统计学差异性通过对结果变量和解释变量之间有无线性关系来确定,通过回归系数的 P 值来判断这种差异有无统计学意义。

(4) 放弃 Meta 分析:当异质性过于明显,特别是具有明显的临床异质性、方法学异质性而无法通过上述几种方法解决时,可考虑放弃做 Meta 分析,只对结果进行一般的定性描述。

异质性的处理流程见图 7-3。

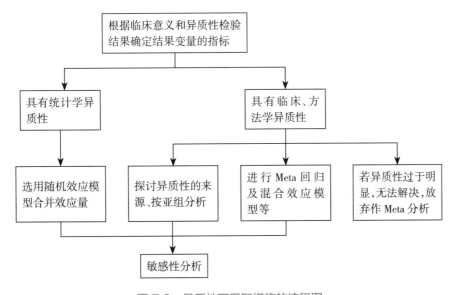

图 7-3 异质性可采取措施的流程图

(四)合并效应量及检验

1. 合并效应量   在异质性检验的基础上,选择适当的方法进行分析,合并效应量,用合并效应量反映多个同类研究的综合效应。一般可分两步进行,首先逐一计算每个研究的效应量及其95%可信区间,然后根据资料类型与异质性检验的结果,选择合适的统计分析模型,估计合并效应量。

当异质性不明显时,可采用固定效应模型(fixed effect model)估计合并效应量;如果存在异质性,且假定理论效应量不固定,服从某种分布,如正态分布时,可选用随机效应模型(random effect model);如果异质性过于明显,则应考虑亚组分析、Meta回归甚至放弃合并,只对结果进行统计描述。

固定效应模型有很多方法,根据资料类型的不同选用不同的方法,如二分类变量可用相对危险度(RR)、比值比(OR)或风险差(rate difference,RD)等做合并效应量,模型可选用Peto法、Mantel-Haenszel法等。

数值型变量可选择均数差(mean difference,MD)、加权均数差值(WMD)或标准化均数差值(SMD)等做合并效应量,模型可选用倒方差法。WMD可消除绝对值大小对结果的影响,用原有的测量单位真实地反映试验的效应,应用时易于理解。SMD不仅可消除多个研究间的绝对值大小的影响,还可消除多个研究测量单位不同对结果的影响,尤其适用于单位不同或均数相差较大的资料汇总分析,但是SMD是一个没有单位的值,因此在解释结果时要慎重。例如在护理研究中对于疲乏的测量,有些研究用Piper疲乏量表测量疲乏评分,有些则采用10分值的方式测量疲乏评分,则这些研究的结果可采用SMD法进行结局指标的分析。

随机效应模型目前多用D-L法(DerSimonian & Laird法)。随机效应模型估计合并效应量,实际上是计算多个原始研究效应量的加权平均值。以研究内方差与研究间方差之和的倒数作为权重,调整的结果是样本量较大的研究给予较小的权重,而样本量较小的研究则给予较大的权重。因此,随机效应模型处理的结果可能削弱了质量较好的大样本研究的信息,而夸大了质量可能较差的小样本研究的信息,故采用随机效应模型的Meta分析在下结论时应慎重。

常用的Meta分析方法及其与数据类型之间的关系见表7-3。

表7-3   常用Meta分析方法一览表

资料类型	合并效应量	模型选择	计算方法
二分类变量	OR	固定效应模型	Peto法
		固定效应模型	Mantel-Haenszel法
		随机效应模型	D-L法
	RR	固定效应模型	Mantel-Haenszel法
		随机效应模型	D-L法
	RD	固定效应模型	Mantel-Haenszel法
		随机效应模型	D-L法
数值变量	WMD	固定效应模型	倒方差法
		随机效应模型	D-L法
	SMD	固定效应模型	倒方差法
		随机效应模型	D-L法
个案资料	OR	固定效应模型	Peto法

阅读笔记

2. 合并效应量的检验　Meta分析合并的效应量需要经过假设检验的方法以检验多个同类研究合并的效应量是否具有统计学意义。合并效应量的检验有两种方法：

(1) $Z(U)$检验：根据$Z(U)$值推断该效应量的概率(P)值，如果$P \leqslant 0.05$，则合并的效应量有统计学意义，如果$P > 0.05$，则合并的效应量没有统计学意义。

(2) 可信区间法：效应量指标为OR或RR时，当其95%可信区间包含1时，等价于$P > 0.05$，合并的效应量没有统计学意义。如果其上、下限均不包含1(均大于1或均小于1)，则等价于$P \leqslant 0.05$，即合并的效应量有统计学意义。

（五）敏感性分析

敏感性分析(sensitivity analysis)是用于评价Meta分析或系统评价结果是否稳定和可靠的分析方法，是指改变某些影响结果的重要因素如纳入标准、研究质量的差异、失访情况、统计方法(固定效应或随机效应模型)和效应量的选择(比值比或相对危险度)等，例如删除一个大样本的研究后，以观察合并效应量是否发生变化，从而判断结果的稳定性及稳定程度。如果敏感性分析对原结果没有本质的改变，说明Meta分析的结果较为稳健可靠。如果敏感性分析后结果差别较大甚至是截然相反的结论，则在解释结果和下结论时应慎重。

（六）发表偏倚的分析

Meta分析本质上是一种观察性研究，在Meta分析的各个步骤中，均有可能产生偏倚，大致可分为抽样偏倚(sampling bias)、选择偏倚(selection bias)和研究内偏倚(within study biases)等三类，每类又包括很多种偏倚，其中最常见的偏倚是发表性偏倚。

发表性偏倚是指"统计学上有意义"的阳性研究结果较"统计学上没有意义"的阴性研究结果或无效的研究结果更容易被发表，由此而产生的偏倚。发表性偏倚的产生主要有三个来源，分别为作者、研究的赞助者和杂志社的编辑。

发表性偏倚对Meta分析结果的真实性和可靠性有很大的影响，尤其是当入选的研究主要是以小样本研究为主时，发表性偏倚可能会使Meta分析的合并效应量被高估，甚至使结论逆转，产生误导，即本来没有统计学意义的结果变为有统计学意义的结果。

发表性偏倚的识别与处理主要有三种比较简单的方法：漏斗图法、Egger线性回归法以及剪补法。其中最为常用的方法就是漏斗图(funnel plots)，漏斗图是用每个研究的效应量估计值为x轴，样本含量为y轴绘制的散点图。效应量可用RR、OR、RD和死亡比等。其前提假设是效应量估计值的精度随样本量的增加而增加，小样本研究的效应量估计值分布于图的底部，范围较宽；大样本研究的效应量估计值分布在图的顶部，范围较窄。当偏倚影响较小时，其形状类似一个倒置的漏斗，故称漏斗图。如果资料存在偏倚，会出现不对称的漏斗图，不对称越明显，偏倚程度越大。在RevMan软件中，漏斗图采用OR或RR的对数值($\ln OR$或$\ln RR$)作为横坐标，OR或RR对数值标准误的倒数$1/SE(\ln RR)$为纵坐标绘制，再以真值标明横坐标的标尺，以$SE(\ln RR)$标明纵坐标的标尺(图7-4)。绘制漏斗图需要纳入较多的研究个数，一般推荐当Meta分析的研究个数在10个及以上时才需做漏斗图。

需注意的是，漏斗图的对称与否通常无严格限定，均为主观判断，因此是一种定性的评价方法。Egger线性回归法(Egger linear regression test)是由Matthias Egger等于1997年开发的一种简便的用线性回归法检验漏斗图对称性的定量法，简称"Egger检验"。Egger法对发表偏倚的检测统计量为截距a对应的t值及P值，并通过其95%CI是否包含0来判断其是否有发表偏倚。若截距a对应的$P < 0.05$或95%CI不包含0，则提示有发表偏倚；反之，无发表偏倚。Egger检验的局限性：首先，其自变量的标准差估计来自纳入的原始研究的数据，由于抽样误差的存在，导致回归方程的斜率b和截距a都为有偏估计；而且当纳入研究个数较少时，该检验效能受到局限，以至于不能检测出漏斗图是否对称，故此时不建议进行该检验。再者，Egger检验虽然可以检测出漏斗图是否对称，却不能解释其不对称的原因。

阅读笔记

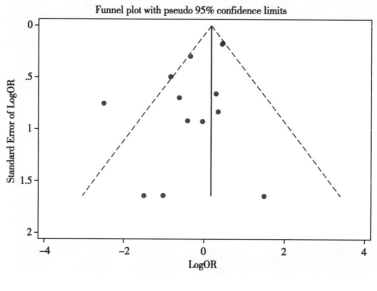

图 7-4   漏斗图

四、Meta 分析结果的解释

Meta 分析最常使用森林图（forest plots）来展示其统计分析的结果。在森林图中,以一条数值为 0 或 1 的中心垂直线为无效标尺线,即无统计学意义的值。*RR* 或 *OR* 的无效线对应的横轴尺度是 1,而 *RD*、*MD*、WMD 和 SMD 的无效线对应的横轴尺度是 0。值得注意的是,原点的左、右两侧坐标刻度可以是相同的也可以是不同的。每个纳入研究的效应量横向排列,每条横线代表一个独立的研究,横线的长短为每个研究效应量 95% 可信区间上下限的连线,直观表示了可信区间范围的大小,横线中央的小方块是效应量的位置,其方块大小为该研究权重的大小。如果横线触及或跨越无效线,则表示该研究的结局效应差异无统计学意义,反之,如果横线落在无效线的左边或右边不与无效线相交,则表示该研究的结局效应差异有统计学意义。

合并效应量为一小菱形方块表示,菱形的中心点对应的是合并效应量的点估计值,菱形的宽度为合并效应量的 95% 可信区间。合并效应量有无统计学意义同样要根据菱形是否与无效线相交来判断。森林图还包括异质性检验、合并效应量的假设检验等结果,具体解释详见下述实例分析。

第二节   Meta 分析相关软件的应用及实例分析

Meta 分析的统计计算过程比较复杂,不同的计算方法各有其对应的计算公式,本章不详细介绍计算方法,可参考其他书籍。目前,Meta 分析的计算过程大多借助于计算机软件实现,本节将介绍几种常见的 Meta 分析软件,并利用实例分析 Meta 分析的统计结果。

一、Meta 分析相关软件介绍

（一）RevMan 软件介绍

1. RevMan 软件简介   Review Manager（RevMan）是 Cochrane 协作网制作系统评价的标准化软件,其中包括系统评价的各项功能,也包括 Meta 分析功能,由北欧 Cochrane 中心制作和更新。RevMan 软件可用于制作和保存 Cochrane 系统评价的计划书和全文,软件采取结构化格式便于实现文本的编辑、表格建立、显示研究特征、评价比较、添加研究数据等功能;软件还可对录入的数据进行 Meta 分析,并以森林图的形式展示合并结果;软件还可制作格式化的电子转换文件,便于 Cochrane 系统评价的电子出版和更新,还可根据读者的反馈意见不断修改和完善。

RevMan 目前可供下载的版本为 RevMan 5.3。RevMan 5 发布于 2008 年 3 月,最新的一次更新在 2014 年 6 月 13 日,版本号为 5.3.5。

RevMan 5.3 的下载地址为 http://ims.cochrane.org/revman/download。

2. RevMan5.3 的操作流程简介　此流程仅限于简单的 Meta 分析操作,详细的制作系统评价操作流程请参考相关 RevMan5.3 使用手册。

(1) 下载安装到本地电脑。

(2) 创建新的系统评价:在初始主界面菜单栏"File"下点击"New",出现欢迎界面,点击"Next",进入系统评价类型"Type of review"选项,根据研究目的做出适当选择,默认为"Intervention review"。再点击"Next",根据提示输入系统评价的题目,点击"Next"选择系统评价的类型"Full review",然后点击"Finish"进入主界面(图 7-5)。

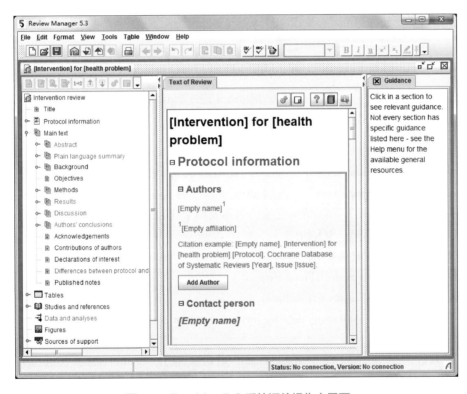

图 7-5　RevMan5.3 系统评价操作主界面

(3) 添加研究:首先为每一个研究设置一个识别号,Cochrane 系统评价的识别号组成格式通常为:"第一作者姓" + "文献发表年代",如 Wang 2010。点击大纲面板中的研究与参考文献(Study and references)旁的图标,再点击下面研究的参考文献(Reference to studies)图标,右键点击纳入研究(Included studies)选择"Add Study",然后根据提示录入研究 ID。逐一录入所有研究文献,最后点击"Finish"。

(4) 表格:RevMan5.3 提供两个标准化表格:纳入研究特征表和偏倚风险评估表。

1) 纳入研究特征表:对每一个纳入研究的特征,如设计方案、研究对象、干预措施和结局指标等在此表格中描述。点击大纲面板中"Table"旁的图标,再点击"Characteristics of studies",然后是"Characteristics of included studies"图标,就会出现刚才录入的研究列表,选择

阅读笔记

一个研究录入特征信息。

2) 偏倚风险评估表:该表格用来记录对每个纳入研究的方法学偏倚风险进行评价的结果,具体内容参见第六章。在内容面板(content pane)中点击纳入研究特征表下的偏倚风险表(risk of bias table),点击其右侧的属性(properties)图标,就会出现偏倚风险表可选用的一个选项列表,默认选项是"Allocation concealment",其他选项需要人工激活,点击"Activated"旁的方框即可实现。全部激活后,点击"OK"。此时表格内容栏列出了所有被激活的标题,每排均有下拉菜单,显示"Yes, No or Unclear"选项(图 7-6)。

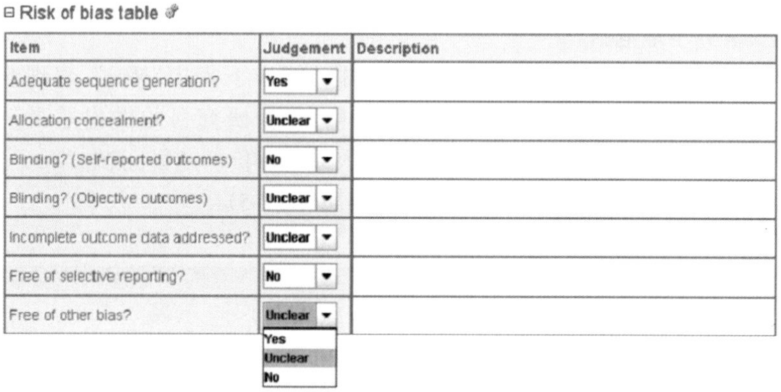

□ Risk of bias table ✐

Item	Judgement	Description
Adequate sequence generation?	Yes ▼	
Allocation concealment?	Unclear ▼	
Blinding? (Self-reported outcomes)	No ▼	
Blinding? (Objective outcomes)	Unclear ▼	
Incomplete outcome data addressed?	Unclear ▼	
Free of selective reporting?	No ▼	
Free of other bias?	Unclear ▼	
	Yes	
	Unclear	
	No	

图 7-6   RevMan5.3 的偏倚风险表

(5) 数据和分析

1) 添加比较组和结局:在大纲面板中右击"Data and analysis",选择"Add Comparison",打开窗口"New Comparison Wizard"。输入比较组的名称,然后点击"Next"。选择"Add an outcome under the new comparison",点击"Finish"。以二分类变量为例:选择默认的数据类型"Dichotomous",点击"Next",录入结局变量的名称及两个比较组的名称,点击"Next"。选择统计方法(有关知识见本章第一节),如:

- 统计方法(statistical method):Mantel-Haenszel。
- 分析模型(analysis model):Fixed effects。
- 效果测量(effect measure):Risk Ratio。

点击"Next",选择"Add study data for the new outcome",点击"Finish"。弹出"New Study Data Wizard"对话框。

2) 录入数据:点击"New Study Data Wizard"对话框,按住"Control(Ctrl)"键选择纳入的研究,点击"Finish"。RevMan 将在内容面板打开一个新表,即刚才录入的结局数据表,根据文献资料在表中输入每组的事件发生数和研究总人数。

3) 绘制森林图和漏斗图:分别点击工具栏中的森林图和漏斗图标志,可得到森林图和漏斗图。

3. RevMan 软件的缺陷   RevMan 软件虽然是 Cochrane 系统评价的标准化软件,而且简单易学,但是 RevMan 软件只提供了对计数资料的效应量如 *OR*、*RR* 和 *RD* 的合并方法以及计量资料能呈正态分布的资料(血压、身高等)的合并方法,也可用于诊断试验的 Meta 分析,其他资料的分析及 Meta 回归尚不能进行,在方法学上还有待于进一步开发。

(二) 其他软件简介

1. Stata 软件   Stata 是一个功能强大而又小巧玲珑的统计分析软件,最初由美国计算机资源中心(Computer Resource Center)研制,现为 Stata 公司的产品。相比较 RevMan 软件而言,Stata 的 Meta 分析功能更全面和强大,该软件除可完成二分类变量和数值变量的 Meta 分析外,

阅读笔记

还可以进行 Meta 回归分析、累积 Meta 分析、单个研究影响分析、诊断试验的 Meta 分析、剂量 - 反应关系 Meta 分析、生存分析资料合并、敏感性分析等几乎所有 Meta 分析方法；还可以对发表偏倚进行 Begg's 检验和 Egger's 检验。利用 Stata 软件可以绘制 Meta 分析的相关图形，如森林图、漏斗图和 L'Abbe 图等。但 Stata 软件的操作较 RevMan 软件复杂难学，其操作流程和基本语法参见相关文献（Stata12.0 软件系统评价操作主界面见图 7-7）。

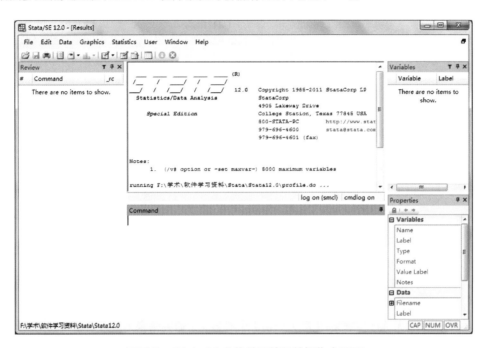

图 7-7　Stata12.0 软件系统评价操作主界面

2. 除以上两种常用的 Meta 分析软件外，其他的一些统计软件，如 SAS、SPSS 等都可以完成一定的 Meta 分析的统计工作。此外，还有一些专用的 Meta 分析软件，如：Meta-win、Metaxis、Comprehensive Meta-analysis 等，但使用的范围都不如上述 RevMan 和 Stata 两种软件。JBI 循证卫生保健中心推出的系统评价管理系统 Comprehensive Review Management System（JBI-CReMS）系列系统评价软件，其中的 Meta Analysis of Statistics Assessment and Review Instrument （MAStARI）软件也是专门进行 Meta 分析的软件。

二、应用实例分析

(一) 分类资料的 Meta 分析

为比较密闭式吸痰与开放式吸痰对呼吸机相关性肺炎发生率方面的差异。有研究者收集了以呼吸机相关性肺炎（ventilator associated pneumonia，VAP）的发生率为评价指标的 4 个随机对照试验，其数据如表 7-4 所示。

表 7-4　密闭式吸痰与开放式吸痰 VAP 发生率比较

纳入的研究(k)	开放式		密闭式		*OR*	*OR* 的 95%*CI*	
	发生数	总例数	发生数	总例数		下限	上限
MORROW 2012	17	83	42	180	0.85	0.45	1.60
褚晓彬 2012	22	50	38	50	0.25	0.11	0.58
李岸英 2014	18	50	9	50	2.56	1.02	6.46
袁继红 2012	18	50	12	50	1.78	0.75	4.25

阅读笔记

分析:由表 7-4 的数据可以看出,纳入的 4 个研究,第 1 个和第 4 个研究的 OR 值的 95%
可信区间包含了 1,即无统计学意义,不认为两种方法在呼吸机相关性肺炎的发生率上有差异。
第 2 个和第 3 个研究,OR 值的 95% 可信区间不包含 1,说明密闭式吸痰发生呼吸机相关性肺
炎的可能性低于开放式吸痰。当多个研究结论不一致时,可通过 Meta 分析解决。

该数据在 RevMan 软件中的计算结果如图 7-8 所示。

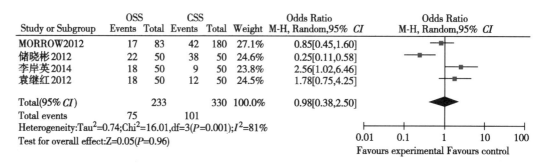

图 7-8　密闭式吸痰与开放式吸痰 VAP 发生率比较的 Meta 分析结果

分析:

1. 图 7-8 的上部为 4 个独立研究的描述,左侧为 4 个独立研究的数据,右侧为每个研究的
单个效应量和 95% 可信区间,"weight"表示每个研究的权重。

2. 图 7-8 的中间部分为森林图,竖线为无效线,即 OR=1,每条横线的长短表示可信区间的范
围大小,横线中间的小方块为 OR 值的位置,方块大小表示该研究权重的大小。横线如果跨越无
效线表示研究结果无统计学意义,由图可见第 1 个和第 4 个研究结果无统计学意义。横线落在无
效线的左侧或右侧表示该研究结果有统计学意义,第 2 个和第 3 个研究横线落在无效线的左侧。

3. 图的底部为 Meta 分析的结果

(1)异质性检验 χ^2 和 P 值以及 I^2 值:本例 $\chi^2=16.01$, $P=0.001$, $I^2=81\%$,纳入的研究之间存
在异质性,因此选用了随机效应模型。

(2)用菱形表示合并效应量 $OR_{合并}$(Total):本例 $OR_{合并}=0.98$。

(3)合并效应量 $OR_{合并}$ 的 95% 可信区间:$RR_{合并}95\%CI=0.38\sim2.50$,由图中可见菱形横跨了
无效线,表示合并效应量无统计学意义,即两组发生呼吸机相关性肺炎的可能性无差异。

(4)合并效应量的假设检验:$Z=0.05$, $P=0.96$,同样表示合并效应量无统计学意义。

(二)数值资料的 Meta 分析

为评价胃癌病人术后不行胃肠减压术对术后首次排气时间的影响,研究者收集了术后首
次排气时间为评价指标的 7 个随机对照试验的结果,比较术后不行胃肠减压术与常规行胃肠
减压术的两组胃癌患者在术后首次排气时间上有无差别,其数据如表 7-5 所示。

表 7-5　试验组与对照组术后首次排气时间的比较

纳入的研究(k)	试验组			对照组			P 值
	均数 $\overline{X}_{1i}$	标准差 S_{1i}	n_{1i}	均数 $\overline{X}_{2i}$	标准差 S_{2i}	n_{2i}	
1	3.1	0.8	88	3.8	1	86	<0.05
2	2.8	1	25	2.6	1.1	25	>0.05
3	4.2	1.7	136	3.5	1.9	134	<0.05
4	3.5	0.9	56	3.8	0.9	63	>0.05
5	4.5	1.7	118	4.6	1.3	119	>0.05
6	3	0.7	67	4	0.7	69	<0.05
7	3.7	0.2	41	4.5	0.2	43	<0.05

分析：由表 7-5 数据可见，纳入的 7 个研究中第 1、3、6、7 个研究 $P<0.05$，可认为术后不行胃肠减压术与常规行胃肠减压术造成的术后首次排气时间有差异，其余 3 个研究 P 值均 >0.05，不认为两者之间有统计学差异。该资料在 RevMan 软件中的计算结果如图 7-9 所示。

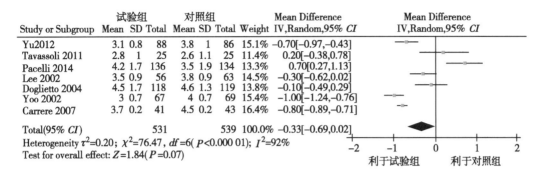

图 7-9　胃癌术后是否行胃肠减压术与术后首次排气时间的 Meta 分析

分析：

1. 图 7-9 的上部左侧为 7 个独立研究的数据，包括每个独立研究的均数、标准差以及均数差（MD）和 95%CI。

2. 图 7-9 的右侧为森林图，竖线为无效线，即 $MD=0$，每条横线的长短表示可信区间的范围大小，横线中间的小方块为 MD 值的位置，横线如果跨越无效线表示研究结果无统计学意义，由图可见第 2、4、5 个研究的研究结果无统计学意义。

3. 图的底部为 Meta 分析的结果

（1）异质性检验：本例只给出 $I^2=92\%$，可认为纳入的研究之间存在异质性，因此选用了随机效应模型。

（2）用菱形表示合并效应量 $MD_{合并}$（Total）：本例 $MD_{合并}=-0.33$。

（3）合并效应量 $MD_{合并}$ 的 95% 可信区间：$MD_{合并}95\%CI=-0.69\sim0.02$，包含 0，表示合并效应量无统计学意义，即胃癌术后两组首次排气时间比较差异无统计学意义，不能说明术后首次排气时间受术后是否行胃肠减压术的影响。

【本章小结】

Meta 分析是一种对多个同类研究结果进行合并汇总的分析方法，能从统计学角度达到增大样本量、提高统计效率的作用，从而得出更为科学、合理和可信的结论。其在医学领域的应用为医学实践和科研提供了新的理论和方法，成为循证医学科学获取、评价和应用最佳证据的重要手段。但是由于 Meta 分析属于观察性研究方法，在研究过程中不可避免会存在各种偏倚，因此，在医学实践和科研中应该正确认识和合理应用 Meta 分析方法。

（李晓枫）

【思考题】

1. 什么是 Meta 分析？
2. 请阐述 Meta 分析的目的。
3. 什么是异质性？异质性可分为哪几种？
4. 请阐述异质性的来源和处理方法。
5. 请阐述 Meta 分析的统计过程。

阅读笔记

6. 什么是敏感性分析？敏感性分析有什么作用？

主要参考文献

［1］王吉耀. 循证医学与临床实践. 2 版. 北京:科学出版社,2006.

［2］王家良. 循证医学. 2 版. 北京:人民卫生出版社,2010.

［3］刘鸣. 系统评价、Meta- 分析设计与实施方法. 北京:人民卫生出版社,2011.

［4］胡雁,李晓玲. 循证护理的理论与实践. 上海:复旦大学出版社,2007.

［5］蔡文智. 循证护理研究与实践. 北京:人民军医出版社,2010.

［6］王家良. 21 世纪的临床医学—循证医学. 北京:人民卫生出版社,2001.

第八章 诊断性试验的系统评价与 Meta 分析

正确的诊断和评估是临床治疗和护理的基础。在临床实践中,诊断性试验(diagnostic test)指采用各种实验室检查、仪器设备检查及其他方法为给患者的疾病和健康状况作出诊断的试验,广义上还包括评估患者的症状、体征等方法。在护理实践中,诊断性试验常用于判断护理问题或症状是否存在以及严重程度如何,从而为患者制订合适的护理计划,例如采用某项压疮风险评估表预测脑卒中后长期卧床的老年患者发生压疮的风险,从而及时采取针对性的措施预防压疮。为提高准确性和检测速度、保证患者安全,并降低成本和操作难度,新的诊断方法不断涌现。针对同一个问题,常同时存在多种诊断手段。因此,对新诊断方法的临床价值进行科学分析和评价、判断何种诊断技术最优,对临床实践人员至关重要。

第一节 概　　述

诊断性试验的系统评价与 Meta 分析是通过系统地检索某一问题相关的诊断性试验研究、严谨评估原始研究的质量、汇总比较不同诊断技术与金标准之间的检测效果,从而在多种诊断技术中筛选出最佳技术,为临床从业人员选择检测技术提供参考建议。

一、诊断性试验的特点

诊断性试验的诊断价值或效能是指区分罹患某病(或症状、体征)与未患某病(或症状、体征)的能力大小。设计诊断性试验时,选择正确的金标准是重要的前提。金标准是指当前学术界公认的可以明确肯定和排除某种疾病最佳、最准确的诊断方法。临床常用的金标准有病理学检查、外科手术确诊、病原学检查、影像学表现,还包括公认的诊断标准或临床追踪确诊法。诊断性试验根据金标准对研究对象进行分组,若金标准选择不当则会造成分组错误,影响诊断性试验真实性的判断。因此,正确选择金标准十分重要。

一项诊断性试验的诊断价值并非固定不变,疾病分型、病例谱构成、诊断结果评价者、试验场所及地点甚至初步筛查方法均可能影响诊断性试验的诊断效能。因此,为确保诊断性试验的评价真实可靠,除了确定正确的金标准外,还需要选择合适的研究对象。诊断性试验的研究

阅读笔记

对象主要分为两组：一组是金标准确诊患病的疾病组，一组是金标准诊断未患病的对照组。对照组应尽可能包括不同疾病严重程度、不同的病程。此外，实施诊断性试验时，应盲法对比被检测的诊断技术与金标准，即判断诊断性试验结果的人员不能提前知晓金标准对研究对象划分的结果，以免产生偏倚，扩大诊断性试验的准确性。最后，诊断性试验与金标准检验最好同步进行，以免病情变化影响结果判断的准确性。

二、诊断性试验常用的评价指标

评价诊断价值的常用指标有敏感性、特异性、预测值、似然比和 ROC 曲线下面积等，其中敏感性和特异性是评价诊断性试验的两个稳定而可靠的指标。比较诊断性试验结果与金标准诊断结果，列出四格表（表 8-1）。

表 8-1　诊断性试验及金标准的检测结果

诊断性试验结果	金标准诊断		合计
	有病	无病	
阳性	a 真阳性（TP）	b 假阳性（FP）	a+b
阴性	c 假阴性（FN）	d 真阴性（TN）	c+d
合计	a+c	b+d	

表 8-1 中，经过金标准诊断有病者为 $a+c$，其中 a 为诊断性试验阳性者，即真阳性数（true positive，TP），c 为诊断性试验阴性者，即假阴性数（false negative，FN），假阴性相当于临床上漏诊。经金标准诊断为无病的研究对象为 $b+d$，其中 b 为诊断性试验阳性，即假阳性数（false positive，FP），相当于临床上误诊，d 为诊断性试验阴性，即真阴性数（true negative，TN）。

（1）敏感性（sensitivity，Sen）或真阳性率（true positive rate，TPR）：实际有病且被诊断性试验正确判断为有病的比例，反映了诊断性试验检出有病的能力，计算公式为：$Sen（TPR）=a/（a+c）$。

（2）特异性（specificity，Spe）或真阴性率（true negative rate，TNR）：实际无病且被诊断性试验正确判断为无病的比例，反映了诊断性试验排除无病的能力，计算公式为：$Spe（TNR）=d/（b+d）$。

（3）假阴性率（false negative rate，FNR）：实际有病但被诊断性试验错判为无病的比例，即漏诊率。计算公式为 $c/（a+c）$，即 $1-Sen$。因此敏感性越高，漏诊越少。

（4）假阳性率（false positive rate，FPR）：实际无病但被诊断性试验错判为有病的比例，即误诊率。计算公式为 $b/（b+d）$，即 $1-Spe$。因此特异性越高，误诊越少。

（5）准确度（accuracy，Acc）：诊断性试验正确诊断的比例，计算公式为：$Acc=（a+d）/（a+b+c+d）$。

（6）预测值（predictive value，PV）：反映诊断性试验结果与实际（金标准结果）符合的概率，包括阳性预测值（positive predictive value，PV+）和阴性预测值（negative predictive value，PV-）。阳性预测值是指诊断性试验结果中真正患病的比例，计算公式为 $a/（a+b）$。阴性预测值是指诊断性试验阴性结果中真正未患病的比例，计算公式为 $d/（c+d）$。一般来说患病率相同时，敏感性越高，阴性预测值越好，越有把握将诊断性试验阴性结果判断为非患者。反之，特异性越高，阳性预测值越好，越有把握判断诊断性试验为阳性结果者为患者。

（7）似然比（likelihood ratio，LR）：病例组与对照组中出现阳性或阴性结果的概率之比，反映了测定结果的诊断价值，包括阳性似然比（positive likelihood ratio，PLR）和阴性似然比（negative likelihood ratio，NLR）。

阳性似然比是有病者诊断性试验阳性的概率与无病者诊断性试验阳性的概率之比，即真阳性率和假阳性率之比。阳性似然比反映了诊断性试验阳性时患病的可能性大小。阳性似然比越大，诊断性试验证实疾病的能力越强。阳性似然比的计算公式为：$PLR=TPR/FPR=［a/（a+c）］/$

$[b/(b+d)]$。

阴性似然比是有病者诊断性试验阴性的概率与无病者诊断性试验阴性的概率之比，即假阴性率和真阴性率之比。阴性似然比反映了诊断性试验阴性时患病的可能性大小。阴性似然比越大，诊断性试验排除疾病的能力越强。阴性似然比的计算公式为：$NLR=FNR/TNR=[c/(a+c)]/[d/(b+d)]$。

（8）诊断优势比（diagnostic odds ratio, DOR）：阳性似然比与阴性似然比的比值称为诊断优势比，反映诊断性试验的结果与疾病的联系程度。DOR>1 时，其值越大说明该诊断性试验的判别效果较好；DOR<1 时，正常人比患者更有可能被诊断性试验判为阳性；DOR=1 时，表示该诊断性试验无法判别正常人与患者。

（9）患病率（prevalence, Prev）：患病率指纳入诊断性试验的全部研究对中有病者所占的比例。患病率影响阳性或阴性预测值。患病率计算公式为：$Prev=(a+c)/(a+b+c+d)$。

以上各个评价指标中，敏感性与特异性不受患病率的影响，其取值范围均在（0，1）之间，其值越接近 1，说明其诊断准确性越好。但是当比较两个诊断性试验时，单独使用敏感性或者特异性可能出现矛盾，此次可综合采用准确度、阳性似然比、阴性似然比等进行评价。

三、诊断性试验的 ROC 曲线

ROC 曲线（receiver operating characteristic curve）又称为受试者工作特征曲线，是比较不同诊断性试验的方法，也是临床上用于确定诊断截断值（cutoff value）的方法。其基本思想是不固定诊断截断值，将敏感性和特异性看作一个连续变化的过程，以不同诊断截断值下的诊断性试验敏感性为纵坐标，假阳性率为横坐标，按照连续分组（一般大于 5 组）测定数据，分别计算敏感性和特异性，将绘制的各点连接成曲线，即为 ROC 曲线。例如 Cho 等研究者利用 Braden 压疮评估量表预测 ICU 重症患者的压疮发生风险，对 715 名 ICU 住院患者进行了 2254 次评估，以是否发生压疮作为金标准，从 6~23 分各截断值分别计算量表预测压疮的敏感性、特异性，结果如表 8-2。

表 8-2　Braden 量表不同截断值预测压疮的敏感性、特异性

Braden 评分临界点	Sen	Spe	Braden 评分临界点	Sen	Spe
6	0.027	0.981	15	0.853	0.302
7	0.027	0.975	16	0.916	0.222
8	0.104	0.895	17	0.933	0.160
9	0.174	0.823	18	0.940	0.116
10	0.378	0.764	19	0.957	0.074
11	0.525	0.658	20	0.980	0.051
12	0.639	0.570	21	0.987	0.032
13	0.759	0.473	22	0.997	0.007
14	0.823	0.381	23	1.000	0.000

以敏感性为纵坐标、1- 特异性为横坐标，绘制 ROC 曲线，如图 8-1：

单个诊断性试验的 ROC 曲线可以帮助确定诊断截断值。从 ROC 曲线可以看出，敏感性增加，特异性减小，反之亦然。曲线越靠近左上，曲线下面积越大，诊断性试验的性能越好。以上图为例，最靠近左上的截断值为 13 分。因此，该研究认为 Braden 量表评分 13 分是预测 ICU 患者是否发生压疮风险的最佳截断值。此外，比较不同试验的多个 ROC 曲线，可以了解哪个试验更好。ROC 曲线越靠近 45 度对角线，则试验的诊断性能越差。

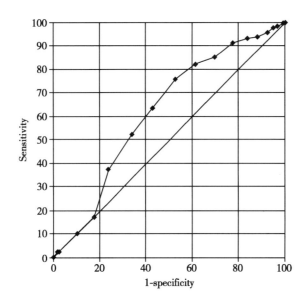

图 8-1　Braden 量表不同截断值预测压疮发生的 ROC 曲线

[引自:Cho I,Noh M. Braden Scale:evaluation of clinical usefulness in an intensive care unit. Journal of Advanced Nursing,2010,66(2):293-302.]

四、诊断性试验系统评价与 Meta 分析的意义

诊断性试验的样本量一般比干预性试验小,试验过程容易因混杂和偏倚的存在导致诊断性试验准确度的高估,以及多个诊断性试验的研究结果不一致。因此,对相同研究场所下使用相同诊断技术的多个诊断性试验进行汇总分析非常必要。而诊断性试验的系统评价与 Meta 分析,特别是对多个小样本且试验场所相同的诊断性试验的汇总分析,可以提高诊断价值的估计精度,探讨不同疾病分型、不同亚组患者诊断效能的变化。通过汇总针对同一疾病或症状的诊断性试验,可以比较多个诊断性试验的诊断价值,结果比单个诊断性试验结果更具有推广应用价值。

第二节　诊断性试验系统评价与 Meta 分析的步骤与方法

诊断性试验系统评价过程与干预性研究系统评价过程总体思路相同,即确定题目并注册、制定系统评价计划书、检索文献、筛选文献、评价文献质量、提取数据、汇总分析与结果描述、结果解释、持续改进与更新等。关于系统评价的总体思路请阅读第六章,本节将重点描述与经典系统评价相比,诊断性试验系统评价在研究问题构建、纳入研究类型、检索策略、文献质量评价方法、数据提取及汇总分析等细节方面的不同之处。

一、诊断性试验系统评价的关键步骤

(一) 构建研究问题

与干预性研究采用 PICO 原则构建问题的思路类似,诊断性试验系统评价可采用 PIRD 原则构建系统评价问题,即:研究对象(population,P)、待评估的诊断性试验(index test,I)、参考标准试验即金标准(reference test,R)、待诊断的疾病或者症状(diagnosis of interest,D)。以"STRONGkids 量表筛检住院儿童营养不良风险的 Meta 分析"为例,P 为 1 个月 ~18 岁的住院患儿,I 为 STRONGkids 量表,R 为人体测量学指标(Z 值法),D 为营养不良。再如"Braden 量表对住院患者压疮危险预测效度的 Meta 分析"中,P 为 >18 岁的住院患者,且入院时没有发生压疮,I 为 Braden 量表,R 为用美国国家压疮咨询委员会(National Pressure Ulcer Advisory Panel,NPUAP)或美国健康护理政策及研发局(Agency for Health Care Policy and Research,AHCPR)的诊断标准确定发生压疮,D 为压疮。

(二) 确定纳入研究类型

阅读笔记

诊断性试验研究通常采用横断面调查、病例对照试验、队列研究等方案,其中以前瞻性队

列研究最为常用。也有一些诊断性试验可能隐含在其他类型的研究文献中,如随机对照试验等。因此,诊断性试验系统评价的纳入研究类型也应该包含以上几种。

(三)检索与筛选文献

诊断性试验系统评价进行文献检索时较为困难,因为缺乏成熟的检索策略识别诊断性试验类文献。如使用主题检索,"敏感性"、"特异性"虽属于医学主题词(Mesh),但在不同的数据库中,收录标准和口径可能不一致。如使用分类筛选,绝大多数数据库缺乏"诊断性试验"检索分类。即使个别数据库可以分类检索"诊断性试验"类研究,但由于有一些诊断性试验可能隐含在其他类型的文献中,分类检索依然会漏检。如使用自由词检索,很多发表的诊断性试验研究并没有将"诊断性试验"、"敏感性"、"特异性"、"ROC 曲线"等词作为标题或摘要中的关键词。因此,使用"待诊断的疾病(target condition/diagnosis of interest)+ 待评估的诊断性试验(index test)"进行全面检索,再根据 PIRD 和研究类型进行文献筛选,是目前常用的检索思路。

(四)进行文献质量评价

诊断性试验特殊的研究设计决定其质量评价标准不同于干预性研究。在现有的诊断性试验的质量评价工具中,Cochrane 协作网的诊断性试验系统评价方法学组推荐使用 QUADAS(Quality Assessment of Diagnostic Accuracy Studies)清单作为诊断性试验方法学质量评价的工具,将其列入对诊断性试验进行质量评价的手册及 RevMan 5 软件中。QUADAS 清单共包含 14 个评价项目,评价者需对每个评价项目做出"是"、"否"、"不清楚"的判断。

JBI 循证卫生保健中心也专门制定了诊断性试验研究质量评价工具,包含 10 个条目,每个条目用"是"、"否"、"不清楚"、"不适用"来评定。

CASP 对诊断性试验论文的质量评价工具共包含 12 个评价项目,分别从三个方面进行评价:A. 结果是否真实;B. 结果是什么;C. 结果是否适用于该情境。评价者需对每个评价项目做出"是"、"不清楚"、"否"的判断。

以上工具的具体条目和使用方法可见第四章。

(五)数据提取

进行数据提取时,基本要求同经典的干预性研究系统评价。应设计结构式的数据提取表,包括:①一般资料:如评价者姓名、原始文献编号及来源信息、评价日期、文章题目等。②研究特征资料:如研究对象基本特征、样本量、研究场所、研究设计与方法、待评价诊断性试验及诊断阳性标准(或截断值)、参考金标准及诊断阳性标准(或截断值)、诊断性试验的施行者、开展诊断性试验的时间及间隔、研究对象的失访和退出情况、研究对象的依从性、使用诊断性试验的不良反应、使用金标准的不良反应等。③结果指标:诊断性试验结果主要以四格表形式报告,包括真阳性数、假阳性数、假阴性数、真阴性数。若文献未报告上述全部数据,仅报告其中部分数据,则可尝试利用公式推算出相应数据。若缺乏关键信息,应主动与原作者联系,尝试索取与补充。

(六)汇总分析

系统评价对数据的分析有定性分析和定量分析两种方法。定性分析是采用描述性分析方法,将纳入的每个临床研究的特征按研究对象、干预措施、研究结果、研究质量和设计方法等进行总结并列成表格,以便浏览纳入研究的情况、研究方法的严格性和不同研究间的差异,计划定量合成和结果解释。定性分析是定量分析前必不可少的步骤。

1. 纳入文献的一般特征汇总表 利用图表形式逐一描述纳入研究的一般特征是系统评价的重要环节,有助于读者全面了解纳入研究的整体情况。图表描述内容包括:文献作者、发表年份、地区、样本量、样本特征、待评估的诊断性试验、参考金标准、真阳性数、假阳性数、假阴性数、真阴性数、敏感性、特异性、阳性似然比、阴性似然比、阳性预测值、阴性预测值等。注意成对指标联用,以及记录效应量的 95% 的可信区间,如表 8-3。

表 8-3 纳入文献的一般情况

No.	Authors	Reference Standards	Cut Off Point	2×2 Table				Value (95% CI)				
				TP	FP	FN	TN	SN	SP	PLR	NLR	DOR
1	Cowan, Stechmiller, Rowe, and Kairalla (2012)	ICD-9 codes	<18	65	34	5	79	0.93 [0.85,0.97]	0.70 [0.65,0.73]	3.09 [2.43,3.55]	0.10 [0.04,0.23]	30.21 [10.46,93.91]
2	Kim, Lee, Lee, and Eom et al. (2011)	NPUAP(2007)	<18	24	30	2	47	0.92 [0.76,0.99]	0.61 [0.55,0.63]	2.37 [1.70,2.68]	0.13 [0.02,0.44]	18.8 [3.86,124.44]
3	Serpa, Santos, Campanili, and Queiroz (2011)	NPUAP(2007)	<13	6	11	2	53	0.75 [0.38,0.95]	0.83 [0.78,0.85]	4.36 [1.73,6.52]	0.30 [0.05,0.80]	14.46 [2.17,121.64]
4	Cho and Noh (2010)	NPUAP(2007)	<13	32	355	10	318	0.76 [0.61,0.87]	0.47 [0.46,0.48]	1.44 [1.13,1.68]	0.50 [0.27,0.85]	2.87 [1.33,6.34]
5	de Souza, Santos, Iri, and Sadasue Oguri (2010)	NPUAP(2007)	<17	27	48	10	148	0.73 [0.57,0.85]	0.76 [0.73,0.78]	2.98 [2.09,3.83]	0.36 [0.19,0.59]	8.33 [3.54,19.98]
6	Chan, Pang, and Kwong (2009)	NPUAP(2007)	<16	12	64	6	115	0.67 [0.42,0.85]	0.64 [0.62,0.66]	1.87 [1.10,2.52]	0.52 [0.22,0.94]	3.59 [1.18,11.37]
7	Defloor and Grypdonck (2005)	EPUAP(1999)	<18	160	724	27	861	0.86 [0.80,0.90]	0.54 [0.54,0.55]	1.87 [1.72,2.00]	0.27 [0.18,0.38]	7.05 [4.55,10.97]
8	Jalali and Rezaie (2005)	AHCPR(1994)	<16	39	0	35	156	0.53 [0.47,0.53]	1.00 [0.97,1.00]	——	0.47 [0.47,0.54]	——
9	Jun, Jeong, and Lee (2004)	AHCPR(1994)	<16	34	57	1	20	0.97 [0.86,1.00]	0.26 [0.21,0.27]	1.31 [1.08,1.37]	0.11 [0.01,0.69]	11.93 [1.57,249.2]
10	Marrie, Ross, and Rockwood (2003)	NPUAP(2002)	≤16	35	33	11	109	0.76 [0.63,0.86]	0.76 [0.73,0.80]	3.27 [2.30,4.31]	0.31 [0.17,0.51]	10.51 [4.53,24.87]

阅读笔记

续表

No.	Authors	Reference Standards	Cut Off Point	2 × 2 Table				Value (95% CI)				
				TP	FP	FN	TN	SN	SP	PLR	NLR	DOR
11	Bergstrom and Braden (2002)	NPUAP (1998)	<18	76	166	32	551	0.70 [0.62,0.78]	0.77 [0.76,0.78]	3.04 [2.51,3.55]	0.39 [0.28,0.51]	7.88 [4.93,12.66]
12	Bergquist (2001)	ICD-9 codes	<18	64	725	43	852	0.60 [0.50,0.69]	0.54 [0.53,0.55]	1.30 [1.08,1.52]	0.74 [0.57,0.93]	1.75 [1.15,2.66]
13	Bergquist and Frantz (2001)	ICD-9 codes	<19	66	508	42	1080	0.61 [0.52,0.70]	0.68 [0.67,0.69]	1.91 [1.58,2.23]	0.57 [0.44,0.72]	3.34 [2.20,5.09]
14	Halfens et al. (2000)	——	<20	34	82	13	191	0.72 [0.58,0.84]	0.70 [0.68,0.72]	2.41 [1.80,2.97]	0.40 [0.23,0.62]	6.09 [2.92,12.89]

(引自：Park S H,Lee Y S,Kwon Y M. Predictive Validity of Pressure Ulcer Risk Assessment Tools for Elderly：A Meta-Analysis [J]. Western Journal of Nursing Research,2015,38(4):459.)

阅读笔记

2. 纳入研究的质量评价汇总表　利用图表形式汇总描述纳入研究的方法学质量,便于读者掌握纳入研究的整体质量情况及其形成结论的可靠程度。以诊断性试验质量评价工具QUADAS为例,共有14个条目和总体评价水平。汇总表格如8-4。

表 8-4　纳入文献的方法学质量

纳入研究	(1)	(2)	(3)	(4)	(5)	(6)	(7)	(8)	(9)	(10)	(11)	(12)	(13)	(14)	总体评价
Koen(2013)	是	是	是	是	是	是	是	是	是	是	是	是	是	是	A
Maria(2013)	是	是	是	是	是	是	是	是	是	是	是	是	是	是	A
何冰洁(2014)	是	是	是	是	是	是	是	是	是	不清楚	不清楚	是	是	是	B

[以上数据引自:杨玉霞,顾莺.STRONGkids量表筛检住院儿童营养不良风险的Meta分析.护士进修杂志,2015 (11):980-983.]

系统评价定量分析是指应用适当的统计学方法将纳入的单项研究的资料根据其权重进行合并,即Meta分析。详见下一部分。

二、诊断性试验Meta分析的关键步骤

纳入研究的个数、研究质量及研究结果之间的异质性程度决定了能否进行Meta分析。当系统评价中纳入的诊断性试验、研究对象、参考标准等相似时才可考虑进行Meta分析。诊断性试验Meta分析的基本步骤包括:①数据提取及效应量表达;②描述纳入研究的一般特征及方法学质量;③异质性检验;④阈值效应分析;⑤汇总分析。

(一)数据提取及效应量表达

诊断性试验数据提取的方法在上一部分已详细介绍。不同数据类型决定了效应量的表达方式不同。目前可用于诊断性试验Meta分析的数据类型有三类:①二分类变量资料,诊断性试验结果分为互不相容的两类,如阳性、阴性、检出、未检出等;②数值变量/连续性变量资料,如菌落个数、量表评分等;③等级资料/有序多分类变量资料,如检测结果用低危、中危、高危、极高危等表示。

与干预性研究选择一个效应量不同,诊断性试验需同时选择一对或更多指标来表达诊断性试验的诊断效能。如敏感性、特异性,阳性与阴性预测值,阳性与阴性似然比,ROC曲线及曲线下面积等。以最常见的二分类变量资料为例,其数据格式就是前文所详述过的四格表资料。当诊断性试验结果为数值变量或等级变量时,诊断价值的表达可采用ROC曲线。

(二)纳入研究的一般特征及方法学质量描述

在Meta分析之前,应按照上一部分所讲的方法形成纳入研究的一般特征汇总表与方法学质量描述汇总表。这既是系统评价定性分析的重要结果,又是发现和评估纳入研究间的异质性来源及严重程度的有效工具。

(三)异质性判断与检验

同干预性研究的Meta分析一样,诊断性试验Meta分析在进行汇总分析前,也需进行异质性检验、探讨异质性来源。只有研究对象的临床特征相似、诊断方法相同时,才可考虑进行Meta分析。若存在明显的临床异质性、方法学异质性,则应进一步讨论异质性来源及其产生的原因、后果,讨论能否进行亚组分析。必要时应放弃Meta分析。

除了通过临床背景知识、方法学基本知识判断异质性之外,还可通过目测法与假设检验法进行异质性检验。目测法是指先使用关键的效应量(如敏感性、特异性、DOR等)绘制森林图,再目测各研究效应量可信区间的重叠程度。若高度重叠表明同质性好,若重叠程度差提示异质性明显。目测森林图属于主观判定,若要进一步定量分析异质性,可考虑假设检验。基于敏感性、特异性的异质性检验可选用似然比检验(统计量为G^2),基于阳性似然比、阴性似然比可

选用 Cochran's Q 检验。当纳入研究较少时,可计算 I^2 指数来判断异质性高低。具体计算方法与判断标准与干预性研究的 Meta 分析相同。若存在显著的统计学异质性,应同时从临床异质性、方法学异质性及单纯的统计学异质性多方面着手,分析和探讨异质性来源。

(四) 阈值效应分析

在诊断性试验中可能因为纳入的研究采用不同的截断值(阈值)而引起异质性。如 Park 等研究者进行的"使用不同评估工具预测老年人压疮风险的 Meta 分析",在纳入的应用 Braden 量表预测压疮风险的 25 篇文献中,有 2 篇使用 13 分作为截断值,8 篇使用 16 分为截断值,2 篇使用 17 分为截断值,9 分使用 18 分为截断值,3 篇使用 19 分为截断值,剩余 1 篇使用 20 分为截断值。

探讨阈值效应可利用 ROC 曲线中的散点图分布类型判定。若散点呈现曲线分布,类似于"肩臂"状,提示存在阈值效应。还可计算敏感性与特异性之间的 Spearman 相关系数,若呈负值,提示存在阈值效应。

诊断性试验结果为数值变量资料或等级资料时,最易出现阈值效应。而对二分类变量资料,特别是那些无法量化、需主观判定的诊断结果也可能发生阈值效应。阈值效应的分析结果决定了能否进行汇总分析及汇总分析的方法。

(五) 合并效应量估计与 SROC 曲线的绘制

诊断性试验的 Meta 分析能否估计合并效应量及模型的选择取决于异质性检验和阈值效应分析结果,常用方法见表 8-5。

表 8-5　诊断性试验 Meta 分析方法一览

方法	异质性	阈值效应	模型	合并效应量
Sen & Spe (FEM)	否	否	固定效应	点估计
Sen & Spe (REM)	是	否	随机效应	点估计
± LR (REM)	是	否	随机 / 固定	点估计
SROC (Moses-Littenberg)	是	是	固定 / 随机	ROC
SROC (HSROC)	是	是	随机	点 /ROC
SROC (BRM)	是	是	随机	点 /ROC

1. 合并效应量及可信区间估计　当没有明显的临床及方法学异质性,且异质性检验无统计学意义时,可选敏感性、特异性、阳性似然比、阴性似然比、DOR 等为效应量指标,采用固定效应模型(fixed-effect model,FEM)进行汇总分析。

当异质性明显且不存在阈值效应、回顾分析临床与方法学异质性均无明显发现时,可以利用随机效应模型(random-effect model,REM)进行汇总分析。鉴于诊断性试验的样本量普遍偏小,实际操作中,即使异质性检验无统计学意义也最好使用随机效应模型估计合并效应量。

2. SROC 曲线的绘制　灵敏度和特异性是评价诊断性试验的两个重要指标,在进行诊断性试验 Meta 分析时,若纳入的研究之间不存在阈值效应,可以将灵敏度和特异性按照单个率进行合并。但是多数情况下存在阈值效应,此时诊断优势比(DOR)会随着诊断阈值的变化而变化,因此将灵敏度和特异性综合起来评价诊断试验更为可取。1990 年 Kardaun 提出综合受试者工作特征(summary receiver operating characteristic,SROC)分析方法。最初的 SROC 模型是以 logit(TPR)为因变量、logit(FPR)为自变量进行线性回归,即 $logit(TPR)=a+b \times logit(FPR)$。Littenberg 及 Moses 对该模型进行了修正,成为目前最常用的 SROC 分析方法。Moses-littenberg 模型实际上是一个以 D 为因变量、S 为自变量的直线回归方程:$D=a+b \times S$。其中 a 为常数项,b 为回归系数,D 为 DOR 对数值,S 为阈值的测量值,$S=\ln(Sen/(1/Sen) \times (1/Spe)/Spe)=logit(Sen)+$

阅读笔记

logit(1-Spe)。S 被解释为诊断阈值的度量,其值越大则提示纳入的标准中有不同的诊断阈值。回归系数 b 表示诊断试验的准确性与阈值的依赖关系,若系数 $b \neq 0$ 时,说明纳入的研究存在明显的阈值效应,不同研究的 DOR 存在异质性。若系数 $b=0$,则说明各个研究是同质的。更为详细的模型计算方法这里不再赘述,有兴趣的读者可参考相关资料。

（六）诊断性试验 Meta 分析的结果解释

诊断性试验 Meta 分析的结果解释应全面报告合并敏感性、合并特异性、合并似然比等指标,并根据情况报告 SROC 曲线下面积。各指标 Meta 分析的结果依然使用森林图展示(图8-2)。森林图中的横轴坐标值因效应量选择不同而不同,敏感性、特异性的横轴尺度为 0~1,阳性似然比、阴性似然比、诊断优势比的横轴尺度为 0.01~100。每个纳入研究的效应量横向排列,每条横线代表一个独立的研究,横线的长短为每个研究效应量 95% 可信区间上、下限的连线,横线中央的圆点是效应量的点估计值,圆点大小代表该研究的权重。圆点越靠近右侧,圆点所在横线越短,则说明该项诊断性试验在该指标的结果越好。

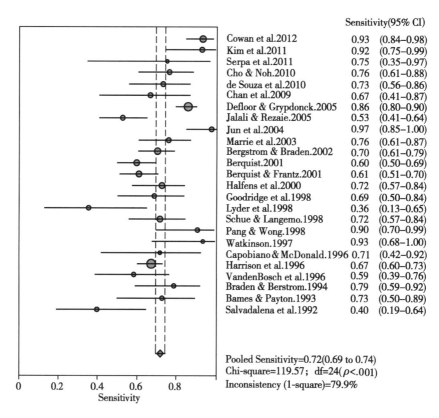

图 8-2　Braden 量表预测压疮的敏感性 Meta 分析结果

［图形引自：Park S H,Lee Y S,Kwon Y M. Predictive Validity of Pressure Ulcer Risk Assessment Tools for Elderly：A Meta-Analysis ［J］. Western Journal of Nursing Research,2015,38（4）:459.］

合并效应量依然用一小菱形方块表示,菱形的中心点对应的是合并效应量的点估计值,菱形的宽度为合并效应量的 95% 可信区间。森林图还包括异质性检验的结果。

第三节　诊断性试验 Meta 分析的软件实现与实例分析

Meta-Disc、Stata、SAS、WinBug、RevMan 5.0 及以上版本都可以完成诊断性试验的 Meta 分析过程。其中 Meta-Disc 和 Stata 对于诊断性试验 Meta 分析的功能更完整。但 RevMan 软

阅读笔记

件是循证医学研究和实践者使用最广泛的系统评价和 Meta 分析软件,操作简便且易于获取。因此,本节将讲解使用 RevMan 软件进行诊断性试验 Meta 分析的方法,并进行详细的案例分析。

一、诊断性试验 Meta 分析的软件实现

RevMan 软件的简介、下载安装方法和基本操作方法在第 7 章中已有详细介绍,本部分将重点突出诊断性试验 Meta 分析在 RevMan 软件操作中的特殊之处。

(一)新建一个诊断性试验的 Meta 分析

打开 RevMan 软件,在新系统评价向导界面(图 8-3)选择系统评价类型"diagnostic test accuracy review(诊断性试验)",再点击"Next"进入"Title"复选框。在"Title(New Review Wizard)"对话框中,输入研究的名称,如"Predictive validity of the Braden Scale for pressure ulcer risk in hospitalized patients:a meta-analysis",在下一步"stage"复选框中,选择"Full review",点击"Finish"完成项目建立,出现 Meta 分析正式主界面。

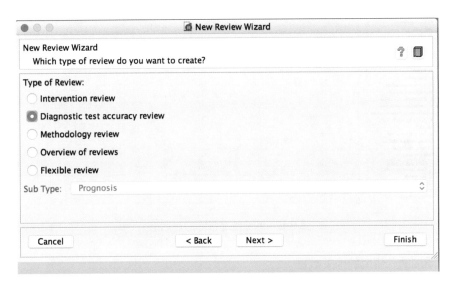

图 8-3　RevMan 系统评价类型选择界面

(二)定义拟纳入研究的基本信息

如同干预性试验的 Meta 分析一样,诊断性试验的 Meta 分析依次按照以下步骤对纳入研究的基本信息进行定义:①依次展开树形目录分支"Studies and references"→"References to studies"→"Included studies",对纳入研究输入功能进行激活。②在"Included studies"上点击右键,选中"Add study"按钮后,在"New Study Wizard"对话框中输入纳入的每一个研究名称和发表年代。③如要进一步定义每个研究的一般情况,可以在树形目录中选中某个研究,点击右键,选择"Edit Study",在主体区中出现该研究的一般情况编辑区,如果选择"Edit Study Characteristics",在主体区中会出现该研究的特征情况编辑区和方法学质量评估表填写区,如图 8-4。

(三)添加待评估的试验名称

依次展开树形目录分支"Data and Analyses"→"Data tables by test",选中"Data tables by test"分支,单击右键,按"Add Test"按钮后,出现"New Test Wizard"对话框,如图 8-5。在其"Name"和"Full Name"信息框中定义此次分析的名称,如"Predictive validity of the Braden Scale"。再点击"Next",可进一步对其进行描述说明,也可直接点击"Finish"退出。

阅读笔记

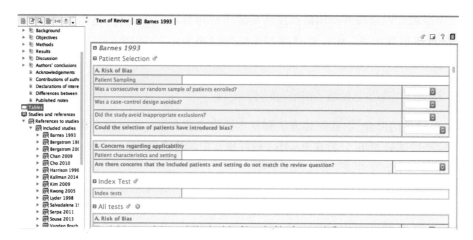

图 8-4 编辑研究基本特征和进行文献质量评价的方法及界面

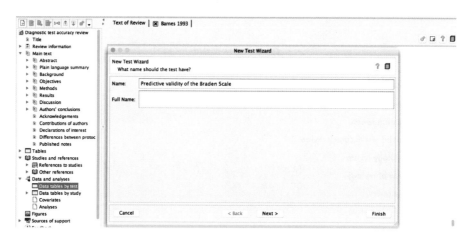

图 8-5 添加结局名称的对话框

（四）添加纳入研究的相关数据

完成以上结局名称的添加后,在此结局上单击右键,选择"Add Test Data",系统弹出"New Test Data Wizard"对话框,逐个选择要分析的原始研究,输入相关数据,完成后点击"Finish"退出。将纳入的每个研究已整理好的敏感性、特异性数据,输入到图 8-6 界面相应的格子中。

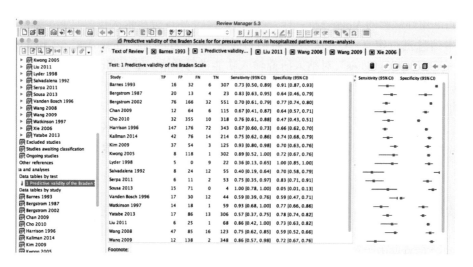

图 8-6 数据输入及输入完成界面

（五）数据分析与参数调整

依次展开树形目录分支"Data and Analyses"，选中最低端的"Analyses"分支，单击右键，按"Add Analyses"按钮后出现"New Analyses Wizard"对话框，在其"Name"信息框中输入此次分析的名称，如"Predictive validity of the Braden Scale"。再点击"Next"进行研究类型（Type，单个诊断性试验分析或多个诊断性试验分析）和检测的对象选择（Tests），如本例选择"Single test analysis"和检测对象"Predictive validity of the Braden Scale"，完成后点击"Finish"退出。此时，在主体区会显示出 Meta 分析的结果（图 8-7）。如同干预性试验的 Meta 分析一样，诊断性试验的 Meta 分析也可以进行参数设置，点击右上角的设置按钮对统计指标等各种参数进行选择。

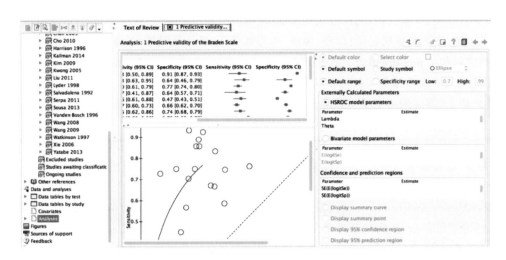

图 8-7　分析完成的界面

（六）图形输出与保存

在图 8-6 界面点击右上角的森林图标志，可以输出合并敏感性和特异性分析结果的森林图，点击右上角的 SROC 曲线图标志，可以输出分析结果的 SROC 图。

（七）异质性分析

RevMan 软件的诊断性试验 Meta 分析中尚无法直接输出异质性检验结果。除了凭借森林图中各研究间效应量可信区间的重叠情况来初步判断异质性外，还可将数据按照流行病学研究中的四格表形式重新整理，即按照金标准阳性和金标准阴性分为两组，分别整理分组中的阳性事件发生数和总数，将数据导入干预性研究 Meta 分析中后，生成异质性检验结果。利用这种方法，还可以生成似然比（*LR*）和诊断优势比（*DOR*）的 Meta 分析结果。

二、诊断性试验 Meta 分析的实例分析

本节将以于彬彬等发表在《护理学杂志》上的"Braden 量表对住院患者压疮危险预测效度的 Meta 分析"一文为例，介绍诊断性试验 Meta 分析的过程［资料来源：于彬彬，许红梅，陈晓琳，等 . Braden 量表对住院患者压疮危险预测效度的 Meta 分析 . 护理学杂志，2016，31（5）：97-101. ］。

（一）研究背景

压疮又称压力性溃疡，患者住院期间发生的压疮是医院获得性严重不良事件之一，其发生已成为国内外评价临床护理质量的主要指标之一。压疮的发生不仅给患者带来身心伤害，影响原有疾病的预后，同时也增加了医护人员的工作量和社会及个人的医疗负担。目前临床上应用的压疮危险评估量表较多，如 Norton 量表、Gosnell 量表、Waterlow 量表、Braden 量表等，其中 Braden 量表是全球公认的应用最广泛的压疮危险评估量表，已有多项前瞻性试验研究评

阅读笔记

估了 Braden 量表在压疮早期预测中的价值,但由于纳入研究对象、样本量、量表临界值等不同,研究结果也不尽相同。为此,本研究采用 Meta 分析的方法,评价 Braden 量表对住院患者压疮风险预测的有效性,为临床工作者选择有效的压疮风险评估工具提供依据。

【分析】　作者一开始就介绍了压疮风险评估的重要性,指出了 Braden 量表应用广泛,但有效性尚不明确。为解决这一问题,作者通过系统评价和 Meta 分析,探讨 Braden 量表对住院患者压疮风险预测的有效性。文章选题意义重大,但已发表期刊上是否存在类似的 Meta 分析,此次 Meta 分析与以往的研究相比有哪些区别和改进,建议作者在背景中加入相关阐述。

(二)资料与方法

1.1　文献检索　检索数据库包括 Cochrane 图书馆、PubMed、Springlink、EBSCO、中国知网、维普数据库、万方数据库,检索建库至 2014 年,中、英文文献,包括未公开出版、发行和刊登的灰色文献,中文检索词包括:压疮、褥疮、压力性溃疡、压力性损伤、压疮危险评估、风险评估;英文检索词包括 pressure ulcer、decubitus ulcer、skin ulcer、bedsore、risk assessment、risk assessment scale。并通过手工检索和文献追溯以尽量避免漏检。

【分析】　本文采用电子检索形式检索文献,检索工具较全面,检索词丰富、合适。如发表篇幅允许,建议以一个数据库为例,说明详细的检索策略或框架。

1.2　文献纳入及排除标准　①纳入标准。研究对象:年龄≥18 岁;入院评估未发生压疮;研究类型:前瞻性队列研究;语种限定为中、英文;压疮的界定及分期有明确的参考标准:如美国国家压疮咨询委员会(National Pressure Ulcer Advisory Panel,NPUAP),美国健康护理政策及研发局(Agency for Health Care Policy and Research,AHCPR)和其他的标准;Braden 量表总分为 6~23 分。②排除标准:横断面研究、动物实验研究、文献综述、重复及未发表的研究、方法学不全的研究、数据资料不全的研究以及无法获取四格表数据的研究。③观察指标:敏感性(Sen)、特异性(Spe)、阳性似然比(PLR)、阴性似然比(NLR)和诊断优势比(DOR)及汇总受试者工作特征(SROC)曲线下面积(AUC)。

【分析】　文中明确规定了文献的纳入和排除标准,涉及研究对象、待评估的诊断试验、金标准、结局指标、研究类型等方面,清晰、完整、具有操作性。

1.3　文献筛选及资料提取　由 2 名评价员根据纳入和排除标准独立筛选文献、提取资料并进行交叉核对,如遇分歧双方讨论解决或交由第三者裁定。资料提取包括:确定研究的类型、研究国家(地区)、研究地点、纳入研究对象的年龄、性别、住院时间、Braden 量表的临界值以及 Braden 预测的结局指标(Sen、Spe、TP、FP、FN、TN)。必要时尝试通过电子邮件联系通信作者获取。

【点评】　文献筛选流程清晰,资料提取内容具体、全面。诊断性试验研究进行资料提取时,不仅应提取研究的一般信息、研究对象、待评估的试验、金标准、结局指标等内容,还应收集各研究中待评估试验使用的参考截断值。

1.4　文献质量评价　由 2 名评价员根据 Whiting 等提出的诊断性研究质量评价工具(Quality Assessment of Diagnostic Accuracy Studies-2,QUADAS-2)评价标准对纳入文献进行质量评价。QUADAS-2 由 4 个部分构成:病例的选择、待评价试验、金标准、病例流程和进展情况。4 个组成部分在偏倚危险方面都会被评估,前 3 部分会在临床适用性方面被评估。每部分纳入的相关标志性问题划分为"是"、"否"、"不清楚"3 个层次,在偏倚危险方面和临床适用性方面等级划分为"高"、"低"、"不清楚"3 个层次,由 2 名评价者独立地对纳入的每篇文章按标准逐条进行评价,如遇分歧则通过双方讨论解决,作出判断。

【分析】　本文采用的 QUADAS-2 工具对诊断性试验进行文献质量评价。评价工具选用恰当,并详细给出了文献质量分级标准。建议在这部分中指出是否会通过文献质量剔除文献。

1.5　统计学方法　对纳入文献进行数据提取,构建 2×2 四格表,并采用 Meta Disc 1.4 软

阅读笔记

件进行 Meta 分析。通过卡方检验评估异质性，$P<0.01$ 为差异有统计学意义，用 I^2 评估异质性大小，$I^2<25\%$ 则文献间存在低度异质性；$25\%\sim70\%$ 则文献间存在中等度异质性；$>70\%$ 则文献间存在高度异质性。根据异质性检验结果选择随机或固定效应模型计算合并效应值，包括 Sen、Spe、合并阳性似然比（PLR）、合并阴性似然比（NLR）、诊断优势比（DOR）及各自的 95% *CI*。绘制 SROC 曲线并估计 AUC，$0.5<AUC\leq0.7$ 表示诊断真实性小；$0.7<AUC\leq0.9$ 表示诊断真实性为中度；$0.9<AUC<1$ 表示诊断真实性为高度。

【分析】 本文使用 Meta Disc 1.4 软件进行 Meta 分析，详细介绍了异质性检验的方法、判断标准和处理方法，以及 Meta 分析结果判断方法和标准。本文在结果中报告了亚组分析结果，因此可在本部分补充何种情况下将开展亚组分析，以及亚组分组依据是什么。

（三）结果

2.1 纳入研究特征 初步检索到 953 篇相关文献，经过逐项阅读文献题目、摘要或全文，排除重复发表、综述、不符合纳入标准的研究，最终 20 篇文献纳入本系统评价。均为前瞻性研究，其中 16 篇为英文文献，4 篇为中文文献。总计纳入病例 5896 例，共发生压疮 773 例。纳入研究的基本特征见表 8-6。

【分析】 在结果的第一部分，作者报告了纳入研究的基本特征，并用表格清晰呈现。对于文献检索与筛选过程，建议使用文献筛选的流程图呈现，更加清晰、透明、可重复。此外，文章报告了文献质量评价的方法，但却没有报告文献质量评价结果，这是一个较大的疏漏。

2.2 Meta 分析结果 20 篇研究间存在异质性（$I^2=63.1\%$，$P=0.000$），故采用随机效应模型。Meta 分析结果显示：合并敏感性为 0.71（95%CI 0.67~0.74），见图 8-8；合并特异性为 0.69（95%CI 0.68~0.70），见图 8-9；合并阳性似然比（*PLR*）为 2.48（95%*CI* 1.93~3.19），见图 8-10；合并阴性似然比（*NLR*）为 0.45（95%*CI* 0.37~0.55），见图 8-11；合并诊断优势比（*DOR*）为 6.23（95%*CI* 4.38~8.87），见图 8-12；SROC 曲线下面积（AUC）为 0.78（SE=0.021），见图 8-13。然后根据纳入研究对象的基本特征进行亚组分析，结果见表 8-7。

2.3 敏感性分析 根据合并敏感性、特异性及阳性似然比的分析结果将 Sen 差异较大的研究（Salvadalena 等、Lyder 等、谢小燕等以及 Sousa 等）分别排除后再进行 Meta 分析，结果显示 Sen 数值变化不大，说明纳入研究文献的稳定性较好。

【分析】 本文采用森林图、SROC 曲线呈现 Meta 分析的结果，从多个重要指标检测了 Braden 量表的诊断价值。并通过亚组分析来降低 Meta 分析中的临床异质性，通过敏感性分析来考察研究结果的稳定程度。但在异质性分析中，对于是否存在临床异质性、方法学异质性、是否存在阈值效应缺少分析。

（四）讨论

压疮的发生不仅给患者带来生理和心理的痛苦，延长住院时间，增加额外的医疗负担，而且使健康照顾者认为是自己工作疏忽造成而感到羞愧、自责。因此，压疮被认为是最重要的社会公共健康问题之一，在全世界被广泛研究。压疮危险评估表是一种用来预测、筛选压疮高危人群的工具，而预防压疮关键性的一步就是应用压疮危险评估表对高危患者进行压疮危险因素评估。Braden 量表被认为是现有压疮危险评估工具中较理想的压疮危险评估量表，具有较高的灵敏度和特异性。本研究对 20 篇文献 5896 例患者进行了 Meta 分析，以确定 Braden 量表对住院患者压疮预测的有效性。结果显示：Braden 量对压疮的预测合并敏感性是 0.71，合并特异性是 0.69，AUC 为 0.78，提示 Braden 量表预测压疮的有效性为中度。

亚组分析结果显示：平均年龄方面，50 岁年龄组的合并敏感性为 0.89，60 岁年龄组为 0.71，70 岁年龄组为 0.64，三者之间存在差异，提示 Braden 量表的合并敏感性随着年龄的增长而降低。医院研究地点方面，普通病房的合并敏感性为 0.70，SROC 曲线下面积为 0.78，而 ICU 的合并敏感性为 0.90，AUC 为 0.88，两者之间存在显著差异，提示 Braden 量表在 ICU 中预测的

阅读笔记

表 8-6　纳入研究基本特征

作者	年限	研究国家	年龄（岁）	男/女（例）	压疮（例）	样本量（例）	临界值	TP（例）	FP（例）	FN（例）	TN（例）	压疮界定及分期参考标准
Bergstrom 等	1987	美国	58.5±14.5	28/32	24	60	<16	20	13	4	23	Bergstrom (1987)
Salvadalena 等	1992	美国	72.0±13.0	34/63	20	99	<16	8	24	12	55	Bergstrom (1987)
Barnes 等	1993	美国	50~90	183/178	22	361	<16	16	32	6	307	Lyder (1991)
Harrison 等	1996	加拿大	60.0±19.0	376/362	219	738	<19	147	176	72	343	AHCPR (1992)
Vanden Bosch 等	1996	美国	62.4~67.0	49/54	29	103	<17	17	30	12	44	Bergstrom (1994)
Watkinson 等	1997	英国	82.7	24/68	15	92	<16	14	18	1	59	Lowthian (1987)
Lyder 等	1998	美国	71.0±6.5	15/21	14	36	≤16	5	0	9	22	NPUAP
Bergstrom 等	2002	美国	58.1~63.2	——	108	825	<18	76	166	32	551	NPUAP (1998)
Kwong 等	2005	中国	54.1±16.9	253/176	9	429	<15	8	118	1	302	NPUAP (1989)
谢小燕 等	2006	中国	——	——	20	211	<18	9	37	11	154	NPUAP
王彩凤 等	2008	中国	60	145/126	63	271	17	47	85	16	123	NPUAP
Kim 等	2009	韩国	58.1±1.2	145/74	40	219	<14	37	54	3	125	AHCPR (1994)
王晓凤 等	2009	中国	61.3±17.6	304/196	14	500	16	12	138	2	348	NPUAP (1989)
Chan 等	2009	中国	79.4±10.9	30/167	18	197	<16	12	64	6	115	NPUAP (2007)
Cho 等	2010	韩国	62.3±15.5	433/282	42	715	13	32	355	10	318	NPUAP
Serpa 等	2011	巴西	60.9±16.5	48/24	8	72	<13	6	11	2	53	NPUAP (2007)
刘曼 等	2011	中国	52.8±16.1	61/39	7	110	17	6	25	1	68	WCET
Yatabe 等	2013	日本	85.0±7.6	163/259	30	422	15	17	86	13	306	NPUAP
Sousa 等	2013	葡萄牙	69.9	——	15	90	16	15	71	0	4	NPUAP/EPUAP (2009)
Kallman 等	2014	瑞典	71.0±16.2	174/172	56	346	≤18	42	76	14	214	NPUAP (2006)

阅读笔记

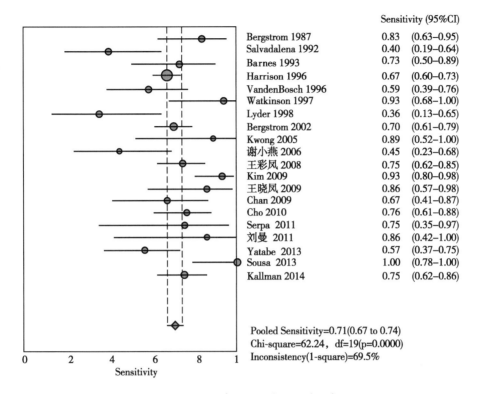

図 8-8　Braden 量表预测压疮的合并敏感性

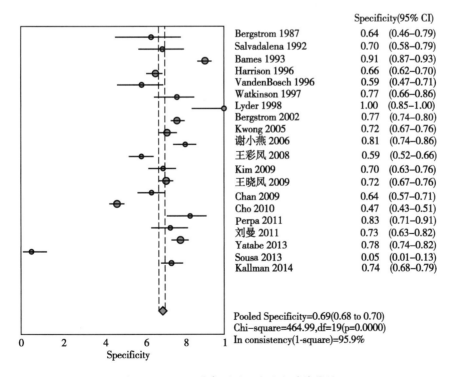

図 8-9　Braden 量表预测压疮的合并特异性

阅读笔记

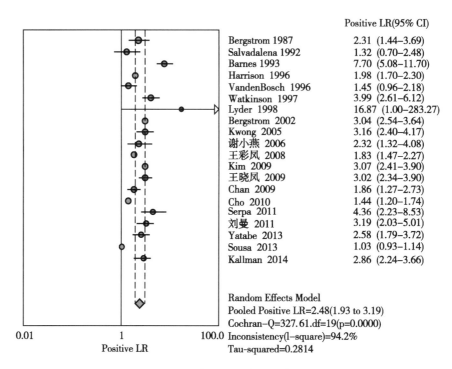

图 8-10 Braden 量表预测压疮的合并阳性似然比

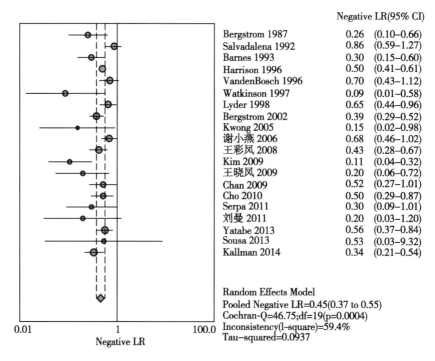

图 8-11 Braden 量表预测压疮的合并阴性似然比

阅读笔记

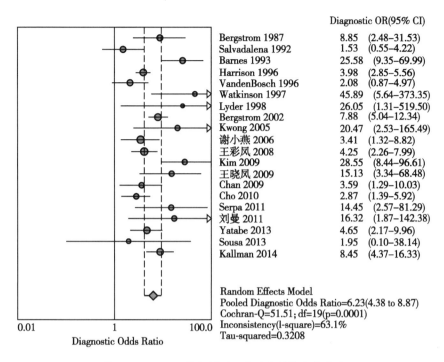

图 8-12　Braden 量表预测压疮的合并诊断优势比

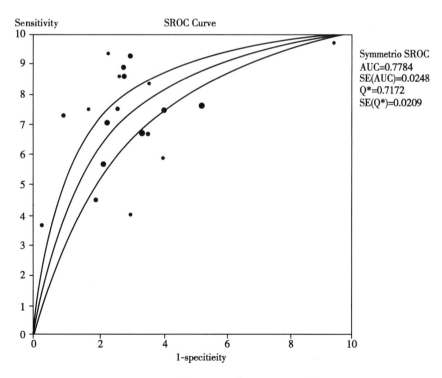

图 8-13　Braden 量表预测压疮的 SROC 曲线下面积

阅读笔记

表 8-7 Braden 量表对住院患者压疮预测研究的亚组分析结果

项目	文献数量	SEN（95%CI）	I^2	SPE（95%CI）	I^2	DOR（95%CI）	I^2	AUC	SE（AUC）
平均年龄（岁）									
50	4	0.89（0.80~0.95）	0	0.74（0.72~0.76）	0	16.79（7.86~35.87）	0	0.71	0.21
60	7	0.71（0.66~0.75）	63.8*	0.59（0.57~0.61）	97.0*	3.92（2.72~5.63）	27.7*	0.72	0.02
70	4	0.64（0.52~0.71）	75.7*	0.74（0.71~0.77）	85.0*	4.48（1.68~11.92）	67.6*	0.71	0.10
研究科室									
ICU	4	0.90（0.81~0.95）	49.5*	0.58（0.53~0.63）	97.6*	13.44（5.78~31.28）	15.0	0.88	0.05
普通病房	7	0.70（0.63~0.76）	62.6*	0.66（0.64~0.68）	97.7*	6.44（3.39~13.02）	67.5*	0.78	0.04
参考标准									
NPUAP	11	0.70（0.65~0.74）	51.9*	0.69（0.67~0.70）	95.6*	5.73（4.11~7.98）	33.2	0.76	0.02
Bergstrom	3	0.62（0.50~0.73）	78.5*	0.65（0.57~0.71）	0	2.80（1.09~7.17）	59.1	0.67	0.04
临界值									
≤16	8	0.72（0.64~0.79）	79.7*	0.72（0.70~0.75）	97.1*	8.38（3.32~21.16）	68.6*	0.81	0.04
≤17	3	0.71（0.61~0.79）	38.7*	0.63（0.58~0.68）	66.5*	3.74（1.71~8.19）	45.6	0.62	0.06
≤18	3	0.69（0.62~0.76）	66.6*	0.77（0.74~0.79）	34.7	6.95（4.51~10.72）	27.7	0.82	0.02

*: $P<0.05$

阅读笔记

有效性较高,这可能与 ICU 是医院危重患者聚集区,患者活动受限,且频繁暴露于各种压疮危险因素中,极易发生压疮有关。参考标准方面,NPUAP 的合并敏感性为 0.70,AUC 为 0.76,Bergstrom 的合并敏感性为 0.62,AUC 为 0.67,两者的预测有效性存在差异,NPUAP 的预测有效性优于 Bergstrom。临界值方面,≤16 的预测有效性最好,其合并敏感性和 AUC 分别为 0.72 和 0.81。

因本研究纳入各研究间存在不同程度的异质性,在一定程度上说明 Braden 量表作为单独指标对压疮的预测有效性存在一定的局限性。尽管本研究发现 Braden 量表不是最佳的压疮危险评估工具,但是可以通过应用于不同的研究对象来提高其预测的有效性。同时临床护理人员应该积极尝试研制新的压疮危险评估工具,指导临床护理人员为患者提供更有效的优质护理服务,改善现有压疮危险评估工具的不足。

【分析】　在文中讨论部分,作者解释了 Braden 量表预测压疮的有效性以及应用于不同特征人群的差异,并分析了纳入研究的质量以及研究中存在的局限性和潜在偏倚的可能性,最终得出一定的结论。建议在讨论中加强对于整个系统评价和 Meta 分析的质量进行讨论,例如根据 Grade 标准,从原始研究质量、研究间的不一致性、精确性、间接性、发表偏倚五个方面对此次系统评价的证据质量进行讨论。并基于此,给出研究结论和推荐意见。

参考文献:(30 篇,略)

【本章小结】

综上所述,对相同研究场所下使用相同诊断技术的多个诊断性试验进行系统评价和 Meta 分析,可以提高疾病或症状的正确诊断和评估水平,进而提高疾病的治疗和护理。本章重点介绍了诊断性试验系统评价的基础知识、基本步骤和 Meta 分析方法。与干预性研究的 Meta 分析相比,诊断性试验系统评价在问题构建、纳入研究类型、文献质量评价、数据提取、诊断效能指标及汇总分析方法等较为特殊,特别是汇总分析方法仍处于不断完善之中,读者应审慎使用各种方法和软件并不断更新知识。

(邢唯杰)

【思考题】

1. 诊断性试验常用的评价指标有哪些?
2. 诊断性试验系统评价问题构建的方法是什么?
3. 诊断性试验 Meta 分析的异质性如何判断?
4. 诊断性试验 Meta 分析的结果如何阅读?

主要参考文献

[1] 李幼平. 循证医学. 北京:人民卫生出版社,2014.

[2] 罗杰,冷卫东. 系统评价/Meta 分析理论与实践. 北京:军事医学科学出版社,2013.

[3] 刘鸣. 系统评价、Meta-分析设计与实施方法. 北京:人民卫生出版社,2011.

[4] 杨玉霞,顾莺. STRONGkids 量表筛检住院儿童营养不良风险的 Meta 分析. 护士进修杂志,2015(11):980-983.

[5] 于彬彬,许红梅,陈晓琳,等. Braden 量表对住院患者压疮危险预测效度的 Meta 分析. 护理学杂志,2016,31(5):97-101.

[6] The Joanna Briggs Institute Reviewers' Manual 2015- The systematic review of studies of diagnostic test accuracy. The Joanna Briggs Institute,2015.

[7] Leeflang MM,Deeks JJ,Takwoingi Y,et al. Cochrane diagnostic test accuracy reviews. Syst Rev,2013,2:82.

阅读笔记

［8］Leeflang MM. Systematic reviews and meta-analyses of diagnostic test accuracy. Clin Microbiol Infect,2014, 20(2):105-113.

［9］Macaskill P,Gatsonis C,Deeks J,et al. Chapter 10:Analysing and presenting results. In:Deeks J,Bossuyt P,Gatsonis C,eds. Cochrane Handbook for Systematic Reviews of Diagnostic Test Accuracy. The Cochrane Collaboration,2010.

［10］Beynon R,Leeflang M,Mcdonald S,et al. Search strategies to identify diagnostic accuracy studies in MEDLINE and EMBASE. Cochrane Database of Systematic Reviews,2013,9.

［11］Walter SD. Properties of the summary receiver operating characteristic curve(SROC)for diagnostic test data. Stat Med,2002,21(9):1237-1256.

［12］Cho I,Noh M. Braden Scale:evaluation of clinical usefulness in an intensive care unit. Journal of Advanced Nursing,2010,66(2):293-302.

［13］Park SH,Lee YS,Kwon YM. Predictive Validity of Pressure Ulcer Risk Assessment Tools for Elderly:A Meta-Analysis. Western Journal of Nursing Research,2015,38(4):459.

第九章 质性研究的系统评价与 Meta 整合

质性研究是对某种现象或事物在特定情形下的特征、方式、涵义进行观察、访谈、记录、分析、解释的过程,旨在揭示研究对象赋予的这些事物的内涵和本质。该研究方法被广泛应用于社会学、人类学、管理学、心理学等领域。由于护理学的研究多以人为研究对象,关注人的感受或行为过程,质性研究在护理学领域得到了广泛应用。应用单一的质性研究结果指导实践具有一定的局限性,因此对质性研究的结果进行系统评价和综合成为循证实践方法学发展的热点之一。本章详细阐述质性研究的系统评价和 Meta 整合的概念、意义、基本方法,并通过质性研究 Meta 整合的实例,分析质性研究的系统评价过程。

第一节 概　　述

质性研究以研究者本人为研究工具,在自然情景下采用多种资料收集方法对某一现象进行整体性探究,使用归纳法分析资料,通过与研究对象互动对其行为和意义建构获得解释性理解,因此质性研究能够深刻描述人的经验或经历。质性研究强调以人为中心和整体观的理念适合护理现象的研究,有利于护理理论的建立和护理专业的发展,在实践中应用整合后的多项同类质性研究结果更能体现护理的整体观念,并促进护理理论和学术发展。

一、质性研究的特点

(一)质性研究的基本特征

质性研究建立在建构主义专业范式(constructivist paradigm)、诠释主义专业范式(interpretive paradigm)、社会批判主义范式(social critical theory paradigm)基础上,是一个从实际观察的资料中发现共性问题的过程,属于探索性和叙述性的研究。质性研究者认为理解一个过程的最佳途径是去经历和体验这一过程,换一个角度看待同一个问题时,会产生新的发现。

质性研究的方法论以整体观为指导,其基本思想是:①任何现实都不是唯一的,每个人的现实观都是不同的,可随时间推移而改变。②对事物的认识只有在特定的情形中才有意义,因此质性研究的推理方法是将片段整合,以整体观分析事物。③由于每个人对事物的感受和认

阅读笔记

识不同,因此同一事物对不同的人可以有不同的意义。

（二）质性研究方法学的分类

质性研究的方法学包括描述性质性研究、现象学研究、扎根理论研究、民族志研究、历史研究、个案分析、社会批评理论研究、行动研究等。它们的共同目的都是探索事物的实质和意义,然而其聚焦的问题和解决问题的方法不尽相同。此外,描述性质性研究作为一种非特异性的类别常出现于护理研究领域。

（三）质性研究设计的特点

质性研究是通过研究者和被研究者之间的互动对现象进行深入、细致、长期的体验,然后对现象的"本质"得到一个比较全面的解释性理解。其研究设计具有以下特点:

1. 质性研究的设计具有灵活性,可在研究者进入研究情景后根据所获得的信息进行调整。

2. 质性研究具有整体性,深入探索事物的内涵和实质,而不只是截取某一个片段。

3. 质性研究为非干预性研究,研究者关注特定的现象和社会情境,其目的是了解事物或现象的本质,但不对此作预测和改变。

4. 质性研究要求研究人员非常熟悉所研究的情景,甚至需要在此情景中生活或工作一定的时间。

5. 质性研究的选样以选取能够提供最多信息的研究对象为原则,样本量一般较少,往往采用目的性选样的方法选取研究对象,即根据研究人员对研究对象特征的判断有目的地选取研究对象。

6. 质性研究一般综合多种资料收集的方法,例如个人深入访谈法、小组焦点访谈法、现场观察法、档案资料收集法等。

7. 质性研究一般不设计资料收集的结构,无特定的资料收集工具,一般认为研究者即是研究工具。

8. 对质性资料进行整理分析的过程是一个分类、推理、解释的过程,最常用的方法是主题分析法和内容分析法。在资料分析过程中,推理过程始终指导资料的缩减、分类、理解和诠释。

9. 质性研究的资料收集与资料分析往往同步进行,是一个循环的过程,初步的分析有助于确定下一步的研究策略、何时完成资料收集工作等。

10. 质性研究最终形成的是适合于所研究的现象和情景的结论或理论。研究人员往往以主观的态度描述研究过程、自己的角色以及可能产生的偏差。

二、质性研究论文的真实性评价

质性研究结果的可信度取决于其所依据的哲学基础和方法学的严谨性。对质性研究结果的真实性评价是开展质性研究系统评价和 Meta 整合的重要前提。

各种类型的质性研究由于其依据对哲学基础不同,因此在真实性评价上与量性研究不同,往往关注点是研究的哲学基础和方法学。最常用的质性研究评价工具是澳大利亚 JBI 循证卫生保健中心的质性研究真实性评价工具(表 9-1)和英国牛津大学循证医学中心制定的文献质量严格评价项目(Critical Appraisal Skill Program, CASP)中对质性研究评价工具(表 9-2),两者基本原则一直,但评价的重点有所侧重,前者主要从质性研究的哲学基础及方法学进行去评价,而后者主要从质性研究设计的严谨性、结果的可信度、研究结果与现有实践的相关性进行评价。

表 9-1　JBI 循证卫生保健中心对质性研究的真实性评价（2016）

评价项目	评价结果			
1. 哲学基础和方法学是否一致？	是	否	不清楚	不适用
2. 方法学与研究问题或研究目标是否一致？	是	否	不清楚	不适用
3. 方法学与资料收集的方法是否一致？	是	否	不清楚	不适用
4. 方法学和资料的代表性及资料分析的方法是否一致？	是	否	不清楚	不适用
5. 方法学与结果的阐释是否一致？	是	否	不清楚	不适用
6. 是否从文化背景、价值观的角度说明研究者自身的状况？	是	否	不清楚	不适用
7. 是否阐述了研究者对研究的影响？或研究对研究者的影响？	是	否	不清楚	不适用
8. 研究对象是否具有典型性？是否充分反映研究对象及其观点？	是	否	不清楚	不适用
9. 研究是否通过合适的伦理审查委员会批准？	是	否	不清楚	不适用
10. 结论的得出是否源于对资料的分析和阐释？	是	否	不清楚	不适用

表 9-2　CASP- 质性研究真实性评价工具（CASR,2013）

评价项目	评价结果		
1. 是否清晰阐述了研究的目标？	是	不清楚	否
2. 采用质性研究方法是否恰当？	是	不清楚	否
3. 研究设计对该研究目标来说是否恰当？	是	不清楚	否
4. 入选研究对象的方法是否恰当？	是	不清楚	否
5. 资料收集方法是否恰当？	是	不清楚	否
6. 是否充分考虑了研究者与研究对象之间的关系？	是	不清楚	否
7. 是否考虑了伦理问题？	是	不清楚	否
8. 资料分析方法是否缜密？	是	不清楚	否
9. 结果陈述是否清晰？	是	不清楚	否
10. 研究的价值有多大？	是	不清楚	否

三、质性研究系统评价与 Meta 整合的概念和意义

(一) 对质性研究的系统评价

质性研究的系统评价（qualitative systematic review）是对质性研究资料的系统汇总和综合，是对具有类似研究对象、研究现象的质性研究结果进行收集、理解、比较、分析、归纳的整合方法。质性研究的系统评价的程序与量性研究的系统评价在程序上类似，包括：①界定 PICo，即 P——研究对象，I——感兴趣的研究现象，Co——研究所在的情景；②系统检索符合 PICo 的质性研究；③采用公认的质性研究质量评价的工具对检索到的质性研究进行严格的质量评价；④对纳入的质性研究的结果进行提取、归类、整合；⑤以标准报告格式报道整合结果。通过上述过程，可形成综合性的解释或结论，更全面、更深入地反映现象的实质。

(二) 对质性研究结果进行整合的方法

对质性研究结果整合的方法包括：主题分析（thematic analysis）、叙述性整合（narrative synthesis）、写实性整合（realist synthesis）、内容分析（content analysis）、Meta 人种学（Meta-ethnography）、Meta 整合（Meta-synthesis）等。

1. 主题分析法　主题分析法（thematic analysis）是对两个或以上的质性研究结果进行整合

阅读笔记

的方法,通过对文献内容特征进行分析,提取主题概念,分析和归纳与研究有关的意义及内在本质。资料的提取和整合过程包括编码、创建描述性主题、构建分析性主题。资料整合过程在分类和寻找关系的反复过程中进行,并用主题的方式解释文本所内含的深层意义,按不同的主题总结原始研究结果,该方法强调对资料的整体理解。但是资料分析缺乏综合性,不够全面。

2. 叙述性整合   叙述性整合(narrative synthesis)是通过“讲故事”的方式进行文本总结、解释整合结果,该类整合其资料来源可以是普通文本、档案、专业共识等文献,并不一定是质性研究。包括三个步骤:①构建初始的整合;②分析资料之间的关联性;③构建最终的整合式主题。其检索方法未必是采用系统性文献检索,资料的提取与分析也无特定标准和程序,以文献回顾形式报告整合结果。

3. 写实性整合   写实性整合(realist synthesis)通过描述、分析的方式分析现象,例如“该干预方式是什么内涵? 在什么情形下有效? 对哪些人有效? 为什么?”,该整合往往对一些典型事例、文化模式或社区行为进行详细的描述,力求真实再现研究对象的观点,可直接引用研究对象所说的话及他们对事情的解释,提取正面和反面的观点,但资料的检索和分析缺乏综合性,不全面。

4. 内容分析法   内容分析法(content analysis)是一种对于传播内容进行客观、系统和量性质性相结合描述的资料分析方法。其实质是分析传播内容所含信息量及其变化,即由表征的有意义的词句推断出准确意义的过程。内容分析的过程是层层推理的过程,寻找文字资料中的有意义的字句,形成分析单元,再将相似的分析单元归成类别,比较相同状况下的类别成形主题。内容分析法的一般过程包括建立研究目标、确定研究总体和选择分析单元、设计分析维度体系、抽样和量化分析资料、进行评判记录和分析推论等六部分。

5. Meta人种学   Meta人种学(Meta-ethnography)即整合人种学研究结果,其目的是分析与诠释通过深入观察和会谈获得的资料,描述和比较不同的文化,从文化群体中了解文化,加深理解文化对人们行为和健康的影响,形成新的解释和理解。该整合方法重视研究对象的行为及其与整个社会文化之间的关系。资料来源于质性研究的结果,即在不同自然情境下进行长期的体验性研究所获得的结果。所纳入的研究具有各自对某现象的深刻理解。依据原始研究结果相类似、相互矛盾或相互关联等,分别以支持性解释、驳斥性解释或推论性解释等三种方式整合原始研究结果,形象生动、如实地描绘具体的过程和细节、研究者与被研究者的互动关系等,从历史、社会、文化等方面探讨原始研究结果。但是资料检索只注重理论上的意义饱和,缺乏综合性,不全面。

6. Meta整合   Meta整合(Meta-synthesis)依据详细的质性研究文献检索和评价标准,对所纳入的质性研究的结果进行归类整合,并以标准报告格式发表整合结果。JBI的Meta整合步骤是由JBI循证卫生保健中心Alan Pearson教授领导的一组研究人员于2004年研发的,借鉴了Cochrane的研究效果系统评价的过程,关注质性研究的本质,强调质性研究在循证卫生保健服务系统的价值和作用。

(三) Meta整合的概念、特点和相关工具

Meta整合(Meta synthesis)是在质性研究系统评价过程中对质性研究结果进行分析、分类、汇总的过程。Meta整合在考虑各类质性研究的哲学思想及其方法学的特异性和复杂性的前提下,充分理解其研究结果,对结果进行重新解释、归纳组合成新的见解,达到从不同侧面更高程度的概念发展和现象诠释。Meta整合是一个动态、反复解释与反思的过程,该方法以后现代主义的哲学观为基础,本着诠释性哲学理念,对某现象进行多方面的理解和解释,该方法并不排斥各研究间存在异质性(即研究对象在社会、文化习俗、种族、生活方式、行为表现特征、价值观念、宗教信仰等方面存在差异)。其特点是注重多个质性研究结果的整合,产生新的概念,并赋予他们新的解释和整合意义。

阅读笔记

在质性研究中,研究者通过对研究对象所提供的一级资料(原始资料)的理解、解释和归纳形成研究结果,即第二级解释,而 Meta 整合则是对多个质性研究的结果进行理解、解释和归纳组合的第三级资料解释,从而深入理解和探究现象的实质,促进护理知识发展和积累,发展理论。

Cochrane 质性研究方法工作组(Cochrane Qualitative Research Methods Group,CQRMG)建立于 1998 年,该工作组旨在构建对质性研究、专题报告和专家建议等进行系统评价的方法,指导对质性研究结果的整合,把质性研究的结果作为临床证据,增强人们对于质性研究的认识。JBI 循证卫生保健中心也将对质性研究的系统评价作为其方法学建设的重点,构建了系列质性研究系统评价和 Meta 分析的理论、程序和工具,包括质性研究评估和评价工具(Qualitative Assessment and Review Instrument,JBI-QARI),JBI-QARI 是一个在线应用软件,可帮助系统评价者进行质性研究的质量评价、结果分析、合并、解释和整合,从而产生更适合的、有意义的证据,促进质性研究成果在健康卫生服务系统中的应用。JBI-QARI Meta 整合的步骤见图 9-1。

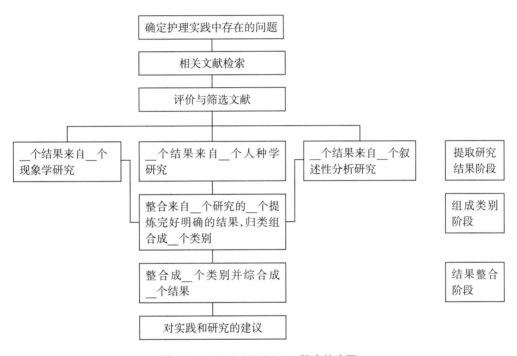

图 9-1　JBI-QARI Meta 整合的步骤

(四) 对质性研究进行系统评价和 Meta 整合的意义

质性研究是以研究者本人作为研究工具,采用访谈法、观察法、日记或历史回顾等多种资料收集方法探究社会现象,使用归纳法分析资料并形成理论,通过与研究对象互动,对其行为、经历及其含义进行解释性描述的研究方法。质性研究与量性研究从不同的角度研究事物和现象,为循证护理实践提供科学研究证据,从而提高护理学科权威性、独立性。对多项质性研究的结果进行 Meta 整合意义如下。

1. 提供更全面更可靠的依据　Meta 整合能深层次地描述护理服务对象对某种现象或处于疾病状态时或接受干预措施时的感受或经历,深入探讨人的经历、社会活动及相关文化形态,更能实质性地反映研究对象的经历、意义或体验,提高了质性研究结果的可靠性和准确性。

2. 促使合理利用资源　Meta 整合避免重复研究,节约时间、精力和费用,促进了研究结果在护理实践中的应用。

3. 强调了护理学科的人文性和伦理性　Meta 整合使得护理证据多元化,关注研究对象的

阅读笔记

人文、社会、价值观、观点和信念等,体现护理的人文性和伦理性,使证据在护理实践中的应用更具有价值。

4. 充分体现循证护理理念　循证护理须以最佳实践证据为基础,结合患者需求与价值观和护士的专业经验对患者进行护理。在这个结合的过程中,应重视护士和患者的知识、态度、观点、动机、期望以及影响干预措施实施的因素等,而质性研究的结果可为此提供深入的资料。

四、Meta 整合的类别

Meta 整合是解释和分析质性研究结果的方法,综合并诠释质性研究的结果(包括现象学研究、民族志研究、扎根理论研究及其他相关的说明或解释的某种现象或事件的质性研究结果),系统地、全面地检索所有在目标领域的质性研究,采用质性方法整合、分析原始研究结果,并通过结构化的方式,系统地报告整合结果,为卫生保健提供者和决策者提供更有意义的依据。Meta 整合包括汇集性整合(aggregative synthesis,meta-aggregation)和解释性整合(interpretive synthesis)。

1. 汇集性整合　汇集性整合关注研究结果(study findings)而不是研究资料(study data),因此采用不同方法学(例如现象学研究、民族志研究、扎根理论研究等)的质性研究,只要其关注的研究是一致的,其研究结果均可混合形成一个整合性结果。汇集性整合收集的研究结果包括主题、隐含的喻义、分类等,依据其含义进一步整合、汇总,使其更具有针对性、说服力和概括性(generalizability)。

汇集性整合的步骤包括:①汇集纳入的质性研究的相应结果(findings);②形成类别(categories);③将各研究结果分配到相应的类别中;④创建整合性研究结果(synthesized findings);⑤类别分配到整合性结果中。

2. 解释性整合　是从质性研究中提炼出综合性的结果以阐述新的见解,对原始研究结果汇总和归纳形成新的解释,分析可能在相似情境中包含的因素并解释如何理解各因素间的联系及其相互作用,是研究人员深入理解、解释并分析行为的过程。Meta 人种学(meta-ethnography)是解释性整合的一种方法,是对两个或两个以上人种学研究的结果进行整合。

第二节　质性研究系统评价与 Meta 整合的步骤和方法

质性研究的系统评价和 Meta 整合有严格的方法学规范,主要包括七个步骤。本节将对七个步骤进行详细介绍。

一、制定严谨的计划书

制定周密严谨的计划书,清楚地阐明系统评价的目的,对质性研究的系统评价和 Meta 整合通过 PICo 界定循证问题,其中 P——研究对象(participant),I——研究的现象(interest of phenomena),Co——研究对象所处的具体情景(context),例如:"参加临床药物试验的乳腺癌内分泌治疗患者治疗期间有哪些经历? 什么因素影响了她们服药的依从性?"转化为 PICo 循证问题,则 P——内分泌治疗期间的乳腺癌患者,I——患者的治疗依从性问题,Co——研究者参加了临床药物试验。

二、制定系统的检索策略

根据纳入与排除标准系统,确定文献检索框架及具体策略,选择合适的数据库,全面地检索所有的相关质性研究文献。详见本书第三章。

阅读笔记

三、严格评价质性研究的真实性

质性研究的质量评价从研究的方法学与其哲学基础、研究目的、资料收集方法、资料分析方法、结果阐释是否一致,是否考虑研究者自身对研究的影响、研究对象的典型性以及伦理规范等方面进行。可采用 JBI 的质性研究真实性评价工具或者 CPSP 的质性研究评价工具进行(表9-1,表9-2),详见本书第四章。

四、提取质性研究中的资料

从原始研究中提取关键资料,如研究对象、排除与纳入标准、研究环境、研究主题、主要结果等。质性研究的结果是各原始质性研究者对其研究结果的解释,通常是以主题词或象征性的隐喻方式表达。系统评价者应逐字仔细阅读全文,确定其研究结果,并提取其中题目、作者、结果和例证等信息。

五、概括、分析、解释和综合原始研究的结果

应包括纳入的质性研究中的概念、类别、主题及相关的例句、引注、解释和说明等。系统评价者在理解各质性研究哲学思想和方法论的前提下,反复阅读理解、分析和解释其各研究结果的含义,将相似结果组合归纳在一起,形成新的类别,然后将类别归纳为整合结果,形成新的概念或解释。详见图9-2。

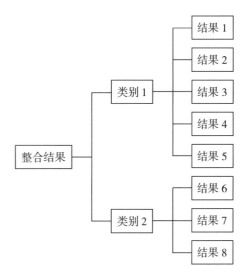

图 9-2 研究结果的归纳和整合

六、通过结构化的方式,系统地报告整合结果的方法

质性研究的 Meta 整合常运用言语文字或用故事性、主题性、概念性、图形或表格来解释和传播整合结果。整合结果报告须包括整合结果的阐述,描述特别的或潜在的矛盾事件或现象,简明扼要地提出关于实践和研究的建议并阐明证据的等级。来自质性研究证据的等级可根据研究设计、研究结果的真实性分为"明确的(unequivocal)证据"、"模棱两可的(equivocal)证据"、"证据不支持(unsupported)"三类。"明确的证据"是指无任何疑义的理性证据,具有事实依据,被直接报告或观察到的且无任何争议的结果。"模棱两可的证据"是指通过对资料的解释且具有理论依据的阐明过程得到的结果,但资料的解释过程仍存在挑战性,结果较模糊,故归为模棱两可的证据。"证据不支持"是指大多数研究均不支持的研究结果。

七、评价 Meta 整合的总体质量

(一) Meta 整合评价和分级的 ConQual 系统

Meta 整合评价和分级的 ConQual 系统包括评价 Meta 整合所形成的整合性证据体(body of evidence)的可信度(credibility)、可靠性(dependability)。可信度是指 Meta 整合的结果应来源于原始研究资料且显示准确的与人的经历相关的描述和解释。可靠性包括适用性(applicability)和可审查性(auditability),适用性是指结果能够引起有类似经历和体验的人的共鸣,适用于整合研究中特定研究对象之外的情境,具有概括性(generalization)。可审查性是指整合研究的目

的明确，充分详细地描述所用的方法，整合方法是合理的、可解释的。

目前对量性研究的"证据体"采用 GRADE 系统进行评价和分级，但该系统显然不适合于对来自质性研究的"证据体"进行评价和分级。因此，JBI 循证卫生保健中心于 2014 年构建了对质性研究 Meta 整合后的"证据体"进行评价和分级的 ConQual 系统，结果发表于 *BMC Medical Research Methodology* 杂志上（http://www.biomedcentral.com/1471-2288/14/10）。该系统通过可靠性（dependability）和可信度（credibility）对整合形成的"证据体"的总体质量进行评价。与 GRADE 系统类似，ConQual 系统也将质性研究合成的证据体质量分为四个级别：高、中、低、极低。

首先假定 meta 整合的证据质量为高，然后从可靠性的 5 个方面和可信度的 3 个方面进行证据质量的评价（表 9-3，表 9-4）。可靠性主要考察纳入 meta 整合的原始研究质量。可信度主要考察 meta 整合的结果即作者的解释与支持性数据之间是否一致。最终质性研究合成的证据质量也被定级为：高、中、低、极低。

表 9-3　质性研究 meta 整合的证据体可靠性评价

评价项目	降级结果	降级方法
1. 方法学与研究问题或研究目标是否一致？	不降级 ◄─►	4~5 项结果为"一致"
2. 方法学与资料收集方法是否一致？		
3. 方法学与资料与资料呈现和分析的方法是否一致？	降一级 ↓	2~3 项结果为"一致"
4. 是否从文化及理论的角度说明研究者的立足点？	降两级 ↓↓	0~1 项结果为"一致"
5. 是否阐述了研究者对研究的影响或是研究对研究者的影响？		

表 9-4　质性研究 meta 整合的证据体可信度评价

评价项目	降级结果	降级方法
1. 结论明确（unequivocal），结果毋庸置疑，不可挑战	不降级 ◄─►	整合的证据体来自多项明确的研究结果
2. 结论模棱两可（equivocal），结果和原始资料缺乏明显的关系，所以研究结果可被挑战	降一级 ↓ 降两级 ↓↓	整合的证据体中既有明确的又有模棱两可的结果 整合的证据体来自多项模棱两可的结果
3. 结论未获支持（unsupported），结果没有原始资料支持，或原始资料与研究结果毫无关系	降三级 ↓↓↓ 降四级 ↓↓↓↓	整合的证据体中既有模棱两可的结果，又有未获支持的结果 整合的证据体中均为未获支持的结果

最后，对质性研究 Meta 整合的结果应形成结果概要表（summary of findings table），其内容包括以下方面：①相关背景；②整合的结果；③研究的类型；④可靠性评分；⑤可信度评分；⑥ConQual 总评分；⑦总体分析。

总之，Meta 整合是更深入的资料整合过程，收集原始研究结果，解释各研究结果，并按其含义进行归纳汇总，产生新的解释，整合后的结果能更可靠地描述各主题的含义，更全面反映各研究间的共同性，使结果更具有概括性，并成为循证实践的依据。不同研究方法的结果可以通过 Meta 整合形成新的解释或概念，形成对某种现象、人群、场所和情境等更全面的诠释。

（二）撰写质性研究 Meta 整合报告的 ENTREQ 声明

为提高质性研究的系统评价和 Meta 整合报告的规范性、透明性，澳大利亚悉尼大学公共卫生学院的 Alison Tong 教授和英国约克大学健康科学学院的 Kate Flemming 教授等学者

阅读笔记

于 2012 年在 BMC Medical Research Methodology 上联合发布了"提高质性研究系统评价透明性的 ENYTEQ 声明（Enhancing transparency in reporting the synthesis of qualitative research：ENTREQ）"。在撰写质性研究系统评价和 Meta 整合报告时，应对照 ENTREQ 声明组织论文结构和内容。该 ENTREQ 声明详见本书附录 6。

第三节　质性研究 Meta 整合的实例分析

本节以成磊等 2015 年在《中国循证医学杂志》上发表的"早产儿出院后父母照顾体验的质性研究系统评价和 Meta 整合"为例，介绍质性研究结果系统评价和 Meta 整合的过程。[资料来源：成磊，冯升，陆春梅，等．早产儿出院后父母照顾体验质性研究的系统评价和 Meta 整合．中国循证医学杂志，2015，15（9）：1090-1097.]

一、研究背景

随着医疗技术水平的提高，早产儿的出生率和存活率大幅提高。WHO（2012 年）的统计数据显示，全球每年出生 1500 多万早产儿，占新生儿总数的 11.1%，而我国位居第二。早产儿的出生及预后的风险带给心理压力，而住院期间的分离又耽误了父母识别早产儿需求、掌握照顾技能和建立亲子关系最佳时机。而早产儿出院后，父母担当起早产儿主要照顾者这一角色，家庭和社会因素对促进早产儿的认知和神经系统的发育有着重要的作用。

随着"以家庭为中心"的儿科护理理念逐渐普及，采用质性研究的方法对于早产儿出院后父母照护体验进行剖析的研究逐渐增多，本研究采用对该领域质性研究结果进行 meta 整合的方法，对早产儿出院后父母照顾体验进行更全面地诠释，为后续制订符合父母需求的早产儿出院计划提供参考。

二、方法

1. **文献纳入与排除标准**　根据 PICo-D（研究对象、感兴趣的现象、情境、研究设计）设定研究文献的纳入标准如下。

P（population）：早产儿（出生胎龄小于 37 周婴儿）的父母。

I（interest of phenomena）：早产儿父母对有关喂养、生活护理、亲子互动促进发育的照顾经历体验。

Co（context）：早产儿自新生儿重症监护室（NICU）/ 新生儿科（NU）出院后回到自己家中由父母照顾。

D（design）：质性研究，即采用系统、主观的方法描述生活体验并赋予其含义的研究方法，包括现象学、扎根理论、案例研究、民族志、行动研究等质性研究方法的文章。

文献排除标准：①仅有摘要而无全文的文献；②重复发表或数据不全的文献；③非中英文文献。

2. **检索策略**　系统检索了中 / 英文公开发表的质性研究。以（"preterm*"/"premature*"）AND（"parent*"/"father*"/"mother*"/"maternal"/"paternal"）AND（"care*"/"nursing*"）为英文关键词，以"早产儿 / 照护、照顾、护理 / 父母、父亲、母亲 / 出院"为中文关键词检索。共检索了 11 个数据库，首先检索 Cochrane 图书馆和 Joanna Briggs（JBI）循证卫生保健国际合作中心图书馆有无同一主题的质性研究的系统评价和 meta 整合。随后在 PubMed、Embase、Scopus、ISI Web of Science、PsycINFO、CINAHL6 个英文数据库，中国生物医学文献数据库（CBMdisc）、中国期刊全文数据库（CNKI）、中文科技期刊数据库（VIP）3 个中文数据库中检索公开发表的质性研究文献，检索时间均为数据库开始时间至 2015 年 5 月。

阅读笔记

检索式(以检索 PubMed 为例)：

#1 infant, premature [mh] OR preterm* [tiab] OR premature* [tiab]

#2 parents [mh] OR parent* [tiab] OR father* [tiab] OR mother* [tiab] OR maternal* [tiab] OR paternal* [tiab]

#3 patient discharge [mh] OR *discharge* [tiab] OR *home* [tiab]

#4 home nursing [mh] OR care* [tiab] OR nursing* [tiab]

#5 nursing methodology [tiab] OR case study [tiab] OR constant comparison [tiab] OR content analysis [tiab] OR descriptive study [tiab] OR discourse analysis [tiab] OR ethnography [tiab] OR exploratory [tiab] OR feminist [tiab] OR focus group [tiab] OR grounded theory [tiab] OR hermeneutic [tiab] OR interview [tiab] OR narrative [tiab] OR naturalistic [tiab] OR participant observation [tiab] OR phenomenology [tiab] OR qualitative method [tiab] OR qualitative research [tiab] OR qualitative study [tiab] OR thematic analysis [tiab]

#1 AND #2 AND #3 AND #4 AND #5

3. **文献筛选及质量评价**　由 2 位评价员独立筛选文献、提取资料并交叉核对,如遇分歧,则咨询第三方协助判断,缺乏的资料尽量与作者联系予以补充。文献筛选时首先阅读文题,在排除明显不相关的文献后,进一步阅读摘要和全文,以确定最终是否纳入。资料提取内容主要包括:作者(国家)年份、质性研究方法、研究对象、兴趣的现象、情景因素 1(早产儿出生情况)、情景因素 2(访谈时间和场所)、主要结果。

由 2 名(本文的第一作者和第二作者)经过循证实践方法论培训的研究人员采用"澳大利亚 JBI 循证卫生保健中心质性研究质量评价标准"对纳入的文献进行独立评价。评价内容包括:研究的方法学与其哲学基础、研究目的、资料收集方法、资料分析方法、结果阐释是否一致、是否考虑研究者自身对研究的影响、研究对象的典型性以及伦理规范等方面。每项均以"是"、"否"、"不清楚"和"不适用"来评价。完全满足上述标准,发生各种偏倚可能最小,为 A 级;部分满足上述质量标准,发生偏倚可能性中度,为 B 级;完全不满足上述质量标准,发生偏倚可能性高者为 C 级。独立评价文献质量后,对两人的筛选及评价结果进行比对。意见不一致处由两人讨论达成共识或请第三方(本文第四作者)仲裁后决定是否纳入。最后纳入质量等级为 A、B 的研究,剔除质量等级为 C 级的研究。

4. **资料提取及处理**　质性研究的结果是各原始质性研究者对其研究结果的解释,通常是以主题词或象征性的隐喻方式表达。系统评价者逐字仔细阅读全文后进行资料提取,内容包括:作者(国家)年份、质性研究方法、研究对象、兴趣的现象、情景因素 1(早产儿出生情况)、情景因素 2(访谈时间和场所)、主要结果。

5. **资料分析**　本研究采用澳大利亚 JBI 循证卫生保健中心"Meta 整合中的汇集性整合(integrative /aggregative synthesis)"方法对结果进行整合,该方法关注质性研究的本质,强调质性研究在循证卫生保健服务系统的价值和作用。汇集性整合收集主题、隐含的意义、分类等研究结果,并依据其含义进一步整合、汇总,使其更具有针对性、说服力和概括性。

在理解各质性研究的哲学思想和方法论的前提下,研究者反复阅读理解、分析和解释每个研究结果的含义,将相似结果组合归纳在一起,形成新的类别,然后将类别归纳为整合结果。

三、结果

1. **纳入研究的一般情况**　数据库初步检索出相关文献 798 篇,使用 NoteExpress 软件去掉重复文献 223 篇后,进一步阅读标题和摘要后,排除综述、量性研究、主题无文章 489 篇,纳入 86 篇,阅读全文后根据纳入文章表剔除 77 篇,经过质量评价,最终纳入 9 篇文章,包括 2 项扎根理论研究,7 项现象学研究。文献筛选流程图见图 9-3。

阅读笔记

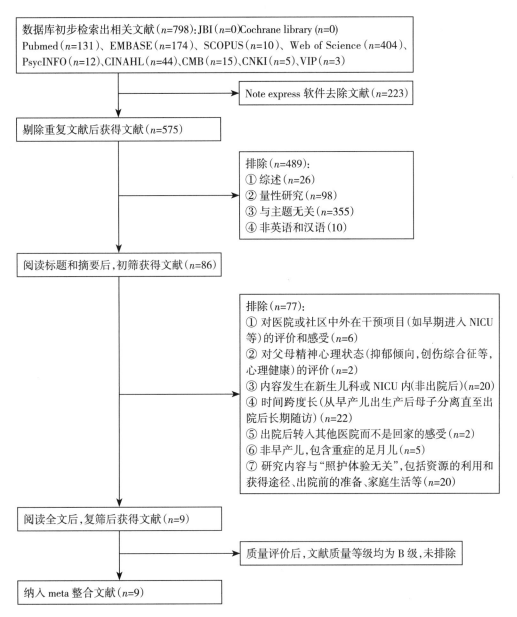

图 9-3　文献筛选流程图

　　纳入文献包括 2 项扎根理论研究,7 项现象学研究。中文 1 篇,英文 8 篇。纳入研究的一般情况见表 9-5。

　　2. 纳入研究的方法学质量评价(表 9-6)

　　3. Meta 整合结果　研究者反复阅读理解、分析和解释纳入的 9 项研究,提炼 31 个完好明确的研究结果,将相似结果组合归纳组合形成 7 个新的类别:"类别 1:育儿过程中照顾者不断经历焦虑和不确定感";"类别 2:照顾者喂养知识和能力的成熟";"类别 3:照顾者自身生活的改变";"类别 4:亲子关系的建立";"类别 5:照顾者角色的成长";"类别 6:照顾者对外界支持的渴求";"类别 7:照顾者感恩所获得的帮助"。然后归类组合成类别,并综合成 2 个整合结果:"整合结果 1:经过自我调适,照顾者角色获得成长。早产儿出院后,面对焦虑和不确定感,父母不断地进行知识、能力的自我调整,甚至改变原有生活方式,以适应其照顾者角色。""整合结果 2:照顾者渴求并感谢外界的支持和帮助。早产儿父母积极渴求来自外界的支持,并对帮助他们度过这一关键时期的帮助表示感恩。"见图 9-4。

阅读笔记

表 9-5　纳入研究的一般情况

作者（国家）年份	质性研究方法	研究对象	感兴趣的现象	情景因素 1：早产儿出生情况	情景因素 2：访谈时间和场所	主要结果
Kavanaugh（美国）1995	现象学研究 个人深入访谈法	20 位早产儿母亲	早产儿出院后母亲有关母乳喂养的关注主题和采取的措施	平均出生体重：2061.4±562.1g 平均胎龄：32.6±2.0 周	出院后 1 个月 在早产儿家中	提炼了早产儿母亲有关母乳喂养的 3 个关注主题： - 关心母乳量是否足够； - 关心母乳的组成成分； - 关心母乳喂养早产儿的方法。
Sankey（澳大利亚）2001	扎根理论研究 个人深入访谈法	7 位早产儿母亲	早产儿出院后的居家照顾过程，在此情境下父母的照顾体验	胎龄：29~35 周	未报道	构建了名为"与不同共存：居家照顾早产儿"的理论，包含 4 个概念： - 需要并获得育儿帮助； - 育儿知识的增加及积极的反馈所带来的自信； - 对早产儿的提前出生感到自责； - 感受到与理想中的孩子／足月儿相比，早产儿非常弱小。
Reyna（美国）2006	现象学研究 个人深入访谈法	27 位早产儿母亲	母亲在早产儿出院早期的喂养感受	胎龄小于 32 周	出院后 2~3 周 在护理学院	提炼了 3 个主题： - 理解早产儿的行为； - 合理使用时间和资源，根据早产儿吸吮吞咽能力满足其对乳瓶喂养的需求； - 乳瓶喂养配方奶知识逐渐完善
Flacking（瑞典）2007	扎根理论研究 个人深入访谈法	25 位早产儿母亲	对于早产儿出院后产妇的养育经历和感受	出生体重：607~2244g 胎龄：24~31 周	出院后 1~12 个月 在早产儿家中	构建了 1 个"如何成为真正的母亲及母乳喂养"的模式，包含 3 个不稳定的"波动"： - 育儿所致的耗竭与觉感共存； - 欺疲和缺乏经验可使母子之间缺乏信任，而成为母亲的自豪和信赖促进母子关系协调 - 母乳喂养可因社会压力而被迫进行，也可在母子良好互动中实现协调

续表

作者（国家）年份	质性研究方法	研究对象	感兴趣的现象	情景因素1: 早产儿出生情况 曾入住 NICU 的早产儿	情景因素2:访 谈时间和场所	主要结果
de Souza（巴西）2010	现象学研究 焦点小组访谈法	24位早产儿母亲	母亲照顾出院后早产儿的体验	曾入住 NICU 的早产儿	出院时间超过30天 在早产儿原住院院中	提炼了4个主题： - 在早产儿出院时兴奋与焦虑感交织的复杂心情； - 希望医院为早产儿出院提供更多的家庭支持； - 在家照顾早产儿面对的困难和克服困难后收获的激励； - 为照顾早产儿，不惜改变自身生活
Griffin（美国）2011	现象学研究 个人深入访谈法	10位早产儿母亲	早产儿出院1个月内母亲照顾体验	曾入住 NICU 的早产儿	出院后2~4周 由访谈对象决定合适的访谈场所	提炼了5个主题： - 应对早产儿照顾中发生的意外事件； - 独自照顾早产儿时，愈发渴求相关知识； - 努力适应早产儿母亲的角色； - 增强作为母亲的内在力量； - 早产儿改变了母亲已有的生活方式
周明芳（中国）2012	现象学研究 个人深入访谈法	6位 NICU 出院的早产儿母亲	早产儿出院后母亲的育儿生活情况	出生体重：1470~2865g 出生胎龄：32~36^{+5}周	出院后1个月 早产儿家中	提炼了5个主题： - 母乳喂养与哺乳不确定性的困惑； - 自我育儿能力低下的无措感； - 对育儿过程中早产儿常见症状的不安； - 育儿负担感； - 育儿信息所致的混乱与不安
Castillo Espitia（哥伦比亚）2013	现象学研究 个人深入访谈法	10位早产儿母亲	早产儿出院后第一天母亲的照顾体验	出生体重：670~1495g 出生胎龄：28~34周	未报道	提炼了2个主题： - 早产儿的出院就像从医务人员手中重新找回失散的孩子； - 第一晚充满了局促、焦虑和需要母亲全身心地投入。
Phillips-Pula（美国）2013	现象学研究 个人深入访谈法	8位早产儿母亲	早产儿出院后6个月内母亲的照顾体验	出生体重：567~2721g 出生胎龄：24~34周	出院后6个月 在早产儿家中或其选择的合适地点。	提炼了4个主题： - 对未知的恐惧； - 居家照顾的疲惫； - 决心为早产儿提供最佳的照顾； - 对母亲目前所获得帮助的感恩。

阅读笔记

表 9-6　纳入研究的方法学质量评价

研究	条目1	条目2	条目3	条目4	条目5	条目6	条目7	条目8	条目9	条目10	总体评价
Kavanaugh,1995	Y	Y	Y	Y	Y	N	N	Y	Y	Y	B
Sankey,2001	Y	Y	Y	Y	Y	N	N	Y	Y	Y	B
Reyna,2006	Y	Y	Y	Y	Y	N	N	Y	Y	Y	B
Flacking,2007	Y	Y	Y	Y	Y	N	N	Y	Y	Y	B
Souza,2010	Y	Y	Y	Y	Y	N	N	Y	Y	Y	B
Griffin,2011	Y	Y	Y	Y	Y	N	N	Y	Y	Y	B
周明芳,2012	Y	Y	Y	Y	Y	N	N	Y	Y	Y	B
Espitia,2013	Y	Y	Y	Y	Y	N	N	Y	Y	Y	B
Phillips-Pula,2013	Y	Y	Y	Y	Y	N	N	Y	Y	Y	B

评价条目：①哲学基础；②研究问题/目标；③资料收集方法；④资料分析方法；⑤结果阐释方式；⑥文化背景、价值观；⑦研究者与研究的相互影响；⑧研究对象典型性；⑨伦理规范；⑩结论得出。

评价结果："是"：Y(Yes)；"否"：N(No)；"不清楚"：U(Unclear)；"不适用"：N/A(Not applicable)

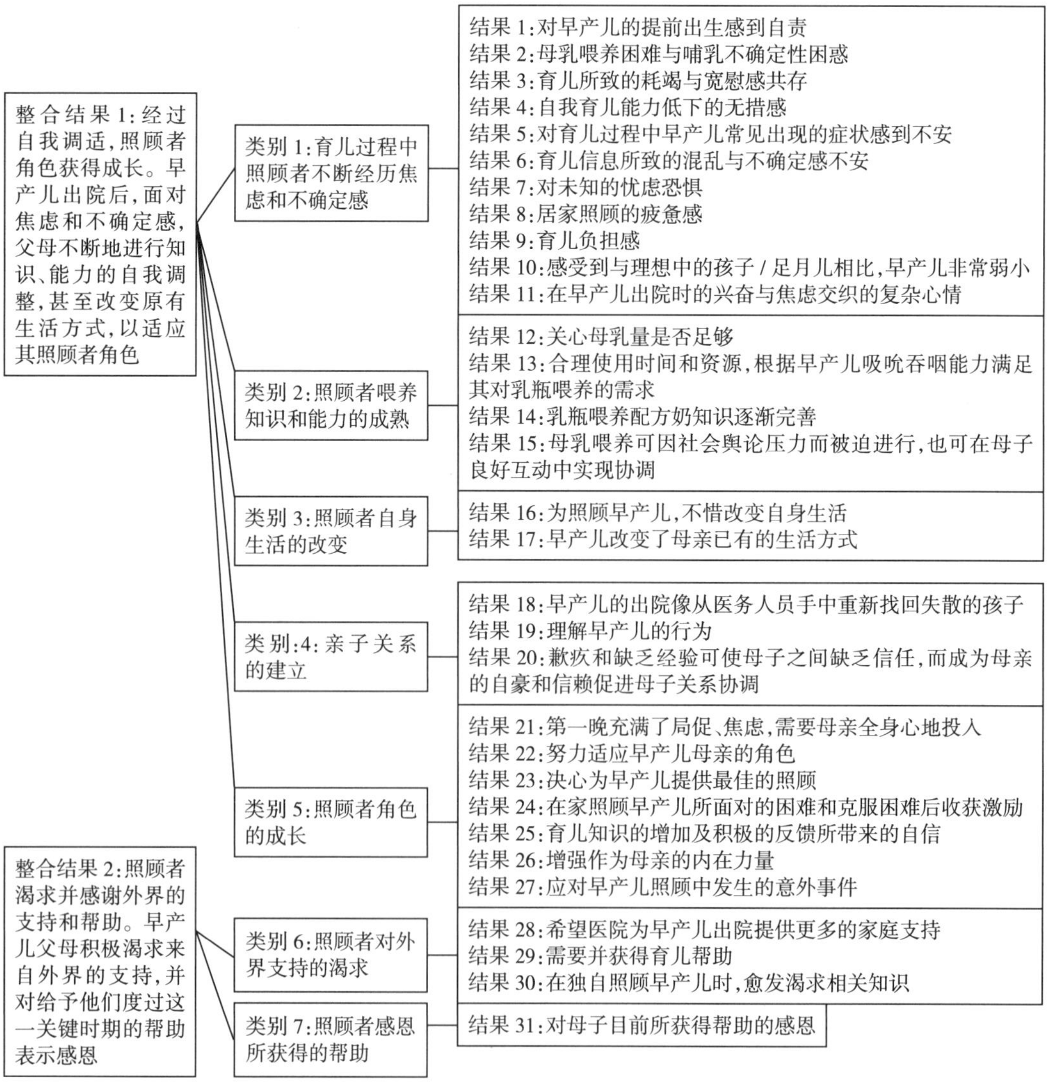

整合结果1：经过自我调适，照顾者角色获得成长。早产儿出院后，面对焦虑和不确定感，父母不断地进行知识、能力的自我调整，甚至改变原有生活方式，以适应其照顾者角色

类别1：育儿过程中照顾者不断经历焦虑和不确定感

结果1：对早产儿的提前出生感到自责
结果2：母乳喂养困难与哺乳不确定性困惑
结果3：育儿所致的耗竭与宽慰感共存
结果4：自我育儿能力低下的无措感
结果5：对育儿过程中早产儿常见出现的症状感到不安
结果6：育儿信息所致的混乱与不确定感不安
结果7：对未知的忧虑恐惧
结果8：居家照顾的疲惫感
结果9：育儿负担感
结果10：感到与理想中的孩子/足月儿相比，早产儿非常弱小
结果11：在早产儿出院时的兴奋与焦虑交织的复杂心情

类别2：照顾者喂养知识和能力的成熟

结果12：关心母乳量是否足够
结果13：合理使用时间和资源，根据早产儿吸吮吞咽能力满足其对乳瓶喂养的需求
结果14：乳瓶喂养配方奶知识逐渐完善
结果15：母乳喂养可因社会舆论压力而被迫进行，也可在母子良好互动中实现协调

类别3：照顾者自身生活的改变

结果16：为照顾早产儿，不惜改变自身生活
结果17：早产儿改变了母亲已有的生活方式

类别4：亲子关系的建立

结果18：早产儿的出院像从医务人员手中重新找回失散的孩子
结果19：理解早产儿的行为
结果20：歉疚和缺乏经验可使母子之间缺乏信任，而成为母亲的自豪和信赖促进母子关系协调

类别5：照顾者角色的成长

结果21：第一晚充满了局促、焦虑，需要母亲全身心地投入
结果22：努力适应早产儿母亲的角色
结果23：决心为早产儿提供最佳的照顾
结果24：在家照顾早产儿所面对的困难和克服困难后收获激励
结果25：育儿知识的增加及积极的反馈所带来的自信
结果26：增强作为母亲的内在力量
结果27：应对早产儿照顾中发生的意外事件

整合结果2：照顾者渴求并感谢外界的支持和帮助。早产儿父母积极渴求来自外界的支持，并对给予了他们度过这一关键时期的帮助表示感恩

类别6：照顾者对外界支持的渴求

结果28：希望医院为早产儿出院提供更多的家庭支持
结果29：需要并获得育儿帮助
结果30：在独自照顾早产儿时，愈发渴求相关知识

类别7：照顾者感恩所获得的帮助

结果31：对母子目前所获得帮助的感恩

阅读笔记

图 9-4　纳入的研究结果(n=31)-类别(n=7)-整合结果(n=2)关系图

（1）整合结果1：经过自我调适，照顾者角色获得成长。

早产儿出院后，父母通过不断地进行知识、能力的自我调整，甚至改变原有生活方式，以适应其照顾者角色。

育儿过程中照顾者不断经历焦虑和不确定感。结果2：父母对早产儿的提前出生感到自责（"可能我不吸烟就不会生出早产儿了……这是我的错"）。在早产儿出院时会有兴奋与焦虑交织的复杂心情（"好可怕，孩子出院是我一直盼望的时刻，但是在那一刻我又非常害怕，不敢带他回家"）。对母乳喂养困难与哺乳存有不确定性和困惑（"刚回家时不知道怎么喂奶，孩子怎么也含不到乳头"），育儿所致的耗竭与宽慰感共存（"他吃得很慢或者不想吃，这快把我逼疯了，我把他推开，但是这不是他的错，我又好伤心。""一开始我绝不相信别人说的'当妈妈感觉很好'这样的话，现在经过长长的适应期，我才感觉到这一点。"），产生自我育儿能力低下的无措感（"孩子回家两天后我才开始试着抱他，太小了，不敢抱，也不知道该怎样抱，不敢给他洗澡，又软又小，滑到水里怎么办"）。对育儿过程中早产儿常出现的症状感到不安（"宝宝脸上的黄疸什么时候才能完全消退，有问题没有？要不要去医院看看？"），以及被育儿信息所致的混乱与不确定感（"但相同问题经常有很多不同回答，不知道哪个对哪个错，也不知道是否适合自己。"），对未知的忧虑恐惧（"我时常复习 CPR 卡片以保证我能够正确实施这个操作，因为我很害怕某一天可怕的事会发生"），居家照顾早产儿感到疲惫（"时不时战战兢兢地起来看看孩子，担心自己睡觉那会发生了什么，实在疲惫"）。感到育儿的负担（"现在就是觉得睡眠不够，有时孩子睡的时候想跟着睡，但是睡不着，我想睡时他又开始哭……孩子出院后连安静吃顿饭的时间都没有。"），感受到与理想中的孩子／足月儿相比，早产儿非常弱小（"当时我说'他好小，是一个魔鬼'，现在回想那时候压力太大了，甚至心中都有点不能接受这个孩子！"）。

照顾者喂养知识和能力逐渐走向成熟。从关心母乳量是否足够（"我孩子从一开始的4小时醒一次逐渐发展为2小时甚至1.5小时醒来一次，我先生一直会说'孩子饿了，可能你的奶量不够，我们需要配方奶'……也不知道母乳是不是真的够了"）到合理使用时间和资源，根据早产儿吸吮吞咽能力满足其对乳瓶喂养的需求（"一开始你需要帮助孩子含住奶嘴，而现在孩子能够自己主动地吮吸了"）。乳瓶喂养配方奶知识逐渐完善（"孩子清醒了1个半小时，我给他换尿布以后，就知道他就可以准备喝奶了"）。母乳喂养可因社会舆论压力而被迫进行，也可在母子良好互动中实现协调（"当我在咖啡店里用奶瓶给孩子喂奶的时候，我觉得每个人都在看我'这个孩子怎么是奶瓶喂奶呢？这么小不应该母乳吗？""母乳喂养的时候要相信孩子，乳瓶喂养时要相信瓶子，我和孩子是一个协调整体，最重要的是按需喂养，其余都不重要。"）。

照顾者自身生活的改变。照顾者为照顾早产儿，不惜改变自身生活（"直到孩子出院后三个月我才去剪头发和使用唇膏。第一个月的生活完全围绕着他，我也不关心自己是变美还是变丑了，我只希望他健康。"）。早产儿改变了母亲已有的生活方式（"对生活的理解发生了完全地变化，原来认为重要的事情都不重要了。孩子是我的全部，我不关心此外任何事情"）。

亲子关系的建立。早产儿的出院就像从医务人员手中重新找回失散的孩子（"在内心深处有美好的东西涌出来，我真正地拥有了我的孩子，可以做我想做的事，比如围抱着他，亲亲他"）。照顾者试着理解早产儿的行为（"她满足的表现是不再吮吸奶瓶，而是把奶嘴吐出来"）。歉疚和缺乏经验可使母子之间缺乏信任，而成为母亲的自豪和信赖促进母子关系协调（"感到无助和害怕，担心医院会来人接走女儿，因为我'做得不够好'"，"我们在衣橱中皮肤与皮肤相贴近，对经历了如此残酷的人生开始的他来说是一个很好的补偿，我们在家里相处和谐"）。

照顾者角色的成长。居家照顾早产儿的第一晚充满了局促、焦虑，需要母亲全身心地投入("把孩子接回家,但是我又什么都不懂……想做得最好的心态又给我好大的压力"),决心为早产儿提供最佳的照顾("我是一个向前看的人,我觉得我必须要这样做,因为事情已经发生了"),需要应对早产儿照顾中发生的意外事件("我只是尽力去做,保证他没有问题")。在家照顾早产儿所面对的困难和克服困难后收获的激励("每天邻居都会问我孩子吃了吗的问题,我感觉说就像是说他没有死他还活着","当孩子哭的时候我们好有成就感,因为这是生命的象征,这是一个奇迹")。

结果28:增强作为母亲的内在力量,寻求内在的力量支持["我知道我必须要做(照顾孩子),因为他是我的孩子"]。育儿知识的增加及积极的反馈所带来的自信("我已经知道早产儿需要较长时间才安静下来……我们试着用收音机创造和新生儿室里一样的一些背景声音,孩子睡得好多了")。

(2) 整合结果2:照顾者渴求并感谢外界的支持和帮助

早产儿出院后,作为育儿新手,父母急切地需要知识、技能、心理等各方面的支持。早产儿父母回家之后越发感觉到照顾知识的缺乏,迫切地需要获得此方面信息["回家之前一定确保获得足够的信息,做好充分的准备","他们(医护人员)教给了我出院后喂养孩子的所有知识"]。他们认为医院所提供的早产儿信息也在一定程度上消除了父母的不安全感("我们需要更多的这样的会议,可以谈论我们当时的不安全感,及时寻求专业的建议")。出院后随访需求("出院后,我经常拨打热线咨询很多在照顾过程中不懂的问题")等。

照顾者感恩居家照顾期间所获得的帮助["开业护士(NP)真的很棒,我的很多问题都在那儿得到解决"]。

四、讨论

1. 应用 Meta 整合法开展本研究的意义　Meta 整合(Meta-synthesis)体现了后现代主义的世界观,本着诠释性哲学理念,在考虑各质性研究的哲学思想及其方法学的特异性和复杂性的前提下,充分理解他们的研究结果,对结果进行重新解释、归纳组合成新的见解,达到从不同侧面更高程度的概念发展,更实质性地诠释现象。在经过质量评价、确保纳入的质性研究的真实性和严谨性的基础上,对不同研究方法的质性研究结果的归纳和提炼可帮助读者从相似情景下看到人们对同一现象的不同反应,整合形成新的解释或概念为认识提供了更全面的视角,让理解更加丰满。Meta 整合体现了护理学关注人对现存或潜在的问题的反应中的人文属性,深化概念内涵,对构建更坚实的学科知识有着重要作用。

在本研究中,首先成立了由掌握循证方法学及有早产儿护理临床经验的人员共同组成的研究团队,通过系统地检索有关早产儿出院后父母照顾体验的质性研究文献检索和严格的质量评价,对所纳入的 9 项质性研究结果进行收集、评价、筛选、理解、比较、分析、归纳和整合,形成 7 个类别并综合成 2 个整合结果,以期为临床工作者深入理解早产儿父母的照顾体验提供循证依据。

2. 早产儿出院后父母的照顾体验　目前,尚未检索到同一主题的质性研究系统评价和 Meta 整合。从文献数量可知,对早产儿出院后父母的照顾体验的关注程度在逐渐提高。本研究整合结果显示,在这一重要的过渡时期,随着时间的推移,早产儿父母经历了自身在照顾者这一角色中的阵痛和成长,大量时间和经历的付出,最初因为照顾知识和技能的缺乏,心理社会层面产生了诸多迷茫和不适应,个人生活的混乱和对孩子预后的担心更使其产生了退缩和否认的情绪。经过自我和与孩子不断地磨合,早产儿父母激发内在力量以适应生活的变化,同时他们也积极寻求外界的支持,以获得更多的知识和技能的学习途径,逐渐掌握育儿技能,并建立起稳定的亲子联结。

阅读笔记

3. 对临床工作的建议　早产儿出生对其家庭来说是一个意外事件,经历了因为治疗和观察新生儿科/NICU 的亲子分离,在早产儿出院后,父母担当了主要的照顾者角色,如未充分准备,则可面临诸多问题。目前国内新生儿科/NICU 多采取封闭式的管理,父母在早产儿住院期间仅有短暂的机会与医护人员沟通患儿病情,缺乏学习掌握育儿知识和技能的途径。在出院后常规的社区母婴保健服务尚不能满足早产儿父母的需求。因而,因而可从早产儿出生到出院由父母照顾的整个过程考虑,参照国外成熟经验和文献证据,从服务理念、人员配置、资源利用等多方面合理设计流程,以家庭为中心进行全人、全程的出院指导,系统规划早产儿的出院计划。

需要提高临床、社区和家庭对出院这一早产儿及其父母的关键事件的重要性的认识。可成立由医生、护士、儿保科专家、营养师、社区护士、社工等组成的多学科团队。可参照国外,设置"新生儿专科护士"(neonatal nurse practitioner,NNP)这一角色,承担早产儿出院计划实施中的联络者、建议者、教育者的角色。在早产儿住院期间除关注其生长发育和疾病康复外,更需在入院时就应与其父母沟通,开始拟定患儿出院计划,评估父母的照顾意愿、情绪、知识和技能,提供早产儿生长发育特点和日常照顾技能的指导,及时发现和处理障碍因素,对家庭所关注的早产儿喂养、生长发育、疾病早期表现等问题提供解答,协助父母和早产儿建立安全型依恋关系。在出院后医院和社区科采用联动形式,建立家庭个案为单位的延续护理模式,及时随访和跟踪患儿的生长发育情况,实施延续护理,及时发现并解决问题,抚慰焦虑不安的情绪,帮助早产儿出院后家庭的平稳过渡,实现发展性照顾。

4. 不足之处　本系统评价纳入的 9 项研究来自不同的发达和发展中国家,但显然这 9 项研究不足以展示"早产儿出院后父母照顾体验"的全貌。纳入研究的在早产儿出生情况、父母的人种和文化背景的异质性和多元性方面尚有欠缺,因而可能对研究结果的诠释带来影响。今后的研究可对此方面深入探讨。

本文通过质性研究的系统评价和 Meta 整合深入地诠释了早产儿出院后父母的照顾体验。卫生保健人员需关注这一早产儿出院重要事件,在早产儿父母自身的调适过程中,给予必要的照顾知识技能指导,协助其尽快胜任照顾者这一角色,促进出院后的早产儿健康成长。

参考文献:(21 篇,略)

评论:本文是我国第一篇公开发表的 Meta 整合,在选题、检索、对质性研究的质量评价、Meta 整合上方法学规范。但对证据的质量分级尚未阐述。

【本章小结】

对质性研究的系统评价是循证护理常采用的方法。质性研究是探索人类在某一特定情形中感受、体验、价值判断的研究方法,属于社会学的研究方法,在护理领域常常运用质性研究深刻剖析人们在疾病治疗和康复过程中的独特经历和需求,质性研究强调主观性和个体性,应用单一的质性研究结果指导实践具有一定的局限性,为此,需要整合多项质性研究的结果,更全面地诠释现象,促进以人为本的护理,体现护理服务的人文、社会和伦理特点。为进行质性研究的系统评价,首先应建立研究团队,确定研究目的和问题,其次确定纳入和排除标准,进行系统检索,并评价研究质量和资料处理方法,然后进行 Meta 整合。

(胡　雁)

【思考题】

1. 什么是 Meta 整合?
2. Meta 整合的意义是什么?
3. Meta 整合的具体步骤有哪些?
4. 为什么 Meta 整合可对来自不同方法学的质性研究结果进行整合?

阅读笔记

主要参考文献

［1］钟珍梅,刘少堃,赵舒煊,等. 提高定性研究合成报告透明度(ENTREQ)的指南解读. 循证医学,2015,15(5):309-313.

［2］Noyes J,Popay J,Pearson A,et al. Qualitative research and Cochrane reviews. In:Cochrane Handbook for Systematic Reviews of Interventions. Version 510［updated March 2011］. Edited by Higgins J,Green S. The Cochrane Collaboration,2011. www.cochranehandbook.org.

［3］Pearson A. Balancing the evidence:incorporating the synthesis of qualitative data into systematic reviews. JBI Reports,2004,2:45-64.

［4］Pearson A,Jordan Z,Munn Z. Translational science and evidence-based healthcare:a clarification and reconceptualization of how knowledge is generated and used in healthcare. Nurs Res Pract,2012,doi:10.1155/2012/792519.

［5］The Joanna Briggs Institute. Joanna Briggs Institute Reviewers' Manual,2011.

［6］Munn Z,Porritt Kylie P,Lockwood C,et al. Establishing confidence in the output of qualitative research synthesis:the ConQual approach. BMC Medical Research Methodology,2014,14:108.

［7］Tong A,Flemming K,Mclnnes E,et al. Enhancing transparency in reporting the synthesis of qualitative research:ENTREQ. BMC Medical Research Methodology,2012,12:181.

第十章 专业共识、专家经验类研究的系统评价

系统评价是指针对具体问题,采用科学规范的方法全面收集、严格筛选、客观评价和科学分析相关研究和其他类型的文献资源,得出综合可靠结论的研究方法。系统评价是一种二次研究方法,其纳入的文献一般是研究论文,包括量性研究或质性研究,但在医疗卫生保健实践中,因研究条件、伦理问题等限制,有些实践问题尚未能通过研究得以解决,例如临终期恶性肿瘤患者是否要实施心肺复苏? 在这种情况下,经过严格评价的非研究型文献资源如专业共识、专家经验等资源就成为该领域决策依据的重要来源。非研究型文献资源(non-research literature resource)包括共识类指南(以下统称"专业共识")、专家意见、白皮书、编者按、案例报告等。本章将结合 JBI 循证卫生保健中心的案例介绍专业共识、专家经验系统评价方法。

第一节 概 述

一、非研究型文献资源的类别

非研究型文献资源是指公开发表或公开发布的非研究论文型文献资源,包括专业共识、专家意见、白皮书、案例报告等,这些资源往往以文本的形式在专业期刊、杂志、专著上公开发表,或在一些专业网站、会议汇编上公开发布。

1. 专业共识(consensus) 指一组同领域的专家对所在领域的临床问题所达成的一致意见,往往以共识类指南(consensus guideline)的形式公开发表或发布,例如由中国加速康复外科专家组共同制作、发表在 2016 年第 6 期《中华外科杂志》上的"中国加速康复外科围手术期管理专家共识(2016)"。护理领域也有较多专业共识类文献资源,例如由中国康复医学会康复护理专业委员会组织护理专家撰写、发表在 2016 年第 9 期《护理学杂志》上的《颅脑创伤临床康复护理策略专家共识》等。

2. 白皮书(white book) 指行政部门正式发表的以白色封面装帧的重要文件或报告书,已经成为国际上公认的正式官方文书。例如我国卫计委 2012 年在其官方网站上发布了《中国的

医疗卫生事业白皮书》。

3. 专家意见(expert opinion) 指卫生保健领域的资深专业实践者从其实践经历中总结出来的对某专业领域临床实践的观点、意见和判断,例如发表在2015年第11期《中华护理杂志》上的"旋后肩法在肩难产处理中的应用"、发表在2016年第3期《中国护理管理》杂志上的"晚期肿瘤住院患者姑息护理实践"。由于护理学科具有很强的实践性,往往这类文献在护理期刊杂志上较为多见,虽然这类文献不是研究论文,但由于作者的专家影响力、内容的专业性、实用性、时效性,往往具有较大的参考价值。

4. 案例报告(case report) 是对具有重要意义的特殊病例的评估、诊断、治疗和护理过程的真实记录和分析,例如发表在2016年第1期《中华护理杂志》上的"1例乳腺癌化疗后截肢患者的危机干预"。案例报告是护理领域非常常见的文献类型,具有较强的实用性,往往作为临床经验分享传播。

5. 政策报告(policy report) 政策报告指就某一领域政策的制定、调整、修正、完善,提出具体意见和建议,进行科学和严密论证的一种报告书。包括政策简报、政策分析报告、政策咨询报告等形式,具有决策指导意义。在卫生保健领域,有较多指导性政策报告,例如由中英全球卫生支持项目支持的"中国促进妇幼健康的经验与启示系列政策简报之八 -- 系统整合资源,多方合作阻断艾滋病、梅毒和乙肝的母婴传播"作为政策报告在其网站上公开发布。

二、非研究型文献资源在循证决策中的作用

专业人员从实践中总结的文本类资源被认为是临床经验的呈现和临床智慧(clinical wisdom)的汇集,经过评价的文本类资源也是证据的来源。循证医学认为,当某领域缺乏来自研究的证据,但可收集到趋于共识的专家意见时,不能简单地认为该领域"缺乏证据",经过评价的专业共识和专家意见可成为暂时的决策依据;同时,在某领域已经具备来自量性或质性研究的证据,但尚不全面时,专业共识和专家意见也可成为决策的补充证据。当然,一旦有最新的研究证据,则应用来自研究的证据替代这些非研究证据。

三、对专业共识、专家经验类研究开展系统评价的必要性

目前,在循证实践过程中存在过多强调定量研究如随机对照试验(randomized controlled trial,RCT)系统评价的现象,使得在非药物治疗领域,包括护理学、心理学、公共卫生、中医学等领域,因缺乏高质量的RCT研究,在开展循证实践时面临一些瓶颈和挑战。护理学是一门科学,又是一门艺术,体现了医学自然科学和社会人文科学的有机结合,注重人的整体性,注重其生理、心理、社会、精神等方面。这些特性决定了护理研究方法和研究类型的多样性,也就体现了循证护理证据的多元性。在护理学、心理学等领域,因RCT较少,最好的证据可能是来源于质性研究、专业共识或专家的临床经验。故在循证护理证据收集与评价中需要同时关注来源于多种途径的证据。

经验是医疗工作者在长期医疗实践中,通过不断地反思积累而形成的,在以往很长时间里,它均作为指导临床实践工作最为重要的依据,但临床情境多样,个人的经验往往难以为他人所重复,因此其推广与应用受到限制。在循证医学逐渐渗透到临床决策的当下,经验类研究被列为证据分级体系中最低级别的证据,然而在临床护理实际中,来源于RCT的高级别证据往往很有限。一方面,相当多亟待解决的临床问题并没有符合循证医学的高级别证据,高级别证据多集中于常见病与多发病的用药和疗效评价;另一方面,并非所有的临床问题均能够用RCT研究来验证,如干预种类复杂的中医护理过程,多种因素不可避免地影响护理干预过程,对于这类问题,很多研究证据为个人意见及专家建议等经验类证据。这些经验类的证据虽然缺乏严谨设计、力度不足,但在尚无更好的研究证据前,其仍然具有相当重要的临床指导意义。在

阅读笔记

循证护理领域,聚焦实践问题所形成的专业共识、专家意见、案例报告类文献资源较丰富。因此,对于该类临床问题当前可获得的证据大多集中于经验类的文献时,有必要探索对该类文献进行系统评价的方法,以严谨、透明的方法汇总、提炼、整合专业共识和专家意见类文献,继而获得可靠的临床决策依据。

四、对专业共识、专家意见类文献开展系统评价的方法学进展

JBI 循证卫生保健中心基于多元主义的哲学观,认为证据具有多元性,在充分认同随机对照试验、观察性研究提供有力证据的基础上,亦肯定专业共识和专家意见类文献在卫生保健决策中的意义,并于 2006 年构建了对专业共识和专家意见类文献进行系统评价的方法学框架和制作指南,发布在其官方网站上(joannabriggs.org),并制定了对专家意见类文献进行质量评价的检核表,构建了对专家意见类文献进行系统评价的工具 NOTARI,并于 2015 年进行了更新。Campbell 协作网也发布了对专家意见、政策报告类文献进行系统评价的方法。

第二节　对专业共识、专家经验进行系统评价的步骤与方法

一、提出与构建问题

系统评价所针对的必须是明确具体的问题,因此提出与构建一个有实际意义且具体清晰的研究问题是所有系统评价的第一步。定量系统评价的问题构建模型最为常用的是 PICO 模型(P——对象,I——干预,C——对照,O——结局)。质性研究系统评价的问题构建模型则为 PICo 模型(P——对象,I——感兴趣的现象,Co——背景)。专业共识、专家经验的系统评价更接近于质性研究的特点,其纳入专业共识、专家经验等文本类文献,因此,可以参照质性研究构建问题的模型。专业共识、专家经验类系统评价中,研究对象包括经验叙述者本身,如对评估二便失禁老年人心理状况的专家意见进行系统评价,研究对象包括二便失禁的老年人,还包括提出意见的专家,因此对专家的类型、级别等要进行规定和说明。在专家经验类系统评价中,对象(participants)为经验服务对象和经验提出专家两类人群。此外,当对研究对象有特殊的场景限制时还可以突出具体情境(context);研究内容(phenomenon of interest)更侧重于经验分享内容;资料类型(types of data)则可是公开发表或发布的专家经验、专业共识、政策报告、制度、规范、案例分析等。

例如,在一篇"关于降低柬埔寨孕产妇死亡率的相关政策系统评价"中,对象(P)是接受助产士照护的柬埔寨怀孕或分娩的妇女;分析的内容(I)为孕产妇保健相关卫生服务体系的结构和政策、所提供的助产服务;背景(Co)为柬埔寨政府颁布政策,培训基层助产士,并激励孕产妇住院分娩。检索的文献类型(D)包括政府报告、专家意见、研讨报告等,排除技术报告、统计分析报告、流行病学调查报告。

综上所述,对于专业共识、专家经验系统评价问题的提出有如下几个基本要素(表 10-1)。

表 10-1　专业共识、专家经验系统评价问题的基本要素和特点

要素	特点
对象(participants)	包括阐述经验的专家或个人
分析的内容(phenomenon of interest)	侧重于所阐述的经验内容
背景(context)	提出经验、共识所针对的情形
资料类型(types of data)	是公开发表或发布的经验、共识、制度、规范、案例分析等

阅读笔记

二、制定纳入与排除标准

对文献科学规范的纳入和排除是决定系统评价质量的重要环节,是系统评价区别于传统综述的重要特征,而制定明确的纳入和排除标准是该环节的关键。具体纳排标准的制定依据即系统评价问题的基本要素的特点即研究对象(participants)、分析的内容(phenomenon of interest)、背景(context)以及资料的类型(types of data)的特点。纳入标准是指符合系统评价要解决的临床问题所需要的一些文献的特点,而排除标准则是在纳入文献基础上会影响到研究最终结果的一些研究。文献研究者将根据严格恰当的纳入和排除标准对所检索到的文献进行筛选。专业共识、专家经验系统评价纳入和排除标准的制定可以依据针对临床问题构建的各大核心要素依次制定。

如在 2008 年 Anthony 等人"关于社区老年人大便失禁评价的心理测量学证据与专家意见的系统评价"中,包含针对社区老年人大便失禁评价工具的心理测量学证据的定量研究系统评价与专家意见的系统评价,在这里探讨其对专家意见系统评价这部分,在纳入排除标准的部分分别针对专家及专家意见、研究对象、研究内容及结局进行限定。纳入标准:①专家及专家意见:相关的论述均需来自于评估排泄失禁领域的专家,并且是针对社区的大便失禁的评估;需考虑专家在领域中的影响力、该文献的被引情况、所提意见与本研究主题的关联性。②对象:即为有大便失禁且生活在社区的大于 65 岁的老年人,本研究只关注老年社区。③分析的内容:包含研究大便失禁专家对大便失禁评估的建议或者相关主题。④结果类型:经验意见等结局的得出需基于来自文献资料中对大便失禁评估的相关建议、主题及相关专家经验的回顾,且需提供病史、肠功能、体检检查及专家推荐的标准检查情况等多方面信息。⑤只纳入英文文献,对出版日期不做限定。排除标准:未基于本领域的专业知识所著、并非专门针对大便失禁的评估、针对大便失禁的评估但在社区环境情境之外、专家意见有特定条件或疾病的限定。

三、文献检索

系统评价强调系统全面地检索所有相关的文献,能否全面检索将影响系统评价结果的可信度,目前文献检索以电子数据库检索为主,手工检索为辅,检索中首先构建研究问题,然后凝练检索用词,确定检索策略,再选择数据库进行检索。中文一般选择中国期刊全文数据库(CNKI)、万方数据知识服务平台(WangFang Date)和中国生物医学文献数据库(CBMdisc)及维普中文科技期刊数据库(VIP);英文数据库主要选择 PsycINFO、Medline、Embase 与 CINAHL 四个数据库。此外推荐的检索数据库有:CRD 数据库(The NHS Centre for Reviews and Dissemination)、University of York 以及 The National Guideline Clearing House 等;除相关的数据库外还应检索各种政府及相关专业协会的网站。还需要关注灰色文献,要对灰色文献的查找策略进行说明。在检索策略上推荐使用三步法(three-step search strategy),逐步确定检索词与检索策略尽可能地查全查准。如下例子即为"三步法"检索过程。但具体需要根据研究实际需求来决定,同时在报告时需要详细报告文献检索步骤与过程,以附录形式将检索策略与步骤详细附于文末。

例如 Dodd 等人在"关于儿童期性虐待创伤对老年人影响的卫生专业人员经验系统评价"中,将检索过程分为三步:初检检索数据库 Medline、CINAHL、PsycINFO、Embase 等,通过阅读标题、摘要及索引词进行初筛,注意初检时对专家证据、意见及评论相关的检索主题不做限定;二次检索是用所有确定的关键词和索引词在所有数据库中检索,对专家证据、意见及评论相关的检索主题进行限定,同时检索国家指南网(http://www.guideline.gov/),最终对结果进行报告;第三次检索是附加资料的检索,针对参考文献列表中所有确定的学位论文、报告及期刊文章,手动搜索相关的文献资料作为分析的资料。

阅读笔记

四、文献的筛选

在纳入和排除标准制定完成后,需要依据纳入和排除标准对文献进行筛选,为使筛选尽可能客观,降低纳入文献时可能出现的选择性偏倚,该过程通常由两名或两名以上研究员独立地依次阅读文献题目、摘要和全文,从而筛选出符合纳入和排除标准的研究。在实际操作过程中,不同研究者对同一研究及纳入和排除标准的认识与理解会有差异,为了便于在文献背对背筛选过后对意见不一问题的讨论,需要研究者对整个过程严格记录。在专业共识、专家经验系统评价中可通过纳入和排除标准对问题的各个要素进行具体限定而制成的筛查工具(Bespoke screening tool),对每篇文章的筛选过程进行记录。如下图 10-1 为 Hourahane 等人在"促进或阻碍新型护理角色实践的相关因素的英国顾问护士经验的系统评价"中所用的筛查工具;需注意被排除的文章要列出被排除文献清单,并注明排除原因,以附录的形式附于文末。

筛查工具

系统评价英国顾问护士的经验从而识别在形成一个新的角色中相关的促进及障碍因素

姓名：＿＿＿＿＿　　　　　　　　编号：＿＿＿＿＿

年份：＿＿＿＿＿　　　　　　　　评论者：＿＿＿＿＿

纳入标准

参与者的类型

英国咨询护士　否 □　　　　　如果否,排除 □　　|　　是 □　如果是,继续 □

其他的护士参与者包括吗?

护士 □　　　　　临床护理专家 □　　　　　其他＿＿＿＿＿＿ □

方法 – 根据情况勾选

- 定性　　　　　□　　　　　　・定量　　　　　　□
- 描述　　　　　□　　　　　　・评价　　　　　　□
- 其他　　　　　□　　　　　　・个人角色经验　　□

干预的类型

新 顾问护士的角色——任命的时间。

新 顾问护士的角色——在职时间。

- 1999 □　　　　　　　　　　　　首先任命一个新的职位
- 2000 □　　　　　　　　　　　　任命一个已经确定的职位
- 2001 □　　　　　　　　　　　　任命一个经修订后的职位
- 2002 □
- 2003 □
- 2004 □
- 2005 □
- 2006 □
- 2007 □
- 2008 □

严格评价

纳入 □　　　　　排除 □　　　　　待定,寻求更多信息 □

结论：

图 10-1　筛查工具(Bespoke screening tool)

五、文献质量严格评价

在专业共识、专家经验系统评价中,所纳入的文献往往是经验性总结,是对其知识和经验的理解和汇集,并用文字形式表达,往往带有主观性。因此为尽可能使所获得的结果可靠,更需要对其方法学或过程质量进行严格评价。对专业共识、专家经验类文献的质量评价要点主要包括观点来源是否明确、作者的影响力、观点是否以患者为中心、观点的逻辑性和经验基

阅读笔记

础、观点的依据、观点是否被同行或以往的文献认同等。详见本书第四章"文献质量的评价"中"六、案例系列、个案报告及专家意见类论文"。经过质量评价，根据实际情况排除质量低的文献，具体标准根据实际情况制定。此时在附录部分同样需要建立文献质量评价表（final methodological quality assessment table），呈现最终纳入文献的质量情况。此外，因为文献质量不合格而排除的文献亦需要列入上述所建立的排除文献清单中并注明排除原因。

六、资料提取

经过纳入和排除标准对文献筛选、质量评价，最终纳入的文献将为系统评价资料的来源，因此资料的提取情况对于系统评价结果有着最为直接的影响。在定量研究中，研究的结局指标能够量化，数据的提取按照一定的方法学过程进行，然而在专业共识、专家经验系统评价中，其需要的资料为观点、原则、规范、经验描述的文本内容，提取方式也与质性研究的系统评价类似，主要提取案例、经验、观点相关的主题、论点等内容。

具体提取过程需由两名评价员独立完成，JBI-NOTARI有相应文献提取工具，具体提取表格包括：资料类型（types of text）、研究相关人员特征（population represented）、研究情境（setting / context，如临床、文化或者地理位置）、专家立场（stated allegiance/position，即专家共识或意见的内容）、研究结论（conclusion，提取原始文献的结论并由文献评价者给出信度分级）、文献研究者的结论（reviewer's conclusion）以及文献研究者的备注（notes）七大部分。可见，资料提取包括文献的特征、对象的特征、文献阐述的主要内容、情境的界定，而在提取表格中亦包括文献评价者对提取内容的初步分析记录。具体提取的结果又称为提取单元，包括相关主题、类别或者隐喻。主要提取有相关例证支持的结果，包括一些观点、类别、主题、实例。在尽可能的情况下，为避免对原始数据的再次解读，评价者应尽量避免用自己的语言去总结和解释结果，而是用原始研究中呈现方式来列举完整的结果。

七、资料的综合

对于所提取的资料需要进行资料的综合最终来回答与解决问题，在专业共识、专家经验系统评价中，对于所提取的文字内容，主要采取主题综合（thematic synthesis）的方式来进行资料的整合，具体是通过分析主题，识别相同关键词的方式，首先对所有文献中直接提取的原始结果（findings/conclusion）作为Ⅰ级结果，再者根据Ⅰ级结果间的相似性以形成相同类别的描述性或者分析性观点作为Ⅱ级结果（categories），再通过综合各文献之间的观点，提出新的解释与说明形成结果作为Ⅲ级结果（synthesised findings）。具体形成几级结果最为恰当需要考虑实际的情况，但是在进行数据整合前，评价员需要在如下方面达成一致：

1. 在每一个第Ⅰ级别的发现（findings/conclusion）中所看到的共同或相似的关键词或短语都应该归到类别（categories）中，即为Ⅱ级结果中。每一个类别的标签尽可能是从原始资料中得到而不是由评价员进行转译或总结。

2. 必要时，可以对那些类似的发现创建类别。

3. 为了生成整合结果（synthesised findings），即Ⅲ级结果所有的类别都需要被审查和归类，最好通过关键词的相似性来进行。

4. 需要认识到在整合结果中有些观点和类别可能出现在不止一个的类别中。

此外，还需注意考虑到综合过程中不可避免的主观因素，为使所呈现的结果更加客观，需要对资料综合所得的结果根据JBI-QARI（质性研究系统评价的工具）和JBI-NOTARI（文本和经验类文献系统评价的工具）进行可信度的分级标记，分级标准为三级，分别为明确的（U——unequivocal）、可信的（C——credible）、不可信的（US——unsupported），具体为：①明确的（U），指一些毋庸置疑的证据，可能包括事实上的结果、直接的报告/可观察到的及不需要怀疑的。

阅读笔记

②可信的(C),指虽然有一些解释但基于一些似是而非的理论或框架,因为这些结果是解释性,可能被怀疑,故可以基于给出的资料逻辑推断得到。③不可信的(US),结果不被支持。

资料综合这个过程的完成可以通过人为的提取进行整合。例如 Hourahane 等人在"促进或阻碍新型护理角色实践的相关因素的英国顾问护士经验的系统评价"中的数据整合部分,所有的结果提取与综合均由文献评阅者来完成,首先Ⅰ级结果即是文献中所有关于创造一个新的护理角色时可能遇到的促进及障碍因素的描述,由文献评阅者对所纳入的11篇原始文献研究结果进行阅读后对原文信息的提取;Ⅱ级结果则是通过分析共有的关键词,对这些相同或者相似的促进及障碍因素进行合并,即由评阅者对相同或相似的Ⅰ级结果归类而得;Ⅲ级结果则是评阅者对Ⅱ级结果进行再次分析后的综合,通过对所得促进因素与障碍因素的各个类别进行再次的分析与总结,得到影响创造新的护理角色时的各种因素。

在得到最终的整合结果后即得到了系统评价的结果,但为使专业共识、专家经验类系统评价的结果能够作为临床工作与科学研究严谨的循证依据,还需要依据科学的方法对该类系统评价结果的可靠性作出评估并给出合理的推荐。目前对该类证据结果的质量评价主要参考 JBI 对质性研究证据质量评价工具 ConQual 进行。ConQual 主要从整合结果的可靠性(dependability)和可信度(credibility)两方面对整合结果进行评级,根据实际从方法学质量、结论是否获原始资料支持等多个维度进行升降级,最终得出每个整合结果的质量,在 JBI 相关的专业共识、专家经验类系统评价报告中要求应用 ConQual 形成最终的结果整合表(summary of findings table)。证据的推荐等级则是基于该质量评价结果再依据 JBI 的推荐等级系统而给出。

八、结果及讨论

在专业共识、专家意见类的系统评价中结果部分主要需要报告以下内容:

1. 检索流程及结果 在检索流程及结果的报告方面与量性系统评价相同,使用文献来源路径图进行呈现,推荐使用 PRISMA 流程图来报告。

2. 纳入文献的特征 主要以表格形式对所纳入文献的标题、作者、年份、编号以及文献类别、研究对象、研究内容等进行呈现,如:在 Hourahane 等人在"促进或阻碍新型护理角色实践的相关因素的英国顾问护士经验的系统评价"中所纳入研究的特征见表 10-2。

表 10-2 纳入资料的特征

纳入研究	方法学	方法 / 分析	研究对象	研究内容
Charters,et al (Paper 1)	混合法	◆ 发放半结构调查问卷 ◆ 邮件 ◆ 对描述性资料的简单描述性分析与主题分析 一般	25 个工作在急诊的英国顾问护士	研究旨在获得当前顾问护士的角色准备水平,对核心能力框架的运用,临床实践的范围及顾问护士针对其应该如何为该角色而准备的看法
······				

3. Ⅰ级结果,即直接提取的纳入研究的研究结果,对每篇纳入文献所提取的原始信息予以完整呈现,呈现内容需要包括:纳入文献的编号、所提取Ⅰ级结果的编号、纳入研究主要内容的概述以及Ⅰ级结果的主题概述、所依据的原始资料及其信度等级;主要呈现方式可以为列举清单或者是表格式,下面一一举例说明。

首先是列举清单法,例如 Hourahane 等人在"促进或阻碍新型护理角色实践的相关因素的英国顾问护士经验的系统评价"中对Ⅰ级结果的内容及信度等级在附录中进行了报告,报告

阅读笔记

内容包括:结果索引、纳入文献简介、所提取的Ⅰ级结果及其原文摘录三大部分。具体格式为:
①结果索引中需要包含纳入文献编号,文献简称(一般用作者名来表示)、来自该文献的Ⅰ级结果的编号。②纳入文献简介中需要对文献类型、对象的例数等特征性的内容。③所提取的Ⅰ级结果及其原文摘录部分包含Ⅰ级结果编号、内容及原文摘录及摘录部分的位置及可信度评级五个部分(表10-3)。

表10-3   Ⅰ级结果报告

报告格式及内容	例:摘自 Hourahane 中Ⅰ级结果呈现的部分
结果索引 (文献编号、简称、Ⅰ级结果编号)	第七篇文献:Graham 和 Wallace 的整合结果 106-109
文献内容概述 (对象例数、特征等)	Graham 和 Wallace 提出了对行动学习法的评价。行动学习法是通过互动式学习的过程对顾问护士进行为期三年的支持。15 名顾问护士参与到了焦点小组中,数据的分析没有进行描述
Ⅰ级结果 (编号、内容)	研究结果 106:学习俱乐部可以帮助顾问护士分享她们对于进展的和有挑战性的角色的体验
(原文摘录、所在位置、可信度评级)	"它为我们提供了一个机会来分享那些进展的和挑战性的角色中的优势和劣势。所有的顾问护士应该可以利用类似于学习俱乐部的东西来帮助她们塑造和发展自己的角色。学习俱乐部提供的机会能够帮助确保我们护士抓住那些促进以服务对象为中心的循证护理的良好机遇。"(CN6) "据一位顾问护士说,互动式学习以及其他非正式的机会帮助她明白,顾问护士的角色是对于病人照护和护理职业都是非常重要的。"(CN3)p.90(U)

另外,可采用表格法进行描述,在 Anthony 等人"关于社区老年人大便失禁评价的心理测量学证据与专家意见的系统评价"一文中,作者将Ⅰ级结果列表描述,如表10-4。

表10-4   专家意见回顾

意见来源	源文件性质	情境	结论的主题	证据等级
Andrews Bharucha	文献综述 同行评议的期刊	老人院	和谐发展;使用图形、凳子、尺度;直肠指诊;症状严重程度量表;病史询问	U(1) C(4)
Baxter, et al.	文献综述 同行评议的期刊	老人院	严重程度量表;通用和特定疾病的生活质量措施;实用措施	C(6)

4.Ⅱ级及其以上研究结果,即基于Ⅰ级结果整合后结果的呈现,当研究中,研究结果最终只合成两个级别,此时Ⅱ级结果可以如上所述清单法列举,但当研究结果合成多个级别,为清晰呈现各级结果间的关联,此时需要用更为直观地呈现形式,一般采用树状图来描述。如Hourahane 等人"促进或阻碍新型护理角色实践的相关因素的英国顾问护士经验的系统评价"中对其中一个综合结果"角色的四个功能"的呈现方式。

最后讨论部分与其他系统评价一致,均是基于研究结果依据专业知识对研究问题进行深入的阐释与推断。

综上所述,专业共识、专家经验系统评价的过程与其他系统评价基本一致,主要区别在于其目的与对所纳入的文献类型以及文献内容的侧重点,因此在每一步中均会有其独特的方法与技巧。某些情况下,如某领域多集中于经验类文献,而只有数量较少的量性研究或研究质量较低时,经过严格评价的专业共识、专家经验类系统评价将会是临床决策中有价值的依据。

阅读笔记

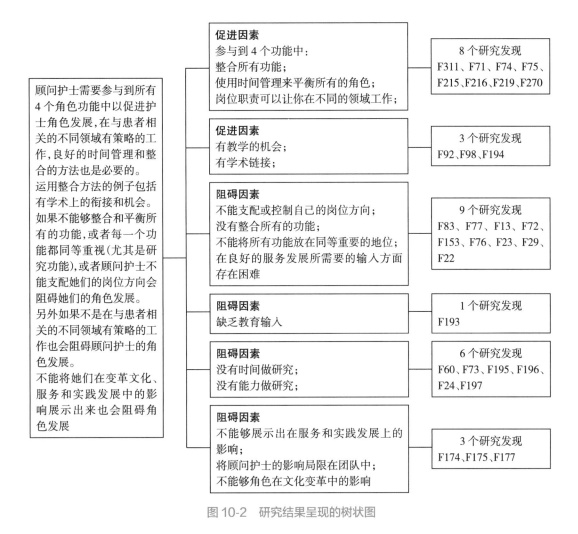

图 10-2 研究结果呈现的树状图

第三节 专业共识、专家经验类系统评价实例分析

本节将以 Hourahane G 等发表在 JBI 系统评价图书馆里的"促进或阻碍新型护理角色实践的相关因素的英国顾问护士经验的系统评价"一文为例,介绍专业共识、专家经验类系统评价的过程(资料来源:Hourahane G,West N,Barnes R,et al. Supporting trail-blazing:a systematic review of the factors that facilitate or inhibit the implementation of new nursing roles:the experiences of UK consultant nurses [J]. JBI Library of Systematic Reviews,2012,10(50):3146-3294.)

(一)背景(提出与构建问题)

近年来卫生系统面临着提高医疗保健效率和效益的挑战,作为卫生服务行业的一个灵活职业类型,护理行业已经创造性地改变了其职业范畴以适应社会发展所需求的护理类型和服务种类。随之而来的是更多创新护理角色的形成,而这些新角色的形成并没有一个规划蓝图,它的成功与否很大程度上依赖于在此角色中的个人作用和属性。而且由于这些角色的形成不受限制,创建方式不同且大多仅反映当地岗位的需求,因此难以对这些新角色做出清晰地界定。例如对于顾问护士这一新角色,澳大利亚关于其作用和范围的界定自 1986 年引入至今仍存在歧义,在美国,顾问护士这个称呼同其他高级称谓(如护理专家、高级实践护士等)一起使用;这些界定不清晰直接导致对新角色的期望与要求不清晰。研究表明,当这些新的角色形成并起到一定效果后,需要更多的支持来维护,而由于规划蓝图的缺乏及界定的不清会导致由于

阅读笔记

支持上的不足而破坏这些新角色在形成之初的成功效果。因此有必要了解什么因素阻碍或支持了新角色的发展,以维护所形成新角色的良性可持续发展。

在英国卫生政策的引导下,产生的新型护理角色,即顾问护士,其强调有经验的临床实践专家在临床护理工作中发挥其护理领导力,以提高护理质量和患者的结局指标。然而,近些年护理角色很大程度上在没有规划的基础上发展,而护理角色的理论基础十分复杂。自1999年这个职位产生以后,关于顾问护士经验的评价和轶事证据在不断增多,这些代表着在创建未来角色发展基础上的潜在有用证据,但目前还没有对其系统整理和分析。因此,本研究的系统评价主要针对英国顾问护士,通过对顾问护士这一新角色在英国形成过程中相关的经验证据的整合,确定新角色形成过程中的抑制与促进因素;同时通过系统评价严格整合与回顾现有的关于形成顾问护士的相关抑制与促进因素的最佳有效证据,形成关于这一新的护理角色的未来计划与发展的报告。

(二)纳入与排除标准

1. 研究对象　本系统评价纳入英国全部护理实践领域的顾问护士,涵盖整个护理领域中丰富的情境与特色。在研究中不包括助产顾问和健康访视者,但由于这些护士准备专业注册的方式和专业团体的技术支持与顾问护士是不同的,因此在研究结果中并不包含这些来自这两个团体的结果。

2. 研究内容　英国顾问护士角色发展的经验。

3. 结果类型　顾问护士在实现并形成其核心的角色功能过程中所经历的促进及障碍因素。

4. 文献类型　本研究主要纳入报告质性研究资料以及评论性的文献,包括描述性研究以及混合方法学的质性研究,但不仅限于此,由于缺乏文献,同样纳入叙述观点的文献。

(三)检索方式

本研究检索自英国顾问护士引入日期1999年始至2014年4月的英文文献。具体检索方式分为三个阶段。第一阶段,以"护士 *"与"顾问 *"两个检索词在CINAHL与Medline中检索以确定相关的关键词;第二阶段,运用所确定的系列关键词分别检索数据库CINAHL、Medline、Embase(Excerpta Medica)、BNI(British Nursing Index)、HMIC(Health Management Information Consortium)、National Research Register Archive,同时拓展检索数据库Cochrane Library、Scopus、Web of Knowledge、Zetoc(British Library)、AHRQ(USA Agency for Healthcare Research and Quality)、Scirus、SIGLE(Open Grey -System for Information on Grey Literature in Europe)获取相关的灰色文献;第三阶段针对二阶段所获取的文献所涉及的参考文献及参考附录等资料进一步检索。在结果中对二、三阶段的检索结果进行列表报告。

(四)文献的筛选

文献筛选过程由两名评价员独立完成,对所获得的文献进行标题、摘要、全文阅读,排除可从标题、摘要中确定不符合纳入标准的文献,对于剩余文献进行全文阅读,并将信息记录于前期制定好的筛查工具(Bespoke screening tool)中,最终由评价小组共同讨论决定是否纳入。

(五)质量的评价

本研究中对于纳入的文献,由两名评价员运用JBI文本、专家意见、专业共识类文献质量评价工具进行文献质量评价。在评价过后两名评价员的评价结果在所有细节上均达到了共识,因此未邀请第三方。

(六)资料的提取

数据提取由两名评价员借助JBI-NOTARI文本和经验类文献系统评价工具独立完成,提取的资料包括每个纳入文献的类型、具体方法、干预措施、情境、地理位置、文化、研究对象以及资料分析、作者结论。在提取资料后,由两名评价员协商一致得到Ⅰ级结果并根据JBI-

NOTARI 可信度量表评价标记标记可信度水平：明确的（U——unequivocal）、可信的（C——credible）、不可信的（US——unsupported），

（七）资料综合

评价员通过仔细阅读Ⅰ级结果，将相似内容合并，重新界定得到一类或者多类作为Ⅱ级结果，对Ⅱ级新分类进行进一步分析，基于其在意义及语言上的相似之处，得到合成性的Ⅲ级结果用以在创造一个新的护理角色时作为证据基础。

（八）结果

本研究共检出文献 6491 篇，通过标题、摘要、全文的逐一阅读共排除 6425 篇，经筛查工具（Bespoke screening tool）与小组讨论筛选后再次排除 38 篇（每篇均给出了排除理由）。经由 JBI 质量评价工具 JBI-QARI 与 JBI NOTARI 评价后再次排除 17 篇（每篇均给出排除理由），最终纳入系统评价的文献共 11 篇，涵盖了超过 468 名来自各个领域的顾问护士。从 11 篇纳入的文献中，共提取出 313 个Ⅰ级结果，其中 277 个结果发现被认为是明确的（unequivocal），36 个是可信的（credible），根据研究目的将其分别以"促进因素"和"阻碍因素"标记，其中也有一些研究结果同时归到了这两类中，表明这些研究结果的双重身份既是促进也是阻碍因素，根据相似性产生了 64 种类别（Ⅲ级结果），进一步深入综合形成了"角色的四个功能"、"通过领导力产生影响"、"有自主权的组织结构"、"工作关系"、"支持"、"角色澄清"、"角色发展"、"角色准备"、"个人素质"、"高负荷工作"、"顾问护士的角色给顾问护士带来了什么"11 个系列主题（Ⅲ级结果）。

（九）结论

清晰化顾问护士核心功能与职责范围的需求是显而易见的，因为顾问护士需要这样一个支持的环境来保持独立并有权对顾问灵敏度结局进行控制与实现。对于一个组织，从其政策、规章、行为到个人都必须承认顾问护士的自主性与临床专业性。此外还必须支持顾问护士的领导和其在护理服务中开发的协同目标导向的方法。此外研究对顾问护士经历新角色经验的研究，利用 11 项质性研究和专家经验类文献的系统综合而成的 11 个系列主题完成对顾问护士概念界定的同时，清晰呈现了角色形成过程中可能涉及的促进及障碍因素，也为利益相关者在新角色的开发和实现过程中实现最大化促进因素、最小化抑制因素提供了有力的证据。

【本章小结】

当某领域缺乏来自研究的证据，但可收集到趋于共识的专家意见时，不能简单地认为该领域"缺乏证据"，经过评价的专业共识和专家意见可成为暂时的决策依据；同时，在某领域已经具备来自研究的证据，但尚不全面时，专业共识和专家意见也可成为决策的补充证据。对专业共识和专家意见类文献的系统评价在护理领域具有重要的价值。专业共识、专家意见类系统评价内容要点如下：①提出与构建问题。②制定纳入与排除标准。③制定文献检索策略，进行文献检索。④文献筛选，形成排除文献清单。⑤文献质量评价，形成纳入文献质量评价表。⑥资料提取，形成文献资料提取表和纳入文献特征表。⑥资料综合，形成各级研究结果（findings/conclusion、categories、synthesised findings）清单。⑦结果。⑧讨论。

（郝玉芳）

【思考题】

1. 什么是非研究型文献资源？
2. 对专业共识、专家经验进行系统评价的意义是什么？

3. 对专业共识、专家经验进行系统评价的步骤有哪些?

主要参考文献

［1］靳英辉,高维杰,李艳,等 . 质性研究证据评价及其循证转化的研究进展 . 中国循证医学杂志,2015 (12):1458-1464.

［2］Fallon A. A systematic review of psychometric evidence and expert opinion regarding the assessment of faecal incontinence in older community-dwelling adults. International Journal of Evidence-Based Healthcare,2008, 6(2):225-259.

［3］Booth A. Clear and present questions:formulating questions for evidence based practice. Library Hi Tech, 2006,24(3):355-368.

［4］Dodd M,George C,Pearson A,et al. Health professionals' experiences with older adults affected by the trauma of their childhood sexual abuse:a systematic review of text and expert opinion. Environmental Technology,2006,27(8):845-854.

［5］Hourahane G,West N,Barnes R,et al. Supporting trail-blazing:a systematic review of the factors that facilitate or inhibit the implementation of new nursing roles:the experiences of UK consultant nurses. JBI Library of Systematic Reviews,2012,10(50):3146-3294.

［6］Munn Z,Porritt K,Lockwood C,et al. Establishing confidence in the output of qualitative research synthesis: the ConQual approach. Bmc Medical Research Methodology,2014,14(1):1-7.

第十一章　对系统评价的再评价

在循证实践中,系统评价被列为最高级别的证据。随着循证护理理念和方法的传播,越来越多的研究者掌握了系统评价的方法学,系统评价论文也越来越多。但由于很多作者未经过规范、系统的培训,导致目前发表的系统评价论文出现质量参差不齐的情况。另外,针对同一主题的相关系统评价可能涉及多个干预措施、结局指标、不同亚组的人群等,单个系统评价难以给出直观答案。因此,目前出现了针对同一问题的多个系统评价进行再评价的新型研究综合方法,即系统评价再评价。本章主要介绍系统评价再评价的起源、意义、与系统评价的比较,以及系统评价再评价的方法和步骤。

第一节　概　　述

系统评价再评价(overviews of reviews)是全面收集同一疾病或同一健康问题的治疗或病因、诊断、预后等方面的相关系统评价进行再评价的一种综合研究方法。其英文名称有多种说法,也称为"overviews"、"umbrella reviews"、"overview of systematic reviews"。2008 年第 17 届Cochrane 年会后比较认同的说法是"overviews of reviews"。

一、对系统评价进行再评价的起源

20 世纪末,有学者开始对同类的多个系统评价进行再评价。1999 年,英国埃克斯特大学的 Ernst 对应用草药治疗抑郁、失眠和前列腺良性增生等老年人常见病的相关系统评价进行了再评价,并首次使用"overview of systematic reviews"一词。2000 年,第 8 届国际 Cochrane 年会正式提出系统评价再评价的问题,Cochrane 急性呼吸道感染组、精神分裂症组和嗜烟组分别对普通感冒的预防措施、精神分裂症的药物治疗和与戒烟有关的系统评价进行了再评价。2004年,Cochrane 协作网成立了系统评价再评价工作组(Umbrella Reviews Working Group),开展系统评价再评价的方法学研究。2008 年 9 月,系统评价再评价被写入 Cochrane 系统评价员手册第 5 版中。Cochrane 图书馆 2009 年第 4 期发表一篇题名为"生物制剂治疗类风湿关节炎:Cochrane Overviews(Biologics for rheumatoid arthritis:an overview of Cochrane reviews)"的研究,对

阅读笔记

6篇有关不同生物制剂治疗风湿性关节炎的 Cochrane 系统评价进行了再评价。随着系统评价论文的增多,研究者们对系统评价进行再评价的研究也在逐步开展。

二、对系统评价进行再评价的意义

系统评价再评价的核心是针对当前多个相关系统评价证据进行综合研究。对系统评价进行再评价包含以下几种情况:①对同一临床问题的多个干预措施的相关系统评价进行汇总;②对某一干预措施用于不同人群的多个系统评价进行汇总;③对涉及不同结局指标的多个相关系统评价进行汇总;④从更广的范围对某一领域的相关系统评价进行汇总。通过对系统评价进行再评价,提供了针对同一主题系统评价证据的综合评价结果,从而为证据使用者(如医护人员、决策者、患者)及针对某一专题制定临床实践指南提供更集中的高质量证据。

在医学发展中,从基础实验到临床试验(原始研究),从临床试验到系统评价,从系统评价到系统评价的再评价,证据级别不断提高,且趋于集中,更有利于知识转化和证据的传播应用,也更方便临床医护人员使用证据。对系统评价的再评价从更高层面对系统评价的证据进行综合,所含信息量更大、更全面,临床实用性更强。但需要注意,对系统评价进行再评价是一种新兴的综合研究方法,在方法学上还存在一定局限性,在数据处理与分析等方法学方面还不够成熟,论文报告形式不一,尚无成型的报告质量规范;其结论的可靠性受纳入系统评价的影响,且具有时限性,这些问题都有待进一步的完善。

三、系统评价再评价与系统评价的比较

系统评价再评价与系统评价都是对研究证据进行综合分析的方法,两者的制作要事先制订研究计划书,确定好具体的研究问题、制订文献纳入和排除标准、检索策略、质量评价方法、数据提取方法、资料分析方法等步骤。所不同的是,系统评价再评价是基于系统评价的综合研究,系统评价是基于原始研究的综合研究,两者的比较见表 11-1。

表 11-1　系统评价再评价与系统评价的比较

项目	系统评价再评价	系统评价
目的	基于多个相关系统评价的综合研究	基于多个相关原始研究的综合研究
纳入研究	系统评价	原始研究
研究计划	有	有
文献选择标准	对系统评价有严格的纳入与排除标准	对原始研究有严格的纳入与排除标准
检索策略	有系统的检索策略,广泛全面收集同一主题的相关系统评价	有系统的检索策略,广泛全面收集针对同一问题的相关原始研究
文献质量评价	对纳入的系统评价进行方法学质量评价及证据质量评价	对纳入的原始研究进行方法学质量评价及证据质量评价
资料分析	综合评价各纳入系统评价的结果。条件适宜时可用一些附件分析方法,如间接比较等	针对每个重要结局指标,对纳入原始研究的结果进行 Meta 分析或描述性分析
结果	客观描述纳入系统评价的特征、质量评价结果及效应量等信息	客观描述纳入原始研究的特征、质量评价结果、效应量及发表偏倚等信息
结论	主要客观陈述相关信息,获得当前研究现状下更全面、客观的结论,并描述对将来研究的启示	综合考虑纳入原始研究质量、效应量等多方面内容,并描述对将来研究的启示
报告	按方法、结果、讨论、结论等步骤报告,尚无相应报告规范	依据 PRISMA 规范进行报告

阅读笔记

第二节　系统评价再评价的步骤与方法

系统评价再评价需在确定研究问题后,先制订好研究计划,包括文献纳入和排除标准、文献检索策略、文献筛选和资料提取、文献质量评价方法、资料分析方法、对结果的分析和解释等。以下以案例 11-1 "PICC 输液技术有效性及安全性评估的系统评价再评价"为例,介绍系统评价再评价的方法和步骤。

［资料来源:周英凤,胡雁,张晓菊,等. PICC 输液技术有效性及安全性评估的系统评价再评价. 护理学杂志,2016,31(7):90-94］

一、确定研究问题

选定一个好的问题是做好系统评价再评价的第一步。对系统评价进行再评价的目的是更好地为决策者提供证据,因此,要想提出一个具有实用价值的问题,研究者需要有扎实的临床专业知识,密切关注临床实践中的实际问题、患者的需求及学科发展的前沿;另一方面,选择研究问题时还需考虑可行性,所关注的问题有多个相关的系统评价,否则无法进行汇总。另外,纳入的系统评价质量越高,对系统评价进行再评价的论证强度会越高。由于目前公认 Cochrane 系统评价的整体质量相对较高,且报告详尽,因此对系统评价进行再评价时,纳入 Cochrane 系统评价的比例越大,对系统评价进行再评价的证据强度可能会更高。在论文的前言部分,需阐述立题依据及研究问题的重要性。

案例 11-1 的前言部分阐述如下。

静脉输液是患者最常用的治疗方法,而经外周静脉置入中心静脉导管(PICC)作为近年来开展的静脉治疗新技术,可以将药物直接输入中心静脉,为患者提供了一种长期、方便、有效的静脉给药途径,减轻了患者因反复穿刺带来的痛苦,因此,PICC 被广泛应用到临床中。但 PICC 作为一项侵入性护理技术,必然伴随着风险。调查显示,PICC 导管相关性并发症总的发生率高达 25%~50%,随着留置时间延长,并发症发生率增加,这些并发症又会缩短导管留置时间。因此,护理人员在决策时需要综合考虑 PICC 与外周静脉输液技术(PVC)及其他中心静脉输液技术(中心静脉置管 CVC 及植入式静脉输液港 VPA)的安全性及有效性。随着静脉输液技术临床试验、系统评价等研究的发展,PICC 输液技术的安全性及有效性方面的证据越来越多,但单项研究或系统评价仅提供针对单个问题的零散证据,目前仍缺乏对该技术安全性及有效性全面、系统的评估。因此,本研究旨在通过系统评价再评价,全面、系统评估 PICC 输液技术与其他输液技术的安全性及有效性,为护理人员的临床决策提供依据。

二、确定文献纳入和排除标准

确定文献纳入和排除标准时,需根据 "PICOS" 结构化问题中的几个要素来考虑,包括对研究类型、研究对象、干预措施、结局指标等内容的界定。在论文 "资料与方法" 中,尽量从以上几个方面明确写出每个要素的具体纳入与排除标准。

1. 研究类型　一般来说,对系统评价的再评价应该纳入所关注问题的所有相关系统评价,以使结果更全面。因此,在研究类型中,纳入标准通常是 "系统评价或 Meta 分析",排除标准是 "传统综述和处于研究计划书阶段的系统评价"。在 Cochrane 协作网中,Cochrane Overviews 的目的在于为读者提供 Cochrane 图书馆的证据概览,因而要求主要纳入 Cochrane 系统评价。

2. 研究对象　根据研究问题的需要,在纳入标准和排除标准中,需对研究对象的疾病诊断、年龄范围、性别、种族、疾病阶段、其他合并症等进行界定。

阅读笔记

3. 干预措施和结局指标   根据研究问题的需要,需在纳入标准中对系统评价所涉及的干预措施、主要结局指标进行界定。

案例 11-1 在"资料与方法"部分阐述的文献纳入与排除标准如下。

1.1 文献纳入与排除标准

1.1.1   纳入标准   ①研究类型:为系统评价或 Meta 分析。②研究对象:采用 PICC、CVC、VPA 或其他外周静脉置管进行输液治疗的患者,不限病种、病程、种族、国籍。③干预措施:试验组采用(或暴露因素)PICC 置管,对照组采用(或非暴露因素)CVC、VPA 置管或其他外周静脉置管。④结局指标:有效性评估指标包括首次穿刺成功率、穿刺操作时间及平均导管留置时间,安全性评估指标包括穿刺及维护过程中各种并发症的发生率。

1.1.2   排除标准   重复发表的文献、传统综述或处于研究计划书阶段的系统评价、会议摘要、非中心静脉置管的文献、非英文文献。

三、制订文献检索策略

由于系统评价已对相关原始研究进行系统全面的检索,而且系统评价格式较为统一,使得对系统评价进行再评价的检索相对比较容易进行。作者需根据研究问题,预先制订检索策略,使用多个数据库进行全面、广泛的检索。在论文"资料与方法"部分,需介绍所用的数据库及检索时限、检索词及检索步骤。

1. 数据库   通常包括 Cochrane 图书馆、PubMed、Embase 以及 CNKI、万方、维普等数据库。目前一些医学类数据库有相关检索模块提供针对系统评价的检索,如 PubMed 中的 Clinical Queries,对检索有一定帮助。Cochrane Overviews 在检索范围方面不同于其他期刊发表的系统评价再评价,要求主要纳入 Cochrane 系统评价,检索仅局限于 Cochrane 系统评价数据库(Cochrane Database of Systematic Reviews,CDSR)。

2. 检索词   通常针对研究对象(P)、干预措施(I)、研究类型(s)这几个要素确定检索词,将几个要素的检索词用 AND 连接。研究类型通常使用中文检索词"系统评价 / 系统综述 /meta 分析 / 荟萃分析",引文检索词使用"systematic review/meta analysis"。对于结局指标(O)比较明确的研究,还可加上表达主要结局指标的检索词。例如,在"对高效联合抗反转录病毒治疗服药依从性相关系统评价的再评价"中,在确定检索词时,除了考虑 P 和 I 之外,还要加上表达主要结局指标(依从性)的检索词。在确定检索词时,注意充分考虑各要素中关键词的同义词或近义词,建议采用主题词与自由词相结合的方式进行检索。

3. 检索步骤   一般包括 4 步。①检索循证中心收录的系统评价:如检索 Cochrane 图书馆、The Joanna Briggs Institute Library 等循证中心收录的相关的系统评价或 Meta 分析。②通过在主要数据库中进行初步检索,确定检索词。如在 Cochrane 图书馆、The Joanna Briggs Institute Library、PubMed、Embase 等数据库中检索相关的文献,对所获文献的文题、摘要、所用的关键词及主题词进行分析,以进一步确定文献检索的关键词。③全面检索文献:运用所有相关的主题词和关键词进行数据库检索,如果摘要初步符合纳入标准,则进一步查找并阅读全文。④追溯查找:通过所获文献后附参考文献进行进一步检索。

案例 11-1 在"资料与方法"部分阐述的文献检索策略如下。

1.2   文献检索策略   计算机检索 The Cochrane Library、Medline、Embase、CNKI、CMB、WANFANG、VIP 数据库,搜集与 PICC 静脉输液技术相关的系统评价和 Meta 分析,检索时间从建库至 2015 年 10 月,检索采用主题词和自由词相结合的方式。中文检索词包括"外周中心静脉置管 / 外周中心静脉导管 / 中心静脉导管 / 静脉输液港"、"系统评价 /Meta 分析 / 荟萃分析";英文检索词包括"peripherally inserted central catheter/peripherally inserted venous central catheter/PICC/central venous catheter/central venous aces/CVC/venous port aces/VPA"、

阅读笔记

"systematic review/meta-analysis"。

四、筛选文献和提取资料

对系统评价进行再评价时,研究的筛选与资料提取要求至少由2名评价员独立进行,如果遇到分歧进行讨论或咨询第三人,以保证研究结果的可靠性。在筛选文献和提取资料前,应事先对评价员进行培训,规范文献筛选及数据提取的标准及方法。筛选文献时,应依据纳入和排除标准按以下步骤进行:首先阅读初检文献的文题和摘要,对可能符合纳入标准的文献进一步查阅全文,进一步确定符合纳入标准的文献,此过程中需认真区分相关重复发表文献。在筛选文献过程中,要详细记录文献筛选的信息和数量,并注明排除文献的原因。

提取资料时,应事先设计好资料提取表格,将系统评价的原始信息简明直观地展示出来。提取的信息通常包括纳入研究的基本信息(包括作者、发表年份、纳入研究类型、纳入研究的数量及样本量、研究人群的年龄、干预组和对照组的措施、结局指标及主要结论等),以及系统评价的方法学信息(如文献检索数据库、文献质量评价工具、纳入研究的方法学质量评价)。应详细记录资料提取过程中所遇到的问题及缺失数据的处理。

案例11-1在"资料与方法"部分阐述的文献筛选和资料提取方法如下。

1.3　文献筛选和资料提取　由2名评价员通过阅读题目和摘要,对可能符合纳入标准的文献进一步查阅全文,如遇到分歧,进行讨论或咨询第三方。对纳入的文献在Excel表格中进行信息提取,提取内容包括作者、发表(更新)年份、纳入研究类型及数量、研究对象年龄、干预(或暴露)和对照(或非暴露)措施、结局指标及主要结论等信息;文献检索数据库、文献质量评价工具及纳入研究的方法学质量评价等系统评价的方法学信息。

五、文献质量评价

对系统评价进行再评价时,对文献的质量评价包括方法学质量评价及证据质量分级两个部分。至少由2名评价员独立进行文献质量评价,并详细记录所使用的评价标准、评价过程所遇到的问题及解决方案等信息。

1. 方法学质量评价　主要评估系统评价的设计、实施过程及其如何控制各类偏倚的,通常包括系统评价中的文献纳入和排除标准、检索策略、文献的方法学质量评价方法、数据合并方法等方面的内容。以上任一环节的质量均会影响系统评价的质量。目前常用于对系统评价进行方法学质量评价的标准包括:多维系统评价评估工具(Assessment of Multiple Systematic Reviews,AMSTAR)、系统评价质量评估问卷(Overview Quality Assessment Questionnaire,OQAQ)、澳大利亚JBI对系统评价的质量评价标准等(详见本书第四章第二节)。在论文"资料与方法"部分,需明确介绍所用的方法学质量评价标准。

2. 证据质量评价　推荐采用GRADE证据分级系统,从结局指标层面评估证据质量,并进行分级。GRADE将系统评价的证据质量分为高、中、低和极低4个等级,评价内容包括所纳入单个研究的偏倚风险、直接证据、异质性、效应量的精确性和发表偏倚的风险等。若原始研究存在如下因素,应考虑减低系统评价的证据质量:①研究的设计实施存在不足,极有可能存在偏倚;②间接证据;③难以解释的异质性或结果的不一致性。在论文"资料与方法"部分,需介绍所用的证据质量评价标准。

案例11-1在"资料与方法"部分阐述的文献质量评价方法如下。

1.4　纳入研究的方法学质量评价　由两名评价者根据AMSTAR工具的11项判断标准对纳入的系统评价/Meta分析进行方法学质量评价:①是否提供了前期设计方案;②研究的选择和资料提取是否具有可重复性;③检索策略是否全面;④纳入标准是否包括文献的发表状态,如灰色文献;⑤是否提供了纳入与排除研究的列表;⑥是否描述了纳入研究的基本特征;

⑦是否评价和报告了纳入研究的方法学质量；⑧所得结论是否合理考虑到纳入研究的方法学质量；⑨结果合并的方法是否恰当；⑩是否评估了发表偏倚的可能性；⑪是否说明相关的利益冲突。

1.5　**证据分级**　采用 GRADE 系统对结局指标进行证据质量评价，该系统从研究设计出发，针对 RCT 的 5 个降级因素(即偏倚风险、一致性、精确性、间接性、发表偏倚风险)和观察性研究的 3 个升级因素(即效应量、剂量 - 效应关系、混杂因素)对证据体进行评价，将证据级别分为高、中、低、极低 4 个等级。

六、资料分析方法

目前，大部分系统评价再评价采用文字、结果汇总表格或图示的方式进行描述性分析，运用统计学方法进行资料分析的论文较少。在进行汇总分析时，作者需充分考虑临床实践，用便于证据使用者的方式进行表述，而非机械的陈列系统评价结果，可按干预措施或结局指标进行分类描述。

在有些系统评价再评价论文中，作者会对不同干预措施进行重新对比分析，或从不同的人群等方面重新进行亚组分析或 Meta 分析。重新对资料分组进行比较时，需以纳入研究具体情况及临床实践为依据。在缺乏直接比较证据的情况下，有些论文应用间接比较的方法，借助已有用其他处理因素的相关证据来评价两种干预措施的效果。但是间接比较分析获得的结论不如直接比较可靠，且分析过程受纳入系统评价资料的完整性限制。目前已有多种相关间接比较的数据处理方法，并有 SAS 等数据处理软件实现多元间接比较，但这些简介比较的方法学还不成熟，有待进一步完善。

案例 11-1 在"资料与方法"部分阐述的资料分析方法如下。

1.6　**资料分析方法**　由于本次纳入的系统评价 /Meta 分析存在异质性及部分研究未进行数据合并，本研究不对纳入的研究进行定量合成，仅采用描述性分析。

七、分析和解释结果

在系统评价再评价论文的结果部分，通常从以下几个标题，分别报告文献检索结果、纳入研究的基本特征、纳入研究的质量评价结果、干预措施效应量的描述等内容。尽量使用图或表来报告结果，以使结果更加明了。

1. **文献检索结果**　通常用文字描述和流程图相结合的方式，列出文献筛选的流程及结果。案例 11-1 在结果部分的"文献检索结果"报告如下。

2.1　**文献检索结果**　共检索出 4565 篇文献，阅读题目和摘要后筛选出 197 篇，阅读全文后最终纳入 15 篇。文献筛选流程见图 11-1。

2. **纳入研究的基本特征**　细致描述纳入研究的基本特征可以帮助读者判断纳入研究的同质性。通常应报告每个系统评价的作者和发表年份、纳入研究的类型、纳入研究数和样本量、干预组和对照组的措施、质量评价工具、结局指标及主要结论等内容，作者应尽可能对重要信息进行详尽报道。案例 11-1 在结果部分的"纳入研究的基本特征"报告如下。

2.2　**纳入研究的基本特征**　纳入的 15 篇系统评价 /Meta 分析中，4 篇为英文，11 篇为中文。发表年份在 2006—2015 年，其中 13 篇是在 2010 年之后发表的。在 15 篇系统评价 /Meta 分析中，11 篇评价了 PICC 与 CVC 的置管有效性和安全性，4 篇评价了 PICC 与 VPA 置管有效性和安全性，2 篇评价了 PICC 和 PVC 的置管安全性。12 篇报告了纳入人群的样本量，仅 4 篇报告了人群的年龄情况。14 篇对纳入研究进行了方法学质量评价，并阐述了质量评价工具，2 篇采用 GRADE 方法进行了证据质量评价。在质量评价工具中，有 8 篇采用了 Cochrane 偏倚风险评估工具，2 篇采用了 Jadad 评分系统，1 篇同时采用了 Cochrane 偏倚风险评估工具和

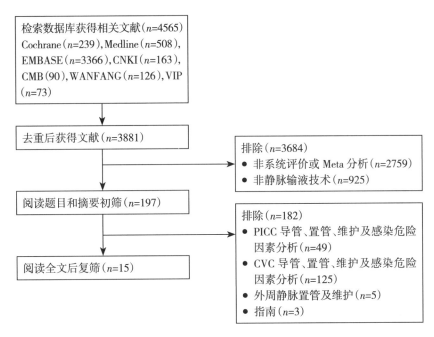

检索数据库获得相关文献(*n*=4565)
Cochrane(*n*=239),Medline(*n*=508),
EMBASE(*n*=3366),CNKI(*n*=163),
CMB(90),WANFANG(*n*=126),VIP
(*n*=73)

去重后获得文献(*n*=3881)

排除(*n*=3684)
- 非系统评价或 Meta 分析(*n*=2759)
- 非静脉输液技术(*n*=925)

阅读题目和摘要初筛(*n*=197)

排除(*n*=182)
- PICC 导管、置管、维护及感染危险因素分析(*n*=49)
- CVC 导管、置管、维护及感染危险因素分析(*n*=125)
- 外周静脉置管及维护(*n*=5)
- 指南(*n*=3)

阅读全文后复筛(*n*=15)

图 11-1　文献筛选流程图

Jadad 评分系统,1 篇采用了 Swedish Council on Health Technology Assessment 标准清单,1 篇采用 Newcastle-Ottawa Scale,1 篇采用 Downs & Blacki 构建的评价清单。13 篇对数据进行了合并,研究观察的结局指标主要有首次穿刺成功率、穿刺操作时间、平均导管留置时间、各种感染性及非感染性并发症的发生率等。所纳入系统评价 /Meta 分析的基本情况见表 11-2。

3. 纳入研究的质量评价结果　通常需要用表格方式,分别报告纳入研究的方法学质量评价结果及证据质量评价结果。案例 11-1 在结果部分中,分别从纳入研究的方法学质量评价和证据质量评价两个方面,报告了文献质量评价的结果,如下所述:

2.3　纳入研究的方法学质量评价　根据 AMSTAR 工具的 11 项判断标准,对纳入的 15 项系统评价 /Meta 分析进行方法学质量评价,评价结果见表 11-2。纳入的 15 项系统评价 /Meta 分析最大的方法学质量缺陷主要为缺乏前期设计方案、未考虑纳入文献的发表状态、未列出排除文献清单及未说明相关利益冲突 4 个方面,见表 11-3。

2.4　证据质量评价　根据 GRADE 系统,对 7 篇系统评价的 17 个结局指标进行证据分级,结果见表 11-4。

4. 干预措施效应量的描述　效应量的描述应按临床意义的重要性,从由主至次对各结局指标进行分类描述,包括统计学结果、统计学意义和临床意义等。描述中注意"无证据说明有效"及"有证据说明无效"的区别。当结果不确定时,不宜做出"结果显示干预组与对照组之间差异无统计学意义"之类的结论,应更为客观地将数据报告出来。案例 11-1 在结果部分中,分别从 PICC 输液技术的有效性和安全性两个方面,对干预措施在各个结局指标上的效应量进行了描述性分析,如下所述:

2.5　PICC 输液技术有效性及安全性评估结果

2.5.1　PICC 输液技术的有效性评估结果

对 PICC 输液技术有效性的评估从 3 个方面进行:首次置管成功率、穿刺操作时间及平均导管留置时间,有 7 篇系统评价 /Meta 分析评价了 PICC 与 CVC 输液技术的有效性,其中 6 篇指出 PICC 首次置管穿刺成功率高于 CVC(证据质量低),1 篇指出 PICC 与 CVC 首次置管成功率无差异(证据质量低);5 篇系统评价指出 PICC 穿刺操作时间比 CVC 短(证据质量不详),2 篇指出 PICC 与 CVC 穿刺操作时间无差异证据质量不详);5 篇系统评价 指出 PICC 平均导

阅读笔记

表 11-2　纳入系统评价/Meta 分析的基本特征

系统评价/Meta分析	研究类型	纳入研究数(样本量)	干预措施 干预因素	干预措施 对照因素	结局指标	质量评价工具	主要结论
甘海洁,2013	RCT,CCT	36(4920)	PICC	CVC	①②③⑤⑥⑦⑧⑨⑩⑪⑫⑭	Jadad 评分系统	PICC在首次穿刺成功率、穿刺操作时间、平均导管留置时间上优于CVC;PICC在导管相关性感染、血气胸及误入动脉、导管脱落等发生率方面低于CVC;PICC静脉炎发生率高于CVC;PICC与CVC在穿刺血肿、堵管、导管渗漏等方面无差异。研究方法学质量中
周美玲,2009	RCT	5(618)	PICC	CVC	①②③⑤⑥⑩⑪⑫	Cochrane 偏倚风险评价工具	PICC在穿刺操作时间、平均导管留置时间优于CVC;PICC与CVC在首次穿刺成功率、导管异位、导管脱落等方面无差异;PICC静脉炎发生率高于CVC。研究方法学质量中
王姝理,2013	RCT	10(752)	PICC	PVC	⑤	Jadad 评分系统;Cochrane 偏倚风险评价工具	PICC静脉炎发生率低于PVC。研究方法学质量高
张红娟,2014	RCT	24(—)	PICC	CVC	①②③⑤⑥⑦⑧⑨⑩⑪⑫⑬⑭	Cochrane 偏倚风险评价工具	PICC在首次穿刺成功率、穿刺操作时间、平均导管留置时间上优于CVC;PICC误入动脉、血气胸、导管脱落、导管相关感染等并发症低于CVC;PICC静脉炎发生率高于CVC;PICC与CVC在堵管、导管渗漏、血管损伤、导管异位等方面没有差异。研究方法学质量低
李丽丽,2010	RCT,病例对照研究	25(2807)	PICC	CVC	①②③⑤⑥⑦⑨⑩⑪⑬⑭	Cochrane 偏倚风险评价工具	PICC在首次穿刺成功率、穿刺操作时间、平均导管留置时间方面优于CVC;PICC血肿、血气胸、血管损伤等发生并发症低于CVC;PICC静脉炎发生率高于CVC;PICC与CVC在堵管、导管脱落、导管相关感染、导管渗漏等方面无差异。研究方法学质量低

阅读笔记

续表

系统评价/Meta分析	研究类型	纳入研究数(样本量)	干预措施 干预因素	干预措施 对照因素	结局指标	质量评价工具	主要结论
王清沼,2015	RCT,CCT	20(4213)	PICC	CVC	①②⑤⑥⑦⑩⑪⑬	Cochrane 偏倚风险评价工具	PICC在首次穿刺成功率方面优于CVC;PICC在血气胸、导管相关感染、血管损伤等并发症发生率方面低于CVC,PICC静脉炎发生率高于CVC;PICC在导管异位、导管脱落方面高于CVC,PICC与CVC在穿刺操作时间、堵管、导管脱落方面无差异。研究方法学质量中
葛永春,2011	RCT	6(634)	PICC	CVC	①②③⑤⑥⑦⑧⑩⑪⑫⑭	Cochrane 偏倚风险评价工具; GRADE评价证据质量	PICC在首次穿刺成功率方面优于CVC;PICC在导管相关感染、误入动脉等并发症发生率方面低于CVC;PICC静脉炎发生率高于CVC;PICC在导管异位、导管脱落、血气胸、穿刺操作时间、平均导管留置时间方面无差异;研究的方法学质量低
庄红,2010	RCT,CCT	22(2440)	PICC	CVC	①②③④⑤⑥⑦⑧⑨⑩⑪⑫⑬⑭	Jadad 评分系统	PICC在首次穿刺成功率、平均导管留置时间、穿刺操作时间方面优于CVC;PICC在血气胸、血肿、误入动脉、导管脱落、静脉炎等并发症发生率方面低于CVC;PICC在血栓形成、导管损伤、导管渗漏、堵管、导管异位方面高于CVC;PICC与CVC在血气胸、导管渗漏、导管异位方面无差异。研究的方法学质量低
罗祎,2015	RCT,CCT	29(4449)	PICC	VPA	①③④⑤⑥⑨⑩⑫⑭	Cochrane 偏倚风险评价工具	PICC平均导管留置时间短于VPA;PICC在静脉炎、导管相关感染、堵管、导管异位、导管脱落等并发症方面高于VPA;PICC与VPA在首次穿刺成功率、血肿、血栓形成等并发症方面无差异。研究方法学质量高
孙媛媛,2015	RCT,CCT,队列研究	22(3258)	PICC	VPA	①③⑥⑦⑧⑩	Cochrane 偏倚风险评价工具	PICC与VPA在首次穿刺成功率、平均导管留置时间方面无差异;PICC平均导管留置时间短于VPA;PICC在误入动脉、气胸方面低于VPA;PICC在血栓形成、堵管、导管相关感染方面高于VPA。研究方法学质量高

阅读笔记

续表

系统评价/Meta分析	研究类型	纳入研究数(样本量)	干预措施 干预因素	干预措施 对照因素	结局指标	质量评价工具	主要结论
阮叶, 2015	RCT, CCT	12(1228)	PICC	VPA	①③⑤⑩	Cochrane 偏倚风险评价工具	PICC首次穿刺成功率高于VPA,但平均导管置留时间短于VPA;PICC静脉炎发生率高于VPA;PICC堵管低于VPA。研究方法学质量高
Eva, 2013	RCT, CCT, 队列研究	11(一)	PICC	CVC, VPA	④⑩	Swedish Council on Health Technology Assessment Standard Checklist; GRADE评价证据质量	PICC静脉血栓形成发生率高于CVC;PICC堵管发生率低于CVC或VPA。研究方法学质量中
Maki, 2006	未限定文献类型	200(一)	PICC	CVC, PVC	⑥	未明确列出评价工具	导管相关血流感染方面,中心静脉导管高于外周静脉导管,PICC与CVC,VPA发生率相当。研究方法学质量低
Chopra, 2013	RCT, CCT, 队列研究	64(29503)	PICC	CVC	④	Newcastle-Ottawa scale	PICC静脉血栓形成高于CVC。研究方法学质量高
Chopra, 2013	RCT, CCT, 队列研究, 病例对照研究	23(57250)	PICC	CVC	⑥	A checklist by Downs & Black	对门诊患者,PICC导管相关血流感染的风险低于CVC,对住院患者,两者无差异。研究方法学质量高

注：①首次穿刺成功率;②穿刺操作时间;③平均导管置留时间;④静脉血栓形成;⑤静脉炎;⑥导管相关感染;⑦血气胸;⑧误入动脉;⑨血肿;⑩导管堵塞;⑪导管脱落;⑫导管异位;⑬血管损伤;⑭导管渗漏

阅读笔记

表 11-3 纳入系统评价/Meta 分析的 AMSTAR 方法学评价结果

纳入系统评价/Meta 分析	①	②	③	④	⑤	⑥	⑦	⑧	⑨	⑩	⑪
甘海洁,2013	N	Y	Y	N	UC	UC	Y	UC	Y	Y	N
周美玲,2009	N	Y	Y	N	UC	Y	Y	Y	Y	N	N
王姝理,2013	N	Y	Y	N	UC	Y	Y	Y	Y	Y	N
张红娟,2014	N	Y	Y	N	N	N	N	N	CA	N	N
李丽丽,2010	N	Y	UC	N	UC	Y	Y	UC	Y	N	N
王清湖,2015	N	Y	Y	Y	UC	Y	Y	Y	Y	N	N
葛永希,2011	N	Y	UC	N	UC	N	Y	UC	CA	UC	N
庄红,2010	N	Y	Y	N	N	N	Y	UC	CA	Y	N
罗祎,2015	N	Y	Y	N	UC	Y	Y	Y	Y	Y	N
孙媛媛,2015	N	Y	Y	N	UC	Y	Y	Y	Y	Y	Y
阮叶,2015	N	Y	Y	N	UC	Y	Y	Y	Y	Y	N
Eva J,2013	N	Y	Y	N	UC	Y	Y	Y	NA	N	N
Maki DG,2006	N	CA	N	N	UC	UC	N	N	NA	N	Y
Chopra V,2013	Y	Y	Y	Y	Y	Y	Y	Y	Y	Y	Y
Chopra V,2013	N	Y	Y	N	Y	Y	Y	Y	Y	Y	Y

注:Y 表示满足;N 表示不满足;UC 表示不完全满足;CA 表示不清楚;NA 表示不适用
①是否提供了前期设计方案? ②研究的选择和资料提取是否具有可重复性? ③检索策略是否全面? ④纳入标准是否包括文献的发表状态,如灰色文献? ⑤是否提供了纳入与排除研究的列表? ⑥是否描述了纳入研究的基本特征? ⑦是否评价和报告了纳入研究的方法学质量? ⑧所得结论是否合理考虑到纳入研究的方法学质量? ⑨结果合并是否恰当? ⑩是否评估了发表偏倚的可能性? ⑪是否说明相关的利益冲突?

阅读笔记

表 11-4　GRADE 证据质量评价结果

	甘海洁 2013	周美玲 2009	王清羽 2015	葛永春 2011	孙暖暖 2015	Chopra V 2013	Chopra V 2013
PICC 与 CVC 首次置管成功率	低	低	低	低	—	—	—
PICC 与 CVC 静脉炎	—	中	中	中	—	—	—
PICC 与 CVC 导管相关感染	—	低	中	低	—	—	低
PICC 与 CVC 堵管	—	低	低	低	—	—	—
PICC 与 CVC 导管脱落	—	低	极低	低	—	—	—
PICC 与 CVC 气胸	—	—	中	低	—	—	—
PICC 与 CVC 血管损伤	—	—	中	—	—	—	—
PICC 与 CVC 误入动脉	—	—	—	中	—	—	—
PICC 与 CVC 导管异位	—	低	—	低	—	—	—
PICC 与 CVC 导管渗漏	—	—	—	极低	—	—	—
PICC 与 CVC 静脉血栓形成	—	—	—	—	—	低	—
PICC 与 VPA 首次置管成功率	—	—	—	—	低	—	—
PICC 与 VPA 血栓形成	—	—	—	—	中	—	—
PICC 与 VPA 堵管	—	—	—	—	低	—	—
PICC 与 VPA 导管相关感染	—	—	—	—	低	—	—
PICC 与 VPA 误入动脉	—	—	—	—	低	—	—
PICC 与 VPA 气胸	—	—	—	—	低	—	—

注：根据 GRADE 证据等级系统，证据质量"中"表示对估计值有中等把握，估计值有可能接近真值；证据质量"低"表示对估计值把握有限，估计值可能与真值有很大差别；证据质量"极低"表示对估计值没有把握，估计值与真值可能极有很大差别

阅读笔记

管留置时间长于 CVC(证据质量不详),1 篇指出 PICC 与 CVC 平均导管留置时间无差异(证据质量不清楚)。有 3 篇系统评价 /Meta 分析评价了 PICC 与 VPA 输液技术的有效性,其中 1 篇指出 PICC 首次穿刺成功率高于 VPA(证据质量不详),2 篇指出 PICC 与 VPA 首次穿刺成功率无差异(证据质量低);3 篇系统评价均指出 PICC 平均导管留置时间短于 VPA （证据质量不详)。

2.5.2　PICC 输液技术的安全性评估结果

对 PICC 输液技术安全性的评估从两大方面进行,一是穿刺过程中并发症的发生率,包括血气胸、误入动脉、血肿、血管损伤、导管异位等;二是维护过程中并发症的发生率,包括静脉炎、导管相关性感染、堵管、导管脱落、导管渗漏、静脉血栓形成等。7 篇系统评价 /Meta 分析评价了 PICC 与 CVC 在穿刺过程中并发症的发生率,结果指出 PICC 在穿刺过程中血气胸、误入动脉、血管损伤发生率低于 CVC(证据质量中)、导管异位发生率与 CVC 无差异(证据质量低)、血肿发生率低于 CVC 或者与 CVC 无差异(证据质量不详)。11 篇系统评价 /Meta 分析评价了 PICC 与 CVC 在维护过程中并发症的发生率,结果指出,PICC 静脉炎风险高于 CVC(证据质量中)、静脉血栓形成风险高于 CVC(证据质量低)、导管相关性感染风险低于 CVC(证据质量中)、堵管及导管脱落发生率与 CVC 无差异(证据质量低)、导管渗漏发生率与 CVC 无差异(证据质量极低)。3 篇系统评价 /Meta 分析评价了 PICC 与 VPA 在穿刺及维护过程中并发症的发生率,结果指出,PICC 在血气胸、误入动脉方面优于 VPA(证据质量低),但 PICC 静脉血栓形成风险高于 VPA(证据质量中),导管相关性感染、堵管风险亦高于 VPA(证据质量低),且静脉炎、导管异位及导管脱落方面发生率高于 VPA(证据质量不详)。2 篇系统评价 /Meta 分析评价了 PICC 与 PVC 在维护过程中并发症的发生率,结果指出 PICC 静脉炎风险低于 PVC、导管相关性感染的风险高于 PVC(证据质量不详)。

八、对结果的讨论

在对结果进行分析和讨论时,必须以研究结果为依据,避免重复描述结果部分内容。讨论部分主要涉及对主要结果的总结、证据强度、证据实用性等方面,包括纳入研究的质量、效应量,是否有其他证据支持研究结论,系统评价再评价制作过程潜在的偏倚等。还可从研究人群的生物学、文化差异及依从性差异等方面进行分析,讨论证据的实用性。此外,还可在讨论部分说明研究的完整性、局限性等。结论重在向读者呈现相关信息而非提供建议,一方面,需指出研究对临床实践的指导意义;另一方面,还需指出哪些关键问题尚未解决,为将来的研究提供指导。

案例 11-1 在讨论部分中,首先在 3.1、3.2 和 3.3 中,基于对目前相关系统评价有效性和安全性方面的效应量汇总结果及相关分析,并结合临床角度,分别从 PICC 输液技术的有效性、穿刺和维护过程中的安全性进行了分析和阐释。对于尚无证据显示有效的结果,并未确切地得出"证据显示无效"的结论,而是用慎重的语言提及"尚缺乏足够的证据支持"。在 3.4 中,基于目前纳入系统评价的方法学质量评价结果及证据质量分级,分析了结果的论证强度,并提出该领域的研究质量有待进一步提高的建议。

3　讨论

3.1　PICC 与其他中心静脉输液技术的有效性尚缺乏足够的证据支持

与 CVC 及 VPA 不同,PICC 是经外周静脉穿刺,导管头端到达中心静脉的导管。随着 PICC 技术的发展、穿刺辅助技术(如血管超声引导仪、改良塞尔丁格技术等)的使用及导管维护的改进,研究指出 PICC 首次穿刺成功、穿刺操作时间及留置时间都得到改善。但同样作为中心静脉输液技术,护理人员不仅考虑 PICC 的有效性,还需要综合考虑 PICC 是否优于 CVC 及 VPA,才能作出最优的临床决策。本次系统评价再评价结果表明,PICC 在首次穿刺成

阅读笔记

功率方面是否优于 CVC 及 VPA 尚不能得出肯定结论,且 PICC 在穿刺操作时间及留置时间方面是否优于 CVC 也不能得出肯定结论,这可能与患者因素、医务人员穿刺水平、导管维护、导管并发症等密切相关。此外,PICC 留置时间比 VPA 短,这和植入式静脉输液港是一种植入皮下长期留置的静脉输液装置有关,但输液港操作复杂且价格昂贵。因此,PICC 是否比其他中心静脉输液技术更有效尚缺乏足够的证据支持。

3.2   PICC 输液技术穿刺过程的安全性评估

随着 PICC 导管的改进及穿刺辅助技术在临床的普及,PICC 在穿刺过程中的安全性得到明显提高。本次研究表明,PICC 在穿刺过程中血气胸、误入动脉及血管损伤等并发症的发生率低于 CVC 及 VPA。这可能与 CVC 及 VPA 穿刺静脉大多选择颈内或锁骨下静脉,位置较深,操作难度较大导致穿刺过程中并发症风险增加有关,而 PICC 的穿刺点选择外周静脉,且 PICC 管腔较细,大大降低穿刺过程中并发症的风险。此外,本次研究指出,PICC 在穿刺过程中导管异位的风险与 CVC 无差异,血肿的风险是否低于 CVC 尚不清楚。这可能与医务人员穿刺水平及锁骨下静脉与颈内静脉间夹角较大增加了 PICC 穿刺难度有关。但总体上 PICC 输液技术在穿刺过程中的安全性优于 CVC 及 VPA。

3.3   PICC 输液技术维护过程的安全性评估

PICC 在维护过程中的安全性是影响 PICC 留置时间的决定性因素,本次研究表明,PICC 在维护过程中静脉炎及静脉血栓形成的风险高于 CVC 及 VPA,这与 PICC 置管部位、穿刺静脉管径和血流量小、血管壁受刺激导致血管内皮损伤、置管后维护不当等多种因素相关,导致 PICC 置管后易发生静脉炎及血栓形成。此外,PICC 导管相关性感染的风险低于 CVC,这可能与 PICC 导管较长,且经外周静脉穿刺远离呼吸道及穿刺点护理更便捷有关。但低质量证据指出,PICC 导管相关性感染的风险高于 VPA 及外周静脉输液技术,因为导管相关感染的主要原因是皮肤及导管接头污染,而植入式静脉输液港穿刺座及导管埋入皮下,从而大大减少了感染的风险。而外周静脉输液技术由于保留时间短,感染的风险低于 PICC。另外,尽管多项研究指出 PICC 在堵管等方面的风险高于 CVC,但本次研究表明,PICC 在堵管、导管脱落及导管渗漏方面与 CVC 并无差异,但 PICC 在堵管、导管脱落方面的风险高于 VPA,这与 VPA 穿刺于大静脉及输液装置植入皮下有关。因此,总体上来说,PICC 在维护过程中的安全性较 CVC 及 VPA 差,护理人员在选择 PICC 置管时,应加强置管后的维护与监测。

3.4   PICC 输液技术有效性及安全性评价的研究质量仍需提高

尽管系统评价被认为是最佳的证据整合形式,但由于受到方法学质量及纳入的原始研究质量的影响,系统评价的结论应谨慎对待。本研究对纳入的 15 项系统评价 /Meta 分析采用 AMSTAR 标准进行方法学质量评价,仅 6 项为高质量,方法学质量缺陷主要表现为缺乏前期设计方案(仅 6.7%)、未考虑纳入文献的发表状态(仅 20%)、未列出排除文献清单(仅 12.3%)及未说明相关利益冲突(仅 26.7%),这些缺陷在很大程度上降低了系统评价的严谨性和科学性。此外,本研究对 7 项系统评价(按照 GRADE 系统降级的依据,其余 8 项或未进行定量合成或数据不完整,无法用 GRADE 系统对结局指标进行质量评价)的 17 个结局指标按照 GRADE 系统进行了证据质量评价,仅 6 个质量为中等,其余均为低或极低,这提示 PICC 输液技术有效性及安全性的评价尚需要开展更高质量的研究,以为护理人员临床决策提供依据。并且,由于本研究纳入的系统评价存在异质性,并没有进行定量合并,这也可能会导致本研究结果存在一定偏倚。

参考文献:28 篇,略

阅读笔记

【本章小结】

随着系统评价的增多,开始出现对系统评价进行再评价的论文。系统评价再评价(overviews of reviews,简称 overviews)是全面收集同一疾病或同一健康问题的治疗或病因、诊断、预后等方面的相关系统评价进行再评价的一种综合研究方法。本章主要介绍了对系统评价进行再评价的起源和意义,以及对系统评价进行再评价的方法和步骤,包括确定研究问题、文献纳入和排除标准、文献检索策略、文献筛选方法、文献质量评价方法、资料提取方法、资料分析方法、对结果的分析和解释等。

(王志稳)

【思考题】

1. 对系统评价进行再评价的方法包括哪几个步骤?
2. 阅读一篇对系统评价进行再评价的论文,分析其方法学有无不规范的地方。

主要参考文献

[1] Becker LA,Oxman AD. Chapter 22:Overviews of reviews. In:Higgins JPT,Green S,eds. Cochrane Handbook for Systematic Reviews of Interventions. Version 5.1.0(updated March 2011). The Cochrane Collaboration,2011.

[2] 李幼平 . 循证医学 . 北京:人民卫生出版社,2014.

[3] 罗杰,冷卫东 . 系统评价 /Meta 分析理论与实践 . 北京:军事医学科学出版社,2013.

阅读笔记

第十二章 护理领域临床实践指南的评价和应用

循证护理是以证据为依据的护理实践过程,有效利用最佳研究证据是循证护理的重要环节。面对"浩如烟海"的证据,临床护士常常困惑:如何高效、准确地从海量信息中选择证据,并将证据运用到自己的临床护理工作中呢? 依据循证护理方法,在遇到临床护理问题时,护士可以首先参考的循证证据来源有:决策系统类(如计算机决策支持系统)、指南类(如循证实践指南)、证据集成类(如 JBI 证据总结等)、系统评价类(如 Cochrane 系统评价)。

临床护理实践指南是针对某一护理问题对所有研究证据进行梳理、总结、评价,最终形成对该问题解决方案的明确、清晰、有依据的推荐意见。临床实践指南是将循证护理与临床护理实践连接起来的桥梁。本章将介绍临床实践指南的概念、制定、评价和在护理领域的应用。

第一节 概 述

一、临床实践指南的概念和演进

1990 年,美国医学研究所(Institute of Medicine,IOM)提出了临床实践指南(clinical practice guideline,CPG)的定义即针对特定临床情境,由国内外相关领域的多学科专家系统制定,以帮助医护人员和患者做出恰当处理的指导意见。1993 年实践指南(以下简称为"指南")被 Medline 数据库收录为主题词。2011 年,美国医学研究所在其发布的权威报告 *Clinical Practice Guideline*,*We Can Trust* 中对指南的定义进行了更新:"临床实践指南(clinical practice guideline,CPG)是针对患者的特定临床问题,基于系统评价形成的证据,并对各种备选干预方式进行全面的利弊平衡分析后提出的最优指导意见。"该报告最大的亮点之一是为指南做出了新的定义,该定义特别强调了系统评价作为指南基石的作用,以及在此基础上的利弊平衡。此外,该定义也首次明确指出,指南应该遵循以下六条基本原则:①指南应基于当前可获得的系统评价;②指南制定应该多学科共同协作;③考虑患者的价值观;④制定过程要透明,避免利益冲突;⑤要明确干预措施与健康结局之间的关系,并对证据质量和推荐强度进行分级;⑥出现新证据时,应及时更新指南。

系统评价作为循证医学中高质量证据的来源,能够为医务工作者提供重要的决策信息,目前临床实践指南的制定也越来越多地参考引用系统评价的研究结论。世界卫生组织将指南定义为:"任何包括了卫生干预推荐意见的文件,这些干预涉及临床、公共卫生、卫生政策。推荐意见指导我们在影响卫生保健和资源利用的不同干预之间做选择。英国国家卫生与临床优化研究所(National Institute for Health and Care Excellence,NICE)在《过程和方法指导:指南手册》中指出临床实践指南是基于当前最佳可获得证据的推荐意见,旨在帮助保健人员和其他专业人员为公众提供保健服务。

二、护理领域临床实践指南的现状

2012 年国际护士协会发表白皮书"缩短证据与实践之间的差距",鼓励全球护理同仁共同努力,促进循证护理实践的发展。白皮书的发布极大地促进了循证护理证据的临床应用。目前循证护理实践领域推荐证据使用者直接查阅成熟的循证资源如临床实践指南。然而,目前国内外循证护理指南发展都仍处于起步阶段。在中国知网中以"指南"为标题的医学类文献也多达 12 074 篇,其中 852 篇是研制、改编、解读或应用基于证据的指南类文献,但其中护理领域讨论基于证据的指南相关论文尚不足 50 篇。现有的国内护理指南常以护理规范或常规的形式存在,且绝大多数是基于专家意见、教科书、传统治疗护理标准或传统医疗护理制度。虽然循证的制定指南已经成为指南制定的国际趋势,但大多数护理指南的制定方法仍然不符合指南制定的国际标准。可喜的是,随着循证护理在中国的迅速发展以及循证护理中心对临床实践科学性的持续推动,开展以证据为基础的临床实践指南的研制与推广,为护理工作提供更具客观性、科学性的指导意见已逐渐成为护理研究者的共识。除此之外,改编、整合国际上高质量的指南也是一种避免重复工作、提高应用性的好方法,特别适合中国这种资源、经费、经验和时间都有限的国家或地区。

三、临床实践指南的分类

目前临床实践指南常常根据指南的制定方法和指南用户的不同进行分类。

(一) 根据指南制定的方法

1. 循证临床实践指南　针对特定的临床问题,广泛收集相关研究,并对其进行严格质量评价,对相应研究进行结果汇总,最后形成推荐意见。循证性临床实践指南是将证据应用到医学护理实践中的较好方式,其最重要的特点是制定过程的严谨性,推荐意见基于当前可得最佳证据,故代表了当前医学护理发展的前沿动态,具有较强的科学性。目前越来越多的循证性临床实践指南强调由系统评价提炼形成,即通过严格的证据评价与综合,将数量庞杂的研究结果转化为清晰、明确、有依据的推荐意见。

2. 基于专家共识的指南　由行业专家组成指南制定小组,再召开全体专家参与的指南研讨会,通过专家共识法做出推荐意见。当前已经发表的临床实践指南中大多数属于基于专家共识的指南。近些年虽然共识的方法逐渐完善,如德尔菲法、名义群体法等以尽量保证达成共识的过程不受权威左右,但仍然以专家主观意见为基础,证据的参考不系统,不全面,也没有将推荐意见与相关证据明确联系起来,故仍有较大的局限性。

(二) 根据指南的用户不同分类

1. 医疗实践指南　用户是临床专业人员,如专科医生或护士。此类指南专业性强,主要用于指导具体临床实践环境中如何为患者提供最恰当的诊疗护理手段,附有详细证据来源及推荐意见,方便临床专业人员进行选择。

2. 患者指南　指南的用户是患者,为患者提供足够信息,辅助患者根据自身能力或偏好选择最恰当的诊疗护理方案。其最大的特点是用科普的语言或结合图片等呈现疾病治疗护理

阅读笔记

方案。此类指南是临床实践指南中衍生出来的特殊版本,其可以极大地促进患者主动参与临床决策。

另外,指南还可以根据指南的版本不同分为标准指南、汇编指南、快速指南等。

四、护理领域临床实践指南的意义

作为临床护理指导性文件,指南可以规范护士临床护理行为,帮助护理人员减少护理实践的变异性,促进合理、公平、有效的医疗资源使用。

1. 规范临床护理工作、提高临床护理质量　对于患者来讲,其最大的利益莫过于获得高质量的治疗和护理。护理研究的最终目的是为了提高临床护理质量,使患者受益。临床实践指南的制定以循证护理为基础,集合了最新的、最佳的临床护理证据,并参考专家意见,有助于规范临床护理行为,减少不同医疗机构和不同护士之间的实践差异性,从而促进临床护理质量的提高,是连接临床和科研的纽带。

2. 减少患者护理费用　以证据为基础并具利弊分析指南的形成,经过了卫生经济学的成本 - 效果分析,因此能够指导临床护士在面临多个效果基本相同的护理措施时,选择成本最小的措施,达到为患者节省费用进而节约医疗卫生资源的目的。

第二节　临床实践指南的制定方法与步骤

开发高质量的循证实践指南是近年来国际上规范医疗护理服务、加强医疗护理质量管理和控制医疗护理费用行之有效的方法。指南制定是一个系统工程,通常需要 1~2 年的时间完成,为保证指南的科学性及可用性,指南制定应该有严格的方法学。国际指南协作网(Guidelines International Network,GIN)委员会于 2012 年明确提出临床指南的制定应基于以下核心因素:指南小组构成、证据和推荐的评级、严谨的方法学过程、利益冲突的解决、同行评审等。全球多个组织机构已制定了指南制作手册,如 WHO 指南制定手册,NICE 发布的《过程和方法指导:指南手册》用于指导临床实践指南的规范制定,另外也有一些专业学会制定了指南的指南,如英国胸科协会、英国艾滋病协会均制定了其专业领域的指南制定标准。我国中华医学会也于 2016 年 1 月发布了"制定 / 修订《临床诊疗指南》的基本方法及程序"。但到目前为止暂未发现专门针对护理专业领域的指南制作手册。尽管每个指南制定手册各有特点,但大多都包含了确立主题、成立工作组、收集证据、评价证据、更新或制作系统评价、制作证据概要表、形成推荐意见、形成指南、传播与实施、周期性回顾更新等步骤。

一、确立主题

确立主题即明确指南的目的、意义及适用范围,它是制定指南的第一步。确定指南主题主要考虑以下几方面因素:①主题具有重要的临床意义,如涉及发病率、患病率或病死率高或经济负担大的疾病等,而指南的实施很有可能改善患者重要结局,降低医疗成本;②某一在临床实践或临床研究结果方面存在较大的差异性的主题;③目前没有已经存在的相关主题的、有效的临床指南可供使用。④研究证据比较充分。

指南旨在向临床护士提供就某一问题的全面信息,但这个"全面"也是相对的。因为制定指南要耗费大量的时间和经费,主题过大的指南有可能会导致制作过程失控,或者使制定出来的指南不具有临床指导意义。例如,若确定的主题为"艾滋病患者的管理指南",指南可能牵涉的内容包括了艾滋病患者的药物治疗、临床护理管理、随访管理、心理护理等多个方面,选择这样的主题很可能会导致下一步工作难以进行。但若将指南具体化为"艾滋病患者的症状管理指南"则可以更具体一些,容易聚焦具体内容。

阅读笔记

　　确定指南的主题除了需要系统的文献回顾外还需要采用一定的方法进行临床情景的判断,可采用对利益相关人群进行质性访谈和问卷调查等方式。如有研究者在进行《艾滋病临床护理实践指南》的主题构建前对 HIV 感染者、AIDS 病人、艾滋病科护士、医生、医院管理者等进行访谈以了解我国艾滋病临床护理实践的现状,并在此基础上设计 HIV 感染者和 AIDS 病人护理需求问卷,再通过问卷调研进一步了解 AIDS 病人对不同护理方面的具体需求情况。以上方法都为指南的主题构建提供了可靠的现实依据。

　　一份指南通常包括了与主题相关的诸多临床问题,因为确定需要解决的问题是确定主题的关键。构建问题的方法可以参考当前国际通用的模式为 PICO 格式。P 为特定的人群(population),主要描述什么是目标人群,这类人群需要考虑的特征有哪些;I 为干预或暴露(intervention/exposure),主要描述哪些是需要考虑的干预措施或暴露因素,也可能是预后的因素或诊断试验;C 为对照组或另一种可用以比较的干预措施(control/comparator);O 为结局(outcome),描述感兴趣的结局是什么,提出的问题应简明、准确。一部指南常包含多个 PICO 问题。

　　主题确定后,研究者需要制定详细的指南制定计划,具体设计以下问题:①指南的目标人群;②指南完成期限;③是否有充足的资金支持;④指南关注的方案或干预措施;⑤可能出现的结局指标并考虑结局指标的重要性程度进行排序分级。对于指南关注的问题和结局指标重要性的评价常需要问卷调查和反复的临床专家讨论。早在 1993 年的苏格兰院际指南网(Scottish Intercollegiate Guideline Network,SIGN)就接受来自于个人或组织的撰写指南的申请,但是目前临床实践指南的注册还没形成主流趋势。在我国,2014 年 1 月由兰州大学循证医学中心、南京中医药大学第二临床医学院、北京大学第三医院联合发起成立了临床实践指南的注册平台 GPGRP(global practice guidelines registry platform),GPGRP 的官方网站是 http://www.guidelines-registry.org,其注册平台的建立旨在为临床实践指南提供一个国际化免费开放的注册平台,从而促进指南制定者的合作、指南的严谨制定及指南的传播、实施。

二、成立工作组

　　一般来说,指南制定工作组成员应该包括医疗护理提供者、所研究领域的临床专家、患者、方法学专家、卫生经济学专家等。WHO 指南制定时除了强调多学科参与外还考虑尽量平衡各个成员在年龄、性别、技能、专业知识、价值观和专业认知方面的差异性。

　　构成合理、组织有序的工作组是撰写高质量指南的保证,成立工作组时应遵循如下原则:

　　1. 多学科性　应由多学科代表组成指南制定小组,多个领域人员组成的小组较单一领域专家小组能更好地平衡指南内容,因为不同背景的小组成员由于其专业知识构成、阅历和所持卫生保健观的不同,可能提出不同的看法,从而避免所形成的指南存在学科片面性。例如,对于肿瘤病人疼痛的控制问题,内外科的护士可能关注的重点在于镇痛药的合理应用问题,而精神科的护士可能会更倾向于从心理干预的角度出发考虑问题。

　　2. 方法学家参与的重要性　指南制定过程中会涉及文献的查阅、评价、综合、形成推荐意见等诸多环节,故常常需要信息学专业人员、系统评价方法学家、循证医学方法学专家、流行病学家、统计学家等参与。

　　3. 考虑患者的价值观意愿　在制定指南的过程中应整合那些受推荐意见影响的人群的意见,这里最常特指的是患者。患者的偏好和价值观不仅是循证医学的三要素之一,更是影响推荐意见的重要因素。护理强调以人为本,应考虑患者意愿在临床实践指南中具有的独特意义。其次,面临卫生保健抉择的时候,患者的观点有可能与医生护士的观点不尽相同,如医生护士常常更关心患者与疾病直接相关临床结局指标的改善,而患者则更关注其生存质量、机体功能的改进。指南制定小组可以纳入患者作为小组成员,以充分地听取患者的意见,补充被医务工作者忽略的问题。另外在参考意见形成时,结合患者的意见观点可以保证指南以清晰的

阅读笔记

和容易被理解的语言进行陈述。

4. 考虑潜在的利益冲突　确定工作组成员前必须考虑潜在的利益冲突。指南制定过程中可能涉及的利益冲突主要有经济利益冲突（如医疗厂家的资金支持）和学术利益冲突（如与推荐意见密切相关的原始资料的发表）。所有指南工作组成员都必须声明其利益关系，原则上有重大利益冲突的相关人员将不参加推荐意见制定的相关会议，而且所有成员的利益声明都将与最终的指南一起公布。

在工作组成立后，一般会选出一名领导者负责指南制定过程中全程监督与协调，以保证指南制定工作的有序进行。工作组成立后，需要就指南的适用范围、编制步骤以及文献检索、评价标准等问题进行讨论，制订出实施细则，以便于下一步工作的开展。

三、收集证据

临床实践指南的编写是一个规模较大、涉及专业人员较多、历时较长的系统过程，需要收集所有可能获得的相关证据，并对证据进行严格的质量评价。医学文献数量巨大，传播的形式多种多样，如专著、期刊杂志、会议论文集等。没有哪一种载体可以提供全面完整的资料。所以，证据检索并提取相关证据并非易事。

（一）证据的种类

一般收集证据的类型可以包括临床实践指南、系统评价、Meta 分析、临床随机对照试验、观察性研究、质性研究、专业共识、专家意见、案例分析、经济学研究等。选择哪种证据类型取决于不同的指南问题的类型，例如，如果是对护理干预措施有效性的评价，那我们需要查找的应该是临床随机对照试验报告或其他类试验研究报告或其已经存在的系统评价；如果是对某些疾病的危险因素进行研究，常常需要查找前瞻性队列研究的资料；如考虑干预的可接受性则同时需要查找相关质性研究或经济学分析报告。

（二）收集证据

循证护理实践指南旨在基于现有最佳证据形成推荐意见，其文献的收集过程常常是一个按照证据金字塔"从高到低"的逐级检索过程，首先检索是否存在可以回答此问题的高质量的系统评价，如果存在则可以直接引用该系统评价作为证据体为指南提供证据。如果没有则需要进一步检索相应的原始研究。必要时可以由指南制定小组中的系统评价专业人员进行系统评价的制作并直接为指南提供证据。检索策略应在计划书中呈现，并由指南指导小组的方法学家进行审核，以确保所有必要的数据库和检索词都已包含在内。另外，需要注意卫生保健领域问题多种多样，研究方法也多种多样，应秉承 JBI 循证卫生保健模式所倡导的多元主义哲学观，寻找能够回答问题的适宜的文献形式，除了量性研究外，质性研究、专家意见、观点、经验经过评价后都可以成为证据来源。

1. 数据来源　通过网络或光盘数据库和重要的专业学会网站上进行检索。例如，首先检索 Cochrane 图书馆、JBI 循证卫生保健数据库、Campbell 图书馆等循证机构，明确关于所确定的主题是否存在已经发表的系统评价报告。如果尚未找到相关的系统评价，即可以从各种数据库中开始查找，例如 Medline、Embase、CINAHL、CBMdisc、CNKI 等，查找相关原始研究论文。此外，根据情况可能需要进行补充检索，如特定领域的专业数据库、专业学术网站的检索、追溯参考文献等。

2. 检索策略　合理地使用主题词、关键词，以 AND、OR、NOT 进行组合。首先制订敏感性高的检索策略，使所有相关研究的文献报告能够查找齐全。然后通过在检索结果中使用二次检索、阅读文章题目和摘要的方法，提高查找文献的精确性。

3. 纳入研究和提取数据

（1）对于文献检索获得的题录（citations），首先通过阅读题目和摘要排除不相关的研究，之后按照纳入／排除标准进一步筛选合格的研究（必要时阅读全文）。

（2）纳入研究确定后，采用标准模板进行数据提取。

四、评价证据

指南制定小组明确规定文献的纳入标准和排除标准，并严格采用循证医学的评价标准对相关文献进行科学评价。如用 AMSTAR 对系统评价进行质量评价，采用 Cochrane 偏倚风险评估工具或 JBI 针对特定研究设计的评价原则对 RCT 等各类原始研究进行质量评价。评价证据最好由方法学专家和临床专家共同完成，每一篇文献至少应由 2 名研究者共同进行。如果出现分歧，则由第三者仲裁解决，从而减少错误和偏倚。研究质量可以采取被绝大多数医学护理工作者所接受的文献质量评价标准或清单进行评价。

五、更新或制作系统评价

制作系统评价会减少选择性引用的风险并提高决策的可靠性和精确性，但并不是每一个研究问题都要制定新的系统评价。若有最近两年内制定的高质量系统评价，评价后则可直接引用。但应用前除了评估此系统评价的质量外还要重点评价其与指南计划的 PICO 问题的相关性。如果系统评价的发表年份到现在的时间间隔在两年以上，则需要考虑系统评价发表后是否有新的相关原始研究发表，如有新的原始研究发表，且这些原始研究的结果可能会改变原系统评价的结论，则必须对原系统评价进行更新。若是一篇 Cochrane 或 JBI 系统评价，则可联系相关评价小组确定是否计划更新。若存在多篇系统评价，则建议使用最新的且质量较高的系统评价。如果没有可以应用的高质量的系统评价，则需要严格按照系统评价的制作过程和指南所设定的 PICOS 问题制作新的系统评价。如果提取的数据资料满足要求则可以进行合并，并尽量以森林图的形式呈现合并结果；如果数据不完整或异质性过大，则可以将原始研究的结果进行描述性分析。另外需注意，在制作系统评价的过程中不能一味追求 RCT 证据。人的生理、心理、社会等方面的复杂性决定了护理研究的复杂性，护理研究中设计的一些心理行为方面的干预较难开展 RCT，此时非随机的或无对照的试验性研究经过严格评价后都可以成为有力的支持证据。另外，质性研究提供患者对疾病或护理的体验、态度、信仰、心理变化等，质性研究的结果有助于提供给患者最"适宜"的干预方案，体现护理学科的科学性、人文性和伦理性，质性研究的系统评价及 Meta 整合的方法同样是临床实践指南证据的重要来源。

六、证据分级、制作证据概要表

对检索到的证据或是制作系统评价的证据需要进行质量等级评价。由于目前临床研究的种类很多，提供研究证据的可靠性也不尽相同，全球指南制定者一直对证据质量和推荐强度如何分级各持己见。评价工具可以采用 JBI 证据预分级系统、牛津循证医学中心证据分级标准（Oxford Center for Evidence-based Medicine，OCEBM）或 GRADE 标准。其中 2014 年 JBI 根据 GRADE 系统及 JBI 循证卫生保健模式制订的 JBI 证据预分级及证据推荐级别系统适用于护理学及其他卫生保健领域，是护理领域中证据质量分级的常用方法。合成证据体的评估目前最推荐的是将各个分级标准综合而形成的 GRADE 标准。质性研究的系统评价与 meta 整合结果的质量同样需要评估，可以采用 CERQual 工具或 ConQual 工具，详见本书第五章。应注意的是，JBI 证据预分级系统和 OCEBM 是基于研究设计论证因果关系的力度不同将证据水平分级。GRADE 标准评估每一项 PICO 问题的证据体而非单个研究。

证据分级后，需要将证据进行整理，可以制作证据概要表，以便进入生成推荐意见的环节。应用 GRADE 系统进行证据体评估后的证据概要表见表 12-1，它包括每个结局的结果总结，详细的质量评价信息，它提供了系统综述或指南作者所判断的每个结果记录，为未来制定推荐意见提供关键信息，也可以确保所有证据及推荐意见明确、透明地呈现。

阅读笔记

表 12-1　GRADE 证据概要表

纳入研究数量	证据评价						患者数量		效应值		证据质量	结局重要性
	研究设计	偏倚风险	不一致性	间接性	不精确性	发表偏倚性	干预组	对照组	相对效应值(95% CI)	绝对效应值		
结局指标 1												
结局指标 2												
结局指标 3												
结局指标 4												
结局指标 5												
结局指标 6												
结局指标 7												

注:1. 结局指标一般最多纳入 7 个;2. 结局指标按其重要性分为 3 级:至关重要、重要和不太重要

阅读笔记

七、形成推荐意见

证据的推荐等级并不等于证据的质量,推荐意见除考虑证据质量外,还需考虑干预措施的利弊平衡、结论的可推广性、适宜人群、成本和卫生保健有关的其他因素等。JBI 模式以 FAME 结构为指导,根据证据的有效性、可行性、适宜性和临床意义,结合证据的 JBI 推荐强度分级原则确定证据的推荐强度。GRADE 认为决定推荐强度的四个关键因素分别为证据质量、利弊平衡、意愿价值观、资源利用,综合上述信息形成支持推荐意见形成的决策表(表 12-2)。

表 12-2　支持推荐意见形成的决策表

推荐意见

适应证(人群)及如何确立此适应证

干预措施

证据质量	分级(GRADE)	解释
证据质量(证据质量越高,越可能做出强推荐)	高	
	中	
	低	
	极低	
利弊平衡与负担(利弊间的差别越大,越可能做出强推荐:净效益越小及利弊的确定性越低,越可能做出弱推荐)	利明显大于弊	
	利弊平衡	
	潜在危害明显大于潜在效益	
意愿和价值观(意愿和价值观的可变性越大,越可能做出弱推荐)	无重要可变性	
	有重要可变性	
资源利用(干预的成本越高,即资源使用越多,越可能做出弱推荐)	资源耗费较少	
	资源耗费较多	

总体推荐强度(强或弱)

在推荐意见形成过程中,考虑上述关键因素时常常需要专家共识的过程,专家共识分为非正式专家共识和正式专家共识。非正式专家共识常没有正式的达成共识的程序和流程,专家们自由讨论,达成对一个问题的共识。正式专家共识常采用德尔菲法、名义群体法、共识形成会议法等。

八、形成指南

根据对证据的客观评价结果提出推荐意见后则开始制定出 CPG 初稿。指南的语言要清楚、明确,对于涉及的术语要精确定义,从而确保指南的清晰、可读。指南的正文常常包括:①指南概况,包括编写目的说明,指南涵盖的临床问题、指南目标人群、指南的使用者、利益说明;②指南制定方法学;③指南正文:主要包括摘要、引言、流程图及其要点说明、详细的推荐意见与推荐强度、支持的证据链接,并提供证据摘要与证据表、附录与相关说明;④参考资料:需要提供参考文献以及进行文献检索中使用的其他资料。

指南初步成形后,应进行指南的论证。指南工作小组可以召开一个全国范围内的意见征求会,邀请有关专家参与,对指南进行论证。同时应将指南草稿寄向全国有关专家及机构,邀请其对指南的科学性和实用性提出意见和建议,或者为指南工作小组提供原来被他们所忽略的证据。指南小组根据建议进一步修订指南。最后由指南工作小组集体讨论,形成指南的终稿。

阅读笔记

英国 AGREE 国际协作组织（Appraisal of Guidelines Research and Evaluation）制定的"AGREE 体系"中建议，在指南出版发行前，应该对指南所推荐的措施进行小规模的"预试验"。

九、传播与实施

临床实践指南的应用含 2 个步骤：传播（dissemination）和实施（implementation）。护士应该积极参与促进临床实践指南在临床的使用。为了便于指南的应用，指南的撰写不能使用模棱两可的语言，应该准确地使用相关术语。指南的具体呈现形式可以根据使用者的差异而有所不同：指南可以全文发表，适合专业人士进行学术研究时参考；也可以以摘要形式发表结论性建议，适合于临床工作繁忙的护士；还可以印刷成通俗的小册子供患者了解。SIGN 组织所发表的指南的最后一页是一个相对独立的部分，即对整个指南中关键的推荐意见和其他一些信息的简明总结，实践已经证明了这种简明形式的指南十分受临床工作者的欢迎。

1. 传播　指那些可能使指南的潜在用户得到指南的方法和过程。包括正式出版、在网上发布、邮寄、组织专业人员进行培训等。其中针对目标人群进行培训的方法，比其他一般性继续教育更能有效地改变培训对象的行为。

2. 实施　指临床人员根据指南的推荐意见进行实践的过程。制定临床实践指南的目的就是要用指南来指导、规范临床实践。实施是一个需要临床护士发挥更大主动性的能动过程。需要注意的是，在这个过程中可能存在会阻碍护士行为改变的因素，如组织结构（工作负荷、投入等）、态度因素（是否接受指南、是否有改变行为的意愿）等。指南的实施过程是一个不断遇到障碍及克服障碍的过程，详细内容见本章以下部分。

十、周期性的回顾更新

科研证据是不断发展变化的，过时的指南将对临床实践造成误导甚至严重影响医疗保健的质量，某种程度说，更新是指南的生命。美国医学研究所（IOM）2011 年发布的指南相关报告中指出：当有足以改变指南重要推荐意见的新证据产生时，指南制定者应及时对指南进行更新。指南制定后需要在一段时间后对其进行复审，以确保推荐意见在这段时间内有效。有效期的长短没有绝对标准。可以通过网络等方式对指南实施的情况进行后效评价和追踪，对指南的反馈意见会对下一步的修改工作提供参考。

知识拓展

> 证据到推荐意见形成的过程往往是复杂且烦琐的。如何使推荐意见制定的过程更加系统、透明是国际指南制定机构及各学术组织一直探讨的问题。已有研究者提供了一些内容框架或辅助工具以帮助推荐意见的制定，比如，决策模型、FAME 框架、GRADE框架、DECIDE EtD 框架［the evidence to decision（EtD）framewok］等。这些内容框架常用文字、图形或表格等形式对推荐意见制定需要评估的因素进行相关陈述，以及介绍如何用该内容框架指导指南推荐意见的制定。每一种内容框架又各具特色，如：DECIDE EtD框架将推荐意见的制定过程分为三个步骤：构建临床问题（formulating the question）、评估决策考虑标准（assessing the criteria considered）、得出结论（draw conclusion）。推荐意见的制定过程中不仅需要内容框架作为指导，还需要相关表格、模板等不同的辅助工具，AAN（American Academy of Neurology）在考虑推荐意见是否适应临床情境的问题时，利用"决策树"或"因果路径"等演绎推理的方式先将证据与推荐意见联系起来，然后进一步考虑干预措施的可得性，并提供结论和推荐意见构建工具、推荐意见主要评估因素陈述词表格等。

阅读笔记

来源：［1］USPSTF. U.S. Preventive services task force procedure manual. 2015.

　　［2］The Joanna Briggs Institute Levels of Evidence and Grade of Recommendation Working Party. Supporting Doucument for the Joanna Briggs Institute Levels of Evidence and Grade of Recommendation. The Joanna Briggs Institute. 2014.

　　［3］WHO. WHO handbook for guideline development（2nd edition）. 2014.

　　［4］SIGN. SIGN 50：A guideline developer's handbook. 2014.

　　［5］AAN. Clinical practice guideline process manual. 2011.

第三节　临床实践指南的规范报告

一、临床实践指南报告中存在的问题

清晰明确的指南报告对临床实践指南的传播与推广意义重大。但目前指南的报告质量不令人满意，对我国护理领域临床实践指南的质量分析可见，指南清晰明确的报告未引起研究者的重视，最突出的问题是指南制定者只报告了指南中证据与推荐意见的相关内容，忽视方法学及指南应用性方面的信息。具体体现在以下方面：

1. 指南标题报告不规范　部分指南未采用"指南"这一标准术语，而是采用"共识"、"推荐"、"指导"、"手册"、"常规"等，这直接导致指南的查找或检索困难，进而影响指南的推广与实施。

2. 指南制定方法学报告严重缺失　国内护理领域的指南评价显示部分护理指南在制定成员的多学科性、证据的检索及评价、证据分级、推荐意见与支撑证据间的关联等信息完全缺失。对于指南使用者和评价者而言，指南制定的方法学信息至关重要，它直接关系到是不是需要重新制定新的指南及影响关键推荐意见的推广使用。当缺失指南制定的方法学信息时，我们无从判断某项指南是不是基于最佳的研究证据。

3. 指南的外审和利益冲突方面　国内护理指南的分析可见，很少有研究者报告指南的独立外审过程，也没有报告是否存在利益冲突及如何对其进行处理等信息。

二、临床实践指南的报告规范

在指南报告的撰写规范上，各个指南手册中均有相应的规定，大部分都包括了指南制定的背景、指南制定的方法、指南的推荐意见总结、指南的证据内容、指南的更新、附录几个主要报告领域。

2002 年指南标准化会议（Conference on Guideline Standardization，COGS）工作组召开会议研发和制定了临床实践指南的 COGS 指南报告规范，该规范共有 18 个条目，基本涵盖了指南制定的整个过程（表 12-3）。

表 12-3　临床实践指南的 COGS 报告规范

条目	说明
1. 概述材料	● 提供一个包含指南的发布时间、状态（原稿、修订稿还是更新稿）、印刷版本及电子版资源的结构式摘要
2. 关注的问题	● 描述指南所主要关注的原发疾病和（或）疾病状况（治疗所需条件）和相应的干预措施、医疗服务、技术方法；指出在指南制定过程中考虑到的任何可供选择的预防性、诊断性或治疗性干预

阅读笔记

续表

条目	说明
3. 目标	• 描述通过遵循指南而有望实现的目标,包括说明制定该主题指南的合理原因
4. 用户 / 适用环境	• 描述指南的目标用户(例如,提供者的类型、患者)及适用该指南的目标使用环境
5. 目标人群	• 描述符合指南推荐意见应用条件的患者人群并列出所有的排除标准
6. 指南制定者	• 明确指南制定的责任组织及所有参与指南制定人员的名字、认证信息和潜在的利益冲突
7. 资金来源 / 赞助商	• 明确指南制定的资金来源 / 赞助商,并描述其在指南的制定和报告过程中的作用,同时声明潜在的利益冲突
8. 证据收集	• 描述用于检索科学文献的方法,包括检索的时间段、数据库及筛选文献的标准
9. 推荐意见的分级标准	• 说明用于评价推荐意见对应的支持证据的质量标准及用于描述推荐强度的系统。推荐强度表明了遵循某推荐意见的重要性,它基于证据质量及对预期利弊的平衡
10. 综合证据的方法	• 描述是如何利用证据得出推荐意见的,例如,证据表、Meta 分析或决策分析
11. 发布前评审	• 描述指南制定者在指南发布前是如何评审和(或)测试指南的
12. 更新计划	• 说明是否有更新指南的计划,若有,则需说明此指南版本的有效期
13. 定义	• 定义不常见的术语及那些可能会引起误解的术语以正确化指南的应用
14. 推荐意见和理由	• 明确阐述所推荐的方案及该方案所适用的情形。通过描述推荐意见与支撑证据间的关联来证明该推荐的合理性。基于第 9 条中所述的标准指明证据质量及推荐强度。
15. 潜在的利与弊	• 描述与应用指南推荐意见相关的预期利益和风险
16. 患者偏好	• 当推荐意见涉及相当数量的个人选择或价值观因素时,需描述患者偏好的作用
17. 流程图	• 需提供指南所描述的临床保健措施的阶段和决策图解
18. 实施注意事项	• 描述指南应用的预期障碍。为卫生保健提供者或患者提供任何可参考的有助于指南实施的辅助文件,并就指南实施过程中用于监测临床护理变化的审查标准提出建议

　　以上 COGS 标准自发布以来未有更新,应用领域仅限临床实践指南。目前,已有来自 GRADE、AGREE、GIN、NICE 等多个国家和国际组织的指南制定专家、循证医学专家、公共卫生专家、患者代表等组建的卫生保健实践指南的报告条目制定项目组(Reporting Items for Practice Guidelines in Healthcare,RIGHT),并研发了新的指南报告标准,相关信息可以参考其官方网站,http://www.right-statement.org。

第四节　对临床实践指南的评价

一、临床实践指南评价工具产生的背景

　　循证临床实践指南现已逐渐成为指南发展的国际趋势,虽然国内基于证据制定临床实践指南还处于初始阶段,但已有越来越多的专业学术组织着眼于规范的循证护理指南的研发,同时越来越多的循证护理指南陆续发布或发表,但其质量良莠不齐,低质量的指南同样会误导护理决策,对指南进行质量评价是非常有必要的。

阅读笔记

　　为了规范指南制作过程，提高指南的质量，来自加拿大、英国等13个国家的研究人员成立了临床实践指南研究与评价国际工作组，并于2003年发布了指南研究与评价工具—AGREE（Appraisal of Guidelines Research and Evaluation）。该工具一经发布，就迅速被翻译成多种文字出版。而后经前期使用的反馈及总结，该工作组又于2009年对第一版进行了修订，推出AGREE Ⅱ，使其内容更加具体和明确，更新版的评价标准可以登录网址进行学习（http://www.agreetrust.org/agree- Ⅱ/）。该系统可以用来评价地方、国家、国际组织或联合政府组织发行的新指南、现有指南或更新版指南，并适用于任何疾病领域的指南，包括诊断、健康促进、治疗或干预、护理等。该工具包括"范围和目的"、"参与人员"、"制定的严谨性"、"清晰性与可读性"、"应用性"、"编辑独立"6个维度23个条目。每个条目的评分为1~7分，得分越高说明该条目符合程度越高。该工具既可以用来评价指南的方法学质量，也可以用来评价指南的报告质量，需要注意的是AGREE标准研制的初衷就是为了评价指南的方法学质量，尽管研究者普遍认为它也可以同时作为指南报告质量的评价工具，但指南制定与报告领域的专家和研究人员指出应该对方法学质量和报告质量进行明确区分，不应该将其混淆与合并。AGREE Ⅱ的具体内容见表12-4。

表12-4　AGREE Ⅱ 的条目

	条目	评分（1~7分）
范围和目的	1. 明确描述了指南的目的	
	2. 明确描述了指南所涵盖的卫生问题	
	3. 明确描述了指南所应用的目标人群（患者和公众等）	
参与人员	4. 指南制定小组包括了所有相关的专家	
	5. 指南考虑了目标人群（患者和公众等）的观点和偏好	
	6. 明确界定了指南的用户	
制定的严谨性	7. 采用系统的方法检索证据	
	8. 清楚描述了证据筛选的标准	
	9. 清楚描述了证据/证据体的质量等级和局限性	
	10. 清楚描述了形成推荐意见的方法	
	11. 形成推荐意见时考虑了健康获益、不良反应和风险	
	12. 推荐意见和证据之间有清晰的联系	
	13. 指南发表前接受过外部专家的评审	
	14. 提供了指南的更新程序	
	15. 推荐建议明确，不模棱两可	
清晰性	16. 明确列出了针对某个情景或健康问题的不同选择	
	17. 关键性的推荐意见容易识别	
	18. 描述了指南应用过程中的促进和阻碍因素	
	19. 提供了将推荐意见应用于实践中去的建议和（或）工具	
应用性	20. 考虑了推荐意见应用中可能需要的资源	
	21. 提供了监测和（或）审查标准	
编辑的独立性	22. 资金资助者的观点不影响指南的内容	
	23. 记录并公开了指南制定小组成员的利益冲突	

阅读笔记

二、AGREE Ⅱ结构与内容

(一) 第一维度(条目 1~3)

范围与目的,主要考察临床指南的目的、涵盖的卫生问题和适用范围。

条目 1:制定指南的目的。指南应明确其对社会、患病人群等存在的潜在影响,如预期得到的益处,并落实到具体的临床问题或健康主题。

条目 2:指南所牵涉的临床问题。指南应详细阐述所涉及的卫生问题,特别是与制定推荐意见相关的目标人群、干预或暴露、结局指标等。

条目 3:指南目标人群,包括年龄、性别、临床类型及伴随疾病等。例如,气管插管危重患者口腔护理临床实践指南适用患者群体是经口或经鼻气管插管行机械通气,需行口腔护理的危重患者,并明确排除婴幼儿、儿童气管插管的患者。

(二) 第二维度(条目 4~6)

参与人员,主要考察指南代表利益相关方观点的程度。

条目 4:制定指南的专家应该是来自各相关专业,并由专人负责指南撰写的组织协调、检索证据、评价证据、指南的撰写等。指南应提供制定小组成员的名单、小组成员各自的研究领域、在指南制定过程中各自担任的职务及任务及制定小组工作原则等。

条目 5:应考虑目标人群的观点和选择。在指南制定的不同阶段可以采取多种方法实现此目的。例如,和患者或公众一起举行正式的咨询会决定优先解决的问题;让目标人群参与指南制定的过程,或参与指南初稿的外部评审;指南制定小组可以通过对目标人群进行访谈,了解他们的价值观、选择意愿及体验。

条目 6:应明确指南的预期用户,以使读者能知道这个指南是否与他们相关。例如急性心力衰竭护理指南的适用人群主要是在医院或社区从事心血管领域工作的护理人员。阿尔茨海默病居家护理指南适用于从事社区护理的卫生工作人员或社工及患者家属等,而不适用于老年病房的护士。

(三) 第三维度(条目 7~14)

指南制定的严谨性,主要考察指南制定的方法学过程的严谨程度。

条目 7:提供证据检索策略的细节,包括使用的检索术语、检索的数据库和检索方法等。文献查找方法可以使用电子数据库,也可手工检索杂志、查阅会议论文集和其他指南库。检索策略的制定需严密、充分、详细且可复制,可将检索策略的详细内容放在"附录"里完整呈现。

条目 8:研究者应该根据指南的撰写目的清晰地描述证据的纳入 / 排除标准,并说明理由。例如,指南制定者可以明确纳入的证据仅仅来自系统评价,并排除非英文文献。

条目 9:清楚地描述证据 / 证据体的等级和局限性,如使用哪种工具或方法评价单个研究的偏倚风险和(或)证据体的质量。例如,对不同证据采用不同的质量评价工具,Jadad 量表来评价纳入 RCT 的文献质量,使用 GRADE 系统来评价合成证据体的质量。

条目 10:详细阐述指南形成推荐意见的方法以及解决分歧的方式。例如,投票法、德尔菲法等。

条目 11:在形成推荐意见时,充分考虑了各项措施可能会造成的益处、不良反应、风险等。

条目 12:指南应明确建立每条推荐意见与关键证据之间的联系,如标注参考文献,或将推荐意见与证据总结共同放在证据信息表中。

条目 13:在指南出版前,应该由该领域没有参与指南制定的临床专家和患者对指南进行评价,即指南的外审。可以在指南报告中清晰描述外审人员的相关信息;使用的外审方法,如评分量表;如何将外审的结果应用到指南的制定中,如指南制定小组在最终推荐意见形成时考虑外审专家的意见。

阅读笔记

条目 14:指南应报告关于指南更新的具体操作规程。例如,描述更新的时间表、介绍负责更新的小组及更新的方法等。

（四）第四维度（条目 15~17）

表达的清晰性,主要考虑指南的语言和格式。

条目 15:推荐意见应明确阐述在什么情况下,对何种患者,如何实施干预,干预方案的强度、频率、持续时间等。一个明确的推荐意见的例子是:营养泵持续喂养时,速度应从慢到快,首日速度为 20~40ml/h,在患者耐受的情况下,次日起每隔 8~12 小时可增加速度 10~20ml/h,逐渐加至 80~100ml/h,营养不良或代谢不稳定的患者减慢速度。一个含糊的推荐建议的例子是:护士应观察上消化道出血患者的皮肤色泽及四肢端温度,如病人甲床、面色苍白,肢端皮肤湿冷,提示大量出血,应迅速给予急救。在一些情况下,证据不一定总是明确的,有时难以确定最好的方法。在这种情况下,在指南中应该指出这些不确定性。

条目 16:明确列出针对某一情况或卫生问题的不同选择。

条目 17:容易辨识重要的推荐意见。

指南可以下划线、黑字体、信息框等形式对指南中关键的推荐意见进行标注,方便用户查找相关信息。NGC 的部分指南常常将推荐意见放在指南的首页,也是为了方便用户使用;若用户需要,可以继续在其后查看方法学相关内容。

（五）第五维度（条目 18~21）

应用性,主要考察指南应用的相关情况,包括了组织、行为和费用等方面。

条目 18:指南描述了应用时的促进和阻碍因素。例如:在《门急诊病人防跌倒评估指南》的报告中,指南制定者分析了指南应用时的促进因素:医院管理者及病人家属均对患者安全非常关注,病人跌倒造成较大伤害的案例持续增多,跌倒除了给病人造成身体伤害和心理负担外,也一定程度上损害了医患之间的信任感,甚至造成医患矛盾。而门急诊病人跌倒风险的评估在各个医疗机构之间的执行缺乏一致性,很多评估工具是本院自行设计,其工具的检验效能有待考证;阻碍因素:指南构建时,增加了评估工具,进而增加了护士负担,考虑到门急诊护理工作繁重紧张,跌倒风险评估的执行需要指南制定者制定出行之有效的推行办法。

条目 19:促进一个指南付诸实践,需要一些附加的材料或工具。如快速参考手册、培训资料、患者书面说明、计算机辅助支持。

条目 20:考虑推荐意见实施时潜在的资源投入。

条目 21:指南提供了可供监测的关键性标准。例如,临床实践指南的主要推荐意见应该有明确的监控和审查标准,这些标准可能是过程测试、行为测量、临床或健康结局的测量,以方便指南用户实施指南和对指南的应用效果进行考评。

（六）第六维度（条目 22~23）

编辑的独立性,主要考察指南申明关于指南所涉及的利益冲突的情况。

条目 22:赞助单位的观点应不影响指南的制定过程。许多指南制定时使用外部赞助(如政府、专业团体、慈善组织和制药公司)。可能以资金捐助的形式对整个制定过程进行支持,也可能是资助指南制定中的部分过程(如指南的印刷),但是外来的资金只能作为财政上的资助,不能以任何赞助商的名义进行指南的编辑发表,赞助商也不可以影响指南的制作过程,尤其是证据的筛选、评价及推荐意见生成环节。指南中应有一个明确的声明:不存在利益关系,或赞助单位或利益不会影响最终推荐建议的结论

条目 23:指南制定小组成员的利益冲突。指南制定小组成员可能会存在利益冲突。例如,指南制定小组中某个成员与某些推荐意见有关的医疗器材厂家有关,故参与指南制定小组的所有成员都应声明他们是否存在利益冲突。

阅读笔记

三、AGREE Ⅱ使用说明

1. 评价人员的数量 AGREE Ⅱ推荐每个指南至少由2名,最好由4名评价人员进行评价,这样可以增加评价的可靠性。

2. AGREE Ⅱ的每个条目均以7分表评价,缺乏相关概念或内容时给予1分,报告全面并符合手册中对于某项的规定时给予7分。当条目报道不能满足全部标准或规定时,则根据不同情况给予2~6分,当更多的标准被满足和理由更充分时,则分值增加。分值分配取决于报道的完整性和条目规定项目的符合程度。

3. AGREE Ⅱ各领域得分的计算方法 每个领域得分等于该领域中每一个条目分数的总和,并标准化为该领域可能的最高分数的百分比(见表12-5,这里以领域一为例)。

表12-5 各领域得分的计算方法举例:领域一

评价员	条目1	条目3	条目2	总分
评价员1	5	6	6	17
评价员2	6	7	6	19
评价员3	2	3	4	9
评价员4	3	2	3	8
总分	16	19	18	53

4个评价员给领域一(范围和目的)的评估分数,见上表。

最大可能分值=7(完全符合)×3(条目数)×4(评价者)=84;

最小可能分值=1(完全不符合)×3(条目数)×4(评价者)=12;

领域一的最后得分为:(获得的分值−最小可能分值)/(最大可能分值−最小可能分值)×100%=(53−12)/(84−12)×100%=57%。

四、注意事项

1. 评价者在应用 AGREE Ⅱ之前,应仔细阅读整个指南文件以获得指南制定过程及最后结果的所有信息,需注意指南推荐意见的文件可能和方法部分在同一个文件里,也可能被总结在一篇独立的技术报告或方法学手册里。

2. 对 AGREE Ⅱ每个领域的评分分别进行计算,6个领域评分是独立的,不能合并为一个单一的质量评分。尽管这些维度的总分数可以用来粗略比较指南,帮助决定是否推荐或者使用某个指南,但是不能对总得分设立一个阈值来评价一个指南的好坏。

第五节 临床实践指南的改编方法

国外护理领域基于证据的临床实践指南资源已经非常丰富,目前可检索到护理领域临床实践指南的途径除专门的指南发布机构外,各权威专业学会也发布护理相关主题的指南,例如加拿大安大略护理学会的网站上发布了50余篇护理领域的临床实践指南,美国静脉输液护理学会每5年发布"静脉输液指南",美国、英国、澳大利亚等国的患者安全研究机构发布的"跌倒预防指南"、"身体约束管理指南"、"压疮预防和处置指南"。这时指南制定者常常面临制定一个全新的指南还是改编现有质量较高的指南的难题。由于多种原因导致即使国际高质量指南也可能无法满足使用者在其他地域环境及卫生体系下的所有的使用需求,即高质量的指南引入国内时切不可生搬硬套,需要进行本土化改编、评价、试点应用等过程才可正式应用。

阅读笔记

如果对所关注的临床护理问题已经有高质量的指南存在,可以考虑对指南进行改编。2005 年 ADAPTE 协作组(ADAPTE Collaboration)正式成立,其致力于现有临床实践指南的改编、制定和实施,并于 2007 年正式推出临床实践指南改编方法,于 2009 年进行了更新,在其网站上(http://www.adapte.org)可下载 ADAPTE 手册。2010 年 ADAPTE 协作组与国际指南协作网(GIN)合作,在 GIN 的官方网站上也发布了指南适用性改编手册和工具。

指南改编方法包括 3 个阶段、9 个模块和 24 个步骤。3 个阶段分别为准备、适用性改编和完成阶段。9 个模块分别为准备框架、确定健康问题、检索和筛选指南、评价指南、决定和选择、起草指南初稿、外部审稿、计划未来更新、产生最终指南,见图 12-1。

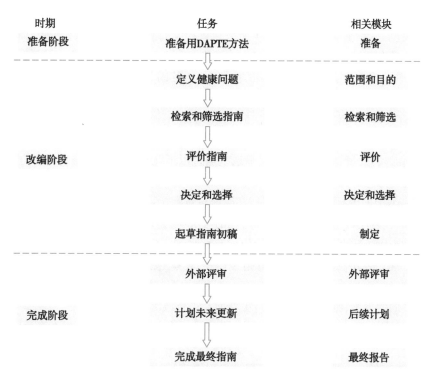

图 12-1　ADAPTE 方法改编指南流程图

一、准备阶段

1. 成立指南改编小组　指南改编小组也需要多学科人员合作,应邀请临床专家、方法学专家、患者代表等。

2. 明确指南的选题　选题一般需满足以下条件:该疾病存在较高的疾病负担,诊疗工作中确实存在差异或实施指南可能使得临床结局被改善,高质量循证指南的存在等。

3. 确定指南改编是否可行　进行初步检索,确认是否已经存在相关国际指南。

4. 确保指南改编所需要的资源和相关技能　护理实践指南改编时需考虑应有循证护理专家、护理研究者、临床医疗专家、临床护理专家、医院管理者、护理管理者等专业人员及方法学专家的参与,并确保有足够的资金用于支持指南改编,如组织会议的费用。

5. 完成准备阶段的任务　包括明确指南改编小组成员是否存在任何利益冲突;明确成员的工作职责;决定小组成员如何达成共识;考虑促进指南传播和执行的策略等。

6. 撰写指南改编计划书　计划书包括改编指南所涉及的临床问题、指南改编小组的成员、指南改编的流程、纳入指南的评价工具、改编小组成员的利益冲突声明和改编指南预计完成的时间等。

二、改编阶段

1. 确定健康问题　明确改编指南所涉及的 PIPOS,即 P(population,应用人群),I(intervention,干预),P(professions,指南使用者),O(outcomes,结局)和 S(setting,医疗保健场所)。如艾滋病相关症状管理指南改编,通过前期的质性访谈和问卷调查明确需要解决的健康问题,即应用人群为 HIV 感染者和 AIDS 患者;干预措施为症状管理;指南使用者是为 HIV 感染者和 AIDS 患者提供护理服务的卫生保健人员;卫生保健场所为 HIV 感染者和 AIDS 患者提供护理服务的卫生保健机构,包括医院、社区卫生服务中心等。

2. 检索指南和其他相关内容　应尽可能全面检索相关指南。国外临床指南最主要的发表途径是指南网站(参看第三章第二节),所以建议检索时首先从指南网站开始。同时还应检索权威的专业学会网站。上述指南改编时,除了检索各大指南数据库以外,还检索了世界卫生组织、美国艾滋病护士协会、美国疾病预防控制中心、英国艾滋病学会等诸多专业学会或组织网站。

3. 筛选检索到的指南　尽量纳入近 5 年发布的指南,也可以只纳入循证指南。排除由个人撰写的指南、无证据等级或推荐级别的指南或是无参考文献的指南。

4. 对检索到的大量指南进行评价、筛选　通过以下几个条目对指南进行各方面的评价,达到对指南进行筛选的目的。

(1) 采用 AGREE Ⅱ 评价指南的质量:实际评价过程中可以主要对第 3 个领域"严谨性"进行评价,因为该领域反映了指南形成推荐意见的方法学,是影响指南质量最重要的评价内容。

(2) 评价指南更新情况:研究表明指南发布后平均 3.6 年就已经过时,所以超过 3 年的指南有些内容可能已经不再对临床实践有指导作用,可以通过咨询本领域的专家或者在指南出版之后快速检索有无相关系统评价发表来确定指南原有的证据是否已经过期。对于证据质量较高但已经过期的指南,则需对指南进行更新而非进行改编。

(3) 评价指南内容:可以邀请所在领域的多位经验丰富的临床专家对推荐意见的内容进行综合评价。

(4) 评价指南的一致性:包括评价证据的检索策略、所选择证据是否支持推荐意见、指南制定者如何总结解释证据、证据解释和推荐意见解释之间的一致性。这个过程需要临床专家和方法学家共同进行。

(5) 评价推荐意见实施的可行性、适宜性、目标人群的可接受性:包括以下几方面:①指南中推荐意见针对的人群是否和改编指南的目标人群相符;②干预措施在将被应用到的临床环境中是否可以采用;③实施推荐意见所需的专业技能是否在目标环境下同样具备;④是否有立法、文化等差异阻碍推荐意见的实施等。

5. 汇总评价结果。

6. 在指南和推荐意见中进行选择以制定改编指南　综合考虑所有的评价结果并从所评价的指南和推荐意见中进行选择,除了接受推荐意见外,可能还存在以下其他情况:对于指南评价严谨性较低的指南,或已经过期,或推荐意见不适合当地使用的指南可以拒绝。对于可以使用的指南,也可能会只接受证据总结,而不接受其推荐意见,如考虑患者价值观意愿的不一致,无法支付指南中涉及较高的经济费用的某些干预推荐等,即证据的适用性存在问题时。

7. 制订指南的框架和结构　根据遴选出的指南内容进行分类,制订出指南框架和结构。

三、完成阶段

阅读笔记

1. 将初稿发送给指南的潜在用户进行外部审核　评价改编指南的推荐意见在安全性、有效性、可操作性和社会伦理方面的评分,明确指南的可应用性。外部审核者应该涵盖所有的利益相关者,包括临床专家、方法学专家、政策制定者、指南针对的患者等。审核内容包括推荐意见是否合理,是否可以将改编的指南应用于具体的临床实践中,指南如何影响或改变当前的实践等。指南改编小组需要综合考虑所有反馈意见,并考虑是否需要修改当前的推荐意见。如艾滋病相关症状管理指南改编时通过自行设计的《艾滋病相关症状管理指南推荐意见可用性调研表》对艾滋病定点诊疗机构艾滋病病房或门诊的艾滋病专科护士进行问卷调查来评价推荐意见在安全性、有效性、伦理学等方面进行评分,同时邀请艾滋病护理、临床医学、公共卫生等领域的专家采用 AGREE Ⅱ 对改编的指南进行书面评审。

2. 咨询相关的认证机构　上述艾滋病相关症状管理指南改编时邀请了当地护理学会、疾病预防控制中心、护理质量控制中心等组织机构的专家对改编的指南进行了现场论证。

3. 咨询原指南的发布者　针对指南中存在的分歧,通过电子邮件咨询原指南发布者,以期获得更明确的解释,或将改编版指南返回给原指南工作组重要成员,取得其审核。

4. 对原指南进行答谢,并确保获得相应的版权许可。

5. 计划指南未来的更新　在临床试用点应用 1 年(根据情况确定时间)并根据应用情况进行后续的更新。

6. 正式发布新的指南。

此外,ADAPTE 还包括了 18 个工具,方便用户改编指南时应用,见表 12-6。

表 12-6　ADAPTE 附录工具

工具 1	指南制定和实施资源 / 参考手册
工具 2	检索资源和策略
工具 3	利益冲突声明模板
工具 4	达成共识过程
工具 5	工作计划模板 / 案例
工具 6	PIOS
工具 7	指南特征总结表格
工具 8	指南内容总结表格
工具 9	AGREE 工具
工具 10	AGREE 评价者评价电子表格和 AGREE 评分计算电子表格
工具 11	指南新颖性调查案例
工具 12	推荐意见汇总案例
工具 13	证据检索和选择评估表
工具 14	指南效度评估表(证据、解释和推荐意见一致性)
工具 15	可接受性 / 适用性评估表
工具 16	改变的指南内容检查清单
工具 17	外部评审案例
工具 18	更新方法报告表

第六节　临床实践指南的应用与传播

临床实践指南的推广和实施可以有助于持续提高临床护理质量,保证护理人员提供给患

阅读笔记

者最佳和最合理的护理服务,同时也可以减少不同机构或护理人员之间护理实践的差异性,规范护理行为。临床实践指南应用也是循证护理实践和知识转化的重要环节。目前国际上已经有多项证据转化模式,可供指南应用者参考(见本书第十三章)。国内复旦大学 JBI 循证护理合作中心根据其开展的证据综合、证据传播、证据应用的研究与实践,于 2015 年形成了"循证护理实践路径图",提出了本土化的证据应用模式,可用于指导指南的转化和应用。

临床实践指南的应用过程大致如下。

一、指南的获取

可以通过专业的临床实践指南网站、文献数据库或专业学术机构网站获取(详细内容见第三章第一节)。

二、构建指南应用小组

原则上也要求成立多学科团队,以便正确理解证据等级、推荐强度的含义,合理构建证据应用方案。一般来说应由指南实施环境管理者、推荐意见实践者、循证方法学家参与。

三、评价指南及证据筛选

临床实践指南可能与指南实施的人群的基线特征或卫生资源环境存在一定的差异。指南使用者在证据使用前必须考虑到应用指南的质量、是否适合自己的患者、现有医疗条件是否满足指南使用等因素,因此应对临床实践指南的真实性和适用性进行评价。

1. 指南的真实性评价　指南使用者可以参考 AGREE Ⅱ工具对指南进行评价,其中主要评价指南制定的严谨性,如:①指南的制定是不是基于当前可得的最佳证据;②是否采用了严格的方法评价证据质量并对证据质量进行了分级;③是否对推荐意见进行了证据的标识,并可以追溯它们的来源。评价后,由指南小组成员提取所需的证据。

2. 指南的适用性评价　此过程主要分析实施指南时可能会有的障碍或阻碍因素,这些因素一类是指南自身存在的问题,一类是外部障碍因素包括组织机构方面因素、患者因素、经济因素。

(1) 临床实践指南是否回答了临床需要解决的问题。

(2) 组织机构方面:医疗护理机构的管理者是否支持指南的使用;医疗机构有限的人力资源是否会影响指南的使用。

(3) 患者方面:患者的临床情况是否与临床实践指南的目标人群相似;患者或其亲属是否会拒绝接受某些干预方案。

(4) 经济方面:实施指南的投入是否与实际医疗条件或患者的经济状况相匹配;医疗保险情况是否会影响指南的使用。

四、构建基于证据的实践方案,为实施指南做准备

1. 如有必要,需取得证据使用单位行政机构的同意。

2. 确定团队成员对指南实施的态度,并由指南实施小组负责组织实施指南所必需的技能培训。

3. 构建计划书　结合前期的指南适用性分析确定指南应用的目标、时间表、实践方法、预计各阶段可能遇到的问题和应对方案。

4. 实践方案论证　循证实践方案需要由实践场所中的管理者和实践者进行论证,论证内容包括方案是否来源于评价后的指南资源、是否适合所在临床情景、是否具有可操作性、成本上是否可行、是否具有安全性、患者能否接受等方面。综合论证结果,对方案进行修订和调试,

阅读笔记

最后确定完整的实践方案。

五、应用指南

根据实践方案计划书应用指南,这个过程常涉及较多的观念、组织结构、政策、流程等的改变,需要指南应用小组通力协作,积极克服障碍,促进实践方案的顺利实施。指南的应用过程中应定期评估,及时发现问题,调整循证实践方案。详见本书第十三章关于证据应用的内容。

六、反馈总结

指南的应用过程中管理者、实践者、研究者应密切合作,不断评议、反思、总结。其中系统策划、领导力支持、持续培训、多学科合作是证据应用的驱动力。

【本章小结】

利用最佳证据指导临床护理实践是提高护理质量、规范护理行为的必经之路。制定临床实践指南是指导临床护士践行循证护理实践的有效办法,是联系护理科研和临床护理的桥梁。临床实践指南的制作需要多学科合作,遵循严谨的制作方法,避免利益冲突,并给予透明及清晰的报道。

(靳英辉)

【思考题】

1. 阅读现有的指南制定手册,分析护理指南制定与临床治疗领域指南制定的共性与区别。

2. 分析在什么情况下容易发生基于低质量的证据产生强推荐的级别。

主要参考文献

［1］胡雁,周英凤,朱政,等.通过循证护理实践促进护理知识转化.护士进修杂志,2016,30(11):961-963.

［2］王小钦,王吉耀.循证临床实践指南的制定与实施.北京:人民卫生出版社,2016.

［3］傅亮,胡雁,卢洪洲,等.艾滋病相关症状管理指南改编的方法及效果评价.中华护理杂志,2015,50(9):1037-1042.

［4］王行环.循证临床实践指南的研发与评价.北京:中国协和医科大学出版社,2016.

［5］Institute of Medicine. Clinical practice guidelines we can trust. Washington,DC:National Academies Press,2011.

［6］World Health Organization. WHO handbook for guideline development. Geneva:WHO Press,2015.

［7］National Institute for Health and Clinical Excellence(NICE). Process and methods guides:the guidelines manual.(2012). http://www.nice.org.ul/article/pmg6/chapter/1.

［8］Jin Y,Wang Y,Zhang Y,et al. Nursing Practice Guidelines in China do Need Reform:A Critical Appraisal Using the AGREE Ⅱ Instrument. Worldviews on Evidence-Based Nursing,2016,13(2):124-138.

［9］Qaseem A,Forland F,Macbeth F,et al. Guidelines international Network:toward international standards for clinical practice guidelines. Ann Intern Med,2012,156(7):525-531.

［10］Guyatt G,Oxman AD,Akl EA,et al. GRADE guidelines:1. introduction-GRADE evidence profiles and summary of findings tables. Journal of Clinical Epidemiology,2011,64(4):383-394.

［11］Shiffman RN,Shekelle P,Overhage JM,et al. Standardized reporting of clinical practice guidelines:a proposal from the Conference on Guideline Standardization. Annals of Internal Medicine,2003,139(6):

阅读笔记

493-498.

[12] The AGREE Collaboration. Development and validation of an international appraisal instrument for assessing the quality of clinical practice guidelines：the AGREE project. QualSaf Health Care，2003，12：18-23.

[13] Brouwers MC，Kho ME，Browman GP. et al. AGREE Ⅱ：advancing guideline development，reporting and evaluation in health care. CMAJ，2010，182（18）：1308-1311.

[14] ADAPTE Collaboration. The ADAPTE Manual for Guideline Adaptation. Version1.0. Guidelines International Network；2007. Available at：http://www.g-i-n.net/document-store/workinggroupsdocuments/adaptation/adapte-manual-for-guideline.pdf.

[15] Chen YL，Yang KH，Marušić A，et al. A Reporting Tool for Practice Guidelines in Health Care：The RIGHT Statement. Ann Intern Med. 2016 Nov 22. doi：10.7326/M16-1565.［Epub ahead of print］

第十三章　知识转化和证据应用

近五十年来,医学、护理以及健康科学领域的飞速发展形成了数量庞大的知识和信息,大部分信息都具有很好的可信度和利用价值。循证卫生保健作为 21 世纪的核心指导思想,旨在强调临床实践应以最新、最佳证据为基础。但事实上,政策制定者及临床实践者并没有及时地获取不断更新的知识、信息和研究结果,作为政策制定及临床决策的依据。很多卫生保健人员仍然遵循其最初接受教育时学到的知识进行决策,正如 David Sackett 教授指出的那样:"多数医生从离开培训教育体系那天起,其知识就开始停滞不前,技能也开始过时。"因此,尽管大量的研究结果足以改变临床实践,但临床专业人员并未改变他们的实践行为,研究结果并未转化为实践行动,即使是最好的证据,在实践应用中也存在着巨大的鸿沟。因此,如何促进知识转化及证据在临床实践中的应用,成为全球医疗卫生保健领域关注的热点。

第一节　知识转化和证据应用概述

一、知识转化的背景

尽管卫生保健领域的研究发展迅速,但研究结果的转化却是一个缓慢且具有风险的过程。来自美国和荷兰的研究指出,30%~45% 患者接受的医疗干预措施并非基于研究证据,而20%~25% 的医疗干预措施被证明是不需要或者是有潜在危害的。研究也指出,如果能够基于现有的最佳证据,癌症患者的结局至少可以改善 30%,其病死率至少可以降低 10%。由于证据转化的滞后性,导致有效的干预措施在临床实践中未被及时应用,或者某些无效的干预措施被过度使用,这使得临床实践存在较大的变异性,导致效率低下、效果欠佳和卫生资源使用不公平。

为了促进研究证据在临床实践中的应用,美国医疗保健研究和质量署(The Agency for Healthcare Research and Quality,AHRQ)提出了促进研究转化的长远目标,以保证 AHRQ 的研究得到广泛传播,并在医疗保健决策中发挥作用。因此,1999 年美国 AHRQ 推出了第一个将研究转化为实践的项目(translating research into practice,TRIP),其目标是确保采用严谨的证据

阅读笔记

提高治疗和照护质量,促进研究结果、严谨的工具、科学信息在各种医疗保健场所、对各类人群、在各种医疗费用支付系统下都能够得到广泛的传播和应用。

随着研究结果向实践转化关注的增加,研究者纷纷采用不同的概念描述这一过程,如 knowledge translation、knowledge transfer、knowledge exchange、research utilization、implementation、dissemination、diffusion 等。为了更清晰地阐述研究结果向实践转化这一过程,2000 年由加拿大多伦多大学研究基金资助,多伦多大学医学系、家庭社区系、卫生政策管理及评估系、公共卫生科学系共同参与并建立了世界上第一个知识转化项目(knowledge translation program),并界定了知识转化的概念和内涵。随后,美国国家残疾研究传播中心(US National Center for the Dissemination of the Disability Research, NCDDR)也对知识转化进行了明确的界定,两者一致认为,基于研究与实践之间的差距,知识转化的主要目的是将现有的知识进行整合及并应用于临床实践中,以改善卫生服务的效果,提高其效率。因此,知识转化顺应了循证卫生保健发展的趋势,通过寻求可能的最好机制,加强研究人员与卫生保健知识用户之间的关系,促进对知识转化的理解,加速知识应用于卫生保健实践的过程。在此背景下,以知识转化和证据应用为核心的研究备受关注,并成为循证卫生保健未来发展的必然趋势。

二、知识转化的概念

加拿大卫生研究所(Canadian Institute of Health Research)在 2000 年将知识转化(knowledge translation, KT)定义为"有效地、及时地、符合伦理地将整合性的知识应用于卫生保健实践,促进研究者与实践者的互动,从而保证最大限度地发挥卫生保健体系潜力,获得卫生保健的最佳效果"。

根据加拿大卫生研究所的定义,知识转化包括四个重要方面:①知识整合(knowledge synthesis):对研究结果进行严谨的评价及科学的整合;②知识传播(dissemination):根据特定的目标人群,对知识进行因地制宜地裁剪,通过有效的策略积极传播到目标人群中;③研究者与实践者互动(exchange):研究者和实践者积极互动、参与及合作,研究者提供知识作为实践者决策的依据;④知识被符合伦理地应用(ethically sound application of knowledge):在遵循伦理、法律、社会规范和价值观的原则下,将知识应用到卫生保健实践中,改善卫生保健服务及卫生系统的效果。

由此可见,这一概念强调知识转化是一个动态、循环的过程,通过对研究结果的整合、传播及在实践中的合理应用,提供更有效的保健服务,以改善人群健康状况及提高卫生系统绩效。此外,这一概念也强调研究者和实践者的合作及互动。在知识转化过程中,研究者积极传播研究结果,政策制定者和卫生保健专业人员应用研究结果,并通过知识转化将证据应用到政策制定和临床实践中。因此,知识转化要求研究者应与决策者、实践者形成有效的、合作式的工作关系,并保证研究与实践的密切关联。

三、知识转化和证据应用的发展现状

为了促进知识转化和证据应用,旨在促进知识应用于实践的研究即转化研究迅速增加。在知识整合方面,Cochrane 协作网通过开展系统评价,在促进全球卫生保健领域的知识转化中发挥着重要作用,尤其在系统评价方法学上持续做出卓越贡献。并且,Cochrane 协作网通过对系统评价的注册、审核及定期更新确保了系统评价的质量。在知识传播方面,各大指南机构,如国际指南协作网(GIN)、美国国立指南库(NGC)、英国国家卫生与临床优化研究所(NICE)、加拿大医学会临床实践指南网络、苏格兰院际指南网(SIGN)、新西兰指南协作组(NZGG)等纷纷搭建网络平台,支持、促进基于证据的指南的构建及发布,积极推动知识的传播。此外,澳大利亚 JBI 循证卫生保健中心通过 COnNECT+(循证照护和治疗临床在线网络)在线平台提供制

阅读笔记

作系统评价的工具、系统评价文献资源和证据总结资源,在知识转化方面也发挥了积极推动作用。在证据应用方面,加拿大卫生研究所以知识转化模式为指导,开展了系列研究,以促进卫生保健人员对指南的实施及应用。此外,为了促进基于证据向临床实践的转化,澳大利亚JBI循证卫生保健中心在澳大利亚政府的资助下,2005年启动了基于证据的临床质量审查项目,并率先在老年照护领域内开展,2006年将该项目扩展到整个卫生保健领域。该项目通过临床审查(clinical audit)推动临床专业人员,依据现有的最佳证据,结合临床判断及患者的需求及偏好做出临床决策,并通过分析证据引入实践的障碍因素,发展有效的应对策略,促进基于证据的最佳实践的开展,不断改进临床质量。在国内,复旦大学循证护理中心从2010年开始致力于证据应用的循证研究,在循证护理实践领域开展了系列证据临床应用项目,推动了中国循证护理实践的发展。

四、知识转化和证据应用的发展趋势和挑战

探索新知识、注重将高质量证据转化为临床实践、缩短研究证据到实践的距离、使患者受益,是卫生保健人员的职责。因此,知识转化应密切关注研究证据在临床的实施及研究证据将如何改变实践者的行为,从而提高医疗服务质量。目前,知识转化仍然面临诸多挑战,如改变卫生保健人员实践行为的部分研究证据尚缺乏充分说服力、大多高质量证据来自发达国家、多数证据尚未融入患者或决策者的价值观、证据在临床的具体实施困难重重等。尽管如此,知识转化的概念在促进公众、患者、决策者和卫生保健人员快速理解证据对临床决策和改善实践方面有其重要意义和价值。基于知识转化和证据应用的健康促进将是循证卫生保健发展的必然趋势。因此,提升原始研究的质量、构建我国循证护理资源、加速国外证据资源的本土化、培训具备循证意识和正确进行证据应用的人才、发展促进证据转化的可操作性工具、构建本土化的概念框架和理论体系,有效促进证据转化和临床应用,以推动护理学科的发展和提升护理实践的规范性、科学性,是促进我国循证护理实践发展的有效策略。

第二节　知识转化和证据应用模式

知识转化与证据应用是一个系统、复杂的变革过程,涉及持续质量改进的各个环节,为了促进证据向临床的转化,明确各变量之间的逻辑关系,需要概念框架或理论模式作为指导,目前国内外循证领域的学者提出了多项循证实践概念框架,为促进知识转化和证据应用提供了重要的理论指导。

一、JBI循证卫生保健模式

JBI循证卫生保健模式(the JBI model of evidence-based healthcare)由澳大利亚Joanna Briggs循证卫生保健中心Alan Pearson教授等于2005年提出,并于2016年进行了更新和完善(见第一章图1-1)。该模式阐述了循证卫生保健的过程及相关变量之间的逻辑关系,认为循证实践是临床决策的过程,其核心内容包括最佳证据、临床情景、患者的需求和偏好,以及卫生保健人员的专业判断。基于该模式,循证实践包括四个步骤:证据生成、证据综合、证据传播及证据应用。该模式强调循证实践是一个不断循环的过程,针对卫生保健实践中的问题,获取证据,并对证据进行严谨地评价、综合,然后传播到卫生保健人员,推进证据在实践中应用,以达到促进整体健康这一宗旨。

在全球知识转化的背景下,Pearson和Jordan于2010年提出了转化科学与循证卫生保健的关系模式图,指出理论和实践之间的三大差距,差距一是知识的实际需求与知识的探索和研究工作之间的差距,差距二是基础研究与临床应用研究之间的差距,差距三是临床应用研究与

阅读笔记

临床实践之间的差距,其中第三类差距即知识转化和证据应用之间的差距。为了缩短第三类差距,促进证据向临床的转化,JBI 循证卫生保健中心于 2005 年开展了基于证据的临床质量审查项目,并开发了促进证据应用的临床质量管理工具,即临床证据实践应用系统(Practical Application of Clinical Evidence System,PACES),借助该系统,推动临床专业人员依据现有的最佳证据,结合临床判断及患者的需求及偏好做出临床决策,并通过将证据引入实践(Getting Research into Practice,GRIP)分析证据引入实践的障碍因素,发展有效的应对策略,促进基于证据的最佳实践的开展,不断改进临床质量。

证据应用本质上是一个立足于临床实践,以团队为基础,将现有的最佳证据整合到系统和日常实践中去的过程。因此,基于临床质量审查项目,JBI 循证卫生保健中心提出了证据应用 CLARITY 循环,强调质量改进是一个循环往复的过程,不断识别和克服障碍因素并促进实践变革。CLARIFY 循环为证据的临床应用提供了结构化方法和步骤。具体包括:

1. 确定问题(clarify the question being asked)　通过分析医院不良事件报告、临床路径变异度分析报告、发病率及病死率数据报告等,确定需要进行质量改进的主题。

2. 领导力支持(leadership support)　寻求利益关联人群的支持、参与及合作,以促进证据应用及实践变革。

3. 实践现状评估(assess existing patterns and behaviors surrounding the question)　评估临床护理人员现行的工作模式和实践行为。

4. 证据检索与现状审查(review existing evidence and its use in practice)　系统、全面检索与主题相关的证据资源,开展基线审查,比较现状与证据之间的差距。

5. 实施实践变革(implement the needed changes)　分析导致现状与证据之间差距的障碍因素,发展资源并采取行动策略,促进证据融入临床实践。

6. 定期变革审查(timed re-assessment of implemented changes)　定期进行变革的审查,以缩短现状和证据之间的差距。

7. 评价变革影响(yearly review to assess the impact sustainability of the implemented changes)周期性评价变革对系统、实践人员及患者的影响。

二、渥太华研究应用模式

渥太华研究应用模式(the Ottawa Model of Research Use,OMRU)是由 Logan 和 Graham 于 1998 年提出,2004 年更新。该模式为将研究应用于实践提供了一个综合性的框架,该模式包含了知识转化过程中的 6 个关键因素:基于证据的变革(evidence-based innovation)、潜在采纳者(potential adopters)、实践环境(practice environment)、实施干预措施(implementation of interventions)、采纳变革(adoption of the innovation)和结果评价(evaluation of the outcomes)。该模式认为知识转化是一个动态、互动的过程,六个因素之间相互影响,并与特定的情景有关。该模式指出证据应用包括三个阶段:评估、监控和评价(图 13-1)。

1. 评估　将研究应用于实践之前,首先应当评估证据应用的障碍因素和促进因素,从三个方面进行评价,即基于证据的变革、潜在采纳者和实践环境。对这三方面的评估,既可采用定量的方法(如对潜在采纳者进行调查),也可以采用定性的方法(如关键知情人访谈、焦点小组访谈等),以确定哪些因素会阻碍或促进证据在实践中的应用。

(1) 基于证据的变革:该模式强调知识转化是一个变革的过程,变革应以研究证据为基础,根据特定的情景,结合专业人员的判断,将研究结果以政策、程序、指南或其他易于转化为实践的工具形式,即根据特定情景对研究结果不断地裁剪,以促进证据的转化。

(2) 潜在采纳者:开展基于证据的变革前,应对证据的潜在采纳者进行评估,明确采纳者层面的障碍和促进因素。潜在采纳者包括医护人员、政策制定者、管理者、医护人员、患者,甚至

阅读笔记

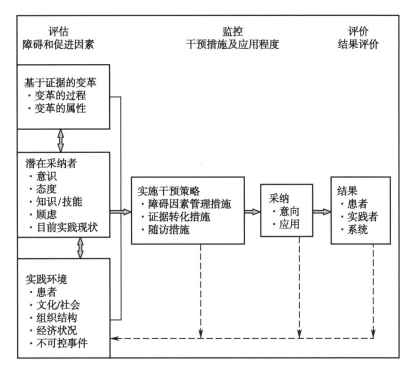

图 13-1　渥太华研究应用模式

［资料来源：Graham I & Logan J. Innovations in knowledge transfer and continuity of care［J］. Can J Nurs Res,2004,36(2):89-103.］

公众。应评估潜在采纳者对变革内容及过程的看法,包括其态度、知识、技能、习惯、偏好及目前实践现状等,明确目前实践现状与开展的变革之间的差距。

(3) 实践环境:指证据应用的特定情景,证据应用前,需要对实践环境进行促进和阻碍因素的评估。对实践环境评估可从以下五方面进行,即患者因素、文化及社会因素、组织因素、经济因素及不可控事件。患者因素包括患者对疾病的了解程度、态度及知识等;文化及社会因素包括当地的政治、文化、习俗、领导力等;组织因素包括决策系统、规章制度、政策、现行实践流程及专业标准;经济因素包括可利用的资源、医疗设备、酬金系统及法律支持系统等。

2. 监控　第二步是监控干预方案的实施。在以上评估的基础上,根据特定的情景对干预措施进行针对性的裁剪,通过对阻碍因素的控制和管理、发展促进证据转化的干预实施策略、定期随访以及时识别证据应用过程中的问题,确保潜在采纳者对变革的认识符合其期望值,并通过持续监控决定现行的干预策略是否需要修改或增加新的措施,以提高实践者采纳证据的意愿,直至真正采纳。

3. 评价　第三步评价证据应用的效果和影响,可通过现场调查、质量审查、临床数据分析、经济学分析或证据采纳者访谈等方法,评价证据应用对患者、实践人员及系统的影响。

渥太华研究应用模式清晰、逻辑地呈现了证据应用过程,并综合考虑了研究、实践和政策的影响,但该模式整体上呈线性结构,未能体现各要素之间相互影响及证据应用过程反复循环的动态过程。

三、知识转化模式

知识转化模式(knowledge-to-action process framework,KTA)由 Graham 等人在 2006 年提出,主要用于促进研究结果在实践中的应用。KTA 过程由两个环节组成:知识产生和行动(图 13-2)。

1. 知识产生环节(knowledge creation)　该环节包括知识查阅(knowledge inquiry)、知识整

阅读笔记

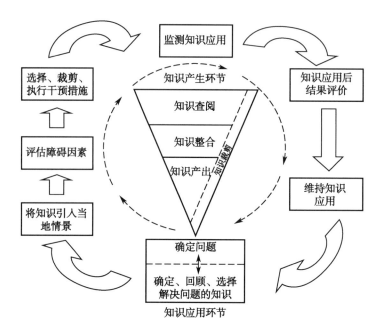

图13-2　KTA知识转化模式

[资料来源：Graham ID，Logan J，Harrison MB，et al. Lost in knowledge translation：
time for a map［J］. J Contin Educ Health Prof，2006，26（1）：13-24.］

合（knowledge synthesis）和知识产出（knowledge tools/products）三个阶段。知识产生的过程可看作倒置的漏斗，顶部为各种类型的知识，特点是信息量大，未经梳理且质量参差不齐。因此，需要采用科学、严谨的方法对知识进行系统的整合，形成有用的知识产品。由此可见，知识产生环节是一个"因地制宜"不断裁剪的过程，从知识查阅到知识产品的形成，通过对知识科学的梳理和整合，从漏斗的顶端向下层层筛选、裁剪（tailoring），知识不断地得到提炼，最后形成最有效、最符合利益相关人群需要的知识产出。

2. 行动环节（the action cycle）　该环节是在计划行动理论（planned-action theory）指导下，旨在促进知识向实践转化的变革过程。由七个步骤构成，包括确定问题（identify problem）及解决问题所需的知识（identify，review，select knowledge）、将知识引入当地情景（adapt knowledge to local context）、评估障碍因素（assess barriers to knowledge use）、选择、裁剪、实施干预策略（select，tailor，implement interventions）、监测知识应用（monitor knowledge use）、结果评价（evaluate outcomes）及维持知识应用（sustain knowledge use）。通过结果评价，对有效的、可行的知识应整合到系统中，并进行持续的监测和评估，以维持知识的持续应用，而对尚存在的问题及新出现的问题，转入下一轮的知识转化循环。因此，行动环节是一个循环、动态的过程，七个步骤相互作用，并受知识产生环节的影响。

KTA框架包含了知识产生和知识应用的动态过程，强调根据情景调整知识以及根据预期变化维持和强化知识应用。通过这个过程，将知识产生者（即科研人员）和知识应用者（即实践者）以一种合作和互动的方式形成一个整体，体现了从知识产生到应用的完整循环，为知识向实践的转化提供了清晰的概念框架。但KTA模式对证据应用过程每一环节的细化描述在一定程度上限制了研究者和实践者的灵活使用，容易导致使用者机械地按照其步骤简单地进行知识转化。此外，该模式对一些关键概念，如利益相关者等缺乏相关描述。

四、PARIHS促进研究应用框架

卫生服务领域研究成果应用的行动促进框架（Promoting Action on Research Implementation in Health Service Framework,PARIHS)由伦敦皇家护理学院研究所的 Kitson 于 1998 年提出,并在 2008 年进一步修订。该框架的核心观点认为循证实践行动的成功与否取决于证据水平及性质、证据应用的组织环境和证据转化为实践的促进措施三大核心元素,即 SI=f(E,C,F),SI(successful implementation)即为研究结果的成功应用,E(evidence)指证据,C(context)指证据实施时的组织环境,F(facilitation)是促进因素,f(function of)指证据、环境以及促进因素三者之间关系的功能状态。

1. 证据(evidence)　PARIHS 框架中认为证据是多元的,包括研究证据、临床专业人员的经验、患者及照护者的经验及当地的数据和信息。因此,PARIHS 框架强调临床决策应依据科研证据,并结合专业人员的实践经验、患者需求和偏好,同时考量当地的医疗和文化背景、相关的数据和信息资料。

2. 组织环境(context)　指证据实施时的机构和环境,涵盖多项亚元素,包括组织文化、领导力及评估机制。PARIHS 框架认为,学习型组织、分权决策、良好的上下级关系是善于接受实践变革的组织文化,变革型领导、角色职责明确、有效的团队合作、良好的组织结构及善于激励员工等是有利于实践变革的领导力类型,而有利于实践变革的评估机制应能够通过多种途径、收集全面信息,对系统、团队及个体等多个层面进行有效的绩效评价,并建立良好的反馈机制。

3. 促进因素(facilitation)　即促进循证实践开展的途径和方式,包括促进者自身特点、促进者的角色定位及促进的方式。促进者自身拥有恰当的知识和技能,在证据转化为实践的过程中推动个体、团队及组织实施实践变革,并参与到实践变革中。促进者在过程驱使(process-oriented approach)而非任务驱使(task-oriented approach)下,在证据引入实践过程中,不断调整自身的角色及促进方式,满足实践变革不同阶段的需求。

以上三大元素,即证据、组织环境及促进因素构成 PARIHS 的三维立体框架(矩阵),清晰、充分地解释和呈现各个要素之间的关系,E、C、F 分别为矩阵的长、宽、高,以中心点分割而成的 8 个象域,分别代表三元素从高级到低级的不同组合,适用于各种循证实践的情境,便于临床医务人员在应用过程中比照并作出决策和预测结果(图 13-3)。但 PARIHS 框架在应用过程中对各核心元素及亚元素的评价缺乏具体、详细的方法学研究,使该框架在实践应用中的可操作性较差,此外,该框架对相关概念的阐述不够清晰、透明,导致不同研究者对概念的理解存在差异。而且,三个核心元素之间如何相互影响也需要在实践中进一步检验。

五、Stetler 的循证实践模式

美国护理学者 Stetler 和 Marram 于 1976 年提出了旨在促进证据应用于实践的研究应用模式,2001 年更改为 Stetler 循证实践模式(Stetler model of evidence-based practice),该模式以计划行动理论(planned action theory)为指导,提出了促进证据在实践中应用的一系列步骤,这些步骤之间相互影响,促进基于证据进行临床决策的过程(图 13-4)。该模式不但重视个体层面的循证实践,也重视团队层面的实践变革,促进临床人员在证据应用过程中进行评判性思维解决问题。该模式包括 5 个主要步骤:

1. 准备阶段(preparation)　护理人员根据问题寻找、整理、选择来自相关研究的证据及其他证据(包括可信、真实的数据、事实和信息),证据应能够解决临床实践、管理、教育相关的问题,为制定政策、标准、程序提供参考,并有助于进行人员的在职培训。其间应考虑可能影响证据应用的各种因素,包括内在因素和外在因素。最后确定拟解决问题的先后次序,并聚焦优先需要解决的问题。

2. 证实阶段(validation)　对所获得的文献进行严格地质量评价,删除不可信的低质量文献,对纳入的文献,明确证据的质量等级,并评价证据的临床意义及应用价值。如果证据缺乏或不足,则停止证据应用过程,应开展原始研究以提供证据。

阅读笔记

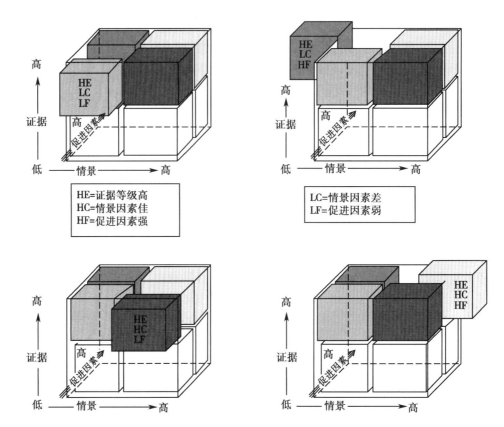

图 13-3　PARIHS 三维立体框架图

[资料来源：Kitson A，Harvey G，&McCormack B. Enabling the implementation of evidence based practice：A conceptual framework.Qual Health Care，1998，7（3）：149-158.]

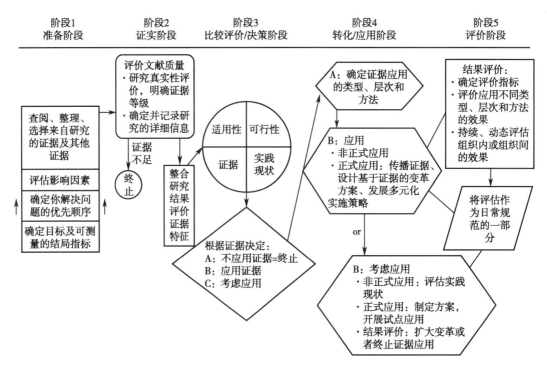

图 13-4　Stetler 的循证实践模式

[资料来源：Stetler，C.B. Updating the Stetler model of research utilization to facilitate evidence-based practice. Nursing Outlook，2001，49（6）：272-278.]

阅读笔记

3. 比较评价及决策阶段(comparative evaluation/decision making) 通过对系列同类研究结果的比较(包含对证据的综合、证据推荐强度的说明),评价该系列研究结果是否适合于所在场景的人群和环境,并从潜在风险、所需资源、参与者准备程度 3 方面权衡考虑,以确定该研究结果的应用是否具有可行性。研究者根据比较评价结果做出决定,可能的决定包括以下 3 方面:①应用研究结果;②考虑应用研究结果;③不应用该研究结果。

4. 转化 / 应用阶段(translation/application) 明确证据应用的方法、层次及类型,证据应用的方法包括采用正式或非正式的方法,直接或间接的方法;证据应用的层次包括个体层面、小组层面、部门层面及系统层面;证据应用的类型包括认知水平(如改变个体的思维方法、提高意识、增加经验等)、概念水平(如循证知识与方法培训等)、符号水平(如制订变革计划、改变他人的想法)及工具水平(如评估工具、变革策略、流程等),形成该证据的应用指南和行动计划,制订多项实施策略,如意见领袖、互动式教育、质量审查等,促进变革的顺利开展,并动态评估维持变革的持续开展和质量的持续提升。对第四阶段"考虑应用研究结果"的证据,在进行正式应用前,可先开展试点,评估证据在实践中的效果及是否需要对证据进行调整。

5. 评价阶段(evaluation) 对证据应用的过程和结局进行持续、动态的形成性评价和总结性评价,包括对实践的影响、对政策制定的影响以及对患者的影响,并评价证据应用的成本 - 效果。

Stetler 的循证实践模式详细阐述了如何促进证据应用与实践的全过程,适用于个体层面、团队层面及组织层面的实践变革,强调证据应用应基于实践中的问题,关注评判性思维能力的提升,促进基于现有最佳证据的临床决策。但该模式最大的缺陷在于缺乏实践检验,该模式对证据应用过程过于烦琐的描述也降低了其可操作性。

六、Rosswurm & Larrabee 循证实践变革模式

循证实践变革模式(the model for change to evidence-based practice)是由西弗吉尼亚大学护理学院的 Rosswurm 和 Larrabee 于 1999 年提出,该模式通过对循证实践、研究结果应用及变革理论的研究和文献分析,认为临床实践应由基于传统及经验决策转变为基于科学证据进行决策。因此,该模式认为应定期进行实践现状的评估,明确变革需求,将最佳证据应用到临床实践中,促进循证实践变革。该模式引导实践者从评估变革需求到将循证实践方案整合到实践中,强调利益相关人群的全程参与,完成循证实践变革的全过程(图 13-5)。该循证实践变革模式包括 6 个步骤。

1. 评估变革需求(assess need for change in practice) 实践人员通过对内部资料的分析,包括患者满意度报告、质量改进数据、实践者提出的问题、各类评估报告、新的研究数据等,并通过头脑风暴、投票、流程分析等方法,与所有利益相关人员包括管理者、决策者、实践者及患者进行讨论,将现状(内部数据)与基准(外部数据)进行比较,分析与问题相关的现有措施和结果,明确潜在变革需求。

2. 检索最佳证据(locate the best evidence) 实践者需要清晰界定变革问题,确定证据的来源和类型,包括临床实践指南、系统评价、单项研究、严格评价的主题报告及专家意见等均可作为证据的来源,制订详细的检索策略,并进行系统的证据检索。

3. 严格评鉴证据(critically analyze the evidence) 对检索的证据进行严谨的质量评价,明确证据级别,并综合现有的最佳证据,评价将证据应用到实践中的可行性、益处及潜在风险,确定现有的证据是否支持实践变革。如果现有的证据比较弱或者不足,应开展原始研究。如果现有的证据支持实践变革,则设计变革方案促进实践变革。

4. 设计变革方案(design practice change) 在明确现有最佳证据的基础上设计变革方案,包括确定变革流程、标准、所需资源及评价方法,设计预试验方案及变革实施方案。变革方案

阅读笔记

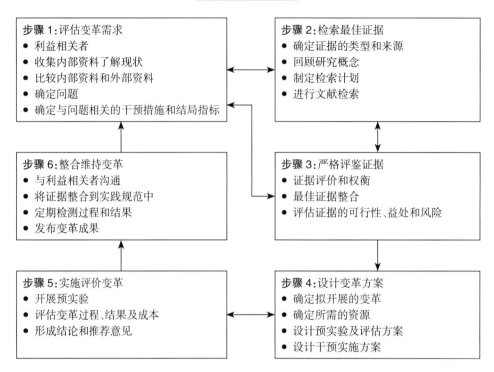

循证实践变革模式

步骤1:评估变革需求
- 利益相关者
- 收集内部资料了解现状
- 比较内部资料和外部资料
- 确定问题
- 确定与问题相关的干预措施和结局指标

步骤2:检索最佳证据
- 确定证据的类型和来源
- 回顾研究概念
- 制定检索计划
- 进行文献检索

步骤6:整合维持变革
- 与利益相关者沟通
- 将证据整合到实践规范中
- 定期检测过程和结果
- 发布变革成果

步骤3:严格评鉴证据
- 证据评价和权衡
- 最佳证据整合
- 评估证据的可行性、益处和风险

步骤5:实施评价变革
- 开展预实验
- 评估变革过程、结果及成本
- 形成结论和推荐意见

步骤4:设计变革方案
- 确定拟开展的变革
- 确定所需的资源
- 设计预实验及评估方案
- 设计干预实施方案

图 13-5　Rosswurm & Larrabee 循证实践变革模式

［资料来源:Rosswurm, M.A. & Larrabee, J. A model for change to evidence-based practice. Image:J of Nursing Scholarship. 1999, 31(4):317-322.］

太复杂会降低其被利益相关人群接受的可能性,为了提高方案的可接受性和可操作性,在方案设计阶段,应纳入重要利益相关者,并充分考虑实践环境的具体情况,包括现有的资源、上下级的反馈机制等。

5. 实施评价变革(implement and evaluate change in practice)　开展实践变革预试验,对变革的过程及结果进行评价,包括质量改进、结果改善及成本情况,重点关注实践方案的可行性、收益和风险。根据评价结果结合利益相关者的反馈,决定该实践变革方案是采纳、调整还是放弃。

6. 整合维持变革(integrate and maintain change in practice)　如果预试验的结果支持变革方案,则扩大实施并维持变革效果,将最佳证据整合到现行实践标准中,定期监测变革的过程和结果,并定期向利益相关人群反馈变革的效果。

Rosswurm & Larrabee 循证实践变革模式以简洁、清晰、有逻辑的方式呈现了实践者基于实践的变革需求,针对性地获取、评价和整合证据,并将现有的最佳证据应用到实践中,维持变革持续开展的全过程,为实践者的实践变革提供了清晰的框架。但该模式过分强调了循证实践变革中实践者的角色,没有充分考虑实践者在获取、评价和整合证据方面困难的实践现状,忽视了实践者与研究者的互动与合作。

七、复旦循证护理实践路径图

复旦循证护理实践路径图(pathway for evidence-based nursing practice)是由复旦大学 JBI 循证护理合作中心主任胡雁教授及其团队在多年循证理论及实践研究的基础上于 2015 年提出,是国内首个循证护理实践框架图。该路径图指出循证护理实践是一个不断循环的过程,针

阅读笔记

对实践问题获取证据,促进证据传播并推动证据在实践中的应用,并进行效果评价,对存在的问题转入下一个循环或开展原始研究(图 13-6)。该路径图可指导护理研究者及实践者以评判性思维正确分析护理问题,通过科学的路径,有效的资源利用,理性的判断,促进科学有效的护理决策。该路径图将循证护理实践分为四个环节:

1. 证据生成　证据可来源于干预性研究、观察性研究、质性研究、专业共识、专家经验,但应经过严格的质量评价,才可成为证据。

2. 证据综合　首先从临床情景分析出发,结构化地提出护理问题,可采用 PICOs/PECOs/

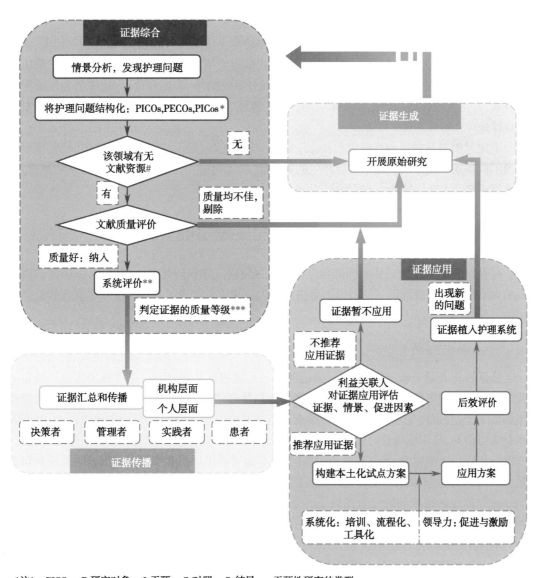

*注1: PICOs: P-研究对象, I-干预, C-对照, O-结局, s-干预性研究的类型
　　　 PECOs: P-研究对象, I-暴露, C-对照, O-结局, s-观察性研究的类型
　　　 PICos: P-研究对象, I-研究的现象, Co-研究所处的场景, s-质性研究的类型
注2: 文献资源: 包括原始研究、系统评价、临床实践指南、专业共识、临床经验等
**注3: 该系统评价针对原始研究,专业共识和临床经验:对多项同类系统评价则开展系统评价的再评价;对临床实践指南,则只进行总结提练
****注4: 判定证据的质量等级的方法包括: GRADE分级, JBI证据分级等

图 13-6　复旦循证护理实践路径图

[资料来源:胡雁,周英凤,朱政,等.通过循证护理实践促进护理知识转化.护士进修杂志,2015,30(11):961-963.]

阅读笔记

PICos 的方程式将临床问题结构化(P——研究对象,I——干预,C——对照,O——结局,s——干预性研究的类型,E——暴露因素,I——研究关注的现象,Co——研究所处的场景),来自干预性研究、观察性研究、质性研究、专业共识、专家经验的结果,均可通过检索、质量评价、系统评价等环节,判定是不是严谨的证据,并进行证据综合。

3. 证据传播　采取有效的方法促进证据在机构层面和个人层面的积极传播,如构建临床实践指南、证据总结、循证实践方案、开展教育培训等。证据传播的对象是临床实践中的利益关联人群,包括决策者、护理管理者、临床护理实践者、患者等。

4. 证据应用　在证据应用前,由利益关联人对证据应用前的临床情景、促进及障碍因素进行综合评估。该阶段应充分考虑临床情景、患者意愿、专业判断以及成本费用等作出判断。对具备应用条件的证据,应推荐试点应用,包括构建本土化的试点方案,分析在制度建设、流程优化、人力物力财力资源配套上的要求,然后正式试点应用该证据并进行后效评价。该阶段尤其重要的是在强有力的领导力激励和促进下,通过系统的培训、流程化、构建评估和评价工具等方式,真正实现证据的转化和临床应用。最后将证实有效的证据植入护理系统中,实现系统的良性运转和持续发展。

上述过程与开展原创性研究(primary study)密切关联,对无法用循证解决的问题、证据应用尚不具备条件或植入护理系统后产生的新问题,应通过进一步的科学研究产生新的证据,因此该循环又进入新一轮的"证据生成"。

第三节　知识转化和证据应用的过程

尽管不同的概念模式从不同的角度阐述了如何促进知识转化和证据应用,但循证护理实践的本质是一个发现问题、寻找证据、解决问题的持续质量改进过程,因此,知识转化和证据应用的过程可归纳为以下几个步骤。

一、确定问题

证据转化开始于确定临床问题,确定问题时可遵循重要性、严重性、可解决性及证据和实践之间存在差距等原则。研究者或实践者可通过临床情景分析,根据临床现状及需求确定具体的临床问题,可优先考虑以下领域:临床规范或操作流程欠缺导致实践变异性较大、与患者利益密切相关、临床结局有可能被改善、花费成本高、该领域存在高质量证据等。确定问题时,应进行初步的文献检索,不但有助于明确问题,并能够确定证据和实践之间的差距及现有知识是否可以解决这些问题,以决定是开展证据转化还是开展原始研究。

一个理想的临床问题应包括以下 5 个要素:研究对象、干预措施或暴露因素,对照、评价的结局指标,以及研究的设计类型。因此在构建循证的问题时,可采用国际上常用的 PICO 格式。P(population)为特定的人群,I(intervention/exposure)为干预措施或暴露因素,C(control/comparator)为对照措施或另一种可用于比较的干预措施,O(outcome)为结局指标(循证问题的提出详见本书第二章)。对临床问题结构化的界定,有助于明确临床问题的主要核心变量,便于有效地开展证据检索。

二、检索证据

系统、科学地收集研究证据是开展证据转化至关重要的环节,其目的是通过系统的文献检索,为循证护理实践获取最佳证据。所以,确定临床问题后,应开始系统、规范的文献检索(循证资源的检索详见本书第三章)。

以证据应用为目的的检索可分两步走:

第一,首先检索经过整合的循证资源。根据证据的"6S"模型,从证据顶端开始检索,如计算机决策支持系统、循证知识库、循证临床实践指南、证据总结及系统评价等。这些资源大多经过研究者对原始研究的评价和整合,但部分资源仍然存在更新缓慢及质量参差不齐的问题。

第二,在循证资源缺乏或不足的情况下,再检索原始研究。检索原始研究时,需要制订规范的检索策略,确保检索的全面和效率。原始研究的特点是信息量大、质量参差不齐、且未经梳理。

三、评价、整合证据

对检索到的资源,不管是整合的循证资源,还是原始研究,都需要采取恰当的文献评价工具进行严谨的质量评价,确保证据真实、严谨、可靠(文献质量评价详见本书第四章)。

而对检索到的原始研究,由于单个原始研究样本量常常不足,且研究质量参差不齐,即原始研究的证据如果没有经过系统的评价和整合,证据的可信度并不高。如果将一些质量差甚至结果错误的研究结论作为证据应用到临床,可能会误导临床决策。因此,对纳入的原始研究应进行系统的整合,目前最常用的方法是系统评价,包括量性研究的系统评价和质性研究的系统评价(系统评价详见本书第六章)。此外,证据总结和循证临床实践指南对某一临床问题所有的干预措施进行了评价及汇总,因此,也成为证据整合的重要形式。但不管采用哪种方式,均要求证据整合的过程科学、严谨、透明、可重复。

对检索到的证据进行评价、整合后,根据原始研究的质量对证据体标注证据级别,并清楚标注证据的出处,以确保证据的可靠性和可追溯性。综合考虑证据质量、利弊风险、患者价值观和意愿及成本后,形成明确的推荐意见,并标注推荐级别(证据的特征与分级详见本书第五章)。结果可归纳为以下 3 种情况:①有益的最佳证据:可推荐给临床专业人员应用;②无效或有害的证据:建议临床人员停止或废弃使用;③无肯定结论的证据:建议开展原始研究。

四、应用证据

将证据应用到临床实践的过程是一个特别具有挑战性的环节,需要利益相关人群的合作与互动,分析临床情景,选择裁剪最佳证据,采取综合策略,将证据系统化、流程化、工具化地引入临床实践中。

1. 情景分析　在证据应用过程中,证据、组织环境及障碍因素是影响证据应用的三个要素。因此,在证据应用环节,需要通过情景分析进行三方面的评估。

(1)证据评估:由于证据的情景相关性,所以需要评估证据对当地临床情景的可行性、适宜性、临床意义及有效性,了解证据是否适用于当地的目标人群、干预措施实施的成本、患者是否接受等,以确定证据是否能够被引入当地情景。

(2)组织环境评估:所有的循证变革都显示,环境和文化是影响循证实践的重要因素,因此需要评估临床情景对引入证据的准备度,包括领导力、组织结构、组织文化及资源配置等,了解当地环境在物理上、社会上、文化上、结构上、系统上及专业上是否适宜于证据应用,以明确组织环境是否有利于证据转化。

(3)障碍因素评估:证据应用作为一个系统变革过程,必然会遇到系统层面和个体层面的阻力,因为变革会导致原有的工作模式被打破、工作流程需要重造、利益相关人群的习惯被改变等。因此,需要评估证据应用过程可能遇到的障碍因素。可采用鱼骨图分析、SWOT 分析或柏拉图等方法对障碍因素进行分析,不管采用哪种方法,障碍因素均应包括系统、实践者和患者 / 家属三个层面,系统层面的障碍因素包括制度、流程、规范、资源等;实践者层面包括实践者的知识、态度、技能、偏好、习惯等;患者 / 家属层面包括知识、态度、需求、偏好、经济状况等。明确障碍因素有助于构建行动策略,促进变革成功。

阅读笔记

2. 构建策略   通过以上情景分析,对证据进行科学地遴选、提升组织环境准备度及发展可利用资源,充分考虑人、财、物、时间、空间、信息等各方面的资源,发展有效的多元化干预策略和行动方案,开展证据应用试点,包括合理的人力资源配置、必要的经费支持、合理的资源(如仪器、设备、材料等)配备、充足的信息支持(发展培训资料、提供评估表、制订健康教育资料等)、多学科团队的合作等,促进证据向临床实践的转化。其中对方案进行工具化、流程化、系统化,并提供组织支持和激励是证据应用前必需的准备。

3. 采取行动   根据干预策略和行动方案,采用干预行动,实施循证实践变革。在组织层面上,可构建自上而下的支持体系、组建多学科团队、优化沟通渠道、完善管理规范,进行流程再造、领导力培训等,为证据应用提供良好的顶层设计;实践者层面上,可发展操作规范、提供教育培训、技能指导、提供简便有效的操作性工具等,促进护士专业知识的提高和态度、行为的转变,提升护士的专业胜任力;患者/家属层面上,鼓励患者参与、提供多种形式的健康指导、发放教育资料、提高与疾病相关的技能、提供支持性工具等,提高患者依从性,改善患者结局。

五、评价效果

证据应用后应进行效果评价,以了解证据引入对组织及利益相关群体的影响。因此,应制订护理敏感性指标,从结构、过程及结果层面全面评价证据应用对系统、实践者及患者的影响。

首先,循证变革关注证据引入对系统的影响,因此,需要评价证据应用对组织管理的影响,如制度完善、流程规范、标准形成等,以及证据应用对系统资源的影响,如环境改善、设备更新、信息(如表单、评估表等)完善等。其次,证据应用对卫生保健系统最大的影响是实践者的改变,因此,应评价证据应用对实践者的影响,包括实践者对证据应用的态度、对最佳实践的执行率、对临床决策的建议,以及在知识应用过程中其专业知识、技能及信念的改变等。第三,对患者的改变是证据应用的最终目标,因此,应评价证据应用对患者的影响,包括患者对疾病的知识、态度、自我护理能力、临床结局、不良事件发生率、成本与费用等。

经过结果评价,对那些被证实可行、适宜、有效的证据,以流程、规范、工具等形式植入(embed)到医院系统中,并进行持续的、周期性的监测和评估,以维持证据的应用。对尚存在的问题及新出现的问题,进入下一轮的证据转化循环或开展原始研究,探索有效的干预措施。

通过以上五个环节,针对临床实践中的问题,获取现有的最佳证据,并对证据进行严谨的质量评价和科学的整合,采取有效的策略,促进证据向实践转化,通过结果评价,进入下一个循环。如此循环往复,不断推动知识转化和证据的临床应用,促进临床护理质量持续改进。因此,证据应用实质上是一个实践变革的过程,也是一个持续质量改进的过程,该过程旨在通过证据的引入,促进系统的完善,提升卫生保健人员的临床决策能力,最终达到改善患者健康的目的。

第四节   证据应用相关软件和工具

证据应用过程是一个系统、科学的过程,为了促进证据向实践的转化,使证据成为临床决策的依据,澳大利亚 JBI 循证卫生保健中心推出了旨在促进证据临床应用的 PACES 系统,加拿大 Queen's University 及癌症研究合作中心发展了旨在促进指南整合和应用的 CAN-IMPLEMENT 工具包,第六届欧洲组织委员会资助的国际协作项目开发了旨在促进基于最佳证据进行卫生决策的 SUPPORT 工具。这些工具为决策者、研究者、实践者促进证据向实践的转化及知证决策提供了支持和帮助。

一、PACES 系统

阅读笔记

PACES 系统,即 Practical Application of Clinical Evidence System,临床证据实践应用系统,

是澳大利亚 JBI 循证卫生保健中心在其证据资源库 JBI COnNECT+（即循证照护和治疗临床在线网络）下，专门为证据应用于临床实践促进持续质量改进而开发的工具。

（一）PACES 系统概述

PACES 系统是一个在线的持续质量改进工具，旨在帮助卫生保健人员及卫生保健机构将最佳证据应用到临床实践中，在证据的基础上开展护理实践，以获得最有利于患者的最佳效果。

该系统是通过临床质量审查（clinical audit）实现证据应用的工具，其基本原理是基于现有的最佳证据，制定审查标准，将实践现状与审查标准进行比较，明确临床现状与最佳实践的差距，通过 GRIP（即将证据引入实践）策略分析障碍因素，发展行动策略，促进最佳实践变革，不断提高护理质量。因此，PACES 系统为证据的临床应用提供了思路、方法和工具，不但适用于个体层面，也适用于机构层面的实践变革。因此，该系统推出后得到了广泛的使用，目前已经有超过 35 个国家的卫生保健机构应用 PACES 系统开展基于证据的临床质量审查，推动最佳实践的实施。

（二）PACES 系统的内容

PACES 系统作为实现临床质量审查的在线工具，包括三个步骤：界定最佳实践（defining best practice）、测量与比较、实施变革。通过这三个步骤，推动证据引入临床实践，促进持续质量改进。

1. 界定最佳实践　在第一阶段，主要任务是确定质量审查的主题，在收集跟主题相关的现有最佳证据的基础上，建立质量审查标准。

（1）确定审查主题：质量审查的目的在于改进临床质量，因此，管理者、实践者和患者应共同参与确定需要进行质量改进的领域。医院的报告如不良事件报告、临床路径变异度报告及发病率及病死率报告等可为确定主题提供参考，并可优先考虑利益相关人群密切关注、临床实践变异度大、发病率和病死率高、资源消耗大、成本高等的领域，确定一个具体的临床问题作为质量审查的主题。

（2）收集最佳证据：质量审查主题确定后，审查者首先应通过循证资源检索，获取现有的最佳证据。其次对检索到的证据进行严谨的评鉴，包括对证据进行质量评价，以及评价证据对当地情景的可行性、适宜性、临床意义及有效性。文献检索是一个非常复杂且耗费时间的过程，因此，JBI 循证卫生保健中心在其 COnNECT+ 下，提供了针对不同临床问题的证据整合资源，包括系统评价、证据总结、最佳实践等形式，以帮助临床实践人员快速、有效地获取现有的最佳证据。

（3）制定审查标准：根据现有的最佳证据，制定审查标准以决定最佳实践及临床质量改进要达到的目标。审查标准应有效、可信、可测量，并与最佳证据及利益相关群体有很好的相关性。此外，审查标准应尽量涵盖结构、过程及结果层面的指标，以全面评价临床实践现状及最佳实践实施状况。确定后的审查标准应以一种恰当的方式发布出去（如 JBI 循证卫生保健中心会将审查标准输入其 PACES 系统中），以促进所有利益相关群体，包括决策者、管理者、实践者，甚至患者明确证据变革达到的效果，并增强其参与感与认同感。

2. 测量与比较　在第二阶段，主要任务是选择审查场所及审查对象，确定资料收集方法，开展基线审查，并比较现状与审查标准的差距。

（1）确定审查场所及对象：临床审查包括两种类型，机构层面的审查及临床实践者层面的审查。审查对象包括与所选主题相关的人群，如实践者、患者及患者家属等均可以作为质量审查的对象，质量审查的样本量可以是规定审查期间内所涉及的人，最小样本量必须足以反映审查机构的临床实践现状。

（2）确定资料收集方法：确定每一条审查标准的资料收集方法，以准确、无偏倚的方法收集

阅读笔记

资料,并确保数据的有效性和可靠性。问卷调查、观察法、访谈法、查看病史记录等,均可以作为资料收集方法。

(3) 开展基线审查:开展基线审查明确实践现状。由固定的、有资质的审查人员采用统一的调查表收集资料。审查团队对基线审查的资料进行分析,比较临床实践与审查标准之间的差距,明确目前临床实践现状及存在的问题。

3. 实施变革   在第三阶段,主要任务是将证据引入临床实践,推动基于证据的最佳实践的实施,并开展第二轮质量审查,以评价变革的效果。

(1) 将证据引入临床实践:JBI 循证卫生保健中心采用 GRIP 策略(即 Getting Research into Practice,将证据引入实践)指导审查者分析推动最佳实践实施过程中可能遇到的障碍因素,包括系统层面和个体层面(包括实践者和患者)的障碍因素,并发展可利用资源,采取行动策略,促进证据向实践转化。

(2) 开展第二轮审查:最佳实践实施后,采用与基线审查相同的方法开展第二轮审查,审查团队对两轮审查的资料进行分析比较,了解每一条审查标准执行率是否改善,并分析原因,进入下一轮循环。

通过以上三个步骤,明确存在的问题,获取最佳证据,制定审查标准,在实践中引入证据、实施变革及评价效果,如此循环往复,不断推动最佳实践的实施,促进临床护理质量持续改进。

(三) PACES 系统在实践中的应用

基于证据的临床质量审查将质量改进与循证实践相结合,将科研与循证的思路和方法整合到临床审查中,强调在获取现有最佳证据的基础上制定审查标准,将证据引入临床实践,通过实施变革和效果评价,促进基于证据的最佳实践的开展,以缩短证据和实践的差距,不断提升临床质量。

PACES 系统作为实现临床质量审查的在线工具,以流程化的操作程序引导审查者从确定主题、构建团队、确定样本量、现状审查、执行 GRIP 策略到再次审查,并循环往复,促进临床质量持续改进。PACES 系统界面友好,结构化、流程化的操作模式便于用户使用,结果以条形图及 PDF 文件形式输出,使整个临床质量审查过程公开、透明。为了促进临床实践人员使用该系统,JBI 循证卫生保健中心发展了使用者手册,详细介绍该系统的操作方法,遵循该手册可以快速完成从选题到结果呈现的在线临床审查全过程。

目前,在 JBI 的 PACES 系统中,已经收录了 320 项临床质量审查题目,涵盖了老年、肿瘤、心血管、慢性病、重症、助产、儿科、肾脏疾病、康复等 18 个领域的健康问题,为卫生保健人员开展临床质量改进提供了证据和工具支持。例如,一家老年护理机构的护理人员发现,该机构老年人在卫生间内跌倒的发生率较高,护理人员想知道如何降低老年护理机构卫生间内跌倒的发生率。于是,护理人员进入 PACES 系统,将该机构的现状与 PACES 系统的最佳实践进行比较,最佳证据指出,降低卫生间内跌倒的措施包括卫生间内铺设防滑地毯、定期清理水渍、马桶旁安装垂直与水平的扶手、张贴醒目的防跌倒标记等。但该机构的卫生间内仅在马桶前放置了防滑地毯,没有定期清理卫生间的制度,马桶旁仅有水平安装的扶手,这些都提示该机构的现状与最佳实践之间存在明显差距。因此,护理人员依据 PACES 系统提供的预防老年人卫生间内跌倒的审查标准,通过为期半年的质量审查,将最佳证据引入该护理机构,显著降低了该机构老年人卫生间内跌倒的发生率。

二、CAN-IMPLEMENT 工具包

临床实践指南是针对特定临床情景,由国内外相关领域的专家系统制定的、帮助医务人员及患者做出恰当处理的指导意见。因此,临床实践指南成为指导临床实践的重要形式和依据。但是由于证据的情景相关性,指南在应用过程中,如何根据具体的情景进行科学的改编,以推

动指南在实践中的应用,成为迫切需要解决的问题。在此背景下,加拿大 Queen's University 护理学院及癌症研究合作中心(Queen's University School of Nursing and Canadian Partnership Against Cancer)于 2010 年发展了旨在促进指南整合和应用的 CAN-IMPLEMENT 工具包(获取网址:www.canerview.ca)。该工具包借鉴了国际 ADAPTE 协作网提出的指南整合方法 ADAPTE 的方法学,并将指南整合与应用融入 KTA(knowledge-to-action)知识转化的大框架中,进行了重新梳理。因此,该工具包不但对指南的适用性整合提供了一系列方法,并对促进指南中证据的转化与临床应用提供了资源和方法。CAN-IMPLEMENT 工具包包括三个阶段 11 个步骤(图 13-7)。

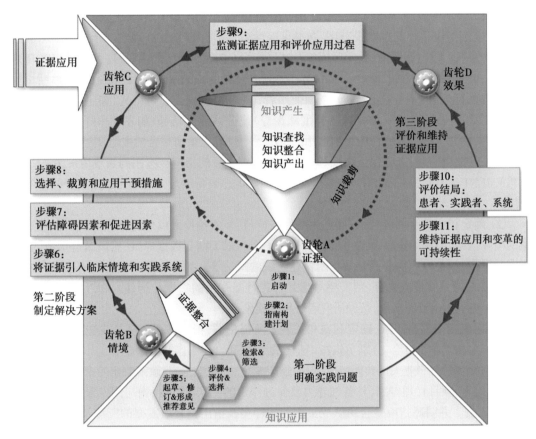

图 13-7　指南整合、应用与知识转化模式

(资料来源:Harrison,M.B. and van den Hoek,J. for the Canadian Guideline Adaptation Study Group. CAN-IMPLEMENT: a guideline adaptation and implementation planning resource. Ontario:Queen's University School of Nursing and Canadian Partnership Against Cancer,2012.)

(一) 第一阶段:确定实践问题及筛选知识

第一阶段确定实践问题及筛选知识(problem identify,review and select knowledge),主要是指南的整合,包括 5 个步骤,即启动(call to action),计划(plan),检索与筛选(search and screen),评价与选择(assess and selection),起草、修订和发布(draft,revise and endorse),为研究者和实践者提供了完整的指南整合的资源与方法。CAN-IMPLEMENT 工具包强调在指南整合过程中采取严谨的循证方法学,鼓励利益关联人群的积极参与,并充分考虑指南的情景适用性,以确保指南整合的质量,并提高指南被采纳的可能性。

1. 启动　在启动阶段,主要是阐明指南整合的动机、目的和适用范围。

在该阶段,明确指南适用范围、利益相关者、利益冲突、指南整合机构、基金资助、整合时间等问题,并需要阐明目前的实践现状,如目前临床实践是否需要指南、所关注的问题是否有数据支持、利益相关人群对问题的看法、临床质量审查结果等;通过分析质量风险管理、疾病发病率、疾病负担、临床实践变异度、患者不良结局、该领域是否存在高质量指南等,确定优先需要整合的指南。启动是指南整合至关重要的一步,需要较强的领导力、促进及沟通技能,激励所有利益相关人群的支持、参与及合作,并构建多学科团队,确保指南整合所需的专业人员和其他资源。在这一阶段,CAN-IMPLEMENT 工具包提供了大量的资源和方法,包括如何获取循证实践培训资源、如何获取指南、如何进行指南整合启动会、指南整合的方法学、知识转化框架、知识转化循环、快速参考指引等,为指南整合提供了资源、思路和方法学指导。

2. 计划   在计划阶段,主要是阐明指南整合的主题、范围及可行性,构建指南整合团队、利益相关者及所需资源,确定专家共识的方法和过程,以及撰写指南整合的工作计划。

(1) 确定指南整合的主题及范围:在循证医学中,通常采用 PICO 确定一个具体临床问题的四个要素(即人群、干预措施、对照措施及结局指标),在确定指南的主题时,可采用 PIPOH 来确定某一健康领域的主题,即 P(population)为应用人群,I(intervention)为干预措施、诊断试验或感兴趣的问题,P(professionals)为指南使用者,O(outcomes)为患者结局(如生存期延长、生活质量提高等)、系统结局(如实践变异度减少等)或公共卫生结局(如发病率降低),H(health care setting)为医疗保健场所,即指南适用的范围。一旦确定指南整合的主题,应界定并聚焦该领域相关的健康问题,以确保指南顺利整合及促进整合后的指南被应用到当地情景中。CAN-IMPLEMENT 工具包提供了 PIPOH 工具及健康问题汇总表帮助研究者确定指南整合的主题和范围。

(2) 确定指南整合的可行性:确定主题后,进行初步的预检索以确定该领域是否存在高质量的国际指南,明确指南整合的可行性。检索不应局限于期刊数据库,还应该涵盖指南网站、国家数据库、相关专业协会网站及指南构建组织的网站等。如果该领域缺乏指南或现有的指南不足以支持完成指南整合,则需要考虑是否进行新指南的发展与构建。CAN-IMPLEMENT 工具包提供了指南资源清单,帮助研究者进行预检索。

(3) 构建指南整合团队、确定利益相关者及所需资源:指南整合团队至少包括两个层次:指导委员会和工作委员会,分别负责指南整合的组织和管理工作及指南整合工作,指南整合工作团队应由多学科专业人员共同组成,包括临床专家、方法学专家、政策制定专家、信息检索专家、患者代表、项目管理专家、具备领导力及促进作用的专家、促进指南应用专家等,大概需要8~10 名成员。并明确指南整合团队成员的利益冲突及指南整合所需要的资源及技能。CAN-IMPLEMENT 工具包提供了技能评估检核表、指导委员会职责、指南整合工作团队职责、团队成员如何协同工作、如何发挥促进作用、利益冲突说明模版等资源和方法,帮助构建指南整合团队。

(4) 确定专家共识过程:在指南整合及应用的很多阶段都需要采取专家共识以达成一致意见,如确定优先整合的指南、指南整合的范围、指南涉及的健康问题、利益相关人群、检索策略的制订、指南的筛选、指南的质量评价等环节,尤其需要达成专家共识的是指南中证据的等级及推荐意见的强度,特别是推荐意见的强度,需要根据证据质量,并结合具体的情景形成推荐意见。针对不同的问题,可采取非正式的专家共识和正式专家共识(如 Delphi 法、名义团体法、专家共识会议、投票等)。CAN-IMPLEMENT 工具包提供了如何达成共识的信息,指导研究者开展专家共识。

(5) 撰写指南整合的工作计划:规范的计划书有助于促进指南整合工作的启动和开展,计划书应包括研究背景、指南的主题及所涉及的健康问题、指南整合委员会、利益冲突及联系信息、指南整合工作团队信息、基金来源、专家共识过程及指南整合进度。指南整合过程大概需要 12~18 个月,撰写指南整合计划书可以确保指南整合过程的关键环节是清晰、透明的,并可

阅读笔记

以记录指导委员会和工作团队做出的重要决策。CAN-IMPLEMENT 工具包提供了项目管理、协同工作等信息，工作计划如何撰写实例，并对每一阶段大概需要的时间提出了建议，以帮助研究人员顺利完成指南整合计划。

3. 检索与筛选　在检索与筛选阶段，主要是对现有指南进行检索及筛选检索结果。

(1) 检索现有的指南、系统评价和新出现的证据：指南整合工作团队在信息检索专家的帮助下，制订详细的检索策略，对相关领域的指南、系统评价及新出现的证据进行系统检索，确保检索过程清晰、详尽、透明、可重复。在 CAN-IMPLEMENT 工具包中，详细列出了需要检索的相关指南网站、数据库、健康科学图书管理员服务检核表、关键概念形成工作表、健康文献数据库、文献管理软件比较表、检索标准和结果流程图等资源和方法，并以 SIGN（苏格兰院际指南网）为例，介绍如何制订检索式进行指南检索，以帮助研究者系统、全面地检索现有指南。

(2) 筛选检索结果：根据文献语言、发表时间、文献类型确定检索的初步范围，根据制定的纳入与排除标准，对检索的文献进行初步的筛选，并确保所有的团队成员对文献的筛选遵循统一标准。如果检索到的指南数量非常多，指南整合团队还可以进行更详细的评价，如采用指南研究与评价工具（Appraisal of Guidelines for Research and Evaluation，AGREE）对指南质量进行快速评价，根据评价结果对检索到的指南进行删减。在 CAN-IMPLEMENT 工具包中提供了数据管理员的筛选说明、指南评价员筛选说明、文献筛选模版、文献筛选实例分析、筛选过程及结果流程图等，这些资源和工具能促进研究者科学、规范、高效地完成文献检索与筛选。

4. 评价与选择　在完成文献检索与筛选后，进入评价与选择阶段，主要任务是评价指南质量、推荐建议与支持证据的关系、证据是否支持指南的推荐意见。

(1) 评价指南推荐意见和支持证据：指南工作团队对指南的总体质量、使用情况、内容、推荐意见一致性、可接受性及适用性进行全面评价，对指南及推荐建议是否被采纳达成清晰的一致意见。对指南的整体质量评价通常采用 AGREE 工具，但值得注意的是，AGREE 工具仅评价指南构建的方法学质量，并不评价指南推荐意见的内容。此外，还要评价指南的使用和更新情况，如果指南的质量高但没有及时更新，则需要对最新证据进行重新检索。对指南的内容及证据和推荐意见之间一致性的评价非常重要，可采用推荐意见矩阵表，详细列出各指南中相同的推荐意见及形成推荐意见的证据来源及证据等级，供指南整合小组讨论每条推荐意见的临床相关性，并达成一致意见。如果原指南中没有标注证据等级，应与指南制定者联系，明确证据来源，并标注证据等级。此外，由于文化、组织、卫生服务、资源等的差异性，还要评价指南推荐意见的可接受性、可行性及适用性，明确指南中推荐意见针对的人群、干预措施、实施推荐意见所需的专业技能等是否与改编指南相符，是否存在文化、立法等方面的差异阻碍，以判断推荐意见是否适用于当地的实践环境。

(2) 共识与选择：综合所有的评价结果，通过专家共识，对所评价的指南和推荐意见进行选择：①拒绝全部指南：例如指南 AGREE 质量评价差、指南过期或指南中推荐意见不适合当地情景等；②接受全部指南：包括接受指南的证据和所有的推荐意见；③接受指南的部分或全部证据但不接受指南的推荐意见；④接受某些推荐意见；⑤修订某些推荐意见：如对推荐意见增加新的证据或修改其文字表述以更适合当地情景。

在 CAN-IMPLEMENT 工具包中，提供了进行指南质量评价和选择所需的资源和工具，包括 AGREE 手册及工具、邀请 AGREE 评分志愿者、AGREE 评分员说明及任务追踪表、AGREE 评分表格及评价模板、AGREE 共识的准备、指南使用现状调查、推荐建议矩阵模板、检索和选择证据评估表、推荐意见可接受性、适用性评估表、共识问卷及共识结果，此外，还列出了不同的证据等级系统，如 SIGN、Oxford、CEBM、JBI 等。这些资源和工具为研究者进行指南质量评价与选择提供了指导和方法。

5. 起草、修订和发布　对指南进行评价和选择后，便进入起草、修订和发布阶段，该步骤主要是起草本土化指南、进行内部和外部的评审及修订、形成指南终稿发布以及进行定期更新。

（1）起草本土化指南：指南草案应详细阐述指南的整合过程和方法学，确保指南整合过程严谨、清晰、可重复。指南草案应包括以下内容：相关健康问题、推荐意见和支持证据、证据表格、当地环境资料、检索策略及文献筛选过程、专家委员会构成、利益冲突、共识过程、外部评审、后续计划及致谢。在 CAN-IMPLEMENT 工具包中提供了整合后指南内容核检表及报告撰写模板，此外，NICE、GIGN、NZGG 等也提供了指南手册，帮助起草指南草案。

（2）进行内部评审和修订：完成指南草案后，由指南整合工作委员会及利益相关人员进行内部评审，并对指南进行修订和完善。

（3）进行外部评审：外部评审专家应涵盖所有的利益相关者，包括实践者、患者、政策制定者、决策者及组织代表。针对不同的利益相关者，应提供不同的评审问题。通过外部评审，确保指南的潜在用户有机会对指南提出反馈意见，政策制定者权衡指南实施所需的资源和发挥的影响，并有利于指南的发布及应用。在 CAN-IMPLEMENT 工具包中提供了外部评审的调查实例供研究者参考。

（4）形成终稿：指南终稿应为实践者及指南的用户提供可操作性工具及相关信息，包括实践方案、决策支持工具、指南快速指引等，提高指南的适用性，并考虑到情景的差异，提供灵活、弹性的操作方法和工具。

（5）定期更新：为了促进最佳实践的开展，应制定指南更新计划对指南进行定期更新，指南更新的时间取决于证据的更新。因此，应定期进行文献检索，当新的证据足以改变推荐建议时，如结局改变、资源与技术改变、风险与收益改变，此时应启动指南的更新。

（二）第二阶段：构建解决方案

第二阶段构建解决方法（solution building），主要是为促进第一阶段改编的指南应用于当地情景构建实践方案，包括 3 个步骤：将知识引入当地情景（align knowledge to local context）、评估障碍和促进因素（assess barriers and facilitators）、选择和裁剪干预策略（select and tailor implementation interventions）。

1. 将证据引入临床情景和实践系统　在该阶段主要任务是确定指南应用的机构和资源，发展指南应用计划，分析实践现状和推荐意见之间的差距。

（1）确定机构、资源及发展指南应用计划：明确指南应用的组织，并构建指南应用核心团队，将指南应用到实践中是一个变革过程，因此，需要熟悉指南的推荐建议、具备良好的沟通技能、有效的领导力及项目管理能力。因此，核心团队应包括指南整合人员、实践者、决策者、管理者及患者。

（2）进行差距分析：通过质量审查、机构管理数据、利益相关者会议及调查等，对机构的实践现状进行分析，包括系统、实践者和患者三个方面，并将实践现状与指南的推荐意见进行差距比较，确定需要启动的变革。

在 CAN-IMPLEMENT 工具包中，提供了指南应用工作计划实例分析及如何进行差距分析，帮助实践者将指南引入当地情景。

2. 评估障碍和促进因素　对指南应用过程中的障碍和促进因素进行评估是促进变革的重要一步，根据渥太华研究应用模式，主要从基于证据的变革（证据发展过程、证据特性）、潜在采纳者（知识、技能、态度、意识、关注点、目前的实践）及实践环境（患者、社会、经济、文化、组织结构、不可控事件）三个方面进行评估（具体内容参考本章第二节"渥太华研究应用模式"）。在 CAN-IMPLEMENT 工具包中提供了变革准备度工作表、评估环境准备度的问题、不同层次环境准备度评估实例、潜在障碍和促进因素讨论模板、潜在障碍和促进因素讨论实例（以伤口护理为例），为实践者将指南应用到当地情境的过程中进行障碍和促进因素分析提供了支持。

阅读笔记

3. 选择和裁剪干预策略　在确定障碍和促进因素后,应选择和裁剪促进指南应用于当地情景的干预策略,包括进行障碍管理、运用知识转化策略和随访策略,该步骤与障碍及促进因素分析是一个不断互动、相互影响的过程。确定干预策略后,通过试点应用对干预策略进行不断的修订和裁剪。渥太华研究应用模式和KTA知识转化模式都为本阶段提供理论和方法指导。

(三) 第三阶段:指南应用、评价和维持

第三阶段指南应用、评估和维持(implementation,evaluation and sustainability)主要任务是监测知识应用、进行过程及结果评估、激励持续变革及维持证据持续应用。

1. 监测知识应用和评价应用过程(monitor knowledge use and evaluate implementation process)　在指南应用过程中,应构建应用效果评价计划,采用定性和定量的方法定期进行形成性评价,包括推荐意见被采纳的情况和证据应用过程。与现行的质量控制制度相融合,会减少效果评价带来的额外工作量,提高评价的可行性和效果。加拿大安大略注册护士协会(RNAO)提出了指南应用的评价工具,包括目标、对象、结构指标、过程指标、结果指标及资源情况等。

2. 结果评价(evaluate outcomes)　确定结果评价指标,通过质量审查、现场调查、数据报告等收集资料,对指南的应用进行结果评价,包括对患者、实践者和系统的影响。RNAO和渥太华研究应用模式中都提出了结果评价的指标和方法。

3. 激励持续变革和维持证据应用(nurture change & sustain knowledge use)　通过制定正式的更新计划,确保指南中推荐建议被持续采纳和应用,并整合到实践系统中,促进变革程序化及常规化,并对证据、采纳者和系统进行持续的评估,对变革中出现的问题积极响应,及时调整。

因此,CAN-IMPLEMENT工具包为促进科学、规范地整合现有的指南,并促进指南应用于当地的实践情景中提供了丰富的资源、工具和实例分析,为研究者和实践者整合和应用指南提供了思路、框架、方法和工具。

三、SUPPORT 工具

知证卫生决策(evidence-informed decision making)是一种制定卫生政策的方法,旨在确保基于可及的最佳证据做出决策,其特点是将系统、透明地获取和评价证据的方法贯穿到决策的全过程。由此可见,知证卫生决策是促进知识转化和证据应用的制度保障。为了帮助决策者及其支持者在决策中科学地获取及使用证据,第六届欧洲组织委员会资助的国际协作项目开发了SUPPORT工具。

(一) SUPPORT 工具概述

知证决策工具是第六届欧洲组织委员会资助的国际协作项目(即支持政策相关系统评价和试验项目——SUPPORT项目,网址:www.support-collaboration.org)开发的一套工具,旨在帮助政策制定者及决策支持者确保所做决策基于当前可及的最佳证据。该工具包括四大领域的方法,即支持知证决策、明确证据需求、查找和评价证据及使用证据进行决策。SUPPORT工具并不能直接用于卫生决策,而是对如何在卫生决策中使用证据提供指导。因此,该工具可有效地促进知识和证据向政策和实践的转化。

(二) SUPPORT 工具的内容

SUPPORT工具包括与政策制定相关的四大领域的方法。

1. 支持知证决策　这一部分主要介绍了什么是知证决策、如何改进机构知证决策的方法及设定优先顺序支持知证决策。知证决策的特点是将系统、透明地获取和评价证据的方法引入决策全过程。因此,本部分旨在引导政策制定者及决策者理解如下问题:何为证据? 研究证据在知证卫生决策中有何作用? 哪些方法可以促进机构在卫生决策中使用研究证据? 在资源有限的情况下,如何通过研究证据确定知证决策问题的优先顺序? 对这些问题的解读可以帮

阅读笔记

助政策制定者及决策者构建知证决策过程的框架图。

2. 明确证据需求 SUPPORT 工具详细介绍了如何使用证据明确问题、使用证据拟定解决问题的方案及使用证据制订实施计划。知证卫生决策的核心是确保卫生决策基于当前的最佳研究证据,因此,SUPPORT 工具明确指出了卫生决策过程中证据引入的三个阶段:确定问题阶段、选择评估与优化方案阶段及制订实施、监督与评估计划阶段。这三个阶段对证据的引入,可以帮助政策制定者及决策者明确进行知证决策问题的重要性和科学性,确保对重点关注问题的确定是经过充分知证达成的,利弊评估和成本分析方面的科研证据有助于判断方案的可行性和成本效果,并明确政策实施的障碍因素,采取有效策略来推动政策开展和机构变革。

3. 查找和评价证据 在知证卫生决策中,将证据分为两大类:系统评价和其他证据。系统评价已成为决策时证据的重要来源,是确定问题、拟定方案及评价方案的重要依据。因此,SUPPORT 工具指出,在知证决策时应明确是否真正需要系统评价、如何查找系统评价及若无系统评价时如何获得相关信息。而对获取的系统评价,政策制定者及支持者需评价此类证据的可信度,采用系统透明的评价过程可避免判断时出现误差和偏倚。并且,由于卫生体系的差异性及证据的情景相关性,决策者及其支持者所面临的最大挑战是需弄清支持某一决策的研究证据是否适用于他们所处的环境,因此,需要评估系统评价的适用性和"环境敏感性"。此外,还应当应用研究证据分析政策对弱势群体及特定环境下公平性问题的潜在影响,知证决策并不能解决不公平性问题,但能提供一种结构化方法使用公平性影响的研究证据,指导政策制定者及决策支持者考虑政策和项目方案对不公平性的影响。

除了系统评价外,SUPPORT 还支持知证决策时如何获取当地的研究证据。当地证据是指来源于卫生政策或卫生项目所涉及的特定环境的证据,包括当地人口构成、疾病流行情况、资源分布情况,居民的经济、习惯和价值观,当地卫生问题的根源和对策分析等,对当地证据的使用贯穿于决策全过程,SUPPORT 工具详细列出了如何查找和使用当地的研究证据。此外,政策制定者和决策者支持者都关心卫生政策和卫生项目必须具有成本效果,因此,需要资源利用和成本方面的证据来帮助进行成本效果的知证决策。所以,本部分还介绍了如何查找和使用关于资源利用和成本方面的研究证据。

4. 在决策时应用证据 在决策时应用证据,主要包括利益相关者的参与和决策时证据的使用。SUPPORT 工具中列出了使用政策简报、政策对话及公众参与促使利益相关者参与支持知证决策的方法。知证决策时,证据作为决策的依据,可通过"政策简报"将研究证据打包以便供政策制定者和利益相关者知证决策时参考。但证据只是影响政策制定的因素之一,通过政策对话可综合讨论证据和其他影响因素,并促进公众参与知证决策。此外,SUPPORT 工具就关于如何利用证据进行决策进行了详细的阐述,包括如何利用研究证据权衡政策的利弊、证据不足时如何进行决策及如何制定政策执行效果的监测和评估计划。

总之,SUPPORT 工具主要是为政策制定者及决策支持者开发的,旨在帮助政策制定者及其决策支持者在卫生决策中充分应用研究证据,每一部分均以情景案例的形式鼓励读者使用其介绍的方法,并附上相关工具,支持查找和使用研究证据,支持知证卫生决策。

(三) SUPPORT 工具在实践中的应用

与传统的卫生决策相比,知证卫生决策力求找到证据与背景环境间适当的平衡点,在决策者、利益相关者、公众的参与下,强调系统、全面地收集现有的证据,并对证据进行严谨地评价,在可及的最佳证据基础上做出决策,并注重政策执行的后效评价。

因此,SUPPORT 工具对支持知证决策所采取的行动和努力已在研究中得到重视。一些SUPPORT 工具已在相应领域里被广泛应用,并根据使用后的效果不断调整,如利用证据拟订解决方案的 SUPPORT 工具经过持续调整后,在来自 10 多个非洲国家、4 个亚洲国家和 7 个美洲国家的政策制定者、利益相关者和研究人员组成的研讨会上使用。此外,为支持卫生决策而

阅读笔记

生产系统评价证据也被普遍应用,如随着全球范围内医护专业人员的短缺,卫生决策者考虑由非专业卫生工作者为社区居民提供一定的卫生服务。但决策者需要明确,非专业卫生工作者应该接受哪些必要的培训,非专业卫生工作者提供卫生服务的成本及效果如何。因此,WHO和 Cochrane 协作网于 2005 年开展了评价非专业卫生工作者在社区妇幼保健及传染病控制中的作用的系统评价,2009 年更新了此系统评价,并于 2010 年在 Cochrane 图书馆发表了长达206 页的更新研究报告。结论指出,非专业卫生工作者在改进儿童免疫接种、母乳喂养、改善结核治疗结局、降低儿童发病率方面有发展前景,但对其他健康问题的干预效果的研究证据尚不足够。这一结论随后被 WHO 生殖健康图书馆收入用于支持决策。此外,利益相关者参与卫生决策也被越来越重视,如英国国家卫生与临床优化研究所(National Institute for health and Care Excellence,NICE)是英国国家医疗服务体系的组成部分,也是全球制定高质量医疗保健指南的领跑者,NICE 在指南的制定过程中,注重让利益相关者(尤其是患者及其看护者)充分参与决策,并制定了诸多政策促进利益相关者的参与,如研究所有专职人员专门从事患者和公众参与的项目、利益相关者的招募、对非专业人员实施培训和支持、利益相关者参与指南制定全过程等。NICE 的经验表明,利益相关者参与卫生决策不但可操作性强,且收效甚高,指南不但代表了所有利益相关者的观点,也有利于指南的实施。当然,这个过程仍然存在一些问题,如何种利益相关者需要全程参与、参与到何种程度、成本 - 效果是否最优等问题尚不明确。

当然,某些 SUPPORT 工具还缺少现场测试,例如,如何改进机构支持知证决策的方法、组织怎样确定优先顺序支持知证决策工作、如何准备和使用政策简报、如何组织和开展政策对话等。因此,SUPPORT 工具尚需要在广泛使用中不断改进和完善。

第五节　证据应用实例分析

目前,知识转化已经成为全球卫生保健关注的热点。如何促进基于证据的最佳实践的实施,成为全球医疗卫生保健领域亟须解决的问题。在此背景下,为推动中国基于证据的最佳实践的开展,复旦大学循证护理中心从 2010 年开始参与澳大利亚 JBI 循证卫生保健中心开展的“基于证据的临床质量审查项目(the evidence-based clinical fellowship program)”培训。该项目以临床质量审查(clinical audit)的形式,通过 JBI 的 PACES 系统(Practical Application of Clinical Evidence System,临床证据实践应用系统)推动临床专业人员,依据现有的最佳证据,结合临床判断及患者的需求及偏好做出临床决策,并通过 GRIP(getting research into practice,即将证据引入实践)策略分析证据引入实践的障碍因素,发展有效的应对策略,促进基于证据的最佳实践的开展,不断改进临床质量。

现以“周英凤,张俊平,丁焱,等 . 基于循证的产后妇女乳房胀痛的预防和管理 . 护理学杂志,2013,28(22):18-20.”为例,详细介绍如何开展基于证据的临床质量审查。

一、项目背景

基于母乳喂养对母亲和婴儿的益处,WHO 在全球范围内发出倡议,建议婴儿出生后 4~6个月内应进行纯母乳喂养,之后添加辅食并继续母乳喂养至出生后 2 年或更长时间。但母乳喂养是一种脆弱的易变行为,容易受到多种因素的影响。在已经明确的影响因素中,乳房胀痛是影响初产妇女在产后一周内成功母乳喂养的常见因素。研究表明,大约 2/3 的产妇会经历中度以上的乳房胀痛,严重的乳房胀痛会导致乳房变硬、疼痛,新生儿含接困难,乳汁排出受阻,甚至发生乳腺炎及终止母乳喂养。国外关于乳房胀痛的预防和管理的有效证据表明,产后早期积极的预防和管理能有效减少乳房胀痛的发生率,促进成功的母乳喂养。在中国,大多数

阅读笔记

护士缺乏乳房胀痛预防和管理方面的循证培训,对产妇的护理往往基于经验或常规,产妇一旦发生乳房胀痛,如果缺乏有效的应对策略,往往会导致其无助感,最终终止母乳喂养。因此,本次质量审查的目的在于将现有的乳房胀痛预防及管理方面的最佳证据应用于护理实践中,以降低乳房胀痛的发生率,改善护理实践,提高护理质量。

二、审查问题

本次质量审查的问题是:如何将现有的最佳证据应用于产后妇女乳房胀痛的预防和管理的护理实践中?

三、目的和目标

本项目的目的是促进基于证据的产后妇女乳房胀痛预防与管理的最佳实践的开展。
具体目标是:
1. 改善护理人员对产后妇女乳房胀痛预防和管理的护理行为。
2. 降低产后妇女乳房胀痛的发生率。
3. 促进成功的母乳喂养。

四、方法

本质量审查项目遵循 JBI 的最佳证据临床应用程序,采用 JBI 的 PACES(Practical Application of Clinical Evidence System,临床证据实践应用系统)于 2012 年 8 月至 2013 年 1 月完成了证据应用前基线审查、证据临床应用及第二轮质量审查。

（一）基线审查

在基线审查阶段,主要构建审查团队、检索最佳证据、确定审查标准、选择审查场所、确定资料收集方法并开展基线审查。

1. 建立审查小组　本次质量审查小组由一位 JBI 循证卫生保健中心的研究人员、一位复旦循证护理中心的研究者和三位临床护理管理人员(1 位护理部主任、1 位科护士长和 1 位病房护士长)组成,JBI 研究人员负责整个项目的指导,复旦循证护理中心研究者负责项目的总体设计,三位临床管理人员负责质量审查的实施。

2. 构建审查标准　检索获得 JBI 在线临床治疗及护理证据网络(Clinical Online Network of Evidence for Care and Therapeutics,JBI COnNECT+)数据库中关于乳房胀痛预防和管理的证据总结及安大略注册护士协会(RNAO)的母乳喂养指南各一份,汇总关于乳房胀痛的预防和管理方面的最佳证据如下:①所有的卫生保健人员应接受促进成功母乳喂养、乳房胀痛的预防与处理方面的教育和培训,以便有能力为产妇提供相关的教育和指导(grade A)。②应该教育产妇了解乳房胀痛发生的时间、原因、预防及应对策略(grade A)。③产妇频繁地、尽早哺乳及掌握正确的哺乳技能(包括正确含接乳头及哺乳姿势)可以帮助新生儿有效吸吮及哺乳,以预防乳房胀痛的发生(grade A)。④乳房胀痛时,指导产妇在每次哺乳前挤出少量乳汁以软化乳晕,可帮助新生儿有效含接乳头及吸吮(grade A)。⑤促进乳汁完全排出可有效预防及缓解乳房胀痛,因此,应指导产妇在哺乳时先吸空一侧乳房,再更换另一侧(level Ⅳ)。⑥限制哺乳时间可使乳汁淤积导致乳房胀痛,因此,鼓励产妇频繁地、不限制时间及按需哺乳(grade A)。

在以上证据的基础上,审查小组制订了六条审查标准:①护士接受与乳房胀痛预防及管理相关的教育和培训。②产妇接受哺乳技能、乳房胀痛预防及处理相关的教育和指导。③护士每天对产妇的哺乳情况(正确含接及哺乳姿势)及乳房胀痛程度进行评估,必要时每班评估。④指导产妇每次哺乳前挤出少量乳汁以软化乳晕利于婴儿含接。⑤指导产妇每次哺乳时先吸空一侧乳房,再更换另一侧乳房。⑥指导产妇按需哺乳。

阅读笔记

3. 选择审查场所　本次质量审查在复旦大学附属妇产科医院一个产后病房进行,该病房有 20 张床位,12 个护士,产妇一般于产后 3~5 天出院。本次证据应用前后分别纳入产后妇女31 例和临床护理人员 12 名。

4. 确定资料收集方法　采用以下方法在两次质量审查中收集资料:①护士访谈及知识小测验:针对第 1 条审查标准,基线审查时通过护士访谈了解其是否接受过与乳房胀痛预防及管理相关的教育和培训。第 2 次审查时通过由 15 道题组成的知识小测验了解对护士进行教育和培训的效果。②产妇访谈:针对第 2、4、5、6 条审查标准,在基线审查时通过产妇访谈了解其是否接受过哺乳技能、乳房胀痛预防及处理相关的教育和指导。③护理记录:针对第 3条审查标准,在基线审查时通过查看护理记录了解护士是否对产妇乳房胀痛程度进行评估。④哺乳技能评估表:针对第 3 条审查标准,通过哺乳技能评估了解产妇哺乳技能的掌握情况。采用 LATCH 工具评估产妇的哺乳技能,该工具包括五个方面:含接(latch-on)、吞咽(audible swallow)、乳头类型(type of nipple)、舒适度(comfort)及是否需要帮助(help),每个条目评分 0~2分,总分为 0~10 分,该工具已经被证实具有较好的信度和效度。⑤乳房胀痛程度评估表:针对第 3 条审查标准,通过乳房胀痛程度评估表,帮助护士了解产妇乳房胀痛程度。采用观察测量法,分为 3 度:Ⅰ度触之如嘴唇,为正常或轻度胀痛,Ⅱ度触之如鼻尖,为中度胀痛,Ⅲ度触之如额头,为重度胀痛。⑥乳房胀痛预防及处理知识问卷:针对第 2、4、5、6 条审查标准,在两轮审查中通过知识问卷了解产妇对乳房胀痛预防和处理的知识掌握情况。该问卷在文献检索的基础上自行设计,包含 22 个条目,每个条目回答是、否或不清楚,答对得 1 分,答错或者不清楚得0 分,满分为 22 分。

5. 进行基线审查　从 2012 年 10 月至 11 月,对 12 位护士和 31 位产妇完成了基线审查,同时收集了知识问卷和评估表,将所有资料输入 JBI-PACES,计算每条审查标准的执行情况。

（二）证据的临床应用

通过基线审查,比较现状与最佳证据之间的差距,明确目前存在的主要问题,分析护理人员在产后妇女乳房胀痛预防和管理中对审查标准依从性不佳的原因,根据 JBI 的将证据引入实践(Getting Research into Practice,GRIP),分析障碍因素,发展可用资源,采取有效的行动策略,将现有的最佳证据整合到护理实践中,促进护理人员行为的转变。护士对最佳证据依从性不佳的原因及对策如下。

1. 护士缺乏与乳房胀痛预防和管理相关的培训　可用资源包括发展多媒体资料及配置乳房模型,采取的行动策略包括开展小组培训、个体化技能培训及发放培训资料。培训结束后进行知识小测验,确保护理人员掌握乳房胀痛预防和管理的知识。

2. 产妇缺乏与乳房胀痛预防和处理相关的知识和技能　可用资源包括接受过培训的护士及发展有针对产后妇女的健康教育资料。采取的行动策略包括开展一对一床旁教育、个体化技能指导、护士每天评估产妇的哺乳技能及乳房胀痛程度、发放健康教育资料。

3. 乳房胀痛预防和管理的证据零散,不能直接融入护理实践　可用资源包括由审查小组在业务流程管理理念的指导下,重新设计以乳房胀痛的预防和管理为切入点,旨在促进母乳喂养的护理流程单,将现有的零散证据整合到护理实践中,实现护理流程再造。该流程单涵盖了产妇进入产后病房至出院,与母乳喂养相关的全部护理内容,包括评估、教育、技能指导、异常症状监测及交班记录。采取行动策略包括对护理人员培训该流程的实施及在护士长的监督下执行该母乳喂养流程。

（三）第二轮审查

通过 GRIP 将现有的与乳房胀痛预防及管理的最佳证据整合到护理实践中去后,在 2012年 12 月至 2013 年 1 月对 12 位护士及 31 位产妇进行了第二轮质量审查,同时收集了知识问卷和评估表,将所有资料输入 JBI-PACES,计算每条审查标准的执行情况。

阅读笔记

五、结果

1. 护理人员对最佳实践的执行情况　在基线审查中,第六条审查标准(按需哺乳)执行情况最好,达 97%,而第一条标准(护士培训)与第三条标准(每天评估)执行情况最差,均低于 50%,第二、四、五条标准执行情况中等,分别为 61%、62% 和 70%。而在第二轮质量审查中,全部审查标准均达到了 100%。

2. 产后妇女乳房胀痛预防及处理知识和技能的掌握情况　对产妇进行乳房胀痛的预防和处理的教育和指导后,进行知识问卷调查,得分从基线审查时的 15.6 分增加至第二轮审查时的 18.6 分,提高了 19%。对产妇进行母乳喂养技能指导后,进行哺乳技能评估,得分从基线审查时的 8.06 分增加至第二轮审查时的 8.78 分,提高了 8.9%。但若除去"乳头类型"外,哺乳技能得分从基线审查时的 6.16 分增加至第二轮审查时的 7.13 分,提高了 16%。

3. 产后妇女乳房胀痛的发生率　将最佳证据融入护理实践后,产妇中、重度乳房胀痛的发生率由基线审查的 42% 下降至第二轮审查时的 9.7%。

六、结论

本次证据应用项目提高了临床护理人员执行最佳证据的护理行为,显著改善了产后妇女乳房胀痛预防和管理的临床护理实践,降低了乳房胀痛的发生率。因此,基于循证的质量审查为护理人员提供了一种有效的、系统的、标准的改善护理实践的方法。但仍需要进行持续的审查,以不断提升护理人员对最佳实践的执行率,提高护理质量。

由以上的实例分析可以看出,JBI 基于证据的临床审查,以临床实践中存在的具体临床问题作为切入点,获取现有的最佳证据,在最佳证据的基础上制定质量审查标准,分析现状与审查标准之间的差距,借助 GRIP 策略分析将证据引入实践的障碍因素,发展可用资源,采取有效的应用策略,以帮助护理人员将最佳证据应用到实践中,促进临床实践的变革和护理质量的持续改进。因此,基于证据的临床审查将质量审查的焦点由关注护士工作绩效转变为关注护理实践的改善,由关注问题本身转变为关注问题解决,不但有利于护士执行力的提升,也有利于证据与实践的整合,以提高护理质量。

（周英凤）

【本章小结】

知识转化指有效、及时、符合伦理地将整合性的知识应用于卫生保健实践,促进研究者与实践者的互动,从而保证最大限度地发挥卫生保健体系潜力,获得卫生保健的最佳效果。为促进知识转化和证据应用,国内外循证领域的学者提出了多项循证实践概念框架,包括 JBI 循证卫生保健模式、渥太华研究应用模式、KTA 知识转化模式、PARIHS 促进研究应用框架、Stetler 循证实践模式、Rosswurm & Larrabee 循证实践变革模式、复旦循证护理实践路径图等,并开发了诸多工具包括 PACES 系统、CAN-IMPLEMENT 工具包及 SUPPORT 工具等以促进知识转化和证据的临床应用。知识转化和证据应用的过程包括确定问题、检索证据、评价整合证据、应用证据及效果评价五个步骤。

【思考题】

1. 如何促进基于证据的实践变革?

2. 如果你在快速康复外科指南中,看到术前禁油炸类食物 8 小时、禁清淡饮食 6 小时、禁清流质 2 小时(grade A)。你可否以此为据,改变目前临床上晚上十点以后禁食禁水的常规?如果你这么做了,你需要为此承担法律责任吗?

阅读笔记

主要参考文献

［1］胡雁. 循证护理学. 北京：人民卫生出版社，2012.

［2］李幼平. 循证医学. 北京：人民卫生出版社，2014.

［3］周英凤，胡雁，顾艳荭，等. 知识转化模式在循证实践中的应用. 护理学杂志，2016，31（2）：84-87.

［4］胡雁，周英凤，朱政，等. 通过循证护理实践促进护理知识转化. 护士进修杂志，2015，30（11）：961-963.

［5］周英凤，张俊平，丁焱，等. 基于循证的产后妇女乳房胀痛的预防和管理. 护理学杂志，2013，28（22）：18-20.

［6］Sudsawad P. Knowledge translation：introduction to models，strategies，and measures. Austin：Southwest Educational Development Laboratory，National Center for the Dissemination of Disability Research，2007.

［7］International Council of Nurses. Closing the Gap：From Evidence to Action.［2015-08-18］［EB/OL］.

［8］Jordan Z，Lockwood C，Aromataris E，et al. The updated JBI model for evidence-based healthcare. The Joanna Briggs Institute，2016.

［9］Graham I，Logan J. Innovations in knowledge transfer and continuity of care. Can J Nurs Res，2004，36（2）：89-103.

［10］Graham ID，Logan J，Harrison MB，et al. Lost in knowledge translation：time for a map. J Contin Educ Health Prof，2006，26（1）：13-24.

［11］Kitson A，Harvey G，McCormack B. Enabling the implementation of evidence based practice：a conceptual framework.Qual Health Care，1998，7（3）：149-158.

［12］Stetler CB. Updating the Stetler model of research utilization to facilitate evidence-based practice. Nursing Outlook，2001，49（6）：272-278.

［13］Rosswurm MA，Larrabee J. A model for change to evidence-based practice. J of Nursing Scholarship，1999，31（4）：317-322.

［14］The Joanna Briggs Institute. Evidence-based clinical fellowships program. Promoting and supporting best practice. The Joanna Briggs Institute，Adelaide，South Australia，Australia，2006.

［15］Harrison MB，van den Hoek J. CAN-IMPLEMENT：a guideline adaptation and implementation planning resource. Ontario：Queen's University School of Nursing and Canadian Partnership Against Cancer，2012.

［16］SUPPORT（SUPporting POlicy relevant Reviews and Trials）协作网：www.support-collaboration.org.

第十四章 卫生技术评估及在护理领域的应用

随着医疗卫生水平和科学技术的不断进步,医学高新技术迅速发展,作为提高卫生领域科技水平和服务质量的重要推动力,每一次重大卫生技术在实践中的应用都会带来医学理论和实践的一场革命。如 X 线的发现,引起了医学诊断技术的飞跃发展,无菌技术的应用促进了外科学的发展与进步,中心静脉输液技术的推广,促进了临床治疗途径的变革。但卫生技术同其他科学技术的发展和应用一样,具有两重性,一方面卫生技术在促进人类健康、预防疾病、诊断和治疗以及疾病康复等发挥了重要作用,另一方面,这些技术也产生了一些消极后果,包括由此带来的身体损害、高昂的医疗费用、伦理问题和社会影响等。因此,如何既保证卫生技术提升医疗质量,又限制其副效应,保证技术的良性发展,成为全球卫生决策的重要话题。在此背景下,卫生技术评估应运而生。卫生技术评估旨在对已经和将要应用在卫生领域的各种医疗和护理技术进行全面评估,避免技术的滥用及其带来的负面影响,为决策者选择适宜的医疗技术提供科学依据。

第一节 概　　述

一、卫生技术评估的概念

1. 卫生技术　卫生技术(health technology)泛指一切用于用于疾病预防、筛查、诊断、治疗、康复及促进健康、延长生存周期和提高生命质量的技术手段,包括药物、医疗器械、医疗方案、医学信息系统、后勤支持系统和行政管理体系等。

卫生技术按照医学特征或目的可分为五大类:①预防技术:保护个体免受疾病侵害或降低疾病复发的技术;②筛查技术:针对无症状者发现疾病、异常或某种疾病危险因素的技术;③诊断技术:识别具备临床特征或症状的个体发病原因、疾病类型及病变范围的技术;④治疗技术:改进健康状况、避免病情恶化或缓解症状的技术;⑤康复技术:改善或重建身体或心理障碍者的功能和健康的技术。

2. 卫生技术评估　卫生技术评估(health technology assessment,HTA)是指对卫生技术使用过程中患者、操作者和环境的安全性、有效性、经济性和社会适应性或社会影响进行系统、全面的评价,为卫生决策者制定卫生技术相关政策提供决策依据,以促进卫生资源优化配置,提高卫生资源的使用效率。卫生技术评估重点关注卫生技术的 5 个特性:卫生技术的技术特性、安全性、有效性、经济性及社会和伦理适应性。

卫生技术评估本质上是一种决策分析,旨在评估卫生技术在开发、传播和应用过程中对医学、社会、伦理和经济方面的影响。卫生技术评估与一般研究不同,它以政策为导向,为政策制定提供科学依据。评估的内容和过程具有多学科性和系统性,并且,卫生技术评估必须积极推动结果的传播与转化,促使评估结果进入决策程序。

二、卫生技术评估的发展历程

(一) 国际卫生技术评估的发展

卫生技术评估源于技术评估。技术评估是检验技术应用的长期和短期效果的综合政策性研究,最早是在 1965 年由美国 Emilio Daddario 议员正式提出。1972 年,美国国会制定和颁布了技术评估条例,并成立了全球第一个技术评估办公室(Office of Technology Assessment,OTA),1973 年首次进行了卫生技术评估。1980 年以后,瑞典、丹麦、荷兰、加拿大、英国、澳大利亚等国家相继成立了卫生技术评估机构,为卫生技术的开发、应用、推广与淘汰提供了科学依据。为了加强各国间的协作,在全球范围内推广卫生技术评估,卫生技术评估国际组织相继成立。例如,1985 年成立的国际医疗技术评估协会(International Society of Technology Assessment in Health Care,ISTAHC)、1993 年成立的国际卫生技术评估机构网络(International Network of Agencies for Health Technology Assessment,INAHTA,网址 http://www.inahta.org)、2003 年成立的卫生技术评估国际组织(Health Technology Assessment International,HTAi,网址 http://www.htai.org)。这些国际组织的成立,有力地推动了全球卫生技术评估工作的快速发展。

卫生技术评估的发展经历了三个阶段,第一阶段关注对医疗技术本身的评估,第二阶段关注临床结果的评估,第三阶段关注医疗服务提供的评估。目前卫生技术评估的重点已经扩展到卫生保健领域所有水平的决策问题,涵盖医疗、经济、伦理、社会发展等,成为很多国家进行卫生资源配置的一个重要信息来源。其评估涉及 4 个水平:①技术水平:即药物、医疗设备、诊断手段等;②个体 / 患者水平:即旨在提高患者健康结局的临床干预措施;③群体水平:即旨在提高群体健康状态的公共卫生预防措施;④政策水平:即与卫生保健管理、立法和财政有关的策略。

(二) 我国卫生技术评估的发展

20 世纪 80 年代,卫生技术评估的概念引入我国,卫生部将卫生技术评估列为科教司的工作职能之一,在国内推动和开展卫生技术评估工作。到 20 世纪 90 年代,卫生技术评估在我国逐步受到关注。1994 年,复旦大学公共卫生学院(原上海医科大学公共卫生学院)成立了中国第一家卫生技术评估中心,同时创办了《医学技术评估》内部期刊。目前,我国已有 4 家相关的卫生技术评估机构,包括隶属于复旦大学的卫生技术评估中心、隶属于浙江大学的生物工程技术评估中心、隶属于北京大学医学部的医学伦理研究中心、隶属于四川大学的中国循证医学中心。这 4 家卫生技术评估机构构成了我国卫生技术评估的机构网络,其评估各有所侧重。其中,复旦大学卫生技术评估中心侧重于技术的经济学评估,浙江大学生物技术评估中心侧重于对医疗设备的技术标准进行评估,北京大学医学伦理研究中心侧重于对技术的伦理学评估,四川大学循证医学中心则侧重于循证医学。1997 年,我国第一篇关于"叶酸预防神经管畸形的卫生技术评估"由复旦大学卫生技术评估中心完成。2000 年,我国卫生部成立卫生技术管理处,领导 4 个中心开展了多项有关医疗设备、临床技术、预防技术等方面的卫生技术评估工作,如伽玛刀使用技术、人类辅助生殖技术、肝炎生物芯片检验技术、器官移植立法与脑死亡立法等。

阅读笔记

通过上述卫生技术评估,为制定《造血干细胞库管理办法》《人类辅助生殖技术管理办法》《人类精子库管理办法》《卫生技术准入管理办法》、"体外受精 - 胚胎移植技术标准与规程"、"人类精子库技术标准与规程"等提供了科学依据。

(三)卫生技术评估在护理领域内的发展

在护理领域,静脉输液技术、伤口护理、气道管理、导管护理等相关技术处于快速发展中。为了确保患者安全,亟须开展护理技术评估,以正确引导护理领域各类技术的开发、应用、推广与淘汰。但目前我国对护理领域的技术进行规范的评估工作尚在起步阶段。因此,需要借鉴卫生技术评估的理念和方法,推动我国护理技术评估工作的开展。

三、卫生技术评估的意义

卫生技术评估的最终目的是充分利用卫生资源,增强人民健康,评估的焦点是质量和效益,确保合理地利用有限的卫生资源满足日益增长的卫生需求,以最小的产出产生最大的社会和经济效益。

1. 卫生技术评估有利于确保患者安全　卫生技术的安全性是临床应用的前提。但卫生新技术的应用和推广却存在着盲目和滥用的倾向,卫生技术的功效和安全性方面的风险可能给公众的健康带来威胁。如孕妇服用沙利度胺可引起胎儿畸形,胃溃疡冷冻技术对治疗溃疡无效,并造成患者病情加重等。因此,在开发和引入某项新的卫生技术时,应通过卫生技术评估,评估该项技术是否会给患者带来损害、不良反应或并发症。同时,卫生技术评估的结果和推荐意见可为技术提供者和技术使用者提供临床使用指南,规范该项技术的使用,最大限度地保证临床效果和患者安全。

2. 卫生技术评估为各类决策者提供科学依据　卫生技术评估可为管理机构是否允许某项卫生技术进入市场提供决策依据;为卫生技术的提供者(医务人员)和消费者(患者)优选适合患者需求及临床情境的适宜技术,并为及时淘汰陈旧和落后的技术提供决策依据;为卫生技术费用支付者(如保险公司、卫生行政部门)决定将哪些卫生技术纳入福利或报销范畴、确定合理的报销项目和额度提供决策依据;为卫生行政部门制定公共卫生计划、卫生保健管理和支持系统提供决策依据;为制药公司或卫生保健产品生产厂商进行产品开发和市场规划提供决策依据。因此,卫生技术评估正在成为决策者进行卫生决策的重要依据。例如加拿大一项关于乳腺癌普查的卫生技术项目表明,对 50~70 岁妇女进行乳腺癌普查其成本 - 效果最佳,这一结果改变了政府过去对所有育龄妇女进行常规普查的政策,节约了卫生保健经费。

3. 卫生技术评估为卫生资源合理配置提供决策依据　某些卫生技术虽然在技术开发层面前进了一大步,但并未对人群的整体健康水平带来益处,反而导致了巨大的卫生支出。在发达国家,卫生技术评估已经被认为是解决医疗费用上涨、提供合理医疗服务及制定卫生政策的有效工具。如 CT 和 MRI 等大型医疗设备的无序配置,可造成诱导需求的增长和居民卫生费用支出的加剧。因此,通过卫生技术评估,评价该技术在人群中的应用效果,了解该技术的成本效益情况,决策者可以合理配置卫生资源,提高有限卫生资源的利用质量和效率,避免造成卫生资源的浪费。

4. 卫生技术评估可权衡技术对社会发展的影响　随着卫生技术的发展,卫生资源配置和利用的公平性越来越受到关注,如人类辅助生殖技术、器官移植技术、基因治疗等,对患者、家庭和社会产生了前所未有的影响。因此,通过卫生技术评估可权衡技术发展对社会带来的伦理、法律、道德、政治等方面的影响,如人口性别比例失调、卫生服务的公平性等,以促进安全、有效的卫生技术的合理发展与使用。

四、卫生技术评估与循证医学的关系

阅读笔记

卫生技术评估与循证医学有着密不可分的联系,循证医学为卫生技术评估提供了方法论和证据支持,但卫生技术评估和循证医学在目的和方法上又有所不同,各有侧重。

1. 循证医学为卫生技术评估的证据分析提供了方法论　国际药物经济学与结果研究协会(International Society for Pharmacoeconomics and Outcomes Research,ISPOR)将技术评估分为四个阶段:证据分析阶段、结果分析阶段、成本分析和成本效果分析阶段、技术伦理及法律特征分析阶段。由此可见,技术评估始于对该项技术的证据评估,需要对证据进行搜集、评价与综合,以评估该项卫生技术的安全性和有效性。而系统评价作为循证医学中常用的研究方法,针对某一具体临床问题系统收集所有已发表或未发表的相关研究,用统一的科学评价标准筛选出符合纳入标准、质量较好的研究,进行定性或定量综合,提出推荐建议。因此,系统评价是卫生技术评估的主要评价方法之一,通过制订规范的检索方案,系统、全面地收集所有的证据,并对证据进行严格的质量评鉴和系统整合,确保技术评估结果的科学性和可靠性。

2. 卫生技术评估与循证医学各有侧重点　循证医学强调医疗决策的科学性,即医疗决策的制定应基于当前可获得的最佳证据,结合个人的专业判断及患者意愿和偏好,为患者做出最佳的医疗决策,提高临床实践的安全性和有效性,主要影响卫生保健人员的行为和卫生保健实践;而卫生技术评估是为各层次的卫生决策者提供合理选择卫生技术的科学信息和决策依据,应用多学科的理论和方法,综合分析技术相关信息,对卫生技术的安全性、有效性、经济性和社会及伦理适应性进行全面评估,对卫生技术的开发、应用、推广与淘汰实行政策干预,从而促进卫生技术的合理应用和卫生资源的合理配置,主要影响卫生决策。因此,在卫生技术评估中,除了应用循证医学的方法对卫生技术进行安全性和有效性评估外,还应用卫生经济学、社会医学、伦理学等相关学科的理论和方法,对卫生技术进行经济学和社会适应性的评估。

第二节　卫生技术评估的内容

卫生技术评估主要针对医疗卫生技术的技术特性、临床安全性、有效性、经济学特性及社会适应性进行全面评估,卫生技术的技术特性是指卫生技术的操作特性及符合该技术在设计、加工、耐受性、可靠性、易使用性及维护方面的规范,包含卫生技术的成熟度、人员要求、设备要求、技术维护要求、操作性能等方面。由于各个国家国情、卫生体制、卫生政策不同,卫生技术评估在很大程度上受评估内容和数据来源渠道及可得性的影响。

一、卫生技术的有效性评估

卫生技术的有效性是指卫生技术在实践应用过程中改善患者健康状况的能力,包括效力(efficacy)和效果(effectiveness)。效力是指在严格控制的条件下将卫生技术应用于某一特定的健康问题,如采用精心设计的随机对照试验、按严格的入选标准选择研究对象、在条件好的研究中心开展研究所产生的效果。效果是指在常规条件下将卫生技术应用于某一特定的健康问题,如在社区医院由全科医生将某一卫生技术应用于患者所产生的效果。效果考虑了影响卫生技术可及性的因素和卫生技术使用过程的其他影响因素,包括卫生服务系统、服务提供者及患者等,是效力和卫生服务系统、提供者、患者等因素复杂作用的结果。

(一)评估指标

有效性是卫生技术在临床应用和推广的基础,卫生技术的有效性通常采用健康结局作为评价指标,包括中间指标、结果指标和健康相关生存质量指标。

1. 中间指标　指实验室或仪器检查的结果,如血压值、血糖值、血脂(如胆固醇、三酰甘油)、血流动力学指标等。这些指标能够直接、快速地反映干预措施的效果。

2. 结果指标　包括疾病的发病率、病死率、治愈率、复发率、生存率、期望寿命等。例如,对癌症患者主要关心的结局是 5 年生存率;对于缺血性心脏病患者,主要健康结局是急性心肌梗

阅读笔记

死的发生率和心绞痛复发率。在评估不同干预方案的临床试验中,常采用绝对危险度降低率(absolute risk reduction, ARR)、比值比(odds ratio, *OR*)、减少一例不良事件发生所需治疗的患者数(number needed to treat, NNT)等指标来比较试验组和对照组的有效性。

3. 健康相关生存质量指标　对某些患者或人群来说,传统的健康结局(如病死率、治愈率)不一定是最重要的结局指标,尤其是慢性疾病或不可治愈的疾病。因此,可将传统的结局指标与反映生存质量的相关指标结合起来,共同描述健康结局,从而提供较完善的有效性评估信息。常用的指标包括质量调整寿命年(quality-adjusted life years, QALY)、伤残调整寿命年(disability-adjusted life years, DALY)、健康等价年(healthy-years equivalents, HYE)等。

（二）评估设计及方法

卫生技术评估时必须考虑备选技术,将评估技术与备选技术进行比较。评估卫生技术的有效性时,应基于当前可得的最佳证据进行系统分析,并考虑技术使用者的类型、技术的应用情景、评估技术和对照方案、主要和次要效果指标等,借助系统评价方法不断收集和更新原始研究数据。因为开展原始研究耗时长且需要大量资源,因此,仅当现有研究证据无法全部或部分回答技术评估问题时,才开展原始研究。

1. 基于原始研究的评估方法　卫生技术有效性的评估主要通过临床试验来评价。临床试验起源于临床需要,用于临床实践,是用来评价卫生技术有效性的常用方法。临床试验主要包括实验性研究设计和观察性研究设计,实验性研究包括随机对照试验和类实验性研究设计等。基于实验原理出发,通过严谨的试验设计,在严格控制的医疗条件下,评估卫生技术的安全性和有效性,这种严格控制的医疗环境,有效地消除了试验中的偏倚,内部真实性较高。但由于其严格控制的试验环境,降低了其结果的外部真实性,不能回答现实医疗服务环境中的真实效果。因此,开展真实世界的研究(real world study, RWS)日益被重视,成为评价技术有效性的常用方法。RWS强调在现实医疗条件下评价卫生技术的临床实效,采用流行病学理论和方法进行临床观察性研究,如横断面研究、队列研究、病例对照研究、病例注册登记研究等在临床实践中被广泛运用。观察性研究没有人为干预,外部真实性较好,但存在较大的偏倚风险。RWS在扩大了患者和病种的真实情况下,卫生技术有效性会发生改变,因此,需要不断收集技术的临床应用证据,进行持续地评估。

2. 基于二次研究的评估方法　卫生技术的有效性评估往往不能以一项临床试验的结果作为判断依据,如何对大量同类临床试验结果进行再分析得出明确的结论,一直是临床保健人员最为关心的问题。系统评价将同一技术的多个临床试验结果进行证据质量评价,采用科学的方法对研究结果进行定量或定性合成,解决了二次分析的技术手段,成为卫生技术评估的综合评价方法。因此,评估卫生技术有效性时,可通过循证的方法,提出拟解决的评估问题,使用明晰的检索方法系统查找相关文献,确定文献的纳入标准与质量评价标准,必要时借助统计学方法对研究数据进行定量合成,提出卫生决策建议。因此,通过开展系统评价,收集现有的最佳证据,是评估卫生技术有效性的重要研究方法。

二、卫生技术的安全性评估

卫生技术的安全性(safety)是指经过培训、具备资质的医务人员在特定场所实施该技术时,可能出现的风险及可接受程度的价值判断。风险是指人体健康伤害的可能性及严重程度的测量指标。卫生技术的应用其根本目的是为人群防治疾病、提高生命质量、延长期望寿命,因此,安全性是某项卫生技术在临床应用和推广的前提条件,如果不能保证一项技术的安全性,就没有必要再对它的有效性和经济学特性进行评估。但现实中并没有绝对安全的技术,如果一项技术的使用,其风险可以被患者、卫生保健人员、社会及相关决策者所接受,该技术可认为是安全的。

安全性和有效性是两个独立的概念,安全性借风险定义,有效性借效益定义,但一项卫生技术效益的价值在一定程度上取决于使用技术所包含的风险,任何卫生技术的使用都包含着对技术潜在效益和潜在风险的权衡和折中。某项卫生技术能用于临床实践的首要条件是具有安全性和临床有效性。因此,安全性与有效性是卫生技术评估的重要内容之一。

1. 评估指标　评价某项卫生技术的安全性时,可以用该项技术带来的不良反应发生率及严重程度,以及由于技术应用引起的残疾和死亡事件等作为评价指标。例如,对产前保健中多普勒胎心听诊这一技术的安全性进行评估时,用多普勒胎心听诊对产妇及胎儿造成的不良反应发生率、不良反应强度、助产士和孕妇对风险的可接受性作为评价指标;再如,对颅内动脉瘤的手术方式进行安全性评估时,以患者接受手术治疗后的在院病死率、术中并发症的发生率(如动脉瘤破裂出血)、术后并发症的发生率(如慢性脑积水、颅内血肿、颅内感染、术后癫痫)作为评价指标。

2. 评估方法　卫生技术安全性的评估方法与有效性相同,可以基于二次研究,也可以开展原始研究,以获取技术安全性数据。除了临床试验中报告的安全性数据,病例对照研究、队列研究、常规的安全性数据采集、临床试验数据库中的安全性信息、制药厂的药物警戒信息或产品的安全信息等,都是技术安全性评估的重要信息来源。安全性分析必须清晰阐明评估的信息来源,并采用与有效性分析相同的科学、严谨的数据分析方法。除此之外,风险分析的对象应该包括应用技术的患者和相关医务人员,在进行安全性评估时还需要考虑:技术应用资质的安全性要求、对某项技术安全性的清晰界定、技术的有害效应及严重性、与替代技术的安全性比较等。

三、卫生技术的经济学评估

卫生技术的经济学特性包括微观经济学特性和宏观经济学特性。微观经济学特性主要涉及某一卫生技术的成本、价格、付费情况、支付水平等,也涉及分析应用该技术时对资源的要求和产出的结果。宏观经济学特性包括该项技术对国家卫生保健总费用的影响、对卫生资源在不同健康项目或健康领域分配的影响,以及对门诊和住院患者的影响。卫生技术的经济性包含卫生技术使用的成本及该技术对疾病所产生的效果和效益的比较,不论从微观角度还是宏观角度对卫生系统都有很大的影响。如果某项卫生技术成本高、收益低、价格昂贵,其临床应用价值就会大大降低,同时也会误导昂贵技术的滥用现象。卫生技术的经济学特性是影响该技术推广和使用的重要因素,因此,经济学评估是卫生技术评估的重要内容之一。

(一) 评估指标

卫生技术的经济性评估主要包括该技术的微观经济影响和宏观经济影响,微观经济影响的主要评估指标包括该技术的成本、价格、收费和支付水平,宏观经济影响的主要评估指标侧重于该技术应用于特定人群的投入、产出或收益,即效益、效果及效用等指标。

(二) 评估方法

卫生技术的经济学评估方法主要包括成本分析、最小成本分析、成本效果分析、成本效益分析、成本效用分析等,区别在于以何种方式测量卫生技术的结果。完整的经济学评估应对两种及以上的卫生技术进行成本和效果的比较。

1. 成本分析　成本分析(cost analysis)是对卫生技术进行经济学评估的常用方法之一。卫生技术的成本是指卫生保健服务机构在提供卫生技术的过程中所消耗的物化劳动和活劳动的货币表现,即在应用某项卫生技术时所投入的财力、物力和人力资源,通常用统一的货币单位进行计量。根据卫生技术所研究成本的特性,可以把成本分为两大类,即直接成本和间接成本。

(1) 直接成本(direct costs):是指医疗卫生机构专为提供某项卫生技术而发生的费用,与该

阅读笔记

项服务直接相关,可以直接计入该项卫生技术服务项目中去,如医务人员的劳动力成本、卫生材料、低值易耗品耗损费等。

(2) 间接成本(indirect costs):是指与卫生技术服务间接相关或其成本不是针对某项卫生技术服务项目的费用,无法直接计入到该项卫生技术服务项目中去,必须采用合理的方法进行分摊,间接成本与卫生技术服务项目存在着明确的关系,但数量水平不易确定,如行政管理费、辅助科室费用等。

卫生技术的成本测算的内容根据其性质可分为六大类:劳务费、公务费、卫生业务费、卫生材料费、低值易耗品损耗费及固定资产折旧及大修理基金提成等。卫生技术成本的测算就是对提供该项卫生技术服务所涉及的六大类成本进行归集、计算,原则是直接成本可以直接计入,间接成本采用分摊的方式计入。

2. 最小成本分析   在对某项卫生技术与其备选方案进行比较时,如果备选方案的效益或效果与该项卫生技术相同,仅分析和比较各卫生技术治疗方案的成本差异,成本最小的方案被认为是最理想的方案,这种经济学评价方法称为最小成本分析(cost-minimization analysis,CMA)。最小成本分析不是单纯的成本分析,单纯的成本分析只计算卫生技术方案的成本,而不考虑该方案的结果,而最小成本分析首先需要判断不同卫生技术方案是否等效,以结果相同作为前提,比较成本的大小。该方法使研究问题简单化,但在实际应用中,由于各卫生技术方案的结果大多不同,并且,要证明两种方案的结果相同并不容易,因此,最小成本分析的应用范围有限。

3. 成本效果分析   成本效果分析(cost-effectiveness analysis,CEA)主要是评价使用某项卫生技术后的健康效果,是通过比较某项卫生技术与备选方案在消耗相同的成本后获得的效果大小,或获得相同效果所消耗的成本多少,来确定选择哪种方案。该方法不仅研究卫生技术方案的成本,同时研究卫生技术方案的结果,体现有限的卫生资源发挥最大的经济效益和社会效益的经济学原则,也是目前卫生技术经济学评价方法中最常用的一种方法。

效果(effectiveness)是指应用某项卫生技术后所带来的结局指标的变化,可采用健康相关的中间结果、最终健康结果或健康相关生存质量指标,例如,生命延长的时间、疾病检出率的增加、疾病治愈率的提高、发病率或病死率的降低、并发症的降低、生存质量评分的提升等。当最终结果的测定需要时间太长时,可选择中间结果进行比较。

成本效果分析常用的方法是成本效果比(cost/effectiveness ratio,C/E),即每产生一效果单位所消耗的成本。例如,每延长一个生命年、挽回一例死亡、诊断出一个新病例所花费的成本。C/E 比值越小,表明该项卫生技术的效果越好。单一的成本 - 效果比是没有意义的,主要用于两个或两个以上卫生技术方案的比较,并且是比较有相同结果单位的两个卫生技术方案。例如,比较纤维结肠镜与乙状结肠镜加钡剂灌肠对诊断结肠癌的成本 - 效果分析,每诊断出一例结肠癌患者,纤维结肠镜的成本是 2694 元,乙状结肠镜加钡剂灌肠的成本是 2896 元,由此可见,纤维结肠镜对诊断结肠癌具有较好的经济效果。

4. 成本效益分析   在比较不同卫生技术的成本效果时,由于不同的卫生技术可能产生不同类型的效果,或一项卫生技术会产生多种效果,仅用效果难以进行相互比较。此时,可将不同的效果转换成统一的货币单位形式,称为效益(benefit)。

成本 - 效益分析(cost-benefit analysis,CBA)主要采用货币形式表现卫生技术干预结果的价值,是比较单个或多个卫生技术服务项目之间所消耗全部资源的成本价值和由此产生的健康结果的货币值的一种方法。效益是有用结果的货币表现,包括直接效益、间接效益和无形效益。①直接效益(direct benefit):指采用某项卫生技术后所节省的卫生资源和健康的改善及生命的延长,如发病率的降低,减少了药品、卫生材料及诊疗费用的支出,降低了人力和物力资源的消耗等,这种比原来节省的支出或消耗是该项卫生技术的直接效益;②间接效益(indirect

阅读笔记

benefit):指采用某项卫生技术后所减少的间接经济损失,如治愈了某病,减少了患者由于生病或家属由于照顾患者所致的工资、奖金等收入的损失;③无形效益(intangible benefit):指采用某项卫生技术后减轻或避免了患者身体或精神上的痛苦,以及康复后带来的舒适和愉悦等。

成本效益分析是将成本和效果都转换成货币单位,用相同的单位来分析成本与效果之间的关系。成本效益分析的常用方法包括净效益和效益成本比:①净效益(net benefit,NB):计算计划期内方案每年的总效益与总成本之差的一种方法,即总效益 - 总成本(B-C),结果出现正值时,说明产出的效益大于成本;结果出现负值时,表示产出的效益小于成本。②效益成本比(benefit/cost ratio,B/C):是卫生技术方案总效益与总成本之比,即效益 / 成本(B/C),如果比值 >1,提示效益产出大于成本投入,反之效益低于成本。

成本效益分析可直接以货币的形式比较不同卫生技术的成本和收益,结果直观、清晰。但是,用货币表示卫生技术所带来的效益如减少的治疗、手术、卫生材料的支出等比较容易,但采用卫生技术后健康的改善、延长的生命价值、减少的身体和精神的痛苦等效益比较难以测量,甚至涉及伦理道德问题。对这些效益的测量,常采用人力资本法和支付意愿法:①人力资本法(human capital method):假定个体生命的价值由未来的生产潜力来决定,考虑未来对社会的贡献,人力资本法往往采用个人的平均收入,并考虑货币的时间价值进行贴现后分析。②支付意愿法(willingness to pay,WTP):是一种用以测量健康改善,包括生命延长、疾病治愈、身体和精神痛苦减轻所带来的价值的方法,它建立在健康效用理论基础之上,将健康视为可以买卖的商品,人们根据自己的意愿给健康标价,将这个价格作为评价生命价值的依据。

5. 成本 - 效用分析　成本 - 效用分析(cost-utility analysis,CUA)是成本 - 效果分析的一种特殊形式,在评估某项卫生技术的效果时,除了考虑健康状况的变化,还注重生存质量,从社会的角度(该项卫生技术给社会带来的利益)和个体的感受(患者或家庭对生存质量的满意度)来评价。

成本 - 效用分析对效果的测量常采用质量调整寿命年(QALY)和伤残调整寿命年(DALY)。质量调整寿命年可通过效用值,将健康指标转换成效用。效用值的范围为 0~1,健康人的效用值通常为 1,死亡的效用值为 0。因病残或死亡而不同程度地丧失生活和工作能力者效用值在0~1 之间有各自的效用值。伤残调整寿命年是计算因各种疾病造成的残疾对健康寿命年损失的定量指标,可通过残疾权重值进行计算。成本 - 效用分析是比较在一定视角下干预项目的增量成本和增量健康收益,增量健康收益可用获得的 QALY 或避免的 DALY 表示,分析结果以每获得一个 QALY 或每避免一个 DALY 下的成本呈现。成本效用分析的关键是效用值的确定,效应值反映了个体对健康状况的相对期望或价值判断,可通过直接评估法(标准博弈法、时间交换法)和间接评估法(欧洲五维量表、SF-6D 生活质量量表、健康效用指数、福祉质量量表)来估算。

成本 - 效用分析将生存质量引入效果评价,将不同的健康结局指标转换为可以进行比较的同一结果,因此,成本 - 效用分析可以比较不同疾病治疗或预防措施的成本 - 效果,衡量和反映人们从治疗和护理中获得的健康收益,从而引导社会医疗资源的需求分配。

四、卫生技术的伦理和社会影响评估

卫生技术的社会和伦理适应性是指某些卫生技术在应用和推广过程中会涉及社会、伦理、法律等问题。卫生技术的发展已经极大地改变了医疗卫生保健服务,随着卫生资源配置和利用的公平性越来越受关注,卫生技术所涉及的伦理问题也日益突出,并与政策制定关系密切。例如器官移植、遗传试验、避孕技术、对危重患者的生命支持技术的应用,对社会伦理及规范带来了一定挑战。卫生技术的应用要尽可能与社会政治、经济、文化、伦理与道德等方面相适应,以利于卫生技术的推广使用。因此,开展卫生技术评估时,除了考虑技术的安全性、有效性和

阅读笔记

经济性之外,还应引入医学伦理学方法,分析该技术涉及的社会伦理和公平性问题。

（一）评估指标

卫生技术的社会伦理影响主要从三个角度探讨:社会价值、生命伦理和法律法规。

1. 卫生技术与社会价值　技术的社会影响是指某项卫生技术的应用所引起的社会环境变化,包括该技术应用引起的人们对卫生保健可及性和公平性的改变,给人们带来的恐惧、焦虑、情感、满意度的改变,以及引发相关法律、法规、政策、经济、社会规范、文化习俗等方面的改变。随着卫生技术的发展、卫生服务模式的转变、患者自主权和自我保护意识的增强,卫生技术对患者、家庭和社会产生了前所未有的影响。一方面卫生技术的应用不但使患者个体受益,也使整个社会受益,如免疫接种、产前保健服务等。但另一方面,卫生技术的应用也对患者造成了某些不良影响,如抗生素的滥用、输血引起的感染。而某些新技术的利用加重了社会经济负担,影响卫生资源分配和利用的公平性,如器官移植、人类辅助生殖技术、重症监护技术、基因筛查等。因此,安全、有效的卫生技术的发展与合理使用,应考虑对社会的不良影响,注重卫生技术的社会适应性评估。

2. 卫生技术与生命伦理　技术的伦理学影响是指由于技术应用所带来的人们价值观、道德规范的变化。随着卫生技术的发展,卫生技术涉及的伦理问题备受关注,知情同意、收益/风险比率、公正性长期以来一直是卫生技术发展中伦理的关注点。同时,卫生技术利用中涉及的伦理问题也越来越多,如临终医疗中的脑死亡诊断、不复苏医嘱（do not resuscitate, DNR）、生殖技术、基因技术等。并且,受到不同社会、文化、经济等因素的影响,很难形成世界统一的伦理标准。但随着国际组织和各国关于伦理原则和指南的制定,有必要对卫生技术进行伦理学评价,使卫生技术符合生命伦理学原则,尊重患者自主权,不给患者带来不必要的伤害,公正、合理地配置与使用卫生资源。

3. 卫生技术与法律法规　卫生技术的发展与利用涉及患者、家庭及社会的利益,因此,需要考虑卫生技术的发展与利用是否符合所在国家的法律法规要求。国家的法律法规对卫生技术的发展和利用有重要影响,既可促进卫生技术的发展与利用,也可以延缓、减少或禁止卫生技术的发展与利用。如《新生儿疾病筛查技术的规范（2010版）》积极推动了新生儿筛查技术在我国的应用,对提高人口素质、减少出生缺陷有重要作用。而《人胚胎干细胞研究伦理指导原则》则规定在中华人民共和国境内禁止进行生殖性克隆人的任何研究,这意味着在我国境内不能发展有关克隆人的任何技术。因此,卫生技术的发展与利用,应进行合法性评价。

（二）评估方法

由于卫生技术的伦理和社会影响不像有效性、安全性及经济学评估可以用定量的指标进行评价,因此,对卫生技术的社会适应性、伦理和合法性的评估是卫生技术评估中最具挑战性的内容。现有卫生技术社会伦理的评估还没有一个完全客观的评估方法,因此不能保证评估结果均会转化为相关政策。但严谨的社会伦理影响评估可以最大限度地保护卫生技术发展与利用过程中参与者的权益和安全。

卫生技术的伦理学评估有两种形式,一是卫生技术评估方案的伦理审核,主要考虑评估方案的主题、设计和实施是否符合社会伦理道德,如开展随机对照试验的伦理审核。二是卫生技术的伦理学评估,包括卫生技术在临床应用的目的、技术特征和发展阶段,卫生技术对患者、家庭、社会、经济、法律等的影响。

对卫生技术的社会适应性和合法性的评估目前多采用实地调查或访谈的方法:①个人访谈法:对利益相关人群进行非结构式、半结构式或结构式访谈,以获取访谈对象对问题的看法、态度或观点。②小组访谈法:组成一个包含研究人员、技术使用者及相关领域专家等在内的专家小组,采用反思性的分析方法,分析该项技术的应用会对患者、家庭、伦理、法律、政策等带来的影响。③观察法:包括参与性观察和非参与性观察,了解在物理与社会环境中人们的实际行

阅读笔记

为,并做详细的描述性分析。

Hofmann(2005)提出了一个问题清单,将其用于对某项卫生技术进行伦理和社会影响的评估(表 14-1)。

表 14-1 卫生技术伦理和社会影响评估的问题清单(Hofmann,2005)

问题序号	问题
1	该项技术的应用会带来什么道德相关的后果
2	该项技术的应用是否会危及患者的自主决定权
3	该项技术的应用是否会触犯或干扰人的基本权利
4	该项技术的应用是否会危及人的完整性
5	该项技术的应用是否会危及人的尊严
6	该项技术的应用是否会导致道德上的责任
7	该项技术的应用是否会危及社会价值观
8	该项技术的推广应用是否会改变人们对有特定疾病的患者的看法
9	该项技术是否与宗教、社会或文化习俗相违背
10	该项技术的应用是否会危及相关的法律法规
11	该项技术是否会给现代医学带来更大的挑战
12	是否有与此有关的技术曾因危及道德规范而被停止使用
13	该项技术是否会危及或改变医患关系
14	该项技术的实施会如何影响卫生资源的分配
15	该项技术的实施是否会危及本专业的自主性
16	该项技术是否会对患者带来伤害
17	该项技术会使哪类患者受益
18	该项技术是否涉及第三方
19	该项技术的利用者会有什么获益
20	该项技术的生产者(厂家、大学)会有什么获益
21	该项技术是否包含与曾危及道德规范的成分有关的部分
22	该项技术的特征是什么
23	该项技术的符号意义是否会涉及道德规范
24	在评估终点的选择上是否存在道德相关的问题
25	在研究证据的选择上是否存在道德相关的问题
26	研究证据中的技术使用者是否能代表临床实践中的实际使用者
27	在证据综合上是否存在道德相关的问题
28	在研究的伦理方面是否存在道德相关问题
29	选择该项技术进行评估的理由是什么
30	参与该项技术评估的人会有什么获益
31	在评估该项技术时,这项技术正处于什么发展阶段
32	是否有与该项技术相关的其他已被评估或未被评估的卫生技术
33	该项卫生技术评估会带来什么道德后果

阅读笔记

第三节   卫生技术评估的过程与步骤

卫生技术评估的范畴、评估标准和方法在不同评估机构差异较大,但评估的流程和步骤基本一致,卫生技术评估的研究过程包括确认(identification)、研究(testing)、整合(synthesis)及传播(dissemination)四个阶段10个步骤,以确定需要评估的目标技术,恰当地收集和分析数据资料,判断技术的合理性,为决策者提供相关信息。

一、确认评估技术

确认阶段主要是确定目标技术,选择有研究价值的技术进行评估,并根据优先重点的原则确认待评估技术的优先顺序。该阶段包括确定评估项目、界定评估问题及确定评估机构。

1. 确定评估项目   由于资源和资金有限,需确定优先进行技术评估的项目。评估项目的确定主要取决于医疗实践的需要、决策者的需要以及提出评估申请机构的目的,优先选择影响大、费用高及有争议的卫生技术项目。一般来说,会优先考虑具备下列特征的项目进行评估:①对个体或群体发病率、病死率或伤残率有重大影响的技术;②单位成本或累计成本高的卫生技术;③新出现的卫生技术,或临床应用中存在很大争议的技术;④使用过程中出现了安全风险的卫生技术;⑤存在一定的伦理、法律问题的卫生技术;⑥在不同场景、地区或医疗机构应用时效果存在显著差异;⑦评估的技术有足够的研究证据,或获取相关资源有较好的可行性;⑧评估结果可能被采纳或可能会改变实践而影响临床结局或成本。不同的组织在选择评估项目时有自身的选择标准。例如,卫生行政部门选择优先评估项目的标准可能主要考虑该项技术的安全性、经济学效果、潜在的社会伦理和法律方面的影响等,而医疗保健产品生产商选择优先评估项目时,则往往考虑该技术潜在的市场规模、能得到多大的市场份额、投资-回报率如何、安全性和功效性如何,他们实施评估活动的目的是向患者、医疗机构、支付方、卫生行政部门证明他们所开发技术的价值和优越性,或者根据评估结果决定是否开发某项技术。

2. 界定评估问题   清晰界定评估问题是卫生技术评估最重要的环节,因为对问题的界定会影响评估的后续步骤。由于时间、精力及资源有限,一项卫生技术不可能面面俱到地详细评估技术的所有属性,因此,评估小组应充分了解评估目的和用户类型,确定评估的具体问题,明确评估的焦点。确定评估的具体问题可采用构建循证问题的PICOS策略,明确技术所涉及的健康问题:①研究对象类型:技术所涉及的患者人群,包括疾病类型、人口学特征及场所(如住院患者、社区人群)等;②干预及对照措施:要评估的卫生技术及与其进行比较的替代技术;③结局指标:即评估内容,包括技术安全性和有效性评估、经济学评估、伦理和社会影响的评估等,根据评估的卫生技术确定具体的评价指标;④研究设计:收集资料的类型,根据评估问题,确定纳入文献的类型(如指南、系统评价、Meta分析、随机对照试验、临床对照试验、观察性研究等)。除此之外,还需要界定技术的使用者如医生、护士、药剂师、医院管理者、政府决策者,以及技术的使用场景如综合医院、社区卫生保健机构、家庭等。

3. 确定评估机构   进行卫生技术评估的研究人员或评估机构应经过专业的培训与认证,具备相应的资质,才能科学、公正、规范地进行卫生技术评估工作。因此,依据评估问题的性质、自身的技术力量、人才力量、资金情况、时间限制等因素,卫生保健决策者可以自己开展全部的卫生技术评估活动,也可以全部委托给专业的评估机构,或把资料收集和综合工作委托给专业评估机构、其他步骤由卫生保健决策者自己完成。在选择评估机构及评估者时需注意,由于不同评估机构对评估项目的出发点不同,对同一项技术的评估可能会得出不同的结果。例如,制药公司在开发出一种新药后,会委托评估机构或者自己进行一些与同类药品之间比较的评估,而受利益驱使,他们可能希望得到对其有利的评估结果。因此,在卫生技术评估中,评估报告

阅读笔记

应公布评估项目由谁资助、由谁执行、评估机构的隶属关系、评估方法、资料来源等信息,以确保评估机构及评估人员与被评估项目和机构不存在潜在的利益冲突,以免影响评估机构和评估人员的客观性和公正性,确保技术评估的科学性和可靠性。

二、收集及评价研究证据

研究阶段主要是恰当地收集和分析研究数据,包括原始研究证据和二次研究证据,并对证据进行质量评价。该阶段包括获取研究证据、开展原始研究及评价研究证据。在卫生技术评估的这一步骤中,应用了循证医学的方法论。

(一) 获取研究证据

在卫生技术评估中,收集到充分、可信的证据是其关键环节。大多数应用阶段的卫生技术往往有较多相关资料,但其分布往往零散,而且资料的质量差异很大。因此,为了收集到尽可能全面的资料,应在预检索的基础上制订检索策略,并咨询信息专家,以保证合理选择数据库、主题词、自由词,确保评估结果客观、全面、有价值。卫生技术评估常用的资料来源包括公开发表的文献、临床数据资料库、政府报告、卫生专业协会的报告与指南、市场研究报告、科研人员报告等。数据库的选择取决于评估的主题和内容,例如,对某项卫生技术的有效性和安全性进行评估时,主要来源于原始数据库或二次文献数据库中的证据,而对其社会和伦理影响的评估,则需从互联网等非主流文献中广泛收集资料或开展现场调查与咨询。在搜寻现有资料时,应综合使用多种数据库作为信息源。

1. 原始文献数据库　包括 Medline/PubMed、中国生物医学文献数据库(CBMdisc)等文摘型数据库,以及 OVID 检索系统、ProQuest、CINAHL、Embase、中国期刊全文数据库(CNKI)、万方数据资源系统、中国科技期刊数据库(VIP)等全文型数据库等。

2. 循证资源数据库　包括 Cochrane 图书馆中的系统评价数据库(Cochrane Database of Systematic Reviews)、临床试验注册中心(Cochrane Central Register of Controlled Trials)、澳大利亚 JBI 循证卫生保健中心网及各大指南网站如英国国家卫生与临床优化研究所(NICE)网站、加拿大临床评价研究机构指南网站(ICES)等。

3. 卫生技术评估网站　包括国际卫生技术评估机构网络(INAHTA)、英国国家保健服务系统评价与传播中心网站数据库(CDR database)、英国国家卫生技术评估协调中心(NCCHTA)、加拿大药物与技术评估协会网站(CADTH)、瑞典卫生技术评估委员会(SBU)、欧洲卫生技术评估网络(European Network for HTA)、澳大利亚医疗技术预警网络(ANZHSN)、丹麦卫生技术评估中心网站(DIHTA)等。

4. 其他非主流文献　如政府报告、政策法规性文件、专业委员会或协会的报告和指南、会议论文集、制药公司或卫生保健产品生产商的市场调研报告、来自互联网的资料和信息、评估者自己及同行正在进行的研究等。非主流文献通常没有经过专家同行的评阅,因此在使用时必须严格评价其质量。

在收集资料过程中应注意偏倚,以免影响技术评估结果的真实性,最常见的偏倚是发表偏倚(publication bias),这与研究者及杂志社的偏好、由制药公司或生产商资助开展研究的利益冲突有关。识别发表偏倚对卫生技术评估至关重要,因为它可能会夸大技术的效果,而弱化技术的风险。

(二) 开展原始研究

如果评估某项卫生技术时缺乏足够的相关资料,或现有资料不符合评估的要求,研究人员则需要开展新的原始研究以获取评估数据,并将新的研究证据整合到现有的证据中一起进行合成和分析。卫生技术评估研究应明确指出为了弥补现有证据的不足将开展何种类型的新原始研究,评估人员应根据评估的技术内容和评估问题,选择最佳的设计方案,保证评估结果的

阅读笔记

真实性和可靠性,如针对筛查技术,可选择开展诊断性试验或横断面研究,针对治疗或预防技术,可选择开展随机对照试验或准随机对照试验等。在开展新的原始研究时,会受到项目资金和时间等诸多因素的限制。

（三）评价研究证据

在完成资料的收集后,如何从不同质量的研究文献中筛选出高质量的科学证据是卫生技术评估人员面临的挑战。研究者必须使用循证医学中系统评价方法严格评价研究证据的质量,为技术评估提供真实、可靠的最佳证据。文献质量评价主要针对文献的内部真实性、临床重要性和适用性三方面进行评价,其中,研究内部真实性评价主要是评价研究设计及研究实施过程中受各种偏倚的影响程度,很多循证研究机构根据不同设计类型的研究,发展了相应的评价原则和评价清单,帮助技术评估人员评价研究的设计方案是否合理,研究的偏倚风险的高低等,以排除低质量、偏倚风险高的文献,避免误导技术评估结果。文献质量评价具体见本书第四章。

三、整合研究证据

整合阶段是通过系统整理和分析已有的资料,对评估结果进行解释,判断技术使用的合理性。该阶段主要包括综合研究证据及形成推荐意见。

1. 综合研究证据　科学、有效地整合高质量的原始研究对卫生技术评估非常重要,能够帮助研究者了解是否有充足的证据解决所评估的技术。常用的研究证据整合方法包括系统评价、直接比较的 Meta 分析、网状 Meta 分析、模型分析(如 Markov 模型、决策分析等)及定性研究方法(如小组讨论、专家共识等)。对研究证据进行综合后,应综合考虑影响证据质量的因素,针对结果指标对证据体标注证据等级。对研究证据进行分级的方式较多,相关内容参见本书第五章。

2. 形成推荐意见　根据证据质量,综合考虑技术的利弊风险和成本,形成评估结果,并提出推荐意见。证据质量越高,越有利于形成明确的评估结果和高强度的推荐意见。研究者应明确提出基于目前研究证据的决策建议:结果是什么,建议使用、建议不使用或暂不使用该技术,建议如何使用该技术,还应该明确标注形成评估结果和推荐意见的方法学和证据质量。

四、传播及监测评估结果

传播阶段主要是为使用卫生技术的人群或卫生技术利用相关领域的决策者提供经过整合的信息,为决策提供依据。该阶段包括传播评估结果及监测评估结果的影响。

1. 传播评估结果　进行卫生技术评估的最终目的是为相关机构的决策提供科学依据。因此,在得出有价值的评估结果和推荐意见之后,应将这些信息传播给有需求的各类决策者,促进评估结果及推荐意见向宏观政策及微观决策转化。传播技术评估的结果有很多途径,如在专业杂志上发表、出版专著、制定标准或规范、在会议上进行交流、举办培训班、在大众媒体上宣传、将评估报告提交卫生行政部门、通过官方网站进行公告等。在传播卫生技术评估结果时,应考虑目标人群(如医务人员、患者、政府决策者、技术提供机构、制药公司或卫生保健产品生产商等)、传播媒介(如报纸、杂志、墙报、电视、广播、录像带等)、传播技术或策略(如发表论文或专著、大众媒体宣传、社区宣传、会议、培训班、制定标准或规范等)这 3 个方面的因素。

2. 监测评估结果的影响　卫生技术评估结果可从多方面产生影响,包括影响新技术的认证和使用、改变技术使用率、改变政府的调控政策、改变研究重点和经费投入、影响企业投资策略和技术的市场营销、改变第三方付费政策、改变医务人员和患者的行为、改变国家或地区的卫生资源配置等。一个卫生技术评估报告能够产生多大影响,不仅依赖于评估报告本身的质量,还依赖于其传播的广泛性和潜在使用者的兴趣,并且受到不断变化的环境的影响。概括起来,影响技术评估结果产生影响的因素有 4 个方面:①提供技术的机构:如医院的级别、医院的类型(综合医院或专科医院、赢利医院或非赢利医院、公立医院或私立医院)、技术力量等;②医务人员:医务人员的类型(如医生、药剂师、护士、其他卫生保健人员)、专业、培训情况、获得文献信息的能力等;③环境因素:在城市还是农村、当地的经济状况、居民是否参加医疗保险等;④评估结果和推荐意见的特点:包括结果的论证强度、表达形式、政府的干预、费用、对提供技术者利益的影响等。因此,需要持续监测卫生技术评估的影响,了解技术评估结果是否影响政策法规的制定、能否对技术的传播和使用产生实质性影响、能否改变医务人员的行为以及能否改变患者的认知。

第四节 护理领域卫生技术评估的实例分析

卫生技术的进步对于减少疾病对人类的危害、促进健康、延长寿命等方面起到了积极作用,但也产生了一些不良后果。如随着静脉输液技术的发展,各种不同材质、不同途径的静脉输液技术普遍被应用于临床,成为患者治疗、抢救的关键技术。但静脉输液技术在应用的过程中,也面临着各种并发症的风险,给患者健康带来威胁。因此,本节以"经外周静脉置入中心静脉导管(PICC)的评估研究"为例,介绍卫生技术评估在护理实践中的应用[资料来源:周英凤.经外周静脉置入中心静脉导管(PICC)的技术评估研究报告.卫生部卫生技术评估重点实验室(复旦大学),2015.]。

(一)研究背景

PICC 是近年来开展的静脉治疗新技术,是指经外周静脉(贵要静脉、头静脉、肘正中静脉、肱静脉等)穿刺置入,导管尖端被送达到上腔静脉的导管,主要用于中长期化学治疗、肠外营养输注或抗菌治疗。通过 PICC 可以将药物直接输入到中心静脉,不仅可避免药物对血管的刺激和损伤,还可减轻患者因反复穿刺带来的痛苦。基于此,PICC 目前已经被广泛应用于临床中。但 PICC 作为一项高风险侵入性治疗措施,其置管的成功率、置管位置判断的可靠性、导管的留置时间、护理人员操作和维护的难易度、穿刺及维护过程中并发症的发生率等,均影响着该技术的推广和使用。PICC 作为一项新的护理技术,目前仍缺乏对该项技术安全性、有效性及经济性等方面的科学评估。

因此,在卫生部卫生技术评估重点实验室(复旦大学)的支持下,复旦大学循证护理中心开展了经外周静脉置入中心静脉导管的卫生技术评估研究。

(二)评估目的和目标

基于当前可获得的同类技术的文献资料,分析与比较 PICC 与其他同类中心静脉输液技术(如中心静脉导管技术 CVC、植入式静脉输液港 PORT 等)的主要技术特点和临床特性,评估 PICC 静脉输液技术的安全性、有效性、经济性及社会适应性,为临床人员进行决策提供参考。

(三)评估角度

本研究从临床实践角度收集和分析 PICC 静脉输液技术的安全性、有效性、成本效果及社会适应性方面的证据,评估该技术在临床应用的效果和前景。

(四)确定具体问题

根据循证医学中的 PICO 策略确定评估的具体问题:

P:进行静脉输液治疗的成年患者;

I:采用 PICC 进行静脉置管;

C:采用其他中心静脉输液技术(如中心静脉导管技术 CVC 及植入式静脉输液港 PORT)进行置管;

O:结局指标包括临床效果、经济学指标及社会适应性。临床效果采用静脉输液技术有效

阅读笔记

性及安全性相关的指标,其中,有效性评估指标包括穿刺成功率、穿刺操作时间及平均导管留置时间,安全性评估指标包括穿刺及维护过程中各种并发症的发生率。经济学指标采用成本分析。社会适应性主要评价 PICC 置管对患者的影响。

D:HTA、指南、系统评价及 Meta 分析。

（五）评估结果

1. PICC 输液技术的技术特性　对 PICC 技术特性的评估从技术的成熟度、人员要求、设备要求、配套设施、技术维护及技术操作规范几方面进行。①技术的成熟度:PICC 在 20 世纪 80 年代后期开始在成人患者中应用,90 年代后期引入中国,得到了迅速发展,被广泛应用于中长期肿瘤化疗、成人术后肠外营养通路、早产儿营养通路等临床实践中。②人员要求:PICC 置入和维护要求由参加过相关培训课程且被证实具备临床置入技术资格的操作者完成,目前在临床实践中,大多由 PICC 专科护士进行置管和维护。③设备要求:从 PICC 导管材质和特性分析,不同导管类型(如普通型、耐高压型)、不同材质(如聚氨酯、硅胶)、不同涂层(如肝素涂层、抗生素涂层)及不同瓣膜设计(如末端开口、三项瓣膜)的 PICC 导管各有利弊,有效性及安全性方面的证据文献报道不一致。④配套设施:置管时,借助超声引导结合改良塞尔丁格技术行 PICC 置管比单纯依靠体外生理标识能显著提高 PICC 穿刺成功率及置管成功率,且借助影像学标识(X 线胸片)能有效确定导管头端位置的准确性。此外,导管定位系统也能提高 PICC 导管尖端位置的准确性。但部分新技术在国内尚未普遍应用。⑤技术维护:PICC 的使用期限可达 12 个月,在导管留置期间,至少应每周维护一次,包括更换辅料、冲洗导管、更换接头及并发症观察等。⑥技术操作规范:目前已有规范的关于 PICC 血管通路建立及维护方面的指南,比如美国肿瘤护理学会 2011 年发布了《血管通路指南:护理实践与教育》,美国静脉输液护理学会推出了《静脉输液护理实践标准》,国内复旦大学循证护理中心也制定了《PICC 置管前评估及置管循证护理实践指南》,中华护理学会肿瘤护理专业委员会在 2015 年颁布了基于专家共识的《肿瘤治疗血管通路安全指南》,对 PICC 输液技术的操作提供了规范。

2. PICC 输液技术的有效性评价　关于 PICC 输液技术临床有效性的评估表明,与其他中心静脉输液技术相比,现有的关于 PICC 静脉技术临床有效性的研究结果不一致,PICC 在穿刺成功率、穿刺操作时间及留置时间方面是否比其他中心静脉输液技术更有效尚缺乏足够的证据支持。但同时,现有的证据也显示,PICC 静脉输液技术的临床有效性至少不比其他中心静脉输液技术差,除了植入式静脉输液港留置时间明显长于 PICC 外。因此,关于 PICC 输液技术是否比其他中心静脉输液技术更有效尚需要开展更高质量的研究支持。

3. PICC 输液技术的安全性评价　对 PICC 输液技术安全性的评估从两大方面进行,一是穿刺过程中并发症的发生率,包括血气胸、误入动脉、血肿、血管损伤、导管异位等;二是维护过程中并发症的发生率,包括静脉炎、导管相关性感染、堵管、导管脱落、导管渗漏、静脉血栓形成等。现有的证据显示,总体上 PICC 在穿刺过程中并发症的发生率低于中心静脉导管技术,但 PICC 在维护过程中并发症的发生率高于其他中心静脉输液技术,主要是静脉炎及静脉血栓形成的风险显著增加。因此,与其他中心静脉输液技术相比,PICC 静脉输液技术在穿刺过程中具有较好的安全性,但在维护过程中安全性较差。

4. PICC 输液技术的经济学评价　从技术比较的角度分析,PICC 输液技术与其他中心静脉输液技术在成本 - 效果方面比较的证据非常有限,现有的证据不足以进行技术的经济学评价,提示应该开展原始研究以获取评估数据。其次,从患者角度分析,患者不管是进行 PICC 置管还是 CVC 置管,由于医疗保险的覆盖,自付费用差别不大,说明医保制度对静脉输液治疗的保障力度较高。第三,从医疗机构角度分析,PICC 收费价格高于 CVC,这与导管材质、置管时间、维护成本的差异有关,植入式静脉输液港收费价格高于 PICC,这与植入式静脉输液港操作复杂,且置入和取出均需要手术操作有关。从单项 PICC 输液技术来说,完整的(从置管到

阅读笔记

拔管)的经济学评价方面的证据也非常缺乏,有限的证据指出,PICC输液技术从置管、维护到拔管的收费价格低于其实际成本,医疗机构的收入不足以覆盖其成本。

5. PICC输液技术的社会适应性评价　从PICC对患者的影响分析,置管会影响患者一侧手臂的生活、活动、形象等,置管手臂也会带来不舒适感。作为非专业人员,由于患者缺乏专业信息,置管期间给患者带来了很大压力,同时,定期的导管维护也让患者频繁就医,经济及时间成本均增加了患者开支。从PICC对社会的影响分析,PICC收费虽然已纳入医保,但自付部分及随之带来的间接成本仍然增加了患者的经济负担,尤其对没有医保的患者来说,会造成较大的经济负担,可能会造成社会的不公平性。从PICC对生命伦理影响分析,由于PICC穿刺和维护阶段可能存在的风险,因此,目前医疗机构在对患者行PICC置管前均要求签署知情同意书,以充分告知患者PICC置管可能存在的收益和风险。

（六）结论及建议

PICC输液技术是一项相对比较成熟的卫生技术,由接受过专门培训的临床专业人员进行置管和维护,有规范的PICC血管通路建立和维护指南。与其他中心静脉输液技术相比,PICC输液技术的临床有效性尚缺乏足够的证据支持,PICC静脉输液技术在穿刺过程中具有较好的安全性,但在维护过程中安全性较差。目前PICC输液技术经济学评价方面的证据非常有限。在社会适应性方面,PICC技术对患者的生活带来一些影响,并可能会导致一定的社会不公平性。

鉴于以上评估结果,提出以下建议:

1. 建议所有开展PICC技术的医疗机构,遵循PICC置管和维护的临床实践指南,制定PICC输液技术的操作规范和管理规范,确保技术使用的安全性和有效性。

2. 建议开展PICC技术经济学评价的本土化研究,为卫生决策部门提供证据支持。

3. 建议开展PICC技术的社会适应性研究,减少该技术可能带来的社会不公平性。

通过以上案例分析可见,卫生技术评估是一个系统研究的过程,通过分析卫生技术的技术特性,在证据的基础上,综合评估技术的安全性、有效性及经济学特性,并评价该技术的社会影响,综合考虑卫生技术的技术价值和社会价值。在护理领域开展卫生技术评估,可为护理技术的规范使用提出政策建议,促进护理技术的合理使用。

(周英凤)

【文章小结】

卫生技术评估是指对卫生技术的技术特性、安全性、有效性、经济学特性和社会适应性进行系统全面的评价,为各层次的决策者提供合理选择卫生技术的决策依据,对卫生技术的开发、应用、推广与淘汰实行政策干预。卫生技术评估是知识转化为行动的桥梁,有利于确保患者安全,可为各类决策者提供科学依据,从而合理配置卫生资源,提高有限卫生资源的利用质量和效率。卫生技术评估的内容包括有效性评估、安全性评估、经济学评估及伦理和社会影响评估等方面。其基本步骤包括确定评估项目、明确要评估的问题、确定评估机构、搜寻现有证据、收集新的研究数据、对证据进行评价、对证据进行综合、形成评估结果和推荐意见、传播结果和推荐意见,并监测评估结果的影响。应按照规范的方法对护理领域的常见技术开展评估,为护理技术的选择与推广提出政策建议。

【思考题】

1. 如何将循证医学的方法应用到卫生技术评估中?

2. 如何评价一项技术的社会适应性?

阅读笔记

主要参考文献

［1］胡雁.循证护理学.北京:人民卫生出版社,2012.

［2］李幼平.循证医学.北京:人民卫生出版社,2014.

［3］李幼平.循证医学.3版.北京:高等教育出版社,2013.

［4］陈洁,于德志.卫生技术评估.北京:人民卫生出版社,2013.

［5］徐波,耿翠芝.肿瘤治疗血管通路安全指南.北京:中国协和医科大学出版社,2015.

［6］周英凤,胡雁,张晓菊,等.不同置管方式对PICC有效性及安全新影响的系统评价再评价.护理学杂志,2016,31(14):7-11.

［7］周英凤,胡雁,张晓菊,等.PICC输液技术安全性及有效性评估的系统评价再评价.护理学杂志,2016,31(7):90-94.

［8］周英凤.经外周静脉置入中心静脉导管(PICC)的技术评估研究报告.卫生部卫生技术评估重点实验室(复旦大学),2015.

第二篇

循证护理学实践篇

　　循证护理实践注重在实践中应用最新最佳证据,做出科学、有效的护理决策,提高护理质量和专科护理水平。本教材的第二篇为循证护理学实践篇,旨在示范证据临床应用的方法和步骤,同时介绍护理实践中涉及患者安全、院内感染控制、常见症状护理、常见护理技术等关键领域的最新最佳证据。本篇选择了心肺复苏、疼痛评估、跌倒预防、约束管理、压疮预防和处理、气道护理、外周静脉留置导管护理、经外周中心静脉置管和维护、留置导尿管护理、下肢静脉溃疡的处理、结肠造口护理、糖尿病足并发症的处理、癌因性疲劳的护理、口腔黏膜炎的护理、吞咽困难的护理、艾滋病患者的护理等17项具有典型性和代表性的常见护理项目或目前我国迅速发展中的专科护理领域,综合了这些领域国内外成熟的临床实践指南、最佳实践手册、证据总结、系统评价等证据资源,从证据应用的角度阐述了这些领域最新最佳证据的检索、应用和效果评价。在编写方式上从临床情景导入,提出护理问题,再按照证据应用的步骤,针对护理问题检索证据,分析证据内容,评价证据质量和应用价值,提出护理建议,并附证据等级和证据来源的参考文献。同时,本篇探索性地分析了中医护理领域的循证护理实践,具有前瞻性和引导性。另外,对循证护理教育也进行了分析,具有借鉴价值。本篇不但具有学术性,同时具有较强的实用性。可为广大临床护理人员提供循证实践的学习资源。

第十五章　心肺复苏的循证实践

心搏骤停是最严重的临床急症,可迅速导致死亡。尽早进行高质量的心肺复苏,通过建立和维持有效的气道、呼吸和循环,可提高患者的存活率,改善复苏预后。心肺复苏(cardiopulmonary resuscitation,CPR)指针对心搏、呼吸停止所采取的一系列抢救措施,包括基本生命支持(basic life support,BLS)、高级生命支持(advanced life support,ALS)及心搏骤停后治疗(post cardiac arrest care)三个环环相扣的阶段。1960 年 Kouwenhoven 等发表了第一篇有关胸外心脏按压的论文;1966 年美国发布了第一个 CPR 指南;美国心脏学会(American Heart Association,AHA)1974 年发布了心肺复苏及心血管急救指南,之后分别在 1980 年、1986 年、1992 年、2000 年、2005 年、2010 年及 2015 年修订了指南,力求以最新的研究证据对实践提供支持[1]。本章主要讨论如何判断心搏骤停、心肺复苏的步骤及如何评估心肺复苏的效果。

一、临床情景及护理问题

(一)临床情景

男性,47 岁,因腹痛、呕吐 4 天,加重伴意识不清 1 天就诊。来时神志不清,对光反射迟钝,呼吸急促,口唇发绀,脉搏 104 次/分,血压 87/53mmHg,呼吸 30 次/分,体温 36℃,但半小时后降至 35.5℃。既往有高血压 1⁺年,1 型糖尿病病史 11⁺年,口服"二甲双胍"及"苯乙双胍"控制血糖但未正规检测血糖。患者母亲患 1 型糖尿病,因并发乳酸性酸中毒 3 年前去世。患者在急诊科完成了动脉血气分析、实验室生化、肝肾功能、血常规、凝血功能、乳酸,腹部 B 超和 CT 检查。初步诊断为重度乳酸性酸中毒、糖尿病酮症酸中毒、肾功能不全。进入急诊科半小时后患者突发心率进行性下降至 28 次/分,大动脉不能扪及,立即予气管插管,肾上腺素 1mg 静脉注射,阿托品 1mg 静脉注射等抢救措施,5 分钟后患者自主心率恢复;半小时后患者再次出现心率下降,大动脉不能扪及,再次予胸外心脏按压,肾上腺素 1mg 静脉注射等抢救措施,10 分钟后患者自主心率恢复。

(二)护理问题

1. 院内如何评估患者出现了心搏呼吸骤停?

2. 出现心搏呼吸骤停时如何急救护理?

3. 如何评估急救护理效果?

二、检索证据

分别以"心肺复苏"及"cardiopulmonary resuscitation"为检索词,检索美国心脏病协会网站(American Heart Association,AHA)、国际指南协作网(Guidelines International Network,GIN)、苏格兰院际指南网(Scottish Intercollegiate Guideline Network,SIGN)、美国国立指南库(National Guideline Clearinghouse,NGC)、加拿大安大略注册护士协会(Registered Nurses Association of Ontario)指南网、Cochrane 系统评价数据库及 JBI 系统评价数据库等,检索到了 AHA 2010 年及 2015 年发布的心肺复苏指南及相关指南更新[1-6],这些证据能够解决这些护理问题,文献检索到此为止。

三、证据内容

(一)构建急救体系

心肺复苏的理想流程很大程度上依赖于医疗系统这个整体,鉴于此,2015 年 AHA 指南更新提出了构建急救体系,作为心肺复苏质量持续改进的举措。构建急救体系的通用元素包括提供医疗服务所需要的架构(人员、器材、教育等)与流程(如政策、协议、程序等),把这些元素综合起来,就能形成一个系统(如方案、组织、文化等),产生最佳结果(如患者的存活、安全、质量、满意度等)。一套有效的救治体系,能在一个质量持续改进的框架中融入这些所有的元素 —— 架构、流程和患者的预后[1](图 15-1)。

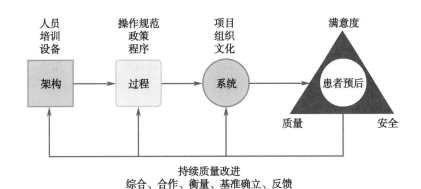

图 15-1　急救系统分类:架构、过程、系统、结果

(2015,AHA CPR 指南更新第四部分[1])

(二)区分院内和院外生存链

院内和院外心搏骤停患者的急救体系不同。2015 AHA 指南更新提供了一个审视救治体系的新视角,区分了院内心搏骤停(in-hospital cardiac arrest,IHCA)和院外心搏骤停(out-of-hospital cardiac arrest,OHCA),并重新划分了生存链(图 15-2)。院内心搏骤停患者依赖于专门的监控系统(如快速反应系统或早期预警系统)来预防心搏骤停(Class Ⅱ a,LOE C-LD)。如果发生心搏骤停,患者依赖于医疗机构各个部门和服务间的顺畅沟通,以及由专业医疗人员,包括医生、护士、呼吸治疗师等组成的多学科团队[1]。

(三)以团队的形式实施心肺复苏

团队的形式包括早期预警系统、快速反应小组和紧急医疗团队系统。对于临床状况恶化的成年患者,要建立快速反应小组(rapid response team)或紧急医疗团队系统(emergency

阅读笔记

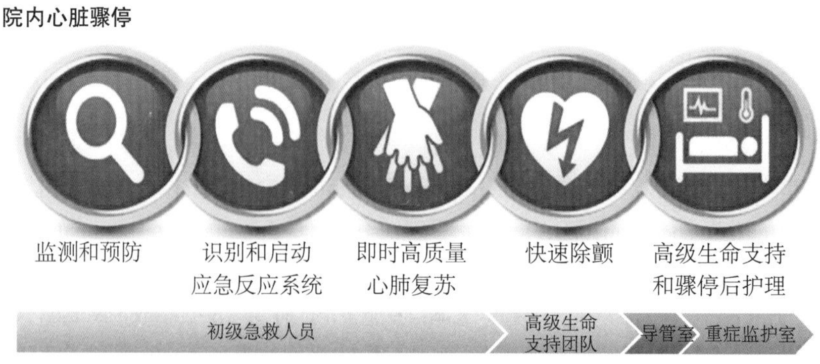

院内心脏骤停

| 监测和预防 | 识别和启动应急反应系统 | 即时高质量心肺复苏 | 快速除颤 | 高级生命支持和骤停后护理 |

初级急救人员　　　　　　　　高级生命支持团队　　导管室 重症监护室

图 15-2　院内心搏骤停生存链

（2015，AHA CPR 指南更新第四部分[1]）

medical team,EMT）提供早期干预,从而预防院内心搏骤停。此类小组由医生、护士或呼吸治疗师的多种组合组成。发现患者病情恶化时,即呼叫该小组。该小组可携带急救、复苏设备及药物。能够有效减少心搏骤停的发生[1]。目前国内部分医院急救中心已经成立了复苏团队,以此模式开展系列工作。

（四）成人基础生命支持及心肺复苏——医护人员基础生命支持[2,3]

基础生命支持的基本方法如下。

（1）及早识别患者并启动应急反应系统:一旦发现患者没有反应,医护人员必须立即就近呼救。实际临床工作中,建议继续同时检查呼吸和脉搏,然后再启动应急反应系统。患者没有呼吸或者偶尔的喘息时（Class Ⅰ,LOE C）,检查脉搏的时间不超过 10 秒,在限定的时间内仍然没有扪及动脉搏动时应立即开始胸外心脏按压（Class Ⅱ a,LOE C）。

（2）成人基础生命支持——CAB 步骤:《2010 美国心脏协会心肺复苏及心血管急救指南》中,建议将成人、儿童和婴儿（不包括新生儿）心源性心搏骤停的基础生命支持程序从 2005 版本的 A-B-C（开放气道、人工呼吸、胸外按压）更改为 C-A-B（胸外心脏按压、开放气道、人工呼吸）。院内心搏骤停患者的基础生命支持主要由医护人员完成,具体流程见图 15-3,具体步骤如下。

1）胸外心脏按压（circulation,C）:胸外心脏按压通过间接或直接按压心脏以形成暂时性人工循环为冠状动脉、脑和其他重要器官提供血液灌注。其机制为心泵机制和胸泵机制。心泵机制:按压产生的压力及心脏瓣膜的作用,使血液流向动脉,放松时压力降低,静脉回流。胸泵机制:按压时胸腔内的压力增高,血液流向外周动脉,放松时压力降低,静脉回流。按压时患者需为仰卧位,身体置于坚硬、平坦平面上;按压姿势:一手的掌根置于乳头中间的胸部中央（胸骨中下三分之一交界处）,另一只手的掌根置于第一只手上（Class Ⅱa,LOE B）;按压位置:胸骨中下三分之一交界处（Class Ⅱa,LOE C-LD）;按压深度:徒手心肺复苏过程中,按压深度建议大于 5 厘米(2 英寸),同时避免按压过深[大于 6 厘米(2.4 英寸)]（Class Ⅰ,LOE C-LD）;按压频率:每分钟 100~120 次的速度进行胸外按压更为合理（Class Ⅱa,LOE C-LD）;对心搏骤停患者进行胸外按压,无证据表明使用机械按压装置比人工胸外按压更有优势。经过适当训练的人员在特定的情况下可以考虑使用机械胸外按压装置作为替代措施（Class Ⅱb,LOE B-R）。在进行高质量人工胸外心脏按压比较困难或者危险时的特殊条件下（如施救者有限、在移动的救护车内进行心肺复苏,低温心搏骤停时进行心肺复苏、长时间心肺复苏、在血管造影室内进行心肺复苏,以及在准备体外心肺复苏期间进行心肺复苏）,机械胸外按压装置可作为传统心肺复苏的替代品（Class Ⅱ b,LOE C-EO）[4]。

阅读笔记　　注意事项:施救者应避免在按压间隙倚靠在患者胸部,以便于每次按压后的充分回弹

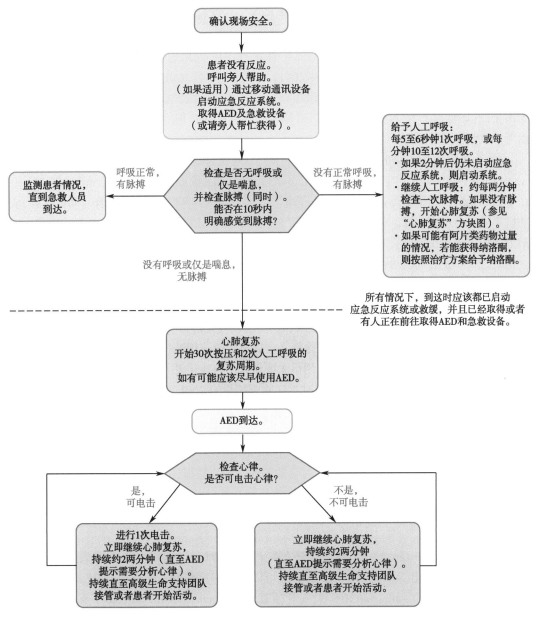

图 15-3　医务人员成人心搏骤停 BLS 流程图

(2015,AHA CPR 指南更新第五部分[3])

(Class Ⅱa,LOE C-LD);尽可能减少按压中断时间(Class Ⅰ,LOE C-LD),按压通气比为 30∶2 (Class Ⅱa,LOE C-LD);没有高级气道的成年患者,两次吹气中断按压的时间不超过 10 秒(Class Ⅱa,LOE C-LD);没有固定可靠气道的患者,整个心肺复苏过程的胸外按压目标比例为至少 60%(Class Ⅱb,LOE C-LD);当患者安置了高级气道时,施救者无须再以 30 ∶ 2 的比例实施心肺复苏,也就是说无须中断按压来进行两次呼吸,可以每 6 秒进行一次通气,继续胸外心脏按压(Class Ⅱb,LOE C-LD)。

2) 开放气道(airway,A):保持气道通畅,提供足够的通气是心肺复苏时重点之一(Class Ⅰ,LOE C),建议使用仰头抬颏法(head tilt-chin lift)开放气道(Class Ⅱ a,LOE B);怀疑颈椎损伤的患者采用推举下颌法(jaw thrust),以避免过度仰头(Class Ⅱ b,LOE C)。开放气道时,动作轻柔,头部后仰的程度为口角、耳垂的连线与地面垂直。

3) 人工呼吸(breathing,B):可采取口对口、口对鼻、口对面罩、球囊 - 面罩、球囊对高级气

阅读笔记

道通气等方法。人工呼吸时,每次吹气时间不少于 1 秒(Class Ⅱa,LOE C);通气量以看到胸廓起伏为宜(Class Ⅱa,LOE C);适宜的潮气量约为 500~600ml(6~7ml/kg)(Class Ⅱa,LOE B),避免过度通气(频繁通气或者潮气量过大)(Class Ⅲ,LOE B)。如果患者有自主循环但需要呼吸支持,则 5~6 秒进行一次人工呼吸(每分钟 10~12 次)(Class Ⅱb,LOE C)。口对口人工呼吸时,每次通气时间超过 1 秒,正常呼吸(无须深呼吸)后进行第二次通气(Class Ⅱb,LOE C)。当患者无法张口(如嘴部严重受伤)时可采取口对鼻人工呼吸(Class Ⅱa,LOE C)。口对口人工呼吸时需考虑职业暴露的风险。

4)早期除颤(defibrillation,D):心搏骤停时,最初发生的心律失常最常见的是心室颤动(ventricular fibrillation,VF)和无脉性室性心动过速(pulseless ventricular tachycardia,PVT)。终止室颤和无脉性室速最迅速有效的方法是电击除颤。除颤具有时间效应,随着时间的推移,成功概率随之会迅速下降。有目击者的心搏骤停,有可用的 AED(automated external defibrillator,AED)时,应该尽快除颤(Class Ⅱa,LOE C-LD)。没有监护的心搏骤停者或者 AED 不能立刻获得时,立即 CPR,同时尽快获取 AED 或者准备除颤仪(Class Ⅱa,LOE B-R)。治疗室颤和无脉性室速时首选双相波(Class Ⅱa,LOE B-R)。与连续电击方案相比,建议采取单次电击方案,即单次电击后立即开始一个循环的 CPR(Class Ⅱa,LOE B-NR)。如果除颤不能消除室颤,则此种室颤可能属于低幅波类型,通常是因为心肌缺氧,所以应先进行 5 个循环的 CPR(2 分钟)使心肌恢复氧供后再分析心律,决定是否再除颤。首次电击时建议选择厂家推荐的能量,若不清楚厂家推荐的除颤能量范围,可以考虑使用最大能量除颤(Class Ⅱb,LOE C-LD)。使用单相波除颤仪时,除颤能量为 360J。使用双相波时首次除颤能量为 200J。除颤以后的除颤考虑选择更高的能量(Class Ⅱ b,LOE C-LD)。

(五)高级心血管生命支持[5]

高级生命支持(advanced cardiovascular life support,ACLS)是在基础生命支持的基础上,应用辅助设备及特殊技术,建立和维持更为有效的通气和血液循环,识别及治疗心律失常,建立静脉通路并应用必要的药物治疗,改善并维持心肺功能及治疗原发疾病的一系列救治措施。一般在医疗机构中进行 ACLS,往往以复苏团队的形式,同时进行 BLS 与 ACLS,以取得更好的疗效(图 15-4)。

1. 控制气道(airway,A)　不论院内还是院外,CPR 时可以使用球囊面罩或者高级气道进行氧合、通气(排出二氧化碳)(Class Ⅱb),可以采用口咽气道(oropharyngeal airway,OPA)、鼻咽气道(nasopharyngeal airway,NPA)、气管插管(endotracheal intubation,ETT)及声门上气道(supraglottic airway,SGA)等方式控制气道。口咽气道主要用于意识丧失、无咳嗽和咽反射的患者,需要由经过训练的人插入(Class Ⅱa,LOE C)。鼻咽气道适用于因牙关紧闭或颌面部创伤不能应用口咽气道者,对于严重凝血功能障碍,可疑或者颅底骨折者应慎用(Class Ⅱa,LOE C)。专业人员初次建立高级气道时可考虑 ETT 或者 SGA(Class Ⅱb,LOE C-LD)。如果安置高级气道会影响胸外心脏按压,抢救人员可以考虑延迟插入高级气道,直到患者对初始的 CPR 和除颤无反应或者出现自主循环(return of spontaneous circulation,ROSC)(Class Ⅱb,LOE C)。安置高级气道后可在不中断胸外按压的情况下每 6 秒一次人工呼吸(Class Ⅱb,LOE C-LD)。一旦插入气管插管,应立即并动态监测气管插管的位置,评估方法包括听诊双肺呼吸音是否对称、上腹部是否有呼吸音等,持续二氧化碳浓度波形图是确认和监测气管插管位置是否正确最可靠的方法(Class Ⅰ,LOE)。

2. 氧疗和人工通气(breathing,B)　心肺复苏时,如果有氧气,可给予最大的吸入氧浓度(Class Ⅱb,LOE C-EO)。可采取的人工通气方法包括球囊 - 面罩通气法及机械通气。球囊面罩通气法亦称为简易呼吸器通气法,应用此法时最好两名抢救人员在场,通气时确保气道通畅,面罩紧贴面部不漏气。但此法可导致胃胀气等并发症。机械通气可以代替/辅助患者自主通气,

阅读笔记

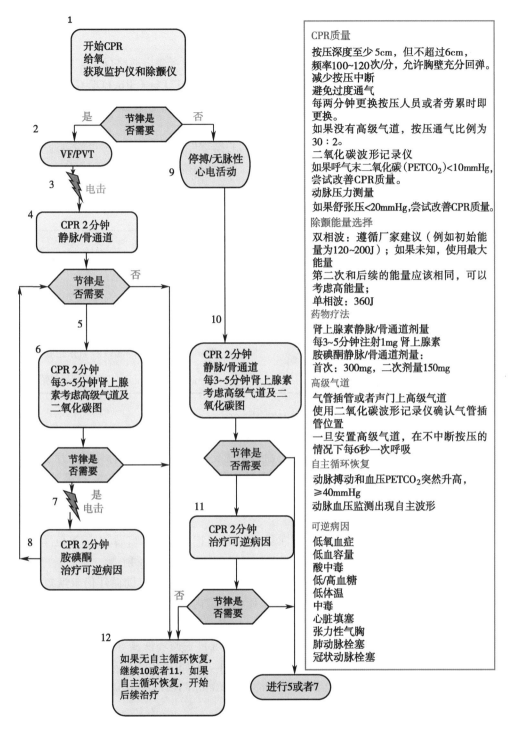

图 15-4 成人心肺复苏流程—2015 更新

(2015,AHA CPR 指南更新第七部分[5])

改善氧合和通气,是临床上唯一确切有效的人工通气方法。

3. 循环支持(circulation,C) 包括心电、血压监测及建立给药通路等。CPR 期间的心电、血压监测包括心电图、动脉血压监测、血氧饱和度等。虽然没有临床研究证实根据这些参数或其他生理参数来调整复苏可改善预后,但如果可能,考虑这些参数来指导胸外按压及指导血管加压治疗,监测自主循环恢复是合理的(Class Ⅱb,LOE C-EO)。可以考虑使用床旁超声管理心搏骤停患者,尽管它的有效性尚未被证实(Class Ⅱb,LOE C-EO)。心搏骤停时,若现场有超声

阅读笔记

诊断医生,使用超声并不会影响心搏骤停的治疗方案时,超声诊断可作为患者病情评估的辅助措施(Class Ⅱb,LOE C-EO)。

在不中断 CPR 和快速除颤的前提下,应迅速建立静脉或者骨内通路(Class Ⅱa,LOE C),无禁忌证的情况下可考虑中心静脉置管(颈内或者锁骨下静脉)(Class Ⅱb,LOE C)。静脉和骨内通路难以建立时可考虑气管内给药(Class Ⅱb,LOE B)。常用的急救药物包括肾上腺素、利多卡因、阿托品、碳酸氢钠等。

4. 明确诊断(differential diagnose,D)　在救治心搏骤停的过程中,应尽可能迅速明确引起心搏骤停的病因,以便及时采取对应的救治措施。引起心搏骤停的常见病因可用英文单词的第一个字母归纳为 5 "H" 和 5 "T"(表 15-1)。

表 15-1　导致心搏骤停的常见可逆病因

5 "H"	5 "T"
Hypoxia(低氧血症)	Toxins(中毒)
Hypovolemia(低血容量)	Tamponade(cardiac)(心脏压塞)
Hydrogen ion(acidosis)(酸中毒)	Tension pneumothorax(张力性气胸)
Hypo-/hyperkalemia(低 / 高血钾)	Thrombosis,pulmonary(肺动脉栓塞)
Hypothermia(低体温)	Thrombosis,coronary(冠状动脉栓塞)

(六)心搏骤停后治疗(post cardiac arrest care)

大部分死亡发生在心搏骤停后 24 小时之内。一旦心搏骤停患者出现自主循环(ROSC),立即开始心搏骤停后系统综合治疗,包括心血管系统支持、呼吸支持、目标体温治疗、神经系统治疗及其他危重症治疗如血糖控制等,这将有助于预防心搏骤停再次发生,提高长期生存的概率。

(七)心肺复苏有效的指征及终止指征

1. 心肺复苏有效的指征　包括心搏恢复,颈动脉可扪及;面色、口唇、甲床等色泽转红;出现自主呼吸;意识逐渐恢复,出现反射等;散大的瞳孔开始恢复对光反射[6]。

2. 心肺复苏的终止指征　临床实践中,心肺复苏 30 分钟后自助循环仍未恢复,心电图为一条直线(三个导联)则可认定为患者临床死亡。院内心肺复苏终止的决定由医生下达。决策时需要考虑影响预后的诸多因素(Class Ⅰ,LOE C-LD),如心搏骤停时有无目击者,CPR 时间,心搏骤停前基础疾病,以及复苏过程中是否出现自主循环恢复等。临床预后为死亡或者脑死亡的患者可考虑作为器官捐献来源(Class Ⅰ,LOEB-NR)。国外部分患者在医师同家属重复沟通后可能会下达不复苏医嘱(do not attempt resuscitation,DNAR),放弃心肺复苏[7]。

四、评价证据

《2015 美国心脏协会心肺复苏及心血管急救指南更新》是在 2010 版《国际心肺复苏和心血管急救治疗及治疗建议》基础上由来自 39 个国家的 250 位证据审查专家基于国际证据审查流程共同参与完成的国际临床指南,原始研究和二次研究证据质量高,因此可靠性较高。但在临床应用中需要综合考虑临床场景及病人情况后决策。

五、总结与建议

根据以上证据,该患者为急诊救治患者,心搏骤停发生在院内,出现酸中毒、低血量性休

阅读笔记

克,须持续监测患者的意识、呼吸、心律、血压等。发生心搏骤停后立即启动急救反应系统,以复苏团队的形式灵活进行 CPR,同步进行基础生命支持、高级心血管支持及心搏骤停后治疗,包括胸外心脏按压,建立控制气道、静脉通道,药物治疗及监测、早期亚低温治疗保护脑功能等。

　　针对该案例,护士明确此患者可能发生心搏骤停,需要密切监护该患者,一旦发生心搏骤停,启动应急系统,BLS、ACLS 及可逆病因治疗等同步进行,密切监护的同时,立即予电击除颤、胸外心脏按压、气管插管、球囊 - 面罩辅助通气,建立静脉通道,补充血容量,静脉输入碳酸氢钠纠正酸中毒,神经功能保护等。经过一系列抢救措施,10 分钟后患者自主心律恢复,并最终康复出院。

(陈忠兰)

附 15-1　所依据的推荐意见的分级系统(AHA,2015)[8]

推荐强度分级(grade of recommendation)

Ⅰ级(强)　　　　　　　　　　　　　　　益处 >>> 风险
- 撰写指南推荐时建议采用的表述
  - 是推荐的
  - 是适应的 / 有用的 / 有效的 / 有益的
  - 应实施 / 执行 / 其他
- 有效性比较的表述
  - 推荐 / 需要使用质量方案 / 策略 A 而不是治疗方案 B
  - 优先选择治疗方案 A 而非治疗方案 B

Ⅱa 级(中)　　　　　　　　　　　　　　益处 >> 风险
- 撰写指南推荐时建议采用的表述
  - 是合理的
  - 可能是有用的 / 有效的 / 有益的
- 有效性比较的表述
  - 可能治疗方案 / 策略 A 被推荐 / 适应而不是治疗方案 B
  - 优先选择治疗方案 A 而非 B 是合理的

Ⅱb 级(弱)　　　　　　　　　　　　　　益处 ≥ 风险
- 撰写指南推荐时建议采用的表述
  - 可能 / 或许是合理的
  - 可能 / 或许可以考虑使用
- 有用性 / 有效性未知 / 不明确 / 不确定或未公认

Ⅲ级 无益(中)　　　　　　　　　　　　益处 = 风险
- 撰写指南推荐时建议采用的表述
  - 不建议
  - 是无效的 / 无用的 / 无效的 / 无益的
  - 不应实施 / 执行 / 其他

Ⅲ级:有害(强)　　　　　　　　　　　　风险 > 益处
- 撰写指南建议时推荐采用的表述
  - 可能有害
  - 导致危害
  - 与发病率 / 病死率增加有关
  - 不应实施 / 执行 / 其他

续表

证据质量水平（level of evidence，LOE）

A 级

- 高质量证据：来自一项以上的 RCT 的
  - 高质量 RCT 的 Meta 分析
  - 由高质量注册研究证实的一项或以上 RCT

B-R 级（随机）

- 中等质量证据：来自一项或以上的中等质量 RCT
  - 中等质量 RCT 的 Meta 分析
  - 中等质量 RCT

B-NR 级（非随机）

- 来自一项或以上设计良好、执行良好的非随机研究、观察性研究或注册研究的中等质量证据
- 此类研究的 Meta 分析

C-LD 级（有限数据）

- 设计或执行有局限的随机或非随机观察性或注册研究
- 此类研究的 Meta 分析
- 对人类受试者的生理或机制研究

C-EO 级（专家意见）

- 基于临床经验的专家共识

注：
- GOR 指建议级别；EO，专家意见；LD，有限数据；LOE，证据水平；NR，非随机；R，随机；RCT，随机对照试验。
- GOR（证据质量）和 LOE 是独立确定的（GOR 和 LOE 可随意匹配）
- 如果某建议的证据等级为 LOE C，并不代表其为弱建议。本指南中提到的许多重要临床问题缺乏临床试验支持。尽管没有 RCT，但可能存在非常明确的临床共识，认为某一特定检查或治疗是有效 / 有效的。
- 评价质量的方法在演变，包括对标准化的、广泛使用的，经过验证的证据评级工具的运用；以及在系统评价中，有了证据审查委员会的参与。

主要参考文献

[1] Kronick SL，Kurz MC，Lin S，et al. Part 4：Systems of Care and Continuous Quality Improvement 2015 American Heart Association Guidelines Update for Cardiopulmonary Resuscitation and Emergency Cardiovascular Care. Circulation，2015，132［suppl 2］：S397-S413.

[2] Berg RA，Hemphill R，Abella BS，et al. Part 5：Adult Basic Life Support 2010 American Heart Association Guidelines for Cardiopulmonary Resuscitation and Emergency Cardiovascular Care. Circulation，2010，122［suppl］：S685-S705.

[3] Kleinman ME，Brennan EE，Goldberger ZD，et al. Part 5：Adult Basic Life Support and Cardiopulmonary Resuscitation Quality Cardiopulmonary Resuscitation Quality 2015 American Heart Association Guidelines Update for Cardiopulmonary Resuscitation and Emergency Cardiovascular Care. Circulation，2015，132［suppl 2］：S414-S435.

[4] Brooks SC，Anderson ML，Bruder E，et al. Part 6：Alternative Techniques and Ancillary Devices for Cardiopulmonary Resuscitation 2015 American Heart Association Guidelines Update for Cardiopulmonary Resuscitation and Emergency Cardiovascular Care. Circulation，2015，132［suppl 2］：S436-S443.

[5] Link MS，Berkow LC，Kudenchuk PJ，et al. Part 7：Adult Advanced Cardiovascular Life Support 2015 American Heart Association Guidelines Update for Cardiopulmonary Resuscitation and Emergency

Cardiovascular Care . Circulation,2015;132〔suppl 2〕:S444-S464.

〔6〕沈洪.国际 CPR 与 ECC 指南 2000-2005.世界急危重病医学杂志,2005,22(2):581-583.

〔7〕Mancini ME,Diekema DS,Hoadley TA,et al. Part 3:Ethical Issues 2015 American Heart Association Guidelines Update for Cardiopulmonary Resuscitation and Emergency Cardiovascular Care. Circulation, 2015,132〔suppl 2〕:S384-S389.

〔8〕Morrison LJ,Gent LM,Lang E. Part 2:Evidence Evaluation and Management of Conflicts of Interest 2015 American Heart Association Guidelines Update for Cardiopulmonary Resuscitation and Emergency Cardiovascular Care. Circulation,2015,132〔suppl 2〕:S368-S382.

阅读笔记

第十六章　跌倒预防的循证实践

欧洲跌倒预防协作网(Prevention of Falls Network Europe,ProFaNE)把跌倒(fall)定义为患者突发、不自主、非故意的体位改变而倒在地面或比初始位置更低的平面上的状态[1]。跌倒及跌倒相关性损伤是老年人群中常见又严重的问题。国外资料显示年龄大于65岁的老年人中有30%的人至少每年跌倒一次,年龄大于80岁的老年人中有50%的人至少每年跌倒一次,而多次跌倒患者占老年人群的4%左右[2]。住院患者是跌倒的高危人群,其受病情和治疗因素对机体功能以及身心状态的影响,以及不适应陌生的环境等因素的共同作用。跌倒的发生率约为社区人群的3倍[1],其面临着较高的跌倒风险。由于病房种类和患者人群的不同,住院患者跌倒的发生率变异性较大,国外数据显示1000名患者住院日跌倒的发生率为2.2%~17.1%[3,4],且多于老年住院患者。英国国家医疗服务机构每年用于跌倒相关的费用高达23亿英镑,跌倒损害着患者的身心健康,影响患者的生活质量、增加医疗机构的补救成本,加重家庭照顾者负担[2],同时也影响到对医院护理服务质量的评价。虽尚无证据显示,跌倒预防措施能有效降低住院病人中跌倒及跌倒所致骨折人数所占比例[5],但研究证明对住院病人采取针对性、个体化的预防干预措施对减少跌倒是有益的[4,5]。本章主要探讨如何对住院患者进行跌倒预防的循证护理实践。

一、临床情景及护理问题

(一)临床情景

李某,男性,86岁,冠心病,阵发性心房颤动,慢性心功能不全,原发性高血压。因"咳嗽、咳黄痰、气急"住院。长期服用的药物包括阿司匹林、美托洛尔、螺内酯、福辛普利等共6种药物,并给予低盐低脂饮食。有中度老年青光眼,视力较差。双膝骨关节炎十余年,入院后加用抗感染药,夜间睡眠障碍加用艾普唑仑。在家与老伴居住,近1年有跌倒史。入院后第二日凌晨6点独自上卫生间,不慎跌倒在卫生间,导致左耳郭裂伤、出血,左手皮肤擦伤。心电监护显示:阵发性室上性心动过速,患者表现出明显的紧张焦虑情绪。

(二)护理问题

阅读笔记

1. 老年患者跌倒的危险因素有哪些?如何评估?

2. 跌倒的危害?

3. 跌倒后应该如何处置?

二、检索证据

以英文关键词 "accidental falls/falls/fallers、assess/assessment、prevent/prevention、fallers/fall-related injuries" 计算机检索 Cochrane 循证医学数据库、澳大利亚 JBI 循证卫生保健数据库、Clinical Evidence 数据库、加拿大安大略注册护士协会循证护理指南网(RNAO)、Best Practice、Nursing Reference Center,以"跌倒、评估、预防、发生跌倒的人数 / 跌倒相关损伤" 为关键词计算机检索中文期刊全文数据库、中国生物医学文献数据库(CBMdisc)等中文数据库。

共检索到相关的临床实践指南 8 篇[6-13]、系统评价 6 篇[14-22]。以下有关"跌倒预防"的措施主要来源于加拿大安大略注册护士协会(RNAO)2011 年的老年人跌倒预防指南[7]、澳大利亚卫生保健安全和质量委员会(Australian Commission on Safety and Quality in Healthcare,ACSQCH)[8] 2009 年修订的预防老年人跌倒的指南、英国临床系统改进机构(Institute for Clinical Systems Improvement,ICSI)2015 年发布的预防跌倒作业疗法指南[10]、复旦大学 JBI 循证护理合作中心 2011 年发布的住院老年人跌倒预防指南[13] 及相关系统评价 6 篇[5,14,16-21]。

三、证据内容

(一) 住院患者跌倒危险因素的评估

1. 评估时间点　跌倒危险因素的评估作为住院患者跌倒预防管理流程的第一步,其直接影响着跌倒预防措施的制定与实施。实施跌倒危险因素评估之前,医院需要对评估执行者进行相关内容的培训,同时对实施过程中的各个方面进行评审,以确保该流程被正确并持续地实施。鉴于跌倒原因的复杂性,建议组成一支多学科团队(医生、护士、理疗师、营养师等)共同对入院患者进行细致而全面的评估,由护士来实施预防跌倒的干预措施(Ib 级证据)[7]。在组建多学科团队不可行的情况下,建议由床位护士负责跌倒危险评估,并在需要的时候征询其他医务人员的建议。跌倒危险因素评估的主要时间点包括:①当患者入院时(Ib 级证据)[7];②当患者发生跌倒后(Ib 级证据)[7];③当患者的健康和功能状态发生改变(IV 级证据)[8];④当患者住院环境发生变化(如转入其他病房)(IV 级证据)[8]。

2. 评估个体层面的危险因素

(1) 评估患者的平衡和活动度情况(II 级证据)[5,8,11,13,14]:患者入院后因为疾病、药物心理反应和医院环境的原因,其平衡和活动度往往低于正常水平。因此,了解患者的平衡和活动度情况是必要的。但是对患者平衡和活动度的评估必须与其他危险因素的评估结合在一起,尤其是认知功能障碍、烦躁不安、精神兴奋剂的使用、步态不稳、尿失禁和跌倒史[25]。测定平衡功能和活动性有很多种不同的方法,取决于时间和工具的可行性,同时由护理人员对患者提供的防跌倒身体功能锻炼活动也应该纳入危险因素评估范围。

(2) 评估患者有无认知功能改变(II 级证据)[5,8,11,13,14,18,20]:认知功能障碍使患者对环境的改变以及环境中危险因素的理解和处理能力下降,增加了患者发生住院患者跌倒的风险,此外,认知功能障碍的患者往往存在很多其他跌倒危险因素,如痴呆所致的步态不稳,与谵妄同时出现的疾病、代谢失常、精神类药物的使用可导致平衡能力下降、直立性低血压和肌无力。

(3) 评估患者有无失禁情况发生,是否如厕(II 级证据)[8,13-15,20]:许多住院患者跌倒发生在患者从病床走向洗手间或从洗手间走回病床的路上。但由于患者的认知状态与活动度等混杂因素的存在,尚不能得出失禁与跌倒存在因果关系的结论。患者可能一种及以上事件的情况出现,而事件经常被患者及其家属认为是一种可耻而不愿说明的事情,因此评估者需要耐心与其沟通,以掌握其真实情况。建议:①对患者进行尿常规检查,确定其是否存在尿道感染(II 级

阅读笔记

证据)[8];②获取患者连续几日(至少两天)的排尿情况;③评估患者的排便形态,因为便秘也会影响到膀胱功能;④评估患者可能影响排泄其他功能如活动度、视力等;⑤评估洗手间的可及性(尤其当患者需要使用助步器的时候),内部环境中有无障碍物、便器的高低。

(4) 评估患者有无足部问题(Ⅱ级证据)[5,8,11,13,19,20]:足部问题是老年人常见的问题,女性多于男性。最常见的足部问题包括[19]:疼痛、胖肿、脚趾畸形、肌无力、感觉异常以及指甲问题。这些问题改变了患者的足底压力和移动度,增加了跌倒的危险。足部问题往往与疾病有关,如糖尿病、血管神经性疾病等。建议由此方面的专家对患者的足部进行评估,以确定其是否存在跌倒的危险因素,评估可以包括以下方面[8]:①跌倒史,之前跌倒有无足部疼痛,以及当时的穿鞋状况;②足部皮肤评估:皮肤和指甲情况有无感染;③足部外血管功能情况评估;④外周神经评估:本体感觉、平衡和稳定性、感觉、运动和自主功能;⑤生物力学评估:姿势、足部和下肢关节活动度,有无畸形步态异常。

(5) 评估患者是否存在视力问题(Ⅱ级证据)[5,8,11,13,14]:白内障、青光眼、黄斑衰退等均会使患者视力下降而发生跌倒。对视力的评估方法主要包括以下内容和形式:在跌倒评估表中,视力问题可以这样询问:"患者是否主观感觉到视力不佳,影响日常生活能力?"研究者认为对视力的评估应该简便易行,可通过观察者在两米左右的距离能否看清日常用物如笔、钥匙或手表来判断。但这种方法只是初步判断患者是否存在视力损害问题,建议询问并记录患者视力方面的问题、主诉眼部相关病史,观察视力损害的各种迹象,如不能观察到物体的细节特征,不愿意阅读报纸书籍,经常无意识地打翻茶水或撞倒物体,使用标准的视力检测表评估患者视力,建议请眼科专家检查患者是否存在视野、视力、对光等问题。

(6) 评估患者是否眩晕,是否存在前庭功能障碍(Ⅱ级证据)[5,13,14,18]:前庭功能障碍是在老年人群当中导致眩晕的常见因素之一。然而,由于此方面(尤其是场所在医院中的)研究较少,而尚不能证明跌倒和前庭功能障碍存在因果关系。建议由此方面的专家对患者的前庭功能进行以下评估:①询问患者的症状:眩晕是一个宽泛的概念,用来形容一系列定向障碍症状。眩晕是前庭功能障碍的显著特征之一,常见主诉是"天旋地转"。②评估外围神经功能:使用听力测验测量患者听力的损失,听力和前庭功能有着密切的联系,听力症状(听力减退、耳鸣)通常会与眩晕等前庭功能障碍同时出现。③CT和MRI可协助检查确定患者是否存在听神经瘤或中枢病变。④跌倒之后出现颅脑创伤,并报告有眩晕症状的患者应考虑良性阵发性体位性眩晕。

(7) 评估患者是否服用导致跌倒的药物(Ⅰa-Ⅱ级证据)[5-8,11,13,14,17]:药物和跌倒之间存在密切联系,药物例如镇定药、安眠药、抗高血压药、利尿药、泻药、降血糖药、肌肉松弛药、扩血管药、抗组胺药、麻醉药、抗抑郁药、抗精神病药、抗焦虑药、抗癫痫药之间的相互作用。药理功效、不良反应和其他因素的共同作用均可能会增加跌倒的危险,建议定期对药物进行评估。应该对住院患者评估的核心项目内容包括:①在患者入院和出院时对患者的用药情况进行评估;②由于患者在住院期间用药会随时发生变化,因此患者在住院期间定时对其用药进行评估。③评估患者用药的依从性。

(8) 评估是否对患者使用某种形式的约束(Ⅳ级证据)[7,13,14]:约束是用于控制或限制患者行为的一种机制,物理约束用具包括任何使患者难以自行去除的物件,如约束带等,还有一些隐形的约束如被子塞进床尾床头,以及锁住门。床栏有时也被看作一种约束,镇静药一类的药物属于化学因素,只有当患者行为异常、跌倒风险增加时才有必要对其进行化学约束,化学因素不应该成为物理约束的替代者。如使用化学因素,应该限制药物的最大剂量,在使用结束之前必须仔细考虑有关规定和规范,患者是否存在烦躁或其他行为的原因,应首先处理一些可逆的原因,如谵妄。患者若能安全地行走,即便可能有迷失发生,甚至影响他人也不应对其使用约束。对迷失的患者,需要采取行为和环境等其他紧急管理措施而非约束。

(9) 评估患者衣着松紧度及穿鞋是否合适(Ⅱ级证据)[8,11,13,14]:住院患者衣着松紧度不适及穿鞋不当是住院患者中存在的严重问题。衣着过于宽松导致患者行动的拖沓,易钩带其他物件导致跌倒,而衣着过紧则导致患者行动不便,同时也是导致患者跌倒的主要危险因素。穿鞋问题对跌倒的影响如下:①尺码不合适或与环境不相适应的鞋子可损害不同年龄段患者的足部位置感觉;②缺少良好固定设计的鞋子,如无鞋带、系扣的鞋子会增加绊倒的危险;③高跟鞋(特别是尖跟)与低跟、平底鞋相比,使身体难以保持固有平衡,尤其在跌倒的时刻;④拖鞋的尺寸往往大于普通鞋子尺寸的容易引起绊倒,以及跌倒后损伤;⑤光脚穿拖鞋可能引起跌倒的风险是穿运动鞋的 10~13 倍。许多老年人穿了不合适的鞋子却自认为是合适的。卫生保健人员应教育入院患者合理着衣穿鞋,以减少入院患者跌倒发生[9]。

以下两个量表从个体危险因素层面对患者进行评估[7,8]。Hendrich Ⅱ 跌倒风险评估表(表16-1)由 Hendrich 在 2003 年由提出,适用于急性照顾病房。共有 8 项危险因素:混乱、无方向感、冲动行为;有抑郁症状;排泄改变;眩晕;性别男性;服用抗癫痫药;服用安眠药;起立 - 行走测试表现差。评分高于 5 分为跌倒高危人群。制定者的一项对 994 位患者的病例对照研究发现:此量表的灵敏度为 74.9%,特异性为 73.9%。

表 16-1　Hendrich Ⅱ 跌倒风险评估表

项目	分值	得分
意识模糊、定向力障碍、行为冲动	4	
抑郁状态	2	
排泄方式改变	1	
头晕、眩晕	1	
男性	1	
服用抗癫痫药	2	
服用苯二氮䓬类药	1	
起立 - 行走测试		
• 不需撑扶可自行站起、步态平稳	0	
• 撑扶一次即能站起	1	
• 尝试多次才能站起	3	
• 在测试中需他人辅助才能站起或者医嘱要求他人辅助和(或)绝对卧床,如果不能评估,在病历上注明日期时间	4	

得分为 5 或更高 = 高风险

表 16-2 MORSE 跌倒危险因素评估量表是一个专门用于预测跌倒可能性的量表,已经被翻译成多种语言并在美国、加拿大、瑞典、澳大利亚等多个国家以及我国香港、台湾等地区的医疗机构广泛使用。MORSE 由 6 个条目组成,总分值为 125 分,得分越高表示跌倒的危险程度越高。

表 16-2　MORSE 跌倒危险因素评估量表

评估内容	评分标准	得分
1. 近三个月跌倒史	无:0 分,有:25 分	
2. 超过 1 个医学诊断	无:0 分,有:15 分	
3. 使用行走辅助用具	不需要 / 卧床休息 / 护士辅助:0 分 拐杖 / 手杖 / 助行器:15 分 依扶家具行走:30 分	
4. 静脉输液或使用肝素	无:0 分 有:20 分	

阅读笔记

续表

评估内容	评分标准	得分
5. 步态	正常 / 卧床休息 / 坐轮椅:0 分 双下肢虚弱乏力:10 分 功能障碍 / 残疾:20 分	
6. 认知状态	量力而行:0 分 高估自己能力 / 忘记自己受限制:15 分	
总分:		

3. 评估系统层面的危险因素时,应该将护士提供的辅助锻炼纳入危险因素评估(Ⅱ级证据)[8,11,14],评估患者的住院环境中是否存在跌倒危险因素。住院患者较社区人群更易发生跌倒,且因需要适应陌生的环境使跌倒造成的后果更加严重。尤其是那些步态不稳、神经错乱、失禁、使用镇静类药物以及有跌倒史的患者。环境中的跌倒危险因素是系统层面的因素,定时对环境评估应该融入现有的病房常规之中。并尽可能地使在病房中工作的卫生保健工作人员参与其中,包括医生、护士、辅助人员、后勤保障人员等。环境评估的重点是[13]:①容易发生跌倒的场所,如病床旁、浴室和厕所;②有杂物堆积或不容易被发现的场所,如阳台;③病房外的通往公共场所的区域也应该进行评估。建议可按照环境因素的固定程度确定不同的评估频率(表 16-3,表 16-4)[13]。

表 16-3　环境中跌倒危险因素评估表Ⅰ(相对固定条目)

序号	评估条目	是	否	不适合
1	床间距合理,有利于患者行走			
2	仪器使用时有足够的空间			
3	灯光布局合理,光线亮度适合,有夜灯			
4	所有开关有夜灯标志			
5	台阶边缘防滑,有鲜明对比			
6	呼叫铃位置合适			
7	呼叫铃线长度合适(患者处于常见体位就可以拉呼叫铃)			
8	扶手安置合理,固定稳妥,使用方便			
9	病床可以升降			
10	床旁桌椅边缘光滑			
11	盥洗台高度合适,洗漱用物便于取用			
12	浴室使用防滑垫 / 防滑瓷砖			
13	淋浴器旁有足够的空间容纳一张座椅			
14	厕所门轻便、易于使用			
15	厕所门上"有人"标志采用夜光标志			
16	浴室有排风扇,通风良好			
17	走廊有足够的使用助步器和轮椅的空间			
18	开水房使用防滑垫 / 防滑瓷砖			
19	水龙头处有遮挡,防止水直接溅到地面			

表 16-4　环境中跌倒危险因素评估表 Ⅱ（相对不固定条目）

序列	评估条目	是	否
1	清洁地板时有警示标志,在非患者活动时间清洁地面,地板保持干燥、无水迹		
2	走廊、房间地面、通道无杂物		
3	轮椅、平车、助步器刹车固定稳妥,备有防护约束带		
4	床栏牢固、刹车固定稳妥、床尾的摇柄不外凸		
5	床旁椅四角防滑、稳定性好		
6	热水瓶等用物放置于固定的位置		
7	盥洗盆排水效果良好、无堵塞		
8	厕所定时清扫和消毒,并有时间记录		
9	卫生间地面无杂物、无积水		
10	开水房排水良好,地面无积水		

4. 制订和选择跌倒危险评估表的原则　跌倒危险因素评估的焦点应该转向那些常见的、并可以被修正的跌倒危险因素上(Ⅳ级证据)[13]。关于住院患者跌倒的系统评价发现以下这些因素(症状)在发生跌倒的患者较未发生跌倒的患者身上出现更多:平衡和活动度受损、认知功能障碍、失禁、足部和鞋子问题、前庭功能障碍、药物、视力问题、环境问题、约束。此外,各个危险因素的评估方式也各不相同。

评估的目的不在于用具体的分值预测患者是否会发生跌倒,或对"高危"和"低危"患者的界定,而在于发现患者——作为一个整体的人及其所处环境中的危险因素,尤其是常见的并可以被修正的跌倒危险因素,为实施针对性的跌倒预防措施提供依据。单纯的评估不能起到任何预防的效果,只有把评估与预防措施紧密地结合起来,方可以收到期望的效果。年龄、用药等因素常常是导致跌倒的原因,而文献报道的大多数跌倒危险因素评估表主要评定患者视力、活动能力、意识等功能状态,或兼而有之。将年龄、药物纳入评估表的较少。

在自行设计跌倒危险因素评估表时应考虑到本医院患者的特点,必要时可由管理者、医务人员、患者共同讨论决定入选的危险因素,判断患者危险程度的方法(对危险因素个数计算或对危险因素的权重分值进行累加)。初步制订评估表格需要一段时间的临床试点,进行小范围的验证后推广应用。

(二)预防住院患者跌倒的措施

欧洲跌倒预防协作网共同声明把跌倒预防措施内容分为以下 9 个大类 33 个子类(表 16-5)。它将跌倒预防措施形式分为单项干预(single)、多重干预(multiple)和多因素干预(multi-factorial) 3 种形式。单项干预形式是指向所有患者提供一种大类别下的干预措施。多重干预形式是指向所有患者提供一种以上的大类别相组合的预防措施。多因素干预形式是指针对每一位患者的评估结果向其提供个体化的预防措施,这些措施来自一种以上的大类别相组合。

表 16-5　跌倒预防措施的分类

类别	主要内容
运动锻炼	步态、平衡、协调性、功能、力量 / 对抗(包括力量型对抗)
	灵活性
	三维度(太极、气功、舞蹈、瑜伽)
	一般的体育锻炼
	耐力
	其他形式的运动锻炼

阅读笔记

续表

类别	主要内容
药物（以具体药物为导向）	抗高血压药 其他心血管药物 维生素 D 钙剂 其他促进骨骼健康药物 糖尿病用药 抗帕金森病药 其他特殊用药
手术	白内障 起搏器 足部手术 其他
对尿失禁的管理	
液体或营养治疗	
心理	认知（行为）干预 其他
环境 / 辅助性工具	家具摆设、对房间和其他基本设施的适应 / 引导 对活动的帮助 交流、告知、提供帮助 个人护理和保护措施的应用 其他环境干预措施
社交环境	卫生保健人员的比率 卫生保健人员的培训 改变服务模式 电话支持 护理服务培训 居家护理服务 其他
知识	书面资料、录像、讲座等

　　两篇系统评价[14,21]证实多因素干预措施对降低医院和护理院中跌倒发生的数目和风险是有益的。

　　预防老年人跌倒应该注重老年人跌倒发生前经常出现的迹象，总的来说有以下 5 个方面：肌肉无力、行走功能障碍、每秒行走距离少于 0.6 米、体能与生活活动能力明显降低、非刻意的体重减轻。这些征象对可能发生跌倒有强烈的提示作用。已发生过跌倒的独居老年人、健康状况不良者和生活不能自理者是再次或多次跌倒的重要危险因素。

　　1. 个体层面的跌倒预防措施

　　（1）协助患者进行合理的运动锻炼，以保持或增强患者的肌力和平衡感（Ⅰa-Ⅱ级证据）[6,8,10,11]。锻炼应在专业人士护理师指导下进行，以加强对平衡的控制和增强肌力，保持中等偏低的强度应根据患者的实际情况而定，渐进地增加强度以及体育锻炼为主，鼓励患者之间交流。满足患者个体化的需求和个别指导[5]，同时锻炼最好与日常活动有机结合[11]。例如开展 Adapted Physical Activity Program 项目。具体措施：①5~10 分钟的热身运动，包含伸展运动、20~25 分钟的结构化练习和功能锻炼。②锻炼，包括坐位时举手过头、下蹲、踏步、高抬腿。③功能锻炼，

阅读笔记

包括坐站练习、行走、转弯,进行 20~25 分钟的小组锻炼。④田径类运动有踮脚走路、倒走、进出铁圈。球类运动有改良过的篮球以及追赶活动。研究对象可以选择自己喜欢的小组[21]。持续 12 个月个体化的小组锻炼项目适合对象为虚弱老年人。主要包括:①5~15 分钟的热身运动,包括椅上运动、大肌群的拉伸运动,缓慢降低行走速度。②35~40 分钟锻炼,包括有氧运动,加强练习,平衡训练,眼手、眼脚协调运动,柔韧性训练,10 分钟休息。③每天重复次数逐步增多,项目结束时,要保证不少于 30 次[21]。

(2) 合理使用髋部保护器,并及时记录和评估,(Ib-Ⅱ级证据)[7,8,14,21]。合理地使用髋部保护器虽不能预防跌倒但可以降低跌倒后损伤的发生[6,21]。骨质疏松、平衡受损,跌倒危险行为、体重指数低、骨折史、其他跌倒预防措施无效后决定患者是否需要佩戴髋部保护器。佩戴髋部保护器可由患者和医务人员共同决定。同时需要观察患者佩戴的依从性,定时评估,新认识在患者情况转好、不需要佩戴的时候应及时除去[5]。

(3) 按需合理服用维生素 D 和补钙(Ⅰa 级证据)[7,8,12,21]。在护理院中通过服用维生素 D 来预防跌倒发生的措施被证明是有效的,护士应向患者提供补充维生素 D[21]和降低跌倒风险的关系,以及饮食日常生活方式和治疗骨质疏松等相关信息,建议每日摄取 800~1200U 维生素 D,使血清 25- 羟维生素 D［25(OH)D］水平达到 30ng/ml,有助于降低跌倒和骨折风险[7]。

(4) 合理使用药物,监测用药后反应(Ⅱ级证据)[5,8,14,17]。针对药物不合理使用的预防措施是有效的[14]。对住院患者尤其是对药物的忍受性和敏感性较差的老年住院患者,进行评估监测用药反应并处理不良反应,尤其是多关注一些容易导致跌倒的药物的应用,如镇静药、安眠药、抗高血压药、泻药、利尿药、降血糖药、肌肉松弛药、扩血管药、抗组胺药、麻醉药、抗精神病药、抗焦虑药,由于患者治疗方案的变化,需要做到持续的评估,对可增加跌倒危险的药物可在其他医生和药剂师的指导下适当减量,同时向患者宣教相应的注意事项[5,8]。

(5) 对患者进行相应的心理护理(Ⅳ级证据)[3,5,7,13,14],注意患者与跌倒相关的心理变化,包括焦虑、沮丧、自卑、恐惧跌倒心理、不服老、高估自己能力或忘记自己限制和怕麻烦心理,预防潜在的跌倒危险因素[3,5,7,14]。表 16-6 为跌倒效能量表,护士可根据此表了解患者避免跌倒的信心。

表 16-6　跌倒效能量表(修订版)

NO.	项目	0	1	2	3	4	5	6	7	8	9	10
1	更衣											
2	准备简单的饭菜											
3	沐浴											
4	从椅子上起落											
5	上下床											
6	应答或接电话											
7	在房间走动											
8	到橱柜或抽屉里拿东西											
9	做轻体力家务活											
10	简单的购物											
11	使用公共交通工具											
12	过马路											
13	做轻体力园艺或晒衣服											
14	上下台阶											

（6）对患者及其照顾者进行跌倒预防健康教育（Ⅳ级证据）[7,13]，向所有患者及其照护者进行防跌倒健康教育，在入院时即进行宣教，并反复强化，对象包括患者及家属。内容包括与病情有关的跌倒的主要危险因素、常见地点、时间、跌倒后果、相应的预防措施、寻求帮助，做到个体化、定期和持续，进行形式可包括书面教材的发放、墙报和护士或理疗师等专业人士的口头讲解。

（7）使用跌倒警示标志（Ⅱ~Ⅳ级证据）[7,8,13,21]，在不侵犯患者隐私的前提下，可使用跌倒警示卡作为识别高危跌倒患者的标志，但必须有一些有后续的一系列干预措施[7]。具体包括[3]：①标识：文字、图案、有特殊颜色的手圈、病人服、马甲、拖鞋、毛毯、彩色回形针；②位置：床头、墙上、门上、一览表、病历夹标、重点交班牌；③对象：护士、医生、清洁工，甚至同室其他患者或家属。

（8）尽可能不使用任何形式的约束（Ⅱb级证据）[7,8]：系统应该建立"尽可能不使用约束（包括物理约束和化学约束）"的政策[7]。尚没有证据证实物理约束能有效降低老年患者跌倒或跌倒后损伤的发生率。相反，有证据显示使用物理约束可导致患者死亡、受伤或者缺乏自由度。因此，约束应是最后一项选择的预防跌倒干预措施。对患者行为的照护应关注患者特定行为产生的原因而非控制患者的行为[8]。

是否使用床栏必须综合考虑各种因素。拉上床栏不应该作为预防跌倒的唯一手段。系统应为临床一线护士提供诸如如何降低患者卡在床栏里、翻过床栏的相关信息[7,8]。

（9）对患者进行陪护和定时观察（Ⅲ~Ⅳ级证据）[8,13]：在适当的时候与患者的主要照顾者、家人、朋友沟通，鼓励他们多陪伴患者，尤其是在患者活动的时候，并及时将患者需求报告护士[8]。重点陪护对象：行动不便，虚弱，无法自我照顾，视力下降，视力、听力差，阿尔茨海默病，肢体活动不便、帕金森病、小脑功能不全、意识模糊或定向障碍等。陪护时刻，离床活动时、起床、散步、上厕所、取物及洗澡。教育陪护人员及家属离开患者时要告知护士或交代其他陪护人员代为照看。不应存在时间空隙[8]。

2. 系统层面的跌倒预防措施

（1）及时修正环境中跌倒危险因素（Ⅰ~Ⅱ级证据）[5,6,8,21]：建议定期对病房环境（包括家具、光线、地面、助步器、杂物等）进行评估，有记录环境中跌倒危险因素的流程，教育护士评估环境中可能存在的跌倒危险因素作为患者跌倒预防措施的组成部分，例如使用可降低高度的床，在走廊安置不刺眼的夜灯，夜间如厕途中的杂物，清除浴室和卫生间的杂物、水渍，及时清理走廊和浴室，铺设防滑地砖。研究表明乙烯基地板相比较铺地毯的地板能降低患者的跌倒风险[21]。

（2）培训卫生保健人员有关跌倒预防的知识，提高其防跌倒意识，预防跌倒及其造成的损伤应该包括护理课程以及对护士的持续培养教育中（Ⅳ级证据）[7]。内容应该包括促进患者安全的活动，跌倒危险程度的评估，多学科干涉措施，患者跌倒后的随访，以及减少约束的使用。通过集体辅导，讲授理论知识，评估跌倒的危险因素、后果、法律责任等。播放录像、发放相应的书面教材、手册、表格等，定期每月1~2次，对病房中跌倒的发生情况进行审计和反馈，进行案例讨论，对发生跌倒患者的再评估和跌倒的根本原因分析（root cause analysis, RCA）对高危跌倒患者的持续跟踪和评估。

（3）多部门协作提供预防跌倒所需人力资源和技术（Ⅳ级证据）[7]，预防患者跌倒是一个系统工程，需要医生、护士、后勤服务及家属共同参与。鼓励所有卫生保健人员参加有关跌倒预防的培训。

（4）构建预防跌倒的程序（Ⅳ级证据）[7]。根据陪护的护理能力和文化水平采取合适的指导，提高其责任心，正确掌握护理技巧，配合护士做好安全管理，保持地面干净、干燥，洗手间清洁，使床、轮椅、呼叫铃处于良好状态，确保餐车不漏水，确保工勤人员熟悉搬运患者的技巧，各种扶手的设置等。

（三）发生跌倒后的处置

1. 处置措施

（1）发生跌倒后立即评估患者的生命体征及受伤处,及时处理（Ⅳ级证据）[13]:提供基本的生命支持和对患者的安慰。检查仍然存在的危险,确认患者有无反应（语言或者动作）,检查患者气道、呼吸和循环系统,安慰患者具体评估内容如下[8]:

基本情况评估:对患者进行基本评估,包括脉搏、血压、呼吸、氧饱和度以及血糖水平。如果患者跌倒后头部受伤或者跌倒时无目击者,应对患者的神经系统进行评估（如使用格拉斯哥评分）。

评估受伤情况:检查受伤的程度,有无擦伤、挫伤、撕裂伤、骨折。观察患者意识的改变,如头痛、遗忘或呕吐。

移动患者:评估移动患者是否安全,注意移动时需要特别考虑的地方。医务人员应该使用转运工具而非徒手搬运。遵循所在医院转运患者的政策或者指南。

观察患者:正在使用抗凝血药物的患者跌倒后发生出血和颅内血肿的可能性较大,应注意观察此类患者。有酗酒史患者跌倒后发生流血的可能性较大。对发生跌倒的患者进行持续观察,因为一些损伤表现在跌倒时可能并没有明显症状。确定医务人员了解对跌倒患者进行观察的种类、频率和持续时间。

（2）无论跌倒后有无伤害发生,均需及时和详细记录具体情况（Ⅳ级证据）[8,13]:向上一级管理者报告任何跌倒事件,无论患者有无发生损伤。把对跌倒患者观察评估结果、其反应、受伤情况、跌倒发生场所、通知医生以及采取的措施详细地记录在病史中。无论患者跌倒后有无受伤,发生跌倒的时间和地点,有关跌倒的详细情况应根据所在医院的要求填写跌倒上报表格。在报告跌倒这一不良事件时,应该充分注意细节,如患者对跌倒过程的描述（包括但不限于患者跌倒前正在做什么,跌倒的位置和时间,跌倒的性质——滑倒、绊倒、失去平衡、晕厥、跌倒时有无失去知觉。

讨论今后跌倒预防管理措施的改进:与所有相关医务人员、患者家属以及照护者讨论患者此次跌倒情况,指出患者跌倒的危险程度已增加。根据所在医院的政策和指南,与患者及其家属讨论跌倒发生的情景、后果以及今后需要采取的措施。

2. 深入分析跌倒的原因,并采取改进措施（Ⅳ级证据）[8,13]:在严重和（或）导致患者死亡的跌倒事件发生后应对跌倒原因进行深入的分析。同时要注意对跌倒的准确报告只出现在公正合理（"不责备"）的组织文化氛围中。当需要填写跌倒报告表格时,护士经常会非常焦虑并有负罪感,同时对可能的责备惶惶不安。因此管理者必须意识到,跌倒上报的目的不是为了惩罚而是为了进一步对流程的改进。

接到跌倒上报案例之后,负责护理质量的管理者应去患者床旁进行事件回顾和再评估,分析跌倒发生的原因和管理上的责任,间隔一定时间（每月/季度/年）对跌倒案例进行汇总,分析原因,提出相应的质量改进措施。进行深入的原因分析,以进一步理解跌倒的原因,解决个人和系统层面所存在的问题为跌倒预防措施的改进打下基础。对跌倒发生较多的科室,应详细收集并比较跌倒相关的信息,发现经常出现的跌倒形式,以找出预防类似跌倒的措施,并对措施效果进行评价。定期对跌倒预防管理措施的效果进行反馈,能及时把病房层面的跌倒预防管理纳入持续质量改进中。

四、评价证据

本案例所纳入的 8 篇指南,均是基于循证医学的指南,其中 2009 年的有 1 篇[8],2010 年的有 1 篇[11],2011 年的有 3 篇[7,9,13],2015 年的有 2 篇[6,10],2016 年的有 1 篇[12],由发表的时间可见纳入的 8 篇指南中对过去 12 个月的文献检索尚不足。两篇指南[9,12]缺乏推荐意见和证

阅读笔记

据级别,其余指南的推荐意见的证据级别、相关文献较完善,但还需要后续的补充完善。

同时纳入的指南,是由不同国家、不同的学术组织针对患者跌倒预防问题而制定,因此在运用时要注意考虑到人们疾病观念、信仰、价值观、医疗服务系统、经济文化等差异,同时应结合患者的需求、临床实际情况及专业人员的经验和能力。

目前的 8 篇跌倒预防临床实践指南,国内仅 1 篇,其证据的出处多来源于国外的研究,基于国内人群的系统评价、随机对照试验十分缺乏。人们疾病观念、信仰、价值观、医疗服务系统、经济文化等差异,在证据应用时应考虑患者的需求、临床实际情况及专业人员的经验和能力。以上原因导致了目前的临床实践指南无法给我国跌倒循证实践提供高质量证据的推荐意见。

五、总结与建议

本章临床情景中的案例,应用以上证据对该患者进行跌倒危险因素的评估、跌倒后处置、预防再次跌倒的临床实践活动进行指导。分别从临床证据来源、临床问题、具体的证据来源及其证据级别、实践推荐方面展开。具体的证据来源如下。

1. 评估跌倒危险因素

(1) 评估时间点:①患者入院时应该进行评估,跌倒和年龄有密切关系,尤其患者年龄大于 65 岁(Ib~Ⅱ级证据)[7,13]。②当患者入院后发生跌倒应进行评估(Ib~Ⅱ级证据)[7,13]。③患者跌倒后,健康和功能状态发生了改变应该进行评估(Ⅳ级证据)[8,13]。

(2) 评估个体层面患者跌倒的危险因素:①存在多种心血管疾病(Ⅱ级证据)[8];②存在联合用药(Ⅰa~Ⅱ级证据)[5-8,11,13,14,17]。③视力缺损(Ⅱ级证据)[5,8,11,13,14]④双膝关节炎、活动与平衡功能受损(Ⅱ级证据)[5,8,11,13,14]。⑤使用精神类药物,患者认知功能是否改变(Ⅱ级证据)[5,8,11,13,14,18,20]。⑥评价再次跌倒后出现恐惧跌倒的焦虑情绪以便进行心理干预(Ⅳ级证据)[3,5,7,13,14]。

(3) 评估系统层面的跌倒危险因素:①活动环境:地面、厕所环境的评估(Ⅱ级证据)[8,11,14]。②照护人员:由于不同工作时间护理人力资源的不同导致的风险。

2. 干预措施

(1) 个体层面的预防措施:①采用多因素相结合的针对性的跌倒预防措施,包括腕带应用、床旁呼叫器的合理安置、保护性床栏的应用、采用可升高的坐便器架、采用患者起床/离开轮椅报警装置、应用床旁海绵防滑垫、夜间必要时应用成人尿裤等(Ⅰ级证据)[13]。②协助患者进行合理的运动锻炼,以保持或增强患者肌力和平衡感(Ⅰ级证据)[6,8,10,11]。③按需合理使用髋部保护器,并及时记录和评估(Ib级证据)[7,8,14,21]。④合理使用药物,监测用药后反应(Ⅰ级别证据)[5,8,14,17]。⑤对患者进行相应的心理护理(Ⅳ级证据)[3,5,7,13,14]。⑥对患者及其照护者进行跌倒预防健康教育(Ⅳ级证据)[7,13,21]。⑦使用跌倒警示标识(Ⅱ~Ⅳ级证据)[7,8,13]。⑧尽可能不使用任何形式的约束(Ⅱb~Ⅳ级证据)[7,8,13]。⑨对患者进行陪护和定时观察(Ⅲ~Ⅳ级证据)[8,13]。

(2) 系统层面的预防措施:①及时修正环境中跌倒危险因素,例如走廊安置不刺眼的夜灯、夜间如厕途中杂物的清除,浴室和卫生间杂物、水渍及时清理,走廊和浴室安置扶手、浴室地板铺设防滑地砖(Ⅱ级证据)[5,6,8,21]。②培训卫生保健人员有关跌倒预防的知识,提高其防跌倒意识(Ⅳ级证据)[7]。③多部门协作,提供预防跌倒所需人力、资源和技术(Ⅳ级证据)[7]。

(3) 发生跌倒后处置方面的证据等级和推荐建议:①发生跌倒后立即评估患者的生命体征及受伤处,及时处理(Ⅳ级证据)[13]。②无论跌倒后有无伤害发生,均需及时和详细记录具体情况(Ⅳ级证据)。③深入分析跌倒的原因,并采取改进措施(Ⅳ级证据)[13]。

阅读笔记

(李晓玲)

附 16-1　所依据的证据分级系统（SIGN,2011）

Ⅰa 证据：证据来源于 Meta 分析或随机对照实验性研究的系统评价。

Ⅰb 证据：证据来源于至少一项随机对照实验性研究。

Ⅱa 证据：证据来源于至少一项设计严谨的临床研究，但缺乏随机对照实验性研究。

Ⅱb 证据：证据来源于设计严谨的其他类型的类实验性临床研究。

Ⅲ证据：证据来源于设计研究的非实验性研究如描述性研究、相关性研究或个案研究。

Ⅳ证据：证据来源于专家委员会报告或建议，或（和）权威部门的临床经验，但缺乏能够直接应用的高质量研究。

主要参考文献

［1］Lamb SE,Jorstad-Stein EC,Hauer K,et al. Development of a common outcome data set for fall injury prevention trials:the Prevention of Falls Network Europe consensus. J Am Geriatr Soc,2005,53（9）:1618-1622.

［2］Swift CG,Iliffe S. Assessment and prevention of falls in older people:concise guidance. Clinical Medline. 2014,14（6）:658-662.

［3］The National Patient Safety Agency（NPSA）. Slips,trips and falls in Hospital. London:National Patient Safety Agency,2007.

［4］Institute for Clinical Systems Improvement（ICSI）. Prevention of falls（acute care）. Health care protocol. Bloomington（MN）:Institute for Clinical Systems Improvement（ICSI）,2008.

［5］成磊,胡雁. 住院病人跌倒预防措施效果的系统评价,护理研究,2010,24（11）:2899-2904.

［6］Avin KG,Hanke TA,Kirk-Sanchez N,et al. Management of falls in community-dwelling older adults: a clinical guidance statement from the Academy of Geriatric Physical Therapy of the American Physical Therapy Association. PHYS THER,2015,95（6）:815-834.

［7］Registered Nurses' Association of Ontario（RNAO）. Prevention of Falls and Fall Injuries in the Older Adult. Ontario:Nursing Best Practice Guideline Program,2011.

［8］Australian Commission on Safety and Quality in Healthcare（ACSQCH）. Preventing Falls and Harm From Falls in Older People. Melbourne:Commonwealth of Australia,2009.

［9］American Medical Directors Association（AMDA）. Falls and fall risk in the long-term care setting:clinical practice guideline. 2011.

［10］Institute for Clinical Systems Improvement（ICSI）. Occupational therapy in the prevention and management of falls in adults:practice guideline. 2015.

［11］AGS/BGS Clinical Practice Guideline:Prevention of Falls in Older Persons. 2010.

［12］Crandall M,Duncan T,Mallat A. et al. Prevention of fall-related injuries in the elderly:an eastern association for the surgery of trauma practice management guideline. Journal of Trauma and Acute Care Surgery,2016.

［13］成磊. 住院患者跌倒预防临床实践指南的构建和应用研究. 复旦大学,2011.

［14］Deandrea S,Lucenteforte E,Bravi F,et al. Risk factors for falls in community-dwelling older people:a systematic review and meta-analysis. Epidemiology,2010,21:658-668.

［15］Tanaka B,Sakuma M,Ohtani M,et al. Incidence and risk factors of hospital falls on long-term care wards in Japan. Journal of Evaluation in Clinical Practice,2012,18（3）:572-577.

［16］Goodwin VA,Abbott RA,Whear R,et al. Multiple component interventions for preventing falls and fall-related injuries among older people:systematic review and meta-analysis. BMC Geriatrics,2014,14:15.

［17］Hartikainen S,Lonnroos E,Louhivuori K. Medication as a risk factor for falls:critical systematic review. Journals of Gerontology Series A-Biological Sciences & Medical Sciences,2007,62（10）:1172-1181.

［18］Vieira ER,Freund-Heritage R,da Costa BR. Risk factors for geriatric patient falls in rehabilitation hospital settings: a systematic review. Clinical Rehabilitation, 2011, 25 (9): 788-799.

[19] Kwan MM, Close JC, Wong AK, et al. Falls incidence, risk factors, and consequences in Chinese older people: a systematic review. Journal of the American Geriatrics Society, 2011, 59 (3): 536-543.

[20] Fabre JM, Ellis R, Kosma M, et al. Falls risk factors and a compendium of falls risk screening instruments. Journal of Geriatric Physical Therapy, 2010, 33 (4): 184-197.

[21] Shi CH. Interventions for preventing falls in older people in care facilities and hospitals. National Association of Orthopaedic Nurses, 2014: 33.

第十七章 疼痛护理的循证实践

国际疼痛研究协会(International Association for the Study of Pain, IASP)对疼痛(pain)的定义是:疼痛是一种令人不快的感觉和情绪上的主观感受,伴有现存的和潜在的组织损伤。疼痛的分类十分复杂,主要分为急性疼痛(acute pain,病程少于 30 天)、亚急性疼痛(病程介于 1~6个月)和慢性疼痛(chronic/persistent pain,病程长于 6 个月)[1]。疼痛严重危害患者的生理和心理健康,常常伴有心理或精神改变,甚至造成功能障碍。在临床环境中,疼痛已成为继体温、脉搏、呼吸和血压四大生命体征之后的第五生命体征[2]。2004 年 IASP 确定 10 月 11 日为"世界镇痛日",并提出"免除疼痛,是患者的基本权利"口号。因此,做好患者的疼痛管理已成为医护工作的重要内容和目标。在日常的疼痛管理工作中,护士承担着重要的角色,是患者疼痛的主要评估者、管理措施具体落实者、其他专业人员的协作者、患者及家属的健康教育指导者,对做好患者的疼痛管理至关重要[3]。本章节主要探讨护士如何在疼痛的评估与处理中进行循证护理实践。

一、临床情景及护理问题

(一) 临床情景

孙女士,55 岁,于 2 年前受凉劳累后出现腰痛,无腰部活动明显受限,症状较轻,在当地诊所接受口服药后好转。3 个月前因受累后腰痛加重,并伴有左下肢放射痛,至腿后侧中段,同时伴有麻木感,在当地卫生院就医后采用敷药膏治疗(具体配方不详),后症状逐渐加重,不能弯腰、下蹲和长距离行走。为求系统治疗,遂来医院就诊。辅助检查:腰椎正侧位片提示:腰椎骨质增生;腰椎 CT 提示"L_{4-5}、L_5-S_1 椎间盘突出"。采用 0~10 分 VAS 工具测评患者过去 24 小时内疼痛最剧烈、最轻和当前的疼痛程度,结果提示:患者最剧烈、最轻和当前的疼痛程度分别为 6 分、3 分和 4 分。入院后诊断为"①腰椎间盘突出症;②腰椎退行性骨关节病"。

(二) 护理问题

1. 护士如何对该腰椎间盘突出症患者的疼痛症状进行全面评估?
2. 护士如何采用综合护理干预措施,做好该患者的疼痛管理?

阅读笔记

二、检索证据

以中文检索关键词"疼痛、管理、护理",英文检索关键词"pain、management、nursing"检索该领域的相关临床实践指南、系统评价等循证资源。主要检索 Cochrane 循证医学数据库、加拿大安大略注册护士协会(Registered Nurses' Association of Ontario,RNAO)循证护理指南网以及中国知网(CNKI)数据库,检索截止日期为 2016 年 2 月。共检索到相关的临床实践指南 1 篇[4]、系统评价 11 篇[5-15]。下述有关疼痛管理的措施主要来源于加拿大安大略注册护士协会 2013 年修订版的"最佳护理实践指南:疼痛的评估与管理"[4]以及相关系统评价[5-15]。

三、证据内容

(一)疼痛评估

1. 评估时机的选择　作为与患者接触机会最多的医务人员,护士在疼痛筛查过程中发挥着至关重要的作用。为筛查疼痛症状是否存在并评估其危险因素,通常需要选择在以下三个时间点进行评估[4]:①在入院或医生问诊时;②当个体健康状况改变时;③某项医疗操作(如预防接种、侵入性手术或安置、拔除引流管)实施前、实施过程中以及实施完毕后,这对于急性疼痛的筛查尤为重要(Ib 级证据)。

在疼痛筛查时,护士应在上述三个时间点进行评估,主要采用直截了当向患者及其家属询问相关问题的方式,常见问题包括:①你现在感觉身体哪里会疼痛吗? ②你现在感觉身体哪里不舒服吗? ③你有没有通过吃药来减轻疼痛? ④你会不会因为疼痛而晚上睡不着觉? ⑤你有没有因为疼痛,造成日常功能受影响? ⑥你目前疼痛强度如何?

2. 评估工具的选择　在疼痛筛查时,建议采用系统性的筛查策略,使用合适且已得到验证的评估工具,进行综合性筛查(Ib 级证据)。

鉴于疼痛是一种多维的主观感受,对于语言能力和认知功能完好的患者,自我陈述(self-report)是评估疼痛最有效的方法。如果通过初步筛查,发现患者已经具有疼痛或疼痛的潜在威胁,则需要进一步综合评估疼痛的具体特点,具体包括:①疼痛既往史;②疼痛的感官特征:包括疼痛强度、性质(锐痛、钝痛、撕裂痛等)、疼痛发作的时间模式(持续性、周期性或偶尔发作等)以及导致疼痛变化的原因等;③疼痛对日常活动的影响;④疼痛对患者自身以及他人的心理影响(如抑郁和经济压力等);⑤过去所采用的有效的疼痛管理策略。建议医护人员采用 OPQRSTUV 疼痛评估法进行。

OPQRSTUV 疼痛评估法

1. O(onset,疼痛发作)　疼痛感什么时候开始的? 持续多长时间了? 多久发作一次?

2. P(provoking/palliating,疼痛诱发 / 缓解因素)　什么因素会诱发疼痛产生? 什么因素会使疼痛缓解? 什么因素会使疼痛加重?

3. Q(quality,疼痛性质)　疼痛感受如何? 你能做出描述吗?

4. R(region/radiation,疼痛部位 / 辐射)　疼痛发生在什么部位? 会延展到其他部位吗?

5. S(severity,疼痛强度)　疼痛强度是多大(采用 0~10 分的 VAS 量表)? 目前的疼痛强度? 最轻疼痛强度? 最重疼痛强度? 平均疼痛强度?

6. T(timing/treatment,时间 / 治疗)　疼痛是持续的吗? 疼痛是否时隐时现? 在特定时间疼痛会变严重吗? 目前采用什么药物和治疗方法? 效果如何? 会有什么副作用吗?

阅读笔记

7. U(understanding on you,个人理解):你认为是什么导致疼痛产生？疼痛伴随有其他症状吗？疼痛对你和你的家庭可能造成什么影响？

8. V(values,价值观) 你疼痛控制的目标是什么？何种程度的疼痛是你能所接受的？关于此种疼痛,有没有对你或家庭比较重要的其他观点或感受？关于此种疼痛,你是否还有其他没有讨论到的相关问题？

（来源:Registered Nurses' Association of Ontario. Assessment and Management of Pain, 3rd ed. Toronto:Registered Nurses' Association of Ontario,2013.）

在选用自陈式疼痛测评工具时,护士应根据患者的年龄、表达能力、临床状况、认知或发育水平、文化背景以及种族等特点进行选择。合适的测评工具须满足下列标准:①信度高;②效度高;③敏感性高;④易于使用;⑤实用性强。此外,测评工具还应符合下列条件:①符合待测人群的生长发育和文化背景特点;②有多种语言版本或易于翻译;③能够被患者简单、快速理解;④受到患者、医生或研究者的欢迎;⑤易于获得、复制和传播;⑥易于消毒。

自陈式疼痛测评工具包括单维度工具和多维度工具。单维度测评工具往往仅关注患者的疼痛强度,如数字化测评工具(numerical rating scale,NRS)、分类工具(categorical scale)以及面部表情工具(facial pain scale)。多维度测评工具包括简易疼痛工具(brief pain inventory,BPI)和简易 McGill 疼痛问卷(McGill pain questionnaire-short term,MPQ-SF)。特别地,当需要综合评估疼痛状况时,选择多维度测评工具尤为重要。此外,在测量儿童疼痛强度时,需要同时根据患儿和其父母或其他照顾者提供的资料进行评估。

3. 特殊患者的评估 对于无法使用自陈式测评工具的患者,如婴幼儿或认知或智力障碍、病危、无意识以及终末期患者,需要对其疼痛情况进行综合评估(Ⅲ级证据)。

对于不能完成疼痛自述或疼痛自述有困难的患者,具体评估过程如下:①尽量让患者自我陈述疼痛感受;②若患者不能陈述疼痛感受,则可以根据其特定情况和所处情景,选择行为量表,如新生儿疼痛测评量表(neonatal infant pain scale,NIPS)[16]、成人病危患者行为疼痛量表(behavioural pain scale,BPS)[17]、重症监护疼痛观察工具(critical-care pain observation tool,CPOT)进行测评[18];③从患者家属或其照顾者中获取可能预示疼痛的潜在行为信息;④不要过分强调生命体征(心率、血压和呼吸等)对疼痛的提示价值。

4. 疼痛患者相关信念、知识和认知水平的评估 在评估时需要考察患者对疼痛及疼痛管理的相关信念、知识和认知水平(Ⅲ级证据)。

由于既往经历、年龄、教育、文化、种族和性别等原因,患者可能对疼痛相关行为实践产生特定信念,而此类信念往往会影响患者是否寻求医疗帮助以及所采用的具体应对策略。如果对疼痛缺乏正确理解或知识储备不充分,则患者会产生错误信念,并在决策制定时出现困难,影响患者及时报告疼痛和准确用药。常见的疼痛管理认识误区包括:①担心镇痛药成瘾;②担心药物耐受;③认为镇痛药的不良反应比疼痛本身更严重;④对能否实现疼痛控制抱有宿命式的顺从态度;⑤认为"好"患者不应该抱怨疼痛;⑥担心医生的治疗注意力会转移;⑦认为疼痛预示着疾病的恶化;⑧担心注射镇痛药。此外,儿童和成人就疼痛的常见错误认识分别如表17-1 和表 17-2 所示。

阅读笔记

表 17-1　婴幼儿和儿童疼痛患者常见的认识误区和客观事实[4]

疼痛认识误区	事实
婴幼儿神经系统发育不成熟，不能感知疼痛	在妊娠中晚期，胎儿就具备了处理疼痛的解剖及功能条件。新生儿能够分辨出疼痛感觉
相对于大龄儿童和成人，婴幼儿对疼痛敏感性较弱	足月新生儿和青少年、儿童具有同样的疼痛灵敏度。事实上，早产新生儿比足月新生儿和大龄儿童疼痛灵敏度更高
婴幼儿不能产生记忆，所以疼痛不会对其产生远期影响	婴幼儿重复暴露于疼痛可能对其产生累积效应，婴幼儿早期暴露于严重疼痛可能对其后期的疼痛感受和反应产生远期影响
婴幼儿需要从既往经历中了解疼痛	疼痛感受并非习得，不需要前期经历，疼痛在初次发生时即可被感受到
婴幼儿和儿童不能够准确表达疼痛感受；他们所表达的疼痛，不能够被准确评估	尽管婴幼儿和儿童不能够用言语准确表达疼痛，但他们却能够以行为暗示和心理指标的形式对疼痛做出反应。评估婴幼儿疼痛最可靠的方式是面部表情法，最有效的方法是采用复合式疼痛测量方法。3 岁左右的儿童能够使用疼痛测评工具，4 岁左右的儿童能够准确指出躯体疼痛的部位
相对于成年人，阿片类药物对婴幼儿和儿童造成的危害更严重	1 个月左右的婴儿药物代谢方式与其他岁数较大的婴儿和儿童相同。如果能够对药物的剂量、给药方案进行慎重、合理选择，且能够对不良反应进行规律监测，则能够最大限度减少潜在的不良反应。事实上，儿童中由于使用阿片类镇痛药产生成瘾性的案例临床上很少见

表 17-2　成人疼痛患者常见的认识误区和客观事实[4]

疼痛认识误区	事实
在手术等某些医疗活动过程中，患者理所当然会产生严重且难以缓解的疼痛	严重且难以缓解的疼痛会造成包括呼吸、心血管、胃肠道、免疫、神经和肌肉骨骼等系统的不良后果，并可能造成长期疼痛
疼痛患者的外在体征比他们自诉报告更可靠	患者的生理适应比较迅速，外在体征不应该替代患者的症状自诉
当患者感受到疼痛时，他们会使用"疼痛"一词告知医务人员	当感受到疼痛时，患者不一定会告知医务人员，也可能不使用"疼痛"一词
使用阿片类镇痛药的患者会药物成瘾	对于中到重度程度的手术疼痛、癌因性疼痛和慢性非癌性疼痛，阿片类药物是标准的干预管理策略，目前有指南和筛查工具确保阿片类药物的正确使用
疼痛与组织受伤程度呈正相关	疼痛感受是多维的，受到各种不同因素的影响，对同类手术、创伤或疾病引起的疼痛，患者的反应可能存在个体差异
疼痛是老化过程中的正常现象，不会很严重。疼痛感灵敏度随着年龄增长而下降	慢性疼痛并不是老化过程中的正常现象。老年人的疼痛强度和感受灵敏度并不会降低。对于潜在或现存的疼痛的不当处置会造成严重后果
对于有意识损害的老年患者，疼痛不能被评估	轻至中度认知损害的老年患者，能够使用合适的测量工具（如分类数字量表）进行疼痛评估

　　5. 记录患者的疼痛特点　　上述筛查和评估过程中所获得的主观和客观数据，包括患者疼痛的特点，如疼痛既往史、疼痛感官特征（疼痛强度、性质、发作时间模式、发作部位、疼痛变化的原因等）、疼痛对日常活动和心理的影响以及疼痛的有效应对措施等，均应予以详细记录，并与相关人员进行沟通交流（Ⅱa 级证据），以协助医疗照护团队对患者疼痛状况做出确切临床判断，并制订个体化的疼痛管理方案。

(二) 护理计划

1. 将患者的疼痛管理目标融入护理计划中 与患者合作,明确其疼痛管理目标,并探讨合适的疼痛护理措施,以形成综合性护理计划方案(Ib 级证据)。

疼痛护理旨在帮助患者缓解疼痛强度,改善功能状态,改善睡眠质量,并最终提高其生活质量。确定疼痛护理计划时,护士必须基于对患者病情的前期评估,并充分考虑患者的疼痛护理目标以及有效合适的护理管理策略。这就要求在制订护理计划时,患者必须参与这一过程,护士所采取的计划措施能够满足不同患者的个体化护理目标和偏好。对于无法参加病情讨论的患者(如婴儿、儿童或存在认知功能损害的患者),家属和照顾者应根据对患者的具体了解,与护士共同参与制订护理计划,并提出可能适合患者的干预措施。

2. 制订综合性疼痛护理计划 建立综合性护理计划方案,该计划应同时考虑患者和跨专业治疗小组的疼痛护理目标,并强调下列三个方面的信息:①疼痛评估结果;②患者对疼痛的信念、知识和理解水平;③患者个体特征以及疼痛特点(Ⅲ级证据)。

基于评估结果,结合患者的疼痛信念及护理目标,确定疼痛护理方案。考虑到药物、物理和心理治疗等不同治疗方式间所可能产生的交互反应,护理小组在制订和实施护理计划时,需要就相关问题咨询心理学、精神病学、物理治疗等不同领域专家,以避免不良反应的产生。

制订护理计划时,需要考虑每位患者的个体特征(如年龄、生长发育阶段、健康状况和文化水平等)和疼痛特征。例如,婴幼儿和儿童的疼痛症状如果不能及时得到处理,此类患儿就可能有不良反应和远期健康问题的危险。在为不同的疼痛患者制订护理计划时,需要综合考虑其特殊特点和需求,具体如表 17-3 所示。

表 17-3 制订护理计划时的特殊考虑[4]

不同人群	重点考虑
早产儿和新生儿	此类患儿住院期间会接受许多医疗操作,反复的医疗操作会产生疼痛,因此预防和护理此类疼痛对减低患儿不良反应至关重要。在制订药物剂量计划时,需重点考虑此类患儿的体重
婴幼儿和儿童	该阶段的儿童因为生病住院和免疫接种等原因,多会反复多次接受各项医疗操作,进而导致疼痛,由于缺乏理解力和应对技能,此类患儿多表现为高强度的疼痛、不适和恐惧感。对由针刺所导致的疼痛进行持续有效的护理,能够降低患儿对医疗护理措施的后续恐惧心理
老年人	针对老年患者制订药物干预计划时,需要考虑下列因素:可能的伴发疾病和同时服用多种药物,避免产生不良反应
危重症患者	由于机械通气、使用高剂量镇静药和意识改变等因素,危重症患者多不能自我报告病情。同时,在重症监护室治疗期间,此类患者还会接受多种导致疼痛的医疗操作,多为中至重度疼痛。因此,对此类患者可通过胃肠外途径,使用阿片类药物干预疼痛,并对其生理指标进行持续监测,以确保患者的用药安全。在充分考虑患者复杂病情和用药的情况下,考虑采用包括非药物性方式在内的综合干预策略

(三) 护理实施

1. 药物性止痛策略 基于"治疗效能最大化、不良反应最小化"药物治疗原则实施疼痛护理措施,具体内容包括:①综合性止痛用药方案;②必要时更改阿片类药物的用药方案(如剂量或给药途径);③在使用阿片类镇痛药时,对不良反应进行预防、评估和管理;④对阿片类药物潜在危险的预评估和管理(Ib 级证据)。

(1) 综合性镇痛药方案:镇痛药种类包括非阿片类药物[如非甾体抗炎药(non-steroidal anti-inflammatory drugs,NSAIDs)]、阿片类镇痛药(如吗啡)和辅助用药(如抗抑郁药、抗惊厥药以及麻醉药)等。不同机制的药物相互作用,共同调节患者的疼痛状态。根据患者用药后的不

阅读笔记

同反应,护士应与跨专业治疗团队共同合作,及时调整镇痛药的类型、剂量、用药途径以及时间安排。这种策略能够使药物的治疗效能最大化、不良反应最小化,且能减少阿片类药物的使用剂量。具体原则包括:

1) 采用最有效、创伤性最小的方式给药。

2) 考虑采用综合性的用药方案:①对轻、中度疼痛使用非阿片类药物(如 NSAIDs);②对于中到重度疼痛,联合使用阿片类药物和非阿片类药物;③对于慢性非癌性或癌性疼痛,以及由于重大外科手术或损伤导致的急性疼痛,建议采用高级止痛方法,如患者自控镇痛法(patient-controlled analgesia,PCA)、硬膜外止痛法、鞘内(蛛网膜下腔)镇痛法以及神经阻滞法等,以提供更佳的止痛效果。在复杂情况下,常规的非阿片类药物作用并不互相排斥,可以考虑联合使用。

3) 基于药物的起效时间、止痛效果以及半衰期,提倡采用最有效的计量计划表,最佳镇痛药剂量应该是在最小不良反应的情况下,能够有效缓解疼痛。

4) 需要意识到药物使用的潜在禁忌证,如患者的共病状态(co-morbidities)或药物之间的相互作用。

5) 需仔细斟酌药物剂量,使药效最大化、不良反应最小化。对老年患者,尤其需要慎重考虑镇痛药的使用剂量。

6) 能够预测并处理镇痛药所产生的不良反应,具体护理措施包括:①与治疗团队全面探讨药物不良反应的管理策略;②与治疗团队和患者共同回顾并探讨何种药物或因素可能导致不良反应;③就潜在的不良反应,对患者、家属及其照顾者进行健康教育,同时指导他们根据自身出现的不良反应(如恶心、呕吐或便秘等),学会采用相应的策略进行预防和管理。

7) 就某些复杂的疼痛情况,应考虑咨询跨专业团队或疼痛管理专家,这些情况包括:①对标准疼痛管理措施没有反应;②多种病源途径的疼痛;③神经性和伤害性混合疼痛;④有药物滥用史;⑤对阿片类药物耐受的患者接受手术或疼痛加重。

(2) 阿片类药物使用的调整原则:阿片类镇痛药主要用于管理中到重度疼痛,药物的使用形式、给药途径、剂量和用药时间均应最大限度满足患者的需要。根据药物的可及性、有效性、禁忌证、不良反应、患者偏好以及费用等因素,及时调整阿片类药物的使用方案。在药物调整时,建议使用成人镇痛药等效转换表(equianalgesic conversion table),以实现药物的最大治疗效果。镇痛药效转换表一般以经非肠道途径的 10mg 硫酸吗啡为标准,其他镇痛药以此为换算标准。此成人转换表若用于儿童患者,需要在严格监督下进行。

(3) 阿片类镇痛药不良反应的预防、评估和管理:阿片类镇痛药所导致的不良反应包括恶心、呕吐、便秘和眩晕等。护士应该认识到不同个体对阿片类药物的反应有很大差异性,护士需要对潜在的不良反应进行预测,并采用相应的措施进行预防和处理。

当初次使用阿片类药物或增加阿片类药物的使用剂量时,常见的不良反应是镇静状态以及继发的呼吸抑制。在使用阿片类药物时,镇静程度逐渐加深是一种早期危险信号,也是呼吸抑制的敏感危险信号。

在实施阿片类药物治疗过程中,建议规律、连续且系统性地对镇静和呼吸状况进行评估,尤其需要注意下列情形:①患者没有阿片类药物服用史,且在使用阿片类药物的第一个 24 小时内;②增加阿片类药物的使用剂量时;③阿片类药物突然增量时;④与抑制中枢神经系统的药物(镇静药、苯二氮䓬类药物和镇吐药等)联合使用时;⑤重要脏器功能状态突然发生改变时,如肝、肾衰竭以及呼吸衰竭;⑥阿片类药物给药途径改变时;⑦前期存在呼吸抑制的危险因素,如阻塞性睡眠呼吸暂停、肥胖以及心肺功能紊乱等。

在患儿使用阿片类药物时,需要评估其对药物的特殊敏感性。

护士及跨专业治疗团队必须经常监测患者对阿片类药物的反应,以确保患者的安全,避免意外的镇静状态和呼吸抑制,对先前没有使用过阿片类药物的患者尤为需要注意。护士应意识到由阿片类药物导致的镇静状态与手术或接受人工通气的重症患者的镇静状态是不同的。对终末期患者使用阿片类药物可能导致镇静状态。

此外,护士还应就"药物成瘾(drug addiction)"、"药物耐受(drug tolerance)"和"药物依赖(drug dependency)"三个概念向患者、家属及其照顾者进行解释,以确保其能够明确分辨三者之间的区别,并缓解其对可能的药物成瘾的恐惧感。三个概念内容具体如下:①药物成瘾:是一种精神依赖(psychological dependence),指患者渴望用药后的欣快感,需要药物缓解精神紧张和情绪障碍,药物成瘾主要出现在滥用药物的人群中,但该情况在服用阿片类药物治疗持续性疼痛的患者中很少出现;②药物耐受:指在连续多次用药后机体对药物的反应性降低,要达到与原来相等的药效,必须增加药物使用剂量,对于采用镇痛药治疗疼痛的患者,药物使用量可能数年保持不变,因此一般不存在药物耐受的问题;③药物依赖:这里指生理性依赖(physiological dependence),是正常的药理学反应,表现为突然停药时患者出现停药综合征(withdrawal syndrome),可能会出现身心不定、肌肉痉挛等反应,为避免该症状的出现,在停药时应遵循"逐步减量"的原则。

(4) 阿片类药物风险的预防、评估和管理:在使用阿片类药物进行疼痛管理时,应注意监测阿片类药物的滥用情况,如观察患者用药量是否增加,是否使用其他的给药途径以及是否涉及非法活动等。护士可以根据患者个人和家庭的药物滥用史、年龄、抑郁或其他精神病史,以确定患者滥用阿片类药物的风险水平。

2. 非药物性止痛策略 评估非药物性干预措施(物理疗法和心理措施)对疼痛的管理效果,以及此类干预措施与镇痛药可能的交互作用(Ib 级证据)。

在疼痛管理过程中,非药物性干预措施包括物理治疗(锻炼、理疗或按摩)和心理治疗(认知行为治疗)等策略,此类干预措施常与药物性干预措施联合使用。

(1) 物理疗法:包括体育锻炼(Ib 级证据)[5],按摩(Ib 级证据)[6],冷、热疗法(Ib 级证据)[7]、经皮电神经刺激法(transcutaneous electrical nerve stimulation,TENS)(Ib 级证据)[8]和针刺(Ⅲ级证据)[9]等,但现有的证据尚不能完全支持此类疗法在疼痛管理中的临床应用,有待于进一步研究。

(2) 心理疗法:包括认知行为干预(Ib 级证据)[10]、音乐疗法(Ib 级证据)[11]、渐进性放松技术(Ia 级证据)[12]等,能够影响患者对疼痛的思考、感受和应对方式,因此被认为是疼痛管理的有效策略。心理干预已被证实能够帮助患者应对疼痛,且能够提高患者对术后疼痛的自我管理能力。就非药物性干预,护士应根据有效性的最佳证据,结合患者的具体情况(如年龄、疼痛特征和健康状况等),就干预措施的选择给出建议。

(3) 健康教育:结合疼痛护理计划中的具体策略,对患者、家属及其照顾者进行健康教育,并解决已知的相关问题,澄清错误理念(证据水平 =Ib)。

应对患者、家属及其照顾者进行健康教育,指导患者改变其对疼痛的错误理念,帮助患者采用有效的疼痛管理策略,预防或减轻对疼痛的恐惧,监测并确保疼痛干预措施达到最佳效果,并减少不良反应。具体而言,健康教育策略措施应包括(但不限于)以下内容:①强调沟通的重要性;②同患者沟通的时机以及沟通的具体沟通方式;③向患者解释"倾诉疼痛并不会被医务人员解读为一种抱怨";④药物疗法、物理疗法和心理疗法的相关信息,同时强调此类疗法的风险和益处等;⑤可能出现的不良反应以及应对策略。

作为健康教育的具体形式,自我管理强调通过患者的行为来保持和增进自身健康,监控和管理自身疾病的症状和征兆,减少疾病对自身社会功能、情感和人际关系的影响。目前已经有多项系统评价表明自我管理模式对疼痛患者具有良好的干预效果(Ia 级证据)[13-15],值得进一步研究和推广。

对不能完成疼痛自我报告的患者,护士需要在下列三个方面对其家属和照顾者进行健康

阅读笔记

教育:①积极实施可行的干预措施,包括药物、物理和心理性措施等;②观察此类患者对疼痛的行为表现;③评估和监测干预措施的有效性。

（四）效果评价

1. 效果评价的重要性　采用相同的测量工具持续测量患者对疼痛干预措施的反应,具体评价频次可由下类因素决定:①疼痛是否依然存在;②疼痛强度;③患者身体情况的稳定性;④疼痛的类型,如急性疼痛或慢性疼痛;⑤医疗实践环境（Ⅱb级证据）。

监测和评价镇痛药疗效十分必要,有助于及时调整干预策略,确保有效的疼痛管理,并使不良反应最小化。患者对药物、物理和心理干预措施的反应随着时间的变化而不同。对患者反应进行监测和再评估,有助于确保患者安全和干预措施的有效性,但需要持续采用相同的测评工具进行测量,以获取准确的评估结果。当然,当患者状况发生变化的时,护士需要考虑先前所使用的评估工具是否依然有效。

对患者的监测和评价频次取决于所使用的干预措施、患者的健康状况以及患者对疼痛强度、行为疼痛反应以及相关痛苦情绪的自诉内容等。连续使用阿片类镇痛药可能导致患者过分镇静,进而造成呼吸抑制,因此对于住院患者而言,无论是清醒还是睡眠状态,均应对其镇静和呼吸状态进行常规监测,以避免发生意外镇静和呼吸抑制。

需要对患者的健康状态进行监测,如干预后疼痛是否存在、疼痛强度、对功能和运动度的影响等,以确定是否需要对护理计划进行调整。若需要调整,治疗团队则需要探讨哪些药物性和非药物性干预措施需要改变,明确其益处和风险,并制订干预计划调整方案,以实现最佳健康状态。

2. 效果评价的内容　交流并记录患者对疼痛管理措施的反应（Ⅱb级证据）。

干预效果记录能够清晰呈现医务人员的照护活动（如疼痛评估、计划和实施）,明确患者对疼痛管理措施的反应,以及其对护理计划及随访活动的依从性。及时记录患者的治疗效果,有利于达成安全、有效且合乎伦理的疼痛护理目标,实现跨专业小组间的延续性照护,并有助于下列展示信息:①护理计划;②评估结果;③干预措施的有效性;④健康教育;⑤干预效果的随访等。此外,对治疗效果的记录还有利于促进患者及其家属、照顾者参与疼痛管理计划的制订和监测过程。所有参与患者疼痛管理的医务人员都应该能够获得此记录。

四、评价证据

RNAO于2013年修订版"最佳护理实践指南:疼痛的评估与管理"中相关证据推荐,均基于最新的系统评价证据进行更新,其中5项指南建议为Ⅰb级证据,1项为Ⅱa级证据,2项为Ⅱb级证据,3项为Ⅲ级证据,相对于RNAO既往出版的疼痛评估和管理指南,证据级别更高。然而值得注意的是,囿于国内护士执业职责范围和麻醉剂药品管理规定,该指南中某些具体措施尚不适用于国内的临床护理实践。

根据国内护士临床实践职责范围要求,本章节还重点关注了非药物性疼痛管理措施的相关证据。来自于Cochrane图书馆的8项系统评价[5-12]主要探讨物理疗法、心理干预等非药物措施对疼痛的干预效果,其中7项系统评价[5,6,8-12]结论均来源于随机对照试验,1项系统评价[7]来源于随机对照试验和类实验研究。其中,5项系统评价[5-9]表明,尽管上述研究表明包括物理疗法、按摩、冷热敷、经皮电神经刺激以及针刺等策略是可供选择的疼痛干预方法,目前还没有足够的证据证明其确切的干预效果;考虑到上述各系统评价所引述的随机对照试验中,均有肯定结论的试验,按照SIGN（2012）证据分级系统标准,本章节将其证据多暂定为Ⅰb级证据,部分为Ⅲ级证据（针刺对疼痛的干预效果）。另外3项系统评价结论分别支持采用认知行为干预[10]、音乐疗法[11]和放松疗法[12]对疼痛的积极干预价值。此外,另有3项系统评价研究[13-15]支持将自我管理模式应用于腰背痛管理过程。但值得注意的是,由于纳入研究的受试人群大多来自西方国家,因此结果应用时应注意实践情景和文化的差异性。总体而言,该11篇系统评价为RNAO的2013版"最佳护理实践指南:疼痛的评估与管理"作了翔实的证据内容补充,进一步丰富了指南内容。

五、总结与建议

基于上述证据,护士首先应对该腰椎间盘突出患者的疼痛症状进行全面评估。在患者入院时,建议护士采用OPQRSTUV流程评估患者的疼痛情况,包括疼痛既往史、疼痛强度(建议采用0~10分VAS工具)、性质(锐痛或钝痛等)、发作的时间模式以及导致疼痛变化的原因等,以及疼痛对患者日常活动和心理的影响,同时也需要了解患者既往所采用的可能有效的疼痛应对策略。不仅如此,还需要了解患者对疼痛管理过程是否存在错误观念,如是否愿意及时向医生报告疼痛变化、是否担心镇痛药导致成瘾等。

在进行疼痛管理时,建议药物性和非药物性管理措施有机结合。首先需要向患者澄清其可能存在的错误观念(如不愿意及时报告病情、担心药物的不良反应等)。其次,在对该患者疼痛状况全面评估的情况下,明确该患者疼痛为轻-中度,在明确患者没有溃疡史或者出血障碍的情况下,配合医生采用对乙酰氨基酚等非甾体抗炎药,在用药过程中观察药物可能产生的不良反应,根据病情变化调整药物剂量。在此基础上,基于自我管理模式的理念,指导患者尝试采用认知行为干预、音乐疗法和放松疗法等非药物性管理策略,教育患者做好疼痛症状监测和效果评价,努力提高带病生存状态的生活质量,进而实现"疾病中的健康"。

(杜世正)

附17-1　所依据的证据分级系统(SIGN,2012)

Ⅰa 证据来源于随机对照试验的系统评价或Meta分析。

Ⅰb 证据来源于至少1项随机对照试验。

Ⅱa 证据来源于至少1项设计良好的不含随机分组的临床对照试验。

Ⅱb 证据来源于至少1项其他类型的设计良好的类实验研究。

Ⅲ 证据来源于设计良好的非实验性描述研究,如分析性研究、相关研究和个案研究。

Ⅳ 证据来源于专家委员会报告或专家建议。

主要参考文献

[1] Weiner RS. Pain management:a practical guide for clinicians. 6th ed. Boca Raton:CRC Press,2002:28.

[2] Campbell JN. The fifth vital sign revisited.Pain,2016,157(1):3-4. doi:10.1097/j.pain.0000000000000413.

[3] 赵继军,崔静. 护士在疼痛管理中的作用. 中华护理杂志,2009,4(4):383-384.

[4] Registered Nurses' Association of Ontario. Assessment and Management of Pain. 3rd ed. Toronto:Registered Nurses' Association of Ontario,2013.

[5] Gross A,Kay TM,Paquin JP,et al. Cervical overview group:exercises for mechanical neck disorders. Cochrane Database Syst Rev,2015,(1):CD004250. doi:10.1002/14651858.CD004250.pub5.

[6] Furlan AD,Giraldo M,Baskwill A,et al. Massage for low-back pain. Cochrane Database Syst Rev,2015,(9):CD001929. doi:10.1002/14651858.CD001929.pub3.

[7] French SD,Cameron M,Walker BF,et al. Superficial heat or cold for low back pain. Cochrane Database Syst Rev,2006,(1):CD004750.

[8] Johnson MI,Paley CA,Howe TE,et al. Transcutaneous electrical nerve stimulation for acute pain. Cochrane Database Syst Rev,2015,(6):CD006142. doi:10.1002/14651858.CD006142.pub3.

[9] Paley CA,Johnson MI,Tashani OA,et al. Acupuncture for cancer pain in adults.Cochrane Database Syst Rev,2015,(10):CD007753. doi:10.1002/14651858.CD007753.pub3.

阅读笔记

［10］Monticone M,Cedraschi C,Ambrosini E,et al. Cognitive-behavioural treatment for subacute and chronic neck pain. Cochrane Database Syst Rev,2015,（5）:CD010664. doi:10.1002/14651858.CD010664.pub2.

［11］Bradt J,Dileo C,Magill L,et al. Music interventions for improving psychological and physical outcomes in cancer patients. Cochrane Database Syst Rev,2016,（8）:CD006911. doi:10.1002/14651858.CD006911.pub3.

［12］Smith CA,Levett KM,Collins CT,et al. Relaxation techniques for pain management in labour. Cochrane Database Syst Rev. 2011,（12）:CD009514. doi:10.1002/14651858.CD009514.

［13］Du S,Hu L,Dong J,et al. Self-management program for chronic low back pain:a systematic review and meta-analysis. Patient Educ Couns,2017,100（1）:37-49.doi:10.1016/j.pec.2016.07.029.

［14］Du S,Yuan C,Xiao X,et al. Self-management programs for chronic musculoskeletal pain conditions:a systematic review and meta-analysis. Patient Educ Couns,2011,85（3）:e299-e310.

［15］Oliveira VC,Ferreira PH,Maher CG,et al. Effectiveness of self-management of low back pain:systematic review with meta-analysis. Arthritis Care Res（Hoboken）,2012,64（11）:1739-1748. doi:10.1002/acr.21737.

［16］Duhn LJ,Medves JM. A systematic integrative review of infant pain assessment tools. Adv Neonatal Care,2004,4（3）:126-140.

［17］Chanques G,Payen JF,Mercier G,et al. Assessing pain in non-intubated critically ill patients unable to self report:an adaptation of the Behavioral Pain Scale. Intensive Care Med,2009,35（12）:2060-2067. doi:10.1007/s00134-009-1590-5.

［18］Gélinas C. Nurses' evaluations of the feasibility and the clinical utility of the Critical-Care Pain Observation Tool. Pain Manag Nurs,2010,11（2）:115-125. doi:10.1016/j.pmn.2009.05.002.

第十八章 压疮预防的循证实践

压疮(pressure ulcer)是一个全球性的健康问题,持续影响着患者的健康状况及生活质量、健康保健资源及医疗费用。2007年美国国家压疮咨询委员会(National Pressure Ulcer Advisory Panel,NPUAP)将压疮的定义更新为[1]:"压疮是皮肤或皮下组织由于压力、剪切力或摩擦力而导致的皮肤、肌肉和皮下组织的局限性损伤,常发生在骨隆突处。有很多相关因素或影响因素与压疮有关,但这些因素对压疮发生的重要性仍有待于探索。"2009年NPUAP和欧洲压疮咨询委员会(European Pressure Ulcer Advisory Panel,EPUAP)联合修订颁布的压疮预防和治疗实践指南将压疮定义修改为"由于压力和(或)压力伴有剪切力所致的骨突表面皮肤或皮下组织局限性损伤",并进一步解释为何定义中不出现摩擦力,是因为摩擦力产生剪切力,当摩擦力高时剪切力也随之增高,因此结论是剪切力中包含了摩擦力的存在[2]。2014年NPUAP、EPUAP联合泛太平洋压力性损伤工作联盟(Pan Pacific Pressure Injury Alliance,PPPIA)修订颁布了最新的国际压疮预防和治疗实践指南,将压疮定义修改为[3]:压疮是指皮肤和(或)皮下组织的局部损伤,通常位于骨隆突处,由压力或压力联合剪切力所致。许多影响因素或混杂因素也与压疮有关,这些因素的意义如何尚待研究阐明。此指南还提出了医疗器具相关性压疮(medical device related pressure ulcers)的定义:由使用为了诊断或治疗目的的医疗器具或设备引起的压疮,这些相关压疮一般与所使用的医疗器具或设备类型或形状密切相关[3],目前又称压力性损伤(pressure injury)。美国质量论坛(National Quality Forum,NQF)提出了医院内获得性压疮(Hospital-Acquired Pressure Ulcers,HAPU)的概念和鉴定标准:入院时皮肤完整,包括无发红和瘀伤,出院时或检查发现皮肤发生压疮,包括发红和瘀伤。并认为医院内获得性压疮是严重的医院获得性不良事件,Ⅲ~Ⅳ期压疮是患者住院期间绝不应该发生的不良事件[4]。压疮增加了患者的痛苦,并导致医疗费用增加。根据医疗保健费用使用项目(healthcare cost utilization project,HCUP)统计,美国住院治疗的压疮患者从1993年到2006年之间增长了近80%[5],其费用为:2006年有压疮诊断的患者住院天数延长至13~14日(是其他疾病住院天数的3倍),每人的费用从16 755美元增至20 430美元,每年有250万例压疮需要住院治疗,年住院治疗总费用为110亿美元[5]。不同国家、不同人群压疮的发生率和患病率也不同,美国调研了5000家医院其压疮发生率为7.78%,特殊部位如足跟压疮发生率高达13.5%~13.8%[6],

综合性治疗医院中,急诊科院内压疮发生率为8.08%~9.49%[7]。德国调研了218个长期治疗机构共计18 706例患者,压疮现患率5.0%~12.5%,65岁以上住院患者的院内压疮发生率为6.2%[8]。瑞典研究者调研了大学教学医院和综合性医院的院内压疮,发生率分别为2.7%和2.0%[9]。 2011年我国首个压疮流行病学多中心调研结果显示[10],12所综合医院39 952例研究对象压疮现患率1.58%,院内压疮发生率为0.63%,重症监护病房发生率最高为4.43%,位居首位。分析不同国家及医院结果的差异性,可能与研究的人群、时间、患者病情及所接受的治疗和预防措施不同等有关[10,11]。压疮影响患者的功能恢复,也可能并发疼痛和感染,延长住院时间,病死率增加50%[12]。压疮预防胜于治疗已成为全球共识,本章主要探讨压疮预防的循证实践。

一、临床情景及护理问题

(一) 临床情景

蒋女士,91岁,脑梗死20年、痴呆15年,右股骨颈骨折后3年,卧床5年余,有多次住院治疗史,此次因肺部感染住急诊抢救室。血液生化检查结果:血清总蛋白55.5g/L(正常参考范围64~83g/L),白蛋白29.2g/L(正常参考范围35~55g/L),空腹血糖7.2mmol/L(正常参考范围3.9~6.0mmol/L),餐后2小时血糖10.9mmol/L(正常参考范围8.0~10.0mmol/L)。血常规检查:血红蛋白100g/L(正常参考范围110~150g/L),白细胞总数10.5×10⁹/L(正常参考范围3.9×10⁹/L~10×10⁹/L),中性粒细胞0.80(正常参考范围0.50~0.70)。体格检查:体温39.2℃,极度消瘦,骨性标志突出,全身皮肤菲薄,腰部以下皮肤明显水肿,皮肤弹性差。目光呆滞、智能低下,患者除对疼痛有抵抗行为和呻吟反应外,对外界刺激无明显反应,不能辨认家人、无法正常交流。四肢呈屈曲性挛缩,肌张力高,不能自主变动体位和翻身。大小便失禁,吞咽困难,每日仅能摄入少量糊状食物。Braden评分10分(表18-1)。

(二) 护理问题

1. 该患者有无压疮发生的危险?
2. 有哪些压疮发生的危险因素?
3. 如何采取有效的预防措施?
4. 如何对该类患者家属进行健康教育,获得其配合并支持患者?
5. 如何评价预防效果?

二、检索证据

以中文检索关键词"压疮和(或)褥疮和预防",英文检索关键词"pressure ulcers or and pressure sores and prevention"检索该领域的相关临床实践指南、系统评价等循证资源。主要检索Cochrane数据库、澳大利亚JBI循证卫生保健数据库、美国国立指南库(National Guideline Clearinghouse,NGC)、加拿大安大略注册护士协会(Registered Nurses Association of Ontario,RNAO)指南网、Best Practice、中国生物医学文献数据库。

共检索到相关的临床实践指南6篇[2,3,12-15]、系统评价11篇[16-26],最佳实践建议3篇[27-29],专家共识7篇[30-36]。下述有关"压疮预防"的措施主要来源于美国国家压疮咨询委员会(National Pressure Ulcer Advisory Panel,NPUAP)、欧洲压疮咨询委员会(European Pressure Ulcer Advisory Panel,EPUAP)、泛太平洋压力性损伤工作联盟(Pan Pacific Pressure Injury Alliance,PPPIA)于2014年联合编写的"压疮治疗:快速参考指南"(EPUAP-NPUAP-PPPIA,2014),[3]NPUAP和EPUAP 2009版联合压疮预防和治疗实践指南[2],美国伤口造口失禁护理协会(Wound,Ostomy and Continence Nurses Society,WOCN)2010年修订版的"压疮预防和处理指南"[12],2009年国内第一版"成人压疮预测和预防实践指南"[15]以及2008年以来的相关系统评价[21-26]、最佳实践建议[27-29]和专家共识[30-36]。

三、证据内容

(一)评估

1. 评估压疮发生的危险　预防压疮的第一步是使用压疮危险评估工具识别危险人群、判断危险程度和识别危险因素,便于采取针对性措施。建议使用结构化方法进行风险评估,包括活动、移动能力及皮肤状况的评估(B级证据,正向强推荐)[3]。

(1) 压疮危险的评估时机:必须在患者入院2小时内尽快完成结构化风险评估[19],国外建议在患者入院8小时内完成初次评估,包括评估患者的风险因素,以鉴别有压疮风险的患者[3](C级证据)。对存在风险的患者要进行全面的进行从头到脚的皮肤评估,特别关注骨隆突处的皮肤,包括骶部、坐骨结节、大转子和足跟,每次给患者体位变换时都要进行简要的皮肤评估,并作为每次风险评估的组成部分(C级证据)[3]。每次皮肤评估需要检查皮肤温度、有无水肿、受检组织相对于周围组织的硬度改变(B级证据)[3]。根据临床机构要求和患者的危险程度决定复评的频度,每班次、每24小时至48小时或72小时复评一次,或当手术或病情加重时随时复评[15],出院前必须完成出院前评估(C级证据,正向弱推荐)[3]。根据患者病情需要进行重复评估,如患者病情出现明显变化时需要再评估(C级证据,正向弱推荐)[2,3]。ICU建议每班次复评一次,普通内科和外科当Braden计分≤12分时建议每日使用Braden评分表评估一次。长期护理机构如护理之家应当在患者入院时实施危险评估并且此后每周复评一次[2,12,15]。

(2) 压疮危险评估工具:应该选择适合于该人群的有效而可靠的风险评估工具(C级证据,正向弱推荐)[3],建议使用有较好预测效度的结构性评估工具(B级证据)[2]。指南推荐使用的评估工具有Braden量表、Norton量表和Waterlow量表等[2,3],Liu & Moody 2017年的一篇关于压疮风险评估量表预测效度(包括敏感性、特异性、阳性预测能力和阴性预测能力)的系统评价和Meta分析结果表明[23],Braden量表的敏感性为0.95,特异性为0.70;Waterlow量表的敏感性为0.55,特异性为0.82;Norton量表的敏感性为0.75,特异性为0.57,因此认为Braden量表和Waterlow量表有较好的预测效度,但是由于Waterlow量表的敏感性较低,不适合用于住院患者的标准实践。可见Braden量表的信度和效度最佳,在成人人群中被广泛使用[23],本节仅介绍Braden量表。需要注意的是若选择风险评估工具作为结构化工具进行风险评估,应另行考虑其他因素(如灌注、皮肤状态和其他相关风险)作为综合性风险评估的组成部分。无论怎样进行风险评估的结构化处理,临床判断都是最重要的(C级证据,正向弱推荐)[3]。

1) 成人压疮发生危险评估量表[2,3,15](Braden量表)(表18-1):由6个参数组成(感知能力,潮湿度,活动能力,移动能力,营养每个参数计分1~4分,摩擦力/剪切力计分1~3分),总分从6分到23分。应用计分值判断压疮发生危险程度如下:15~18分:轻度危险;13~14分:中度危险;10~12分:高度危险;≤9分:非常危险。

2) 儿童压疮危险评估量表[2,3](Braden Q量表)(表18-2):由Braden计分表改编,是专为儿童设计的危险评估工具。除了Braden量表的6项参数外,另加入了组织灌注和氧合作用,计分从7分到28分。一项研究对象年龄从21天到8岁的急性疾病儿童人群中应用了Braden Q量表,结果表明此量表在儿童中的预测价值与成人Braden量表相似[19]。应用计分值判断压疮发生危险程度如下:22~25分:轻度危险;17~21分:中度危险;<16分:高度危险。

2. 评估患者其他内源性和外源性危险因素　危险因素被定义为增加压疮发生机会的因素,分内源性和外源性危险因素。内源性危险因素指患者自身存在的因素,护理只能监测和部分干预。外源性危险因素指非患者自身存在的因素,通过护理干预能够加以控制或消除,如外力、潮湿等[12]。

阅读笔记

表 18-1　成人压疮发生危险计分表（Braden 评分表）

科室　门诊伤口护理中心　　姓名　蒋女士　　床号　　年龄　91 岁　　性别　女

评价内容	评价计分标准				评估日期与结果
	1 分	2 分	3 分	4 分	2010 1—2月
1. 感知：对压力所致不舒适状况的反应能力	完全受限：由于意识水平下降或使用镇静药后或体表大部分痛觉能力受限所致对疼痛刺激无反应	非常受限：对疼痛有反应，但只能用呻吟、烦躁不安表示，不能用语言表达不舒适或疼痛觉能力受损 >1/2 体表面积	轻微受限：对指令性语言有反应，但不能总是用语言表达不舒适或有 1~2 个肢体感受疼痛或不舒适的能力受损	无损害：对指令性语言有反应，无感觉受损	2
2. 潮湿：皮肤暴露于潮湿中的程度	持续潮湿：每次移动或翻动患者时几乎总是看到皮肤被分泌物、尿液等浸湿	非常潮湿：皮肤频繁受潮，床单至少每班更换 1 次	偶尔潮湿：皮肤偶尔潮湿，要求额外更换床单大约每日一次	罕见潮湿：皮肤通常是干的，床单按常规时间更换	2
3. 活动能力：身体活动的程度	卧床：被限制在床上	坐椅子：步行活动严重受限或不能步行活动，不能耐受自身的体重和（或）必须借助椅子或轮椅活动	偶尔步行：白天偶尔步行，但距离非常短，需借助辅助设施或独立行走。大部分时间在床上或椅子里	经常步行：室外步行每日至少 2 次，室内步行至少每 2 小时一次（在白天清醒期间）	2
4. 移动能力：改变和控制体位的能力	完全不能移动：在没有人帮助的情况下，患者完全不能改变身体或四肢的位置	非常受限：偶尔能轻微改变身体或四肢的位置，但不能经常改变或独立地改变体位	轻微受限：尽管只是轻微改变身体或四肢位置，但可经常移动且能独立进行	不受限：可独立进行主要的体位改变，且经常随意改变	2
5. 营养：通常摄取食物的方式	非常差：①从未吃过完整一餐；②罕见每餐所吃食物 >1/3 所供食物；③每天吃两餐或蛋白质较少的食物；④摄取水分较少或未将汤类列入日常补充；⑤禁食和（或）一直喝清流质或静脉输液 >5 天	可能不足：①罕见吃完一餐；②一般仅吃所供食物的 1/2；③蛋白质摄入仅包括每日 3 人份肉类或奶制品；④偶尔会加餐，或能接受较少量的流质饮食或管饲饮食	充足：①大多数时间所吃食物 >1/2 所供食物；②每日所吃蛋白质共达 4 人份；③偶尔少吃一餐，但常常会加餐；④在 TPN 期间能满足大部分营养需求	良好：①每餐均能吃完；②从不少吃一餐；③每天通常吃 ≥4 人份的肉类；④不要求加餐	1

续表

评价内容	评价计分标准				评估日期与结果
	1分	2分	3分	4分	2010 1~2月
6. 摩擦和剪切力	存在问题:①需要协助才能移动患者;②移动患者时皮肤与床单表面没有完全托起会产生摩擦力;③患者坐床上或椅子时经常出现向下滑动;④肌肉痉挛、收缩或躁动不安时会产生持续存在的摩擦力	潜在问题:①很费力地移动患者,会增加摩擦;②在移动患者期间,皮肤可能有某种程度上的滑动去抵抗床单、椅子、约束带或其他装置所产生的阻力;③在床上或椅子中大部分时间能保持良好的体位,但偶尔会向下滑动	不存在问题:①在床上或椅子里能够独立移动;②移动期间有足够的肌力完全抬举身体及肢体;③在床上和椅子里的所有时间内都能保持良好的体位	摩擦和剪切	1
				总分	10
				压疮发生危险:	非常危险:
				评估者签名:蒋琪霞	
				患者家属签名:蒋先生	

(解放军南京总医院蒋琪霞译制于2005年6月,修改于2009年和2011年)

表18-2 Braden Q压疮发生危险计分表(儿童)

科室 姓名 年龄 性别

床号

评价内容	评价计分标准				评估日期与结果
	1分	2分	3分	4分	
1. 移动能力	完全不能移动:患者完全不能自主改变身体或四肢的位置	非常受限:偶尔能轻微改变身体或四肢的位置	轻微受限:可经常移动且独立进行改变身体或四肢位置	不受限:可独立进行主要的体位改变,能随意改变	
2. 活动能力:身体活动的程度	卧床:被限制在床上	坐椅子:步行严重受限或不能步行,不能耐受自身的体重和(或)必须借助椅子或轮椅活动	偶尔步行:白天偶尔步行但距离很短,大部分时间在床上或椅子里	室外步行每日至少2次,室内步行至少每2小时一次(在白天清醒期间)	
3. 感知:对压力所致疼痛的反应能力	完全受限:由于意识水平下降或用镇静药后对疼痛刺激无反应	非常受限:对疼痛有反应,只有用呻吟、烦躁不安表示,不能用语言表达不舒适或疼觉能力受损>1/2体表面积	轻微受限:对疼痛有反应,但不能总是用语言表达不舒适或疼觉能力受损1~2个肢体受损	无损害:对指令性语言有反应,无感觉受损	

阅读笔记

续表

评价内容	评价计分标准				评估日期与结果
	1分	2分	3分	4分	
4. 潮湿：皮肤暴露于潮湿中的程度	持续潮湿：每次移动或翻动患者时几乎总是看到皮肤被分泌物、尿液等浸湿	非常潮湿：皮肤频繁受潮，床单至少每8小时更换1次	偶尔潮湿：皮肤偶尔潮湿，要浓每12小时更换床单1次	罕见潮湿：皮肤通常是干的，床单每24小时更换1次	
5. 摩擦和剪切力	明显的问题：肢体痉挛，收缩、挛或躁动不安导致皮肤不断翻动和摩擦	存在问题：在帮助下才能移动身体。不能完全抬起身体使其在床单表面滑动。在床上或椅子上经常有滑动，需要最大限度的帮助才能变换体位	潜在问题：自主活动或仅需少量帮助；可能在床单、椅子等表面有滑动；在床上和椅子上大部分时间能保持良好的体位但偶尔下滑	无问题：改变体位时能完全抬起；能够独立坐床或椅子；所有时间都能保持良好体位	
6. 营养：通常摄取食物的方式	非常差：禁食和(或)清流质饮食或静脉输液5天以上；或白蛋白<25mg/L或从未吃完一餐；罕见吃完大部分所供食物的1/2;蛋白质摄入每天2份；蛋白质摄入没有口入补充液体	不足：流质或管饲/TPN提供年龄所需的热卡和矿物质不足；白蛋白<30mg/L；或罕见吃完一餐；或仅吃所供食物的1/2;蛋白质每日吃3份肉，蛋白质摄入每天3份肉，(偶尔吃1次加餐	充足：管饲或管饲/TPN提供年龄所需的充足热卡和矿物质或摄入大多数食物的1/2以上；或每日摄入≥4份肉类；偶尔拒绝一餐，但通常会加餐	很好：食欲正常摄入年龄所需的充足热卡。能吃完每餐的大部分；从不少吃一餐；每天肉类≥4份；偶尔不加餐；(偶尔加餐，不总要要加餐	
7. 组织灌注或氧合作用	非常受限：低血压(舒张压<50mmHg)新生儿<40mmHg或不能耐受生理性体位改变	受限：血压正常，氧饱和度<95%；血红蛋白<10mg/L；毛细血管再充盈时间>2秒；血清pH<7.40	正常：血压正常，氧饱和度<95%；血红蛋白<10mg/L；毛细血管再充盈时间>2秒；血清pH	很好：血压正常，氧饱和度>95%；血红蛋白正常；毛细血管再充盈时间<2秒	
				总分	
				签名	

（解放军南京总医院蒋琪霞译制于2006年1月，修改于2009年和2012年）

阅读笔记

(1) 已确认的危险因素:研究证明与压疮发生有关的危险因素多达 100 多个,包括全身疾病(糖尿病、卒中、多发性硬化、认知能力受损、心肺疾病、恶性肿瘤、血流动力学不稳定、外周血管疾病、营养不良和脱水)、长期住院、手术时间≥4 小时、有压疮史、吸烟史、最近有明显体重下降、有急诊住院经历、使用了镇静药、安眠药、镇痛药和非甾体抗炎药的用药史、有拒绝护理的情况、未足月新生儿等(C 级证据)[12]。要考虑灌注及氧合、较差的营养状态、皮肤潮湿度增加会增加压疮的风险(C 级证据,正向弱推荐)[3]。

(2) 特殊人群的危险因素及其危险性:臀部骨折患者与压疮相关的危险因素有:高龄(≥71岁)、脱水、皮肤潮湿、营养和感知能力下降、糖尿病和肺部疾病。呼吸监护患者中压疮发生的危险因素包括组织水肿、住院时间超过 96 小时、呼气末正压通气、没有定期翻身或未使用专用的减压床垫和体重下降[12]。肥胖患者由于管道和导管的压力在皮肤皱褶处发生压疮的危险增加[12]。ICU 危重疾病患者,如果有潮湿且正在接受去甲肾上腺素的升压治疗,APACHE Ⅱ(急性生理和慢性健康评价Ⅱ)分数>13 分,同时有贫血和(或)大便失禁,住院时间较长等因素存在,其压疮发生的危险可能增加 4 倍[2,3,12]。脊髓损伤(SCI)与压疮危险增加有关的因素除了截瘫、肌张力增高和尿便失禁外,还有压疮史、手术修复史、瘫痪范围、长期吸烟史、低蛋白血症、感染和心理因素(焦虑、抑郁、绝望等)[12]。对卧床和(或)坐轮椅者应进行完整而全面的风险评估,以指导预防措施的执行(C 级证据,强推荐)[3]。

3. 识别高危环境和高危人群 高危环境指容易发生压疮的居住环境;高危人群指容易发生压疮或压疮危险增加的群体。识别高危环境和高危人群并采取干预措施有助于降低压疮发生危险[12]。考虑卧床和(或)坐轮椅患者存在发生压疮的风险(B 级证据,正向弱推荐)[3]。Ⅰ期压疮患者存在压疮进展的风险,有可能进展为Ⅱ期或更严重的压疮(B 级证据,正向弱推荐)[3]。任何分期的压疮患者都有再发生压疮的风险(B 级证据,强推荐)[3]。

(1) 压疮危险增加的环境:急重症医院中住院的成人和儿童 ICU、家庭病房和长期护理机构如护理之家、姑息治疗机构如安怀医院、临终关怀医院均为压疮发生的高危环境(C 级证据)[12]。居住护理之家的老年人比居住家庭的压疮发生概率高五倍以上(C 级证据)[12]。

(2) 压疮危险增加的群体:老年群体(年龄超过 65 岁)有压疮发生的高度危险,超过 75 岁则有更高的危险[12,15]。有臀部骨折或生活在长期照护机构的老年人则发生足跟压疮危险很高[2,3,12]。儿童群体的压疮通常与使用设备或装置有关,通常见于皮肤与装置接触处,例如轮椅、假肢、石膏和持续气道正压通气(CPAP)装置[12]。患有神经系统疾病如脑性瘫痪、脊柱裂、脊髓损伤和脊柱后侧凸等的儿童,均有压疮发生危险。新生儿和低龄儿(小于 3 岁)有高度危险,其头枕部是压疮发生的最常见部位[12]。脊髓损伤(SCI)患者多有截瘫和感觉障碍,被认为有发生压疮的高度危险并且复发率很高[12]。与 SCI 相关的强直状态也会增加皮肤损坏的危险[23]。ICU 患者在入住 ICU 72 小时内易发生压疮[12],尤其是容易发生在足跟部[21]。此结果可能与血清葡萄糖应激性升高、水电解质紊乱和低血压有关(C 级证据)[12,15]。

4. 定期评估和检查皮肤 患者住院时护士应该进行从头至脚检查其皮肤,检查时注意移开衣着、鞋子、足跟和手肘保护物、矫正装置和保护套等。以后至少每天检查一次,重点检查骨隆突处,仰卧位时重点检查枕部、骶尾部和足跟;坐位时重点检查坐骨结节、尾骨部;侧卧位时重点检查左右股骨大转子、外踝部(C 级证据,强推荐)[2,3,15]。每次皮肤评估时均要进行局部疼痛的评估,对医疗器械下方和周围受压的皮肤进行检查至少每天二次,查看周围组织有无压力相关的损伤。对易于发生体液移动和(或)表现出局部 / 全身水肿的患者,在皮肤 - 器械接触区域进行更为频繁的皮肤评估(每天二次以上)(C 级证据,强推荐)[3]。美国 CMS(医疗保险和医疗补助服务中心)为皮肤评估提出了五个参数包括皮肤温度、皮肤颜色、皮肤纹理 / 饱满度、皮肤完整性和潮湿状态[31]。对于肤色较深者来说,局部皮肤温度升高、水肿或受检组织相对于周围组织硬度的改变(如硬结 / 硬化)是早期压疮的重要指标(B 级证据,正向弱推荐)[3]。

阅读笔记

　　在更换体位和护理活动时检查皮肤尤其是骨突部位皮肤有无红斑(指压法或透明压板法),并注意区别引起红斑的原因及范围(C 级证据,强推荐)。如果检查时发现皮肤存在红斑,那么在更换体位时应避免该部位再次受压(C 级证据,正向弱推荐)[3]。

　　压之褪色的红斑表明已经发生组织不可逆损伤即一期压疮,是需要翻身和使用减压垫的早期指标。所有风险评估结果和皮肤变化必须记录,包括采取的任何有关措施[2,3,12,15]。记录历次全面皮肤评估的结果(C 级证据,正向弱推荐)。

　　5. 移动能力评估　失去移动能力是压疮发生的危险因素之一,需要更加频繁监测下列患者,以便及时发现问题、及时修改措施(C 级证据)[2,3,12]:不能行走者;长时间卧床或坐轮椅者;有瘫痪和(或)挛缩者;佩戴限制活动范围和功能的矫正装置者;需要帮助才能行走或改变体位或离开床或椅子的患者。卧床或坐轮椅通常被描述为活动能力受限。个体移动频率的减少或移动能力的下降通常被描述为移动受限。需要考虑移动能力受限对压疮风险的影响(B 级证据,强推荐)[3]。移动能力的评估可以使用风险评估工具移动量表或日常活动能力评估(ADL)(C 级证据)[2]。

　　6. 摩擦力和剪切力评估　摩擦力是两个表面之间相互移动产生的机械力,损害表面组织导致水疱或擦伤。在翻身和移动时不能抬起身体的个体处于摩擦力损伤的高度危险状态[2,12]。剪切力是平行与垂直两个方向的力共同作用于皮肤并损害深部组织例如肌肉的机械力,通常发生于床头抬高和身体向下滑动时,依附于骨表面的组织移向一个方向而表面组织保持固定。当半卧位、坐轮椅或翻动患者时需要评估摩擦力和剪切力(C 级证据)[2,12]。

　　7. 失禁评估　粪或尿失禁的危险可能与下列因素有关[30,31]:女性生育史、老年、神经系统疾病(包括卒中)、体重增加、身体活动减少、抑郁和糖尿病。老年人、居住护理之家、胃肠功能失调者是粪便失禁的高危人群。潮湿度增加组织对摩擦力、压力、剪切力的敏感性。失禁引起的潮湿可以通过浸渍皮肤和增加摩擦力损伤来促进压疮形成[31]。

　　(1) 失禁与压疮的关系:粪失禁比尿失禁更危险,因为粪便含有腐蚀性的细菌和酶类。当粪失禁和尿失禁同时存在时,粪便中的酶类可以转化尿素变成氨,提高皮肤 pH,皮肤对于其他刺激物变得更敏感和更易受伤害,发生压疮的危险增加四倍[12,31]。

　　(2) 评估失禁相关性皮炎(incontinence associated dermatitis,IAD):失禁相关性皮炎指由尿或便失禁频繁刺激皮肤引起的局部炎症,又称接触性皮炎或刺激性皮炎。IAD 与压疮之间的不同特征包括:部位、颜色、伤口深度和坏死组织及症状(表 18-3)[12,29,31]。

表 18-3　失禁相关性皮炎和压疮鉴别表

项目	IAD(失禁相关性皮炎)	PU(压疮)
部位	多在皮肤皱褶处	在骨突表面
颜色	红色至淡红色	红色至淤青或发紫
伤口深度	部分皮层	部分皮层至全层
坏死组织	无	可能存在
症状	疼痛或痒	疼痛或痒

　　(3) 评估失禁的内容:评估以前和当前排便 / 排尿习惯、如厕计划、治疗和皮肤护理策略;确定失禁类型、描述失禁的起病、持续时间、加重和缓解因素;确定是否需要咨询失禁护理专家(C 级证据)[2,12,29,31]。

　　8. 评估营养状态　尽管个体的营养及其在压疮预防中的作用尚缺乏证据,但是营养不良与压疮发病率和病死率有关。最佳实践必须包括营养状态评估作为整体评估的一部分[12,32]。营养筛查的目的是找出那些由于自身特征而存在可能发生潜在营养风险的个体,进而对他们做全面营养学评估。医疗团队中任一成员都可以完成营养筛查,应在收入医疗机构时或首次

阅读笔记

就诊于社区诊所时进行营养筛查。应使用有效而可靠的筛查工具对每个有压疮风险的患者或有压疮的患者进行营养状态的筛查,来判断营养风险。经筛查有营养不良风险者及存在压疮者,将其转诊给注册营养师或跨学科营养团队,进行全面营养评估(C 级证据,正向弱推荐)[3]。

(1) 评估工具:营养评估建议使用有效度和信度的工具比如迷你 - 营养评估量表(MNA)(表 18-4)[12]。

表 18-4　营养状态评估简表(Mini Nutritional Assessment)

姓名	性别	年龄	体重	身高	原发病
评估日期		评估者:			

A	在过去的 3 个月中是否有因为食欲减退、消化问题,咀嚼或吞咽困难而导致的食物摄入不足?	
	0= 食物摄入严重减少	
	1= 食物摄入中度减少	
	2= 食物摄入无减少	☐
B	在过去 3 个月中体重减少	
	0= 体重减少 >3kg	
	1= 不清楚	
	2= 体重减少 1~3kg	
	3= 无体重减少	☐
C	移动能力	
	0= 卧床或坐轮椅	
	1= 能够离开床或轮椅,但不能外出	
	2= 能够外出	☐
D	过去 3 个月中是否有心理应激或急性病?	
	0= 有	
	1= 无	☐
E	神经心理问题	
	0= 严重痴呆或抑郁	
	1= 中度痴呆	
	2= 无心理问题	☐
F1	体质指数(BMI)	
	0= 体质指数 <19	
	1= 体质指数 19~21	
	2= 体质指数 21~23	
	3= 体质指数 ≥23	☐
F2	如果患者不能够走动,可用腓肠肌周径(calf circumference,CC)替代	
	0=CC<31cm	
	1=CC ≥31cm	☐

合计总分

12~14 分　正常营养状态

8~11 分　营养不良危险状态

0~7 分　营养不良

(2) 评估时机:早期营养评估对识别营养不足危险比如蛋白质缺乏很重要,营养评估应当在患者入院及任何个体情况改变以增加营养不足的危险时进行[27,32]。

(3) 评估营养状态的临床参数:评估每位患者的体重状况(当前体重和既往体重、体重减少或增加史),以判断体重变化过程,并判断有无显著体重降低(30 天内≥5%,或 180 天内≥10%)

阅读笔记

（C级证据，正向弱推荐）[3]。评估体质指数（BMI）[体质指数 = 体重（kg）/身高（m²）]，摄入食物量及结构、牙齿健康状况和咀嚼能力、经口和胃肠道进食史、咀嚼和吞咽困难评估[12]，要评估患者独立进食的能力和总营养摄取是否充足（即：食物，液体，口服补充营养，肠内/肠外营养）（C级证据，强推荐）[3]。营养评估的重点应为能量摄入的评估，非意愿性体重变化，以及心理压力或神经心理问题所致效应。评估过程中还要判定患者对热量、蛋白和液体的需求量[3]。评估影响营养摄入或营养吸收的内科或外科病史或干预、药物和营养相互作用、影响食物摄取的社会心理因素：获取和支付食物的能力、烹调设施和进食的环境、饮食偏好、文化和生活方式影响食物的选择、高龄（C级证据）[12]。

（4）评估营养状态的实验室参数：目前尚无单独的或联合的营养测量能精确预测压疮发生的危险。血清白蛋白有20天的半衰期，是反映低蛋白水平的一个指标，即使蛋白质摄入足量，有多种因素可减少白蛋白水平，如感染、急性应激、手术、可的松过量、脱水等[32]，故不是一个敏感的营养干预效果测量指标。前白蛋白（甲状腺素转运蛋白和甲状腺素结合白蛋白）只有2~3天的半衰期，能反映当前蛋白质储备。然而，在代谢应激和炎症时前白蛋白水平也会降低，也可能在营养不良状态时处于正常水平，因此不建议作为营养状态的单独指标评估营养状态，建议结合临床考虑（C级证据）[12]。评估肾功能以确保高蛋白饮食对个体是否合适，需要根据患者肾功能状态来判定每个患者合适的蛋白补充量及对营养治疗的耐受情况（C级证据，强推荐）[3]。

9. 评估压疮史和（或）当前压疮表现   当前存在压疮或先前有压疮史患者对压疮的易患危险增加，因此在入院时需要评估和定期监测压疮，并且至少每周一次，评估任何皮肤或伤口恶化的体征包括以下参数：压疮起始和持续时间（d）；描述压疮表现：部位、组织类型（上皮形成、肉芽组织、超肉芽组织、腐肉/焦痂）、形状（圆形、椭圆形、不规则）、大小（长度、宽度、深度）、是否存在潜行和窦道及潜行，渗出量（无、少量、中量和大量），渗出物类型（特性、气味），感染的表现/出现，伤口边缘（开放、增厚或翻卷）、压疮分期；评估伤口周围皮肤情况：观察伤口边缘4cm以内的颜色，有无发红、苍白、压之褪色的红斑、不褪色红斑、紫色或淤青、发热、肿胀、浸渍、触痛/疼痛、硬结、波动感，组织裸露或被侵蚀的，痊愈的压疮/瘢痕组织的证据；评估疼痛：部位、剧烈程度、持续时间，减轻/加重的因素（C级证据）[2,12]。

10. 评价压疮预防的效果   评价压疮预防效果的终末指标是有无发生压疮。如果发生压疮需要进一步确定压疮发生的性质（定性指标）是可免性（avoidable）还是难免性（unavoidable）压疮，其定义和判断标准依据CMS和WOCN的规定[33,34]：

可免性压疮为未采取下列一项以上措施而发生的压疮，包括：①评价个体的临床状况和压疮危险因素；②定义和采取与个体需求、目标一致和公认的标准实践措施；③监测和评价措施影响及效果；④修改恰当的方法。如果发生可免性压疮，CMS将不支付医院医疗补偿费用[30]。

难免性压疮为尽管采取了以下所有措施仍然发生的压疮，这些措施包括：①评价了个体的临床状况和压疮危险因素；②定义和采取了与个体需求、目标一致和公认的标准实践措施；③监测和评价了措施影响及效果；④修改了恰当的方法。

（二）预防措施

预防干预应当以临床判断为基础，需使用一个经过信效度测试的危险评估工具评估内源性与外源性危险因素后结合临床作出合适的判断，制订有针对性的预防计划，降低压疮发生的危险。

1. 降低压疮发生的危险   压疮发生和发展是多因素综合作用的结果，主要危险有压力、剪切和摩擦力、潮湿，并与营养、原发病病情、活动能力及方式、高龄等诸因素密切相关，所以阻断多因素综合作用才能降低压疮发生的危险[2,12,15]。

（1）减少皮肤组织所承受的压力（减压）：为患者更换体位，以缩短身体易发生压疮部位的受压时间,减轻受压程度,有助于患者舒适、清洁、有尊严,以及维持肢体功能位,除非有禁忌证,否则对所有有压疮风险或有压疮的患者都应该定时翻身、变换体位(A级证据,强推荐)[3]。应该为卧床和坐轮椅的患者制订定期翻身的时间表,翻身频度依据患者的具体情况和是否使用了减压床垫而定(B级证据)[2,12,15]。决定翻身频度需要考虑的几个因素包括组织耐受度、活动及移动能力、总体医疗状况、总治疗目标、患者的皮肤状况和舒适度(C级证据,正向弱推荐)[3]。放置体位时尽量避免红斑区域受压(C级证据,强推荐)[3]。如果病情和治疗许可,可使用30°倾斜侧卧位(右侧、仰卧、左侧交替)和俯卧位进行(C级证据,正向弱推荐)[3]。不可按摩或用力擦洗有压疮发生风险的皮肤,因为这可能会导致进一步的损伤(C级证据,正向弱推荐)。

　　1)翻身频度:应该由个人病情,活动/移动能力和医疗情况决定,决定翻身频度时,要考虑到正在使用的减压装置及其功效(A级证据,正向弱推荐)[3]。一般来说翻身频度为每2小时一次,有压疮危险患者使用有效的减压床床垫后翻身频度可延长至4小时一次[12,15,26]。如果患者有皮肤水肿、脊髓损伤所致的截瘫和皮肤循环不良等,需要缩短翻身间隔时间。对不能够有规律翻身或翻身会导致生命体征改变的个体应考虑改进减压垫,如使用软枕和楔形垫进行频繁的小幅度的姿势改变,减少骨隆突表面的压力[13,25]。急性脊髓损伤患者由于微血管功能障碍,可能需要比每两个小时一次更加频繁的翻身频度[23]。应定期评估患者皮肤情况和总体舒适度。若体位变换策略未对患者产生减压效果,则考虑调整翻身频度和方法(C级证据,强推荐)[3]。

　　2)坐位时的减压:坐位时特别注意患者的解剖特点、体重分布和双足的支持,坐轮椅时要求患者定时双手撑起使臀部抬离轮椅面或30°斜倚在轮椅上或60°前倾身体以减少臀部压力(C级证据)。有压疮危险的急性疾病患者一次坐起不能长于2小时,间隔时间不能少于1小时[2,12,13]。对于那些坐位时可以自己变换姿势的人,应当鼓励每15分钟抬起臀部缓解压力一次,也可采取前倾、左右摇摆、后倾等动作[12,13]。前倾是最有效的缓解压力体位,左右斜倾或使轮椅后倾65°以上或挺身一次坚持2~3分钟也是有效的减压措施[13]。对于那些坐位时不能改变体位的人,应当由照护者帮助改变体位至少每小时一次(B级证据)[12]。若患者有必要在床上坐起,避免抬高床头或低头垂肩倚靠,这种姿势会对骶部和尾骨形成压力和剪切力(C级证据,强推荐)[3]。当患者采取坐姿时,坐骨承受着巨大压力。若患者瘫痪则压力持续存在而不能解除,为患者选择一种可以接受的坐姿,尽可能减轻作用于皮肤和软组织的剪切力和压力,使座位有足够的倾斜度,以防止患者从轮椅或椅子上向前滑落,调整踏板和扶手,以维持合适的姿势,使压力得到再分布。当患者坐在床旁椅或轮椅里时,确保双足得到合适的支撑,或直接放在地上、脚凳上,或放在踏板(C级证据,强推荐)[3]。为避免剪切力和摩擦力,为患者选择一个合适的座高。若患者的脚无法直接放在地上,应调整踏板高度,通过将大腿放置在略低于水平位的位置,使骨盆前倾(C级证据,正向弱推荐)[3]。尽可能减少患者持续坐在椅子上的时间,一般要求≤60分钟/次,每天坐位控制在3次以内,以缓解压力(B级证据,强推荐)[3]。避免让有坐骨压疮的患者以完全直立状态保持坐姿(在椅子上或床上),若压疮加重或无改善,则调整坐位时间安排,重新评估座位减压垫和患者的姿势(C级证据,正向弱推荐)[3]。对与坐姿和减压有关的座位减压垫和相关设备做个体化选择和定期再评估,要考虑到:体型和体态;姿势和畸形对压力再分布的影响;活动与生活模式的需要(C级证据)[3]。选择可拉伸式/透气式、蓬松地覆盖于坐垫表面,且能够贴合身体轮廓的坐垫罩。过紧、不可拉伸式的坐垫罩会对坐垫性能造成不利影响。评估坐垫和坐垫罩的散热性能。选择一种允许热量流通的坐垫和坐垫罩,以尽可能降低臀部接触面的温度和湿度(C级证据,正向弱推荐)[3]。对座位减压垫的各个表面进行检查维护,以确保其功能正常,并满足患者需要。每天检查坐垫有无破损。应根据厂商的推荐意见来检查椅子和轮椅上的减压垫。为患者使用的座位减压垫(包括轮椅)的使

阅读笔记

用与维护提供完整而准确的培训(C 级证据,正向弱推荐)[3]。对于坐在椅子上、行动受限的患者,要使用减压坐垫,并确保为患者选择适当的减压坐垫(B 级证据,强推荐)[3]。

3) 减压装置或敷料:在床上或轮椅上使用减压装置或敷料可以使压力重新分布[13]。在所有受压点,持续使用减压措施,特别是压疮患者,应当作为重点对象预防其他部位发生新的压疮。重新分布压力的减压装置或敷料应该作为翻身的辅助手段,但不能够替代翻身计划(C 级证据)[2,12]。对经评估存在压疮风险的患者要选择使用高密度记忆海绵床垫进行减压(A 级证据,强推荐)[3]。对存在压疮风险又无法实施翻身的患者,应该使用有效的减压床垫(B 级证据,强推荐)[3]。注意不选择小气室(直径 <10cm)可交替充气的减压床垫,因为小气室无法确保减压效果(B 级证据,正向弱推荐)[3]。但尚没有证据表明哪种高密度记忆海绵床垫减压效果更好。也没有任何一种减压装置能完全避免压力,要根据减压装置的特征和患者的反应决定翻身频率,患者每次翻身或体位变换时要检查皮肤有无损伤(C 级证据,强推荐)[3]。使用经特别设计的、与皮肤接触的减压装置,可能通过改变水分蒸发率和皮肤散热率来改变微环境,任何与皮肤接触的表面都有可能影响微环境。总体效应取决于减压垫的性质及覆盖物的类型,不可将热装置(如热水瓶、热垫、电褥子)直接放在皮肤表面上或压疮上,因为热会提高代谢率,引起出汗,并降低组织对压力的耐受程度(C 级证据,强推荐)[3]。对有可疑深度组织损伤患者,如通过频繁翻身无法缓解,则要选择强化减压,又能控制微环境的减压床垫(B 级证据,强推荐)[3]。勿使用环形或圈形器械,这些器械的边缘所产生的高压区会损害皮肤(C 级证据,强推荐)[3]。勿使用环形或圈形器械、静脉输液袋、充水手套抬高足跟部,研究表示这些产品均有缺陷(C 级证据,强推荐)[3]。

在有压疮风险或是已经有压疮的部位应该放置减压床垫或坐垫,海绵垫与标准医院床垫相比,能够显著减少足跟压疮的危险[25]。交替充气垫或动态空气垫或空气悬浮床与标准医院床垫相比,能降低压疮发生率[12,25]。高密度海绵床垫可用于预防高龄和有股骨颈部骨折的患者发生压疮[12-14,25]。

衬垫装置如卷起的毛巾或床单实际上是增加压力而不能减压。有管道和其他医疗装置比如氧气面罩和管道、导尿管、颈圈、石膏和约束带等,需要在局部或接触面使用泡沫、水胶体敷料降低压疮风险和预防压疮[12,15]。

放置缓冲压力装置或软枕在腿/踝和其他骨隆突处之间,可防止触及骨隆突处。当侧卧时,使用楔形垫保持 30° 斜侧卧位以缓解大转子处的压力[12,15]。

对于肥胖症患者,侧卧卧位时需使用枕头或其他减压装置下垂的腹部皮肤,避免受压[12]。应当由训练过的具有该领域专业知识和技能的专业医疗保健人员帮助患者选择合适的椅垫。在预防坐骨压疮中,空气或凝胶椅垫比海绵椅垫更有效[12]。

对于那些评估为压疮发生高危险的手术患者在手术过程中应当使用减压垫,压力重新分布与手术后压疮发生率减少有关[3,12]。

4) 评价减压垫的效果:因为个体情况和健康环境的改变,应该动态评价减压垫是否适合于患者使用。方法为手掌向上插入患者床垫或坐垫下,如果感觉到床垫的厚度薄于一英尺,表明床垫不能有效减压和预防压疮,应该更换床垫或坐垫[12]。

评价减压垫效果其他可考虑的变量为皮肤表面紧绷程度、剪切力、温度、湿度、接触面压力的强度和持续时间、压力和血流分布、成人还是儿童患者[12-15]。

避免使用海绵环或圆环形装置,如垫圈、气圈,因为它们将压力集中到周围的组织,增加此部位的水肿和静脉充血[12,15]。记录体位变换的方案,明确记录所采用的频次和体位,评估体位变换方案的结果(C 级证据,正向弱推荐)[3]。

(2) 减少或避免摩擦力和剪切力:让皮肤免受压力和剪切力的作用,摩擦力和剪切力在 Braden 计分表中通常是与活动/移动受限有关的,研究发现摩擦力和剪切力总是并存的,即有剪切力时一定有摩擦力。通常存在于半卧位或坐轮椅下滑过程中或在床面移动或滑动过程中,因此建议保持床头≤30°,持续时间≤30分钟,或位于患者医疗情况合适的最低抬高角度,以预防下滑和剪切力相关的损伤[2,3,12-15]。考虑使用丝质面料而非棉质或棉类混纺面料作为床单来降低剪切力与摩擦力(B级证据,正向弱推荐)[3]。

1)使用敷料降低摩擦力和剪切力:骨隆突处应用透明薄膜或水胶体敷料可减少摩擦力的机械损伤[11]。老年患者足跟部使用水胶体或薄膜敷料时能够显著减少剪切力,但不能减少足跟的压力,因此敷料不能够代替抬高足跟[1,19]。透明薄膜可以用于呼吸机辅助呼吸的患者面部,以保护皮肤免于面罩所致的损伤[12,15]。考虑在经常受到摩擦力和剪切力影响的骨突处(如足跟、尾骶部)使用聚氨酯泡沫敷料预防压疮(B级证据,正向弱推荐)[3]。选择敷料时要考虑敷料控制微环境的能力,贴敷和去除的容易程度、形态和大小尺寸符合解剖部位、能够反复打开检查皮肤(C级证据,正向弱推荐)[3]。各种预防性敷料性质各异;因此重要的是要选择适合于患者个体及临床应用的敷料[3,12]。注意事项:使用预防性敷料时继续使用其他所有的预防措施(C级证据,正向弱推荐),一旦预防性敷料移位或被污染,需要及时更换[3]。

2)使用装置避免剪切和摩擦力:当变换体位时,使用床单或抬举装备去改变体位或转运患者,可以避免因牵拉或拖拽造成的摩擦损伤。如果患者有躁动或难以控制的肌肉痉挛,需要采用特殊装置保护手肘和足跟部[12]。若患者需要完全式辅助装置来移动身体,可使用悬吊装置将患者搬运至轮椅内或床旁椅内。不要让患者留在便盆上过久(C级证据,强推荐)[3]。

3)采用特殊体位预防剪切和摩擦力:进餐或导管喂食后应平卧1小时,可能时,使用头顶吊架栏杆,以协助患者移动。使用30°斜侧卧位能够增加受力面积、减小单位体表面积的压力和预防下滑及剪切力相关的损伤[3,12-15]。

4)避免按摩骨隆突处:按摩对压疮预防的有效性证据不足,尤其对已经长期受压部位的按摩将升高局部皮肤温度、增加局部氧耗、加速炎症的扩散,对预防压疮有害无益[12,15]。

(3)管理失禁:失禁导致的皮肤潮湿是压疮发生的一个危险因素,应当识别失禁的原因并尽可能去除[3,12],并做好皮肤护理。为失禁患者建立一个肠道/膀胱管理和训练项目[12]。建议制订并执行个体化失禁管理计划(C级证据,强推荐)[3]。失禁患者排便后及时清洗皮肤(C级证据,强推荐)[3]。

1)清洗皮肤:失禁患者便后要及时清洗皮肤。每次皮肤被污染时需要使用pH为中性的清洁剂温柔地清洗皮肤(C级证据[2,3],强推荐[3])。使用会阴皮肤清洁剂对于预防和治疗IAD(失禁相关性皮炎)比传统肥皂和水更有效[36]。因为块状肥皂有使皮肤干燥的趋势,并且在皮肤表面创造一个碱性pH,将增加组织损伤的危险[31]。平滑编织的一次性布比毛巾更好,毛巾会增加皮肤表面的摩擦力[31]。不可按摩或用力擦洗皮肤,用力清洗同样可以导致表皮的磨损[12]。

2)保护皮肤:清洗后使用皮肤屏障保护产品,避免皮肤暴露于过度潮湿的环境中,从而降低压疮风险(C级证据,正向弱推荐)[3]。使用失禁皮肤保护剂比如乳霜、软膏、糊剂和可形成薄膜的皮肤保护剂,以保护和保持完整的皮肤[31]。对于频繁的粪失禁或粪尿失禁个体,建议使用皮肤保护剂保护以抵抗失禁相关性皮炎[12]。对干燥皮肤可以使用润肤剂保护,以减低皮损风险(C级证据,正向弱推荐)[3]。注意:勿使用二甲亚砜软膏(DMSO)预防压疮,美国FDA未批准此产品用于人体(B级证据,正向弱推荐)[3]。

3)选择合适的贴身纸尿裤:选择柔软、吸收性好的贴身纸尿裤,每次大便失禁后需要及时清洁皮肤。贴身纸尿裤通常不建议用于长期大便失禁管理,因为有失禁相关性皮炎的危险[12]。但可用于能走动的患者,当会阴皮肤被评估有失禁相关性皮炎的征兆时应经常更换内裤,确保清洁干燥。大便失禁者建议使用袋状装置或大便失禁专业装置外接粪便,保护皮肤[12]。一次性纸尿裤男女均适用,但是尚需进行成本-效益分析研究。

阅读笔记

4）留置导管：当尿失禁导致或可能污染压疮时,应使用留置导管管理尿失禁。当粪便失禁增加压疮危险或导致压疮加重时,也可考虑使用留置肠导管管理粪便,预防进一步刺激皮肤和污染压疮[12,31]。但仍需要进一步评价大便防漏产品的成本效益。

2. 改善营养　根据营养学评估结果判断患者的营养需求、进食途径和护理目标,对存在压疮或压疮风险的患者制订并执行个体化营养治疗计划(C级证据,正向弱推荐)[3]。根据患者基础医学状况和活动能力提供个体化能量摄入计划(B级证据,强推荐)[3],保持足够的营养,同时符合患者的愿望和情况[12,33],提供个体营养和降低压疮危险的最少热卡供应量为30~35kcal/(day·kg)、蛋白质 1.25~1.5g/(day·kg)和 1ml/(day·kg)液体摄入(C级证据)[2]。经评估有营养不良风险且有压疮风险的成人,每日提供 30~35kcal/(day·kg)的热量,根据体重变化和肥胖水平调整热量摄取水平,体重偏轻或有非意愿性体重降低的患者可能需要额外补充能量(C级证据,强推荐)[3]。根据医学基础状况和活动能力提供个体化能量摄入(B级证据,正向弱推荐)[3]。如膳食摄取的热量无法满足营养需求,则应在两餐之间提供强化食品和(或)高热量、高蛋白口服营养补充剂(B级证据,正向弱推荐)[3]。各种肠内营养补充均有助于压疮预防,能明显降低压疮发生率(16%)[28]。有营养风险、压疮风险的成年患者,如通过膳食无法满足营养需要,除了提供常规膳食外,还应提供高蛋白、高热量的营养补充剂(A级证据,正向弱推荐)[3]。经评估有压疮风险或已有压疮患者,每日鼓励摄入足够的液体,补充量应与患者的合并疾病和治疗目标一致(C级证据,正向弱推荐)[3],如心、肾功能不良需要控制液体摄入者需与经治医生讨论。为脱水、体温升高、呕吐、大汗、腹泻或伤口大量渗出的患者额外提供液体(C级证据,正向弱推荐)[3]。经评估有压疮风险的患者,提供和鼓励摄入富含维生素与矿物质的平衡膳食,如患者膳食较差或疑有摄入不足时,鼓励和提供维生素和矿物质补充膳食(C级证据,强推荐)[3]。

3. 预防医疗器具相关性压疮(压力性损伤)　使用机械通气、面罩吸氧等医疗器具的儿童和成人存在发生压疮(压力性损伤)的风险(B级证据,强推荐)[3]。根据器械功能,对医疗机构现有的医疗器具进行审查并加以选择,尽可能避免压力和(或)剪切力所致的损伤(B级证据,强推荐)[3]。确保医疗器械选择正确,佩戴合适,确保医疗器械安全使用,避免过度受压(C级证据,强推荐)[3]。一旦发现医疗器具相关性压疮,可采用 NPUAP/EPUAP 压疮分类进行分期,黏膜压疮除外。只要临床治疗许可,尽早去除可能引起压疮的医疗器具。每日至少检查和清洁皮肤 2 次,保持医疗器具下皮肤清洁干燥,如有可能,更换不同部位交替使用医疗器具(C级证据,强推荐)[3]。

可以考虑使用预防性敷料来保护皮肤免受医疗器械损伤,在经常受到摩擦力与剪切力影响的骨隆突处(如足跟、骶尾部)使用聚氨酯级证据敷料预防压疮(B级证据,正向弱推荐)[3]。选择预防性敷料时要考虑：敷料控制微环境的能力；敷料贴敷及去除的容易程度；敷料可定期反复打开,以评估检查皮肤的特性；敷料形态需符合贴敷的解剖部位；合适的敷料尺寸。因各种预防性敷料性质各异,因此要选择适合于患者个体及临床应用的敷料(C级证据,正向弱推荐)[3]。使用预防性敷料时,继续使用其他所有预防措施。每次更换敷料时或至少每天一次,评估皮肤有无压疮形成迹象,并证实目前的预防性敷料应用策略是合适的。若预防性敷料破损、移位、松动或过湿,则予以更换。使用预防性敷料时,仍需要对皮肤进行定期的全面评估,因此敷料的设计要有利于定期皮肤评估,容易揭开进行常规皮肤检查,而不会造成黏胶损伤或其他皮肤损伤[3]。所用敷料要符合医疗器械所在解剖部位的需求和使用目的(C级证据,强推荐)[3]。

4. 预防足跟部压疮　定期检查足跟部,确保足跟部不和床面接触,最理想的做法：避免足跟所有压力,特别是跟腱处,使足跟"漂浮"(C级证据,强推荐)[3]。可用泡沫敷料或软枕垫在小腿下将足跟抬起,也可用足跟托起装置将足跟抬高,完全解除足跟部压力(B级证据,强推荐)[3]。

阅读笔记

5. 加强患者和照护者教育 应该教育患者和照护者如何预防压疮的方法,重点强调以下内容[12]:

(1)定期检查皮肤:特别注意皮肤颜色的改变(如淡红色或略紫色),或皮肤温度改变(变暖或变冷),或皮肤质地改变(变软或发硬)。如果出现皮肤改变,应该先行减压15分钟之后重新检查。持续监测直至皮肤改变消退,如果不消退需要及时就诊,请专业人员诊断和处理。

(2)遵循恰当的皮肤护理计划:使用中性或弱酸性肥皂和温水清洗皮肤,在沐浴后或皮肤干燥时应用皮肤增湿剂如凡士林,保持皮肤清洁干爽。

(3)采取措施减少摩擦力/剪切力:翻身时托起患者或穿着长袖睡衣和短裤。

(4)定时翻身和变换体位的技巧:如果卧床和(或)坐轮椅者,需要定时翻身、变换体位和使用减压垫,避免使用垫圈或气圈等环形或圆环形装置。

(5)营养补充和监测:监测体重减轻、食欲差或干扰进食的胃肠道改变,保持足够的营养和液体摄入。及时到相关医疗单位就诊处理营养问题。

6. 压疮预防流程[28] 见图18-1。

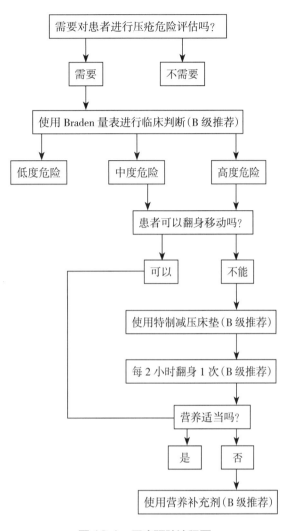

图 18-1 压疮预防流程图

四、评价证据

由于目前不同国家、不同的学术组织针对压疮问题制订了不同的临床实践指南,指南质量也参差不齐,因此对于临床实践指南也应进行评价,以判断指南是否具有重要性、是否适合于在我国推荐使用。目前国内2009年版"压疮预测和预防临床实践指南"[15]、美国国家压疮咨询委员会(NPUAP)和欧洲压疮咨询委员会(EPUAP)于2009编写、2014年更新联合编写的"压疮预防与处理:临床实践指南"[2,3],美国伤口造口失禁护理协会(WOCN)2010年修订的"压疮预防和处理指南"[12]中关于压疮预防建议主要基于C级证据,主要是由于原始研究证据的质量较低,导致临床实践指南无法依据高质量的证据制订更可靠的推荐意见。2014年修订的指南中增加或提高了部分B级和A级证据的建议,主要基于近年来随着压疮预防研究的深入,原始研究证据的质量有所提高,特别是出现了大样本、多中心的随机对照研究,但未来还需进一步研究提高循证证据的等级。

11篇系统评价或Meta分析主要分析评价了压疮的预防措施,其中5篇关于体位护理和减压垫用于压疮预防的作用评价[18,20,21,26,27],2篇评价了压疮危险评估量表对评估和预测压疮危险的作用[19,23],2篇评价了肠内营养支持对压疮预防的作用[17,25],1篇分析了经皮电刺激预防和治疗压疮的作用[24],1篇分析了各种预防措施的作用[16],这些系统评价均来自随机对照试验,受试人群均来自西方,因原始研究样本量较少,或方法学上尚需进一步改进,因此结果应用时应注重实践情景和文化的差异性,应用时应综合考虑临床情景和专业判断进行措施的选择

阅读笔记

和决策。

五、总结与建议

(一)对压疮危险评估的证据小结

1. 必须在患者入院 2 小时内(国外 8 小时内)尽快完成结构化风险评估,包括评估患者的风险因素,以鉴别有压疮风险的患者(B 级证据)。

2. 建议使用有较好预测效度的结构性风险评估工具(B 级证据)。

3. 应该选择适合于该人群的有效而可靠的风险评估工具(C 级证据)。

4. 每次皮肤评估需要检查皮肤温度、有无水肿、受检组织相对于周围组织的硬度改变(B 级证据)。

5. 对存在风险的患者要进行全面的从头到脚的皮肤评估,特别关注骨隆突处的皮肤,包括骶部、坐骨结节、大转子和足跟,每次给患者变换体位时都要进行简要的皮肤评估,并作为每次风险评估的组成部分(C 级证据)。

6. 根据临床机构要求和患者的危险程度决定复评的频度,出院前必须完成出院前评估(C 级证据)。

7. 根据患者病情需要进行重复评估,如患者病情出现明显变化时需要再评估(C 级证据)。

8. 无论怎样进行风险评估的结构化处理,临床判断都是最重要的(C 级证据)。

9. 要考虑灌注及氧合、较差的营养状态、皮肤潮湿度增加会增加压疮的风险(C 级证据)。

10. 对卧床和(或)坐轮椅者进行完整而全面的风险评估,以指导预防措施的执行(C 级证据)。

11. 每次皮肤评估时均要进行局部疼痛的评估,对医疗器械下方和周围受压的皮肤进行检查至少每天两次,查看周围组织有无压力相关的损伤。对易于发生体液移动和(或)表现出局部 / 全身水肿的患者,在皮肤 - 器械接触区域进行更为频繁的皮肤评估(每天两次以上)(C 级证据)。

12. 对于肤色较深者来说,局部皮肤温度升高、水肿或受检组织相对于周围组织硬度的改变(如硬结 / 硬化)是早期压疮的重要指标(B 级证据)。

13. 需要考虑到移动能力受限对压疮风险的影响(B 级证据)。

14. 移动能力的评估可以使用风险评估工具移动量表或日常活动能力评估(ADL)(C 级证据)。

15. 应使用有效而可靠的筛查工具对每个有压疮风险的患者或有压疮的患者进行营养状态的筛查,来判断营养风险。经筛查有营养不良风险者及存在压疮者,将其转诊给注册营养师或跨学科营养团队,进行全面营养评估(C 级证据)。

16. 不能移动的患者需要更频繁评估以最小化压疮危险(C 级证据)。

17. 评估失禁:区分压疮和尿 / 粪失禁造成的潮湿损伤(失禁相关性皮炎,IAD)(C 级证据)。

18. 评估总营养摄取是否充足(即:食物,液体,口服补充营养,肠内 / 肠外营养)。营养评估的重点应为能量摄入的评估、非意愿性体重变化,以及心理压力或神经心理问题所致效应。评估过程中还要判定患者对热量、蛋白和液体的需求量(C 级证据)。

(二)对压疮预防的证据小结

1. 除非有禁忌证,否则对所有有压疮风险或有压疮的患者都应该定时翻身,变换体位(A 级证据)。

2. 为卧床和坐轮椅的患者制订定期翻身的时间表,翻身频度依据患者的具体情况和是否使用了减压床垫而定(B 级证据)。

阅读笔记

3. 决定翻身频度时,要考虑到正在使用的减压装置及其功效(A 级证据)。

4. 决定翻身频度需要考虑的因素包括组织耐受度、活动及移动能力、总体医疗状况、总治疗目标、患者的皮肤状况和舒适（C 级证据）。

5. 如果病情和治疗许可，可使用 30° 倾斜侧卧位（右侧、仰卧、左侧交替）和俯卧位进行（C 级证据）。

6. 一般来说翻身频度为每 2 小时一次，有压疮危险患者使用有效的减压床床垫后翻身频度可延长至 4 小时一次（C 级证据）。

7. 应定期评估患者皮肤情况和总体舒适度。若体位变换策略未对患者产生减压效果，则考虑调整翻身频度和方法（C 级证据）。

8. 对于那些坐位时不能改变体位的人，应当由照护者至少每小时帮助改变体位一次（B 级证据）。

9. 尽可能减少患者持续坐在椅子上的时间，一般要求 ≤60 分钟 / 次，每天坐位控制在 3 次以内，以缓解压力（B 级证据）。

10. 若患者有必要在床上坐起，避免抬高床头或低头垂肩倚靠，这种姿势会对骶部和尾骨形成压力和剪切力（C 级证据）。

11. 对于坐在椅子上、行动受限的患者，要使用减压坐垫，并确保为患者选择适当的减压坐垫（B 级证据）。

12. 对经评估存在压疮风险的患者要选择使用高密度记忆海绵床垫进行减压（A 级证据）。

13. 对存在压疮风险又无法实施翻身的患者，应该使用有效的减压床垫（B 级证据）。

14. 注意不选择小气室（直径 <10cm）可交替充气的减压床垫，因为小气室无法确保减压效果（B 级证据）。

15. 要根据减压装置的特征和患者的反应决定翻身频率，患者每次翻身或体位变换时要检查皮肤有无损伤（C 级证据）。

16. 不要将热装置（如热水瓶、热垫、电褥子）直接放在皮肤表面上或压疮上，因为热会提高代谢率，引起出汗，并降低组织对压力的耐受程度（C 级证据）。

17. 对有可疑深度组织损伤患者，如通过频繁翻身无法缓解，则要选择强化减压又能控制微环境的减压床垫（B 级证据）。

18. 避免使用海绵环或圆环形装置，如垫圈、气圈，因为它们将压力集中到周围的组织，增加此部位的水肿和静脉充血（C 级证据）。

19. 考虑使用丝质面料而非棉质或棉类混纺面料作为床单来降低剪切力与摩擦力（B 级证据）。

20. 不可按摩或用力擦洗有压疮风险区域的皮肤（C 级证据）。

21. 对于频繁便失禁或粪尿失禁的患者，建议清洗后使用皮肤屏障保护产品，避免皮肤暴露于过度潮湿的环境中，从而降低压疮风险（C 级证据）。

22. 对干燥皮肤可以使用润肤剂保护，以减低皮损风险（C 级证据）。

23. 注意：勿使用二甲亚砜软膏（DMSO）预防压疮，美国 FDA 未批准此产品用于人体（B 级证据）。

24. 根据营养学评估结果判断患者的营养需求、进食途径和护理目标，对存在压疮或压疮风险的患者制订并执行个体化营养治疗计划（C 级证据）。

25. 根据患者基础医学状况和活动能力提供个体化能量摄入计划（B 级证据）。

26. 如膳食摄取的热量无法满足营养需求，则应在两餐之间提供强化食品和（或）高热量、高蛋白口服营养补充剂（B 级证据）。

27. 有营养风险、压疮风险的成年患者，如通过膳食无法满足营养需要，除了提供常规膳食外，还应提供高蛋白、高热量的营养补充剂（A 级证据）。

阅读笔记

28. 经评估有压疮风险的患者,提供和鼓励摄入富含维生素与矿物质的平衡膳食,如患者膳食较差或疑有摄入不足时,鼓励和提供维生素和矿物质补充膳食(C 级证据)。

29. 考虑使用医疗器具的儿童和成人存在压疮的风险(B 级证据)。

30. 根据器械功能,对医疗机构现有的医疗器具进行审查并加以选择,尽可能避免压力和(或)剪切力所致的损伤(B 级证据)。

31. 确保医疗器械选择正确,佩戴合适,确保医疗器械安全使用,避免过度受压(C 级证据)。

32. 考虑使用预防性敷料来保护皮肤免受医疗器械损伤,在经常受到摩擦力与剪切力影响的骨隆突处(如足跟、骶尾部)使用聚氨酯泡沫敷料预防压疮(B 级证据)。

33. 所用敷料要符合医疗器械所在解剖部位的需求和使用目的(C 级证据)。

34. 定期检查足跟部,确保足跟部不和床面接触,最理想的做法:避免足跟所有压力,特别是跟腱处,使足跟"漂浮"(C 级证据)。

35. 可用泡沫敷料或软枕垫在小腿下将足跟抬起,也可用足跟托起装置将足跟抬高,完全解除足跟部压力(B 级证据)。

36. 提供营养和降低压疮危险的热卡供应量为 30~35kcal/(day·kg)、蛋白质 1.25~1.5g/(day·kg) 和 1ml/(day·kg) 液体摄入(C 级证据)。

(三)应用证据提出建议

1. 应用以上证据,应对本例压疮病例应进行全面的评估,包括全身状况(生命体征、全身皮肤、摄入和排泄状况、营养状况等),并进行必要的检查如空腹及餐后血糖、肝肾功能、血常规监测,以确定影响患者压疮发生因素,并使用 Braden 计分表动态评估压疮发生的危险,制订符合个体状况的压疮预防计划。

2. 通过全面评估,分析本例患者将影响压疮发生的健康问题有:血糖水平高于正常、尿便失禁、肺部感染和高热(39.2℃)、营养不良(低蛋白、贫血)、高龄(91 岁)、皮肤水肿、痴呆和肌张力高、失去自理能力等。

3. 针对该患者的健康问题,制订的护理计划应包括口入营养支持疗法,包括根据个体血糖、肝肾功能结果、肺部感染和体温结果制订口入营养处方,原则是控制脂肪和碳水化合物摄入、补充优质蛋白和多种维生素或矿物质,液体补充量出为入,不增加肝肾负担和有利于控制血糖,方式建议采取定时定量鼻饲饮食,以免误吸加重肺部感染。预防压疮措施包括制订翻身及减压垫使用计划、皮肤护理计划、尿便失禁管理计划、被动锻炼计划等。健康教育包括指导和教育患者家属及照顾者其安全转运技术和翻身技术、皮肤护理技巧、减压装置使用方法、喂食方法及预防误吸技巧、尿便管理方法及预防尿路感染技巧、在家庭中实施各种功能训练计划的方法等,以最大限度地增强心肺适应能力、移动能力、瘫痪侧肌肉力量,预防各种并发症,提高压疮预防的效果。

(蒋琪霞)

附 18-1　所依据的证据分级系统(EPUAP-NPUAP-PPPIA,2014)

1 级证据　干预性研究:来自有明确结果(和低错误风险)的大样本 RCT;或来源于对 RCT 的系统评价或 Meta 分析(符合 Cochrane 系统评价制作的要求,或根据 AMSTAR 评估工具符合 11 项中的 9 项)。诊断性试验:来自高质量(横断面)研究的系统评价,具有一致的参考标准和盲法。预后性研究:来自前瞻性队列研究的高质量系统评价。

2 级证据　干预研究:来自结果不确定(和中度或高度错误风险)的小样本 RCT。诊断性试验:来自高质量的(横断面)个案系列,在连续患者个体中具有应用一致的参考标准及盲法。预后性研究:来自前瞻性队列研究。

3 级证据　干预研究:来自同时或同时期对照的非随机研究。诊断性试验:来自非连续性

阅读笔记

研究,或未应用一致参考标准的研究。预后性研究:来自随机对照试验的单一组别患者中的预后因素分析。

4级证据　干预研究:来自历史对照的非随机试验结果。诊断性试验:来自病例对照研究,或独立性弱/非独立性参考标准。预后性研究:来自病例系列研究或病例对照研究,或低质量前瞻性队列研究,回顾性队列研究。

5级证据　干预研究:来自无对照的病例研究结果,标明受试者编号。诊断性试验:来自以机制为基础的推理性诊断率的研究(无参考标准)。

附 18-2　所依据的证据强度系统(EPUAP-NPUAP-PPPIA,2014)

A级证据:推荐意见得到了来自设计恰当并正确执行的人类压疮(或有压疮风险)对照试验的直接科学证据的支持,提供了一致支持推荐意见的统计学结果(需要1级证据的研究支持)。

B级证据:推荐意见得到了来自设计恰当并正确执行的人类压疮(或有压疮风险)临床序列研究的直接科学证据的支持,提供了一致支持推荐意见的统计学结果(需要2、3、4、5级证据的研究支持)。

C级证据:推荐意见得到了间接证据(如健康人群研究、其他类型慢性伤口的患者研究、动物模型)和(或)专家意见的支持。

附 18-3　所依据的推荐意见强度系统(EPUAP-NPUAP-PPPIA,2014)

正向强推荐:明确要做。
正向弱推荐:很可能要做。
非确定性推荐:权衡利弊后再确定是否要做。
负向弱推荐:很可能不做。
负向强推荐:明确不要做。

主要参考文献

[1] Sullivan N, Schoelles KM. Preventing in-facility pressure ulcers as a patient safety strategy:a systematic review. Ann Intern Med,2013,158(5):410-416. doi:10.7326/0003-4819-158-5-201303051-00008.

[2] National Pressure Ulcer Advisory Panel and European Pressure Ulcer Advisory Panel(NPUAP/EPUAP). Treatment of pressure ulcers:Quick Refenrence Guide. Washington,DC:National Pressure Ulcer Advisory Panel,2009.

[3] National Pressure Ulcer Advisory Panel(NPUAP),European Pressure Ulcer Advisory Panel(EPUAP),Pan Pacific Pressure Injury Alliance(PPPIA). Prevention and Treatment of Pressure Ulcers:Quick Reference Guide. Emily Haesler. Western Australia,Cambridge Media:Osborne Park,2014.

[4] Lyder CH,Wang Y,Metersky M,et al. Hospital-acquired pressure ulcers:results from the National Medicare Patient Safety Monitoring System Study. J Am Geriatr Soc,2012,60(9):1603-1608.

[5] VanGilder CA,Amlung S,Harrson P,et al. Results of the 2008-2009 International Pressure Ulcer Prevalence™ Survey and a 3-year,acute care,unit-specific analysis. Ostomy Wound Manage,2009,55(11):39-45.

[6] Health Grades. The six annual health grades patient safety in American hospitals study 2009.[2014-05-05]. www.HealthGrades.com.

[7] Jackson SS. Incidence of hospital-acquired pressure ulcers in acute care using two different risk assessment scales:results of a retrospective study. Ostomy Wound Manage,2011,57(5):20-27.

[8] Lahmann NA,Dassen T,Poehler A, et al. Pressure ulcer prevalence rates from 2002 to 2008 in German

阅读笔记

long-term care facilities. Aging ClinExp Res,2010,22(2):152-156.

［9］Gunningberg L,Donaldson N,Aydin C,et al. Exploring variation in pressure ulcer prevalence in Sweden and the USA:benchmarking in action. J Eval Clin Prac,2011(5):1-7.

［10］蒋琪霞,管晓萍,苏纯音,等. 综合性医院压疮现患率多中心联合调研. 中国护理管理,2013,13(1):26-30.

［11］蒋琪霞,刘云,管晓萍,等. 住院患者压疮现患率的多中心研究. 医学研究生学报,2013,26(12):1298-1203.

［12］Wound Ostomy and Continence Nurses Society. Guideline for Prevention and Management of Pressure Ulcers. Mount Laurel:2010.

［13］Clark M. Guidelines for seating in pressure ulcer prevention and management. Nursing Times,2009,105(16):16.

［14］Stechmille JK,Cowan L,Whitney JD,et al. Guidelines for the prevention of pressure ulcers. Wound Repair Regen,2008,16:151-158.

［15］蒋琪霞,刘云. 成人压疮预测和预防实践指南. 南京:东南大学出版社,2009.

［16］Moore ZE,Webster J. Dressings and topical agents for preventing pressure ulcers. Cochrane Database Syst Rev,2013(8):CD009362. doi:10.1002/14651858. CD009362.pub2.

［17］Langer G,Fink A. Nutritional interventions for preventing and treating pressure ulcers. Cochrane Database Syst Rev,2014(12);6:CD003216. doi:10.1002/14651858. CD003216.pub2.

［18］Gillespie BM,Chaboyer WP,McInnes E,et al. Repositioning for pressure ulcer prevention in adults. Cochrane Database Syst Rev,2014,4:CD009958. doi:10.1002/14651858.CD009958.pub2.

［19］Moore ZE,Cowman S. Risk assessment tools for the prevention of pressure ulcers. Cochrane Database Syst Rev,2014(2):CD006471. doi:10.1002/14651858. CD006471.pub3.

［20］van Rijswijk L,Beitz JM. Creating a pressure ulcer prevention algorithm:systematic review and face validation. Ostomy Wound Manage,2013,59(11):28-40.

［21］Chou R,Dana T,Bougatsos C,et al. Pressure ulcer risk assessment and prevention:a systematic comparative effectiveness review. Ann Intern Med,2013,159(1):28-38. doi:10.7326/0003-4819-159-1-201307020-00006.

［22］Park SH,Lee HS. Assessing predictive validity of Pressure Ulcer Risk Scales:a systematic review and Meta-analysis. Iran J Public Health,2016,45(2):122-133.

［23］Liu LQ,Moody J,Traynor M,et al. A systematic review of electrical stimulation for pressure ulcer prevention and treatment in people with spinal cord injuries. J Spinal Cord Med,2014,37(6):703-719.

［24］蒋琪霞,郭艳侠,杜世正,等. 肠内营养支持预防压疮效果的Meta分析. 医学研究生学报,2015,28(6):625-631.DOI:1008-8199(2015)06-0625-07.

［25］蒋琪霞,瞿小龙,王建东,等. 减压装置用于重症患者压疮预防效果的系统评价. 中国护理管理,2015,15(6):695-699.

［26］张玉红,蒋琪霞,郭艳侠,等. 使用减压床垫的压疮危险者翻身频次的Meta分析. 中华护理杂志,2015,50(9):1029-1036.

［27］Black J,Clark M,Dealey C,et al. Dressings as an adjunct to pressure ulcer prevention:consensus panel recommendations. Int Wound J,2014. doi:10.1111/iwj.12197.

［28］Joanna Briggs Institute. 压疮预防(最佳实践). 成磊,译,胡雁,审校. 中华护理杂志,2009,44(5):475-477.

［29］Beldon P,Clark M,Collier M,et al. Best Practice Statement:Eliminating Pressure Ulcers. London:Wounds UK,2013. www.wounds-uk.com

［30］Amstrong D,Ayello E.,Capitulo K,et al. New opportunities to improve pressure ulcer prevention and treatment:implications of the CMS inpatient hospital care Present on Admission indicators/hospital-acquired conditions(HAC)policy:a consensus paper from the International Expert Wound Care Advisory Panel. J Wound,Ostomy & Continence Nurs,2008,35(5):485.

［31］Landefeld CS,Bowers BJ,Feld AD,et al. National Institutes of Health State of the Science Conference statement:prevention of fecal and urinary incontinence in adults. Ann of Intern Med,2009,148(6):449-458.

[32] Dorner B,Poathauer ME,Thomas D. The role of nutrition in pressure ulcer prevention and treatment:National Pressure Ulcer Advisory White Paper. Adv Skin Wound Care,2009,22(5):212-221.

[33] Wound,Ostomy,Continence Nurses Association. Wound,Ostomy and Continence Nurses Society Position Statement on Avoidable Versus Unavoidable Pressure Ulcers. J Wound,Ostomy,Continence Nurses,2009,36(4):378-381.

[34] Black J,Edsberg LE,Baharestani M. Pressure ulcers:avoidable or unavoidable? Results of the National Pressure Ulcer Advisory Panel Consensus Conference. Ostomy Wound Management,2011,57(2):24-37.

[35] Baharestani M,Black J,Carville K,et al. Pressure ulcer prevention:pressure,shear,friction and microclimate in context :a consensus document. London:Wounds International,2010.

[36] McNichol L,Watts C,Mackey D,et al. Identifying the right surface for the right patient at the right time:generation and content validation of an algorithm for support surface selection. J Wound Ostomy Continence Nurs,2015,42(1):19-37.

阅读笔记

第十九章　压疮护理的循证实践

压疮常与各种危重症和慢性病伴发,2007年美国国家压疮咨询委员会(NPUAP)更新定义和分期后[1],压疮被作为一种慢性疾病进行研究,2010年国际疾病分类更新的第10版中(国际疾病分类ICD-10-CM)压疮被正式列入慢性疾病系列[2]。压疮的特征是累及组织广泛,从皮肤到皮下及深部组织,由裂隙分隔成数个部分,不易充分引流,继发感染时可产生难闻的异味并穿入深部组织,使肌腱、骨膜发炎、变厚、硬化,并破坏其骨质及关节,形成口小底大似"烧瓶状"特征[3]。由于此特征导致了压疮迁延难愈的特性,不但延长患者住院时间和增加病死率,还增加家庭和社会的经济负担,美国每年近250万患者需要治疗压疮,6万患者由于压疮相关并发症而死亡,每年用于治疗压疮的费用约60亿~150亿美元[4]。英国每年总人口中有1/150发生压疮,2005—2006年治疗压疮的总成本约为23亿~31亿英镑,占英国国民健康服务(national health service,NHS)总支出的4%,其中90%为护理时间[4],因此如何有效护理压疮已成为全球关注的热点,本章主要探讨如何对压疮进行循证护理实践。

一、临床情景及护理问题

(一)临床情景

张先生,90岁,糖尿病20余年,心肌梗死、脑梗死5年余,瘫痪卧床2年余,痴呆1年余,吞咽困难,长期摄入不足,进食糊状食物。家属主诉右外踝因卧床、躁动和压迫出现压疮1月余,最近局部红肿流脓,输注抗生素2周无效,于2016年6月22日到门诊伤口护理中心就诊。血液生化检查结果:总蛋白54g/L(正常参考范围64~83g/L),白蛋白25.2g/L(正常参考范围35~55g/L),空腹血糖10.5~13mmol/L(正常参考范围3.9~6.0mmol/L),餐后2小时血糖16.3mmol/L(正常参考范围8.0~10.0mmol/L),糖化血红蛋白7.9g/L(正常参考范围≤6.0g/L)。血常规检查:血红蛋白82g/L(正常参考范围120~160g/L),白细胞总数11×10^9/L(正常参考范围3.9×10^9/L~10×10^9/L),中性粒细胞0.82(正常参考范围0.50~0.70)。初诊评估结果:全身评估为体温38.2℃,极度消瘦,皮肤弹性差,右足部有明显水肿,目光呆滞,智能低下,对外界刺激仅能用呻吟和哭喊表达,无法正常交流,尿失禁,便秘。局部评估见右外踝有一3cm×4cm全层伤口,可触及骨,四周潜行1~2cm,红肿区域≥5cm(图19-1),按照美国国家压疮咨询委员

阅读笔记

会（National Pressure Ulcer Advisory Panel, NPUAP）和欧洲压疮咨询委员会（European Pressure Ulcer Advisory Panel, EPUAP）修订的国际压疮分类系统[5]判断为Ⅳ期压疮。Braden计分结果为9分,处于非常危险状态。取分泌物培养结果为金黄色葡萄球菌和铜绿假单胞菌双重感染。

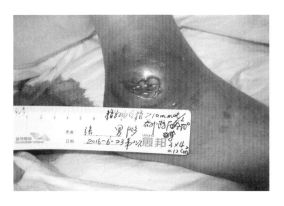

图 19-1　右踝部四期压疮伴感染初诊

（二）护理问题

1. 如何评估压疮的严重度和预后?
2. 有效的减压措施有哪些?
3. 如何诊断压疮细菌定植或感染?
4. 治疗压疮感染的有效方法有哪些?
5. 治疗压疮的辅助治疗有哪些?
6. 可采用哪些方法或工具评价压疮愈合的效果?
7. 如何评估手术干预的适应证和时机?
8. 哪些因素可导致压疮复发和如何预防复发?
9. 影响压疮愈合的因素有哪些?
10. 如何对该类患者家属进行健康教育,获得其配合并支持患者?

二、检索证据

以中文检索关键词"压疮或褥疮和处理",英文检索关键词"pressure ulcers, pressure sores, management, treatment"检索该领域的相关临床实践指南、系统评价等循证资源。主要检索Cochrane循证医学数据库、澳大利亚JBI循证卫生保健数据库、美国国立指南库（National Guideline Clearinghouse, NGC）、加拿大安大略注册护士协会（Registered Nurses Association of Ontario, RNAO）循证护理指南网、Best Practice数据库、Nursing Consult数据库、中国生物医学文献数据库。共检索到相关的临床实践指南6篇[5-10]、系统评价9篇[11-19],最佳实践建议3篇[20-22],专家共识7篇[23-29],工具应用4篇[30-33]。

下述有关"压疮护理"的措施主要来源于美国国家压疮咨询委员会（National Pressure Ulcer Advisory Panel, NPUAP）、欧洲压疮咨询委员会（European Pressure Ulcer Advisory Panel, EPUAP）、泛太平洋压力性损伤工作联盟（Pan Pacific Pressure Injury Alliance, PPPIA）于2014年联合编写的"压疮治疗:快速参考指南"（EPUAP-NPUAP-PPPIA, 2014）[7],并参考了NPUAP和EPUAP 2009版联合压疮预防和治疗实践指南[5]、美国伤口造口失禁护理协会（Wound, Ostomy and Continence Nurses Society, WOCN）2010年修订版的"压疮预防和处理指南"[6]、日本2016年最新的压疮诊断与治疗指南[9]以及2008年以来的相关系统评价[12-19]、最佳实践建议[21,22]和专家共识[23-29]、美国NPUAP制订的压疮愈合量表工具的应用研究结果[30-33]。

三、证据内容

（一）评估

压疮患者入院时或初诊时进行初始评估,除了需要使用有信效度的压疮危险评估工具评估其危险性和危险因素、评估压疮发生的原因如内源性和外源性因素等外,还需评估治疗价值和目的、曾经接受的治疗史及效果、与压疮有关的疼痛、压疮表现和严重度、是否感染、影响愈合的因素等,并对愈合状况持续监测（C级证据[5-7],正向强推荐[3]）,为制订最合适的治疗方案和评价效果提供依据。

阅读笔记

1. 评估压疮史和当前压疮表现　当前有压疮或有压疮史的患者对压疮的易患危险增加，因此在入院时对压疮进行初始评估后每周至少再评估一次并记录评估结果和压疮特征，包括部位、分期、大小、组织类型、颜色、周围组织情况、渗出、气味、窦道、潜行、瘘管（C级证据，正向强推荐）[7]，采用国际NPUAP/EPUAP压疮分类系统进行分类评估并记录组织缺失的程度，鉴别压疮与其他类型的创伤，如静脉性溃疡、神经病变溃疡、失禁相关性皮炎、皮肤撕裂伤和皱褶处皮炎等（C级证据，正向强推荐）[7]。采用国际NPUAP/EPUAP压疮分类系统进行分类评估和记录医疗器械相关性压疮的组织缺失程度，但不可用于黏膜压疮的分期，黏膜压疮不分期（C级证据，正向弱推荐）[7]。对Ⅱ～Ⅳ期压疮和难以分期压疮，优先评估皮肤温度、压痛、组织硬度改变、疼痛改变，有助于判断压疮严重程度，特别是皮肤颜色较深者（C级证据，正向强推荐）[7]。

（1）询问压疮起始和持续时间（d）：压疮起始时间从形成Ⅰ期压疮即皮肤变色的时间开始计算，至入院治疗时间为持续时间。

（2）评估伤口周围皮肤情况：观察伤口边缘4cm以内的颜色，有无发红、苍白、压之褪色的红斑或不褪色红斑、紫色或淤青、发热、肿胀、浸渍或糜烂、触痛或疼痛、硬结或波动感、愈合的迹象或瘢痕组织表现等。

（3）评估疼痛：压疮会产生痛感，压疮相关性疼痛有别于其他创伤性疼痛，在操作时和休息时均可出现，可定量测定。初始评估应包含四项要素：压疮疼痛的强度、特征和持续时间；身体检查；心理学评估；判断疼痛的类型和原因[7,27]。建议使用有效可靠的量表对成年压疮患者的压疮相关性疼痛进行评估，选择经过认证的疼痛评估工具时要考虑患者的认知能力，如对2月龄至7岁的儿童，使用FLACC量表评估（表情、肢体动作、行为、哭闹和可安慰性）；对新生儿和6月龄以内的婴儿使用CRIES量表（哭闹、吸氧、生命体征升高、表情、不眠）[7,27]。评估疼痛时要观察患者的肢体语言和非语言表现，需要整合患者对压疮疼痛表述的语言，评估减轻或加重疼痛的因素和疼痛对患者生活质量的影响（C级证据，正向强推荐）[7]。如患者主诉疼痛强度加大，需要评估压疮是否恶化或感染（C级证据，正向强推荐）[7]。

（4）描述压疮表现：部位、组织类型（上皮形成、肉芽组织生长、腐肉或焦痂、坏死组织）、形状（圆形、椭圆形、不规则）、范围（长度、宽度和深度）、是否存在潜行和窦道及其方向和深度（以钟表方向描述）、渗出量（无、少量为<5ml/24h、中量为5~10ml/24h和大量为>10ml/24h）、渗出物类型（特性、气味）、感染的表现、伤口边缘（开放、增厚或翻卷）及压疮分期。要采用统一的方法测量压疮长度、宽度和深度，便于比较不同时期的伤口评估结果。当测量深度或潜行、瘘管时，需谨慎操作，避免引起损伤（C级证据，正向强推荐）[7]。当出现面积增大、组织坏死增加、渗液量增多或有感染时，可判断为压疮恶化表现，需要查找原因和调整治疗方案（C级证据证据，正向强推荐）[7]。

2. 评估压疮分期　如果评估发现压疮和医疗器具相关性压疮患者，建议采用国际NPUAP/EPUAP压疮分期标准进行分期[5-7]。

（1）可疑的深部组织损伤（suspicious deep tissue injury）：皮下软组织受到压力或剪切力的损害，局部皮肤完整但可出现颜色改变如紫色或褐红色或充血水疱，与周围组织比较，这些受损区域可能有疼痛、硬块、有黏糊状渗出、潮湿、发热或发冷。进一步描述：在肤色较深部位，深部组织损伤可能难以发现。厚壁水疱覆盖下的组织损伤可能更重，即使辅以最适合的治疗，病变也仍会迅速发展，暴露多层皮下组织。特别说明：可疑深部组织损伤须在完成清创后才能准确分期。

（2）Ⅰ期（stageⅠ）压疮：在骨隆突处皮肤出现压之不褪色的局限红斑但皮肤完整。深色皮肤可能没有明显的苍白改变，但它的颜色可能和周围的皮肤不同。进一步描述：发红部位有疼痛、变硬、表面变软，与周围的组织相比，皮肤温度发热或冰凉。Ⅰ期压疮对于肤色较深的个体可能难以鉴别,但显示个体处于压疮发生的危险中。特别说明:连续受压后当压力解除后局部会出现反应性毛细血管充血而发红,在解除压力15分钟后发红区会褪色恢复正常,此种情况应与Ⅰ期鉴别。

(3)Ⅱ期(stageⅡ)压疮:表皮和真皮缺失,在临床可表现为粉红色的擦伤、完整的或开放/破裂的充血性水疱,或者表浅的溃疡。进一步描述:表浅溃疡可表现为干燥或因充血水肿而呈现发亮但无组织脱落。此阶段不能描述为皮肤撕裂、胶带损伤、会阴部皮炎、浸渍或表皮脱落。如出现局部组织淤伤需考虑可能有深部组织损伤。

(4)Ⅲ期(stageⅢ)压疮:全层伤口,失去全层皮肤组织,除了骨、肌腱或肌肉尚未暴露外,可见皮下组织。有坏死组织脱落,但坏死组织的深度不太明确。可能有潜行和窦道。进一步描述:Ⅲ期压疮的深度随解剖位置的不同而变化。鼻梁、耳、枕骨部、足跟和踝部没有皮下组织,这些部位的Ⅲ期压疮可能表现为表浅溃疡。相比之下,脂肪明显过多的区域Ⅲ期压疮可能非常深。但未见或不能触及骨和肌腱。特别说明:坏死组织或腐肉覆盖会影响对分期的准确判断,需在清创后进行分期。

(5)Ⅳ期(stageⅣ)压疮:全层伤口,失去全层皮肤组织伴骨、肌腱或肌肉外露。局部可出现坏死组织脱落或焦痂。通常有潜行和窦道。进一步描述:Ⅳ期压疮的深度随解剖位置的不同而变化。鼻梁、耳、枕部、足跟和踝部缺乏皮下组织,所以溃疡比较表浅。Ⅳ期溃疡可延伸至肌肉和(或)支撑结构(例如:筋膜、肌腱或关节囊),可导致骨髓炎。可以看见或直接触摸到外露的骨或肌腱。

(6)难以分期的(unstagebal)压疮:全层伤口,失去全层皮肤组织,溃疡的底部腐痂(包括黄色、黄褐色、灰色、绿色和褐色)和(或)痂皮(黄褐色、褐色或黑色)覆盖。进一步描述:只有腐痂或痂皮充分去除,才能确定真正的深度和分期。特别说明:如果踝部或足跟的焦痂是稳定的(干燥、黏附牢固、完整且无发红或波动)可以作为身体自然的(或生物学的)屏障,不应去除。

3. 评估影响愈合的因素

(1)合并症:压疮常伴有合并症(肿瘤、糖尿病、器官功能衰竭、营养不良、感染、自身免疫病等),这些合并症能否控制良好和压疮治疗措施能否落实到位均会影响压疮的愈合[5-7]。

(2)营养:营养也是影响压疮愈合的重要因素,营养良好将加速愈合,营养不良将阻碍愈合[5-7,9,25]。需要评估压疮患者的进食能力和每日进食量,身高体重和白蛋白水平(C级证据)[7],如白蛋白≤35g/L或体重2周内明显下降,或1个月内体重下降5%,或3个月内下降7.5%,或6个月内下降10%可诊断为营养不良[9]。

4. 评估与压疮相关的潜在并发症　压疮治疗过程中需要评估与深度压疮相关的并发症:骨变形或骨质破坏、瘘管、脓肿、骨髓炎、菌血症/败血症、蜂窝织炎、马乔林溃疡(Marjolin's ulcer,又称瘢痕癌)等[5,6]。

5. 再评估　对压疮进行初始评估后,至少每周再评估一次,并记录所有的伤口评估结果(C级证据)[7],每次更换敷料时,要观察压疮部位是否有改善、恶化、感染迹象或其他并发症?为评价效果和修改治疗方案提供依据(C级证据,正向强推荐)[7]。如果出现伤口面积增大、渗液量增多、组织类型改变或临床感染的其他迹象,应立即定义为恶化的表现(C级证据,正向强推荐)[7],需要调整治疗方案。尽管进行了适当的局部伤口护理、减压和营养支持,如果两周内压疮仍然未表现出愈合的迹象,应对压疮、患者和护理计划进行再评估(C级证据,正向强推荐)[7]。

6. 评估手术干预的需要　对于保守治疗无效的Ⅲ期和Ⅳ期压疮患者,需要评估手术修复的可能性。复发的Ⅲ期或Ⅳ期压疮或多重压疮患者和营养不良、不能移动、合并其他慢性疾病、依从性差者不适合手术修复。手术前必须评估患者耐受手术和参与术后康复的能力,包括精神和生理是否处于最佳状态,影响愈合的因素是否最小化等(C级证据)[5]。

阅读笔记

（二）处理

处理压疮同时和过程中需要实施压疮的预防措施,如减少摩擦力和剪切力、减少和缓解压力、有效管理失禁、纠正营养缺乏等(见第一节压疮预防),不同措施如下。

1. 选择特殊减压床垫降低压疮部位压力 对有全层压疮如Ⅲ期或Ⅳ期压疮或压疮涉及关节部位的患者,建议使用低气流减压床垫或凝胶床垫,以重新分布压力、降低压疮部位的压力(B级证据)[5]。对Ⅰ期和Ⅱ期压疮患者应使用特制减压床垫或坐垫,并密切观察皮肤和压疮变化。如发生压疮恶化应及时使用持续减压系统[6,7]。

2. 营养治疗纠正营养缺乏 针对患者的压疮数量和分期、营养状态、合并症和对营养干预的耐受程度,决定每个患者适当的蛋白质摄入量。有压疮的患者若体重明显减轻(30天内体重减轻>5%或180天内体重减轻>10%可评估为体重明显减轻[5-7])。

(1)需要加强热量和蛋白质的补充,建议热量补充30~35kcal/(kg·d),蛋白质补充1.25~1.5g/(kg·d)(C级证据,正向强推荐)[7]。每日补充3次水解蛋白不影响愈合但可改善压疮愈合计分量表(pressure ulcer scale for healing,PUSH)。住院患者管饲高蛋白饮食(占供能的25%)比占供能16%的蛋白饮食能够更快缩小压疮面积。高蛋白质肠内营养支持可以促进压疮愈合[25,29],深度压疮患者(Ⅲ期和Ⅳ期)使用高蛋白质营养补充和(或)肠内喂养3周后,伤口面积显著减少[5]。

(2)每日补充2次维生素C,每次500mg,能明显加快压疮面积的缩小。但与每日补充3次维生素C,每次10mg比较,面积缩小差异无统计学意义。

(3)包含锌、氨基酸和维生素C的多种营养素补充与标准的住院食谱或不含锌、氨基酸和维生素C的营养补充比较,能够更多缩小压疮面积。老年压疮患者接受标准营养支持外加400ml口服补充富含蛋白质、精氨酸、锌和维生素C的肠内配方,12周时压疮的愈合计分显著降低,提示愈合率提高[25]。

(4)在有急性肺损伤的危重疾病伴发压疮患者,给予二十碳五烯酸(EPA)、γ-亚麻酸(GLA)和维生素A、C、E的饮食后,能明显降低新压疮发生[25]。

(5)尚没有证据支持常规给予口服锌补充可以促进压疮的愈合,每日锌的剂量超过40mg可能影响铜水平并且可能导致贫血[9]。

3. 伤口管理策略 实施伤口管理策略能使愈合效果最大化[5,6]。

(1)清洁伤口及其周围:清除压疮表面的组织碎片和敷料残留物是压疮处理非常重要的第一步,每次更换敷料时需要清洁伤口,可以减少伤口微生物计数(C级证据)[5,6,9]。特别是清洁周围皮肤,与压疮愈合密切有关(B级证据,正向强推荐)[7]。

1)清洁溶液:伤口清洁溶液可以选用可饮用水、蒸馏水、冷开水或盐水(B级证据)[5,6]。大多数压疮可用可饮用水或生理盐水清洗(C级证据,正向弱推荐)[7]。当伤口有严重渗出物或黏附物质并且需要清洁时,可以使用包含表面活性剂的伤口清洁剂,以帮助去除伤口污染物(C级证据)[5]。确诊感染或疑似感染或严重定植的压疮可使用抗菌剂溶液清洗(C级证据,正向弱推荐)[7]。

2)清洁技术:包括冲洗、擦洗、淋浴或涡流冲洗。清洁方法应当提供足够的压力以去除异物和组织碎片,但不能损伤伤口床(C级证据)[5]。每次更换敷料都需要清洗伤口及周围皮肤(C级证据,正向弱推荐)[7]。使用压力冲洗避免将细菌冲入伤口组织内(C级证据,正向弱推荐)[7]。

擦洗用品如棉布或海绵可以增加伤口清洁溶液的清洁效力,但用粗糙的海绵擦洗伤口比柔软的海绵擦洗更易增加伤口组织损伤和感染危险[5]。

当出现坏死组织脱落或组织碎片时需要高压冲洗或脉冲式冲洗系统,冲洗的压力以足够清洁压疮表面但不会造成伤口床损伤为宜,一般为0.28~1.04kg/cm²压力。19号针头和35ml注射器可以产生0.54kg/cm²的压力冲洗水流。在冲洗过程中应当常规遵循感染控制预防措施,如穿戴隔离衣、手套和护目镜等,防止液体飞溅污染[5]。

阅读笔记

要小心清洗带有潜行、窦道和瘘管的压疮。清洗装置专人专用,妥善处理,避免交叉感染(C级证据,正向强推荐)[7]。

(2)控制伤口感染:感染在Ⅰ期和Ⅱ期压疮并不常见,所以评估感染的重点是Ⅲ期和Ⅳ期压疮。缺血组织对于发生感染更易感,所以灌注较差部位的压疮容易发生感染。要预防患者的自身感染和交叉感染(C级证据,正向强推荐)[7]。局部脓肿要切开引流(B级证据,正向强推荐)[7]。对确诊的全身感染者,如血培养阳性、蜂窝织炎、筋膜炎、骨髓炎、全身炎症反应综合征(SIRS)或败血症者,可全身使用抗生素,但要谨慎使用,严密观察(C级证据,正向强推荐)[7]。

1)定植与感染的区别:当压疮出现疼痛增加、愈合延迟、肉芽组织脆性增加或容易出血或伤口床组织变色、气味改变、渗出物增加等时,需要通过伤口培养去确认是否有细菌定植或感染。感染被定义为组织的细菌定量 $>10^5CFU/cm^2$ 和(或)有乙型溶血性链球菌的存在[5,9]。定植为有上述症状体征但尚未达到感染的诊断标准。伤口培养:通过组织活检或定量拭子培养技术确定细菌量[5]。

当压疮出现下列表现时可诊断为感染:①新发的或不断加重的疼痛或温度升高。②有脓性分泌物。③面积增大。④周围皮肤有捻发音、波动感或红肿变色。⑤发热、乏力或淋巴结肿大。⑥意识模糊或谵妄、厌食(特别是老年人)(C级证据,正向强推荐)[7]。用组织活检或定量拭子法测定压疮的细菌生物负荷,当培养结果表明,细菌数量 $\geq10^5CFU/g$ 组织和(或)存在条件致病菌,如 β 溶血性链球菌、金黄色葡萄球菌、铜绿假单胞菌或多重细菌生长时[34],则压疮感染诊断成立(B级证据,正向弱推荐)[7]。当压疮存在下列现象时高度怀疑有局部感染:①治疗2周无愈合迹象。②肉芽组织脆弱,易破碎或出血。③异味明显。④压疮疼痛加重。⑤伤口渗液量增加,引流液为脓性或脓血性。⑥伤口周围皮肤温度升高。⑦伤口床坏死组织增多。⑧形成潜行或腔洞,或桥梁状肉芽(B级证据,正向强推荐)[7]。

当压疮出现以下症状时高度疑似感染可能:①有坏死组织或异物。②压疮持续时间长,久治难愈。③面积大或深度深。④有可能被反复污染(如尿便失禁污染)(C级证据,正向弱推荐)[7]。

当患者有下列疾病存在时高度疑似伤口感染:①伴有糖尿病。②营养不良。③缺氧或组织灌注不良。④伴有自身免疫疾病或有免疫抑制(C级证据,正向弱推荐)[7]。

2)识别细菌生物膜:当压疮持续时间≥4周,过去2周内无愈合迹象,临床有炎症的症状体征,且抗感染治疗无效,则高度怀疑有细菌生物膜存在(C级证据,正向弱推荐)[7]。

3)抗微生物治疗:对有感染或高度怀疑感染、严重定植或细菌生物膜生长的压疮考虑在一定有限时间范围内使用适合组织的、有一定效力的外用杀菌剂,以控制细菌生物负荷。常用的外用杀菌剂包括:碘化合物(聚维酮碘和缓释卡地姆碘)、银化合物(包括磺胺嘧啶银)、盐酸聚六亚甲基双胍(PHMB)等(C级证据,正向弱推荐)[7]。

警告:过氧化氢即使低浓度对组织也有高度毒性,不可作为首选的外用杀菌剂,应避免在瘘管内使用,以免引起气肿或气栓。肾功能不全、有甲状腺病史或已知碘过敏者应避免使用碘剂。任何浓度的次氯酸钠都有毒性,要慎用。大面积伤口长期使用酸性药物有酸中毒风险(C级证据,正向弱推荐)[7]。不推荐局部使用抗生素治疗压疮(C级证据,正向弱推荐)[7]。

标准治疗两到四周之后,清洁的压疮不愈合或持续产生化脓渗出物,可以考虑两周疗程的抗微生物治疗(C级证据,正向弱推荐)[5-7]。疑有细菌严重定植或感染的伤口需要使用抗微生物治疗[7,13]。抗菌剂可能被用于"维持伤口","维持伤口"被定义为伤口不能愈合但是能控制微生物数量的一种状态[5]。理论认为,抗菌剂应当短期使用,伤口清洁并且周围炎症减轻后应停用。银和蜂蜜敷料因有广谱抗微生物作用而被提倡用于压疮局部抗感染治疗[5-7,9],临床研究表明,银敷料持续用于压疮等慢性伤口至少14天才能奏效,63天安全有效,无不良反应[35]。系统评价和Meta分析发现[13]银敷料能够显著减少伤口气味、减少伤口渗出物和促进伤口愈

阅读笔记

合,并且与其他伤口敷料相比使用时间更长。蜂蜜敷料对压疮的治疗效果研究正在逐渐增加,仍然需要随机对照临床研究进一步评价其效果[5,6]。

当发生与压疮有关的菌血症、脓毒血症或渐进性蜂窝织炎或骨髓炎时,建议局部抗微生物敷料(银或蜂蜜)与全身抗生素联合使用(C 级证据)[5,9]。

(3) 清除压疮坏死组织(清创):清创有助于控制细菌生长和伤口感染,应清除压疮基底和边缘的失活组织,应选择适合于患者、伤口和临床应用的清创方法(C 级证据,正向强推荐)[7]。清创前需要评估清创适合患者病情且与总体护理目标相符合(C 级证据,正向强推荐)[7]。如果伤口愈合延迟 4 周或 4 周以上,且一般伤口护理或抗生素治疗无效时,则高度怀疑细菌生物膜存在,考虑使用局部杀菌剂结合持续清创来控制并清除(C 级证据,正向弱推荐)[7]。

1) 清创方法:压疮常用的清创方法包括外科 / 锐器清创、保守性锐器清创、机械清创(高压冲洗、超声和水刀)、自溶清创和酶促清创、生物清创(蛆虫清创)[5-7]。

2) 清创方法的选择:应当根据患者及其伤口情况选择适当的清创方法,如是否存在感染、坏死组织数量、伤口血管分布、患者疼痛耐受性、伤口处理的环境和获得各种清创方法的能力[5]。对于有潜行、窦道和大量的坏死组织的压疮,需要分次逐步清除所有坏死组织,加用胶原酶软膏能够加速坏死组织的溶解和清除,比使用凡士林纱布更有效[14]。胶原酶通常直接应用于压疮,每日一次或两次,并且可以应用于伤口周围以促进伤口焦痂分离[14]。如无引流或去除失活组织的紧急需要,可使用机械、自溶、酶促和(或)生物清创(C 级证据,正向弱推荐)[7]。如有广泛坏死、进展性蜂窝织炎、捻发音、波动感和(或)发压疮相关感染的败血症,推荐进行外科手术清创或锐器清创(C 级证据,正向弱推荐)[7]。存在下列情况时,慎用保守性锐器清创:①免疫缺陷。②供血障碍。③全身感染未用抗生素治疗,感染灶弥散。④最近接受了抗凝治疗或有出血性疾病(C 级证据,正向强推荐)[7]。

3) 注意事项:①下肢压疮清创前需进行全面的血管评估,以判断动脉状态或血液供应是否能够满足伤口愈合的需要。在伤口血液灌注充分的前提下方可实施清创(C 级证据,正向强推荐)[7]。②控制清创相关的疼痛(C 级证据,正向强推荐)[7]。③对牢固、坚硬、干燥的焦痂不建议清创并进行动态评估(C 级证据,正向强推荐)[7]。④疑有生物膜或证实有生物膜存在,需要及早进行清创。⑤当压疮出现红肿热痛、流脓或捻发音、波动感、异味时,需要紧急实施清创(C 级证据,正向弱推荐)[7]。⑥必须由经过特殊培训、有胜任力、有资质、有医疗资质格证书、符合当地法律法规的医疗专业人员进行保守性锐器清创和外科 / 锐器清创。进行保守性锐器清创和外科 / 锐器清创时使用无菌器械(C 级证据,正向强推荐)[7]。⑦当持续清创至无失活组织且有肉芽组织覆盖时,可停止清创(C 级证据,正向弱推荐)[7]。

(4) 选择和使用敷料:合理选择和使用敷料可以促进压疮愈合。水胶体敷料和泡沫敷料用于成人压疮的系统评价和 Meta 分析结果显示[18],两种敷料对促进压疮愈合的作用相似,但由于原文献样本量偏少,质量偏低,因此证据尚不充分。水胶体和生理盐水纱布用于压疮治疗8~12 周的 Meta 分析结果显示[19],两者促进压疮愈合的作用接近,但由于纳入的原文献时间跨度长、每项研究样本量偏小,因此所获结果有一定的局限性。慢性压疮处理的循证分析结果显示[17],水胶体敷料促进压疮愈合的时间较生理盐水纱布组缩短 3 倍多,水凝胶和泡沫敷料促进压疮的愈合率为 50% 和 70%,高于水胶体敷料,但是差异无统计学意义。聚氨酯泡沫敷料和亲水纤维敷料吸收渗液的作用大于水胶体敷料,更换时也更容易去除。在Ⅲ期与Ⅳ期压疮中,藻酸盐敷料结合水胶体敷料比单独使用水胶体敷料能更快促进压疮面积缩小。含银敷料能够降低感染风险和加速压疮愈合,但由于样本量太少而证据不足[17]。压疮处理应以湿性疗法(moist wound therapy,MWT)为原则,使用湿性敷料促进坏死组织软化、溶解、清除和营造利于愈合的微环境[3,7,11]。选择敷料应考虑以下因素:保持伤口湿性环境的特性、是否需要解决细菌生物负荷的问题、渗出液的性质和量、基底组织状况、压疮大小和深度、是否存在瘘管或潜行、压疮周围情况、压疮患者的治疗目标和个人意愿(C级证据,正向强推荐)[7]。每次更换敷料都要评估压疮状况,以分析和确认当前所用敷料的合理性。如果粪便渗入敷料下,需要及时清洗更换。确保每次更换敷料时去除所有的伤口残留物(C级证据,正向强推荐)[7]。

1)水胶体敷料:水胶体敷料应用于清洁的Ⅱ期压疮,也可以考虑用于非感染的、增生变浅的Ⅲ期压疮(B级证据,正向弱推荐)[7]。有死腔的压疮,先用填充敷料填满死腔,再用水胶体敷料(B级证据,正向弱推荐)[7]。在脆弱的皮肤上小心去除水胶体敷料,以免损伤皮肤(B级证据,正向强推荐)[7]。

2)半透膜敷料:如患者无免疫抑制,可以考虑使用半透膜敷料进行自溶清创。不可将半透膜敷料用于中量渗液以上的压疮,也不可作为表面敷料用于酶促清创剂和凝胶或软膏之上(C级证据,正向弱推荐)[7]。在脆弱的皮肤上小心去除半透膜敷料,以免损伤皮肤(C级证据,正向强推荐)[7]。

3)水凝胶敷料:浅表、渗液少的压疮上考虑使用水凝胶敷料,或没有临床感染、肉芽组织增生的压疮也可使用半液态水凝胶敷料(B级证据,正向弱推荐)[7]。对于干燥或疼痛的压疮可以考虑使用水凝胶敷料来处理(C级证据,正向弱推荐)[7]。

4)藻酸盐类敷料:对中量或大量渗液的压疮可以使用藻酸盐类敷料管理渗液(B级证据,正向弱推荐)[7]。针对感染的压疮可以在联合治疗时考虑使用藻酸盐类敷料,在规定时间更换敷料时如果发现敷料未吸收饱和,可以延长更换间隔时间(C级证据,正向弱推荐)[7]。

5)泡沫敷料:Ⅱ期压疮有渗液或增生变浅的Ⅲ期压疮建议使用泡沫敷料(B级证据,正向弱推荐)[7]。渗液量较大的压疮考虑使用凝胶泡沫敷料,有空腔的压疮避免使用单个小片状泡沫敷料处理(C级证据,正向弱推荐)[7]。

6)银离子敷料:对有临床感染或严重细菌定植的压疮可使用银离子敷料(B级证据,正向弱推荐)[7]。当感染控制时即停止使用银离子敷料,避免银离子敷料使用过久(C级证据,正向强推荐)[7]。注意:银离子对角质细胞和成纤维细胞可能有毒性性质,毒性范围尚未完全阐明。对银离子过敏者不应外用银离子制剂。磺胺嘧啶银不推荐用于硫过敏者[7]。

7)医用蜂蜜敷料:可以考虑使用医用蜂蜜敷料治疗Ⅱ期和Ⅲ期压疮(C级证据证据,非确定性推荐)[7]。注意:敷用蜂蜜敷料前确保患者对蜂蜜不过敏[7]。

8)纱布敷料:避免使用纱布敷料处理已经清洗清创过的开放性压疮,因为干燥状态揭除纱布会导致疼痛和活组织干燥脱水。如果没有其他类型的保湿型敷料,可选用生理盐水浸润过的纱布填充,避免造成压迫。尽可能使用单块纱布卷或条填充压疮,勿使用多层纱布,因为存留在伤口内的纱布有可能成为感染源(C级证据,正向弱推荐)[7]。

9)硅胶敷料:当周围组织脆弱时可以考虑使用硅胶敷料来防止周围组织损伤。可以将硅胶敷料作为伤口接触层,减轻压疮疼痛(C级证据,正向弱推荐)[7]。

(5)生长因子:愈合延迟的Ⅲ/Ⅳ期压疮可以考虑使用血小板衍生生长因子(PDGF)(B级证据,非确定性推荐)[7]。

(6)用于压疮治疗的生物物理方法

1)电刺激:微电流电刺激被证实可促进顽固难治Ⅲ期和Ⅳ期压疮的愈合[5],2014年指南推荐使用直接接触电刺激治疗难愈性Ⅱ期压疮和所有的Ⅲ期和Ⅳ期压疮(A级证据,正向弱推荐)[7]。

2)电磁疗法:考虑使用电磁疗法治疗难愈性Ⅱ期压疮和所有的Ⅲ期和Ⅳ期压疮(C级证据证据,非确定性推荐)[7]。

3)光疗:包括红外线、激光和紫外线治疗。根据Reddy等[12]报告的系统评价,目前的研究证据尚不足以支持或建议使用激光疗法或红外线疗法治疗压疮。使用脉冲单色红外线(956nm)和红光(637nm)的光疗法对于Ⅱ/Ⅲ期压疮的治疗效果显示光疗法可提高压疮每天的愈合率和

阅读笔记

缩短愈合时间[12]。国内的随机对照研究也证实,红外线和红光照射 10 分钟 / 次,能够升高局部温度 2~3℃、扩张血管、带走炎性介质而减轻炎性反应及疼痛,促进压疮愈合和缩短愈合时间[38,39]。指南认为目前红外线、激光治疗压疮的支持证据和反对证据均不充分,不建议作为压疮的常规治疗(C 级证据,非确定性推荐)[7]。

4) 超声波:目前非接触低频超声波治疗压疮的支持证据和反对证据均不充分,不建议非接触低频超声波作为压疮的常规治疗,但可以用于非焦痂坏死组织的清创(C 级证据,非确定性推荐)[7]。注意:非接触式低频超声波治疗不得接近假体、电子置入设备、孕妇子宫、恶性肿瘤区域和头面部[16]。

5) 负压伤口治疗:使用负压伤口治疗(NPWT)专业处理Ⅲ / Ⅳ期压疮可以提高压疮愈合率,采用 125mmHg 负压和吸引 5 分钟、间停 2 分钟的间歇吸引模式是最有效的治疗方案(B 级证据)[5,6]。可考虑将 NPWT 用作Ⅲ / Ⅳ期压疮的早期辅助治疗(B 级证据,正向弱推荐)[7]。注意:不建议将 NPWT 用于清创不充分、有坏死组织的压疮或恶性变化的压疮、无渗出的压疮、或患有未经处理的凝血性疾病、骨髓炎或局部有感染的压疮[37]。使用 NPWT 治疗前应先对坏死组织进行清创,在使用和去除负压治疗系统时应遵循安全规范,每次更换敷料时对压疮进行评估(C 级证据,正向强推荐)[7]。如患者有报告疼痛,应考虑在泡沫敷料下放置不黏性敷料;降低负压值和(或)改变吸引模式(持续性或间歇性);改用生理盐水纱布填充替代泡沫敷料(C 级证据,正向弱推荐)[7]。在社区内使用 NPWT,要向患者及其重要关系人教育 NPWT 相关知识(C 级证据,正向强推荐)[7]。

(7) 压疮的手术治疗:如压疮发展为蜂窝织炎或疑似有败血症,需请外科医生会诊,以确认是否需要急诊引流或清创术(C 级证据,正向弱推荐)[7]。对有潜行、窦道和(或)有广泛坏死的压疮,请外科医生会诊,以确认可否锐器清创。经保守治疗仍无法愈合的Ⅲ / Ⅳ期压疮,或希望尽快闭合的压疮患者,请外科医生会诊,以确认可否予以手术修复(C 级证据,正向强推荐)[7]。为患者评估手术风险,对可能影响手术及复发的因素并加以处理、优化(C 级证据,正向强推荐)[7]。评估可能妨碍手术切口愈合的因素、精神 - 社会因素并加以优化,取得预防和治疗压疮的设备并维护好,如减压床垫(B 级证据,正向强推荐)[7]。为手术后患者选择使用强化型减压垫,减轻压力、剪切力,改善微环境(C 级证据,正向弱推荐)[7]。抬高床头前需要评估相关益处和风险,使用正确的体位护理技术为患者更换体位,给患者穿合适的衣服,避免使用平车时损伤皮瓣,常规监测伤口引流系统,发现皮瓣异常(包括苍白、花瓣状、组织青紫、切口裂开、切口处引流量增多、水肿),及时报告外科医生(C 级证据,正向强推荐)[7]。按照外科医生要求,手术后逐步训练患者的坐姿和体位。出院前要为患者及照顾者提供压疮预防教育(C 级证据,正向强推荐)[7]。

(8) 管理疼痛:压疮产生疼痛的原因为压力导致组织缺血和对炎症介质的反应。6 项研究报道[8]与压疮有关的疼痛发生率为 37%~100%,研究显示与Ⅰ/Ⅱ期压疮比较,Ⅲ / Ⅳ期压疮的疼痛更剧烈。压疮疼痛的描述包括锐痛、烧灼痛、酸痛、刺痛。大量关于压疮引起疼痛的研究显示[36],有高达 84% 的患者报告说在休息和更换敷料时有疼痛,其中只有 6% 的患者接受了关于疼痛的治疗。

尽可能调整体位避免压疮部位受压,因为持续压迫压疮部位可以导致局部压力上升、疼痛增加,因此尽可能避免 90° 侧卧或半坐位(C 级证据,正向强推荐)[7]。在任何有可能引起疼痛的治疗期间,鼓励患者提出"暂停"要求(C 级证据,正向强推荐)[7]。保持伤口处于覆盖、湿润状态,使用非高黏性或不黏性敷料,以减轻压疮疼痛(注:对稳定的干痂不做湿润处理)(B 级证据,正向强推荐)[7]。考虑使用非药物性疼痛处理方案来减轻压疮相关性疼痛。选择使用更换频率低、尽可能不造成疼痛的伤口敷料,如水胶体、水凝胶、藻类敷料、高分子膜材料、泡沫敷料等来处理疼痛性压疮(C 级证据,正向强推荐)[7]。减轻操作引起的疼痛:操作前先给予控制疼

阅读笔记

痛如使用镇痛药(利多卡因),再开始伤口护理操作(C 级证据,正向强推荐)[7]。将患有与压疮有关的慢性疼痛患者转诊至合适的疼痛或伤口诊疗机构,与多学科团队合作,制订出控制慢性压疮疼痛的整体计划(C 级证据,正向强推荐)[7]。

(9) 临终患者压疮伤口管理策略:临终患者的压疮通常表现为梨形、马蹄形、蝴蝶形,并且通常位于骶骨部[5]。伤口处理目标为减轻疼痛、控制渗液和感染、减轻异味、增加舒适度和自尊而非使其愈合[5-7]。处理策略以无创减痛和姑息治疗、心理支持、营养支持为主[5-7]。姑息治疗的患者要进行综合评估,根据患者的意愿、舒适度、耐受度定期调整患者体位并翻身,考虑使用减压垫改善患者的舒适度(C 级证据,正向强推荐)[7]。使用常规减压垫需要每 2 小时调整一次体位,采用凝胶海绵垫可延长至 4 小时一次(B 级证据,正向弱推荐)[7]。

(10) 教育与培训:对患者、照护者和参与压疮处理的医疗保健者需要分层次教育关于预防和治疗压疮的相关知识,重点包括:①压疮的病因;②压疮发生发展的危险因素;③压疮分期;④伤口愈合原理;⑤压疮治疗期间的营养支持;⑥皮肤护理技巧和皮肤检查项目;⑦合适的伤口处理方法,包括清洁和应用敷料;⑧选择和使用减压装置;⑨预防原则和预防复发的策略;⑩记录预防和治疗干预的措施和效果[7,8]。对患者、照顾者和医疗专业人员进行压疮疼痛病因、评估及管理方面的教育和培训(C 级证据,正向强推荐)[7]。

4. 压疮处理流程[21]　见图 19-2。

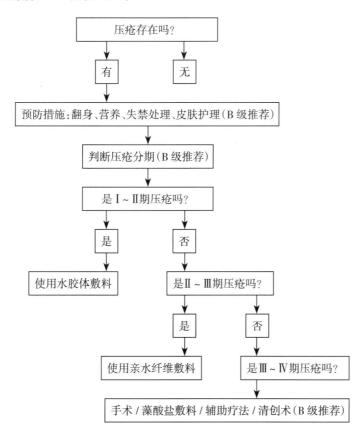

图 19-2　压疮处理流程图

(三) 评价效果及指标

使用有效而可靠的压疮评估量表来评估愈合过程(B 级证据,正向弱推荐)[7],包括压疮愈合量表(pressure ulcer scale for healing,PUSH)、压疮愈合趋势量表(Bates-Jenson 伤口评估工具)、压疮状态工具(PSST)。使用最初和随后一系列照片来监测压疮的愈合过程,利用临床判断来评估愈合迹象,如果渗液量减少、面积缩小、组织好转,可判断为愈合迹象(C 级证据,正向弱推

阅读笔记

荐)[7]。评价压疮治疗效果的终末指标是愈合时间。环节指标有压疮愈合计分(pressure ulcer scale for healing,PUSH)和压疮愈合趋势计分(Bates-Jenson 计分)及容积或面积缩小率(%)[6,7]。

1. 评价愈合时间　部分皮层压疮(Ⅰ、Ⅱ期压疮)经过恰当处理大部分在 1~2 周内愈合。但生活不能自理需要帮助的压疮患者其愈合时间将会增加,Ⅲ/Ⅳ期压疮且有感染、大量渗出和(或)覆盖腐肉或焦痂,会显著影响愈合,3 个月内不能愈合的可能性极大,经过积极治疗常常需要 5~6 个月后才能愈合,处理不当即使 6 个月后也可能不愈合[30,31]。

2. 评价容积或面积缩小情况　如果伤口容积或面积在治疗后 4~6 周内没有减少,需要重新评价伤口并且依据指南修改治疗计划[32,33]。

3. 评价压疮愈合的工具

(1) Bates-Jenson 伤口评估工具(BWAT)[6]:修订于 1995 年,曾被称为压疮愈合趋势评价工具,由 15 个条目组成,其中 13 个条目计分从 1~5 分(部位和形状不计分)(表 19-1)。总分数和评估日期可以在图表上标绘出,以提供一个伤口愈合或是恶化的趋势(Bates-Jenson,1995)。

表 19-1　Bates-Jensen 伤口评估与效果评价记录

ID　　　　　姓名　　　　　年龄　　　　性别　　　　伤口名称

伤口部位:　　　　　　　　持续时间　　　天

伤口形状:_____不规则_____线形_____圆形或椭圆形_____碗形或船形_____

方形或直角形,其他_____　　　　照片日期_____

评估条目	评估得分标准	日期计分	日期计分	日期计分	日期计分	日期计分
1. 伤口大小	0= 伤口愈合 1= 长 × 宽 <4cm^2 2= 长 × 宽 4~<16cm^2 3= 长 × 宽 16.1~<36cm^2 4= 长 × 宽 36.1~<80cm^2 5= 长 × 宽 >80cm^2					
2. 伤口深度	0= 伤口愈合 1= 在完整的皮肤上有压之不褪色的发红 2= 部分皮层缺失包括表皮和(或)皮肤 3= 全层皮肤缺失包括皮肤损害或坏死 4= 有坏死组织阻碍 5= 全层皮肤缺失伴有广泛的组织坏死或肌肉损害、骨或支持结构的损害					
3. 边缘	0= 伤口愈合 1= 模糊,不能区分伤口轮廓 2= 能够清楚区分伤口轮廓 3= 轮廓分明,伤口基底低于伤口边缘 4= 轮廓分明,翻卷增厚,触之柔软 5= 伤口周围有茧样组织或僵硬的瘢痕					
4. 潜行	0= 伤口愈合 1= 伤口四周无潜行 2= 任何区域的潜行 <2cm 3= 潜行 2~4cm,涉及的伤口边缘 <50% 4= 潜行 >4cm 或有窦道					

阅读笔记

续表

评估条目	评估得分标准	日期 计分	日期 计分	日期 计分	日期 计分	日期 计分
5. 坏死组织 类型	1= 未见坏死组织 2= 白色或灰色失活组织或不黏附的黄色 腐肉 3= 黏附松散的黄色腐肉， 4= 伤口床有黏附紧密的黑色软痂 5= 伤口床有黏附紧密的黑色硬痂					
6. 坏死组织 数量	1= 未见坏死组织 2= 伤口床坏死组织 <25% 3= 伤口床坏死组织 25%~50% 4= 伤口床坏死组织 >50%~<75% 5= 伤口床坏死组织 75%~100%					
7. 渗液类型	1= 无渗液 2= 血性:稀薄的淡红色 3= 血清血液:水样白红色或粉色 4= 血清性:稀薄透明,水样 5= 脓性:黄色或绿色,气味难闻					
8. 渗液数量	1= 无渗液,伤口组织干燥 2= 伤口组织微湿,但无法计量 3= 伤口组织潮湿,浸湿 25% 的敷料 4= 伤口组织饱和,浸湿敷料的 25%~75% 5= 伤口组织浸渍,浸湿敷料的 75% 以上					
9. 伤口周围 皮肤颜色(距 离伤口 4cm)	1= 颜色正常或粉色 2= 淡红色或有压之褪色的发红 3= 白色或灰白色或色素减退 4= 深红色或紫色或压之不褪色的发红 5= 黑色或色素沉着过度					
10. 外周组 织水肿(距离 伤口 4cm)	1= 无水肿或肿胀 2= 伤口周围非凹陷性水肿范围 <4cm 3= 伤口周围非凹陷性水肿范围 >4cm 4= 伤口周围凹陷性水肿范围 <4cm 5= 伤口周围凹陷性水肿范围 >4cm					
11. 外周组 织硬结(化)	1= 无硬结(化) 2= 伤口周围硬结 <2cm 3=<50% 伤口周围有硬结(化)2~4cm 4=>50% 伤口周围有硬结(化)2~4cm 5= 伤口周围硬结 >4cm					
12. 肉芽组织	1= 皮肤完整或部分皮层伤口 2=75%~100% 伤口填充浅牛肉红色组织或 组织过度生长 3=<75%~>25% 伤口填充浅的牛肉红色组织 4= 粉红或灰红暗色或伤口填充组织 ≤ 25% 5= 无肉芽组织可见					

阅读笔记

续表

评估条目	评估得分标准	日期 计分	日期 计分	日期 计分	日期 计分	日期 计分
13. 上皮化	1= 伤口覆盖 100%,表面完整 2= 覆盖 75%~100% 或上皮组织长入伤口 >0.5cm 3= 覆盖 50%~<75% 或上皮组织长入伤口 <0.5cm 4= 伤口覆盖 25%~<50% 5= 伤口覆盖 <25%					
14. 敷料与 方法						
总分						
签名						

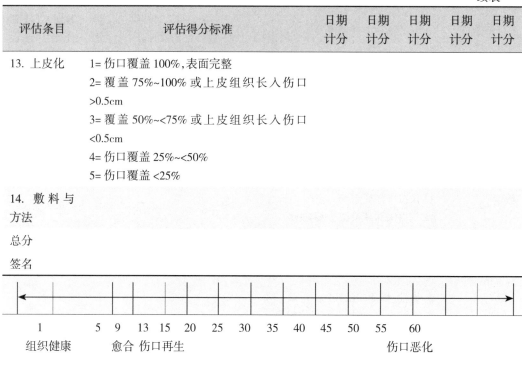

| 1 | | 5 | 9 | 13 | 15 | 20 | 25 | 30 | 35 | 40 | 45 | 50 | 55 | 60 | |
组织健康　　　愈合 伤口再生　　　　　　　　　　伤口恶化

南京军区南京总医院伤口护理中心译制于 2010 年 12 月

(2) PUSH(pressure ulcer scale for healing)工具(压疮愈合计分)[30,31]:PUSH 是 1998 年由美国国家压疮咨询委员会(national pressure ulcer advisory panel,NPUAP)开发的计分工具,以面积(长 × 宽)、渗出量和组织类型三项内容计分,最高分 17 分,表明压疮很严重,分数下降表明治疗有效,正在愈合中,0 分表示愈合,分数上升表明伤口恶化,分数无改变表明治疗无效,需要修改措施[32]。经过汉化的 PUSH 量表有良好的信度和效度,适合用于中国压疮患者评价效果[33](表 19-2)。

表 19-2　压疮愈合计分表(Pressure Ulcer Scale for Healing,PUSH)

The National Pressure Ulcer Advisory Panel(NPUAP)国家压疮顾问小组评分标准

面积(cm²) 长 × 宽	0	<0.3	0.3~0.6	0.7~1.0	1.1~2.0	2.1~3.0
	得分	1	2	3	4	5
		3.1~4.0	4.1~8.0	8.1~12	12.1~24	>24
	得分	6	7	8	9	10
渗液量		无	少量	中量	大量	
	得分	0	1	2	3	
组织类型		闭合	上皮组织	肉芽组织	腐肉	坏死组织
	得分	0	1	2	3	4

4. 评价临终患者压疮的治疗效果　对临终状态患者的压疮治疗目标应以姑息为主而不是愈合,主要评价指标为有效管理疼痛、减轻不良气味和增加舒适等[5-7]。

四、评价证据

由于目前不同国家、不同的学术组织针对压疮问题制订了不同的临床实践指南,指南质量也参差不齐,因此对于临床实践指南也应进行评价,以判断指南是否具有重要性、是否适合于

阅读笔记

在我国推荐使用。现有的压疮处理或治疗实践指南所推荐的方法主要基于 C 级证据,2014 年的指南增加了部分 B 级证据和少量 A 级证据,主要是由于原始研究证据的质量较低,导致临床实践指南无法依据高质量的证据制订更可靠的推荐意见。另外,对于 B 级和 A 级证据的措施中某些因我国客观条件限制,目前阶段尚很难在我国推广,例如使用电刺激治疗压疮。负压伤口治疗技术虽然引进多年,在专业伤口护理中心已经得到开展和应用,并取得良好效果,但总体使用尚不规范,需要经过系统培训后才能使用。

来自 Cochrane 的 8 篇系统评价主要评价了压疮处理措施的效果,虽然这些系统评价均来源于随机对照试验,但因原始研究样本量较少,或方法论上尚需进一步改进,且受试人群均来自西方,因此结果应用时应注重实践情景和文化的差异性,而且由于在措施的选择上 4 篇系统评价尚存在一些不一致的结论,因此应用时应综合考虑临床情景和专业判断进行措施的选择和决策。

五、总结与建议

(一) 压疮评估的证据小结

1. 入院时对压疮进行初始评估应包含四项要素:压疮疼痛的强度、特征和持续时间;身体检查;心理学评估;判断疼痛的类型和原因(C 级证据)。

2. 初始评估需评估治疗价值和目的、曾经接受的治疗史及效果、与压疮有关的疼痛、压疮表现和严重度、是否感染、影响愈合的因素等,并对愈合状况持续监测(C 级证据)。

3. 初始评估后每周至少再评估一次并记录评估结果和压疮特征,包括部位、分期、大小、组织类型、颜色、周围组织情况、渗出、气味、窦道、潜行、瘘管(C 级证据)。

4. 对Ⅱ~Ⅳ期压疮和难以分期压疮,优先评估皮肤温度、压痛、组织硬度改变、疼痛(C 级证据)。

5. 评估疼痛时要观察患者的肢体语言和非语言表现,需要整合患者对压疮疼痛表述的语言,需评估减轻或加重疼痛的因素和疼痛对患者生活质量的影响(C 级证据)。

6. 要采用统一的方法测量压疮长度、宽度和深度,便于比较不同时期的伤口评估结果。当测量深度或潜行、窦道时,需谨慎操作,避免引起损伤(C 级证据)。

7. 出现面积增大、组织坏死增加、渗液量增多或有感染时,可判断为压疮恶化表现,需要查找原因和调整治疗方案(C 级证据)。

8. 如有骨组织外露,触之粗糙或柔软,要评估是否存在骨髓炎,只有骨髓炎得到控制,压疮才能愈合(C 级证据)。

9. 需要评估压疮患者的进食能力和每日进食量(C 级证据)。

10. 压疮存在下列现象时高度怀疑有局部感染:①治疗 2 周无愈合迹象。②肉芽组织脆弱,易破碎或出血。③异味明显。④压疮疼痛加重。⑤伤口渗液量增加,引流液为脓性或脓血性。⑥伤口周围皮肤温度升高。⑦伤口床坏死组织增多。⑧形成潜行或腔洞,或桥梁状肉芽(B 级证据)。

11. 当压疮持续时间≥4 周,过去 2 周内无愈合迹象,临床表现出炎症的症状体征,且抗感染治疗无效,则高度怀疑有细菌生物膜存在(C 级证据)。

(二) 压疮处理的证据小结

1. 对有全层压疮如Ⅲ或Ⅳ期压疮或压疮涉及关节部位的患者,建议使用低气流减压床垫或凝胶床垫,以重新分布压力、降低压疮部位的压力(B 级证据)。

2. 需要加强热量和蛋白质的补充,建议热量补充 30~35kcal/(kg·d),蛋白质补充 1.25~1.5g/(kg·d)(C 级证据)。

3. 每次更换敷料时需要清洁伤口,可以减少伤口微生物计数(C 级证据)。

4. 清洁周围皮肤,与压疮愈合密切有关(B 级证据)。

阅读笔记

5. 大多数压疮可用饮用水或生理盐水清洗(C 级证据)。

6. 确诊感染或疑似感染或严重定植的压疮可使用抗菌剂溶液清洗(C 级证据)。

7. 使用足够压力的洗液清洗伤口,避免损伤组织和将细菌冲入伤口内(C 级证据)。

8. 要小心清洗带有潜行、窦道和瘘管的压疮。清洗装置专人专用,妥善处理,避免交叉感染(C 级证据)。

9. 选择最适合于患者、伤口和临床应用的清创方法(C 级证据)。

10. 当有可疑的细菌生物膜存在时,考虑使用局部杀菌剂结合持续清创来控制并清除(C 级证据)。

11. 如有广泛坏死、进展性蜂窝织炎、捻发音、波动感和(或)压疮相关感染的败血症,推荐进行外科手术清创或锐器清创(C 级证据)。

12. 进行保守性锐器清创和外科 / 锐器清创时,使用无菌器械(C 级证据)。

13. 每次更换敷料都要评估压疮状况,以分析和确认当前所用敷料的合理性(C 级证据)。

14. 控制清创相关性疼痛(C 级证据)。

15. 水胶体敷料应用于清洁的Ⅱ期压疮,也可以考虑用于非感染的、增生变浅的Ⅲ期压疮(B 级证据)。

16. 有死腔的压疮,先用填充敷料填满死腔,再用水胶体敷料。在脆弱的皮肤上小心去除水胶体敷料,以免损伤皮肤(B 级证据)。

17. 在浅表、渗液少的压疮上考虑使用水凝胶敷料,或没有临床感染、肉芽组织增生的压疮也可使用半液态水凝胶敷料(B 级证据)。

18. 对中量或大量渗液的压疮可以使用藻酸盐类敷料管理渗液(B 级证据)。

19. Ⅱ期压疮有渗液或增生变浅的Ⅲ期压疮建议使用泡沫敷料(B 级证据)。

20. 对有临床感染或严重细菌定植的压疮可使用银离子敷料(B 级证据)。

21. 可使用直接接触电刺激治疗难愈性Ⅱ期压疮和所有的Ⅲ期和Ⅳ期压疮(A 级证据)。

22. 可将负压伤口治疗用作Ⅲ / Ⅳ期压疮的早期辅助治疗(B 级证据)。

23. 保持伤口处于覆盖、湿润状态,使用非高黏性或不黏性敷料,以减轻压疮疼痛(注:对稳定的干痂不做湿润处理)(B 级证据)。

24. 对患者、照顾者和医疗专业人员进行压疮疼痛病因、评估及管理方面的教育和培训(C 级证据)。

(三)评价压疮处理效果评价指标的证据小结

1. 使用有效而可靠的压疮评估量表来评估愈合过程(B 级证据)。

2. 使用最初和随后一系列照片来监测压疮的愈合过程,如果渗液量减少、面积缩小、组织好转,可判断为愈合迹象(C 级证据)。

(四)应用建议

应用以上证据,应对本例压疮病例应进行全面的评估,包括局部(压疮面积、分期和局部感染症状、PUSH 计分、疼痛计分等)和全身状况(生命体征、全身皮肤、营养指标等),并进行必要的诊断性检查如细菌培养和空腹及餐后血糖、肝肾功能监测,以确定影响患者压疮发生和发展的因素,制订符合个体状况的压疮治疗和预防新发压疮的计划。

通过全面评估,分析本例患者的诊断有:糖尿病、心肌梗死和脑梗死后、痴呆、Ⅳ期压疮。影响压疮发生发展的因素有:营养摄入不足、营养不良(低蛋白血症、贫血)、伤口感染、血糖控制不良、瘫痪失去自理能力、尿失禁等。

针对该患者的健康问题,制订的护理计划应包括局部处理结合全程整体干预,如采取自溶结合保守性锐器清创技术分次逐步清除坏死组织、生理盐水清洗、红外线和红光照射物理治疗、局部使用银离子敷料抗感染、鼻饲管营养支持疗法、静脉输注白蛋白纠正低蛋白血症、请内分泌科医生会诊调整胰岛素、控制血糖、预防压疮和健康教育等。治疗理念是微创少痛、促进愈合[3,7,11]。在治疗过程中应用压疮愈合计分(PUSH)进行动态量化评价[32],以客观评价压疮治疗的效果,及时修改计划。鼻饲管营养支持疗法包括根据个体血糖、肝肾功能结果和每个压疮的渗液量制订口入营养处方,原则是控制脂肪和碳水化合物摄入、补充优质蛋白和多种蔬菜,补水量出为入。预防压疮措施包括制订翻身及减压垫使用计划、口入营养计划、皮肤护理计划、尿失禁管理计划、被动锻炼计划等。健康教育包括指导和教育患者家属及照顾者其安全转运技术和翻身技术、皮肤护理技巧、减压装置使用方法、喂食方法及预防误吸技巧、尿便管理方法及预防尿路感染技巧、在家庭中实施各种功能训练计划的方法等,以最大限度地增强心肺适应能力、移动能力、预防各种并发症、提高压疮治疗的效果。效果评价:综合干预后1个月血糖控制在6~8mmol/L,白蛋白升高至35g/L,血红蛋白升高至98g/L。局部清创抗感染一周后,伤口面积缩小为1.5cm×2.5cm,见踝骨外露,但有部分肉芽生长,四周潜行缩小为0.8cm。继续清创结合银离子敷料抗感染和红外线、红光辅助治疗,2周后肉芽组织覆盖外露骨,面积缩小为1.5cm×2cm,四周潜行缩小为0.5cm。后改用藻酸盐敷料覆盖和填充6周后,潜行闭合,面积缩小为0.5cm×0.5cm,渗液量少(图19-3)。改为水胶体敷料封贴2周接近愈合,继续使用水胶体敷料封贴1周后完全愈合(图19-4)。愈合时间63天,短于国外随机对照NPWT和标准湿性疗法治疗12例Ⅲ/Ⅳ期压疮,3个月内仅1例愈合时间,愈合时间为79天的报告[34,35]。

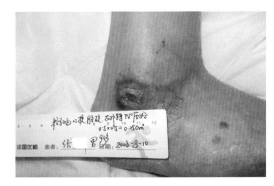
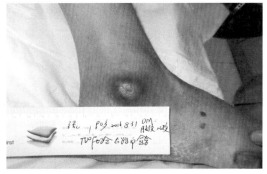

图19-3　右外踝四期压疮治疗6周后　　　　图19-4　右外踝四期压疮治疗9周愈合

(蒋琪霞)

附19-1　所依据的证据分级系统(EPUAP-NPUAP-PPPIA,2014)

1级证据　干预性研究:来自有明确结果(和低错误风险)的大样本RCT;或来源于对RCT的系统评价或Meta分析(符合Cochrane系统评价制作的要求,或根据AMSTAR评估工具符合11项中的9项)。诊断性试验:来自高质量(横断面)研究的系统评价,具有一致的参考标准和盲法。预后性研究:来自前瞻性队列研究的高质量系统评价。

2级证据　干预研究:来自结果不确定(和中度或高度错误风险)的小样本RCT。诊断性试验:来自高质量的(横断面)个案系列,在连续患者个体中具有应用一致的参考标准及盲法。预后性研究:来自前瞻性队列研究。

3级证据　干预研究:来自同时或同时期对照的非随机研究。诊断性试验:来自非连续性研究,或未应用一致参考标准的研究。预后性研究:来自随机对照试验的单一组别患者中的预后因素分析。

4级证据　干预研究:来自历史对照的非随机试验结果。诊断性试验:来自病例对照研究,或独立性弱/非独立性参考标准。预后性研究:来自病例系列研究或病例对照研究,或低质量前瞻性队列研究、回顾性队列研究。

5 级证据 干预研究:来自无对照的病例研究结果,标明受试者编号。诊断性试验:来自以机制为基础的推理性诊断率的研究(无参考标准)。

附 19-2 所依据的证据强度系统(EPUAP-NPUAP-PPPIA,2014)

A 级证据:推荐意见得到了来自设计恰当并正确执行的人类压疮(或有压疮风险)对照试验的直接科学证据的支持,提供了一致支持推荐意见的统计学结果(需要 1 级证据的研究支持)。

B 级证据:推荐意见得到了来自设计恰当并正确执行的人类压疮(或有压疮风险)临床序列研究的直接科学证据的支持,提供了一致支持推荐意见的统计学结果(需要 2、3、4、5 级证据的研究支持)。

C 级证据:推荐意见得到了间接证据(如健康人群研究、其他类型慢性伤口的患者研究、动物模型)和(或)专家意见的支持。

附 19-3 所依据的推荐意见强度系统
(EPUAP-NPUAP-PPPIA,2014)

正向强推荐:明确要做。
正向弱推荐:很可能要做。
非确定性推荐:权衡利弊后再确定是否要做。
负向弱推荐:很可能不做。
负向强推荐:明确不要做。

主要参考文献

[1] Kottner J,Balzer K,Dassen T,et al. Pressure ulcers:a critical review of definitions and classifications. Ostomy Wound Managemnet,2009,55(9):22-29.

[2] 国际疾病分类 ICD-10-CM. http://www.cms.gov/ICD10/12_2010_ICD_10_CM.asp

[3] 蒋琪霞. 压疮护理学. 北京:人民卫生出版社,2015:223-269.

[4] Carter MJ. Economic Evaluations of Guideline-Based or Strategic Interventions for the Prevention or Treatment of Chronic Wounds. Appl Health Econ Health Policy,2014,12(3):373 – 389.DOI 10.1007/s40258-014-0094-9

[5] National Pressure Ulcer Advisory Panel and European Pressure Ulcer Advisory Panel(NPUAP/EPUAP). Treatment of pressure ulcers:Quick Refenrence Guide. Washington,DC:National Pressure Ulcer Advisory Panel,2009.

[6] Wound Ostomy and Continence Nurses Society. Guideline for Prevention and Management of Pressure Ulcers. Mount Laurel,2010.

[7] National Pressure Ulcer Advisory Panel(NPUAP),European Pressure Ulcer Advisory Panel(EPUAP),Pan Pacific Pressure Injury Alliance(PPPIA). Prevention and Treatment of Pressure Ulcers:Quick Reference Guide. Emily Haesler,Western Australia,Cambridge Media:Osborne Park,2014.

[8] Clark M. Guidelines for seating in pressure ulcer prevention and management.Nursing Times,2009,105:16.

[9] Tachibana T,Imafuku S,Irisawa R,et al. Guidelines for the diagnosis and treatment for pressure ulcers. J Dermatology,2016,43(1):469-506.

[10] Liu LQ,Moody J,Traynor M,et al. A systematic review of electrical stimulation for pressure ulcer prevention and treatment in people with spinal cord injuries. J Spinal Cord Med,2014 ,37(6):703-719.

[11] Langer G, Fink A. Nutritional interventions for preventing and treating pressure ulcers. Cochrane Database Syst Rev, 2014(6):CD003216. doi:10.1002/14651858.CD003216.pub2.

[12] Tricco AC,Cogo E,Isaranuwatchai W,et al. A systematic review of cost-effectiveness analyses of complex

wound interventions reveals optimal treatments for specific wound types. BMC Medicine,2015,13:90-106. DOI 10.1186/s12916-015-0326-3

[13] Lo SF,Change CJ,Hu WY,et al. The effectiveness of silver-releasing dressings in the management of non-healing chronic wounds:a Meta-analysis. Journal of Clinical Nursing,2009,18(5):716-728.

[14] Ramundo J,Gray M. Collagenase for enzymatic debridement:a systematic review. Journal of Wound, Ostomy and Continence Nursing,2009,36(6):4-11.

[15] Moore ZH,Cowman S. Repositioning for treating pressure ulcers. Cochrane Database of Systematic Reviews,2009,2:CD006898

[16] Regan M,Teasell R,Wolfe D,et al. A systematic review of therapeutic interventions for pressure ulcers after spinal cord injury. Archives of physical medicine and rehabilitation,2009,90(2):213-231.

[17] Medical Advisory Secretariat. Management of chronic pressure ulcers:an evidence-based analysis. Ontario Health Technology Assessment Series,2009,9(3):1-203.

[18] Pott FS,Meier MJ,Stocco JD,et al. The effectiveness of hydrocolloid dressings versus other dressings in the healing of pressure ulcers in adults and older adults:a systematic review and meta-analysis Rev. Latino-Am. Enfermagem,2014,22(3):511-520.DOI:10.1590/0104-1169.3480.2445

[19] Zheng X,Li JQ. Comparison of the treatment of hydrocolloid and saline gauze for pressure ulcer:a meta-analysis of randomized controlled trials. Int J Clin Exp Med,2015,8(11):20869-20875.

[20] Beldon P,Clark M,Collier M,et al. Best Practice Statement. Eliminating pressure ulcers. London:Wounds UK 2013. www.wounds-uk.com

[21] Joanna Briggs Institute. 压疮的处置(最佳实践). 成磊,译. 胡雁,审校. 中华护理杂志,2009,44(6): 570-572.

[22] Beldon P,Clark M,Collier M,et al. Best Practice Statement. Eliminating pressure ulcers. London:Wounds UK ,2013,6:1-32.Available to download from:www.wounds-uk.com

[23] Amstrong D,Ayello E,Capitulo K,et al. New opportunities to improve pressure ulcer prevention and treatment:implications of the CMS inpatient hospital care Present on Admission indicators/hospital-acquired conditions(HAC) policy. A consensus paper from the International Expert Wound Care Advisory Panel. J of Wound,Ostomy&Continence Nursing,2008,35(5):485.

[24] WOCN. Wound,Ostomy and Continence Nurses Society Position Statement on Avoidable Versus Unavoidable Pressure Ulcers. J Wound,Ostomy,Continence Nurs,2009,36(4):378-381.

[25] Dorner B,Poathauer ME,Thomas D. The role of nutrition in pressure ulcer prevention and treatment: National Pressure Ulcer Advisory white paper. Advances in Skin &Wound Care,2009,22(5):212-221.

[26] Langemo DK,Black J. The National Pressure Ulcer Advisory Panel. Pressure ulcers in individuals receiving palliative care:a National Pressure Ulcer Advisory Panel white paper. Advances in Skin & Wound Care, 2010,23(2):59-73.

[27] Pieper B,Langemo D,Cuddigan J. Pressure ulcer pain:a systematic literature review and National Pressure Ulcer Advisory Panel White Paper. Ostomy Wound Management,2009,55(2):16-31.

[28] McNichol L,Watts C,Mackey D,et al. Identifying the right surface for the right patient at the right time: Generation and Content Validation of an Algorithm for Support Surface Selection. J Wound Ostomy Continence Nurs,2015,42(1):19-37.

[29] Langemo D,Haesler E,Naylor W,et al. Evidence-based guidelines for pressure ulcer management at the end of life. International J Palliative Nurs,2015,21(5):225-232.

[30] Hon J,Lagden K,Mclaren AM,et al. A prospective multicenter study to validate use of the PUSH in patients with diabetic,venous,and pressure ulcers. Ostomy Wound Manage,2010,56(2):26-36.

[31] Gunes UY. A prospective study evaluating the pressure ulcer scale for healing (PUSH Tool) to assess stage II,stage III and stage IV pressure ulcers. Ostomy Wound Manage,2009,55(5):48-52.

[32] 蒋琪霞,李晓华,胡素琴,等. 压疮愈合计分对评价压疮清创效果的可行性及有效性分析. 医学研究生学报,2010,23(5):518-521.

[33] 蒋琪霞,王建东,彭青,等. 压疮愈合计分量表的汉化及其信效度研究. 医学研究生学报,2015,28(7):

阅读笔记

750-754.

[34] 蒋琪霞,王建东,徐元玲,等.慢性伤口感染常见病原菌及其干预效果研究.护理学杂志,2015,30(12):19-23.

[35] 蒋琪霞,刘玉秀,李晓华,等.177例慢性伤口应用纳米银敷料的效果研究.中华护理杂志,2015,50(8):932-936.

[36] Langemo D,Haesler E,Naylor W,et al. Evidence-based guidelines for pressure ulcer management at the end of life. International Journal of Palliative Nursing 2015,21(5):225-232.

[37] Novak A,Khan WS,Palmer J. The Evidence-Based Principles of Negative Pressure Wound Therapy in Trauma & Orthopedics. The Open Orthopaedics Journal,2014,8,(Suppl 1:M6)168-177.

[38] 蒋琪霞,周昕,彭青,等.红光和红外线辅助伤口治疗的照射时间与效果观察.医学研究生学报,2011,24(4):381-385.

[39] 蒋琪霞,李晓华,彭青,等.红光和红外线辅助治疗对创伤性伤口愈合效果的对比研究.护理学杂志,2012,27(22):19-22.

第二十章 身体约束的循证实践

身体约束是临床中常用的保护性措施,主要用于精神障碍患者、老年患者及急危重症患者,以控制其活动,预防和减少对治疗的干扰,保障患者及医护人员的安全。据 2006 年美国一项研究统计,住院患者约束率为 6%~17%,SICU(surgical intensive care unit)为 28%,长期护理机构约束率高达 25.0%~84.6%[1]。我国尚缺乏住院患者身体约束率的大样本调查数据。但研究揭示较多的住院患者使用身体约束,且在 ICU、精神科[2-4]使用较为普遍,尤其是意识不清、烦躁和机械通气患者。据调查,ICU 患者一次或一次以上身体约束的使用率为 39.04%,全身麻醉未清醒者占 41.13%,气管插管者占 73.76%,神经外科患者占 46.81%[5];住院精神障碍患者保护性约束使用率高,可超过 50%,且可能多次使用。然而越来越多的证据证明使用身体约束可能给患者带来生理、心理以及社会方面的不良影响,包括高血压、压疮、神经损伤、感染、抑郁、谵妄,甚至死亡。人们开始重新审视使用身体约束的原因、效果及其造成的后果。本章主要探讨身体约束的指征、方法、护理措施、并发症及相应的预防措施。

一、临床情景及护理问题

(一)临床情景

王先生,32 岁。因行为异常 4 天到精神病院就诊。一般体检未见异常。精神检查:表情欣快,存在夸大妄想,对疾病无认识。以情感精神病、躁狂症收治入院。入院后患者自认为受骗,出现强烈的攻击行为、伤人和自伤,经劝导无效,决定采取约束措施以防止出现伤人和自伤的不良后果。于是用双重约束带将患者约束在床上,次日交接班时发现患者右掌背水肿,右手握拳无力,右手不能提起。查体右上肢肌力 2 级,临床诊断:外伤性右臂丛神经炎。肌电图示右臂丛神经损伤。后经地塞米松、ATP、VitB$_1$、VitB$_2$ 等治疗,1 周后痊愈。

(二)护理问题

1. 身体约束的指征是什么?
2. 约束的方法有哪些?
3. 应该如何观察和护理约束患者?
4. 如何预防约束并发症的发生?

阅读笔记

二、检索证据

约束涉及法律、伦理方面的问题,根据知证决策工具,首先检索本土证据,其次检索国外证据。根据此案例涉及的护理问题,分别以"身体约束"及"physical restraint"为检索词,检索国际指南协作网(Guidelines International Network,GIN)、苏格兰院际指南网(Scottish Intercollegiate Guideline Network,SIGN)、英国国家卫生与临床优化研究所(National Institute for Health and Care Excellence,NICE)、美国国立指南库(National Guideline Clearinghouse,NGC)、加拿大安大略注册护士协会(Registered Nurses Association of Ontario)指南网、Cochrane 系统评价数据库及 JBI 系统评价数据库等,筛选文献后共检索到 JBI 约束相关标准 3 篇[6-8],RNAO 循证护理指南 1 篇[9],CDSR 1 篇[10]。

三、证据内容

(一)约束的定义

国际上没有通用的"身体约束"定义。JBI 在其 2013 年 7 月公布的身体约束指征中,将约束描述为干预患者作出某种决定或限制其身体自由活动的行为[6]。此外,提到隔离患者也属于约束的范畴。加拿大安大略护理协会(RNAO)[9]将约束定义为用身体、药物和环境约束的方法限制个体(或身体一部分)的活动或行为活动,并将约束分为物理、化学及环境约束三大类。物理约束指通过约束带、约束手套等工具约束个体的活动;化学约束指采用药物的方式控制某种行为或者活动能力的方式,以控制患者的活动或者某种行为,而非达到治疗目的;环境约束限制了患者的活动范围,例如隔离即为环境约束的一种。

(二)约束的原因和指征

保证服务对象及他人的安全是决定是否采用约束的重要原因[11]。因此约束通常只能在避免/防止伤害或通过其他方法治疗仍不能顺利进行的情况下才能使用。此外,约束需在全面评估的基础上使用,而且越早停止越好[12]。一致认为认知障碍及破坏性行为等是使用约束的常见指征,使用保护性约束以保证患者的安全如防止跌倒、管理易激惹状况、进行行为控制、预防走失以及提供身体支持等。在工作人员缺乏的情况下,约束也可用于保证治疗顺利进行以及保持社会环境的安定(I级证据)[7,13]。没有足够的证据表明隔离和约束能有效管理有暴力倾向和分裂行为的精神病患者,因此,对此类患者应用隔离或约束时应小心谨慎[12]。

医院和长期照护机构身体约束的应用均较多,但使用原因存在差异。医院中被约束的多为认知障碍、行为紊乱、卧床不起或有跌倒危险的患者,目的是通过约束控制患者行为,防止患者阻碍治疗;同时也可用于人力不足时维持环境安全,以免干扰其他患者。如 ICU 使用约束的目的是防止患者由于烦躁不安、镇静药剂量的减少而导致的意外拔管事件。而长期照护机构被约束的患者以虚弱的老年人、大小便失禁、日常生活起居不能自理为主[7]。美国老年医学会建议应有评估工具来衡量是否使用约束,如对患者使用"谵妄评估量表"、"认知功能评估量表"、"跌倒危险评估量表"等[14]。

(三)约束管理的相关规范和法规

身体约束临床应用广泛,可能给患者造成生理、心理和社会方面的不良影响,并且可能涉及法律、伦理方面的问题。我国尚无约束方面的临床实践指南,仅在 2011 年原卫生部和中国人民解放军总后勤部卫生部联合制定的《临床护理实践指南(2011 版)》中提及了患者全身制动时需要遵医嘱使用约束物等[15]。

我国 2013 年颁布施行了精神卫生领域具有里程碑意义的《中华人民共和国精神卫生法》,第三章第四十条规定精神障碍患者在医疗机构内发生或者将要发生伤害自身、危害他人安全、扰乱医疗秩序的行为,医疗机构及其医务人员在没有其他可替代措施的情况下,可以实施约

阅读笔记

束、隔离等保护性医疗措施。实施保护性医疗措施应当遵循诊断标准和治疗规范,并在实施后告知患者的监护人。禁止利用约束、隔离等保护性医疗措施惩罚精神障碍患者。这是我国针对约束相关的首部法律,明确界定了约束保护措施的适用条件及规定。

加拿大国会 2001 年批准的第 85 号《减少患者约束法》规定,应提倡尽量用替代方法减少约束的使用,保证约束的正确和安全。有适当的记录,必要时报告约束部位的具体情况。此外,医院还必须制定一系列配套政策,如减少身体约束的措施,对员工实施专项培训,以及管理身体约束措施的质量等。

美国卫生机构资格认证联合委员会(Joint Commission on Accreditation of Healthcare Organization,JCAHO)鼓励各医疗结构制订身体约束规范,希望通过医疗机构的管理,在建立良好的患者安全环境的同时,减少身体约束的使用。

（四）身体约束的装置

1. 传统装置　包括皮制或棉质的腕关节或踝关节约束带、约束大单、软带或背心、连指手套、骨盆带、衣服或背带、轮椅安全带、床栏等。

2. 科技监管　现已能够通过现代科技监控患者活动,必要时再施以直接的身体约束[12],这些方法称为科技监管。主要包括:①给患者佩戴跟踪器,通过跟踪器上发射的信号随时定位患者,防止其随意走动。②在床椅上放置压力垫,当患者试图离开床椅时,压力垫可感受到压力改变而发出警报,以预防患者坠床或摔倒。③在病区内安装闭路电视监控系统,通过监控画面,对患者的情况进行动态观察,有利于消除安全隐患。④使用门窗警报器防止患者随意离开。这些装置仅用于监管患者活动或者在患者试图离开监管范围时发出警报,因此并不会直接约束患者,而是在患者触发警报时再进行约束,如被约束于房间内的患者因试图离开而触发门窗警报器时,医务人员可以及时阻止患者。这些科技监管方式更多应用于老年人、意识不清或精神障碍患者,可防止患者离开监管区域或发生意外。这些监管方法可以帮助医护人员在不使用身体约束的情况下监控患者活动,但使用前须征得患者同意,确保是在尊重患者的基础上对其有益,并注意保护患者隐私[16-19]。

（五）身体约束的实施

1. 评估　建议在评估了使用的恰当性后方可使用约束;评估的时间建议在入院时及整个住院过程中并且需要动态评估;建议使用评估工具筛查高危患者(Ⅱb)。RNAO 指南及美国老年医学会推荐了评估危险因素的工具,例如员工观察的攻击性测量(SOAS-R)、风险与可治疗性的评估(START)、暴力检查单(BVC)、认知及疼痛评估工具等。

评估的内容包括:①明确服务对象身体、文化、心理、社会及安全的需求及有关病史。②识别若不使用约束,可能带来的健康伤害及对其自身和他人的安全风险。③评估需要约束的可能原因、危险因素及可能后果,危险因素包括患者本身的因素及诱因。患者本身的因素包括高龄(>80 岁)、认知改变(中重度痴呆、创伤)、交流能力下降 / 障碍(例如失语症)、大小便失禁、跌倒史 / 跌倒恐惧、依赖性增加(活动能力下降 / 日常生活依赖性增加)、感知障碍(耳聋 / 听力下降、失明 / 视力下降)、反应性行为(攻击性、暴力行为史、自伤 / 他伤行为、焦虑、破坏性行为、躁动、迷失等)等;诱因包括认知变化、药物影响、环境因素、多次入院、有未被满足的需求等。④使用对患者限制最少的约束手段。⑤注意尊重患者的尊严、隐私、文化背景和个人权利[6,9]。

2. 知情同意　同其他侵入性操作一样,应用身体约束需要执行知情同意程序,即必须征求有自主能力患者的意见,获取知情同意;患者无自主能力时,应征求其亲属或监护人的意见,由医护人员告知患者或其亲属就身体约束的原因、实施方法等,并通过提问,确保患者或其亲属真正理解;若患者存在因认知紊乱、行为失控而导致的跌倒、自伤、拒绝治疗等可能,而其亲属尚未出现或无法联系等特殊情况时,按照各国法律规定的紧急避险原则,可以先实施身体约束,知情同意程序随后补上。另一方面,约束需要合法的医嘱和处方,遵照医嘱由符合资质要

阅读笔记

求的人执行。

3. 选择恰当的约束装置　应根据患者情况及约束目的选择相应的约束装置,并正确应用。医院和长期照护机构所使用的约束装置不尽一致。在急症医院,三种最普遍使用的约束装置分别是:手腕、腰部及胸部的约束带。而在长期照护机构,最常用的约束装置是背心式和腰部的约束带[7]。约束背心和床栏与约束并发症密切相关,应慎重使用[20]。

4. 约束患者的护理　整个约束期间,护士应该采取措施将安全风险降至最低,最大限度地保证患者的舒适。持续监测根据患者的观察结果或者患者/家属的诉求动态调整约束计划(Ⅳ,RNAO)。明确与约束有关的危险因素并采取相应的护理措施。具体包括:①尽量确保患者安全;②做好病情观察;③考虑使用替代解决方案;④最大限度促进患者的舒适度;⑤采取促进患者休息、加强营养的护理措施;⑥采取措施分散患者注意力;⑦评估是否需要继续约束;⑧评价约束的情况和结果[6,9]等。

约束实施的记录包括导致需要使用约束的患者行为和健康问题,可能因为使用约束而加剧的任何健康问题,用来处理攻击性行为的其他策略,是否同意约束,使用约束的时机和持续时间,约束过程中保护患者和(或)他人安全的计划,保护患者隐私,由谁来实施等[6]。

5. 加强对特殊患者的管理[8]

(1) 认知障碍患者:①床旁有明显标志物,表明当前日期及工作人员姓名;②反复让患者熟悉环境;③鼓励患者携带自己熟悉的物品放于床旁;④加强与患者的沟通;⑤播放轻柔的背景音乐;⑥病床、轮椅和患者的手腕有明显标记;⑦病房内放置电视或收音机;⑧去除引起患者烦躁的因素;⑨将认知障碍的患者安置在靠近护士站的房间;⑩厕所标志用图形表示。

(2) 容易跌倒患者:①应有明显标记;②评估跌倒的危险因素;③提供预防跌倒训练。

(3) 容易迷失(wondering)的患者:①保留其照片;②入院时做好评估,便于及早预防;③给患者穿特殊颜色病员服,便于辨认;④建立全院性患者迷失报警系统,便于发动全院人员帮助寻找;⑤大门出入口应有监测及报警系统;⑥衣服上有明显识别标记;⑦夜间关闭大门;⑧设计室内亭台或者花园,且靠近安全出口;⑨为患者提供活动、娱乐项目;⑩在走廊的两端安排活动区域,对容易夜间出现迷失行为的患者提供系统的夜间护理。

(4) 有拔管等拒绝治疗倾向的患者:①尽量用肌内注射代替静脉注射;②引流管包上包布以防拉扯;③用厚的无手指手套代替手腕约束带以避免拔管;④在患者的手里放置棉织物包裹的圆形泡沫,以防医疗设备被拉扯。

(5) 激动或躁动患者:①病房内放置摇椅或者斜躺椅;②播放轻柔的音乐;③提供电视或收音机等分散注意力的装置。

(6) 行走困难患者:①提供理疗或者作业治疗;②加强康复训练;③教授安全移动技术;④地板或走道采用防滑措施;⑤鼓励和指导使用行走辅助工具;⑥选择防滑的鞋子和拖鞋。

(六) 身体约束的并发症

尽管约束可以控制患者活动/行为,防止患者出现意外拔管、走失、跌倒、伤人、伤己事件,但身体约束可能增加患者跌倒、严重损伤甚至死亡等的风险,延长住院时间。约束导致的并发症包括生理、心理和社会方面。

1. 生理方面[11-13]　使用身体约束所导致的生理损伤包括直接损伤和间接损伤。其中直接损伤是由于约束过紧和时间过长,外部压力直接导致的组织损伤如皮肤的破损、擦伤等。直接损伤包括:①神经损伤,主要由背心式和手腕式约束联合应用而造成。床头抬高时,向下拉的腕部约束带导致背心约束带向上压住腋窝,因而对远端臂丛神经造成压迫。②缺血性损伤:如用皮革带约束双手48小时后导致双手内在肌的缺血性挛缩。③其他:例如颈部受压引起的窒息、对抗身体约束的激惹行为导致的急性死亡以及被约束的患者身体被卡在床垫与床栏间所导致的死亡等。身体约束所致的间接损伤是指非直接损伤导致的不良后果,与强迫制动有关,

阅读笔记

主要包括住院周期、院内感染发生率、压疮发生率、坠床发生率和病死率的增加。

2. 心理、社会层面[11-13] 易怒、容易激惹、受挫感增加、自我认知紊乱、焦虑、抑郁、恐惧、感觉剥离、心理创伤等。在使用身体约束的过程中存在不自觉的伤害,而且会使患者产生明显的心理反应,使一个完整的人失去尊严。在对经历过身体约束的患者和家属的质性研究的访谈中,患者主要表述了行为上受限制和尊严受伤害的感受:"就像被监禁了一样","如同笼中之鸟","像骡子一样被套上了套索"等。此外,患者还表达了在约束过程中所经历的害怕、焦虑及愤怒的感觉。家属表达了看到亲人被约束后的内心的难受:"看到他被捆绑起来,我哭了,我感到内疚……"这些都体现出约束对患者及其家属所造成的不容忽视的心理及社会层面的伤害。

(七) 减少身体约束的策略

1. 加强教育及培训 尽管目前尚无确切证据证实培训能够减少身体约束的使用[20],但是大多数证据认为约束相关的培训及临床专家咨询等可能减少或避免身体约束的使用(Ⅱ级证据);加强教育患者、家庭、替代的决策者约束使用相关的风险并了解他们对安全概念的理解(Ib)。尽量在各个阶段(包括学历教育和毕业后继续教育)加强培训,重点内容包括同患者、家属、替代监护人(决策者)的沟通和培训技巧,决策相关的伦理,常见的约束使用风险相关的反应性行为触发因素,约束相关的基本预防、替代措施使用、降级及危机管理措施等,约束监测及记录相关责任,护士在约束中的责任、涉及的伦理问题、约束相关知识、约束相关的风险等方面[9]。

2. 采用身体约束的替代方法 不宜长时间应用身体约束,且应在最后才考虑使用(Ⅰ级证据)[13]。护士应同医疗团队合作,与患者或家属共同制订个体化计划,尽量采用替代措施(Ⅱa)。可替代约束措施的实施需要安全、宽松的环境,早期评估、干预及个体化的护理方案。可替代约束的措施包括[7,12]:

(1) 改善环境:①改善照明;②照明设备的开关容易触及;③采用防滑地板;④家具位置合理;⑤锁住出口;⑥走廊两端留出活动区;⑦改革病房空间设计,使护士容易观察到患者的情况。

(2) 加强床单位安全设施:①使用中间下凹式床垫;②使用靠垫帮助放置体位;③用长枕防止患者坠床;④地板上加地垫;⑤床旁地板上加防滑条;⑥调低床的高度;⑦降低床栏;⑧让呼叫铃可见可及;⑨去除床轮;⑩床旁放置椅子或床旁柜。

(3) 坐姿及体位支持:①抬高扶手和椅背;②撤掉椅子的滑轮;③椅周垫软枕等特制设施。

(4) 患者培训:①进行预防跌倒的康复练习;②进行安全移动练习;③进行起夜活动练习;④采用个体和群体训练的方式。

(5) 如厕和失禁患者护理:①增加关于如厕需求的征询;②帮助患者养成规律的排便习惯;③改进便后清洗设施;④加强对失禁患者的评估;⑤设置醒目的厕所标记;⑥应用床旁坐便器。

(6) 护理管理方面的改进:①增加监测频率;②及时发现行为改变的征兆;③适当增加人力;④了解患者起居的个人习惯;⑤患者移动和活动时护理人员应协助和观察;⑥铃绳应伸手可及;⑦高危患者应安置在靠近护士站的房间;⑧尽早去除插管及减少静脉给药。

(7) 心理社会方面:①鼓励亲人陪护;②主动倾听;③增加巡视;④鼓励护患沟通;⑤尽快熟悉患者;⑥对患者的抚触及按摩;⑦放松技术;⑧减少房间噪声。

(8) 生理上的替代措施:①减少疼痛;②按时给药;③改善失眠。

(9) 报警系统:①在认知障碍患者床椅及手腕上系响铃;②在出口处设置报警,并采用电子监测系统。

3. 其他措施[8,9]

(1) 机构层面:医疗机构可通过实施风险管理项目和质量改善策略来形成使用约束替代方法的组织文化支持患者的权利和员工的安全(Ib);建立多学科专家组成的约束专家委员会,修

阅读笔记

订约束相关的政策、制度等。

（2）明确目标：以减少约束为目标，或将约束作为最后的选择，并严格制订其使用指征。

（3）改革实施约束的医嘱：限定身体约束的医嘱的最长约束时间（一般为 24 小时），严禁将约束作为常规医嘱等。

（4）循序渐进：减少身体约束应循序渐进，且应针对个体情况采取必要的措施，对活动自如的患者可去除约束，但要注意其可能出现走失的情况。

（5）制订约束计划：制订约束计划并记录约束使用的过程。建立评估项目监测约束的使用频率，约束替代措施的使用及对患者、家庭和医疗团队安全的影响（Ⅰb）。

（6）聘请约束管理专家：由约束管理专家与护士共同制订或解除约束方案，并进行约束患者跟踪回访，或制订约束替代方案。

（7）患者评估：应用相应的表格，通过对患者的全面评估来了解患者的活动能力、移动能力、坐起和站立的平衡性、步态等以衡量身体约束的必要性。

四、评价证据

本章采用的证据主要为国外著名指南制定机构（RNAO）及 JBI 循证资源数据库（JBI）发布的循证护理指南及相关证据，证据级别较高，可信度较强。由于约束的使用可能涉及法律、伦理方面的问题，因此使用这些证据时需要考虑我国的国情、患者的文化背景及临床实际情景。

五、总结与建议

根据以上证据，应对使用约束的患者在入院时进行全面的评估，包括精神状况和身体状况，明确约束指征，可以考虑使用评估量表，遵循知情同意，选择合适的约束用具，并采取相应的护理措施。针对该患者采取的护理措施包括：①全面评估患者的状况，包括其心理、生理状况、社会文化背景、活动能力等，了解其发生行为异常的原因，明确需要约束的理由，选取最适宜的约束方式，并考虑约束可能出现的不良反应，制订预防措施。如考虑到双层手腕约束可能会导致组织损伤及受压，因此在约束时应加垫，并定时检查被约束手腕的血运情况，必要时进行短时的松解。②对患者进行心理疏导，减轻反感情绪，给家属讲解约束的必要性及方法，获得患者及家属的理解及支持，并签署知情同意书。③采用双重腕带时应加垫，保护被约束处的皮肤，视情况酌情使用适量镇静药，提高患者的依从性。观察患者全身情况及被约束的手腕部的情况 1 次/小时，及时详细记录约束情况，定时松解约束。注重在约束过程中对患者的关心及心理支持。④每 8 小时对患者的状况进行全面评估，以判定是否需要终止约束。控制约束时间在 24 小时内。

附 20-1　所依据的证据分级系统（SIGN，2011）

Ⅰa：证据来自随机对照研究的系统评价或者 Meta 分析。

Ⅰb：证据来自至少一个设计良好的随机对照试验。

Ⅱa：证据来自至少一个设计良好的无随机的对照研究。

Ⅱb：证据来自至少一个设计良好的无随机的半实验性研究。

Ⅲ：证据来自设计良好的非试验性描述性研究，比如个案分析等。

Ⅳ：证据来自专家意见或者权威专家的临床经验。

附 20-2　所依据的证据分级系统（JBI，2004）

Ⅰ级证据：证据来自所有相关的随机对照试验的系统评价。

Ⅱ级证据：证据来自至少一项设计严密的随机对照试验。

阅读笔记

Ⅲ.1 级证据:证据来自设计严密的类随机对照试验。

Ⅲ.2 级证据:证据来自有对照组的队列研究、病例对照分析研究,或时间序列研究。

Ⅲ.3 级证据:证据来自设有历史对照的比较性研究,或无对照的时间序列研究。

Ⅳ级证据:证据来自个案分析。

主要参考文献

[1] International Quality Indicator Project. Acute care measures. [2014-08-10].http://www.internationalqip.com/documents/brochure.pdf

[2] 王云仙,李亚惠.住院精神病患者保护性约束的调查分析.解放军护理杂志,2008,25(9B):25-26.

[3] 施忠英,陆惠,李萍,等.住院精神病病人保护性约束现状及其相关因素调查.护理研究,2009,23(12B):3212-3215.

[4] 徐莲英.住院精神病人保护性约束调查及护理对策.临床护理杂志,2007,6(6):12-13.

[5] 朱胜春,金钰梅,徐志红,等.ICU患者身体约束使用特征及护理现状分析.中华护理杂志,2009,7(12):1116-1118.

[6] Joanna Briggs Institute.Restraint:Standards.[2014-08-05].http://connect.jbiconnectplus.org/Search.aspx

[7] The Joanna Briggs Institute. Physical restraint-part 1:use in acute and residential care facilities. Best Practice:evidence based practice information sheets for health professionals,2002,6(3):1-6.

[8] The Joanna Briggs Institute. Physical restraint-part 2:minimization in acute and residential care facilities. Best Practice:evidence based practice information sheets for health professionals. 2002,6(4):1-6. http://www.jbiconnectplus.org/ViewSourceFile.aspx? 0=4327

[9] RNAO. Promoting Safety:Alternative Approaches to the Use of Restraints(2012)

[10] Mohler R,Richter T,Kopke S,et al. Interventions for preventing and reducing the use of physical restraints in long-term geriatric care. Cochrane Datasbase Syst Rev,2011.

[11] The Joanna Briggs Institute. Restraint Standards. Evidence Based Recommended Practice. [2011.10.24]. http://www.jbiconnectplus.org/ViewDocument.aspx?0=1792

[12] The Joanna Briggs Institute. Lea-Ellen Schneller B Pharm FACPP. Use of restraint. Consumer Information Sheet. [2010.4.8]. http://www.jbiconnectplus.org/ViewDocument.aspx?0=3356

[13] The Joanna Briggs Institute. Zhixian Sui. Restraint:clinician information. Evidence Summaries.[2012.1.12]. http://connect.jbiconnectplus.org/ ViewDocument.aspx?0=6794

[14] Evans D,Wood J,Lambert L. Physical restraint. Use in acute and residential cate facilities.Minimization in acute and residential care facilities.JBI Best Practice,2001,6(3,4):180.

[15] 卫生部,总后卫生部.《临床护理实践指南》http://www.nhfpc.gov.cn/mohyzs/s3592/201106/52158.shtml

[16] Miskelly F. A novel system of electronic tagging in patients with dementia and wandering. Age Ageing,2004,33(3):304-306.

[17] Shorr RI,Chandler AM,Mion LC,et al. Effects of an intervention to increase bed alarm use to prevent falls in hospitalized patients. Ann Intern Med,2012,157(10):692-709.

[18] 吴亚娟.监控系统在精神科临床护理中的应用.临床合理用药杂志,2013,6(6A):94-95.

[19] Niemeijer AR,Frederiks BJ,Depla MF,et al. The ideal application of surveillance technology in residential care for people with dementia. J Med Ethics,2011,37(5):303-310.

[20] Evans D,Wood J,Lambert L. Patient injury and physical restraint devices:a systematic review. J Adv Nurs,2003,41(3):274-282.

(陈忠兰)

阅读笔记

第二十一章　人工气道护理的循证实践

随着医学技术的不断发展,人工气道的建立与使用已广泛应用于临床。一方面,人工气道对危重症患者的抢救和治疗起到了至关重要的作用;另一方面,人工气道的建立也破坏了呼吸道原有的解剖结构和正常功能,对患者健康造成潜在威胁。做好人工气道的护理,在很大程度上能够预防患者并发症的发生,减轻对患者的生理创伤和心理影响,使人工气道的治疗效果得以最大限度体现。本章主要探讨如何对人工气道进行循证护理实践。

一、临床情景及护理问题

(一)临床情景

患者男,68岁,因"上腹部手术后,切口及肺部感染伴败血症"收入外科ICU予以监护治疗。收入ICU时体格检查:体温波动在37.5~39.5℃之间,伴寒战,脉搏121次/分,呼吸急促,呼吸频率37次/分,血压144/100mmHg,血气分析检查结果显示PaO_2为53mmHg。立即行气管插管并接呼吸机辅助通气,合并采用同步间歇指令性通气(synchronized intermittent mandatory ventilation,SIMV)+压力支持通气(pressure support ventilation,PSV)+呼气末正压(positive end-expiratory pressure,PEEP)5cmH$_2$O模式。经过2日治疗,患者呼吸频率开始下降,介于24~30次/分。目前患者病情趋于稳定,维持呼吸机辅助通气。

(二)护理问题

1. 在气管插管的日常维护过程中,护士应注意哪些关键环节的问题?

2. 在患者接受呼吸机治疗的过程中,护士如何进行吸痰操作,以安全、及时地清除呼吸道分泌物?

二、检索证据

以中文检索关键词"人工气道、气管插管、气管切开、护理",英文检索关键词"artificial airway,tracheal intubation,endotracheal tube,tracheotomy,management/nursing"检索该领域的相关证据资源,主要检索澳大利亚JBI循证卫生保健数据库(Joanna Briggs Institute,JBI)和中国知网(CNKI)数据库,检索截止日期为2016年2月。下述内容主要来源于澳大利亚JBI循证护理中心关于人工气道管理的相关资料,内容类型主要是证据总结(evidence summaries)[1-13],并参考了国内相关最新的专家循证共识[14-16]和相关 Meta 分析[17-24]。

三、证据内容

人工气道(artificial airway)是将导管直接插入气管或经上呼吸道插入气管所建立的气体通道,以便为气道有效引流、保持通畅、机械通气和治疗肺部疾病提供条件。目前常用的人工气道形式主要指气管插管和气管切开,也包括口咽通气管和喉罩等临时气道保护措施。气管插管(tracheal intubation)是重症监护中最常见的一种人工气道形式,一般通过口(口腔气管插管)或鼻(鼻气管插管)经咽、喉将特制的导管(气管导管)插入气管内,该人工气道形式适用于短期的气道保护和(或)机械通气。气管切开(tracheotomy)一般用于上呼吸道阻塞或长时间人工通气等情形;此外,在需要进行人工通气但气管插管又不适用时(如合并面部损伤),也可以采用此类人工气道模式。

人工气道建立后,患者原有的呼吸道功能部分丧失,需要医务人员采用适当的医疗措施进行辅助干预,以在最大限度上保证患者的呼吸功能正常。从国内护理操作范围角度出发,人工气道护理的循证实践主要从以下 3 个方面进行探讨。

(一)气管插管护理的循证实践

气管插管有经口和经鼻两种方式,推荐首选经口气管插管。

1. 气管插管的型号和材料选择　应为患者选择合适型号的气管插管。导管型号较大,气囊充气后横截面积较气道横截面大,易形成褶皱缝隙,造成漏气、误吸;导管型号较小,气囊难以封闭气道,造成气体泄漏。一项随机对照试验研究表明,相对于直径为 8mm 气管插管的患者,直径为 7.0mm 或 7.5mm 气管插管的患者的呼吸频次、呼吸频次/潮气量比值、压力 - 时间乘积(pressure time product,PTP)3 项指标均显著增高,潮气量明显降低(1 级证据)[2]。此外,当气囊压合适且位置恰当、但仍存在漏气时,应考虑更换其他型号的气管插管(B 级推荐)[14]。

就气管插管气囊的材料而言,建议采用用聚氨酯制成的圆锥形气囊以预防呼吸机相关性肺炎(ventilator associated pneumonia,VAP)的发生,这尤其适用于长期机械通气者(A 级推荐)[14]。一项随机对照试验表明,相对于聚氯乙烯材料制成的气囊,由聚氨酯制成的气管插管气囊所导致的 VAP 发生率更低(1 级证据)[12]。

2. 患者耐受程度的评估　留置气管插管会造成患者不适,表现为患者躁动甚至是呼吸循环状态发生改变,因此应定期评估患者对气管插管的耐受程度,并进行适当的镇痛和镇静治疗,必要情况下可考虑四肢约束[15]。

3. 气管插管的固定　气管插管必须始终固定良好,以确保患者的最佳通气状态,避免可能的插管移位或非计划性脱管(1 级证据)[1]。目前认为气管插管移位是造成气道损伤的最主要因素,并可能导致一系列并发症,如支气管痉挛、呼吸窘迫、心肌梗死以及颜面部和气管黏膜损伤等(1 级证据)[1]。但目前对于何种方法固定气管插管最有效,尚无确切结论。一项系统评价研究表明,不同种类的气管插管固定策略,包括斜纹布、棉带、黏性胶带、纱布或支架,目前尚无确切证据表明哪种方法更为有效(1 级证据)[1,3]。有研究表明,相对于气管插管支架,使用黏性胶带固定的气管插管,在拔管时需要更大的力量(3 级证据)[2]。

4. 气囊内压力的管理　气囊的基本作用是防止漏气和误吸,气囊管理是人工气道管理的一个重要环节,对防止气道漏气、避免口腔分泌物和胃内容物误入气道、防止气道黏膜损伤和减少 VAP,均具有重要意义(3 级证据,B 级推荐)[1]。影响气囊内压力的因素较多,包括注入气囊内气体的量、气管内径大小、胸腔内气压的改变等,此外某些麻醉剂,如 N_2O,有可能渗透进入气囊,从而增加气囊内压力(3 级证据)[1]。

(1)气囊内压力的合理范围:气囊内压力过高或过低均对会对患者产生不利影响。一方面,

阅读笔记

如果气囊内压力过低,有可能不能有效封闭气道,造成气管插管漏气、潮气量不足以及误吸(3级证据)[1]。临床上,保持气囊内压力水平在 20~30cmH2O 是常规实践操作。然而一项前瞻性观察性研究表明,在常规测量 3 小时以后,由于气囊通常会微漏气而导致囊内压力下降,不能保持在目标压力范围内,这可能会导致患者口咽分泌物误吸,甚至是发生 VAP(3级证据)[13]。有研究报道,对于接受正压通气的患者,气囊内压至少应为 27cmH2O(3级证据)[1]。另一方面,当气囊内压力过高并超过气管毛细血管血供压力时,有可能造成气管缺血、气道狭窄,从而导致炎症和溃疡的发生,并使气管黏膜产生肉芽组织(3级证据)[1]。具体而言,当气囊内压力高于 34cmH2O 时,将导致气管血流灌注显著降低,当气囊内压力达到约为 50cmH2O 时,气管血流循环将被完全阻滞(3级证据)[1]。一般认为,可以接受的气囊内最大压力介于 25~40cmH2O(3级证据,A 级推荐)[1,3]。就我国而言,中华医学会呼吸病学分会推荐应使气囊充气后维持在 25~30cmH2O(2c 证据)[14]。此外,当患者的气道压较低或自主呼吸较弱以及进行吸痰时,宜适当增加气囊压;当患者改变体位后,宜重新测量气囊压(B 级推荐)[14]。

(2) 气囊内压力的评估方法:气囊内压力的评估方法有多种,包括气囊内压力监测(cuff pressure monitoring,CPM)、最小漏气技术(minimal leak technique,MLT)和最小闭合容量技术(minimal occlusive volume,MOV)(3级证据),可有效保证通气和预防气囊对黏膜的压迫性损伤[1]。一项前瞻性研究比较了估测气囊内压力和直接测量气囊内压力(采用压力表)两种方法的优劣,结果表明,相对于估测气囊内压力,直接测量气囊内压力能够更有效地避免气囊充气过度或充气不足(3级证据,B 级推荐)[1]。一项重复测量交叉试验研究中,对经口进行气管插管并接受机械通气的患者持续进行气囊内压力监测,保持气囊内压力至少为 22cmH2O,结果发现接受此干预的患者气囊内压力能够保持在最佳范围内,而没有接受此干预的患者气囊内压力随时间推移而下降(1级证据)[1]。此外,相对于 MOV 技术,容量 - 时间曲线技术与更低的气囊内压力和更少的气囊内注射气体量相关(3级证据)[1]。压力容量环(pressure-volume loop,PV-L)闭合技术可用以有效检测气管插管气囊的功能(1级证据)[1]。另有研究表明,通过测量患者气管内径(可采用 X 射线在胸骨锁骨角处进行确定)或根据患者身高及年龄估测最佳气囊内容量,均比指触经验法更可靠(3级证据)[1]。国内指南不建议采用根据经验判定充气的指触法给予气囊充气(B 级推荐)[14]。

5. 气管插管内壁的清洁 气管插管是形成 VAP 的独立因素,而气管导管内壁上细菌生物膜的形成、分散和脱落被认为是 VAP 难以治愈的重要原因,因此做好气管插管内壁的清理至关重要。

6. 气管插管的拔除 气管插管拔除是气管插管患者撤离机械通气时的最后步骤。延迟拔管有可能导致 VAP,延长 ICU 和总的住院时间,甚至可能增加患者病死率;另一方面,如果拔管失败(发生率可高达 20%),也可能导致 ICU 和总的住院时间延长,医疗费用增加,甚至需要气管切开和提供长期的紧急照护[2]。

(1) 气管插管拔除指征的评估:当患者不再需要机械通气时,在拔管前首先需要评估患者气道保护和气道通畅能力,以便为拔管做好充分准备,评估内容主要包括咳嗽、意识状态、气道分泌物的量以及气囊漏气试验等(2级证据,B 级推荐)[2]。目前有多种方法可用以评估气管插管患者的咳嗽强度。其中,一种方法介绍如下:将气管插管从呼吸机回路中分离开来,将一张纸质卡片靠近气管导管末端约 1~2cm 处,然后指导患者咳嗽,观察卡片是否能被患者咳出物打湿。患者在咳嗽 3~4 次后,如果不能将卡片打湿,那么该患者气管拔管失败的可能性是那些能够打湿卡片患者的 3 倍(2级证据)[2]。另一种方法如下:将一肺活量计接入呼吸机回路,然后指导患者咳嗽,测量患者的呼气流量峰值(peak expiratory flow,PEF),如果患者的 PEF 小于 60L/min,则该类患者需要重新插管的可能性是 PEF 大于 60L/min 患者的 5 倍(2级证据)[2]。一项对通过自主呼吸试验的患者研究表明,如果患者不能根据命令进行咳嗽或咳嗽过程中 PEF 低于 35L/min,则该患者很有可能拔管失败(2 级证据)[2]。一项研究表明,如果患者咳嗽过程中 PEF 少于 60L/min 或分泌物的量超过 2.5ml/h,则此类患者很有可能拔管失败(2 级证据)[2]。

此外,在上述过程中,如果患者不能完成下列四项指令性动作:睁眼、眼睛随着物体移动、握手、伸舌,则该类患者亦存在拔管失败的危险。当下列三种危险因素同时存在时:咳嗽时 PEF 较低(小于 60L/min),痰液分泌量增加(多于 2.5ml/h),神经功能损伤(不能完成上述四种指令性动作),则拔管失败的可能性为 100%;若上述三种危险因素均不存在,则拔管失败的可能性仅为 3%(2 级证据)[2]。

拔管前进行气囊漏气试验是检测呼吸道通畅性最常用的方法,包括定性试验和定量试验两种类型。①气囊漏气定性评估:排尽气囊内气体,将听诊器置于气管上端,听诊气管插管周围是否有气体流动,若有,则表明气道通畅性较好(1 级证据)[2]。②气囊漏气定量试验:对于气管插管的患者,将气囊完全放气后,呼吸机送入的气量会从气囊周围漏出;如果患者上呼吸道阻塞(喉头或声门水肿),即使气囊完全放气,气体也不会通过上呼吸道漏出。根据此原理,采用容量控制模式进行机械通气,排除气囊内气体,然后测量机械通气吸气和呼气潮气量的差值。具体地,观察 6 次呼吸运动,获得其中 3 组最低的呼出潮气量,取其平均值,然后用输入潮气量减去该平均值,即得到气囊漏气容量值。如果漏气量值大于 110ml(判断临界值),或者大于输入潮气量的 12%~24%(国内标准推荐大于 15%[14]),则证明患者的呼吸道通畅性比较满意,可以安全拔管(1 级证据)[2]。

(2) 气管插管拔除后的并发症防治:喉头水肿:喉头水肿是气管插管拔除后的常见并发症,常见的危险因素包括:①插管时间过长;②老年患者;③气管导管直径过大(男性患者大于 8mm,女性患者大于 7mm);④气管导管直径 / 喉部直径 >45%;⑤患者身高同气管导管直径比例过小;⑥APACHEⅡ得分较高;⑦格拉斯哥评分(Glasgow Coma Scale,GCS)小于 8 分;⑧插管过程中发生创伤;⑨年轻女性患者;⑩具有哮喘史;⑪因固定不好导致气管插管过度移位;⑫对患者镇静不充分;⑬吸气动作;⑭同时置有口胃管或鼻胃管(1 级证据)[2]。

一项系统评价结果表明,气囊漏气试验的诊断准确度依次为:喉头水肿 > 上呼吸道阻塞 > 需要重新插管。如果患者气囊漏气试验量没有降低,但存在喉头水肿的危险因素,对于此类情况应当针对其具体情况,逐一分析以确定是否可能拔管(B 级推荐)[2]。具有下列情形之一者应延迟拔管:①咳嗽力度不够;②GCS 评分小于 8 分;③患者吸痰频次多于 1 次 /2~3 小时(B 级推荐)[2]。

就喉头水肿的防治,三项 Meta 分析结果表明,拔管前连续多次预防性使用类固醇能够有效降低拔管后喉头水肿的发生率,也降低了重新插管的可能性(1 级证据)[2]。因此对于有糖皮质激素应用指征的气管插管患者(如非外科手术患者),为预防拔管时发生喉部水肿,建议予以短期糖皮质激素治疗,而不应不予糖皮质激素治疗或仅采用单次糖皮质激素治疗(A 级推荐)[2]。

(3) 气管插管拔除后的并发症防治:喉喘鸣:拔管后发生喉头水肿的患者有可能出现喉喘鸣,拔管后发生喘鸣可能延长患者在 ICU 的治疗时间,尤其是当气道阻塞严重和有必要重新行气管插管时。气囊漏气试验能够患者判断拔除气管插管后是否发生喘鸣,该试验对拔管后喘鸣的预测灵敏度为 56%,精确度为 92%(1 级证据)[2]。如果患者气囊漏气试验量较低(小于 110ml)或者存在一个及以上的喉头水肿危险因素,应延迟气管拔管(A 级推荐)[2]。此外,喉部超声图像是一项在气囊漏气试验时评估喉部气流柱宽度的无创方法,且快速、简单。最近一项研究采用实时喉部超声图像对漏气情况和空气柱的宽度进行测量,结果表明该测量值同拔管后喉喘鸣的发生率具有显著相关性,证明该方法可以评估拔管后患者发生喉喘鸣的可能性(2 级证据)[2]。

皮质类固醇常用于防治拔管后喉喘鸣,一项系统评价结果表明,具有高度发生喉喘鸣危险的成人患者在拔管前 12~24 小时连续多次接受糖皮质激素治疗,其拔管后发生喘鸣的概率显著低于仅接受单次糖皮质激素治疗的患者(1 级证据)[2]。

(4) 气管插管拔除的其他相关问题:在拔管过程中应对患者严密监测。在拔管早期做好气道管理,一定程度上能够避免重新插管,具体措施包括:吸痰、支气管扩张药治疗、利尿以及非侵入式正压通气(B 级推荐)[2]。

此外,一项研究对高碳酸血症合并慢性呼吸功能紊乱患者在拔管后进行非侵入式人工通气的效果进行评价,结果表明,拔管后早期进行非侵入式人工通气能够降低高碳酸血症患者发生呼吸衰竭的危险,并能够降低 90 天病死率(1 级证据)[2]。

撤除气管插管后,需要密切观察患者呼吸状态数小时到数天时间,并给予必要的序贯支持治疗[15]。

(二) 气管切开护理的循证实践

气管切开术常用于重症患者,根据使用时间分为临时性和长期性两种(5 级证据)[6]。相对于气管插管,气管切开具有下列优点:①减少喉部溃疡和呼吸抵抗的发生;②患者易于耐受,并改善其沟通能力;③临床护理简单[4]。

1. 气管切开术的适应证和禁忌证 气管切开术适应证(5 级证据)[6]:①需要长期接受人工通气(长于 7 天)(A 级推荐);②保护气道;③帮助呼吸机辅助通气撤机(如促进患者舒适感、改善口腔护理和沟通能力);④患者咳嗽力度欠佳或气道分泌物过多;⑤血管源性水肿(5 级证据);⑥头 - 颈部手术(4 级证据);⑦颌面部创伤(4 级证据);⑧严重颅脑损伤(A 级推荐)。

气管切开术禁忌证(5 级证据)[6]:①严重的局部败血症;②无法控制的凝血障碍;③可能破坏解剖结构的重大的颈部手术。

2. 气管切开的手术方式 气管切开手术方式的选择一般包括经皮扩张气管造口术(percutaneous dilatational tracheostomy,PDT)和传统的外科气管切开术。一项系统评价研究表明,相对于传统的气管切开术,经皮扩张气管造口术操作相对简单,切口周围出血和术后感染发生率更低,并发症发生率下降 80%,且症状强度较轻,病死率降低(1 级证据)[6]。因此临床上推荐采用经皮扩张气管造口术(A 级推荐)[6]。

3. 气管切开的手术时机 研究表明,早期采用气管切开术,可能减少人工通气的时间、ICU 治疗时间以及总的住院时间,并降低病死率,但尚无足够证据表明早期气管切开对 ICU 患者远期躯体功能的影响(1 级证据)[4]。如果决定患者需要实施气管切开术,建议应尽早进行(A 级推荐)[4]。有观点认为重症诊断确诊后的 10 天以内是实施气管切开术的最佳时间(5 级证据)[11]。但实施气管切开术的最佳时间仍缺乏足够证据支持,应根据临床经验、患者情况和资源的可及性等临床判断,确定气管切开术的实施时间(B 级推荐)[7]。

4. 气管切开术并发症 气管切开患者易发生下列并发症:①术中并发症:出血、气胸、食管损伤、假通道的形成、皮下气肿、气道消失以及误吸等(5 级证据)。②术后早期并发症:出血、气道血肿、声带损伤、内管脱出、管内黏液栓形成、瘘管形成以及感染(5 级证据)。③晚期并发症包括:吞咽障碍、气管狭窄、气管 - 无名动脉瘘、气管 - 食管瘘、肉芽肿形成和持续的窦道存在[6]。

5. 气管切开的术后护理 有指南指出,气管切开套管应确保安放在适当位置,且气管切开处能够自然愈合 5~7 天,以形成稳定且通畅的皮肤 - 气道内通腔(5 级证据)[4]。

要监测气管切开管气囊内压力,保证其始终介于 20~25mmHg(5 级证据)[4]。每个护理班次应至少监测和记录气囊内压力 1 次(B 级推荐)[4]。

气管切开的患者对吸入的空气没有湿化功能,可能产生下呼吸道感染,并可能由于腔道内黏液嵌塞导致呼吸道堵塞(5 级证据)[4]。因此,临床上常使用热 - 湿化交换机,气流在患者吸入前首先被通入加热后的水中,起到加热加湿空气的作用(5 级证据)[4]。被动湿化器(人工鼻)

阅读笔记

是安置在呼吸机和管道之间的过滤器,能够收集患者呼出气体中的热量和水分,然后再次将部分热量和水分通过患者的吸气动作输送到患者体内,此装置能够降低VAP,因此常用于接受人工通气的患者(5级证据)[4]。

气管切开伤口应保持干燥清洁,以预防切口感染(B级推荐)[4]。必要情况下,气管切开管内管应至少每天更换一次(B级推荐)[4]。外管更换时,应由接受过规范训练的护士完成(B级推荐)[4]。建议由专业的跨学科团队完成气管切开的护理操作(B级推荐)[11]。

为降低患者由于误吸发生医院获得性肺炎的危险,建议气管切开患者在接受鼻胃管鼻饲时,床头应抬高至45°(B级推荐)[4]。

6. 气管切开敷料的更换　医务人员在更换气管切开敷料前应注意消毒双手,佩戴口罩、手套(1级证据)[6]。必要的情况下,气管切开处敷料应至少每天更换一次[4,5],在更换过程中至少需要两人共同协作,其中一人负责保证气管切开管处于正确位置,另一人完成切口的评估和敷料更换,以尽可能减少气道并发症的发生(5级证据,B级推荐)[4]。具体更换方法如下(5级证据)[5]:在清洁和更换敷料前,应对切口和周围组织进行评估,以监测和评估皮肤损伤(B级推荐)[4,5]。在移除旧敷料后,需要观察切口处分泌物的颜色和量,是否有感染的迹象,如脓性分泌物、切口周围疼痛感、气味、脓肿、蜂窝织炎以及颜色异常等。对于任何可能的感染迹象,都应及时上报并做拭子取样分析。应采用不会产生破损的纱布蘸取0.9%的生理盐水清洁切口(B级推荐)[5]。气管切开管外管柄两侧内面由于紧贴患者皮肤,容易被污染,因此同样需要消毒清洁。更换敷料时,纱布应事先准备好,呈开口状,不建议将纱布剪成方块,因为破损的纱布边缘也可能是污染源。如果患者切口处有大量的黏液和分泌物,则可以采用吸收性和保湿性较好的泡沫敷料进行清洁。如果患者切口处分泌物较多,则需要频繁更换敷料,以保证皮肤干燥,预防对皮肤组织的浸渍作用和皮肤损伤。

7. 气管切开抢救设备的准备　在气管切开护理过程中,应备好常规和急救医疗设备,急救设备包括:气管拉钩和扩张器,简易人工呼吸气囊,备用的气管切开管(包括两个:一个与当前使用的型号相同,另一个型号稍小一点)(5级证据)[11]。在交接班时,接班护士应检查气管切开管的型号大小,并确保合适型号的备用管随时可用,以应对气道堵塞或气管更换等紧急情况(5级证据)[11]。

8. 气管切开管的撤除　有指南指出患者安全接受气管切开治疗的时间至少为14天(1级证据)[6]。对于已经呼吸机撤机的患者,下列情况下可以考虑去除气管切开管(5级证据)[6]:①患者动脉血气分析结果稳定;②没有心理障碍;③血流动力学特征稳定;④没有发热或活动性感染;⑤$PaCO_2$小于60mmHg;⑥无谵妄状态或精神障碍;⑦内镜检查正常;⑧吞咽功能正常;⑨能自行咳痰。

移除气管切开管应由跨专业小组共同完成(5级证据)[6]。在移除气管切开管时,应事先24小时前排尽气囊内气体,在此期间应密切观察患者是否有病情恶化的可能,若患者感觉呼吸窘迫,则应重新充盈气囊(5级证据)[6]。

在移除气管切开管后,应将敷料覆盖在切口上方,以密封伤口(5级证据)[6]。在患者咳嗽或讲话时,患者需要轻轻按压切口上方的敷料,保持切口的密封性(5级证据)[6]。

9. 特殊气管切开患者的护理

(1) 老年患者:此类患者有某些特殊生理特点,如由于高龄导致中枢神经系统退行性变化,患者对低氧血症和高碳酸血症反应迟缓,心率和每搏输出量下降所导致肺部血流量和气体交换量的减少,肋软骨钙化、骨质疏松和肌力下降等导致胸壁活动度和肺活量下降等,均可能导致此类患者在接受人工通气时撤机困难(5级证据)[11]。特别地,老年患者接受气管切开术适应证:①上呼吸道阻塞;②呼吸功能不全;③咳嗽无力;④人工通气时间较长;⑤吞咽功能受损(5级证据)[11]。一项回顾性队列研究表明,老年重症外科手术患者早期进行气管切开,有助于降

阅读笔记

低 ICU 和总的住院时间(3 级证据)[11]。另一项回顾性队列研究表明,老年患者早期进行气管切开,有助于降低 VAP 发生率(3 级证据)[11]。对老年气管切开患者,其气管切开管应为双套管,内含一个可以移动的套管,以降低气管发生堵塞的可能性(B 级推荐)[9]。建议采用气管切开护理临床指南和视觉提示卡,这对医务人员、照护者和老年患者本人都至关重要(B 级推荐)[9]。需要对气管切开的老年患者密切监护(B 级推荐)[9]。若老年气管插管患者需要出院转移至社区,建议患者需要携带双腔气管切开管(包括一个可移动的内层套管),以降低呼吸道阻塞的可能性(B 级推荐)[11]。

(2) 烧伤患者:对于烧伤患者,气管切开导致的并发症少,是一种安全的人工通气方式。如果没有颈部烧伤,建议对此类患者早期进行气管切开(开始接受人工通气 3 天以内)(3 级证据)[7],且推荐的切开方式为半开放式气管切开术(3 级证据)[8]。若有颈部烧伤,建议首选确保颈部伤处已经痊愈,然后再进行气管切开术(3 级证据)[8]。

(三) 吸痰操作的循证实践

气管内吸痰(endotracheal suctioning)是临床上保持气管插管或气管切开患者呼吸道通畅的重要措施,能够及时清除呼吸道分泌物,维持气道通畅,保证良好的肺通气和肺换气,降低肺实变和肺不张的发生率,该操作对神志不清、呼吸微弱、丧失咳嗽能力的患者尤为重要。但由于吸痰是一项刺激性较强的有创操作,会给患者造成一系列的不适反应甚至产生并发症,如何有效安全地进行气管内吸痰,并减轻对患者的不良反应,值得深入探讨。

1. 气管内吸痰对患者的不良影响　有证据表明吸痰相关因素(吸痰技术、吸痰频次以及高 PEEP 值等)对患者的血流动力学、心血管系统和神经系统都可能对患者产生一系列不良反应和并发症(2 级证据)[12],包括出血、感染、肺不张、低氧血症、高血压、心律失常、颅内压增高和气管黏膜损伤(1 级证据)[13]。如果气管内吸痰护理措施不当,可能对其产生一系列直接影响,导致并发症发生,增加发病率和病死率等(1 级证据)[13]。同时研究表明,如果能遵循实践指南的操作流程,则可以降低不良事件的发生率(2 级证据)[12]。对于婴幼儿患者,在吸痰时建议两位护士配合进行,能够降低患儿的紧张感和对抗行为(1 级证据)[1]。

2. 吸痰的临床指征　吸痰不宜定时常规进行(5 级证据,A 级推荐)[12],应实施"按需吸痰",建议在对患者进行全面评估后,出现临床必要的吸痰指征时(prn,如出现气管分泌物)再予实施吸痰,以降低患者的不良反应发生率(1 级证据,A 级推荐)[12]。有研究表明,听诊到患者气管内的粗湿啰音是需要吸痰的特定指标,建议每 2 小时评估一次,但并不支持采用肺部呼吸音评估法判断是否需要吸痰(4 级证据)[13]。

可能的吸痰指征包括:①听诊肺部可闻及粗糙呼吸音,双肺布满湿啰音;②听诊肺部时呼吸音减弱或消失;③脉搏增快或减慢;④呼吸频率加快或者减慢;⑤血压升高或者降低 5mmHg以上;⑥患者出现自发性咳嗽;⑦能够闻及或观察到气道处出现分泌物;⑧持续性呼吸费力;⑨氧饱和度持续下降或血气分析结果持续恶化;⑩旨在维持术后呼吸道通畅;⑪收集到痰样本;⑫无自主意识的患者出现咳嗽反射;⑬气道压力增加[12,13]。对于气管切开患者,吸痰的具体频次应由患者的具体情况决定,具体参考患者痰液的黏稠度和量、患者的神经和肌肉系统表现以及咳嗽反射的活跃度和用力情况(B 级推荐)[4]。

3. 吸痰方法的选择　开放式吸痰系统和密闭式吸痰系统均是临床上可以接受的吸痰方法。传统的吸痰采用开放式吸痰系统(open suction catheter system),在吸痰时需要将患者呼吸道与呼吸机的连接断开;而密闭式吸痰系统(closed suction catheter system)可直接连接在患者气管插管与 Y 形管之间,该系统最显著特点为操作时无须断开与呼吸机连接,不需要终止机械通气,适用于接受下列治疗的成人患者:①高吸入氧浓度(fraction of inspired oxygen,FiO_2)治疗;②接受 PEEP 治疗;③肺不张。此外,该吸痰方法也适用于新生儿个体(5 级证据)[1]。一项前瞻性交叉研究表明,密闭式吸痰系统不能有效降低 ICU 住院患者革兰阴性菌的交叉感染率(2

阅读笔记

级证据)[12]。也有研究表明,在某些 ICU 环境中,密闭式吸痰系统在降低 VAP、尤其是迟发型 VAP 等方面可能具有优势(1 级证据)[12]。国内专家共识认为,与开放式吸痰相比,密闭式吸痰可降低肺塌陷和低氧的程度,降低吸痰所致心律失常的发生率,并可缩短机械通气时间,但对 VAP 的发生率无影响(A 级推荐)[16]。

4. 吸痰管型号的选择　在保证能够顺利清除气道分泌物的情况下,吸痰管应越细越好。一般建议吸痰管的外径应小于等于气管导管内径的一半(5 级证据,B 级推荐)[12],对于婴幼儿则建议吸痰管的外径应小于气管导管内径的 70%(5 级证据)[1]。

需要注意的是,多项研究表明:由于生物膜的形成和分泌物黏附在气管插管内腔表面,气管插管的内径在气管插管置入后数天,甚至是 8 小时后,可能变窄(5 级证据)[12]。

5. 吸痰的持续时间　对于吸痰持续的最佳时间研究相对较少,一般认为,吸痰时间越长,导致的肺塌陷和低氧血症也越明显[16]。专家和文献多建议每次吸痰时间不超过 15 秒(5 级证据,B 级推荐)[12],这也是目前临床吸痰操作所遵循的护理常规。

6. 吸痰负压的选择　需要选择合适的吸痰负压水平,能够在最短的时间内有效清除气道分泌物,并在最大限度上降低不良反应的发生率。大量研究表明,吸痰时在保证能够顺利吸除气道分泌物的前提下,采用尽可能小的负压能够减少患者肺不张、低氧血症和气管黏膜损伤的发生率[12]。吸痰负压建议介于 80~120mmHg(B 级推荐),超过 50% 的相关研究采用该吸痰压力水平(3 级证据)[12]。

7. 吸痰管的插入深度　对成人患者,建议应首先将吸痰管插入到气管权位置后,然后上提 1~2cm,再开始吸痰动作;或参考采用相同气管插管的长度测量值(5 级证据,B 级推荐)[12]。对于儿童和婴幼儿,建议在气道浅部位吸痰以代替深部吸痰(5 级证据)[1]。一项系统评价结果表明,对于呼吸道深部有大量分泌物的患者,可能有必要采用深部吸痰法(1 级证据)[12]。但也有指南建议对气管切开患者应避免气道深部吸痰,以免造成气管黏膜损伤、炎症、支气管出血甚至呼吸道阻塞(5 级证据)[4]。对于气管切开患者,建议可定时吸除口腔分泌物,减少分泌物在气囊上方部位的积聚,进而减少误吸入下呼吸道的危险(5 级证据)[10]。

8. 吸痰的最大间隔时间　吸痰操作是在经过气道评估后执行"按需进行"的总体要求,也有指南对吸痰操作的最大间隔时间进行了规定,建议至少每 8 小时应进行一次,以降低气管导管发生堵塞和分泌物积聚的可能性(B 级推荐)[12]。需要注意的是,此处的吸痰"最大时间间隔"与上述"按需吸痰"理念并不矛盾,及时评估患者的气道状况,做出吸痰的决定是关键。

9. 气道湿化的方式和湿化液的选择　人工气道建立后,上呼吸道正常湿化和加温功能消失,防御功能减弱,必须以全身不失水分为前提,使人工气道始终充分湿化保持湿润,才能维持气道黏液 - 纤毛系统正常生理功能,防止并发症发生[3,10]。

(1)湿化器的选择:目前临床常见的人工气道湿化方法包括加热湿化器湿化法(heated humidifiers,HHs)和温湿交换器湿化法(heat and moisture exchangers,HMEs,又称人工鼻)。两项 Meta 分析[17,18]结果显示,与 HHs 患者组相比,接受 HMEs 治疗的患者在 VAP 发生率、住院病死率、ICU 住院时间和导管阻塞发生率等指标上无差异,但 HMEs 组患者医疗费用更低(1a 级证据)。

(2)湿化方式:目前临床上常用的气道湿化方法包括间断气道湿化法、持续滴注气道湿化液法和持续氧气雾化吸入法。三项 Meta 分析[19-21]均表明,相对于间断气道湿化法,持续气道湿化法能够显著降低患者肺炎、刺激性干咳、痰痂形成和呼吸道黏膜出血等指标的发生率(1a 级证据)。另一项 Meta 分析[22]表明,相对于持续滴注湿化液法,持续氧气雾化吸入能够减少痰痂形成,降低肺部感染、气道黏膜出血和刺激性咳嗽的发生率,其气道湿化效果更佳(1b 级证据)。

(3)湿化液的选择:目前临床常用的湿化液包括 0.45% 氯化钠溶液、生理盐水、蒸馏水以及

阅读笔记

1.25%碳酸氢钠。一项 Meta 分析[23]结果表明,0.45% 氯化钠液气道湿化效果与生理盐水相当,但同时 0.45% 氯化钠液也能够显著降低患者刺激性咳嗽、痰栓阻塞、痰痂形成、气道黏膜出血、肺部感染等并发症发生率(1b 级证据)。另一项 Meta 分析[24]表明,相对于蒸馏水或 0.45% 盐溶液,生理盐水用作气道湿化液,患者痰栓形成率显著增高(1b 级证据)。

(4) 吸痰前是否需要向气道注入生理盐水:目前尚无确切证据表明对于成人人工气道患者,吸痰前注入生理盐水有利于呼吸道分泌物清除(1 级证据)[12]。如果在吸痰前常规向气道滴入生理盐水,在重复进行吸痰动作时有可能将细菌带入气道深处,造成细菌在气道深处繁殖,导致医院内获得性肺炎(1 级证据)[12]。有实践指南反对在吸痰前常规向气道内滴入生理盐水的做法(5 级证据)[13]。国内专家共识建议:仅在患者痰液黏稠且常规治疗手段效果有限时,才能在吸痰时注入生理盐水以促进痰液的排除(B 级推荐)[16]。

10. 吸痰不良反应的预防

(1) 感染:尽管尚缺少足够充分的研究证据,但由于吸痰是一项侵入性操作,可能导致气道深部的污染,因此对人工气道患者进行吸痰时,建议严格采用无菌技术,包括洗手和戴手套(5 级证据,B 级推荐)[12]。

此外,持续口腔吸引可以减少 VAP 的发生,在患者翻身前予以口腔吸引,亦可减少 VAP 的发生率(B 级推荐)[16]。

(2) 低氧血症:研究表明,在吸痰前予以患者高浓度氧疗和过度通气能够有效降低吸痰相关低氧血症(1 级证据)[12]。一项 Meta 分析结果表明,吸痰前采用纯氧为患者吸氧,能够降低 32% 的低氧血症发生率(3 级证据)[12]。有临床指南建议,如果患者在吸痰过程中氧饱和度严重降低,在吸痰前应加大患者的吸氧浓度(5 级证据)[12]。同时,建议吸痰开始前和吸痰结束后均采用纯氧为患者加大给氧,时间至少持续 30 秒,以减少吸痰过程中低氧血症的发生(B 级推荐)[12]。另外,为预防低氧血症的发生,有指南建议在进行吸痰时,不要将患者脱离呼吸机(5 级证据)[1]。对于急性呼吸窘迫综合征 / 急性肺损伤患者,吸痰前后采用呼吸机做肺复张操作,可减少吸痰过程中氧合降低的程度和肺塌陷的发生(B 级推荐)[16]。

(3) 血压和颅内压增高:对于颅脑损伤患者,吸痰引起的刺激可能导致患者血压和颅内压明显升高,加重继发性脑损伤,可能导致灾难性后果。因此,吸痰操作应按需操作,操作前给予充分氧合,必要时预先进行充分镇静和镇痛处理,并在吸痰过程中严格监测患者的生命体征[15]。

四、评价证据

由于人工气道及相关护理措施多属于有创操作,对患者的生理和心理负面影响较大,从伦理和患者安全的角度考虑,不适合进行临床人体实验,目前相关研究多处于动物实验阶段。此外,本章实践内容中部分证据为已经发表的指南内容或权威专家的意见,缺乏严格的临床试验证据,但即便如此,本章节中的相关建议多数是经过临床实践验证的有效措施,值得临床推广和参考。

由于本章循证实践内容多来自基于系统评价的证据总结报告和国内专家循证共识,证据内容较为集中,不同主题的证据总结报告会涉及相同的研究证据,在整理、归纳上述证据内容的过程中,需要对证据等级和推荐分级进行详细比较和归纳,并最终生成、综合得出相关证据和推荐级别,因此本章的证据强度较为稳定,有利于对其推广和临床应用。需要注意的是,囿于国内护士执业职责范围,该指南中某些具体措施尚不适用于国内的临床护理实践,对相关证据需要有选择地采用。

五、总结与建议

阅读笔记

1. 对气管插管患者,当气囊压合适且位置恰当,但仍存在漏气时,应考虑更换其他型号的气管插管(B 级推荐)。

2. 气管插管必须始终固定良好,以确保患者的最佳通气状态,避免可能的插管移位或非计划性脱管(1 级证据)。

3. 对于气管插管患者,气囊充气后推荐气囊内压力维持在 25~30cmH$_2$O(2c 级证据)。

4. 预防拔管时发生喉部水肿,建议予以短期糖皮质激素治疗(A 级推荐)。

5. 如果决定患者需要实施气管切开术,建议应尽早进行(A 级推荐)。

6. 要监测气管切开管气囊内压力,保证其始终介于 20~25mmHg(5 级证据)。每个护理班次应至少监测和记录气囊内压力 1 次(B 级推荐)。

7. 吸痰不宜定时常规进行,应实施"按需吸痰"(A 级推荐)。

8. 建议吸痰管的外径应小于等于气管导管内径的一半(5 级证据,B 级推荐),对于婴幼儿则建议吸痰管的外径应小于气管导管内径的 70%(5 级证据)。

9. 建议每次吸痰时间不超过 15 秒(5 级证据,B 级推荐)。

10. 吸痰负压建议介于 80~120mmHg(B 级推荐)。

11. 不建议在吸痰前常规向气道内滴入生理盐水(5 级证据)。仅在患者痰液黏稠且常规治疗手段效果有限时,才考虑吸痰时注入生理盐水以促进痰液的排除(B 级推荐)。

12. 建议吸痰开始前和吸痰结束后均采用纯氧为患者加大给氧,时间至少持续 30 秒,以减少吸痰过程中低氧血症的发生(B 级推荐)。

(杜世正)

附 21-1 所依据的证据分级系统(JBI 干预性研究证据预分级,2014)

证据等级	设计类型	具体描述
1 级证据	RCT/ 实验性研究	1a——多项 RCT 的系统评价
		1b——多项 RCT 及其他干预性研究的系统评价
		1c——单项 RCT
		1d——准 RCT
2 级证据	类实验性研究	2a——多项类实验性研究的系统评价
		2b——多项类实验性研究与其他低质量干预性研究的系统评价
		2c——单项前瞻性有对照组的类实验性研究
		2d——前后对照 / 回顾性对照的类实验性研究
3 级证据	观察性 - 分析性研究	3a——多项队列研究的系统评价
		3b——多项队列研究与其他低质量观察性研究的系统评价
		3c——单项有对照组的队列研究
		3d——单项病例对照研究
		3e——单项无对照组的观察性研究
4 级证据	观察性 - 描述性研究	4a——多项描述性研究的系统评价
		4b——单项横断面研究
		4c——病例系列研究
		4d——个案研究
5 级证据	专家意见 / 基础研究	5a——对专家意见的系统评价
		5b——专家共识
		5c——基础研究 / 单项专家意见

阅读笔记

附 21-2 所依据的推荐级别分级系统(JBI,2014)

推荐级别	判断标准
A 级推荐:强推荐	1. 明确显示干预措施利大于弊或弊大于利 2. 高质量证据支持应用 3. 对资源分配有利或无影响 4. 考虑了患者的价值观、意愿和体验
B 级推荐:弱推荐	1. 干预措施利大于弊或弊大于利,尽管证据尚不够明确 2. 有证据支持应用,尽管证据质量不够高 3. 对资源分配有利、或无影响、或有较小影响 4. 部分考虑或并未考虑患者的价值观、意愿和体验

主要参考文献

[1] Jayasekara R. Endotracheal Tube:Care. (2015-07-29) [2016-01-29] http://access.ovid.com/demo/lp/jbi/.

[2] Chu WH. Endotracheal Tube:Extubation. (2015-10-13) [2016-01-29] http://access.ovid.com/demo/lp/jbi/.

[3] Jayasekara R. Evidence Summary:Endotracheal Tube:Care (2015). [2016-01-29] http://access.ovid.com/demo/lp/jbi/.

[4] Vijay A. Evidence Summary:Tracheostomy:Management of Patients (2014). [2016-01-29] http://access.ovid.com/demo/lp/jbi/.

[5] Lizarondo L. Evidence Summary:Tracheostomy:Dressing (2015). [2016-01-29] http://access.ovid.com/demo/lp/jbi/.

[6] Gaikwad M. Tracheostomy:Clinician Information. (2014-07-06) [2016-01-29] http://access.ovid.com/demo/lp/jbi/.

[7] Munn Z. Burns Tracheostomy:Early vs Late. (2014-03-04) [2016-01-29] http://access.ovid.com/demo/lp/jbi/.

[8] Munn Z. Burns Tracheostomy:Method of Tracheostomy. (2014-03-04) [2016-01-29] http://access.ovid.com/demo/lp/jbi/.

[9] Gaikwad M. Tracheostomy (Older Adults):Tube and Routine Care. (2014-07-06) [2016-01-29] http://access.ovid.com/demo/lp/jbi/.

[10] Vijay A. Evidence Summary:Tracheostomy:Management of Patients (2014). [2016-01-29] http://access.ovid.com/demo/lp/jbi/.

[11] Gaikwad M. Evidence Summary:Tracheostomy (Older Adults):Tube and Routine Care (2014). [2016-01-29] http://access.ovid.com/demo/lp/jbi/.

[12] Sharma L. Evidence Summary:Endotracheal Suctioning:Clinician Information (2014). [2016-01-29] http://access.ovid.com/demo/lp/jbi/.

[13] Khanh L. Tracheostomy and Endotracheal Tube Suctioning. (2016-01-08) [2016-01-29] http://access.ovid.com/demo/lp/jbi/.

[14] 中华医学会呼吸病学分会呼吸治疗学组. 人工气道气囊的管理专家共识(草案). 中华结核和呼吸杂志,2014,37(11):816-819.

[15] 中华医学会神经外科学分会,中国神经外科重症管理协作组. 中国神经外科重症患者气道管理专家共识(2016). 中华医学杂志,2016,96(21):1639-1642.

[16] 中华医学会呼吸病学分会呼吸治疗学组. 成人气道分泌物的吸引专家共识(草案). 中华结核和呼吸杂志,2014,37(11):809-811.

[17] Kelly M,Gillies D,Todd DA,et al. Heated humidification versus heat and moisture exchangers for ventilated adults and children. Cochrane Database Syst Rev,2010,(4):CD004711. doi:10.1002/14651858.

阅读笔记

CD004711.pub2.

［18］胡汝均,江智霞,郑喜兰,等.温湿交换器对机械通气患者气道湿化效果的Meta分析.重庆医学,
2014,43(11):1308-1311,1314.

［19］王静,皮红英.两种不同气道湿化方法对气管切开患者影响的Meta分析.中华危重病急救医学,
2016,28(1):63-69.

［20］庞启英,戈娜.人工气道患者微量泵持续气道湿化与间断气道湿化效果的Meta分析.护理学报,
2011,18(12B):33-37.

［21］黄德斌,陈务贤,宁传艺.国内持续气道湿化对人工气道湿化效果的Meta分析.护理研究,2010,24
(6C):1603-1605.

［22］苏鑫阳,许红梅,王梅林,等.持续氧气雾化吸入与持续滴注湿化液人工气道湿化效果的Meta分析.
解放军护理杂志,2015,32(20):7-12.

［23］焦瑞娟,申哲,张艳芝.不同浓度氯化钠溶液人工气道湿化效果的Meta分析.中国临床护理,2015,
7(4):284-288.

［24］陈宏林,向琪琳,吴娟,等.生理盐水在机械通气患者气道湿化中作用的系统评价.护士进修杂志
2007,22(17):1561-1562.

阅读笔记

第二十二章 外周静脉导管置管与维护的循证实践

外周静脉导管(peripheral venous catheter,PVC)是指导管尖端置于外周静脉内的静脉导管,包括外周静脉短导管和中等长度导管两种类型。目前国内常用的是外周静脉短导管,即外周静脉留置针。主要应用于肠外营养、静脉药物及血液制品等的输注[1]。

一、临床情景及护理问题

(一)临床情景

张先生,62岁。因腹痛、呕吐、腹胀、肛门停止排便排气10天,于2015年2月24日23时急诊入院,入院诊断为急性肠梗阻。患者体温39℃,脉搏112次/分,呼吸24次/分,血压95/65mmHg。腹痛每4小时发作1~2次,以上腹部和脐周最为明显。全腹饱胀膨隆,呕吐后腹胀减轻,肠鸣音高亢,伴有气过水声。实验室检查:血钠140mmol/L,血钾3.2mmol/L。入院后立即禁食、胃肠减压后,患者腹痛缓解。但患者两天未进食,感觉口渴、饥饿,疲劳无力,且皮肤弹性差,眼眶凹陷。根据医生医嘱,拟通过外周静脉置管为其补充葡萄糖与电解质。

(二)护理问题

1. 护士应如何选择外周静脉通路装置?
2. 护士应如何进行外周静脉穿刺操作?
3. 护士应如何预防和评估静脉炎的发生,并采取有效的处理措施?
4. 护士应如何预防和处理药物渗出/外渗?

二、检索证据

以中文关键词"外周静脉导管、外周静脉置管、外周静脉短导管、外周静脉留置针、中等长度导管",英文关键词"peripheral venous catheter,peripheral venous cannula,peripheral intravascular device,short peripheral catheter,midline catheter",检索静脉输液相关领域的临床实践指南、系统评价等循证资源。主要检索数据库包括Cochrane循证医学数据库、JBI循证卫生保健数据库、加拿大安大略注册护士协会(Registered Nurses Association of Ontario,RNAO)、美国静脉输液护理学会(Infusion Nurses Society,INS)、美国国立指南库以及中国生物医学文献数据

阅读笔记

库。共检索到相关的文献有 2 篇临床实践指南[2,3],2 篇证据汇总[4,5]、1 篇系统评价[6]及 1 篇国家卫计委卫生行业标准[7]。

下述外周静脉穿刺的护理措施主要来源于美国静脉输液护理学会 2016 年更新的"输液治疗实践标准"[2],加拿大安大略注册护士协会 2008 年更新的"减少静脉置管并发症的最佳护理实践指南"[3]、JBI 循证卫生保健数据库 2014 年和 2015 年更新的证据汇总"细胞毒性药物外渗:预防"[4]和"外周静脉导管:拔管"[5]、Cochrane 系统评价数据库 2013 年系统评价"外周静脉导管临床指征更换与常规更换的比较"[6]和国家卫生和计划生育委员会 2013 年颁布的"中华人民共和国卫生行业标准 - 静脉治疗护理技术操作规范"[7]。

三、证据内容

护士应根据治疗处方或治疗方案、预期治疗时间、血管特征、患者年龄、合并症、输液治疗既往史、对血管通路装置留置部位的喜好及护理能力和设备资源提供情况,选择适合患者血管条件的导管类型,以适应患者血管置入的需求[2]。

(一) 种类及特点

1. 外周静脉短导管(外周静脉留置针)　外周静脉留置针按照整体设计的不同可分为开放式留置针和密闭式留置针两大类。按照职业防护的理念,分为普通型留置针和安全型留置针。按导管的口径不同可分为 14~28Ga 的留置针,其长度范围 1.5~5cm。密闭式安全型留置针可使医护人员在操作过程中有效预防针刺伤,从而避免血源性暴露,起到职业防护作用[1]。

外周静脉留置针由先进的生物材料硅胶和聚合物组成,包括聚氨酯、聚氨酯复合物和聚氯乙烯。另外,有些留置针含有在 X 线下可显影的材料,特殊情况下便于定位。目前,在临床上为延长导管的使用时间,降低静脉炎和渗漏的发生率,常选用聚氨酯和聚氨酯复合材质的导管[1]。

2. 中等长度导管　中等长度导管是指经前臂肘窝置管到达近侧的贵要静脉、头静脉或臂丛静脉,尖端位于腋窝水平或肩下部,但不到达中心静脉的导管,导管长度 7.5~20cm,其发生静脉炎的可能性比外周静脉短导管低[1]。

(二) 选择要点及注意事项

1. 外周静脉短导管(外周静脉留置针)　应根据药物的性质(如刺激剂、发疱剂、渗透压),结合静脉输液治疗的时间(少于 6 天)、穿刺部位情况选择外周静脉短导管(Ⅳ级证据)[2]。外周静脉短导管不应用于持续输注发疱剂、肠外营养剂或渗透压大于 900mOsm/L 的液体(Ⅳ级证据)[2]。

在符合治疗方案和患者需求的前提下,应选择管径最小的外周静脉短导管(Ⅴ级证据)[2]。管径在 20~24Ga 的外周静脉短导管适用于大部分的静脉输液治疗,管径大于 20Ga 的外周静脉短导管更易引起静脉炎(Ⅳ级证据)[2]。对于新生儿、婴幼儿及老年人,选择 22~24Ga 的外周静脉短导管有助于减少穿刺相关性损伤(Ⅴ级证据)[2]。

对于外伤或影像检查注射造影剂的患者,选择 16~20Ga 管径的短导管(Ⅳ级证据)。输血时,根据静脉条件和患者喜好使用 20~24Ga 外周静脉短导管;一旦有快速补液的需求,则需使用更大管径(14~18Ga)的外周静脉短导管(Ⅳ级证据)[2]。蝶翼钢针仅能用于单次给药(Ⅳ级证据)[2]。

2. 中等长度导管　结合药物性质和预计静脉输液 1~4 周的患者,选择中等长度导管(Ⅳ级证据)[2]。中等长度导管可用于抗生素、血容量不足的快速补液、镇痛药等外周静脉耐受的药物输注(Ⅴ级证据)[2]。中等长度导管不能用于持续输注发疱剂、肠外营养剂或渗透压大于 900mOsm/L 的液体(Ⅴ级证据)[2]。中等长度导管用于间歇性输注发疱剂时,有发生难以察觉的外渗风险,应慎重使用(Ⅳ级证据)[2]。

以下患者禁忌使用中等长度导管:静脉血栓形成史、血液高凝状态、肢体静脉血流减少、需

阅读笔记

要保存静脉的终末期肾脏疾病（Ⅳ级证据）[2]。

（三）置管部位的选择

1. 外周静脉短导管（外周静脉留置针）　在决定穿刺手臂前,可征询患者意见;一般建议选择非主力手（Ⅴ级证据）[2]。避免在手腕腹侧面穿刺,以免增加疼痛或损伤神经（ⅠA/P级证据）[2]。避免选择以下肢体部位穿刺:屈肘区域、触诊疼痛区域、外伤或感染区域、受损血管（如挫伤、通透性增加、静脉炎、血管硬化或软化、肿胀）部位、静脉瓣部位、既往发生过渗出或外渗的部位及计划进行其他操作的区域（Ⅴ级证据）[2]。避免在以下肢体穿刺:乳腺切除伴腋窝淋巴结清扫术的患肢、淋巴水肿、动静脉瘘、动静脉移植、接受放疗的同侧肢体、脑血管意外受累肢体;对于慢性肾病患者,避免不必要的上肢外周静脉穿刺,应留存外周静脉用于将来血透置管;如需在患侧进行穿刺置管,应由患者和医师充分讨论其利弊（Ⅴ级证据）[2]。在血液透析瘘管或皮肤移植侧进行输液治疗导管的置管,需要肾病专家或相关医师医嘱,紧急抢救除外（Ⅴ级证据）[2]。

对于成年患者,应选择能维持整个输液治疗的部位。选择前臂有助于延长导管留置时间,减轻疼痛,方便患者自我管理,并可预防非计划性的拔管和堵塞。考虑选择上肢背侧或腹侧可视血管,包括手背静脉、头静脉、贵要静脉和正中静脉等（Ⅳ级证据）[2]。成人避免选择下肢静脉,下肢静脉的短导管留置可引起组织损伤、血栓性静脉炎和溃疡（Ⅳ级证据）[2]。

对于儿童患者,应选择能维持整个输液治疗的部位,可选择手部、前臂和腋窝以下的上臂血管。避免选择肘前区静脉,因为穿刺失败率较高。对于婴儿和刚学步的幼儿,也可考虑头皮静脉,或者不走路的患儿,可选择足部静脉。由于患儿经常会吮吸大拇指或其他手指,应避免选择手掌或手指处的静脉。患有先天性心脏病的婴儿和儿童,避免选择接受过相关治疗的右侧手臂,因相关治疗可能会导致锁骨下动脉的血流速度降低（Ⅴ级证据）[2]。

2. 中等长度导管　中等长度导管的置管部位首选上臂,次选肘窝区域。可选的静脉有贵要静脉、肘正中静脉和肱静脉,其中首选贵要静脉。对于新生儿及儿童患者,还可选择其他静脉,包括腿部静脉,导管尖端应在腹股沟以下;头皮静脉,预计导管尖端在颈部且胸部以上（Ⅴ级证据）[2]。

避免选择以下肢体部位置管:触诊疼痛区域、外伤或感染区域、受损血管（如挫伤、通透性增加、静脉炎、血管硬化或软化、肿胀）部位及计划进行操作的区域（Ⅴ级证据）[2]。患有先天性心脏病的婴儿和儿童,避免选择接受过相关治疗的右侧手臂,因相关治疗可能会导致锁骨下动脉的血流速度降低（Ⅴ级证据）[2]。

（四）局部麻醉

对于有疼感的皮肤穿刺或置管,应考虑使用局麻药物,包括但不仅限于局部冷喷剂、局部透皮剂、皮内利多卡因、加压渗透利多卡因（Ⅰ级证据）[2]。对患儿、某些成人患者和使用较大型号静脉导管（如16Ga留置针）进行穿刺或置管前,使用合适且最有效局麻方法和(或)试剂以减轻疼痛和不适。同时可辅助其他方法,例如辅助性且不良反应较少的抗焦虑药、认知及行为干预、补充治疗（Ⅰ级证据）[2]。在进行浅表麻醉时,护士应了解患者可能出现的不良反应及意外情况,如过敏反应、损伤组织或将局部麻醉药注射入血管等[2]。

（五）置管前准备

1. 患者教育　护士应对患者进行详细的教育,内容包括:解释外周静脉置管的必要性、置管过程、预期置管时间、置管的维护、需要上报的并发症的症状和体征（Ⅴ级证据）[2],必要时签署知情同意书（Ⅳ级证据）[2]。

2. 皮肤清洁　检查穿刺部位是否有可见的污物,若有,应先用肥皂水或清水清洗干净（Ⅴ级证据）[2];使用一次性剃毛刀或者专用外科剪清理穿刺部位附近多余的毛发（Ⅴ级证据）[2]。

3. 手卫生　触摸穿刺部位前、后,以及插入、重置、触碰导管前、后,均应严格执行手卫生程序,手卫生可使用皂液和水,或者用乙醇擦手液[8,9]。

4. 扩张血管　在进行外周静脉短导管穿刺前,采用合适的方法帮助血管扩张:①使用止血带或血压袖带。注意不要过紧,避免用于易发生血肿、有出血风险的患者;循环障碍或血管脆性的患者,也应避免使用止血带(ⅠA/P级证据)[2]。②利用重力原理(将置管肢体放在低于心脏的位置数分钟),让患者反复握拳松拳,并轻轻向下安抚血管(ⅠA/P级证据)[2]。③利用温度,干性热敷有助于提高外周导管的置管成功率(Ⅳ级证据)[2]。

5. 皮肤消毒　外周静脉导管置管前的皮肤消毒剂首选 >0.5% 的氯己定酒精溶液。对氯己定过敏者,还可选用碘酊、聚维酮碘或 70% 的酒精(Ⅰ级证据)[2]。2 个月内的婴儿,需谨慎使用氯己定,因氯己定有导致皮肤刺激和化学烧伤的风险(Ⅳ级证据)[2]。对于皮肤完整性受损的患儿,消毒后,可用无菌生理盐水或无菌注射水擦除已待干的聚维酮碘消毒液(Ⅴ级证据)[2]。消毒液自然待干后再进行穿刺(Ⅰ级证据)[2]。氯己定的待干时间至少 30 秒,聚维酮碘待干时间至少 1.5~2 分钟(Ⅴ级证据)[2]。外周静脉留置针穿刺处的皮肤消毒范围直径应≥8cm[7]。

6. 无菌原则　外周静脉短导管穿刺应使用一次性无菌手套,并采用"非接触原则"进行外周静脉穿刺,即皮肤消毒后避免再触诊穿刺点(Ⅴ级证据)[2]。是否使用一次性无菌手套与血流感染(BSI)间的关系尚缺乏证据,但置管时间延长有增加 BSI 的可能(Ⅴ级证据)[2]。中等长度导管置管时需建立最大无菌屏障(Ⅴ级证据)[2]。

7. 穿刺次数　在使用外周静脉短导管时,每位护士的穿刺次数不能超过 2 次,总的穿刺次数不能超过 4 次。多次穿刺失败会导致患者疼痛、延迟治疗、局限未来的穿刺部位选择、增加成本和并发症的风险(Ⅳ级证据)[2]。

8. 导管尖端位置　中等长度导管尖端位置的定位:①成人或年长儿童:腋窝和肩部水平(Ⅴ级证据)[2]。②新生儿和婴幼儿:头皮静脉置管,尖端需到达锁骨上方的颈静脉(Ⅴ级证据)[2];下肢静脉置管(学步前),尖端需到达腹股沟皱褶处下方的静脉(Ⅴ级证据)[2]。

9. 团队建设　建立专业的静脉输液团队,有助于提高穿刺成功率(Ⅴ级证据)[2]。

（六）置管技术及辅助设备

1. 外周静脉短导管　使用血管可视技术(如超声、类红外线)辅助外周静脉短导管的穿刺,以提高外周静脉条件较差患者的穿刺成功率(Ⅱ级证据)[2](图 22-1)。

2. 中等长度导管　中等长度导管置管应使用最安全的置管技术,包括塞丁格技术、改良塞丁格技术(MST)或简化后的新技术(如简化的塞丁格技术),这些技术可减少置管相关并发症,例如空气栓塞、导丝丢失、栓塞、导管置入动脉和出血(Ⅴ级证据)[2]。考虑使用可视化技术辅助复杂静脉通路的识别和选择(Ⅰ级证据)[2]。

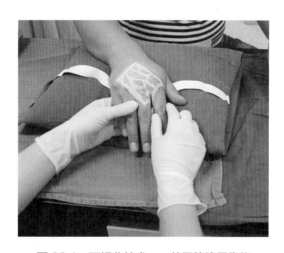

图 22-1　可视化技术——外周静脉显像仪

（七）导管固定

1. 原则　外周静脉导管固定的原则是应能有效保护置管设备的完整性,最大限度减少导管连接处的移动,并预防导管脱落,但不影响对穿刺部位的评估和检测,不干扰血液循环及药物的输注[2]。

2. 敷料固定　透明的半透膜敷料及其他普通敷料都可用来固定导管,但目前还没有足够的证据表明何种敷料最有益处(Ⅰ级证据)[2]。外周静脉导管的固定还可考虑以下两种方法[2]:①单纯使用有边的聚氨酯敷料固定具有传统接口的外周静脉导管,有助于延长导管置管时间

阅读笔记

至 72 小时,但该证据仍需更多的数据支持(V级证据)[2]。②对于标准圆座的外周静脉导管则使用具有黏性的导管固定装置(ESD)(Ⅲ级证据)[2]。

不推荐使用胶布或缝合进行导管固定,非无菌的胶布易受到病原菌的污染。缝合不仅有针刺伤的风险,而且增加导管菌膜形成和导管相关性血流感染(CRBSI)(Ⅱ级证据)[2]。

3. 关节固定　使用关节固定装置有助于方便患者输液,保持输液通畅和减少并发症的发生(Ⅲ级证据)[2]。当导管穿刺部位靠近关节活动处时(如手指、腕关节、肘关节、足部),应使用关节固定设备如手臂夹板、手指固定板进行衬垫支持,以维持功能性体位(ⅠA/P级证据)[2]。使用关节固定设备时,应不影响穿刺部位和导管的观察和评估,避免引起血液循环障碍、压疮、皮肤受损或神经损伤(Ⅳ级证据)[2]。定时拆除关节固定装置,以便评价末端循环状况、关节活动度和功能、皮肤完整性等(ⅠA/P级证据)[2]。对于早产儿和免疫功能低下的患者,不建议使用木质压舌板作为关节固定装置(Ⅳ级证据)[2]。

4. 置管部位的保护　小儿、老年人和认知功能障碍的患者有发生导管意外滑出、自行拔管的风险,应给予穿刺部位的保护,如透明的塑料圆帽。若上述措施无效,则考虑使用肢体约束。所有患者在接触水或其他污染物、日常生活导致导管滑动时,均应实施暂时性的穿刺部位保护措施(V级证据)[2]。

在选择穿刺部位保护措施或肢体约束前,应对患者的生理、行为、认知和心理状态进行全面评估(V级证据)[2]。使用穿刺部位保护措施或肢体约束装置时,严格按照产品说明书的使用方法,不影响穿刺部位和导管的观察和评估,避免引起血液循环障碍、压疮、皮肤受损或神经损伤。肢体约束装置应尽量远离穿刺部位进行固定。使用穿刺部位保护装置时,不能影响到补液滴速、输液方法、导管观察或导管固定装置(ⅠA/P级证据)[2]。

肢体约束不作为保护导管装置的常规护理措施,应尽量避免使用;一旦患者身体条件允许,应立即拆除肢体约束装置(V级证据)[2]。若必须使用肢体约束装置时,应对患者及其家属做好解释和教育,取得其理解(V级证据)[2];并做好详细的文档记录,包括肢体约束装置的合理性、型号和部位、拆除和重新使用的时间、导管穿刺部位和血液循环状况、与肢体约束装置相关的并发症、患者的反应、肢体约束装置使用必要性的再评估、患者教育和拆除记录(V级证据)[2]。

（八）日常维护

1. 冲管与封管

(1) 预冲式注射器:采用预冲式注射器进行冲封管,能有效降低导管相关性血流感染(CRBSI)的风险和节约操作时间(Ⅳ级证据)[2],并保证一人一管,不可多人使用同一注射器(V级证据)[2]。告知患者,在使用预冲式注射器进行冲管时,可能会有味觉和嗅觉的改变,与下列原因有关:身体疾病(如糖尿病、克罗恩病)、药物(如抗肿瘤药)和放射治疗。有报道称,塑料注射器内的浸出物会渗透进生理盐水,目前看来,这些物质对人体是无害的(Ⅱ级证据)[2]。禁止使用预充式注射器稀释药物,以免增加给药差错的风险(V级证据)[2]。

(2) 接口消毒:冲封管前,应消毒连接口的表面,并充分自然待干。用力摩擦接口 5~15 秒(委员会共识)[2],待干时间范围视消毒液而定。

(3) 冲管液及手法:冲洗液首选不含防腐剂的 0.9% 的氯化钠溶液(生理盐水),当所输药品与生理盐水有配伍禁忌时,可先采用 5% 的葡萄糖溶液冲洗,再用生理盐水将导管中的葡萄糖溶液冲洗干净(V级证据)[2]。不能使用无菌注射水作为冲管液(V级证据)[2]。

冲洗液的最少用量应视导管类型、尺寸、输液液体类型及患者年龄而定,推荐用量为导管系统(导管＋附加装置)体积的 2 倍。较大剂量的冲管液(如外周静脉导管使用 5ml)有助于去除纤维蛋白沉积、药物沉积物和管腔内的其他碎片。在使用外周静脉导管输注成分血、肠外营养、造影剂和其他刺激性药物时,则需更多的冲管液(Ⅳ级证据)[2]。

使用脉冲冲管技术进行导管的冲管（Ⅳ级证据）[2]，即快速"推注—暂停—推注—暂停"的手法，以利溶液"擦洗或清洁"导管内壁，从而清除血液或纤维蛋白，并预防管腔内药物沉淀物的聚集[3]。由于冲洗压力过大可导致血凝块脱落、导管分离和（或）导管破裂，故建议使用 10ml 的针筒进行冲管，因较大的空针可产生较小的冲洗压力和较大的抽吸力。反之，较小的空针则产生较大的冲洗压力和较小的抽吸力[3]。

（4）封管液及手法：对于外周静脉短导管，成人患者的封管液采用不含防腐剂的生理盐水（Ⅰ级证据）[2]；新生儿和儿童患者的封管液可选用不含防腐剂的生理盐水或 0.5~10U/ml 的肝素溶液，但对于该人群的实验结果尚存争议（Ⅱ级证据）[2]。对于不是用于间歇性输液的外周静脉短导管，每 24 小时封管一次（Ⅲ级证据）[2]。尚没有充分的证据说明中等长度导管使用何种封管液[2]。

为防止导管内血液反流，采用正压封管技术进行封管，边推注边拔注射器，根据无针接头的类型确定冲管、夹管、断开的顺序（Ⅳ级证据）[2]。普通输液器封管时，留 0.5~1ml 的封管液不注射入导管内，以免因注射器内的密封垫压缩引起血液回流（预充式注射器除外）（Ⅳ级证据）[2]。

2. 导管功能的评估 每次输液时，需观察整个输液系统，包括液体的清晰度、输液系统的完整性（如有无漏液、接头的紧密性）、固定敷料、药液的正确性和有效期、滴速的准确性等（Ⅴ级证据）[2]。每次使用导管前，通过冲管确认导管是否通畅；对于持续输注的导管，通过临床症状分辨导管功能，例如输液泵显示堵管警报[2]。

通过观察和触诊评估导管周围皮肤有无红肿、压痛、肿胀、渗液，重视患者主诉的任何不适、疼痛、感觉异常、麻木或刺痛[2]。中等长度导管应至少每天评估一次（Ⅴ级证据）[2]。外周静脉短导管至少每 4 小时评估一次；危重、镇静或有认知功能障碍的患者，每 1~2 小时评估；新生儿或儿童患者，每小时评估；输注刺激性药物的患者，评估次数应更频繁（Ⅴ级证据）[2]。门诊或居家患者，应指导患者和家属至少每天观察一次，包括穿刺点情况、并发症相关症状、敷料是否有松脱，必要时及时就诊；使用外周静脉短导管进行持续输液的门诊或居家患者，指导其白天清醒时每 4 小时观察一次穿刺部位（Ⅴ级证据）[2]。

3. 皮肤消毒 见本章节"穿刺前准备"。

4. 更换敷料

（1）评估皮肤：评估敷料下的皮肤，该区域的皮肤损伤与年龄、关节活动和水肿有关[2]。尤其是使用导管固定装置前，固定装置下的皮肤应使用皮肤保护剂，以减少医用黏胶剂相关性皮肤损伤（MARSI）（Ⅰ级证据）[2]。

（2）更换频率：敷料出现潮湿、松脱和（或）明显污渍时应及时更换[2]。外周静脉短导管穿刺点敷料 5~7 天更换（Ⅴ级证据）[2]。中等长度导管的敷料更换视敷料的材质而定，透明半透膜敷料（TSM）5~7 天更换，纱布 2 天更换。在透明敷料下垫纱布者，仍视为纱布，应 2 天更换（Ⅱ级证据）[2,3]。穿刺点有渗液时，应选择纱布进行固定（Ⅴ级证据）[2]。INS 指出相对固定的敷料有助于减低导管滑出的风险，但频繁地更换敷料会增加导管滑出和感染的风险；若超过 2 次未按规定时间更换敷料，也会增加 3 倍以上的感染风险（Ⅲ级证据）[2]。

（3）氯己定敷料：当腔外途径感染成为主要感染源时，氯己定敷料可减少导管感染风险（Ⅰ级证据）[2]。氯己定过敏史的患者忌用；早产儿、新生儿及皮肤脆弱和（或）复杂皮肤病症患者慎用，因曾发生过接触性皮炎和压力性损伤（Ⅴ级证据）[2]。同时，在敷料更换过程中，应监测敷料部位是否发生红斑和皮炎（Ⅴ级证据）[2]。

5. 外周静脉短导管更换时间 目前无足够的证据支持每 72~96 小时更换外周静脉留置针（Ⅰ级证据）[5]。2013 年最新的 Cochrane 系统评价认为，72~96 小时更换留置针与出现临床指征时更换留置针，两组在导管相关血流感染、静脉炎的发生率方面没有统计学差异，而出现

阅读笔记

临床指征时更换留置针的费用则明显低于 72~96 小时更换组[6]。

6. 更换输液装置[2]   应根据所输液体的性质、输液频率(持续或间断)定期更换输液装置(表 22-1),当怀疑输液装置污染、药品包装不完整或者输液装置损坏时应立即更换。当外周导管更换位置时,输液装置也需一并更换。

表 22-1   液体类型、输液方式及输液装置更换频率

液体类型	输液方式	更换频率
普通液体	持续性输液(整个输液装置与血管通路装置处于密闭状态)	每隔 96 小时更换,频繁的更换未能降低感染风险(I级证据)[2]
	间歇性输液	每隔 24 小时更换,输液装置与导管连接处的反复断开和再连接,会增加污染的机会,潜在地增加导管相关性血流感染(CRBSI)风险(V级证据,委员会共识)[2]
肠外营养(全营养剂 -TNA、氨基酸 / 葡萄糖制剂)		每隔 24 小时更换,或每次更换新容器时更换(IV级证据)[2]
静脉内脂肪乳剂(IVFE)		每隔 12 小时更换,或每次更换新容器时更换(V级证据)[2]
异丙酚		每隔 6~12 小时更换,或每次更换新容器时更换(I级证据)[2]
血液及血制品		使用含有过滤器的专用输液装置,且每隔 4 小时或输注 1 个单位时更换(V级证据)[2]

输入脂质溶液,如静脉内脂肪乳剂或全营养剂的输液装置不应含有二乙基己基邻苯二甲酸(DEHP)。二乙基己基邻苯二甲酸具有亲脂性,能从常用的聚氯乙烯输液装置和输液瓶中析出到脂质溶液中。二乙基己基邻苯二甲酸是一种毒性物质。研究已经证明,尤其是对于新生儿、儿童患者以及需长期家庭护理的患者而言,脂质溶液中 DEHP 浓度的升高是一项危险因素(III级证据)[2]。

一次性或可重复使用的传感器和(或)圆帽及系统的其他组成部分,包括输液装置、持续冲洗装置及用于有创性血流动力学压力监测的冲洗溶液,应每 96 小时更换一次;疑似污染、产品或系统的完整性受损时,应立即更换。尽量减少操作次数和与该系统连接的通道(II级证据)[2]。

7. 观察和记录   护士应定期观察穿刺点周围情况并详细记录,具体包括以下内容(V级证据)[10]:①置管后,应在导管穿刺处附近显著的位置标注置管日期和时间;②每日隔着敷料触摸穿刺处,检查有无触痛;③一旦穿刺处有触痛,需揭开敷料检查置管处皮肤情况;④如果敷料污染或者边缘翘起影响观察时,及时更换新敷料;⑤鼓励患者诉说任何不适感,如疼痛、灼热、肿胀或出血;⑥详细记录导管置入的具体日期和时间,导管、输液器及输注液体的更换时间,所使用的静脉输液、药物或冲洗液,患者对置管的反应、是否出现并发症等(III级证据)[3]。

(九) 静脉采血

1. 外周静脉短导管   对儿童患者、血管条件差、患有出血性疾病和临床试验需系列采血的成年患者,考虑通过留置的外周静脉短导管采集血液样品。在采血前应停止输液至少 2 分钟,并丢弃 1~2ml 血液(IV级证据)[2]。通过外周静脉短导管所采集的血样适用于许多常规的血液检查,包括凝血试验。但不建议通过外周静脉短导管采集血培养(II级证据)[2]。在外周静脉短导管的穿刺过程中采血,会导致较高的溶血率和错误的实验室值,无论该血样是直接从导管接口抽取的,还是从连接的延长管抽取的。这项操作对导管的影响还未知(II级证据)[2]。肘窝静脉产生的溶血率最低;但不建议在肘窝处的静脉留置外周静脉短导管,因为在关节屈曲部位的导管并发症发生率较高(II级证据)[2]。长时间扎止血带和导管穿刺困难会导致不准确的实验室数据(IV级证据)[2]。

2. 中等长度导管　没有证据支持其可用于获取血液样品[2]。

（十）拔管

应每日评估外周静脉导管的临床需要。当出现未能解决的并发症、输液治疗结束或护理计划中确实不需要时,应该拔除导管。不能仅根据留置时间的长短来判断导管是否需要拔除,因为最佳留置时间尚未有定论[2]。

如果护理计划中不再需要或超过24小时未使用,应拔除外周静脉短导管（Ⅳ级证据）[2]。当临床提示,儿童和成年患者的穿刺部位和(或)全身出现系统并发症(如血流感染)的症状和体征时,应拔除外周静脉短导管和中等长度导管。导管相关性并发症的症状和体征包括但不限于:①在触诊或不触诊的情况下,发生任何级别的疼痛和(或)压痛;②颜色变化(红斑或发白);③皮肤温度变化(发烫或变凉);④水肿;⑤硬结;⑥穿刺点渗液或脓肿;⑦其他类型的功能障碍(如冲管有阻力、无法抽回血)（Ⅰ级证据）[2]。

标记在不理想的无菌条件下置入的导管(如"紧急"),24~48小时内应尽快拔除该导管并置入新导管（Ⅳ级证据）[2]。通知医师关于疑似导管相关感染的症状和体征,考虑是否需要在拔除外周导管之前采集培养物(如渗出物、血培养)（Ⅴ级证据）[2]。在外渗的情况下,分离所有的输液装置并在导管拔除之前从导管接口部位抽吸,移除导管腔内的发疱剂,并尽可能多的抽吸出皮下组织内的发疱剂用药（Ⅴ级证据）[2]。

短外周导管拔管后,应用手指按压直至出血止住,并用敷料包扎穿刺点（Ⅴ证据）[10];中长外周导管拔管时应小心谨慎,拔管后应用手指按压直至出血停止,并用凡士林纱布覆盖穿刺点,以防空气栓塞（Ⅴ证据）[10]。

（十一）并发症

1. 静脉炎

(1) 分类及预防:静脉炎的症状和体征包括疼痛/触痛、红斑、发热、肿胀、硬化、化脓或者可触及静脉条索[2]。患者相关因素包括当前感染、免疫缺陷、糖尿病、下肢置管(婴儿除外)、年龄>60岁（Ⅳ级证据）[2]。主要分为以下几类静脉炎:

1) 化学性静脉炎:化学因素所引起的静脉炎,包括药液中葡萄糖含量>10%或渗透压较高(>900mOsm/L);某些药物(取决于输液剂量和持续时间),如氯化钾、胺碘酮和一些抗生素;药液中的颗粒物;对于血液稀释不足的血管来说导管过大;消毒液未完全待干,在导管置入过程中被抽吸到静脉内[2]。对上述易引起化学性静脉炎的药液,应使用中等长度导管或经外周静脉置入中心静脉导管(PICC),具体取决于输液时长和预计的治疗持续时间。使用消毒液后,应充分待干后置管（Ⅴ级证据）[2]。

2) 机械性静脉炎:是由于静脉壁受到机械性损伤或刺激所引起的,可能和导管管径与血管管径相对过大、导管活动、插管损伤或导管材料和硬度有关。尽可能选择最小的导管用于静脉输液,如20或22Ga;使用固定装置来固定导管;避免在肢体屈曲部位置管,并根据需要给予关节固定（Ⅳ级证据）[2]。

3) 细菌性静脉炎:与紧急插入导管和不规范的无菌操作有关。对紧急条件下置入的导管进行标记,以便将其及时拔除并根据需要重新置管。原则是,成年患者从下肢移至上肢,儿童患者尽量将导管移至新的近心端或对侧。考虑使用中心静脉通路装置(CVAD)和(或)考虑替代路径进行给药（Ⅳ级证据）[2]。

4) 输液后静脉炎:少见,上述任何因素引起的输液后静脉炎,在导管拔除后的48个小时内发生（Ⅳ级证据）[2]。

(2) 评估和分级:当发生静脉炎时,应使用标准化的静脉炎量表进行评估。目前临床常用的量表有"静脉炎量表"和"视觉化静脉炎等级量表"（表22-2,表22-3）。

表 22-2　静脉炎量表

等级	临床标准	等级	临床标准
0	没有症状	4	穿刺部位发红,伴有疼痛
1	穿刺部位发红,伴或不伴有疼痛		条索状物形成
2	穿刺部位疼痛伴有发红和(或)水肿		可触摸到条索状的静脉,其长度 >2.5cm
3	穿刺部位疼痛伴有发红		脓液流出
	条索状物形成		
	可触摸到条索状的静脉		

表 22-3　视觉化静脉炎等级量表

等级	观察指标	等级	观察指标
0	静脉注射部位无异常	4	所有下列症状均明显且广泛的:
1	其中一项明显:		● 沿着套管路径发生疼痛
	靠近静脉注射部位略有疼痛或轻微发红		● 红斑
2	其中两项明显:		● 硬结
	● 静脉注射部位疼痛		● 可触摸到条索状的静脉
	● 红斑	5	所有下列症状均明显且广泛的:
	● 肿胀		● 沿着套管路径发生疼痛
3	所有下列症状均明显:		● 红斑
	● 沿着套管路径出现疼痛		● 硬结
	● 硬结		● 可触摸到条索状的静脉
			● 发热

(3) 处理:如果发生了导管相关的静脉炎,确定静脉炎的可能病因,如化学的、机械的、细菌的或者输液后。给予热敷、患肢抬高,根据需求使用镇痛药或抗炎药;必要时拔除导管,外周静脉短导管应立即拔除。仍需进一步研究证实使用局部凝胶和软膏治疗静脉炎的效果(Ⅲ级证据)[2]。一旦发生导管相关静脉炎,应做好相关医疗记录(Ⅴ级证据)[2]。

1) 化学性静脉炎:评估输液方案、不同血管通路装置的需求、药物、输液的滴速,确定是否需要拔除导管,并给予上述处理措施(Ⅳ级证据)[2]。

2) 机械性静脉炎:固定导管、热敷、患肢抬高,并监测 24~48 小时;如果相关症状和体征持续 48 小时,考虑拔除导管(Ⅴ级证据)[2]。

3) 细菌性静脉炎:如有怀疑,应拔除导管。当拔除导管时,应和医师一起评估继续使用或可替代血管通路装置的必要性(Ⅳ级证据)[2]。

4) 输液后静脉炎:如是细菌性,应监测全身感染的体征;如是非细菌性,应热敷、抬高患肢;根据需要使用镇痛药及其他药物,如抗炎药或皮质类固醇(Ⅴ级证据)[2]。

2.药物渗出 / 药物外渗

(1) 定义:药物渗出(infiltration of drug)是指静脉输液过程中,非腐蚀性药液进入静脉管腔以外的周围组织;药物外渗(extravasation of drug)是指静脉输液过程中,腐蚀性药液进入静脉管腔以外的周围组织[7]。

(2) 临床表现:易与静脉炎或潮红反应混淆[2]。主要临床表现包括:①疼痛是最初的症状,当进行快速补液或推注时,突然出现且严重;与损伤不成比例;也可能在肢体肌肉被动伸展时出现;疼痛强度会随时间增加。②水肿,外周静脉导管穿刺部位周围皮肤下方隆起或因液体在肢体筋膜室累积引起肢体增大和拉紧,可测量两侧肢体周长进行比较,而中心静脉导管表现为颈部或胸部隆起。③皮肤颜色变化,非发疱剂引起皮肤苍白,发疱剂则出现红肿,然而外渗到深部组织可能不会产生明显的皮肤颜色变化。④液体从穿刺部位、皮下通道渗出。⑤可能在几个小时内出现水疱,如造影剂外渗;抗肿瘤药外渗的症状可能会延迟数天,部分外渗药物从组织损伤进展到出现症状需几天,甚至1~2周(Ⅳ级证据)[2]。

(3)预防:钢针只能用于单次给药,不应用于静脉输液(Ⅳ级证据)[2]。与渗出/外渗相关的危险因素包括:①与前臂相比,穿刺部位在手背、肘窝和上臂时更易渗出/外渗;②外周静脉导管输注抗生素或皮质类固醇;③感染;④患者伴有无法或难以沟通的疼痛、胸闷或其他不适;⑤精神状态或认知改变(如情绪激动、神志不清、镇静状态);⑥和年龄相关的血管、皮肤和皮下组织的改变;⑦引起血管变化或血液循环受损的疾病(如糖尿病、淋巴水肿、系统性红斑狼疮、雷诺病、周围神经病变、外周血管疾病);⑧与肥胖、多次静脉穿刺史和输液治疗相关的外周静脉穿刺困难;⑨外周导管留置时间超过24小时,发疱剂药物的注射时间或输注时长;⑩使用长度不足以留置导管的深静脉(Ⅳ级证据)[2]。JBI提出外周静脉导管预防渗出/外渗的措施包括:在前臂的肌肉区域置管;使用小规格的外周导管;避免在动静脉、淋巴循环受损的关节或肢体置管;使用透明敷料将导管针头固定在合适的位置;输注发疱剂时,外周静脉导管留置时间应<24小时;在静脉输注期间和给药前确保导管内仍有血液回流(Level 5)[4]。

护士应了解发疱剂、刺激剂的差异。目前没有公认的评分系统进行分类,需要临床医生根据特殊药物信息、个案报告和其他公开发表的文献进行辨识。每个机构均应根据其内部规定,就认定哪些是发疱剂和刺激性药物达成共识(Ⅳ级证据)[2]。

(4)处理:及时发现渗出/外渗的症状和体征,可局限进入组织的药液量。当患者主诉穿刺部位或周围、导管尖端位置或整条静脉通路上发生了疼痛、灼热、刺痛和(或)紧绷感时,应立即停止输液;将输液装置与导管接口断开,回抽导管内液体,禁止冲洗血管通路装置,否则将更多的药物注入组织;拔除外周导管,禁止按压外渗/渗出部位。在明显渗出/外渗迹象的区域做好标记,以便评估变化;对该区域拍照留存,以识别组织损伤的进展或恶化;及时上报不良事件。必要时,利用影像学检查确定导管尖端位置。抬高患肢以促进对液体/药物的淋巴再吸收(Ⅳ级证据)[2]。

渗出/外渗时应干冷敷的药物包括非刺激性药物、高渗液体、多柔比星[11]等部分抗肿瘤药物,其目的是限制组织中的药液,减轻炎症。长春花生物碱类、奥沙利铂、血管升压药或患有血管闭塞性疾病(如镰状细胞贫血)禁冷敷。渗出/外渗时应干热敷的药物包括长春新碱等部分抗肿瘤药物[11],其目的是增加局部血流,通过组织分散药液。儿童患者热敷温度不超过42℃(Ⅳ级证据)[2]。

针对不同的药物,在外渗部位使用细管径针头(25Ga或更小)注射适当的解毒剂,如盐酸氮芥。大剂量顺铂外渗,建议使用硫代硫酸钠解毒;升压药外渗时首选使用酚妥拉明,血管活性药物外渗也可使用特布他林。蒽环类药外渗时,推荐每日静脉内(Ⅳ)注射右丙亚胺,连续注射超过3天。输液应在外渗6小时内开始,并选择对侧肢体(Ⅳ级证据)[2]。

透明质酸酶虽不是特定的外渗药解毒剂,但能增加药物在组织中吸收和分散,将其用于抗肿瘤和无细胞毒性药物、高渗溶液(如胃肠外营养和钙盐)、X线造影剂等药液的外渗。透明质酸酶不能静脉给药。如外渗发生1小时内进行皮下注射效果最佳。干热敷与透明质酸酶可协同作用,增加血流和分散外渗药物(Ⅳ级证据)[2]。

使用标准化的格式记录渗出/外渗部位的评估、监测,并记录该事件涉及的所有因素(Ⅳ级证据)[2]。

3.神经损伤

(1)预防:常见发生神经损伤的静脉穿刺部位包括:手背部位桡神经和尺神经远端的感觉神经分支、桡侧腕关节头静脉处的桡神经浅支、手腕掌侧的正中神经、肘窝或上方的正中神经和骨间前神经、肘窝的横向和前臂内侧皮神经(Ⅰ A/P级证据)[2]。在穿刺过程中,不建议使用皮下探测技术和多次穿刺或置管,这会增加神经损伤的风险(Ⅴ级证据)[2]。

阅读笔记

（2）处理：在外周静脉穿刺和导管留置期间，患者出现感觉异常的疼痛主诉，应立即停止置管或拔除相关导管，并报告医师和做好相关记录（Ⅴ级证据）[2]。感觉异常包括电击样疼痛、刺痛、烧灼痛或麻木等[2]。

四、评价证据

本文主要依据美国静脉输液护理学会（Infusion Nurses Society，INS）2016 年更新的"输液治疗实战标准"[2]，并补充了 JBI 循证卫生保健数据库 2014 年和 2015 年更新的"外周静脉导管：拔管"[5]和"细胞毒性药物外渗：预防"的证据汇总[4]和 RNAO 2008 年更新的"减少静脉置管并发症的最佳护理实践指南"[3]中的部分内容。美国静脉输液护理学会的输液治疗实战标准在全球有着很高的权威性，而本文所参考的是该组织 2016 年更新的指南，包含了最新的证据内容。JBI 循证卫生保健数据库 2014 年和 2015 年更新的"外周静脉导管：拔管"[5]和"细胞毒性药物外渗：预防"[4]结论基于多篇系统评价，并持续更新，推荐意见的，等级相对较高，较为可靠。RNAO 2008 年的指南[3]是 2005 年版本的更新版，指南对于上一版本的推荐意见进行了补充、审视和评价，结论更加谨慎和可靠。综上所述，本文所参考的证据来源可靠，可信度高。

五、总结与建议

根据以上证据，护士在进行外周静脉穿刺置管和维护时应做到：

1. 对患者的静脉输液治疗方案进行综合、全面的评估（Ⅳ级证据）[2]。

2. 采用合适尺寸的外周静脉导管，选择患者的上肢静脉进行穿刺（Ⅳ级证据）[2]。

3. 在触摸穿刺部位、穿刺或更换穿刺部位敷料前、后均应有效洗手[8,9]。

4. 外周静脉导管穿刺前首选氯己定消毒皮肤（Ⅰ级证据）[2]，外周静脉留置针穿刺处的皮肤消毒范围直径应≥8cm，中等长度导管以穿刺点为中心消毒皮肤，直径≥20cm[7]。

5. 外周静脉短导管穿刺应使用一次性无菌手套，中等长度导管置管时需建立最大无菌屏障（Ⅴ级证据）[2]。

6. 外周静脉导管穿刺置管时考虑使用可视化技术辅助复杂静脉通路的识别和选择（Ⅰ级证据）[2]。

7. 外周静脉导管置管后使用无菌纱布或透明敷料覆盖置管处（Ⅰ级证据），必要时使用导管固定装置（Ⅲ级证据）[2]。

8. 外周静脉导管留置过程中，可常规采用足够量的生理盐水冲管（Ⅴ级证据），冲管时应采用"推注 - 暂停 - 推注 - 暂停"的脉冲冲管技术（Ⅳ级证据）[2]。

9. 外周静脉短导管穿刺点敷料 5~7 天更换（Ⅴ级证据）[2]。中等长度导管的敷料更换视敷料的材质而定，透明半透膜敷料（TSM）5~7 天更换，纱布 2 天更换。在透明敷料下垫纱布者，仍视为纱布，应 2 天更换（Ⅱ级证据）[2,3]。

10. 应每日评估外周静脉导管的临床需要。当出现未能解决的并发症、输液治疗结束（Ⅰ级证据）护理计划中确实不需要时，应尽早拔除导管（Ⅳ级证据）[2]。

（张晓菊）

附 22-1   所依据的证据分级系统（INS，2016）

证据等级	描述
Ⅰ级证据	基于随机对照试验或至少三个设计良好的随机对照试验的 Meta 分析、系统文献综述、指南
ⅠA/P 级证据	撰写期间，来源于解剖学、生理学和病理生理学的证据

续表

证据等级	描述
Ⅱ级证据	两项设计良好的随机对照试验,两项或两项以上设计良好的多中心、非随机临床试验,或不同前瞻性研究设计的系统文献综述
Ⅲ级证据	一项设计良好的随机对照试验,或若干项设计良好的非随机临床试验,或多项针对同一问题的类实验性研究,包括两项及以上设计良好的实验室研究
Ⅳ级证据	设计良好的类实验性研究、病例对照研究、队列研究、相关性研究、时间序列研究、描述性研究和质性研究的系统文献综述,或叙述性文献综述、心理测量学研究,包括一项设计良好的实验室研究
Ⅴ级证据	临床文献、临床／专业书籍、共识报告、病例报告、根据共识制订的指南、描述性研究、设计良好的质量改进方案、理论研究、评审机构和专业组织的建议,或产品或服务厂商的使用说明,包括普遍接受的实践标准,但没有研究基础(如患者身份的识别)。也记为"委员会共识"
法规	具有强制执行能力的机构制订的常规和其他准则,如美国血库协会(AABB)、医疗保险和医疗补助服务中心(CMS)、职业安全与健康管理署(OSHA)以及国家护理学会

附 22-2　所依据的证据分级系统(JBI,2014)

证据等级	设计类型举例	描述
Level 1	RCT ／实验性研究	1 a——多项 RCT 的系统评价
		1 b——多项 RCT 及其他干预性研究的系统评价
		1 c——单项随机对照试验(RCT)
		1 d——准随机对照试验
Level 2	类实验性研究	2 a——多项类实验性研究的系统评价
		2 b——多项类实验性研究与其他低质量干预性研究的系统评价
		2 c——单项前瞻性有对照组的类实验性研究
		2 d——前后对照／回顾性对照的类实验性研究
Level 3	观察性 - 分析性研究	3 a——多项队列研究的系统评价
		3 b——多项队列研究与其他低质量观察性研究的系统评价
		3 c——单项有对照组的队列研究
		3 d——单项病例对照研究
		3 e——单项无对照组的观察性研究
Level 4	观察性 - 描述性研究	4 a——多项描述性研究的系统评价
		4 b——单项横断面研究
		4 c——病例系列研究
		4 d——个案研究
Level 5	专家意见／基础研究	5 a——对专家意见的系统评价
		5 b——专家共识
		5 c——基础研究／单项专家意见

主要参考文献

[1] 徐波,耿翠芝.肿瘤治疗血管通道安全指南.北京:中国协和医科大学出版社,2015.

[2] Infusion Nurses Society. Infusion Therapy Standards of Practice. Journal of Infusion Nursing,2016,39(1S):

阅读笔记

S1-S139.

［3］Susanne N,Sharon A,Adrienne A. Care and maintenance to reduce vascular access complications guideline supplement［EB/OL］. Toronto,Canada：Registered Nurses Association of Ontario,2008.

［4］Laveena Sharma. Evidence Summary：Cytotoxic Extravasation：Prevention. Joanna Briggs Institute,2014.

［5］Porritt K. Evidence Summary：Peripheral Intravenous Cannula：Removal. The Joanna Briggs Institute,2015.

［6］Webster J,Osborne S,Rickard CM. Clinically indicated replacement versus routine replacement of peripheral venous catheters. Cochrane Database Syst Rev,2013(4)：1-32.

［7］中华人民共和国国家卫生和计划生育委员会 . 中华人民共和国卫生行业标准 - 静脉治疗护理技术操作规范［S］. 2013.

［8］Infusion Nurses Society. Infusion nursing standard of practice. Journal of Infusion Nursing,2011,34(1S)：S1-S110.

［9］胡雁,陆箴琦 . 实用肿瘤护理 . 2 版 . 上海：上海科学技术出版社,2015.437.

［10］王春青,胡雁 . JBI 证据预分级及证据推荐级别系统 . 护士进修杂志,2015,30(11)：964-967.

第二十三章　经外周静脉置入中心静脉导管置管和维护的循证实践

经外周静脉置入中心静脉导管（peripherally inserted central catheters，PICC）是指经外周静脉（贵要静脉、头静脉、肱静脉等）穿刺置入，导管头端送达上腔静脉的导管，作为高级血管工具自产生到现在有80多年的历史。PICC已被证实是一种安全、有效、多用途的技术。80年代后期，PICC在成人患者中的应用越来越广泛，用于中长期化学治疗、肠外营养输注或抗感染治疗。90年代后期，PICC引入中国并迅速发展，广泛用于肿瘤化疗、成人术后肠外营养通路和早产儿营养通路的建立等方面[1]。

一、临床情景及护理问题

（一）临床情景

夏女士，67岁。1个月前自检发现右侧乳房上方一肿物，2.5cm×2.0cm大小，伴乳房胀痛不适，无乳头溢液，无乳头凹陷，无局部皮肤红肿热痛，腋下触及肿大淋巴结1枚，约1.5cm×1cm，无发热。B超示右乳实质占位，BI-RADS 5级，MT可能。MRI示右乳大团状不对称致密，右乳下方区域性分布钙化，符合MT表现，BI-RADS 6级。CT示右乳上方肿块，右侧腋下肿大淋巴结。入院后，完善各项检查。于2016年7月5日在全麻下行右乳改良根治术，手术顺利，安返病房。术后病理：右乳浸润性癌，临床分期Ⅲa期。术后伤口愈合良好，拟行CTX 600mg/m^2+Epi-ADM 90mg/m^2 ivgtt d1 q3w×4次，序贯紫杉醇80mg/m^2 ivgtt d1 qw×12次的方案化疗。

（二）护理问题

1. PICC导管的适应证是什么？
2. PICC置管护士应如何进行PICC置管操作？
3. 护士应如何进行PICC导管的维护？
4. 护士应如何预防和评估导管相关性血栓形成、感染、异位等并发症的发生，并采取有效的处理措施？

二、检索证据

以中文关键词"外周静脉穿刺中心静脉导管、外周穿刺中心静脉置管、外周静脉置入中心

阅读笔记

静脉导管、外周中心静脉置管、外周静脉至中心静脉置管、外周静脉穿刺置入中心静脉导管、外周静脉留置中心静脉导管",英文关键词 "peripherally inserted central catheter、PICC、central vascular catheter",检索静脉输液相关领域的临床实践指南、系统评价等循证资源。主要检索数据库包括 Cochrane 循证医学数据库、JBI 循证卫生保健数据库、加拿大安大略注册护士协会（Registered Nurses Association of Ontario, RNAO）、美国静脉输液护理学会（Infusion Nurses Society, INS）、美国肿瘤护理学会（Oncology Nursing Society, ONS）、美国国立指南库以及中国生物医学文献数据库。共检索到相关的文献有 4 篇临床实践指南[2-5],2 篇 JBI 证据汇总[6,7]及 2 篇国家卫计委卫生行业标准[8,9]。

下述外周静脉置入中心静脉导管（PICC）置管的护理措施主要来源于美国静脉输液护理学会 2016 年更新的"输液治疗实践标准"[2]、美国肿瘤护理学会 2011 年更新的"血管通路指南：护理实践和教育推荐意见"[4]、美国疾病预防和控制中心（Centers for Disease Control and Prevention, CDC）"导管相关性感染预防指南"[5]、加拿大安大略注册护士协会 2008 年更新的"减少静脉置管并发症的最佳护理实践指南"[3]、JBI 循证卫生保健数据库 2016 年更新的"血管内治疗：维持导管管腔通畅"[6]和"PICC 导管：拔管"[7]的证据汇总、国家卫生和计划生育委员会 2013 年颁布的"中华人民共和国卫生行业标准——静脉治疗护理技术操作规范"[8]和 2012 年颁布的"中华人民共和国卫生行业标准——医疗机构消毒技术规范"[9]。

三、证据内容

护士应根据治疗处方或治疗方案、预期治疗时间、血管特征、患者年龄、合并症、输液治疗既往史、对血管通路装置留置部位的喜好及护理能力和设备资源提供情况,选择适合患者血管条件的导管类型,以适应患者血管置入导管的需求[2]。

（一）PICC 的材质与特性（表 23-1）[1]

1. 聚氨酯　聚氨酯在静脉内受人体中心温度的影响会变得柔软、柔韧。其优越的拉伸（物理）强度和柔韧性,能使导管壁变得更薄,内径变得更大,从而达到高流速的效率。另外,该材质因导管外径较小,不仅能减少穿刺损伤,而且更容易经皮穿刺,从而降低静脉炎和其他感染性并发症的风险。聚氨酯材料对人体有很高的生物相容性,使得纤维蛋白对导管材料的吸附性变得很小（抗血栓）。

2. 硅胶　硅胶是一种很有弹性的材料,在穿刺过程中因其对静脉内膜损伤小并可漂浮在静脉中,从而能降低血栓形成的风险。由于硅胶具有较好的柔韧性,故需要特殊的穿刺技术,如塞丁格（Seldinger）技术和改良赛丁格技术（modified Seldinger technique, MST）。另外,硅胶增加了导管与机体的生物相容性,降低了纤维蛋白对导管的黏附性。

3. 抗菌涂层　导管表面涂有一层抗感染物质,具有抵抗潜在细菌接种到导管表面的风险。已证实抗菌涂层的使用能降低导管相关性血流感染（catheter related blood stream infection, CRBSI）的发生率,但该涂层有效期较短（1~4 周）,而且现有的相关循证依据结论不统一,需开展更多的研究探讨抗菌涂层的使用是否能降低与感染相关的费用。另外,抗菌涂层能增加患者发生抗感染药物过敏反应的风险。目前应用较为成熟的有头孢菌素类、青霉素、万古霉素、利福平、米诺环素、咪康唑等抗菌涂层材料和氯己定、磺胺嘧啶银盐、苯扎氯铵等消毒剂材料。

4. 肝素涂层　穿刺之前,在导管表面涂层肝素能提高其在静脉内的生物相容性,从而能减少纤维蛋白的形成。有报道认为,肝素能够减少纤维蛋白积聚,最终降低感染的发生。然而带有肝素涂层的导管能诱发血小板减少症和过敏反应的发生,增加出血的风险,且费用较高。目前有限的研究表明,对导管进行肝素涂层能在短期内以较低的费用减少导管相关性血流感染的频次。

5. 压力控制安全阀　压力控制安全阀（pressure-activated safety value, PASV）是一种三向、

阅读笔记

末端有压力调节的安全阀,可减少因运动或不自主反应(如咳嗽)致中心静脉压增加而引发的血液反流,从而降低导管堵塞和感染的风险。这种独特的三向安全阀导管由于压力控制,流向固定,一般采用生理盐水冲管即可。

表 23-1　PICC 导管种类与特性

PICC 导管类型	导管分类	导管开口	导管材料
普通型	单腔	尖端开口	硅胶
	双腔		
	单腔	PASV(压力控制安全阀)	聚氨酯
	单腔		硅胶
	双腔		
耐高压型	单腔	尖端开口	聚氨酯
	双腔		
	三腔		
	单腔	尖端开口,末端有 PASV(压力控制安全阀)	
	双腔		

(二)选择要点及注意事项

各类中心静脉导管(包括 PICC)可用于任何类型的输液治疗(Ⅴ级证据)[2]。为了减少不必要的中心静脉置管,遵循但不仅限于以下循证证据选择中心静脉导管:①患者临床情况不稳定和(或)复杂的静脉输液方案,包括多种药物的输注;②预期超过 3 个月的化疗疗程;③持续性输液(整个输液装置与血管通路装置处于密闭状态),如肠外营养、水电解质、各类药物、血液及血制品;④侵入性血流动力学监测;⑤长期间歇性输液,如感染或疑似感染患者的抗感染治疗;⑥外周静脉导管穿刺失败,尤其是已使用超声或红外线显像的外周静脉穿刺(Ⅳ级证据)[2]。在选择 PICC 导管时,也应充分考虑到其具有一定的风险,包括静脉血栓形成、中心静脉导管相关性血流感染(central line-associated bloodstream infection,CLABSI)尤其是肿瘤和重症患者(Ⅲ级证据)[2];置管前应使用超声测量血管直径,考虑选择导管与血管直径之比为 45% 或更小的静脉(Ⅳ级证据)[2];不应将 PICC 导管作为感染预防的策略之一(Ⅲ级证据)[2]。

抗感染的中心静脉导管有助于减少细菌定植和(或)导管相关性血流感染,在以下情景考虑使用:①预期导管留置时间超过 5 天;②其他预防感染措施实施后,导管相关性血流感染发生率仍然较高;③存在较高感染风险的患者,如白细胞减少症、移植、烧伤或重症患者;④急诊置管;⑤对抗感染药物过敏的患者,不能使用抗感染导管,如氯己定、磺胺嘧啶银、利福平或米诺环素(Ⅰ级证据)[2]。

若选择耐高压中心静脉导管,应考虑导管所能承受的最大注射压力,以及其他装置的最大注射压力(如延长管、无针接头),以免引起导管破裂(Ⅴ级证据)[2]。

(三)置管部位的选择

选择贵要静脉、头静脉、肘正中静脉或肱静脉进行 PICC 置管(Ⅳ级证据)[2],首选贵要静脉[4]。对于成年患者,所选择的静脉管径应足够粗,推荐导管管径与静脉管径的比值为 45% 或更小。对于新生儿或儿童患者,还可选择腋静脉、头部的颞静脉和耳后静脉、下肢的大隐静脉和腘静脉。新生儿应选择最佳静脉:上肢和下肢静脉的并发症发生率接近,但上肢静脉置管有更高的导管尖端位置不在中心静脉的发生率(Ⅳ级证据)[2]。

避免选择肢体的触诊疼痛区域、外伤区域、受损血管(如挫伤、通透性增加、静脉炎、血管硬化或软化、肿胀)部位进行 PICC 置管(Ⅳ级证据)[2]。由于慢性肾脏疾病患者有发生中心静脉狭窄和堵塞的风险,以及为将来预留建立动静脉瘘的血管,不建议进行 PICC 置管(Ⅳ级证

阅读笔记

据)[2]。建议使用超声辅助置管静脉的识别和选择,有助于减少相关并发症和提高首次穿刺成功率(Ⅳ级证据)[2]。

仔细评估装有心脏起搏器患者的PICC置管部位选择。应选择装心脏起搏器的对侧置入PICC导管(Ⅴ级证据)[2]。

(四)局部麻醉

见第二十二章"局部麻醉"章节。

(五)置管前准备及置管

1. **患者教育**　护士应对患者进行详细的教育,内容包括:解释PICC置管的必要性、置管过程、预期置管时间、导管的维护、需要上报的并发症的症状和体征(Ⅴ级证据)[2],必要时签署知情同意书(Ⅳ级证据)[2]。

2. **PICC置管策略(bundle)**　手卫生;使用>0.5%的氯己定酒精溶液消毒皮肤;最大无菌屏障;在计划可控的条件下,避免选择成年肥胖患者的股静脉置管(Ⅰ级证据)[2]。

(1) 手卫生:手卫生可使用皂液和水,或者用乙醇擦手液[5,10]。操作者手有明显污渍、灰尘或有机物污染时,应先用皂液和水清洗后,再用乙醇擦手液;操作者禁止涂抹指甲油、佩戴人工指甲及首饰,以免增加感染风险(Ⅲ级证据)[2]。触摸置管部位以及插入、重置导管前、后,均应严格执行手卫生程序,PICC导管置管过程中应使用一次性无菌手套,皮肤消毒后避免再触诊穿刺点(Ⅴ级证据)[2]。

(2) 皮肤消毒:PICC导管置管前的皮肤消毒剂首选>0.5%的氯己定酒精溶液。对氯己定过敏者,还可选用碘酊、聚维酮碘或70%的酒精(Ⅰ级证据)[2]。2个月内的婴儿,需谨慎使用氯己定,因氯己定有导致皮肤刺激和化学烧伤的风险(Ⅳ级证据)[2]。对于皮肤完整性受损的患儿,消毒后,可用无菌生理盐水或无菌注射水擦除已待干的聚维酮碘消毒液(Ⅴ级证据)[2]。消毒液自然待干后再进行穿刺(Ⅰ级证据)[2]。氯己定的待干时间至少30秒,聚维酮碘待干时间至少1.5~2分钟(Ⅴ级证据)[2]。PICC导管置管时,以穿刺点为中心消毒皮肤,直径≥20cm[8](图23-1)。

(3) 最大无菌屏障(图23-2):PICC置管前应建立最大无菌屏障,包括操作者戴口罩、帽子、无菌的无粉手套,穿无菌隔离衣、铺无菌大单等;患者戴口罩和帽子,全身覆盖无菌布[5,10]。

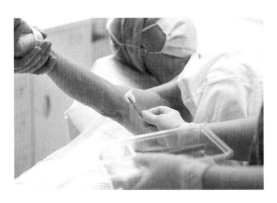

图23-1　以穿刺点为中心消毒皮肤

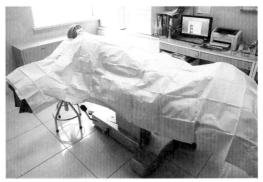

图23-2　最大无菌屏障

3. **PICC置管查检清单(check list)**　建立标准的PICC置管查检清单,确保置管操作遵循该清单,并由有资质的护士根据置管情况填写查检清单,而不是当时的置管护士完成;同时应授权查检护士停止任何违反无菌技术的操作程序[2]。

4. **PICC置管包**　建议使用标准的供应车和PICC置管包进行PICC置管,其中包含了所有置管需使用的组件(Ⅳ级证据)[2]。

阅读笔记

5. **PICC置管辅助技术**　建议使用超声技术辅助PICC置管,能有效提高置管成功率和降低置管相关并发症（Ⅰ级证据）[2]（图23-3）。PICC置管前，使用超声探查血管解剖情况，用于识别异常血管（如血管闭塞或血栓形成），同时评估血管直径（Ⅳ级证据）[2]。超声的使用为PICC置管提供了"实时"或动态的操作技术（Ⅰ级证据）[2]。在放射线透视下进行危重新生儿和婴儿PICC置管时，超声还可帮助引导识别隐静脉和股静脉（Ⅳ级证据）[2]。在使用超声引导时，应注意无菌原则，即应使用足够大面积的无菌透明套包裹超声探头，或使用无菌凝胶和无菌鞘（Ⅴ级证据）[2]。

　　6. 上臂臂围的测量（图23-4）　PICC置管前应测量置管上臂的臂围，用于置管后可能出现的水肿或深静脉血栓形成（deep vein thrombosis，DVT）形成时的臂围比较，测量位置在肘窝以上10cm。同时评估置管处有无其他异常情况，如凹陷性或非凹陷性水肿（Ⅴ级证据）[2]。

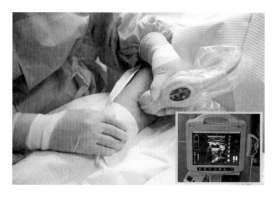

图23-3　PICC置管辅助技术-血管超声导引系统

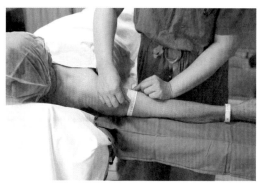

图23-4　上臂臂围的测量

　　7. 穿刺技术　应使用最安全的置管技术，包括塞丁格技术、改良塞丁格技术（MST）或简化后的新技术（如简化的塞丁格技术），这些技术可减少置管相关性并发症，例如空气栓塞、导丝丢失、栓塞、导管置入动脉和出血（Ⅴ级证据）[2]。

　　8. 导管尖端位置

　　(1) 体外测量（图23-5）：预计PICC导管置入的长度，测量方法包括但不仅限于以下方法：①从穿刺点沿静脉走向，横过肩膀至胸骨上切迹右缘（位于胸骨柄上端），再向下

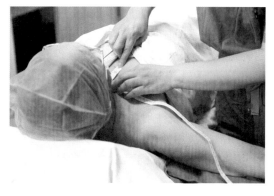

图23-5　体外测量

反折至第三肋间隙[4]；②利用公式计算出基于体表面积的预计置管长度；③从置管前的胸片上预计置管长度（Ⅳ级证据）[2]。

　　(2) 最佳位置：PICC置管结束后、使用导管前，应确认PICC导管的尖端位置。上臂置管的PICC导管尖端位置应位于上腔静脉（superior vena cava，SVC）下1/3段或上腔静脉与右心房交界处（cavoatrial junction，CAJ）。PICC导管尖端位置过深至右心房三尖瓣处或到达右心室，均会导致心律失常（Ⅱ级证据）[2]。下肢置管的导管尖端位置应位于下腔静脉膈肌水平处（Ⅳ级证据）[2]。如有必要，应重新调整并确认导管尖端放至最佳位置。1岁以内的新生儿或婴儿，避免导管尖端置入进心脏，否则会引起血管受损和心脏压塞（Ⅱ级证据）[2]。

　　(3) 导管尖端定位技术（Ⅱ级证据）[2]：使用腔内心电图法（electrocardiogram，ECG）追踪导管尖端位置至CAJ，包括金属导丝或生理盐水导电两种类型。使用该设备辅助PICC置管前，应评估患者是否有心律失常既往史和心电图P波。腔内心电图法的禁忌证包括无P波或异常

阅读笔记

P 波的心电图患者,如装有心脏起搏器、心房颤动、室上性心动过速。因此,心电图法需根据产品说明书选择正确的适用人群。如果使用导管尖端定位技术确认导管尖端已到达合适的位置,则可取代 X 线成像定位(Ⅱ级证据)[2]。

(4) X 线胸片定位:未能使用导管尖端定位技术进行 PICC 置管时,仍需进行 X 线胸片的定位。由于 CAJ 在 X 线胸片上无法显示,因此该方法缺少精确性。但仍可通过气管杈、气管支气管角或胸椎椎体进行测量和判断。另外,患者从平卧到站立,通常会引起导管在 X 线胸片上显示约 2cm 的移位(Ⅱ级证据)[2]。应由放射诊断科医生负责诊断 X 线胸片的定位报告(Ⅴ级证据)[2]。

应在患者病史档案中保存 PICC 导管尖端位置的定位报告,如心电图追踪记录复印件、X 线胸片诊断报告或其他合适的相关记录[2]。

(六) 无针接头的管理

使用无针接头的主要目的是消除针头及由此产生的针刺伤[2]。由于无针接头可能会明显降低液体的流速,因此避免将无针接头用于需要快速滴注的晶体溶液和血制品的输注(Ⅳ级证据)[2]。护士应清楚地认识到无针接头是产生腔内微生物污染的潜在部位,使用后需认真遵循预防感染的操作要求。有关预防或减少血管通路装置相关感染或血栓形成的无针接头的设计或类型,目前尚未达成共识(Ⅳ级证据)[2]。冲洗导管、夹闭导管和断开注射器的顺序取决于无针接头的内在构造,因此需符合制造商的操作指南,标准化和正确的操作顺序有助于减少血液回流和导管腔内的血栓堵管(Ⅳ级证据)[2]。

连接无针接头前,需用力机械擦拭导管接口并待干,可选用的消毒剂包括 70% 酒精、聚维酮碘、>0.5% 氯己定酒精溶液(Ⅱ级证据)[2](图 23-6)。擦拭和干燥时间取决于无针接头的设计和消毒剂的属性。有研究报告显示 70% 异丙醇的用力擦拭时间为 5~60 秒,其他消毒液的最佳擦拭时间报告不一致,需要更多的研究进一步证实。即使对具有抗菌性能(如银离子)的无针接头进行消毒,也应使用用力机械擦拭的方法(Ⅳ级证据)[2]。每次给药前(如连接冲洗注射器或给药装置),均应该使用消毒液用力擦拭无针接头表面 5~15 秒,具体擦拭时间取决于无针接头的设计(委员会共识)[2]。

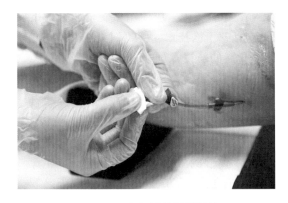

图 23-6　用力机械擦拭导管接口

无针接头的更换间隔时间不应短于 96 小时,频繁的更换只会增加中心静脉导管相关性感染的风险。持续性输液的过程中,更换输液装置需同时更换无针接头(如 96 小时)。以下情况需及时更换无针接头:任何原因移除无针接头;无针接头中有残留的血液或残留物;从导管内抽取血培养样本前;明确接头被污染;按照组织政策、程序和(或)实践指南的规定或按照生产商使用说明书的规定(Ⅳ级证据)[2]。

(七) 导管固定(图 23-7)

1. 原则　外周静脉导管固定的原则是应能有效保护置管设备的完整性,最大限度

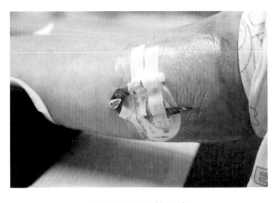

图 23-7　导管固定

减少导管连接处的移动,并预防导管脱落,但不影响对穿刺部位的评估和检测,不干扰血液循环及药物的输注[2]。

2. 导管固定装置(engineered stabilization device,ESD)　在决定使用 PICC 导管固定的最合适方法时,应考虑患者年龄、皮肤肿胀和完整性、前一次固定是否造成皮肤损伤及穿刺点的渗液情况(Ⅳ级证据)[2]。不推荐使用胶布或缝合进行导管固定,非无菌的胶布易受到病原菌的污染。缝合不仅有针刺伤的风险,而且增加导管菌膜形成和导管相关性血流感染(Ⅱ级证据)[2]。

建议使用导管固定装置固定血管通路装置,可减少因导管移动导致的并发症,从而减少输液治疗的中断和降低医疗成本(Ⅳ级证据)[2]。医用黏胶性导管固定装置有助于降低感染和导管移位的风险(Ⅲ级证据)[2]。不建议使用卷绷带固定 PICC 导管,因为卷绷带没有弹性,不能充分固定导管,且有可能掩饰并发症的症状和体征,或损害血液循环或输液流速。若存在禁忌使用医用黏胶剂的皮肤疾病(即儿科大疱性表皮松解症、中毒性表皮坏死松解症),则必须使用管状纱布网格固定导管(Ⅴ级证据)[2]。

每次更换敷料时评估导管固定装置的完整性,并根据制造商的使用说明更换。在更换敷料的过程中移除医用黏胶性导管固定装置,并进行适当的皮肤消毒(Ⅳ级证据)[2]。同时,需注意使用医用黏胶性导管固定装置引起的医用黏胶相关皮肤损伤(medical adhesive-related skin injury,MARSI)。因此,建议使用防护溶液保护固定装置粘合处的皮肤,以降低皮肤损伤。不应使用安息香复合酊剂的黏胶性导管固定装置,因其被移除时,会增加胶黏剂粘结到皮肤上引起皮肤损伤,从而增加医用黏胶相关皮肤损伤的风险(Ⅰ级证据)[2]。

3. 敷料固定　透明的半透膜敷料及其他普通敷料都可用来固定导管,但目前还没有足够的证据表明何种敷料最有效(Ⅰ级证据)[2]。

4. 穿刺部位的保护　小儿、老年人和认知功能障碍的患者有发生导管意外滑出、自行拔管的风险,应给予穿刺部位的保护,如透明的塑料圆帽。若上述措施无效,则考虑使用肢体约束。所有患者在接触水或其他污染物、日常生活导致导管滑动时,均应实施暂时性的穿刺部位保护措施(Ⅴ级证据)[2]。

在选择穿刺部位保护措施或肢体约束前,应对患者的生理、行为、认知和心理状态进行全面评估(Ⅴ级证据)[2]。使用穿刺部位保护措施或肢体约束装置时,严格按照产品说明书的使用方法,不影响穿刺部位和导管的观察和评估,避免引起血液循环障碍、压疮、皮肤受损或神经损伤。肢体约束装置应尽量远离穿刺部位进行固定。使用穿刺部位保护装置时,不能影响到补液滴速、输液方法、导管观察或导管固定装置(ⅠA/P 级证据)[2]。

肢体约束不作为保护导管装置的常规护理措施,应尽量避免使用;一旦患者身体条件允许,应立即拆除肢体约束装置(Ⅴ级证据)[2]。若必须使用肢体约束装置时,应对患者及其家属做好解释和教育,取得其理解(Ⅴ级证据)[2];并做好详细的文档记录,包括肢体约束装置的合理性、型号和部位,拆除和重新使用的时间、导管穿刺部位和血液循环状况、与肢体约束装置相关的并发症、患者的反应、肢体约束装置使用必要性的再评估、患者教育和拆除记录(Ⅴ级证据)[2]。

（八）日常维护

1. 冲管与封管

（1）预冲式注射器:采用预冲式注射器进行冲封管,能有效降低导管相关性血流感染的风险和节约操作时间(Ⅳ级证据)[2],并保证一人一管,不可多人使用同一注射器(Ⅴ级证据)[2]。告知患者,在使用预冲式注射器进行冲管时,可能会有味觉和嗅觉的改变,与下列原因有关:身体疾病(如糖尿病、克罗恩病)、药物(如抗肿瘤药)和放射治疗。有报道称,塑料注射器内的浸出物会渗透进生理盐水,目前看来,这些物质对人体是无害的(Ⅱ级证据)[2]。禁止使用预充式注射器稀释药物,以免增加给药差错的风险(Ⅴ级证据)[2]。

阅读笔记

（2）接口消毒：冲封管前，应消毒连接口的表面，并充分自然待干。用力机械擦拭接口表面5~15秒（委员会共识）[2]，待干时间范围视消毒液而定。

（3）冲管液及手法：使用 PICC 导管给药前后和日常维护过程中，均应进行正确的冲封管。冲洗液首选不含防腐剂的 0.9% 氯化钠溶液（生理盐水），当所输药品与生理盐水有配伍禁忌时，可先采用 5% 的葡萄糖溶液冲洗，再用生理盐水将导管中的葡萄糖溶液冲洗干净（V 级证据）[2]。不能使用无菌注射水作为冲管液（V 级证据）[2]。如果使用具有抑菌作用的生理盐水，冲洗容量限制为 24 小时内不超过 30ml，以降低作为防腐剂的苯甲醇的毒性作用。对于新生儿患者，只使用不含防腐剂的溶液冲洗 PICC 导管（V 级证据）[2]。

冲洗液的最少用量应视导管类型、尺寸、输液液体类型及患者年龄而定，推荐用量为导管系统（导管 + 附加装置）体积的 2 倍。较大剂量的冲管液（如 PICC 导管使用 10ml）有助于去除纤维蛋白沉积、药物沉积物和管腔内的其他碎片。输注成分血、肠外营养、造影剂和其他刺激性药物时，则需更多的冲管液（Ⅳ 级证据）[2]。

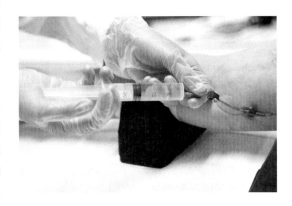

图 23-8　脉冲冲管技术

使用脉冲冲管技术进行导管的冲管（Ⅳ级证据）[2]，每个导管管腔均需冲洗[6]（图23-8）。即快速"推注 - 暂停 - 推注 - 暂停"的手法，单次脉冲量为 1ml（Level 5）[6]，以利溶液"擦洗或清洁"导管内壁，从而清除血液或纤维蛋白，并预防管腔内药物沉淀物的聚集[3]。由于冲洗压力过大可导致血凝块脱落、导管分离和（或）导管破裂，故建议使用 10ml 的针筒进行冲管，因较大的空针可产生较小的冲洗压力和较大的抽吸力。反之，较小的空针则产生较大的冲洗压力和较小的抽吸力[3]。

不得使用任何型号的注射器强行冲洗 PICC 导管。如果遇到阻力和（或）者不能抽出回血，应先排除其他外部原因（如检查封闭的夹具、去除敷料等）；内部原因则需要诊断检查，例如拍摄 X 线胸片确定尖端位置和发现一些机械原因（如导管夹闭综合征），彩色多普勒超声或透视排除血栓形成（Ⅳ 级证据）[2]。

（4）封管液及手法：10U/ml 的肝素溶液和不含防腐剂的生理盐水均可作为 PICC 导管的封管液，目前尚无证据显示某种封管液更具优势（Ⅰ级证据）[2]，儿童患者的封管液亦可选择肝素和不含防腐剂的生理盐水（Ⅱ 级证据）[2]。对于 PICC 导管家庭维护的患者，则建议考虑使用 10U/ml 的肝素溶液进行封管（Ⅲ 级证据）[2]。肝素作为封管液所引起相关不良反应（如肝素诱导的血小板减少症 HIT 或肝素诱导的血小板减少性血栓形成 HITT）的发生率非常低，在 1% 或更低，因此无特殊疾病患者，不建议在这种情况下监测 HIT 的血小板计数（Ⅱ 级证据）[2]。

抗生素封管溶液含有超治疗浓度的抗生素，并且可以与肝素结合。当以预防为目的时，需根据特异性感染或医疗机构内流行的感染源选择抗生素；对于治疗用途，在确诊的 48~72 小时内开始使用抗生素封管液，但是使用的持续时间仍存在争议（Ⅱ 级证据）[2]。抗菌封管液包括但不仅限于乙醇、甲双二嗪、枸橼酸钠、26% 氯化钠、亚甲蓝、夫西地酸、依地酸的单独使用或联合使用（Ⅰ 级证据）[2]。抗生素封管液留置在 PICC 导管内的时间尚无定论，可能需要每天长达12 小时，但这将影响 PICC 导管的正常使用（Ⅱ 级证据）[2]。封管阶段结束后，从 PICC 管腔内回抽抗生素封管溶液，以免增加患者对抗生素的抗药性和其他不良事件。经报道，庆大霉素封管溶液导致的耐庆大霉素细菌会增加中心静脉相关的血流感染发生率（Ⅱ 级证据）[2]。

阅读笔记

封管溶液的用量应等于 PICC 导管和附加装置的内部容量再加 20%（Ⅳ 级证据）[2]。

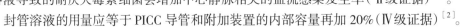

为防止导管内血液反流,采用正压封管技术进行封管,边推注边拔注射器,根据无针接头的类型确定冲管、夹管、断开的顺序(Ⅳ级证据)[2]。普通输液器封管时,留 0.5~1ml 的封管液不注射入导管内,以免因注射器内的密封垫压缩引起血液回流(预充式注射器除外)(Ⅳ级证据)[2]。

2. 导管功能的评估　每次输液时,需观察整个输液系统,包括液体的清晰度、输液系统的完整性(如有无漏液、接头的紧密性)、固定敷料、药液的正确性和有效期、滴速的准确性等(Ⅴ级证据)[2]。每次使用导管或维护 PICC 导管前,应冲管和抽回血确认导管是否通畅(图 23-9);对于持续输注的 PICC 导管,通过临床症状分辨导管功能,例如输液泵显示堵管警报[2]。

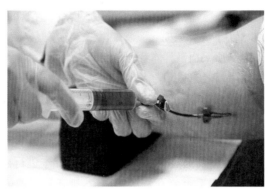

图 23-9　抽回血

通过观察和触诊评估导管周围皮肤有无红肿、压痛、肿胀、渗液,重视患者主诉的任何不适、疼痛、感觉异常、麻木或刺痛[2]。PICC 导管应至少每天评估一次(Ⅴ级证据)[2]。门诊或居家患者,应指导患者和家属至少每天观察一次,包括穿刺点情况、并发症相关症状、敷料是否有松脱,必要时及时就诊(Ⅴ级证据)[2]。

当怀疑 PICC 导管发生滑脱时,应测量其外部长度,并与置管时的记录长度比较;患者出现手臂水肿或怀疑发生深静脉血栓形成时,应在肘窝上方 10cm 处测量上臂臂围,并与基线比较,若臂围增粗 3cm 及以上伴水肿,可能与深静脉血栓形成相关(Ⅳ级证据)[2]。

3. 皮肤消毒　消毒液的使用见本章节"置管前准备"。PICC 维护时皮肤消毒范围至少应大于敷料面积(10cm × 12cm)[9]。

4. 更换敷料

(1) 评估皮肤:评估敷料下的皮肤,该区域的皮肤损伤与年龄、关节活动和水肿有关[2]。尤其是使用导管固定装置前,固定装置下的皮肤应使用皮肤保护剂,以减少医用黏胶剂相关性皮肤损伤(Ⅰ级证据)[2]。

(2) 更换频率:敷料出现潮湿、松脱和(或)明显污渍时应及时更换[2]。PICC 导管的敷料更换视敷料的材质而定,透明半透膜敷料(transparent semipermeable membrane,TSM)5~7 天更换,纱布 2 天更换。在透明敷料下垫纱布者,仍视为纱布,应 2 天更换(Ⅱ级证据)[2,3]。穿刺点有渗液时,应选择纱布(Ⅴ级证据)[2]。INS 指出相对固定的敷料有助于减低导管滑出的风险,但频繁地更换敷料会增加导管滑出和感染的风险;若超过 2 次未按规定时间更换敷料,也会增加 3 倍以上的感染风险(Ⅲ级证据)[2]。

PICC 导管置管后,当加压包扎等方法无法降低计划外的敷料更换频率时,考虑使用止血剂减少穿刺点出血(Ⅴ级证据)[2]。

(3) 氯己定敷料:当腔外途径感染成为主要感染源时,氯己定敷料可减少导管感染风险(Ⅰ级证据)[2]。氯己定过敏史的患者忌用;早产儿、新生儿及皮肤脆弱和(或)复杂皮肤病症患者慎用,因曾发生过接触性皮炎和压力性损伤(Ⅴ级证据)[2]。同时,在敷料更换过程中,应监测敷料部位是否发生红斑和皮炎(Ⅴ级证据)[2]。

当预防中心静脉导管相关性血流感染的策略无效时,考虑大于 2 个月以上的患者每日使用 2% 氯己定洗浴(Ⅰ级证据)[2]。

5. 更换输液装置　见第二十二章的"更换输液装置"相关内容。

6. 观察和记录　护士应定期观察穿刺点周围情况并详细记录,具体包括以下内容(Ⅴ级证

阅读笔记

据)[11]:①置管后,应在导管穿刺处附近显著的位置标注置管日期和时间;②每日隔着敷料触摸穿刺处,检查有无触痛;③一旦穿刺处有触痛,需揭开敷料检查插管处皮肤情况;④如果敷料污染或者边缘翘起影响观察时,及时更换新敷料;⑤鼓励患者诉说任何不适感,如疼痛、灼热、肿胀或出血;⑥详细记录导管置入的具体日期和时间,导管、输液器及输注液体的更换时间,所使用的静脉输液、药物或冲洗液,患者对置管的反应、是否出现并发症等[3]。

（九）静脉采血

当所采血液样本用于治疗性药物监测时,应使用非监测药物输注的 PICC 导管管腔抽取血液样本(Ⅳ级证据)[2]。确保操作者的步骤一致,①移除和丢弃无针接头;②使用不含防腐剂的生理盐水 10~20ml 彻底冲洗 PICC 导管管腔;③并丢弃足够的血液(Ⅳ级证据)[2]。在一项小型研究中,用 10ml 生理盐水冲洗肝素化的 PICC 导管并丢弃 6ml 血液后,通过 PICC 导管抽取的血液样本与直接外周静脉抽取的血液样本比较,两者的凝血功能值具有相关性。当对结果有疑问时,需通过直接外周静脉抽取样本进行再测试(Ⅳ级证据)[2]。

若 PICC 导管在输液使用中,则在采血前应停止输液,并用不含防腐剂的生理盐水冲洗导管管腔,相关研究并未确定冲洗液的量及采血前停止输液的时间。仅有一项研究建议停止输液 10 分钟后进行采血(Ⅳ级证据)[2]。

对于多腔的 PICC 导管,建议使用直径最大的管腔进行静脉采血。对于含交错管腔出口位置的中心血管通路装置,应选择出口位置距离心脏最远的管腔进行采血(Ⅳ级证据)[2]。

通过 PICC 导管留取血培养样本仅限于诊断导管相关性血流感染,不建议用于其他目的的血培养(Ⅳ级证据)[2]。不建议使用经常用于肠外营养输注的 PICC 导管进行血液采集,因为肠外营养是导管相关性血流感染的重要风险因素之一(Ⅴ级证据)[2]。

（十）拔管

应每日评估外周静脉导管的临床需要。当出现未能解决的并发症、输液治疗结束或护理计划中确实不需要时,应该拔除导管。不能仅根据留置时间的长短来判断导管是否需要拔除,因为最佳留置时间尚未有定论[2]。继续使用 PICC 导管的情况包括但不仅限于:①患者临床情况尚不稳定(如生命体征、氧饱和度);②按医嘱持续性输液治疗(如肠外营养、输液或电解质、药物、输血或血液制品);③按医嘱间歇性输液治疗(如抗感染治疗、化疗等);④记录有难以直接通过外周静脉采血的病史(Ⅴ级证据)[2]。

PICC 拔管步骤(Ⅳ级证据)[2]:①拔管过程中,指导患者保持 Valsalva 动作(呼气时屏气,同时做呼气动作但不吐气)。由于 Valsalva 动作会增加腹腔和胸腔压力,减少心排血量而影响血压,因此存在禁忌证,包括心功能障碍、最近发生心肌梗死、青光眼和视网膜病变的患者(ⅠA/P 级证据)[2]。②拔管后,使用无菌纱布垫,手指按压直至出血停止[2]。③用凡士林无菌纱布覆盖穿刺点 24 小时,以防空气栓塞。虽尚未有 PICC 导管拔管时发生空气栓塞的文献报道,但由于导管出口位置位于心脏水平,不能排除空气栓塞的风险(Ⅴ级证据)[2]。④检查 PICC 导管的尖端和长度,将拔除的导管长度与置入长度做比较,查看是否有损坏和断裂。如果发现或怀疑,应进行胸部 X 线检查或者作进一步的评估[2]。

拔管时刺激静脉周围平滑肌会导致静脉痉挛,是最常出现的拔管并发症,一旦发生,患者可能主诉疼痛、静脉周围麻木以及拔管阻力感(Level 5)[7]。如拔管过程中出现阻力,切忌强行拔管,避免发生导管断裂或栓塞(Ⅴ级证据)[2]。应立即停止拔管,并对上臂湿热敷 15~20 分钟(Level 5)[7]。湿热敷后仍无法拔管,可予患者热饮;若阻力仍持续存在,应重新调整导管位置,并使其尖端保持温暖(Level 5)[7]。必要时,通知医师采用适当的介入手段取出导管,以减少感染、血栓形成和导管断裂迁移的风险(Ⅴ级证据)[2]。拔管相关并发症还包括迷走神经反应、静脉炎、血栓形成、导管打结等,这些并发症也会造成拔管困难(Level 5)[7]。

阅读笔记

（十一）并发症

1. 静脉炎见第二十二章的"静脉炎"相关内容。

2. 药物渗出／药物外渗见第二十二章的"药物渗出／药物外渗"相关内容。

3. 神经损伤

（1）预防：护士应掌握识别 PICC 导管置管部位的静脉、动脉和神经的正常解剖位置，并意识到这些解剖位置存在变化的可能性（ⅠA/P 级证据）[2]。常见发生神经损伤的静脉穿刺部位包括：肘窝或上方的正中神经和骨间前神经、肘窝的横向和前臂内侧皮神经等（ⅠA/P 级证据）[2]。在穿刺过程中，不建议使用皮下探测技术和多次穿刺或置管，这会增加神经损伤的风险（Ⅴ级证据）[2]。

（2）处理：在 PICC 导管置管和留置期间，患者出现感觉异常的疼痛主诉，应立即停止置入或小心地拔除导管，并报告医师和做好相关记录（Ⅴ级证据）[2]。感觉异常包括电击样疼痛、刺痛、烧灼痛或麻木等[2]。

加强神经血管的评估，若异常感觉加强，可能预示进一步的神经损伤[2]：①神经瘤，由大量的结缔组织和神经纤维组成，影响了损伤部位的神经再生，可通过外科手术恢复功能（Ⅴ级证据）。②骨筋膜室综合征，产生神经压迫导致神经组织缺乏血流灌注。疼痛可从麻木发展到麻痹。患者若脸色苍白和外周脉搏渐弱，表明发展到骨筋膜室综合征的晚期阶段。要求在几个小时内进行外科筋膜切开术，以防止截肢（Ⅳ级证据）。③复杂的局部疼痛综合征，是静脉穿刺导致的慢性、衰弱状况。表现为在一个局部区域发生的持续神经性疼痛，与原始损伤不成正比，并且进展到包括感觉、运动和自主神经的变化，经常蔓延到未受伤的肢体。可能需要终身的用药治疗、神经阻滞和化学、热或交感神经切除术（Ⅳ级证据）。④霍纳综合征，据报告，PICC 导管置入会引起眼睛变化，预示颈交感神经发生炎症，可能与置入技术和静脉血栓形成的创伤相关（Ⅴ级证据）。

4. 导管堵塞

（1）症状和体征：①无法抽回血或血液回流缓慢；②输液滴速缓慢；③无法冲管或输液；④电子输液器频繁堵塞报警；⑤在输液部位发生渗出、外渗或肿胀、漏液（Ⅳ级证据）[2]。

（2）原因：①检查外部原因，如导管穿刺部位固定过于严密、夹管、输液器、无针接头堵管等；②根据使用的药物或溶液的类型、历史输注率、冲洗频率，观察导管或输液装置是否发生可见的药物沉淀；③若导管内或附加装置有可见血液、无法抽回血及血流缓慢，考虑发生血栓性堵管；④导管内部原因，包括导管夹闭综合征、继发性导管异位和导管相关性血栓形成（Ⅳ级证据）[2]。

（3）预防：①使用正确的冲封管步骤[2]。②根据无针接头的类型，执行冲管、夹管和断开注射器的顺序，减少血液回流（Ⅳ级证据）[2]。③当两种或以上药物同时输注时，检查药物相容性；如果不确定，应咨询药剂师（Ⅴ级证据）[2]。④每次输液前用不含防腐剂的生理盐水彻底冲管，或使用单独的导管腔给药，以降低药物沉淀的风险（Ⅳ级证据）[2]。⑤输注三合一肠外营养液时，可能增加脂肪堵塞的风险（Ⅳ级证据）[2]。

应了解相互接触后会发生结晶的药物。碱性药物，如苯妥英、地西泮、更昔洛韦、阿昔洛韦、氨苄西林、亚胺培南和肝素；酸性药物，如万古霉素和肠胃外营养液；头孢曲松钠与葡萄糖酸钙；增加钙和磷酸盐的胃肠外营养液中的矿物质沉淀（Ⅳ级证据）[2]。

（4）处理

1）检查输液系统，包括从敷料到给药装置，发现和解决外部原因（Ⅴ级证据）[2]。

2）查看患者用药记录，当怀疑药物沉淀或脂肪引起的导管堵塞时，应与医师和药剂师联系制订适当的处理措施。在导管内注入一定量的导管清除剂并留置 20~60 分钟。酸性药物沉淀（pH<6）使用 0.1mol/L 的盐酸溶液；碱性药物沉淀（pH>7）使用 8.4% 的碳酸氢钠或 0.1mol/

阅读笔记

L氢氧化钠溶液;脂肪沉淀使用足量的70%的乙醇填充导管腔;对于儿童患者,使用剂量为0.55ml/kg,总量不得超过3ml。对于聚氨酯材料的PICC导管,应谨慎使用乙醇,有可能会损坏导管(Ⅳ级证据)[2]。

3)怀疑血栓性堵管时,应与医师和药剂师联系制订适当的处理措施,例如使用溶栓剂。对于新生儿、儿童和成人患者,建议使用2mg/2ml的组织纤溶酶原激活剂(tPA或阿替普酶),留置在PICC导管腔内30分钟到2小时,并在有必要时重复1次,这是一种安全有效的恢复导管通畅的方法。对于重量在30kg以内的儿童患者,使用相同的浓度。其中tPA的使用容积应等于导管体积的110%(Ⅲ级证据)[2]。对于多腔的PICC导管,在溶栓过程中,应停止所有管腔的输液,以增加溶栓的效果(Ⅳ级证据)[2]。

4)怀疑导管内部原因引起的导管堵塞,应联系医师,进一步诊断和处理[2]。

5)不能因为PICC导管发生堵塞而不加处理;或者其中一个导管腔是通畅的,而不对发生堵塞的导管腔加以处理(Ⅴ级证据)[2]。

在导管堵塞处理过程中,使用不小于10ml的注射器输注导管清除剂或溶栓剂(Ⅳ级证据)[2]。当输注溶栓或清除剂时,应避免对闭塞的PICC导管用力过猛,并采用负压技术以降低导管损坏的风险(Ⅴ级证据)[2]。导管冲管前,应抽吸并丢弃导管内的降解产物(Ⅴ级证据)[2]。当上述方法都无法再通PICC导管时,可考虑通知介入科进行相应处理。如仍无法再通导管,则考虑拔管(Ⅴ级证据)[2]。有关PICC导管堵管的相关原因和处理,均应做好相应记录(Ⅴ级证据)[2]。

5.导管相关性感染

(1)症状和体征:①PICC导管穿刺点处红斑、水肿、疼痛、压痛或渗液;②穿刺点出口位置发生硬化;③穿刺点皮肤发生坏死;④和(或)体温升高。当发生导管相关的感染时,应该立即向医师报告感染的症状和体征,并采取相应措施(Ⅳ级证据)[2]。

(2)诊断:对于怀疑发生PICC导管相关性血流感染时,在开始进行抗菌治疗前,从导管和外周静脉中抽取成对的血培养。导管和外周静脉穿刺的血培养得出相同的阳性微生物并伴有临床症状和体征,且无其他感染源;定量血培养或导管与外周血培养间的阳性差异时间>2小时,则诊断导管相关性血流感染(Ⅳ级证据)[2]。从PICC导管穿刺部位收集脓性渗出物进行培养,并采用革兰染色法确定是否存在革兰阴性菌或革兰阳性菌(Ⅳ级证据)[2]。在拔除怀疑与血液感染有关的导管时,可通过半定量法或定量法对导管尖端进行培养(Ⅳ级证据)[2]。

(3)预防:对于尽管最大限度地遵守无菌技术,仍发生多次导管相关性血流感染的PICC导管患者,考虑使用预防性抗生素锁封管(Ⅳ级证据)[2]。

(4)处理:确诊金黄色葡萄球菌、革兰阴性杆菌或念珠菌感染,应立即拔除PICC导管并给予全身抗生素治疗。凝固酶阴性葡萄球菌或肠球菌感染所致的非复杂性导管相关性血流感染,可考虑保留PICC导管,并使用全身抗生素治疗,配合使用抗生素锁封管治疗。密切监测和临床评估未拔管的儿童患者,包括额外的血培养、使用抗生素封管疗法和系统的抗感染治疗(Ⅴ级证据)[2]。

不建议单凭体温升高,或尚缺少导管相关性感染的确切证据时,拔除正常使用的PICC导管。如果其他地方发生感染或怀疑非感染性发热,则根据临床判断做出是否拔管的决定(Ⅳ级证据)[2]。若临床症状恶化、持续性或反复性菌血症,则必须拔除PICC导管,并根据每位患者特定的风险和受益,考虑重新置管(Ⅳ级证据)[2]。与医师和患者共同决定,以下情况考虑挽救PICC导管:需长期使用、重新置管存在一定的困难、患者凝血功能障碍或装有其他装置(如心脏起搏器)(Ⅳ级证据)[2]。

发生导管相关性血流感染伴发以下任一情况的患者,均应拔除PICC导管:严重脓毒症、化脓性血栓性静脉炎、心内膜炎、超过72小时抗菌治疗后血流感染仍持续,金黄色葡萄球菌、铜绿假单胞菌、真菌或分枝杆菌引起的感染(Ⅳ级证据)[2]。

拔除后不要常规地对PICC导管尖端进行培养,除非怀疑患者患有导管相关性血流感染。导管尖端培养将有助于识别导管外部的微生物,但无法识别位于腔内表面上的微生物(Ⅳ级证据)[2]。

6. 空气栓塞

(1) 症状和体征:当患者突然出现呼吸困难、连续性咳嗽、呼吸暂停、胸痛、低血压、颈静脉怒张、心动过速、喘息、呼吸急促、精神状态改变、语言改变、外貌改变、麻痹、瘫痪时,护士应该怀疑患者发生空气栓塞(Ⅳ级证据)[2]。

(2) 预防[2]:①指导患者或看护人员不能对任何给药装置的连接处或接头进行断开或再连接,除非他们接受过相关培训;②切勿在导管附近使用剪刀或剃刀;③所有给药装置使用前应排气;④拔除PICC导管时,规范患者体位及拔管程序;⑤使用螺旋接口、配备清除空气功能的过滤器、带空气传感器的电子输液装置;⑥禁止将未排气的输液装置与输液容器相连;⑦更换给药装置或无针接头前应确保PICC导管处于夹闭状态(Ⅳ级证据)。

(3) 处理:①护士应该立刻采取必要的措施以阻止更多的空气进入血流,如关闭、折叠和夹闭PICC导管,或者在导管已被拔除之后,使用空气闭塞敷料覆盖穿刺部位(Ⅳ级证据)[2];②立即将患者置于左侧头低足高位或左侧卧位,目的是将气泡漂移到右心室下部。禁忌该体位的患者包括颅内压增高、眼科手术、或严重的心脏或呼吸疾病(Ⅳ级证据)[2];③通知医师;④给予患者100%的氧气吸入,根据需要提供进一步的支持措施(Ⅴ级证据)[2]。

7. 导管相关性静脉血栓形成

(1) 危险因素:①具有深静脉血栓形成史;②存在导致高凝状态的慢性疾病,如癌症、糖尿病、肠易激综合征、先天性心脏疾病或终末期肾衰竭;③手术和外伤患者;④危重病人;⑤重症监护的非糖尿病患儿发生了高血糖可能是静脉血栓栓塞的预报因子;⑥存在已知的凝血异常基因(如凝血因子Ⅴ异常、凝血酶原基因突变);⑦怀孕或者口服避孕药;⑧低龄儿童和老年人;⑨有多次置入中心静脉导管史,特别是置入困难或者损伤性置入以及存在其他血管内置入装置(如起搏器)(Ⅱ级证据)[2]。

与其他中心静脉导管相比,PICC导管意味着更高的深静脉血栓形成的风险,因为PICC导管所置入的静脉直径相对较小,且上肢的运动性更大;对于重症监护或癌症患者来说,更是如此。当PICC导管的穿刺点位于肘窝时,与中上臂置管相比具有更高深静脉血栓形成的风险。不选择上肢静脉而选择颈内静脉穿刺的PICC导管,静脉血栓的发生率较低(Ⅰ级证据)[2]。

(2) 症状和体征(Ⅱ级证据)[2]:大多数PICC导管相关性深静脉血栓形成是无临床症状的,不会产生明显的症状和体征。其临床症状和体征与静脉血液的流速及下列因素有关,但不局限于:①肢体末端、肩膀、颈部或者胸部疼痛;②肢体末端、肩膀、颈部或者胸部水肿;③肢体末端红斑;④肢体末端、肩膀、颈部或者胸壁外周静脉怒张;⑤颈部或者肢端运动困难。

患者出现手臂水肿或怀疑发生深静脉血栓形成时,应在肘窝上方10cm处测量上臂臂围,并与基线比较,若臂围增粗3cm及以上伴水肿,可能与深静脉血栓形成相关(Ⅳ级证据)[2]。

(3) 诊断:推荐使用彩色多普勒超声对上肢静脉发生的导管相关性深静脉血栓形成进行诊断,该方法属于非侵入性操作且不接触放射线。也可通过注射造影剂进行静脉造影、CT或MRI判断锁骨或肋骨遮挡的静脉(Ⅱ级证据)[2]。

(4) 预防:①置入PICC导管前,使用超声测量静脉直径,选择导管-静脉直径比率≤45%的静脉置管(Ⅰ级证据)[2]。②确保PICC导管尖端位于上腔静脉下1/3段或上腔静脉与右心房交界处。因为如果尖端位于上腔静脉的中上段会引起更高的深静脉血栓形成发生率。尚无报告称进行PICC导管尖端位置的调整会增加深静脉血栓形成的风险(Ⅱ级证据)[2]。③鼓励患者使用非药物性的策略预防深静脉血栓形成的发生,包括PICC置管侧肢体的及早活动、维

阅读笔记

持正常的日常活动、适当的肢体活动和补充足够的水分（Ⅱ级证据）[2]。

不建议使用抗凝剂进行预防治疗，对使用隧道式带鞘导管和植入式输液港的癌症患者进行的 Meta 分析发现，使用肝素会降低有症状型深静脉血栓形成的发生，而华法林会降低无症状型深静脉血栓形成的发生。另一项针对癌症患者进行的回顾性分析表明，抗血小板制剂可使 PICC 置管患者免受深静脉血栓形成的风险，但仍需更多的研究来证明这一点（Ⅰ级证据）[2]。

（5）处理：如果 PICC 置管上肢发生深静脉血栓形成时，导管拔除后，至少进行 3 个月的抗凝药物治疗；导管未拔除的，在置管期间应持续进行抗凝治疗（Ⅱ级证据）[2]。当 PICC 导管尖端处于正确的位置、导管功能正常并且没有任何感染的证据时，不要因深静脉血栓形成拔除导管（Ⅰ级证据）[2]。

PICC 导管相关性血流感染和有症状型导管相关性深静脉血栓形成可能同时发生，纤维鞘促进了血栓形成并有助于生物体的黏附而导致感染，尤其是危重症患者。近期的研究表明，在使用过阿替普酶治疗功能失常的 PICC 导管患者中，发生导管相关性血流感染的风险增加（Ⅳ级证据）[2]。肺栓塞和深静脉血栓形成后综合征与上肢深静脉血栓形成有关（Ⅳ级证据）[2]。

8. 导管异位

（1）原发性导管异位：是指在 PICC 置管过程中，导管尖端在血管内或血管外发生的异位。血管内异位包括导管尖端异位到主动脉、对侧无名静脉和锁骨下静脉；同侧或对侧颈内静脉和分支、奇静脉、右侧或左侧胸廓内静脉、心包膈静脉、乳内静脉、右心房（上腔静脉与右心房交界处下方超过 2cm）、右心室和上腔静脉的小分支等。腹股沟置入导管后导管尖端异位至腰椎静脉、髂静脉和髂总静脉等。使用 PICC 导管发生原发性异位的概率是其他中心静脉导管的 3 倍，导管异位伴或不伴有导丝和（或）导管推进困难。因危重患者体位摆放困难和机械通气导致不同的静脉血液流动特性，患者体内置入 PICC 导管时有更高的导管异位发生率。血管外异位包括 PICC 导管尖端位置在纵隔内，会导致渗出、外渗；在胸膜内导致血胸或胸腔积液；在心包膜内导致心包积液和心脏压塞；在腹膜内导致腹腔内大出血（ⅠA/P 级证据）[2]。

一些获得性和先天性的解剖结构改变可引起 PICC 导管在置管过程中的异位：①获得性解剖异常包括静脉狭窄、血栓形成和恶性或良性病变压迫静脉；②先天性解剖异常包括永存左上腔静脉（PLSVC）和下腔静脉、奇静脉和肺静脉的改变。PLSVC 是先天性解剖异常最常见的形式，通常在置入 PICC 导管时才被发现。存在或不存在其他先天性心脏畸形时都有可能发生 PLSVC。永存左上腔静脉内 PICC 置管前，需要进行心脏成像检查以确定血液流动情况。血液流入左心房和右至左心的分流，有发生如脑和肾等器官的空气或血栓性栓塞的高风险，并且可能需要重新置管（ⅠA/P 级证据）[2]。

在 PICC 置管过程中，使用超声有助于减少置入动脉的风险，并且可在撤离无菌屏障前，用以排除导管异位入颈内静脉（Ⅰ级证据）[2]；同时可使用导管尖端定位技术减少原发性导管异位的发生（Ⅱ级证据）[2]。若怀疑 PICC 导管置入了动脉，可使用压力传感器评估波形、通过 PICC 导管采集血液样本的血气值或 CT 扫描血管造影来判断。搏动的血流和血液的颜色并不总是动脉的可靠指标（ⅠA/P 级证据）[2]。

（2）继发性导管异位：是指 PICC 导管留置期间发生的导管异位。继发性导管异位也被称为尖端移位，并且与胸腔内压力突然变化（如咳嗽、呕吐）、原尖端位置在上腔静脉内过高、深静脉血栓形成、充血性心力衰竭、颈部或者手臂的运动和正压通气等有关。继发性血管内的导管异位常见于颈内静脉、无名静脉（头臂动脉）、锁骨下静脉、腋窝、奇静脉和右心房深处。继发性血管外的导管异位与导管尖端穿过血管壁进入低压力空间有关，伴随着出血至该空间的风险。静脉和动脉或静脉和其他结构（如气管）之间可能形成瘘管。中心静脉导管引起的心脏压塞与正进行的输液有关，可通过超声心动图诊断（ⅠA/P 级证据）[2]。

当 PICC 导管在体内留置时间过长时,婴幼儿和儿童的成长会造成尖端位置欠佳,根据需要制订更换导管的方案(V级证据)[2]。当使用 PICC 导管加压注射增强 CT 造影剂前后,建议进行定位来确定当前 PICC 导管的尖端位置。据报道,加压注射会导致 PICC 导管尖端位置迁移。PICC 导管尖端移位可能与造影剂和用于冲管的氯化钠间黏度的突然变化有关。没有其他证据显示加压注射与其他类型的中心静脉导管的异位相关(Ⅳ级证据)[2]。

(3) 症状和体征:①所有导管腔均无血液回流;②血液颜色改变和回流血液出现脉动性变化;③冲管困难或无法冲管;④从压力传感器测到动脉和静脉波形;⑤房性和(或)室性心律失常,血压和(或)心率变化;⑥肩膀、胸部和背部疼痛;⑦颈部或肩部水肿;⑧呼吸改变;⑨患者主诉在 PICC 置管侧听见汩汩声或者流水声;⑩感觉异常和由于输入液体逆行进入颅内静脉窦引起的神经系统变化(Ⅳ级证据)[2]。

(4) 诊断:包括 X 线胸片、胸部透视、超声心动图、CT、MRI,用于诊断目的的 X 线胸片应包括导管尖端位置(Ⅳ级证据)[2]。按一定的时间间隔进行常规 X 线胸片检查可能无法及时识别导管尖端移位,因继发性导管异位的发生具有不定时性和不可预知性(Ⅳ级证据)[2]。

(5) 处理:根据 PICC 导管尖端位置、患者对输液后续治疗的需求和病情的急切程度制订处理措施[2]。①PICC 导管尖端位于上腔静脉与右心房连接处下方超过 2cm,可根据心电图或 X 线胸片结果撤回部分导管;②异位入颈静脉的 PICC 导管,首选无创的复位方法。据报道,有效的调整方法包括抬高患者头部、冲洗导管、走路或这些方法的结合。复位 PICC 导管的微创技术包括在导丝引导下或 X 线透视下撤回部分导管,然后边冲管边送管,将导管调整到正确位置;③如果怀疑发生心脏压塞,在拔管前通过导管抽吸液体;④从其他血管外 PICC 尖端位置进行拔管时,可能会引起血肿或胸腹腔积液;⑤当发生渗出或外渗时,拔管后需制订有针对性的治疗方案(Ⅳ级证据)[2]。

停止在异位的 PICC 导管输液,必要时置入外周静脉短导管作为暂时性替代或通知医师中断治疗,直至导管尖端调整至正确位置(V级证据)[2]。在 PICC 导管复位过程中,护士不应该将 PICC 导管体外部分推进血管内,因为这部分导管已经接触到穿刺点周围皮肤。皮肤不能提供无菌条件,尚没有研究结果表明在置管后多长时间内允许此项操作(V级证据)[2]。

四、评价证据

本文主要依了美国 INS 2016 年更新的"输液治疗实践标准"[2],并补充了 JBI 循证卫生保健数据库 2016 年更新的"血管内治疗:维持导管管腔通畅"[6]和"PICC 导管:拔管"[7]的证据汇总、2011 年美国 ONS "血管通路指南:护理实践和教育推荐意见"[4]、美国 CDC "导管相关性感染预防指南"[5]和 2008 年加拿大 RNAO 更新的"减少静脉置管并发症的最佳护理实践指南"[3]中的部分内容。美国静脉输液护理学会的输液治疗实践标准、美国肿瘤护理协会的血管通路指南、美国疾病控制中心的导管相关性感染预防指南在全球有着很高的权威性,而本文所参考的是最新更新的指南,包含了最新的证据内容。JBI 循证卫生保健数据库 2016 年更新的"血管内治疗:维持导管管腔通畅"[6]和"PICC 导管:拔管"[7]结论基于多篇系统评价,并持续更新,推荐意见的等级相对较高,较为可靠。RNAO 2008 年的指南[3]是 2005 年版本的更新版,指南对于上一版本的推荐意见进行了补充、审视和评价,结论更加谨慎和可靠。综上所述,本文所参考的证据来源可靠,可信度高。

五、总结与建议

根据以上证据,护士在进行 PICC 置管和维护时应做到:

1. 所选择的静脉管径应足够粗,推荐 PICC 导管管径与静脉管径的比值为 45% 或更小(Ⅳ级证据)[2]。

阅读笔记

2. PICC 置管策略（bundle）　手卫生；使用 >0.5% 的氯己定酒精溶液消毒皮肤；最大无菌屏障；在计划可控的条件下，避免选择成年肥胖患者的股静脉置管（I 级证据）[2]。

3. PICC 置管前，选择合适的体外测量方法预计导管置入的长度（IV 级证据）[2]。

4. 建议使用专用 PICC 置管包（IV 级证据），辅以超声引导改良塞尔丁格技术提高置管成功率和降低置管相关并发症（I 级证据）[2]。

5. PICC 置管后使用透明的半透膜敷料覆盖穿刺点处（I 级证据），结合专用导管固定装置固定导管（IV 级证据）[2]。

6. 上臂置管的 PICC 导管尖端位置应位于上腔静脉下 1/3 段或上腔静脉与右心房交界处（II 级证据）[2]。

7. 可通过导管尖端定位技术（II 级证据）及 X 线胸片进行 PICC 导管尖端位置定位（V 级证据）[2]。

8. 留置 PICC 导管期间，常规每 5~7 天维护一次（II 级证据）。

9. 采用不含防腐剂的生理盐水至少 10ml 冲洗 PICC 导管管路，以有效维持导管通畅，冲管时应采用"推注 - 暂停 - 推注 - 暂停"的脉冲冲管技术（IV 级证据）[2]。

10. 10U/ml 的肝素溶液和不含防腐剂的生理盐水均可作为 PICC 导管的封管液，为防止导管内血液反流，采用正压封管技术进行封管，边推注边拔注射器，根据无针接头的类型确定冲管、夹管、断开的顺序（IV 级证据）[2]。

11. 每次给药和维护前，均应抽回血确认 PICC 导管位置，同时使用消毒液用力擦拭无针接头表面 5~15 秒；更换接头时，也应用力机械擦拭接口表面 5~15 秒（委员会共识）[2]。

12. 留置 PICC 导管期间应定时观察和监测，在穿刺点附近标明置管日期、时间、操作者姓名，每日观察穿刺部位（V 级证据）[11]。

13. PICC 导管拔管过程中，患者保持 Valsalva 动作，按压穿刺点至不出血，并用凡士林无菌纱布覆盖穿刺点 24 小时，检查拔出的 PICC 导管完整性（IV 级证据）[2]。

（张晓菊）

附 23-1　所依据的证据分级系统（INS，2016）

证据等级	描述
I 级证据	基于随机对照试验或至少三个设计良好的随机对照试验的 Meta 分析、系统文献综述、指南
IA/P 级证据	撰写期间，来源于解剖学、生理学和病理生理学的证据
II 级证据	两项设计良好的随机对照试验，两项或两项以上设计良好的多中心、非随机临床试验，或不同前瞻性研究设计的系统文献综述
III 级证据	一项设计良好的随机对照试验，或若干项设计良好的非随机临床试验，或多项针对同一问题的类实验性研究，包括两项及以上设计良好的实验室研究
IV 级证据	设计良好的类实验性研究、病例对照研究、队列研究、相关性研究、时间序列研究、描述性研究和质性研究的系统文献综述，或叙述性文献综述、心理测量学研究，包括一项设计良好的实验室研究
V 级证据	临床文献、临床 / 专业书籍、共识报告、病例报告、根据共识制订的指南、描述性研究、设计良好的质量改进方案、理论研究、评审机构和专业组织的建议，或产品或服务厂商的使用说明，包括普遍接受的实践标准，但没有研究基础（如患者身份的识别）。也记为"委员会共识"
法规	具有强制执行能力的机构制订的常规和其他准则，如美国血库协会（AABB）、医疗保险和医疗补助服务中心（CMS）、职业安全与健康管理署（OSHA）以及国家护理学会

附 23-2　所依据的证据分级系统（JBI，2014）

证据等级	设计类型举例	描述
Level 1	RCT／实验性研究	1a——多项 RCT 的系统评价
		1b——多项 RCT 及其他干预性研究的系统评价
		1c——单项随机对照试验（RCT）
		1d——准随机对照试验
Level 2	类实验性研究	2a——多项类实验性研究的系统评价
		2b——多项类实验性研究与其他低质量干预性研究的系统评价
		2c——单项前瞻性有对照组的类实验性研究
		2d——前后对照／回顾性对照的类实验性研究
Level 3	观察性 - 分析性研究	3a——多项队列研究的系统评价
		3b——多项队列研究与其他低质量观察性研究的系统评价
		3c——单项有对照组的队列研究
		3d——单项病例对照研究
		3e——单项无对照组的观察性研究
Level 4	观察性 - 描述性研究	4a——多项描述性研究的系统评价
		4b——单项横断面研究
		4c——病例系列研究
		4d——个案研究
Level 5	专家意见／基础研究	5a——对专家意见的系统评价
		5b——专家共识
		5c——基础研究／单项专家意见

主要参考文献

［1］徐波，耿翠芝 . 肿瘤治疗血管通道安全指南 . 北京：中国协和医科大学出版社，2015.

［2］Infusion Nurses Society. Infusion Therapy Standards of Practice［J］. Journal of Infusion Nursing，2016，39（1S）：S1-S139.

［3］Susanne N，Sharon A，Adrienne A. Care and maintenance to reduce vascular access complications guideline supplement［EB/OL］. Toronto，Canada：Registered Nurses Association of Ontario，2008.

［4］Camp-Sorrell D. Access Device Guidelines：Recommendations for Nursing Practice and Education. 3rd ed. Pittsburgh：Oncology Nursing Society，2011.170.

［5］O'Grady N，Alexander M，La Burns，et al. Guidelines for the prevention of intravascular catheter-related infections. Atlanta（GA）：Centers for Disease Control and Prevention（CDC），2011：83.

［6］Porritt K. Evidence Summary：Intravascular Therapy：Maintaining Catheter Lumen Patency. Joanna Briggs Institute，2016.

［7］Porritt K. Evidence Summary：Peripherally Inserted Central Catheter（PICC）：Removal. Joanna Briggs Institute，2016.

［8］中华人民共和国国家卫生和计划生育委员会 . 中华人民共和国卫生行业标准 - 静脉治疗护理技术操作规范 . 2013.

［9］中华人民共和国卫生部 . 中华人民共和国卫生行业标准 - 医疗机构消毒技术规范 . 2012.

［10］Pratt RJ，Pellowe CM，Wilson JA. National evidence-based guidelines for preventing healthcare-associated

阅读笔记

infections in NHS hospitals in England. 2007.S1-S64.

[11] Infusion Nurses Society. Infusion nursing standard of practice. Journal of Infusion Nursing, 2011, 34 (1S): S1-S110.

[12] 王春青,胡雁 . JBI 证据预分级及证据推荐级别系统 . 护士进修杂志,2015,30(11):964-967.

阅读笔记

第二十四章 短期留置导尿管护理的循证实践

留置导尿管(indwelling urethral catheters,IUC)是住院患者最常用的医疗设施之一,15%~25% 的住院患者通过留置导尿来监测排尿情况或进行膀胱冲洗[1]。短期留置导尿是指导尿管留置时间在 14 天(含 14 天)以内者[1]。尿路感染(urinary tract infections,UTI)是最常见的院内感染之一,约占住院患者院内感染的 20%~40%[1]。其中,80% 与使用导尿管有关,即导管相关性尿路感染(catheter-associated urinary tract infections,CAUTI)[2]。CAUTI 是指患者留置导尿管后或者拔除导尿管 48 小时内发生的泌尿系统感染[3]。在普通病房中,CAUTI 的发生率为 3%~7%,而在重症监护室中,CAUTI 的发生率则高达 2.4%~17.6%[2]。CAUTI 不仅延长了患者的平均住院天数,增加了治疗费用,还可能引起发热、畏寒等不适症状[2]。CAUTI 的主要原因是细菌经尿管、尿道间隙上行感染,或尿管、集尿袋连接处或集尿袋开口阀门污染[3]。因此,护理人员应掌握导尿管正确的置管和维护方法,预防 CAUTI,降低院内感染发生率,提高患者的舒适度和生活质量。

一、临床情景及护理问题

(一)临床情景

吴女士,50 岁,因转移性右下腹痛 2 天伴呕吐、进行性加重 2 小时急诊入院。体检发现患者腹部平软,脐周及下腹部均有压痛,轻微反跳痛,以右下腹明显。入院诊断为"急性阑尾炎"。完善各项术前检查后,患者当晚在硬膜外麻醉下接受了阑尾切除术。手术顺利,患者返回病房休息。次日晨,患者情绪紧张,烦躁不安,自诉下腹腹胀难忍,有尿意,但无法排出。体检发现患者耻骨上膨隆,可触及囊性包块,叩诊呈浊音,有压痛,诊断为尿潴留。护士试用腹部热敷、按摩、改变体位等措施诱导患者排尿,均未能成功,遂遵医嘱予以留置导尿。导尿后吴女士腹胀感消失,舒适度有所增加,但又担心留置导尿管后会引起尿路感染,缺乏相关知识,因此又有些忧虑。

阅读笔记

（二）护理问题

1. 护士应如何进行导尿操作？
2. 护士如何采取有效措施，预防导管相关性尿路感染的发生？

二、检索证据

以中文关键词"短期、留置、导尿、感染、护理"，英文关键词"short-term、indwelling、urethral catheter、urinary catheter、catheterization、infection、urethral tract infection、nursing、management"检索短期留置导尿相关领域的证据总结、临床实践指南、系统评价等循证资源。主要检索数据库包括 Cochrane 循证医学数据库、JBI 循证卫生保健数据库、加拿大安大略注册护士协会、美国国立指南库、相关专业协会网站、Medline 数据库和中国生物医学文献数据库。共检索到高质量的系统评价 8 篇[1-8]、证据总结 11 篇[9-19]、基于证据的指南 6 份[20-25]及 1 篇国家卫计委卫生行业标准[26]。来自 JBI 的 10 份证据总结[9-18]和来自《中华护理杂志》的 1 份证据汇总[19]涵盖了上述绝大多数系统评价和指南的内容，因此下述有关留置导尿管的护理管理措施以这 11 份证据总结[9-19]为基础。在指南证据的汇总中，主要基于 2009 年美国传染病学会（Infectious Diseases Society of America，IDSA）发布，由美国老年医学会（American Geriatrics Society）、美国肾脏病学会（American Society of Nephrology）、美国脊髓损伤学会（American Spinal Injury Association）、美国泌尿学会（American Urological Association）、美国医学微生物学会（Association of Medical Microbiology）、加拿大传染病学会（Infectious Diseases-Canada）、欧洲泌尿学会（European Association of Urology）、欧洲临床微生物与传染病学会（European Society of Clinical Microbiology and Infectious Diseases）等联合制定的"2009 年成人 CAUTI 诊断、预防与治疗国际临床实践指南"[20]，并补充其他相关指南[21-26]的信息。

三、证据内容

CAUTI 是指接受留置导尿、间断导尿或者耻骨上穿刺导尿的患者，在置管期间或者拔管 48 小时内出现的泌尿系统感染[3]。CAUTI 的诊断主要包括临床诊断和病原学诊断[26]。患者出现尿频、尿急、尿痛等尿路刺激症状，或者有下腹触痛、肾区叩痛，伴有或不伴有发热，且尿培养细菌菌落数 $\geq 10^3$cfu/ml 即可确诊[20]（IDSA，A-Ⅲ级证据）。若患者没有出现临床症状，但尿培养细菌菌落数 $\geq 10^5$cfu/ml，应诊断为导尿管相关无症状性细菌尿（catheter-associated asymptomatic bacteriuria，CAASB）[20]（IDSA，A-Ⅲ级证据）。CAUTI 影响了患者的健康，增加了医疗花费[2]。因此，医疗机构应当健全规章制度，制订并落实预防与控制导尿管相关尿路感染的工作规范和操作规程。医务人员应当接受关于无菌技术、导尿操作、留置导尿管的维护以及导尿管相关尿路感染预防的培训和教育，熟练掌握相关操作规程[20]（IDSA，A-Ⅲ级证据）。因通过系统检索和汇总，可从以下几个方面开展短期留置导尿管的循证实践，有效预防 CAUTI。

（一）评估患者是否必须导尿

减少不必要的置管是预测 CAUTI 最有效的策略[20]（IDSA，A-Ⅲ级证据），只有通过各种护理措施均无法诱导患者排尿时，才考虑使用导尿术（JBI，1 级证据）[9,10]。在确定为患者进行导尿术之前，可尝试热敷、按摩、听流水声、温水擦拭会阴、改变体位及心理疏导等措施，帮助患者自行排尿。

医生应在留置导尿前开具正式的医嘱。医疗卫生机构应建立留置导尿适应证清单，并且开展员工教育，提高员工正确掌握导尿适应证的依从性[20]（IDSA，A-Ⅲ级证据）。留置导尿的适应证主要为急性尿潴留或膀胱出口梗阻、需精确记录尿量如危重患者[19]（JBI，1 级证据）。避免对尿失禁患者进行常规留置导尿，除非其他所有管理措施都无效[20]（IDSA，A-Ⅲ级证据）。避免围术期常规留置导尿，除非符合以下情况[19]（JBI，1 级证据）：涉及泌尿生殖道邻近结构的

阅读笔记

泌尿外科手术或者其他手术;可能延长手术时间者(此情况下插入的导尿管需在麻醉复苏室拔除);预计术中会大量输液或使用利尿药的患者;术中需监测尿量。协助治愈尿失禁患者骶部或会阴部的开放性伤口或Ⅲ、Ⅳ期的压力性溃疡。需要长时间卧床或固定体位的患者如潜在的不稳定性胸腰椎、多发伤如骨盆骨折。临终关怀(安宁护理)为了增加患者舒适且必要时可考虑留置导尿[19](JBI,1级证据)。可考虑使用便携式B超检查仪进行膀胱扫描,以决定是否有必要对术后患者进行留置导尿[20](IDSA,B-Ⅱ级证据)。

(二)选用合适的导尿管和集尿装置

1. 导尿管　导尿管的材质主要有乳胶、硅胶和聚四氯乙烯3种,并有镀银、呋喃西林、水凝胶等不同涂层[1]。一篇2016年更新的Cochrane系统评价显示,镀银导管并不能显著降低CAUTI,并且成本更高(RR 0.99,95% CI 0.85~1.16)。呋喃西林涂层导尿管能够降低CAUTI和菌尿的风险,但是降低的幅度很小,可能无法产生临床意义(RR 0.84,95% CI 0.71~0.99);并且呋喃西林涂层导尿管价格也比标准导管高,并且可能给患者带来更多的不适感受[1](JBI,1级证据)。此外,亲水涂层的导尿管也无助于降低CAUTI[20](IDSA,B-Ⅱ级证据)。硅胶和乳胶导尿管相比,在引发菌尿方面也没有显著差异[3](JBI,1级证据)。因此,选择何种导管要综合考虑专业经验、患者意愿、是否存在乳胶过敏及患者医疗负担[10,20]。

此外,应根据患者年龄、性别、尿道等情况选择合适大小、材质的导尿管,以最大限度降低尿道损伤和尿路感染[26]。对于尿路损伤、黏膜刺激、膀胱尿残余的患者建议使用气囊较小(10ml)的导尿管[10](JBI,1级证据)。

2. 集尿装置　密闭的(驱气、事先密封)尿液引流系统能有效预防UTI的发生[11,20](JBI,1级证据;IDSA,A-Ⅲ级证据)。而在引流袋内加杀菌溶液(如氯己定、三氯异氰脲酸、过氧化氢等)或使用复杂的引流装置(如在排尿端放置抗菌剂释放盒或采用多室引流装置等)并不能降低CAUTI的发生[11,20](JBI,1级证据;IDSA,A-Ⅰ级证据)。

(三)选择合适的置管方法

短期留置导尿的方法有间断(一次性)导尿、经尿道逆行置入导尿、耻骨上膀胱穿刺置管导尿及安全套置管导尿法。对于具有置管指征且膀胱残余尿量较少的男性来说,还可以考虑使用安全套置管术(图24-1)作为经尿道逆行置入导尿的替代方法[20](IDSA,A-Ⅲ级证据),但何种安全套置管术更有利于预防CAUTI,目前尚缺乏充分的证据。如果患者经过评估的确需要导尿,应首先考虑用间断导尿来替代留置导尿[20](IDSA,C-Ⅱ级证据),其次考虑用耻骨上穿刺导尿(图24-2),最后才考虑经尿道逆行置管留置导尿。一项Cochrane的系统评价显示,接受尿道逆行置管的患者更容易发生无症状菌尿(RR 2.25,95% CI 1.63~3.10)和疼痛(RR 5.62,95% CI 3.31~9.55),但接受耻骨上穿刺置管的患者置管时间更长(MD 1.73,95% CI 1.05~2.42)。因此,耻骨上穿刺置管比尿道置管更少发生CAUTI[5](JBI,1级证据),但此类证据尚不够充足做出建议,

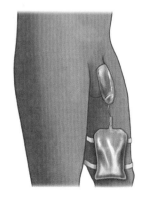

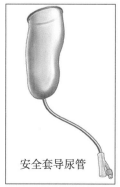

安全套导尿管

Female: Side View
① 膀胱
② 膀胱内气囊导尿管
③ 导尿管
④ 耻骨

图24-1　安全套置管引流术　　　　　图24-2　耻骨上膀胱穿刺导尿

阅读笔记

应综合考虑患者的病情、需求及专业人员的临床判断做出决定[20]（IDSA，C-Ⅲ级证据）。

（四）正确置入导尿管

尽管已有研究显示在置管过程中采用严格的无菌技术未必可降低 CAUTI 的发生率[10,20]（JBI，1级证据；IDSA，A-Ⅲ~B-Ⅰ级证据），但大量指南和专家意见仍然推荐由接受过培训的专业人员采用无菌技术进行置管操作[10,20]（JBI，5级证据；IDSA，B-Ⅲ级证据）。置管时应保持引流系统的密闭，尽可能确保引流系统不被断开[10,20]（JBI，1级证据；IDSA，A-Ⅲ级证据）。建议预先给予含有麻醉药物成分的润滑剂，以降低患者置管时的疼痛和不适[10]（JBI，5级证据）。关于置管前是否需要使用消毒液消毒尿道口，一项系统评价的结果显示使用 0.1% 氯己定与无菌水相比，两组 UTI 发生率没有显著差异（OR 1.13，95%CI 0.58~2.21）[3]（JBI，1级证据），但纳入系统评价的研究数量较少，还需更多的研究验证此结论。

（五）做好留置导尿管的维护

1. 人员素质与要求　多项基于证据的临床指南建议在留置导尿管的维护中应严格执行手卫生，对引流系统的任何操作前后都应洗手。只有经过培训的专业人员才能参与导尿管的维护。在置管过程中，采用正确的方法采集标本。置管过程中的任何异常及潜在风险应向患者及家属告知和解释[13]（JBI，1级证据）。

2. 患者会阴部的护理　来自国外和国内的两项系统评价[3,7]显示使用灭菌注射用水或饮用水每日擦洗尿道口与使用 0.5% 聚维酮碘消毒液或 0.1% 氯己定溶液每日消毒尿道口相比，并不增加由于尿管所致逆行尿路感染的危险，且减少了患者会阴部灼热等不适。其中一项系统评价[6]还对比了使用抗菌药膏组与常规护理组发生菌尿的差异，结果显示常规使用抗菌药膏无助于预防菌尿的发生。因此，建议每日保持会阴部清洁卫生，用生理盐水、灭菌注射用水或温开水清洗尿道口、会阴区、导管表面，不建议常规使用抗菌溶液、乳霜或软膏清洁尿道口、会阴区、导管表面[3,6,7,19]（JBI，1级证据；IDSA，A-Ⅰ级证据）。

3. 引流装置的管理

（1）妥善固定与放置：妥善固定导尿管，避免打折、弯曲，防止导管移位或尿道受牵拉，建议男性固定于腹部，女性固定于大腿部[10,19]（JBI，5级证据）。引流袋内液面应低于膀胱水平，但引流袋排尿端不应接触地面或尿液收集器（如量杯或污液桶）。患者沐浴或擦身时应当注意对导管的保护，不应当把导管浸入水中[19]（JBI，1级证据）。

（2）保证装置的密闭性：避免破坏引流装置的密闭性可有效预防 CAUTI。因此对留置导尿患者更换集尿袋时，应基于临床需要（如污损、泄漏、感染、重新置管等），而不是根据常规的时间间隔[3]（JBI，1级证据）。一项仅纳入 1 个 RCT 的系统评价[3]比较了每 3 天常规更换集尿袋和根据临床指征更换集尿袋的效果。来自普通内科病房和 ICU 的 153 名留置导尿的患者被随机分入常规每 3 天更换集尿袋组（n=79）和根据指征更换集尿袋组（n=74）。研究对象留置导尿管的时间在 4~29 天之间（平均 9.8 天）。在留置导尿管期间，每 7 天对两组患者进行一次尿培养，直到患者拔除导尿管或者确诊发生 UTI。UTI 的诊断标准为尿液菌落计数 ≥ 10^5cfu/ml，并伴有以下任一症状：无其他原因的发热（超过 38℃）、尿频、尿急、尿痛或耻骨上压痛。结果显示，根据临床指征更换集尿袋组有 8 例（11.4/1000 导管日）发生 UTI，而每 3 天更换集尿袋组则有 11 例（13.8/1000 导管日）发生 UTI，两者之间的差异无统计学意义（P=0.7）。此外，两组的无症状性 UTI 的发生也没有统计学差异（P=0.9）。虽然该系统评价纳入的研究数量较少，但多项较早开展的研究也支持这一结论[22]。鉴于引流管与集尿袋之间的频繁脱卸不利于维持引流系统的密闭性，因此多项权威指南建议避免频繁或常规更换导尿管和引流袋，应基于临床指征（感染、阻塞或密闭性遭到破坏等）更换引流管及引流装置[13,19,20,22]（JBI，1级证据；IDSA，AⅢ级证据）。

阅读笔记

（3）倾倒尿液防止逆流：虽然无须经常更换集尿袋，但一些专家意见建议，护士应定时清空集尿袋内的尿液,防止尿液满溢、倒流引起逆行感染。倾倒尿液前、后,应清洁集尿袋末端卡扣。每位患者应使用独立的尿液收集器。倾倒尿液时,应避免集尿袋末端卡扣与尿液收集器接触。倾倒尿液时应佩戴手套,并在操作后及时洗手。但由于缺乏高质量的原始研究和系统评价,因此无法给出倾倒尿液的时间间隔[14](JBI,5 级证据)。

(4) 每日评估与提醒:置管期间应每日评估,不再符合适应证时应采用多种策略提醒医生及时拔除导尿管[4](JBI,1 级证据)。护士主导的提醒策略或者电子信息化提醒系统均能有效减少不必要的置管、显著降低 CAUTI 的发生[20](IDSA,A-Ⅱ级证据)。一项纳入了 14 项 RCT 的系统评价显示,采用提醒系统(如标准提醒图表、护士每日常规提醒医生是否可以拔除导尿管、电脑医嘱系统自动停止留置导尿管医嘱、直接授权护士评估适应证后拔除导尿管)及停止医嘱等措施,可一定程度上缩短置管天数(SMD-1.11,95%CI-2.32~0.09)、显著降低 UTI(RR 0.48,95%CI 0.28~0.68)[4]。

(5) 不预防性使用药物:一项纳入了 6 项 RCT 的系统评价显示,预防性使用抗生素仅能略微降低 CAUTI 的发生(RR 0.20;95%CI 0.13~0.31),且纳入的研究数量较少,不足以给出推荐意见[6]。因此,不建议预防性全身使用抗生素来预防 CAUTI,以免产生抗生素耐药性[12,20](JBI,1 级证据;IDSA,A-Ⅲ级证据),也不建议通过导管灌注抗生素或生理盐水等来预防 CAUTI[20](IDSA,A-Ⅲ级证据)。而预防性使用甲铵盐也不能显著降低 CAUTI[20](IDSA,A-Ⅲ级证据)。此外,对于口服补充剂是否能预防 CAUTI,一项纳入了 24 项 RCT 的系统评价显示,无论对于任何人群,口服蔓越莓都不能降低菌尿的发生率(RR 0.86,95%CI 0.71~1.04)[8](JBI,1 级证据),因此不建议常规食用蔓越莓来预防 CAUTI[20](IDSA,A-Ⅱ级证据)。

(六) 及早拔管

所有的证据都强烈建议一旦无须使用导尿管,应尽快为患者拔除[1,3,9,10,13,15,20,21](JBI,1 级证据;IDSA,A-Ⅱ级证据)。避免置管和早期拔管是最有效的预防 CAUTI 策略。关于拔管时机,一项纳入了 11 个 RCT 的系统评价表明,对于泌尿外科术后患者,虽然夜间拔管与日间拔管的再置管率没有差异,但与早晨(6:00—8:00)相比,夜间(22:00—0:00)拔除导尿管增加了患者导尿管拔出后的第一次排尿量(SD 96ml;95%CI 62~130),增加了患者从拔管到第一次排尿的时间(SD 46.85min;95%CI 29.53~64.18),缩短了患者的住院天数(SD 0.71d;95%CI 0.64~0.79),且不会增加再置管率(RR 0.80,95%CI 0.58~1.08)[2](JBI,1 级证据)。因此,对于泌尿系统手术的患者,可考虑在夜间拔除导尿管,以帮助患者更好地恢复膀胱功能。但夜间拔管对患者睡眠的影响和给工作人员带来的工作负担,因此是否在夜间拔出导尿管应取决于患者的意愿和应用场所的人力资源情况。

关于拔管前是否应先夹管,3 项研究(共包含 234 名患者)比较了拔管前夹管与自然拔管在 UTI 发生率、尿潴留发生率、再置管率等指标的差别。但由于这三项研究分别采取了不同的夹管技术和时间,存在较大的异质性,因此无法进行 Meta 分析[2](JBI,1 级证据)。三个研究的结果也不一致,因此拔管前是否应夹管,目前尚缺乏证据来支持。

(七) 患者教育

尽管现有证据尚不足以证实患者教育对于预防 UTI 的效果,但以上预防 UTI 的有效策略离不开患者的配合与支持。因此,对于留置导尿的患者,护理人员应教会患者配合要点及留置导尿后的注意事项,取得其理解与合作,以更好地预防 UTI 的发生。

在病情允许的情况下,鼓励患者增强饮水,维持尿量 50~100ml/h[19](JBI,Ⅱ级证据)。教会患者观察引流管是否畅通,避免弯曲受压,翻身、活动时避免牵拉引流管。引流管和集尿袋不可高于膀胱,以免尿液反流引起逆行感染。倾倒尿液时,集尿袋排尿管应高于便器且不与便器接触。应做好患者个人卫生处置,每日用温开水、生理盐水或无菌水清洁会阴。

阅读笔记

四、评价证据

本文主要依据了 Cochrane、JBI 发布的系统评价,以及 JBI 制作的证据总结和权威学会发布的基于证据的指南,来源可靠。且不同来源的证据内容基本一致,较为稳定。绝大多数的证据来源于高质量的系统评价,证据等级高,可信度高。但由于原始研究尚不够充足,因此部分证据的推荐意见为弱推荐,尚需更多的高质量原始研究来证实结论。此外,追溯以上证据所依据的原始研究,绝大多数研究开展时间较早,缺乏更新的研究支持,故在推广应用时仍需慎重。

五、总结与建议

建议严格评估患者是否具有导尿的指征,减少不必要的置管,只有通过各种护理措施均无法诱导患者排尿时,才考虑使用导尿术(A 级推荐)。

在置管前,建议医务人员接受关于无菌技术、导尿操作、留置导尿管的维护以及导尿管相关尿路感染预防的培训和教育,熟练掌握相关操作规程(A 级推荐)。

在选择装置时,建议综合考虑专业经验、患者意愿、是否存在乳胶过敏及患者医疗负担,以决定置管类型。镀银、呋喃西林涂层、亲水涂层导尿管无助于降低 CAUTI(A 级推荐)。建议使用密闭的(驱气、事先密封)尿液引流系统(A 级推荐),不建议在引流袋内加杀菌溶液(如氯己定、三氯异氰脲酸、过氧化氢等)或使用复杂的引流装置(A 级推荐)。

在置管时,建议由接受过培训的专业人员采用无菌技术进行置管操作(A 级推荐),建议置管过程中使用麻醉润滑液减轻患者疼痛(B 级推荐)。

在置管维护过程中,建议由经过培训的专业人员参与导尿管的维护,维护时应严格执行手卫生(A 级推荐)。建议用生理盐水、灭菌注射用水或温开水清洗尿道口、会阴区、导管表面,不建议常规使用抗菌溶液、乳霜或软膏清洁尿道口、会阴区、导管表面(A 级推荐)。

对于留置导尿装置,建议引流袋内液面低于膀胱水平,引流袋排尿端不接触地面或尿液收集器(B 级推荐)。避免破坏引流装置的密闭性,应根据临床需要更换集尿袋,而不是根据常规的时间间隔(B 级推荐)。

不建议预防性全身使用抗生素、导管灌注抗生素或生理盐水来预防 CAUTI,不建议口服蔓越莓来降低 CAUTI(B 级推荐)。

建议一旦无须使用,应尽快拔除导尿管(A 级推荐)。建议置管期间应每日评估,不再符合适应证时采用多种策略提醒医生及时拔除导尿管(A 级推荐)。

(邢唯杰)

附 24-1　所依据的证据分级系统(JBI,2014)

用 JBI2004 的分级系统?

Ⅰ级:证据来源于对所有相关临床随机对照试验的系统评价。

Ⅱ级:证据来源于至少 1 篇设计严密的临床随机对照试验。

Ⅲa 级:证据来源于设计严密的非随机对照试验。

Ⅲb 级:证据来源于来自多个研究中心的、设计严密的多个队列研究或病例对照研究。

Ⅲc 级:证据来源于有或没有干预措施的时间序列研究,或者证据来源于未设立对照组但研究结果非常显著的研究。

Ⅳ级:证据来自于权威专家的临床经验,或者来自于描述性研究,或者来自于专家组的报告。

JBI 干预性研究证据预分级,2014

证据等级	设计类型	具体描述
1 级证据	RCT/ 实验性研究	1a- 多项 RCT 的系统评价
		1b- 多项 RCT 及其他干预性研究的系统评价
		1c- 单项 RCT
		1d- 准 RCT
2 级证据	类实验性研究	2a- 多项类实验性研究的系统评价
		2b- 多项类实验性研究与其他低质量干预性研究的系统评价
		2c- 单项前瞻性有对照组的类实验性研究
		2d- 前后对照 / 回顾性对照的类实验性研究
3 级证据	观察性 - 分析性研究	3a- 多项队列研究的系统评价
		3b- 多项队列研究与其他低质量观察性研究的系统评价
		3c- 单项有对照组的队列研究
		3d- 单项病例对照研究
		3e- 单项无对照组的观察性研究
4 级证据	观察性 - 描述性研究	4a- 多项描述性研究的系统评价
		4b- 单项横断面研究
		4c- 病例系列研究
		4d- 个案研究
5 级证据	专家意见 / 基础研究	5a- 对专家意见的系统评价
		5b- 专家共识
		5c- 基础研究 / 单项专家意见

附 24-2　所依据的推荐意见的分级系统(JBI,2014)

JBI 推荐意见分级系统,2014

推荐级别	判断标准
A 级推荐:强推荐	1. 明确显示干预措施利大于弊或弊大于利;
	2. 高质量证据支持应用;
	3. 对资源分配有利或无影响;
	4. 考虑了患者的价值观、意愿和体验
B 级推荐:弱推荐	1. 干预措施利大于弊或弊大于利,尽管证据尚不够明确;
	2. 有证据支持应用,尽管证据质量不够高;
	3. 对资源分配有利,或无影响,或有较小影响;
	4. 部分考虑或并未考虑患者的价值观、意愿和体验

附 24-3　所依据的推荐意见的分级系统(IDSA,2009)

IDSA 证据质量与推荐强度系统,2009

分类 / 等级	定义
推荐强度	
A	高质量证据支持或反对应用
B	中等质量证据支持或反对应用
C	低质量证据支持或反对应用

阅读笔记

续表

分类 / 等级	定义
证据质量	
Ⅰ	证据来自 1 项以上的 RCT
Ⅱ	证据来自 1 项以上的设计良好的非随机对照试验,或队列研究、案例对照研究、时间序列研究
Ⅲ	证据来自专家意见或描述性研究

主要参考文献

[1] Lam TBL,Omar MI,Fisher E. Types of indwelling urethral catheters for short-term catheterisation in hospitalised adults. Cochrane Database of Systematic Review,2016,14(9).

[2] Griffiths R,Fernandez R. Strategies for the removal of short-term indwelling urethral catheters in adults. Cochrane Database of Systematic Review,2007,2.

[3] Moola S,Konno R. A systematic review of the management of short-term indwelling urethral catheters to prevent urinary tract infections. Joanna Briggs Institute Library of Systematic Reviews,2010,8(17):695-729.

[4] Meddings J,Rogers MAM,Macy M,et al. Systematic Review and Meta-Analysis:Reminder Systems to Reduce Catheter-Associated Urinary Tract Infections and Urinary Catheter Use in Hospitalized Patients. Clinical Infectious Diseases,2010,51(5):550-560.

[5] Kidd EA,Stewart F,Kassis NC,et al. Urethral(indwelling or intermittent)or suprapubic routes for short-term catheterisation in hospitalised adults. Cochrane Database of Systematic Review,2015,12.

[6] Antibiotic prophylaxis for short-term catheter bladder drainage in adults. Cochrane Database Syst Rev,2013:7.

[7] 黄琨 . 灭菌注射用水与碘伏清洗尿道口效果的对比研究 . 广西医科大学,2011.

[8] Jepson RG,Williams G,Craig JC. Cranberries for preventing urinary tract infections. Cochrane Database of Systematic Review,2012,2.

[9] The Joanna Briggs Institute. Management of short-term indwelling urethral catheters to prevent urinary tract infections. Best Practice:evidence-based practice information sheets for the health professionals,2010,14(12):51-53.

[10] The Joanna Briggs Institute. Evidence Summary:Urinary Catheterization:Clinician Information,2016.

[11] The Joanna Briggs Institute. Evidence Summaries. Urinary Drainage:Choice and Use of Bags,2016.

[12] The Joanna Briggs Institute. Evidence Summaries. Urinary Catheter(Short Term):Antibiotic Policies,2016.

[13] The Joanna Briggs Institute. Evidence Summaries. Evidence Summary:Indwelling Urethral Catheter:Management(Community Setting),2016.

[14] The Joanna Briggs Institute. Evidence Summary:Urinary Drainage Bags:Emptying,Changing and Securing,2016.

[15] The Joanna Briggs Institute. Evidence Summary:Urethral Catheter(Older Person):Removal,2016.

[16] The Joanna Briggs Institute. Evidence Based Recommended Practice:Urethral Catheterisation:Female,2016.

[17] The Joanna Briggs Institute. Evidence Based Recommended Practice:Urethral Catheter:Emptying Drainage,2016.

[18] The Joanna Briggs Institute. Evidence Based Recommended Practice:Urethral Catheter Removal,2016.

[19] 王莹,黄丽华,冯志仙,等 . 基于循证和德尔菲法构建导尿管维护策略的研究 . 中华护理杂志,2016,51(2):155-160.

[20] Hooton TM,Bradley SF,Cardenas DD,et al. Diagnosis,Prevention,and Treatment of Catheter-Associated Urinary Tract Infection in Adults:2009 International Clinical,Practice Guidelines from the Infectious Diseases Society of America[J]. Clinical Infectious Diseases,2010,50(5):625-663.

阅读笔记

[21] Gould CV, Umscheid CA, Agarwal RK, et al. Guideline for prevention of catheter-associated urinary tract infections 2009. Infection Control & Hospital Epidemiology, 2010, 31 (4): 319.

[22] Tenke P, Kovacs B, Johansen TEB, et al. European and Asian guidelines on management and prevention of catheter-associated urinary tract infections. International Journal of Antimicrobial Agents, 2008, 31 (6): 68-78.

[23] Lo E, Nicolle LE, Coffin SE, et al. Strategies to prevent catheter-associated urinary tract infections in acute care hospitals: 2014 update. Infection Control & Hospital Epidemiology, 2008, 29 (5): 464-479.

[24] Grabe M, Bartoletti R, Bjerklund Johansen TE, et al. Guidelines on Urological Infections. European Association of Urology, 2015.

[25] Loveday HP, Wilson JA, Pratt RJ, et al. Epic3: National evidence-based guidelines for preventing healthcare-associated infections in NHS hospitals in England. J Hosp Inf. 2014; S1-S70.

[26] 卫生部. 卫生部办公厅关于印发《外科手术部位感染预防与控制技术指南（试行）》等三个技术文件的通知. http://www.moh.gov.cn/mohyzs/s3594/201012/50039.shtml.

阅读笔记

第二十五章　癌因性疲乏管理的循证实践

癌因性疲乏(cancer related fatigue,CRF)是一个多因素多维度的复杂概念,有别于疲倦(tiredness)和精疲力竭(exhaustion)。美国国家综合癌症网(National Comprehensive Cancer Network,NCCN)2013年发布的癌因性疲乏指南中将其定义为:是一种痛苦的、持续的、主观上的关于躯体、情感或认知上的疲乏感或疲惫感,与近期的活动量不符,与癌症或者癌症的治疗有关,妨碍其日常功能[1]。癌因性疲乏普遍存在于接受抗肿瘤治疗的患者中,80%~90%的肿瘤患者经受疲乏的折磨;与一般的疲乏相比,癌因性疲乏具有以下特点:发展快、程度重、能量消耗大、持续时间长(一般大于或等于6个月)、不可预知、通常不能通过休息和睡眠来缓解[2];即使在结束治疗后的数月至数年癌因性疲乏依然极具破坏性,对癌因性疲乏患者及其照顾者的生理、心理、精神、社交活动和家庭收入与经济负担均造成了不可忽视的影响,甚至使得很多患者及其照顾者对生活失去信心和希望,严重影响患者及其照顾者的生活质量[3]。因此要加强对肿瘤患者癌因性疲乏症状的管理,尽可能地降低其对患者及其照顾者生活质量、家庭经济负担等方面的影响。

一、临床情景及护理问题

(一)临床情景

> 张先生,56岁,2年前行胃癌根治术,术后1个月开始行静脉化疗(多西他赛+奥沙利铂),化疗后第3天患者感到明显疲劳,至化疗后一周疲劳程度最重,后逐渐缓解;但随着化疗疗程的增加,患者的疲乏程度逐渐加重,治疗间隔期疲乏程度没有明显减轻,此次入院接受第6次化疗,患者浑身无力,不愿意与人交流,因恶心感不愿意进食,夜间睡眠质量差,患者情绪低落,感觉对化疗难以再坚持下去。

(二)护理问题

1. 如何识别、评估接受抗肿瘤治疗的患者是否出现癌因性疲乏及其程度?
2. 如何管理患者的癌因性疲乏?

阅读笔记

3. 如何帮助患者维持求生的信念,从而使其对治疗和护理树立比较积极的态度?

二、检索证据

采用关键词"fatigue、asthenia、cancer fatigue、cancer-related fatigue"检索常用的指南网站:U.S. National Guideline Clearinghouse:www.guidelines.gov;New Zealand Guidelines Group:www.nzgg.org.nz;NHS Evidence National Library of Guidelines:www. library.nhs.uk/guidelinesfinder/;Michigan Quality Improvement Consortium Guidelines:www.mqic.org/ guidelines.htm;Scottish Intercollegiate Guidelines Network:www.sign.ac.uk;CMA InfoBase:Clinical Practice Guidelines (CPGs):http://www.cma.ca/clinicalresources/practiceguideline;Guidelines International Network:http://www.g-i-n.net/;National Institute for Health and Clinical Excellence:http://www.nice.org.uk/。

采用关键词"fatigue、cancer fatigue、cancer-related fatigue"检索 Cochrane 图书馆(2005—2013)、Joanna Briggs(JBI)循证卫生保健国际合作中心图书馆(Joanna Briggs Institute Library)、Medline(1992—current)、Nursing Consult、Embase、Best Practice 等外文数据库。以"疲劳、癌因性疲劳、CRF、疲乏"为中文关键词计算机检索中国生物医学文献数据库(2003—2013)和中国全文期刊(2003—2013)。

本文所采用的证据主要来自于 1 篇循证指南[1]、13 篇系统评价/Meta 分析[4-16]。

三、证据内容

(一)病因和发病机制

癌因性疲劳的发生主要与癌症及其治疗有关,具体的病理生理机制尚未明确,可能与下列因素有关:

1. 促炎性细胞因子的分泌异常　癌因性疲劳的发生、加重可能与体内促炎性细胞因子[如 IL-6、IL-1α、可溶性肿瘤坏死因子Ⅱ受体(sTNF-RⅡ)]分泌的量增加或其活性增强有关。

2. 下丘脑 - 垂体 - 肾上腺素轴调节功能异常　HPA 轴调节功能异常,导致体内糖皮质激素(主要是皮质醇)分泌量减少,研究显示外周血中皮质醇浓度与癌因性疲劳水平呈反比关系,同时可引起糖皮质激素对激素连接的低反应性,从而导致促炎性细胞因子分泌的调节机制受损,加重癌因性疲劳。

3. 昼夜活动节律异常　昼夜活动节律越强,患者经受的疲劳程度越低,肿瘤患者普遍存在昼夜节律异常,异常的程度与癌因性疲劳水平显著相关。

4. 骨骼肌肉异常　肿瘤患者的肌肉体积减少,机体组成分析结果显示骨骼肌是实体瘤患者肌肉萎缩最常见的部位,这可能与肿瘤患者外周血中 TNF-α 浓度增加有关,因 TNF-α 通过激活泛素 - 蛋白酶体途径(ubiquitin-proteasome pathway,UPP)导致肌肉蛋白的加速降解,使得肌肉蛋白的合成与降解失衡,最终导致肌萎缩。骨骼肌萎缩导致肿瘤患者感到活动无力和疲劳感,使得患者活动减少,而长期的活动减少又会导致肌肉的失用性萎缩,最终加重患者的疲劳水平。

5. 基因调节功能异常　研究表明 82%~90% 的乳腺癌患者存在 EGFR 的高表达,而 EGFR 的配体——转化生长因子 -α(transforming growth factor-α,TGF-α)高水平表达的肿瘤患者预后显著变差,研究证实肿瘤患者的疲劳与外周血中 TGF-α 高水平表达密切相关,可能与 TGF-α 阻碍下丘脑的生理节律调节功能,降低外周血中皮质醇的含量有关。

(二)评估

1. 癌因性疲劳是一种主观感知的症状,最准确的评估方法是由患者进行自我报告[1],医护人员可根据患者的认知情况,教会患者常用的自行评估癌因性疲劳的方法。

2. 医护人员应在肿瘤患者就诊时采用 ICD-10 的诊断标准(表 25-1)进行癌因性疲劳筛查

诊断(Ⅳ级证据,A级推荐)[17],对确诊为癌因性疲劳的患者采用癌因性疲劳评估工具对其进行疲劳程度评估。

表25-1 癌因性疲劳的诊断标准(ICD-10)

在过去的一个月中,有2周的时间每天或几乎每天出现下列情形之一的	
1	显著的疲劳
2	精力下降
3	需要休息的时间增多,与活动水平的改变不符
外加出现以下情形中的5种	
4	全身无力、四肢乏力
5	注意力不集中
6	不愿意参加日常活动
7	失眠或嗜睡
8	睡眠后仍感精神不济
9	感觉需要努力才能改变缺乏运动的现状
10	显著的情形反应(如悲伤、挫折感、易怒)或感觉疲劳
11	因感觉疲劳难以完成日常任务
12	感觉自己的短期记忆有问题
13	持续数小时之久的劳累后乏力

注:癌因性疲劳诊断标准:在过去的一个月中,有2周时间内每天或几乎每天出现条目1~3中任何一种情形的;并且有条目4~13中任意5种及以上情形的,即可诊断为有癌因性疲劳。

3. 对中度以及以上(≥4分,0~10数字等级评分尺)的癌因性疲劳患者应进行影响因素的全面评估,识别导致癌因性疲劳发生或加重的因素(表25-2),从而为后续的干预策略的制订提供参考依据(Ⅳ级证据,A级推荐)[1]。在进行全面评估和干预效果评价时,需根据目标人群的特征和评价的频次选择相应的评估工具(Ⅳ级证据,B级推荐)[4],常用的癌因性疲劳评估工具包括0~10数字等级评分尺、简明疲劳量表(Brief Fatigue Inventory,BFI)、癌症治疗性疲劳功能评估量表(Function Assessment of Cancer Therapy-Fatigue,FACT-F)、癌症患者生命质量测定量表(European Organization for Research and Treatment of Cancer,Quality of Life Questionnaire Fatigue

表25-2 癌因性疲劳发生或加重的危险因素

分类	危险因素
与癌症治疗相关	白细胞减少(<1.0×10^9/L)、流感样症状(发热、头痛、肌肉酸痛)
	食欲减退、严重恶心呕吐
	电解质(钠、钾、镁、钙)平衡紊乱
	贫血(Hb<120g/L)、机体免疫力降低
	细胞组织损伤
癌症本身	营养不良、恶病质
	并发症(如癌性胸腔积液)
其他	疼痛
	睡眠障碍
	焦虑、抑郁
	日常活动水平降低
	疾病不确定感
	非抗癌药物不良反应(如美托洛尔)

阅读笔记

Scale，EORTC QLQ-C30)、癌症疲劳量表(Cancer Fatigue Scale，CFS)和修订版 Piper 疲劳量表(Revised Piper Fatigue Scale，PFS-R)等(表 25-3)，各评估工具各具不同的特点，如 PFS-R 可多维度地反映患者的主观感受，被广泛用于癌症患者、HIV 患者癌因性疲劳的测评，尤其适用于乳腺癌患者癌因性疲劳的评估；需反复多次评估癌因性疲劳时，可采用 0~10 数字等级评分尺(0 分：没有疲劳；10 分：能想象的最疲劳；1~3 分：轻度疲劳；4~6 分：中度疲劳；7~10 分：重度疲劳)[1]。

表 25-3　常用的癌因性疲劳评估工具

名称	量表类型条目数	亚量表/因子数	测量时点	信/效度
简明疲劳量表(BFI)	11 级李克特评分量表 9 个条目	疲劳的程度评分及其影响	过去 1 周、过去 24 小时和现在	内部一致性 Cronbach's α 系数：0.89~0.96，重测信度：0.79~0.91，聚合效度：与 CFS 的相关系数 r 为 0.64~0.76，与 EORTC QLQ-C30 的 r 为 0.59~0.72
癌症治疗性疲劳功能评估量表(FACT-F)	5 级李克特评分量表 13 个条目	疲劳的严重程度和对患者功能状况、情感的影响	过去 1 周	Cronbach's α 系数：0.93~0.95，重测信度：0.90；聚合效度：与 PFS 的 r 为 0.75
癌症患者生命质量测定量表(EORTC QLQ-C30)	4 级李克特评分量表 3 个条目	疲劳的程度	过去 1 周	Cronbach's α 系数：0.70~0.75，重测信度：0.83；结构效度良好
癌症疲劳量表(CFS)	5 级李克特评分量表 15 个条目	躯体、情感、认知方面的疲劳	现在	Cronbach's α 系数：0.84~0.94，重测信度：0.80；聚合效度：总量表、躯体维度、情感维度和认知维度亚量表与 VAS 疲劳量表的相关系数 r 依次为 0.67、0.70、0.38、0.39
修订版 Piper 疲劳量表(PFS-R)	11 级李克特评分量表，5 个开放性问题 22 个条目	疲劳的程度及其影响	现在	Cronbach's α 系数：0.92~0.96，重测信度：0.98；结构效度良好

4. 在抗肿瘤治疗期间医护人员需每天对患者进行癌因性疲乏的筛查、评估，抗肿瘤治疗结束后医护人员应定期随访以评估癌因性疲乏的程度(Ⅳ级证据，A 级推荐)[17]。应及时识别、确认患者报告的发生癌因性疲乏的危险因素。

(三) 预防/治疗护理

1. 一般性干预措施

(1) 运动疗法：美国运动医学会(American College of Sports Medicine，ACSM)在其 2011 年发布的运动指南中指出：成人应每周进行适当的有氧运动，可采用中等强度的有氧运动，每周 5 天，每次至少 30 分钟，或者高强度的有氧运动，每周 3 天，每次至少 20 分钟[18]。研究显示运动疗法可缓解非血液系统肿瘤患者的癌因性疲乏，尤其是有氧运动锻炼对乳腺癌、前列腺癌患者的癌因性疲乏疗效确定(Ⅰa 级证据，A 级推荐)[5]。患者对运动方案的依从性(主要是指对运动的强度、时间、频率、总的干预时长等方面的执行情况)直接影响运动疗法的效果(Ⅰa 级证据，A 级推荐)[6,7]，目前关于肿瘤幸存者运动强度的设定最常见的是将 50%~75%HRR(Heart Rate Reserve，心率储备)和 60%~80%VO$_2$max(maximal oxygen consumption，最大耗氧量)作为中等运动强度的标准。对正在接受抗肿瘤治疗的患者应提供更多的支持(如医护人员提供的专业指导、咨询、定期对运动情况的评价、来自家属、同期训练同伴的鼓励等),可提高此类患者的运动依从性(Ⅱa级证据,A级推荐)[8]。研究显示对接受运动疗法的患者应发放印有运动疗法相关内容的纸质资料和运动水平监测仪器(如计步器等),可有效提高患者的运动水平[19]。值得注意的是,运动疗法并不适用于所有患者,在患者拟行运动疗法前,医护人员应对患者进行全面评估,当患者存在下列情况时需慎用运动疗法:骨转移、血小板减少症、贫血、发热或急性感染,或其他转移性疾病引起的运动限制(Ⅰa级证据,A级推荐)[9];在进行运动疗法干预时,应指导患者遵循循序渐进的原则,逐次增加运动的强度和运动时长,教会患者心率的监测方法,建议患者运动时最好有家属或专业人员的陪伴,确保运动的安全性,具体的运动强度、频率和时间可根据患者的具体情况而定,以不出现不适为宜。

(2) 物理疗法:①针刺疗法和指压疗法:根据中医学理论,癌因性疲劳患者多为阴阳、气血亏虚之证,属"虚劳"范畴,根据"虚则补之、损则益之"的治疗原则,癌因性疲劳的治疗应以补益为主。针刺疗法和指压疗法通过刺激人体的腧穴部位,能调和机体的气血,疏通经络,从而调节机体的生理功能,达到补益的效果。因此,可采用针刺疗法和指压疗法缓解患者的癌因性疲劳(Ⅰa级证据,B级推荐)[10]。②艾灸:艾灸是将艾绒点燃后放置或靠近体表腧穴或病变部位进行烧灼或熏熨的治疗方法,目前主要包括温和灸、温针灸、隔姜灸、麦粒灸、热敏灸、大灸法等灸法,具有温通经脉、调气活血、扶正祛邪的功效,可采用局部艾灸的方法来缓解患者的癌因性疲劳(Ⅰa级证据,B级推荐)[11]。③肌筋膜按摩:肌筋膜是一类包绕肌肉组织的深筋膜,肌筋膜按摩是一种躯体疗法,其重点是包括肌肉、结缔组织、神经肌接头的肌筋膜单位,主要包括间接结缔组织、直接结缔组织和软组织放松技术,研究显示对康复期肿瘤患者可采用肌筋膜按摩疗法来减轻疲劳[20]。④太极拳:太极拳是我国传统体育运动之一,属于身心运动类型,强调意识、呼吸、运动紧密结合,传统的太极拳流派主要包括陈式、杨式、吴式、武式、孙式五大流派,新中国成立后新编的太极拳主要包括24式、32式、42式、88式等。研究显示太极拳因其调理脾胃、疏肝理气、益肺气、助肾气、宁心安神等功效,可用于癌因性疲劳的管理[21]。

(3) 音乐疗法:是以心理治疗的理论和方法为基础,通过曲调、节奏、旋律、力度、速度等因素传递信息,引起欣赏音乐者精神上的共鸣,人体五脏六腑、肌肉等的共振,调节神经递质的分泌,使得人们的情绪在音乐情态的诱发中获得释放与宣泄,消除心理障碍,改善机体内环境,促进机体身心健康的恢复,可采用音乐疗法管理肿瘤患者的癌因性疲劳[22]。其中五音疗法是以阴阳五行学说为理论基础、具有中国传统特色的一种音乐疗法,根据"五脏相音"的中医理论,《四诊抉微·闻诊》记载"脾应宫,其声漫以缓;肺应商,其声促以清;肝应角,其声呼以长;心应徵,其声雄以明;肾应羽,其声沉以细",所采用的音乐为五音调式音乐,包括宫调式、商调式、角调式、徵调式、羽调式乐曲。需要注意的是,在选择五音疗法的乐曲时,不仅要考虑患者的疾病部位还要辨别其五脏的虚实,如五脏的虚证可用其本脏音,即肝(角)、心(徵)、脾(宫)、肺(商)、肾(羽),而五脏的实证应选择其不胜之脏的调式,即肝(商)、心(羽)、脾(角)、肺(徵)、肾(宫)。

2. 对症处理

(1) 因癌症本身或癌症治疗导致的白细胞降低(一般 <1.0×10⁹/L~1.9×10⁹/L)、严重的恶心呕吐、水电解质(钠、钾、镁、钙)平衡紊乱、流感样症状、贫血、癌性胸腔积液等病理改变,可诱发或加重患者的癌因性疲劳,NCCN指南指出,上述因素为癌因性疲劳可治疗性影响因素,因此在进行癌因性疲劳管理时,应加强上述因素的评估并及时干预,在此基础上,若患者的癌因性疲劳仍未得到缓解,则应评估分析是否存在其他方面的因素,并采取相应的干预措施(Ⅳ级证据,A级推荐)[1]。

(2) 食欲减退:癌症患者食欲减退的原因是多样的,现阶段的研究表明食欲减退与白细胞介素 -1(IL-1)、白细胞介素 -6(IL-6)、肿瘤坏死因子(TNF)、γ 干扰素、巨噬细胞抑制因子 -1/ 生

阅读笔记

长分化因子 -15（MIC-1/GDF-15）等因子的过度表达有关；作用机制主要与上述细胞因子能调节机体的脂类代谢、蛋白质水解和胰岛素抵抗水平，并通过下丘脑的食欲调节中枢发挥作用，抑制机体的食欲。醋酸甲地孕酮（megestrol acetate，MA）是天然孕激素的合成衍生物，1963 年最初作为避孕药上市，鉴于它对激素依赖性肿瘤具有抑制作用，1967 年用于乳腺癌的治疗，1993年该药被美国和其他欧洲很多国家批准用于癌症厌食 - 恶病质综合征（cancer anorexia-cachexia syndrome，CACS）的治疗，主要因该药可增进肿瘤患者的食欲，推测该作用可能与 MA 调节相关细胞因子活性有关，确切的作用机制有待进一步的研究。对伴发食欲减退或厌食的癌因性疲劳患者，应采用改善食欲的药物（如醋酸甲羟孕酮、醋酸甲地孕酮，或醋酸甲地孕酮 + 沙利度胺），来缓解疲劳（Ⅰa 级证据，A 级推荐）[12]。

（3）疼痛：肿瘤患者的疼痛与疲劳会同时发生并相互作用，疲劳易使机体对疼痛的敏感性增高，而疼痛又会加重患者的疲劳水平，疼痛的患者往往经受更高水平的疲劳。在进行癌因性疲劳症状管理时，应及时处理因癌症本身或癌症治疗导致的疼痛，以提高癌因性疲劳的干预效果（Ⅳ级证据，A 级推荐）[1]。

（4）心理 / 社会问题：鉴于可能诱发或加重癌因性疲劳的因素较多，因此在进行癌因性疲劳管理时首先对症处理由癌症本身或癌症治疗导致的与疲劳发生或加重相关的症状或体征，并及时评价患者癌因性疲劳管理的效果；若疲劳未缓解，则需进一步考虑是否存在心理社会等其他方面的因素，并采取相应的措施（Ⅳ级证据，A 级推荐）[1]。不同治疗状态肿瘤患者癌因性疲劳的诱发因素和使得症状持续存在的因素是不同的，对于正在接受治疗的肿瘤患者，癌症本身及其治疗被认为是癌因性疲劳的诱发因素；但在结束治疗的肿瘤幸存者中，某些行为因素和心理社会因素被认为是导致癌因性疲劳持续存在的原因，这些影响因素包括采用不恰当的应对方式、过分担心疾病复发、与疲劳相关的认知错误、睡眠障碍、社交活动减少、社会支持不足以及人际交往中存在的消极互动。对某些因行为因素和（或）心理社会因素（如过分担心疾病复发、采用不恰当的应对方式等）导致癌因性疲劳的患者，可采用认知行为干预、团体支持 - 表达治疗、正念减压法对其进行癌因性疲劳的管理（Ⅰa 级证据，B 级推荐）[13]。对伴有抑郁的癌因性疲劳患者，应及时进行抗抑郁治疗，在此基础上若疲劳未能有效缓解，应分析是否存在其他影响因素，以有效管理患者的疲劳（Ⅳ级证据，A 级推荐）[1]。

（5）睡眠障碍：30%~75% 的肿瘤患者经受嗜睡至失眠等不同程度的睡眠障碍的困扰。肿瘤患者在积极接受治疗期间会出现嗜睡、失眠、入睡困难、易觉醒等睡眠障碍，即使是结束治疗后的数月至数年绝大部分患者仍然存在不同程度的睡眠障碍。研究表明睡眠障碍会显著加重肿瘤患者的疲劳水平。因此，在进行癌因性疲劳症状管理时，应关注患者睡眠质量的改善。目前临床处理睡眠障碍最直接的处理方法就是使用镇静催眠药物，此类药物虽可延长睡眠的时间，但会改变正常的睡眠结构，抑制机体的深睡眠和速动眼睡眠，长期使用易导致一定的不良反应，如长期成瘾等；鉴于睡眠障碍在肿瘤患者中长期存在，可采用非药物性干预措施，目前研究最多的非药物性干预措施是认知行为干预。对伴有睡眠障碍的癌因性疲劳患者可采用行为认知疗法，必要时可遵医嘱结合安眠药物进行干预（Ⅱb 级证据，B 级推荐）[23]。睡眠的行为认知疗法主要包括：刺激控制疗法、睡眠限制和睡眠卫生教育，其中：①刺激控制疗法要求患者只有困意来临时才上床，如果上床后 20 分钟仍无法入睡，则要起床到其他房间适当活动，待有困意后再上床；②睡眠限制疗法包括避免长时间的或者临近傍晚的午休，患者需要将自己呆在床上的时间限制在每晚睡眠平均小时数；③睡眠卫生教育主要包括午后避免进食咖啡、创造良好的睡眠环境（如光线暗、安静、舒适等）。

3. 支持治疗

（1）营养支持：肿瘤患者因恶心、呕吐、厌食、味觉 / 嗅觉变化、腹泻、黏膜炎、口腔炎、代谢功能紊乱（低钾血症、低钠血症）等疾病本身或（和）其治疗引起的不良反应，易导致不同程度的

阅读笔记

营养不良。研究显示营养不良的患者更易经受中度至重度的疲劳,应该对癌因性疲劳患者进行营养风险筛查,并针对造成营养不良的原因采取相应的措施(如食欲减退者可采用增进食欲的药物)(Ⅰa 级证据,A 级推荐)[12]。

(2) 中医药治疗:益气扶正的中药能够有效、安全地缓解肿瘤患者的疲劳(Ⅰa 级证据,A 级推荐)[14]。如参芪扶正注射液由党参、黄芪组成,有益气扶正、补肺功效,善补虚,能提高人体的免疫功能;富含蛋白质、氨基酸以及多种微量元素的复方阿胶浆,其有效成分在体内分解代谢的产物具有纠正贫血、提高患者免疫力的功效,从而改善患者的癌因性疲劳。益气扶正的中药种类较多,如西洋参、补中益气丸、康艾注射液、补中益气汤、灵芝孢子粉、健脾益气丸、人参益荣汤等,药物的剂型、服用的方法各异,中药治疗强调辨证施治,"一人一方",因此临床应用过程中患者应遵医嘱使用中药治疗癌因性疲劳。

(四) 健康教育

癌因性疲劳患者的健康教育内容应包括癌因性疲劳的评估方法、影响因素、干预措施等方面的内容(Ⅱa 级证据,A 级推荐)[15];在制订健康教育方案时,应结合导致和加重患者癌因性疲劳的因素,考虑患者自身的情况,如是否存在运动疗法的禁忌证等,制订个性化的健康教育方案(Ⅰa 级证据,A 级推荐)[16],以期帮助患者有效管理自身的癌因性疲劳。健康教育的内容可包括以下内容:

1. 教会患者癌因性疲劳自我评估的方法。

2. 向患者解释疲劳的概念、原因、表现形式和可能的后果。

3. 介绍有关疲劳的干预措施,如运动、劳逸结合、将日常活动优先排序并降低活动强度、饮食、放松训练、分散注意力(阅读、做游戏)、改善睡眠的措施、针对贫血相关疲劳的药物治疗。

4. 对正在接受抗肿瘤治疗的患者,应告知患者由肿瘤治疗(如放化疗、内分泌治疗等)引起的疲劳程度加重并不代表疾病程度的加重。

5. 患者使用的药物中除化疗药物会导致或加重疲劳外,治疗心脏病的 β 受体阻滞剂(如美托洛尔)可引起患者心搏缓慢而间接导致或加重患者的疲劳。另外阿片类药物、三环类抗抑郁药(如丙米嗪)、抗组胺药(如异丙嗪)等具有一定镇静作用的药物,也会加重疲劳的程度,但此时疲劳程度的加重并不代表疾病程度的加重。

四、评价证据

本文所采用的证据主要来源于 1 篇循证指南、13 篇系统评价 / Meta 分析,所纳入证据的方法学质量较高,提高了研究结果的可信性,在一定程度上论证了证据的有效性问题,但是在评价证据时,不仅需评估其有效性,还需评价其在临床实际应用过程中的适宜性、可行性和临床意义。

复旦大学循证护理中心于 2015 年通过开展癌因性疲劳护理证据的临床试点应用[17],通过对证据试点应用前后应用场所、护士、患者 3 个层面结局指标的测量、分析,评价癌因性疲劳评估、干预等方面的证据在临床应用的可行性、适宜性、临床意义和有效性;结果显示:在证据应用前医护人员和患者均未对癌因性疲劳的管理予以足够的重视,患者虽然经受癌因性疲劳的折磨,但多数患者认为这是抗肿瘤治疗常见的反应,甚至有患者认为这是治疗有效果的表现,多数患者被指导用增加休息和睡眠时间来缓解疲劳等,多数医护人员首次接触癌因性疲劳的概念,缺乏癌因性疲劳评估、干预方面的知识;在证据应用后,证据应用场所制订完善了癌因性疲劳的护理流程、癌因性疲劳健康教育方案、癌因性疲劳护理质控表单,并建立完善癌因性疲劳护理培训课程;护士对癌因性疲劳护理的知识、态度、行为评分均较应用前有明显提高,护士也从此次证据应用过程中与患者的沟通、交流中变得更专业和更自信;证据应用后患者对癌因性疲劳自我管理的知识、态度和行为评分均较应用前有明显提高,患者的疲劳亦较前一治疗

阅读笔记

周期有所缓解。通过对所收集的临床资料进行统计分析发现：癌因性疲劳护理方面的证据在临床应用中具有可行性；基于上述证据构建的循证实践方案在临床应用中具有有效性，可为护理人员进行癌因性疲劳循证护理实践提供参考和依据；为类似证据的应用和评价提供一定的借鉴。

五、总结与建议

结合张先生的实际情况，应用以上证据对其进行护理时，首先采用 ICD-10 癌因性疲劳诊断标准对其进行筛查，以明确张先生是否存在癌因性疲劳，如果是癌因性疲劳则可选择合适的评估工具（如 0~10 数字等级评分）对其进行癌因性疲劳程度评估，若癌因性疲劳评分≤3 分时，对其进行健康教育；若≥4 分时则需对其进行全面评估，以识别导致疲劳发生或加重的危险因素，从而能采取针对性措施进行干预。在本案例中，张先生感到疲劳最主要的原因是化疗，由于化疗次数的增加，患者的癌因性疲劳程度逐渐加重，较重程度疲劳的持续时间逐渐延长，同时患者存在恶心、食欲减退、睡眠障碍、情绪低落等问题，而这些因素均会加重张先生的疲劳，在制订后续的护理干预计划中应予以重视。

在制订干预计划时，结合张先生的情况，可将运动疗法作为癌因性疲劳的干预措施之一，应告知张先生增加休息的时间并不会很好地缓解疲劳，相反要采取适当的运动；指导患者在进行运动前，应先排除自身是否存在运动疗法的禁忌证，如血小板计数过低；可指导患者采取最经济、便捷的运动方式，如步行，同时需指导患者注意运动的强度、时间等。对于物理疗法和音乐疗法，应先向患者介绍这些疗法的种类、实施方法等，充分尊重患者的意愿进行选择；在进行对症处理时，应先处理生理性病变，如恶心、食欲减退、白细胞减少、疼痛等，在这些因素得到有效治疗后，疲劳仍未缓解的基础上，再处理心理 / 社会方面的问题，因为很多心理问题往往是由生理性病变未能得到及时处理而导致的。

值得注意的是，在选择证据指导临床实践的过程中，应充分考虑到原证据产生的背景，包括临床实际环境（如医院的管理运营模式、护理人力资源配置、某些硬件设施、管理文化等）、医疗决策团队的组成及成员特色尤其是护士的角色功能、专业人员（如国外有专职的物理治疗师、音乐治疗师等）的配置和所接受的培训情况、地域文化的差异等；因为由于这些差异的存在，会使得相同证据在国内外临床实际应用中的可行性、适宜性和临床意义等方面均会产生差异，使得证据在临床应用过程中的效果大打折扣。因此在证据应用时，应充分考虑到临床实际，结合自身的专业判断和患者的意愿，来遴选证据、制订适宜的证据应用方案，切忌生搬硬套。

（田　利）

附 25-1　所依据的证据分级系统（Oxford, 2009）

证据分级	描述
Ⅰa	对多项 RCT 的系统评价
Ⅰb	单项高质量的 RCT（95%*CI* 较窄）
Ⅱa	高质量的 CCT，多项队列研究的系统评价
Ⅱb	高质量的类实验研究，单项队列研究（包括质量欠佳的 RCT，如随访率 <80%）
Ⅲa	多项病例对照研究的系统评价
Ⅲb	高质量的单项病例对照研究，质量欠佳的类实验性研究，高质量的质性研究
Ⅳ	权威专家组报告、系列个案分析、描述性研究及质量欠佳的病例对照研究，质性研究
Ⅴ	未经分析评价的专家意见，非循证的指南

阅读笔记

附 25-2　所依据的推荐意见的分级系统（JBI,2014）

推荐级别	判断标准
A 级推荐:强推荐	1. 明确显示干预措施利大于弊或弊大于利;
	2. 高质量证据支持应用;
	3. 对资源分配有利或无影响;
	4. 考虑了患者的价值观、意愿和体验。
B 级推荐:弱推荐	1. 干预措施利大于弊或弊大于利,尽管证据尚不够明确;
	2. 有证据支持应用,尽管证据质量不够高;
	3. 对资源分配有利,或无影响,或有较小影响;
	4. 部分考虑、或并未考虑患者的价值观、意愿和体验。

主要参考文献

[1] National Comprehensive Cancer Network(NCCN). NCCN Clinical Practice Guidelines in Oncology-Cancer-Related Fatigue(version 1.2013)[EB/OL]. Available at http://www.nccn. org/professionals/physician_gls/pdf/fatigue.pdf.

[2] Holley S. Cancer related fatigue:suffering a different fatigue. Cancer Practice,2000,8(2):87-95.

[3] Crom DB,Hinds PS,Gattuso JS,et al. Creating the basis for a breast health program for the female survivors of Hodgkin disease using a participatory research approach. Oncol Nurs Forum,2005,32(6):1131-1141.

[4] Seyidova-Khoshknabi D,Davis MP,Walsh D. A systematic review of cancer-related fatigue measurement questionnaires. American Journal of Hospice and Palliative Medicine,2011,28(2):119-129.

[5] Cramp F,Byron-Daniel J. Exercise for the management of cancer-related fatigue in adults. Cochrane Database Syst Rev,2012,11:CD006145.

[6] Cramer H,Lauche R,Klose P,et al. A systematic review and meta-analysis of exercise interventions for colorectal cancer patients. Eur J Cancer Care(Engl),2014,23(1):3-14.

[7] McNeely ML,Campbell KL,Rowe BH,et al. Effects of exercise on breast cancer patients and survivors:a systematic review and meta-analysis. CMAJ,2006,175(1):34-41.

[8] Oldervoll LM,Kaasa S,Hjermstad MJ,et al. Physical exercise results in the improved subjective wellbeing of a few or is effective rehabilitation for all cancer patients? European Journal of Cancer,2004,40(7):951-962.

[9] Mishra SI,Scherer RW,Snyder C,et al. Exercise interventions on health-related quality of life for people with cancer during active treatment. Cochrane Database Syst Rev,2012,8:CD008465.

[10] Zeng YC,Luo TZ,Finnegan-John J,et al. Meta-analysis of randomized controlled trials of acupuncture for cancer-related fatigue. Integrative Cancer Therapy,2014,13(3):193-200.

[11] Lee S,Jerng UM,Liu Y,et al. The effectiveness and safety of moxibustion for treating cancer-related fatigue:a systematic review and meta-analyses. Supportive Care in Cancer,2014,22(5):1429-1440.

[12] Ruiz Garcia V,López-Briz E,Carbonell Sanchis R,et al. Megestrol acetate for treatment of anorexia-cachexia syndrome. Cochrane Database Syst Rev,2013,3:CD004310.

[13] Goedendorp MM,Gielissen MF,Verhagen CA,et al. Psychosocial interventions for reducing fatigue during cancer treatment in adults. Cochrane Database Syst Rev,2009, 1(1):CD006953.

[14] Su CX,Wang LQ,Grant SJ,et al. Chinese herbal medicine for cancer-related fatigue:a systematic review of randomized clinical trials. Complementary Therapies in Medicine,2014,22(3):567-579.

[15] de Nijs EJ,Ros W,Grijpdonck MH. Nursing intervention for fatigue during the treatment for cancer. Cancer Nurs,2008,31(3):191-206.

[16] Larkin D,Lopez V,Aromataris E. Managing cancer-related fatigue in men with prostate cancer:a systematic review of non-pharmacological interventions. Int J Nurs Pract,2014,20(5):549-560.

[17] 田利.《成人癌因性疲乏护理指南》的构建和应用研究 . 复旦大学,2016.

［18］Garber CE，Blissmer B，Deschenes MR，et al. Quantity and quality of exercise for developing and maintaining cardio-respiratory，musculoskeletal，and neuromuscular fitness in apparently healthy adults：guidance for prescribing exercise. Medicine and Science in Sports and Exercise，2011，43（7）：1334-1359.

［19］Vallance JKH，Courneya KS，Plotnikoff RC，et al. Randomized controlled trial of the effects of print materials and step pedometers on physical activity and quality of life in breast cancer survivors. Journal of Clinical Oncology，2007，25（17）：2352-2359.

［20］Fernandez-Lao C，Cantarero-Villanueva I，Diaz-Rodriguez L，et al. Attitudes towards massage modify effects of manual therapy in breast cancer survivors：a randomised clinical trial with crossover design. European Journal of Cancer Care，2012，21（2），233-241.

［21］姜梦媛，汪敏，宋长爱. 太极拳对改善晚期肺癌病人癌因性疲乏及睡眠质量的影响. 护理研究，2013，27（2）：420-421.

［22］黄云娜，杨曦，杨秋敏. 中医五行音乐对恶性肿瘤化疗患者癌因性疲乏的影响. 中华现代护理杂志，2012，18（12）：1412-1414.

［23］Epstein DR，Dirksen SR. Randomized trial of a cognitive-behavioral intervention for insomnia in breast cancer survivors. Oncol Nurs Forum，2007，34（5）：E51-59.

阅读笔记

第二十六章　癌症放疗或化疗所致口腔黏膜炎护理的循证实践

口腔黏膜炎(oral mucositis),亦称口腔炎,是指发生于口腔黏膜上皮组织的炎症或溃疡性反应[1],15%~40% 的癌症患者在接受放疗或(和)化疗后会出现[2];癌症患者口腔黏膜炎的发生率与其疾病类型和治疗策略紧密相关,如接受常规放疗或放化疗的头颈部肿瘤患者口腔黏膜炎的发生率高达85%~100%[3]。口腔黏膜炎常伴口腔疼痛、溃疡,严重影响患者的咀嚼、吞咽功能和睡眠质量,继而造成机体所需营养摄入不足或摄入途径改变(如全胃肠外营养支持、液体替代治疗等),导致患者出现不同程度的脱水、营养不良等生理功能下降,使患者对治疗计划的承受能力下降,导致治疗延迟、中断或药物使用剂量减少,最终影响原发病的治疗效果[4]。研究显示,发生口腔黏膜炎的患者意外中断治疗的概率是未发生口腔黏膜炎者的 4 倍,再次住院概率是其 3 倍[5];而因口腔黏膜炎导致的营养摄入途径改变、住院时间的延长、患者再入院次数的增加均会加重患者的经济负担[6]。因此,尽可能地预防口腔黏膜炎的发生,一旦发生应进行积极治疗、护理,尽可能地降低其对患者疾病发展、转归,生活质量和经济负担的影响。

近年来,由于恶心呕吐和骨髓抑制这两项与放化疗密切相关的不良反应得到较好的管理,临床抗癌治疗的剂量因此得以提高,使得口腔黏膜炎发生情况进一步加重。在目前强调"大剂量"、"密集剂量"抗癌治疗中,口腔黏膜炎已经成为限制抗癌治疗剂量的最主要因素。

一、临床情景及护理问题

(一)临床情景

阅读笔记

> 张先生,48 岁,半年前开始出现原因不明的持续性发热、疲劳、消瘦。近 2 个月症状持续加重。入院后,被诊断为弥漫性 B 细胞淋巴瘤。开始接受化疗,采用 CHOP 方案(环磷酰胺 + 多柔比星 + 新长春碱 + 泼尼松)。从第 2 个疗程开始,患者出现口腔黏膜炎。表现为口腔黏膜和舌出现多处红斑、糜烂、溃疡,牙龈肿胀,有自发性出血。患者主诉口干、疼痛,只能进食流质。因讲话会加重口腔的疼痛,因此患者基本不讲话;此外由于口腔疼痛,患者常常难以入睡,且入睡后反复醒来。口腔黏膜炎对患者进食、休息和人际交往造成了极大的影响,并使患者情绪低落,感觉对化疗难以再坚持下去。

（二）护理问题

1. 如何预防接受抗癌治疗的患者口腔黏膜炎的发生？
2. 如何处理此类患者的口腔黏膜炎？
3. 如何帮助患者维持求生的信念，从而使其对治疗和护理树立比较积极的态度？

二、检索证据

以中文检索词"口腔黏膜炎/口腔溃疡、放疗、化疗、肿瘤/癌症"，英文检索词"oral mucositis/stomatitis，neoplasm/chemotherapy/radiotherapy/cancer patients"检索相关领域的临床实践指南、系统评价/Meta分析文献，检索的指南网站和数据库包括：美国国立指南库（National Guideline Clearinghouse，NGC，http://www.guideline.gov/）、加拿大安大略注册护士协会（Registered Nurses' Association of Ontario，RNAO，http://www.rnao.org/）、美国肿瘤护理协会（Oncology Nursing Society，ONS，http://www.ons.org/）、Cochrane 图书馆、OVID 循证数据库、JBI 循证卫生保健数据库、PubMed、Embase 数据库、中国生物医学文献数据库（CBMdisc）、万方数据资源系统和中国期刊全文数据库（CNKI）。

本文所采用的证据主要来自临床实践指南 3 篇[7-9]、系统评价 8 篇[10-18]、JBI 循证证据总结 1 篇[19]。

三、证据内容

（一）病因和发病机制

口腔黏膜由非角质鳞状上皮细胞组成，这些细胞每 7~14 天更新一次。接受放化疗的癌症患者发生口腔黏膜炎的可能机制如下。

1. 放射线或化疗药物对口腔黏膜上皮细胞的直接损伤。放化疗能抑制细胞 DNA 合成而影响细胞再生、成熟和修复过程。

2. 放化疗后骨髓造血功能受损，中性粒细胞减少，易致口腔内感染。

3. 化疗导致的胃肠道不良反应使患者饮水、进食减少，口腔内的正常菌群大量繁殖，口腔自净作用减弱。

4. 由于大量抗生素及糖皮质激素的使用，使口腔正常菌群受抑制，某些致病菌、真菌异常繁殖。

（二）评估

1. 危险因素评估　对于危险因素的评估有助于识别易发生口腔黏膜炎的高危患者，从而采取有针对性的防治措施，尽可能降低口腔黏膜炎对患者疾病治疗和生活质量的影响。目前，口腔黏膜炎发生的危险因素主要归纳为两类：患者自身因素（表 26-1）与治疗因素（表 26-2）。

表 26-1　与口腔黏膜炎发生相关的患者自身因素

危险因素	描述
年龄	患儿（因细胞更新率较快）和老年患者（因组织修复速度较慢）的危险性较高
性别	女性患者较易发生，且症状相对较重
口腔卫生	保持口腔的洁净可降低口腔炎的发生
唾液分泌功能	唾液减少可增加口腔炎的发生
遗传因素	若父母双方均有复发性口腔溃疡时，其子女 80%~90% 患病，若双亲之一患此病则其子女 50%~60% 患病
体质指数	体质指数较低（BMI 男 <20，女 <19）患者易发生口腔炎，且一旦发生，其症状易加重或愈合不良

阅读笔记

续表

危险因素	描述
肾脏功能	尿素氮升高、肾功能降低可增加口腔炎的发生风险
吸烟	吸烟患者不仅易发生口腔炎,且可延迟其愈合
发生黏膜炎历史	有因抗肿瘤治疗导致口腔炎的历史者易复发

表 26-2 与口腔黏膜炎发生相关的治疗因素

危险因素	描述
化疗药物的类型	抗代谢药物、抗肿瘤抗生素、烷基化类或混合类药物,如 5-FU、甲氨蝶呤、依托泊苷等易致口腔黏膜炎
给药剂量和途径	大剂量化疗会显著增加口腔黏膜炎的发生率和严重程度;口服化疗比静脉化疗更易导致口腔黏膜炎
骨髓移植的类型	异体移植比自体移植发生口腔黏膜炎的危险性高
放疗的部位、时间、剂量	头、颈、咽喉部位的放疗者,晚上接受放疗者,接受高强度、频次放疗者更易发生口腔黏膜炎
联合疗法	放化疗联合进行会增加发生口腔黏膜炎的危险

关于口腔黏膜炎复发的进一步说明:在前期化疗中发生了口腔黏膜炎的患者,在接下来的化疗中,无论化疗方案和剂量如何变化,患者都会发生口腔黏膜炎(Ⅳ级证据)。

2. 症状体征评估 对于癌症放化疗患者,应建立标准化口腔评估流程,流程中应说明有效评估工具的选择、明确描述评估过程,概述评估频率和确定评估人员(Ⅰ级证据,A级推荐)[9]。

目前癌症患者口腔状况的评估工具较多,常见的有世界卫生组织(WHO)、美国国家癌症研究所(National Cancer Institute,NCI)、北美放射肿瘤学组织(Radian Therapy Oncology Group,RTOG)、加拿大西部肿瘤护理研究联盟(Western Consortium for Cancer Nursing Research,WCCNR)等组织发布的评估工具,以及口腔黏膜炎评估量表(Oral Mucositis Assessment Scale,OMAS)(表 26-3)和口腔评估指南(Oral Assessment Guide,OAG)(表 26-4),其中 OAG 是评估癌症患者口腔黏膜炎最为适宜的测评工具(Ⅰ级证据,A级推荐)[12]。而前三个评估工具更多地被用于研究过程中,以比较各种干预措施对癌症放化疗患者口腔黏膜炎的防治效果(Ⅰ级证据,A级推荐)[2]。

表 26-3 癌症患者口腔黏膜炎其他常用评价工具比较

来源	0级	1级	2级	3级	4级
WHO	无症状	疼痛 ± 红斑	红斑,溃疡,能进食固体	溃疡,只能进食流质	无法进食
RTOC	无症状	黏膜出现红斑	斑片状,直径 <1.5cm,不连续	斑片融合,直径 >1.5cm	坏死、或深层溃疡 ± 出血
WCCNR	无症状	轻微红斑,1~4 度黏膜损伤,黏膜湿润,没有出血或感染,轻度水肿,口腔的敏感性高	中度红斑,大于 4 度黏膜损伤,黏膜出血并有锐痛,轻微口干,中度水肿,出现轻度感染,能进软食和流质,有持续存在的中等程度的疼痛,需间断使用镇痛药	严重红斑,损伤融合成大于 4 度的溃疡,自发性出血,明显的口干,严重水肿、感染,不能进食,持续性的剧痛需使用强效镇痛药	

续表

来源	0 级	1 级	2 级	3 级	4 级
NCI(骨髓移植)	无症状	无痛的溃疡,或无黏膜损伤的中度疼痛	红斑,疼痛,水肿或溃疡形成,但能进食	红斑,疼痛,水肿,溃疡,影响进食而需进行水、营养的额外支持	严重的溃疡,需要预防性气管插管,否则有导致吸入性肺炎的可能
NCI(放疗)	无症状	红斑	形成片状假膜,直径≤1.5cm	假膜融合,直径>1.5cm	坏死,或深层溃疡
NCI(化疗)	无症状	无痛的溃疡,红斑,或无黏膜损伤的中度疼痛	疼痛的红斑,水肿,或溃疡,但能进食	疼痛的红斑,水肿或溃疡,需静脉输液支持	严重的溃疡,需要全/部分胃肠外营养支持,或需预防性气管插管
OMAS 溃疡	正常	溃疡 <1cm^2	溃疡 1~3cm^2	溃疡 >3cm^2	
OMAS 红斑	正常	不严重	严重		

表 26-4　口腔评估指南(OAG)评估表

评估项目	评估方法	数值评分等级		
		1	2	3
声音	与患者交流,听患者的声音	正常	深沉/刺耳	说话困难/疼痛
吞咽功能	让患者做吞咽动作,观察其吞咽时的反应 用压舌板轻轻按压患者舌根部,测试吞咽反射(不能自主吞咽者)	正常吞咽	吞咽时轻微疼痛	不能吞咽
嘴唇	采用视、触的方法进行评估	粉红、湿润、光滑	干燥、有裂口	有溃疡或出血
舌	采用视、触的方法进行评估	淡红、湿润、舌乳头存在	舌苔增厚、舌乳头消失、舌面光亮、颜色发红或不变	出现水疱或破溃
唾液	将压舌板放入口腔内,轻触舌的中部或口腔底部	无色、稀薄呈水状	厚重呈黏液状	缺少
黏膜	视觉观察黏膜表面情况	淡红、湿润	颜色变红、覆有白色物质但未出现溃疡	出现溃疡、伴或不伴出血
牙龈	用压舌板顶端轻轻按压牙龈组织	呈粉红色、质坚韧	水肿、伴或不伴有发红、有白斑	压之出血或自发性出血、有白斑
牙齿	视觉观察牙齿外观	清洁无残渣	局部出现牙菌斑或牙间留有残渣	大范围存在牙菌斑或残渣

注:OAG 评估表正常总分为 8 分,得分越高说明口腔黏膜炎的症状越严重[20]

　　癌症患者首次接受放化疗前可请口腔科医生进行系统的口腔检查,并治疗已有的口腔疾患(Ⅳ级证据,B 级推荐)[7]。评估过程包括患者接受放化疗前的基线评估和治疗过程中的持续评估,评估持续到患者口腔黏膜炎痊愈或全部治疗结束后 2~4 周为止(Ⅱ级证据,B 级推荐)[9]。评估的频率可根据患者口腔黏膜炎的严重程度和危险因素的不同,选择 1 次/日、1次/2~3 日或 1 次/周(Ⅳ级证据,B 级推荐)[9]。在评估过程中,应指导患者使用信效度良好的口腔黏膜炎评估工具进行自我评估(Ⅰ级证据,A 级推荐)(表 26-5)[9],自我评估的内容可作为

阅读笔记

该患者口腔黏膜炎完整评估的一部分(Ⅱ级证据,B级推荐)[9]。

表 26-5   癌症患者口腔黏膜炎每日自评问卷(Oral Mucositis Daily Questionnaire,OMDQ)

条目	数值评分等级					得分
	0	1	2	3	4	
1. 感觉自己整体健康状况	很好	较好	一般	不太好	很不好	
2. 口腔疼痛程度	无疼痛	一般疼痛	轻微疼痛	很疼	剧烈疼痛	
3. 口腔疼痛影响进食程度	没有影响	轻微受限	中度受限	严重受限	完全受限	
4. 口腔疼痛影响说话程度	没有影响	轻微受限	中度受限	严重受限	完全受限	
5. 口腔疼痛影响睡眠程度	没有影响	轻微受限	中度受限	严重受限	完全受限	
6. 口腔的清洁舒适情况	很好	较好	一般	不太好	很不好	
7. 由于口腔疼痛而使用药物的频率	从不	很少	有时	经常	一直	
8. 口腔黏膜情况	没有异常	红斑	疼痛	出血	溃疡	
9. 进食的类型	可进干食	软饭	带汤的食物	汤类	不能进食	

注:汉化版 OMDQ 总的内容效度为 0.924,Cronbach's α 系数为 0.902,OMDQ 与 WHO 口腔黏膜炎评估量表的相关系数 r 为 0.959,两者呈强相关;问卷包含 9 个条目,每个条目的评分为 0~4 分,正常为 0 分[20]。

(三)预防、治疗和护理

在口腔黏膜炎的处理中,许多干预措施兼有预防和治疗的作用。

1. 基础口腔护理措施   癌症放化疗患者应制订并定期实施标准化口腔护理方案,内容需包括使用软毛牙刷刷牙、定期更换牙刷、使用牙线清洁牙齿、使用无刺激的药液漱口、使用口腔保湿剂等口腔清洁方法(Ⅳ级证据,B级推荐)[7,8]。

(1)义齿的处理:用义齿专用刷/牙刷和牙膏至少每天清洁义齿一次,预防由义齿引起的感染。夜间或不用义齿时应将义齿浸泡在纯净水或合适的义齿清洁剂中,这样可以去除义齿上的牙结石、食物残渣和色素沉着;每次使用义齿前应将清洁剂冲洗干净。定期清洁义齿贮存器预防微生物滋生(Ⅳ级证据,B级推荐)[19]。

(2)口腔漱口液的选择:可选择无刺激的生理盐水或碳酸氢钠溶液漱口,以保持口腔的清洁和舒适。对于儿童患者,碳酸氢钠因其不愉快的口感不适宜使用(Ⅳ级证据,B级推荐)[2]。癌症患者口腔环节偏酸,宜于真菌生长(pH 4.0~6.0),可选用碳酸氢钠溶液漱口改变其口腔 pH,有效抑制真菌生长。临床常用的复方硼砂含漱液为酸性漱口液,可有效抑制细菌生长,但对真菌抑制效果差。此外,对于头颈部放化疗患者口腔黏膜炎的防治,氯己定漱口液没有效果,可选择 0.05% 聚维酮碘溶液漱口(Ⅲ级证据,B级推荐)[11,13]。

2. 药物治疗

(1)自然提取物:①蜂蜜:呈高度黏滞性、酸性、高渗,吸水性强,富含矿物质和维生素,其中的葡萄糖氧化酶能将葡萄糖转化为葡萄糖酸和过氧化氢;因此,蜂蜜具有抑制细菌生长和促进伤口愈合的作用。蜂蜜可降低头颈部放化疗患者口腔黏膜炎的发生及严重程度(Ⅱ级证据,B级推荐)[14]。②芦荟:是一种常见的植物,被一些地区的人(如泰国)广泛地用于日晒伤的保护和治疗;芦荟含有多种抗炎和促进伤口愈合的药性成分。口服芦荟液对黏膜炎具有预防、缓解症状和镇痛的作用(Ⅰ级证据,B级推荐)[2]。③锌是促进人体正常生长及伤口愈合、维护人体免疫和其他重要功能的必需微量元素,口服锌营养制剂对预防癌症放化疗患者口腔黏膜炎有效(Ⅱ级证据,B级推荐)[15]。④谷氨酰胺是黏膜上皮细胞主要的能量来源,可通过减少致炎细胞因子的分泌及其引发的细胞凋亡,从而减少黏膜屏障的损伤;亦可通过提高愈合过程中起重要作用的成纤维细胞和胶原的结合力而增加黏膜的修复能力,从而加快黏膜屏障在创伤后的愈合。但目前尚无明确证据支持口服或局部使用谷氨酸盐可预防癌症放化疗患者口腔黏膜炎,不可使用谷氨酸盐静脉注射预防骨髓抑制患者大剂量化疗所致的口腔黏膜炎(Ⅱ级证据,B级推荐)[15]。

(2) 合成药物:①氨磷汀:是一种细胞保护药物,是半胱氨酸衍生物硫磷酸盐,进入人体后形成活性基化合物WR-1065。WR-1065对正常组织比对癌细胞具有更高的选择性,进入正常细胞后能灭活氧自由基、活化的铂类及烷化剂,因此能在化疗中选择性地保护正常细胞,预防口腔黏膜炎的发生(Ⅰ级证据,B级推荐)[2]。②角质细胞生长因子(keratinocyte growth factor, KGF):KGF能促进各类组织表皮细胞的生长,对口腔黏膜炎有预防和治疗的作用(Ⅰ级证据,B级推荐)[2]。帕利夫明是一种重组人角质细胞生长因子,能刺激口腔表层细胞的生长,能有效预防实施大剂量化疗和全身放疗的自体造血干细胞移植患者口腔黏膜炎的发生(Ⅰ级证据,A级推荐)[2]。③粒细胞集落刺激因子(granulocyte colony-stimulating factor, G-CSF):G-CSF能促进中性粒细胞的增生、成熟及其在口腔黏膜上皮中的活化,能促进口腔黏膜上皮的迁徙、增生及角化细胞的增生。因此,G-CSF能预防口腔黏膜炎,并能缩短口腔黏膜炎的病程。但是对于自体或异基因造血干细胞抑制患者,不要使用粒细胞-巨噬细胞集落刺激因子(GM-CSF)漱口液来预防大剂量化疗所致的口腔黏膜炎(Ⅰ级证据,A级推荐)[19]。④目前尚无明确的证据支持其他细胞生长因子对癌症患者口腔黏膜炎有防治作用(Ⅱ级证据,B级推荐)[19]。

3. 疼痛处理

(1) 定期使用疼痛评估量表对口腔黏膜炎患者进行疼痛程度评估(Ⅳ级证据,B级推荐)[7]。

(2) 可采用镇痛性漱口液如利多卡因、苯佐卡因等来缓解疼痛。辣椒素是红辣椒中的一种活性成分,用辣椒素对神经元进行脱敏治疗,可起到暂时镇痛的作用;含有辣椒素的糖果用于缓解化疗患者因口腔黏膜炎引起的口腔疼痛。对于口腔黏膜疼痛剧烈的癌症患者可选用患者自控镇痛泵(PCA)进行镇痛(Ⅰ级证据,A级推荐)[13]。

(3) 对于轻、中度口腔疼痛的患者可在结合药物治疗的基础上,使用心理治疗,如认知行为干预、松弛和想象训练、催眠术和治疗者支持法等。

4. 其他疗法

(1) 冷冻疗法:口含冰块20~30分钟,使口腔迅速冷却,局部血管收缩,减缓了口腔局部的血流速度,减少了口腔局部的血流量。某些半衰期短的抗肿瘤药物,如氟尿嘧啶(5-FU),在静脉注射该药物时,配合使用冷冻疗法,能减少抗肿瘤药物达到口腔黏膜的量,进而减少此类药物的局部细胞毒性而引发的黏膜炎(Ⅰ级证据,A级推荐)[7,10]。此外,冷冻疗法能有效预防大剂量美法仑(melphalan)化疗所致口腔黏膜炎的发生(Ⅰ级证据,A级推荐)[8,10]。

(2) 顺势疗法:其基本原则是同类可以治愈同类,即如果某种物质能够导致健康人产生某种症状,那么该物质就能治愈这种症状。现有证据表明,一种顺势疗法的药物Traumeel S对口腔黏膜炎有治疗的作用(Ⅰ级证据,B级推荐)[17]。

(3) 激光:低能量激光能促进黏膜细胞增生和伤口愈合,抗炎镇痛,对口腔黏膜炎具有预防和治疗的双重作用(Ⅱ级证据,B级推荐)[18]。

(四) 健康教育

护士应接受癌症放化疗患者口腔黏膜炎的相关知识的系统培训,包括病因、发病机制、评估、预防、治疗等,从而能为患者及其家属/照顾者提供准确、有效的信息咨询和支持(Ⅲ级证据,B级推荐)[7,8],促使患者对后续的治疗和护理保持积极的态度。

四、评价证据

本文中采用的证据主要来源于3篇临床实践指南、8篇系统评价和1篇JBI循证证据总结,根据证据"6S"模型,所纳入的证据资源级别较高。对于所纳入的证据不仅要评价其本身质量、有效性,还需评价其在临床应用过程中的可行性、适宜性和临床意义。将口腔黏膜炎的评估、

阅读笔记

预防、治疗等方面的循证证据应用于临床护理实践后，在对证据进行评价时，不仅需评价证据应用的直接效果，即患者层面的效果（如口腔黏膜炎的发生情况、患者的生活质量等指标），还需评价证据在临床应用时存在哪些促进/阻碍因素，护士/患者对证据的执行力或者依从性？证据应用场所在应用后是否有所改变（如护理常规、流程、质控标准等）？护理人员对证据相关的知识和技能是否有改变？

　　复旦大学循证护理中心于 2014 年开展了一项将口腔黏膜炎评估、预防、治疗等方面的证据系统引入临床护理实践的证据应用研究[20]，该研究通过组建证据应用核心小组（包括循证护理专家、临床护理管理者、临床护士和口腔科医生），构建基于国内外最佳、最新证据的口腔黏膜炎循证实践方案，并从系统层面、护士层面和患者层面评价此次证据应用的效果，结果显示：证据应用后，基于循证证据构建的"癌症患者口腔黏膜炎的护理流程""癌症患者标准化口腔评估流程"已经成为证据应用场所新的护理常规与流程标准，"癌症放化疗患者口腔黏膜炎护理质量审查标准"已经成为医院三级质控网络的质量审查标准；通过证据应用推广，护士对癌症放化疗患者口腔黏膜炎的认知水平提高，并认识到所执行的标准化口腔评估流程、口腔黏膜炎护理流程及健康教育均是源自循证证据，具有一定的科学性，因此在进行相关临床护理决策时充满自信，也在一定程度上提高了护士对所实施证据的依从性，亦使得护士对证据应用的态度发生转变，由最初的被动接受、执行，转变为主动内化为自己的日常行为。由于本次证据效果评价的时间较短（仅 1 个月），许多观察对象入组后观察不到一月，尚未完成整个化疗或放疗周期，部分患者口腔黏膜尚未有明显的病理生理改变及临床表现，此外，由于实验组患者吸烟人数和有口腔黏膜炎病史的患者明显高于对照组（即实验组潜在发生口腔黏膜炎的危险性较高），在本次研究中，两组患者口腔黏膜炎的发生率并无明显的统计学差异。但此次证据的临床应用及其效果评价依然为类似的证据应用提供了很有价值的借鉴意义。

五、总结与建议

　　结合张先生的实际情况，应用以上证据对其进行护理时，首先对张先生的口腔黏膜炎进行全面评估，包括口腔局部、全身营养状况及其心理状态，其中局部情况采用口腔评估指南（OAG）量表进行评估，根据评估的结果，制订后续的治疗和护理计划。

　　1. 基础口腔护理措施　选用 2 种漱口液：含 G-CSF 的漱口液和利多卡因漱口液。G-CSF 漱口液每 2 小时一次，以保持口腔湿润。在进食前及入睡前，使用利多卡因漱口液。

　　2. 药物治疗　患者口腔有严重出血、溃疡，容易发生机会性感染，故予多黏菌素/妥布霉素/两性霉素锭剂（polymixin/tobramycin/amphotericin，PTA）锭剂口含；选用氨磷汀、谷氨酰胺或角质细胞生长因子，促进口腔溃疡的愈合。

　　3. 疼痛处理　患者因为口腔黏膜炎的剧烈疼痛，基本不讲话，逐渐丧失与人交流的意愿，情绪低落，对治疗前景非常悲观。可采用 PCA 方法，使用阿片类镇痛药，有效缓解患者的疼痛。评估得知患者喜欢音乐，可在药物镇痛有效的基础上（评分≤4 分时）结合音乐疗法和放松训练等，从而提高患者的舒适度，尽可能减少镇痛药使用的剂量。同时护士应对患者及其家属做好健康教育，宣讲口腔黏膜炎的相关知识，帮助患者树立积极面对后续治疗和护理的态度。

　　4. 其他　患者由于严重的口腔黏膜炎只能进食流质，应采用静脉输注的方式，补充营养（尤其是蛋白质）及水分，维持患者的营养状态，维持机体的修复功能。评估患者的睡眠状态，必要时使用安眠镇静药，提高患者的睡眠质量，促进机体的修复并提高患者的免疫力。

　　值得注意的是，在进行证据应用时应结合临床实际情境、自身的专业判断和患者的意愿，来评价某项证据在临床应用时的可行性、适宜性及临床意义，不应生搬硬套某项证据，而应"因地而异、因人而异"对证据进行转化应用。如口腔黏膜炎护理干预措施中的"冷冻疗法"、"蜂蜜"、"锌营养制剂"等在临床应用时极少被采纳，主要可能与国内外生活饮食习惯、价值观念存在差异有关。国外人群平时习惯冷饮,而国人习惯热饮,由此,源于国外的冷冻疗法虽然对癌症放化疗患者口腔黏膜炎有显著的预防作用,且有高质量的文献证据支持,但是临床依从性依然很差。由此可见,在一个应用场所产生的最佳实践证据不一定适用于另一个应用场所,尤其是存在显著的文化差异时,因此在进行类似证据应用时应充分考虑到证据的适宜性问题。

(田　利)

附 26-1　所依据的证据分级系统(JBI,2010)

证据等级	合理性/适宜性/临床意义	有效性	经济学证据
I	对研究的系统整合,有明确的结果	对高质量 RCT 的 Meta 分析,或高质量的大样本实验性设计研究(可信区间窄)	对多项重要干预的所有相关指标进行成本测量的系统整合,有临床敏感性分析
II	对研究的系统整合,有可信的结果	一项以上的 RCT,样本量小,可信区间宽,或类实验性设计研究	对多项重要干预的所有相关指标进行成本测量,有临床敏感性分析
III	a. 对描述性文本/观点的系统整合,有可信的结果 b. 一项或多项高质量研究结果,未整合	a. 有对照的队列研究 b. 病例对照研究 c. 无对照的观察性研究	对多项重要干预的某些指标进行成本测量,无临床敏感性分析
IV	专家意见	——	专家意见或基于经济学理论

附 26-2　所依据的推荐意见的分级系统(JBI,2010)

推荐级别	描述
A 级推荐	证据有力支持,可以应用
B 级证据	证据中度支持,考虑应用
C 级证据	证据不支持

主要参考文献

[1] Raber-Durlacher JE, Elad S, Barasch A. Oral Mucositis. Oral Oncology, 2010, 46:452-456.

[2] Worthington HV, Clarkson JE, Bryan G, et al. Interventions for preventing oral mucositis for patients with cancer receiving treatment. Cochrane Database of Systematic Reviews, 2010, 12(12):CD 000978.

[3] Stokman MA, Spijkervet FK, Boezen HM, et al. Preventive intervention possibilities in radiotherapy- and chemotherapy-induced oral mucositis:results of Meta-analyses. Journal of Dental Research, 2006, 85(8):690-700.

[4] Redding SW. Cancer therapy-related oral mucositis. Journal of Dental Education, 2005, 69(8):919-929.

[5] Vera-Llonch M, Oster G, Hagiwara M, et al. Oral mucositis in patients undergoing radiation treatment for head and neck carcinoma-risk factors and clinical consequences. Cancer, 2006, 106(2):329-336.

[6] Murphy BA, Beaumont JL, Isitt J, et al. Mucositis related morbidity and resource utilization in head and neck cancer patients receiving radiation therapy with or without chemotherapy. J Pain Symptom Manag, 2009, 36(4):522-532.

[7] Keefe DM, Schubert MM, Eltinget LS, et al. Updated Clinical Practice Guidelines for the Prevention and Treatment of Mucositis. Cancer, 2007, 109(5):820-831.

[8] Peterson DE, Bensadoun RJ, Roila F. Management of oral and gastrointestinal mucositis:ESMO clinical practice guidelines. Annals of Oncology, 2010, 21:261-265.

阅读笔记

[9] Quinn B, Potting CMJ, Stone R, et al. Guidelines for the assessment of oral mucositis in adult chemotherapy, radiotherapy and haematopoietic stem cell transplant patients. European Journal of Cancer, 2008, 44 (1):61-72.

[10] Peterson DE, Ohrn K, Bowen J, et al. Systematic review of oral cryotherapy for management of oral mucositis caused by cancer therapy. Supportive Care in Cancer, 2013, 21 (1):327-332.

[11] Potting CMJ, Uitterhoeve R, Reimeret WSO, et al. The effectiveness of commonly used mouthwashes for the prevention of chemotherapy-induced oral mucositis:a systematic review. European Journal of Cancer Care, 2006, 15 (5):431-439.

[12] Gibson F, Auld EM, Coulson S, et al. A systematic review of oral assessment instruments. Cancer Nursing, 2010, 33 (4):E1-E19.

[13] McGuire DB, Fulton JS, Park J, et al. Systematic review of basic oral care for the management of oral mucositis in cancer patients. Support Care Cancer, 2013, 21 (11):3165-3177.

[14] Charalambous M, Raftopoulos V, Lambrinou E, et al. The effectiveness of honey for the management of radiotherapy-induced oral mucositis in head and neck cancer patients:a systematic review of clinical trials. Germany:Elsevier GmbH (Slevogtstr. 3-5, Heidelberg 69126, Germany), 2013:217-225.

[15] Yarom N, Ariyawardana A, Hovan A, et al. Systematic review of natural agents for the management of oral mucositis in cancer patients. Support Care Cancer, 2013, 21 (11):3209-3221.

[16] Bjordal JM, Bensadoun RJ, Tuneret J, et al. A systematic review with meta-analysis of the effect of low-level laser therapy (LLLT) in cancer therapy-induced oral mucositis. Support Care Cancer, 2011, 19 (8):1069-1077.

[17] Kassab S, Cummings M, Berkovitz S, et al. Homeopathic medicines for adverse effects of cancer treatments. Cochrane Database of Systematic Reviews, 2009, 2:CD004845.

[18] Clarkson JE, Worthington HV, Furness S, et al. Interventions for treating oral mucositis for patients with cancer receiving treatment [J]. The Cochrane Library, 2010, 8:CD001973.

[19] Jayasekara R. Oral Care:http://connect.jbiconnectplus.org/, 2010.

[20] 顾艳荭. 癌症放化疗患者口腔粘膜炎预防和护理的循证实践研究. 复旦大学, 2014.

第二十七章 永久性结肠造口护理的循证实践

结直肠癌是全球最多见的恶性肿瘤,男性中位居第三,女性位居第二,北美、澳大利亚、新西兰、欧洲和日本的结直肠癌发生率最高,多见于 60 岁以上的人群。基于这种人口学特征,预计随着人口老龄化的快速增长,结直肠癌的新发患者也将大幅度增加,手术是结直肠癌最常见的治疗方式,约有 10% 的患者将接受永久性造口手术[1],即 Miles 手术。该手术经腹会阴联合切除在直肠和结肠后,将乙状结肠近端拉出腹壁,在脐与左髂前上棘连线的内 1/3 腹壁上造口,使粪便不再流入远端结肠,一直以来被认为是直肠远端恶性肿瘤(距离直肠肛门结合部 1~2cm 处)根治性手术治疗的经典术式[2]。因永久性结肠造口代替了原有的肛门排便功能,因此又称"人工肛门"。

手术虽然挽救了患者的生命,但由于永久性结肠造口改变了患者的排便方式、影响了患者的身体形象和生活方式,对患者的身心健康和生活质量会产生深远的影响。造口手术后总的并发症发生率高达 21%~70%,包括造口缺血坏死、皮肤黏膜分离、造口水肿等早期并发症和造口周围皮炎、造口旁疝、造口脱垂及狭窄等后期并发症,将严重影响造口患者的生活质量[1]。国内研究表明,对造口的适应能力、自理能力、社会支持、家庭关系、造口并发症等是影响永久性结肠造口患者生活质量的主要因素[3]。因此维护造口健康、预防造口并发症和造口旁皮肤并发症对减轻患者痛苦、提高生活质量是永久性结肠造口护理的主要目标。本章主要探讨如何对永久性肠造口进行循证护理的实践。

一、临床情景及护理问题

(一)临床情景

王先生,男,76 岁。因低位直肠癌接受了经腹会阴联合切除、永久性结肠造口术 40 年余,造口位于左下腹,因造口回缩、造口旁疝而增加了造口护理难度,造口袋底盘出现粪便侧漏,频繁刺激局部皮肤而出现皮炎(图 27-1)。主诉局部皮肤瘙痒、刺痛,使用的一件式造口袋容易脱落。患者年龄大,视力下降,自理能力下降,造口袋更换需要家人帮

阅读笔记

助,手术后 40 余年中患者和家人均未接受过造口护理知识培训,对造口护理产品及其选择使用认识不清,也不了解造口并发症和造口旁并发症的相关知识,对已经发生的并发症毫不知情,不知道如何应对,因此,于 2013 年 7 月 29 日到伤口护理中心就诊治疗。

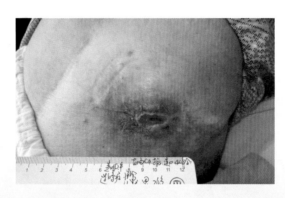

图 27-1　造口回缩、旁疝、皮炎

（二）护理问题

1. 如何对患者及家人进行造口护理知识的健康教育?

2. 如何指导患者及家人预防造口并发症和造口旁并发症?

3. 如何处理造口并发症和造口旁并发症?

4. 如何选择和使用造口护理产品?

5. 该类患者治疗过程中如何进行自理能力的训练?

6. 如何评价造口护理的效果?

二、检索证据

以中文检索关键词"结肠造口、护理",英文检索关键词"colostomy,stoma care or management"检索该领域的相关临床实践指南、系统评价等循证资源。主要检索 Cochrane 循证医学数据库、澳大利亚 JBI 循证卫生保健数据库(Joanna Briggs Institute,JBI)、美国国立指南库(National Guideline Clearinghouse,NGC)、加拿大安大略注册护士协会(Registered Nurses Association of Ontario,RNAO)循证护理指南网、Best Practice 数据库、Nursing Consult 数据库、中国生物医学文献数据库。

共检索到相关的临床实践指南 2 篇[4-5]、系统评价 2 篇[1,6]、最佳实践原则 1 篇[7]、美国伤口造口失禁护理协会(Wound,Ostomy and Continence Nurses Society,WOCN)的专业声明 1 篇[8]、专家共识 1 篇[9],JBI 证据总结 1 篇[10]。下述有关"结肠造口的评估和处理"的措施主要来源于加拿大安大略注册护士协会(Registered Nurses Association of Ontario,RNAO)2009 年修订版的"最佳护理实践指南:结肠造口护理和处理"[5]、2016 年长期造口问题患者照护的实践指南[4]、2015 年新造口患者出院计划的最佳实践原则[7]、2015 年 WOCN 的结肠造口或回肠造口手术前造口定位的专业声明[8]、2010 年 JBI 的"造口评估与护理的证据总结"[10]、2011 年造口旁潮湿相关性皮炎的专业共识[9]、2016 年结直肠癌造口患者造口相关性问题及对生活质量影响的系统评价[1]和 2014 年造口周围皮肤护理的系统评价和 Meta 分析[6]。

三、证据内容

（一）评估

评估的目的是明确引起造口和造口旁并发症的原因、类型以及影响因素,为制订适合的护理计划提供依据[1]。评估内容包括全身状况、造口局部和造口旁皮肤状况等[1,5,10]。应该识别影响造口和造口旁并发症的危险因素（Ⅲ级证据）[5]。

1. 评估患者的全身状况　全身因素将影响造口护理质量和并发症的预防,需要全面评估并详细记录,评估内容包括年龄、性别、民族、经济状况、目前存在的合并症或基础疾病、服药情况、过敏史、营养状态、活动能力、造口自理能力、造口名称、目前心理状态、日常生活质量、性行为和性问题等（Ⅲ级证据）[5]。还应评估患者及其家属对造口的应对方式、护理知识和方法,家庭和社会的支持方式（Ⅲ级证据）[5,10]。

2. 评估造口局部状况及其原因　手术前应为所有将要实施造口手术的患者实施造口定位（Ⅱa级证据）[5]。手术后应该使用一个有效度的评估工具尽快评估造口和造口旁皮肤状况旨在监测并发症（Ⅳ级证据）[5]。评估时需要查看医疗记录以确保充分了解患者的造口类型及其病情和手术过程（Ⅳ级证据）[5],评估内容包括造口大小、形状、高度、颜色、排泄物性状以及有无造口并发症。造口手术后随着时间的增加造口大小和形状会发生变化,应每周测量造口的长宽和高度,造口高度以1~2cm为宜,与皮肤齐平为"造口低平",低于皮肤成为"造口回缩"。评估造口形状是圆形、椭圆形、不规则形还是蘑菇形,排泄物性状是成形便、糊状便还是水样便,为选择适合的造口袋提供依据[5,10,12]。造口并发症指发生于造口黏膜的异常情况,主要包括以下类型:

(1) 造口缺血坏死(stoma necrosis):多发生于造口手术后1~2d,发生率为7%[5],表现为颜色由深蓝色、紫色逐渐变为褐色和黑色,见图27-2。主要原因为肠黏膜过度牵拉或造口张力过大或造口血液供应被阻断。评估方法:使用一个小的玻璃试管轻轻插入造口末端,试管开口朝外,用手电筒余光照亮试管周围,可见到最接近的黏膜,如果黏膜能透光说明有正常的血液供应,如果浑浊透光性不好说明黏膜缺血,如果完全不能透光,说明黏膜坏死[1,5,10]。

(2) 皮肤黏膜分离(mucocutaneous separation):表现为造口周围缝合线断裂、造口由于失去缝线的支持而发生回缩,致使造口部分或完全与造口周围皮肤分离(图27-3)。主要原因包括各种原因引起的愈合不良或延迟愈合导致缝线断裂,如营养不良、使用类固醇激素、感染和腹部接受放射治疗等。评估方法:可见浅的或较深的皮下组织(注意:局部发红和肿胀可能加重分离)[1,5,10]。

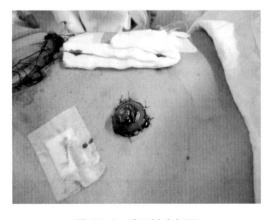

图 27-2　造口缺血坏死

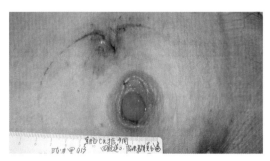

图 27-3　皮肤黏膜分离

(3) 造口狭窄(stomal stenosis):表现为造口皮肤层面狭窄或筋膜层面狭窄,或既发生皮肤层面同时也发生于筋膜层面,原因为筋膜层或肌肉层延伸不够或造口手术期间皮肤切开不充分、皮肤黏膜分离导致瘢痕在造口周围形成、由于炎症反应导致造口周围瘢痕过度形成(如反复出现造口周围皮肤严重损害)、反复地创伤性扩张造口或用器械扩张造口导致瘢痕过度形

阅读笔记

成(图 27-4)。评估方法:可见造口出口狭小,无排便或排便减少,粪便形状出现细条状;如果狭窄明显可能干扰正常的排便功能,如询问患者可能报告像香蕉一样的粪便,痉挛性疼痛或排便受阻[1,5,10]。

(4) 造口回缩(stomal retraction):表现为造口低于皮肤平面,常见造口周围皮肤的凹陷和卷边(图 27-5)。原因包括:①在缝合线张力下皮肤黏膜因肠系膜过短或因腹壁过厚而不能够有效移动肠道(腹壁过厚和肠系膜过短在肥胖个体中常见)。②过早去除造口的环状支撑物。③体重增加超过 10 磅(4.54kg)。④瘢痕形成或肿瘤再发引起造口收缩。评估方法:通过目测检查可以发现造口低于皮肤平面[1,5,10]。

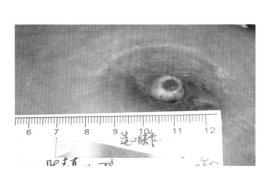

图 27-4　造口狭窄

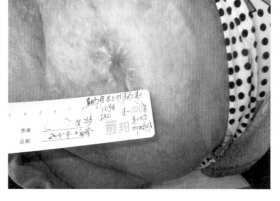

图 27-5　造口回缩

(5) 造口脱垂(prolapse):表现为大肠通过造口中度或重度突出(图 27-6),在严重的病例中可能会出现缺血(继发于肠系膜张力过大)或梗阻。原因:①腹壁上开口过大,既可能是手术技术引起,也可能是肠壁明显水肿所致。②大肠未充分固定于腹壁。③缺乏筋膜支持和腹内压增加。评估方法:平卧时造口高度明显高于皮肤平面 2cm 以上,站立时造口黏膜脱出长度更多更明显[1,5,10]。

(6) 造口出血(bleeding):造口可能表现为正常或可能浸渍和(或)瘀伤,有明显出血。原因包括入口高压、创伤、潜在的疾病、某些药物的影响。

(7) 黏膜种植(mucosal transplantation):表现为造口和皮肤的边界出现圆齿状的黏膜、无疼痛(图 27-7)。原因包括造口缝线进入表皮,在造口周围皮肤出现岛状黏膜,由于黏膜具有分泌功能,会使皮肤表面湿润而干扰粘贴造口袋。评估方法:在造口上可见黏膜增生颗粒,在造口和皮肤交界处可见圆形黏膜颗粒,有黏性分泌物,影响造口袋粘贴或容易脱落、侧漏[1,5,10]。

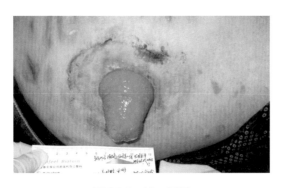

图 27-6　造口脱垂

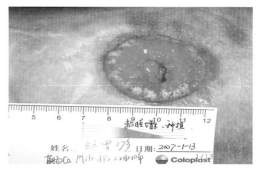

图 27-7　黏膜种植

阅读笔记

(8) 造口肿瘤:有些结肠造口会出现造口肿瘤复发,表现为造口黏膜有异常突起,较硬,固定,生长快,易出血(图 27-8),取造口突起组织送病理检查通常报告腺癌。原因包括手术过程中肿瘤细胞的直接种植或手术后长期维护过程中慢性炎症或反复摩擦刺激造成,也有的是转移而来。评估方法:对疑有肿瘤复发或转移至造口的患者,建议取组织做病理检查确诊[1,5,10]。

3. 评估造口旁局部状况及其原因

(1)造口旁疝(peristomal hernia):表现为结肠造口更容易出现造口旁疝,当腹腔压力增加时腹腔内器官向造口周围的腹壁膨出(图27-9),患者通常无明显症状,但是如果发生旁疝嵌顿,则将演变为急腹症需要紧急处理。原因:①与肥胖有关的腹部肌肉无力和手术后体重增长太快太多;②过度拉伸造口或造口周围的支持性结构(筋膜/肌肉/脂肪)不足以包裹造口,如造口位置偏低偏外,不在腹直肌内。评估方法:患者取坐位或站位,可见造口周围有明显膨出,如果让患者做咳嗽动作或讲话,膨出会更明显。或者患者取平卧位,让患者轻微抬头,就能看到造口周围明显的膨出,平卧后减轻,即可判断为造口旁疝(Ⅲ级证据)[5,10]。

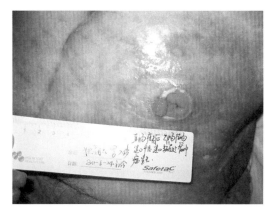

图 27-8　造口肿瘤

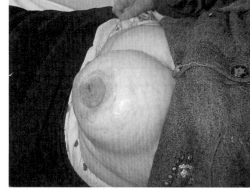

图 27-9　造口旁疝

(2)造口旁皮肤并发症(peristomal skin complications)

1)机械性损害(mechanical damage):造口袋底盘通过黏胶将造口袋与患者紧密连接在一起,不同材质的造口袋黏胶不同,对皮肤的损害也不同。揭除造口袋底盘用力过猛容易造成底盘区域皮肤撕裂、发红和疼痛。毛囊炎症表现为片状发红、水肿、溢脓等。原因包括:皮肤脆弱,薄而脆性大或皮肤水肿;撕揭胶带或皮肤保护屏障时动作不规范、用力过猛等。评估方法:按压造口周围皮肤有水肿,皮肤破损处有机械力作用的痕迹[5,6,9]。

2)刺激性接触性皮炎(irritant contact dermatitis,ICD):通常发生于粪便侧漏接触皮肤的区域出现发红、疼痛(图27-10),甚至有皮肤糜烂(图27-11)。原因:侧漏的粪便中含有消化酶长时间接触皮肤,可引起皮肤炎症。评估方法:询问患者造口袋有无渗漏及其渗漏的时间,检查

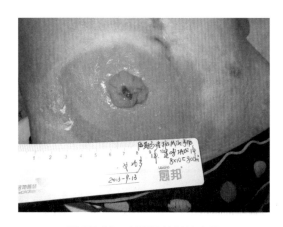

图 27-10　刺激性接触性皮炎

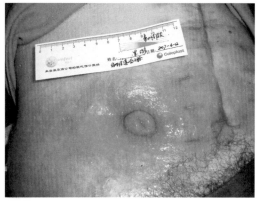

图 27-11　皮肤糜烂

阅读笔记

粪便性状,糊状或水样粪便刺激性更大,更容易引起刺激性皮炎。使用造口周围皮肤评分评估工具(peristomal skin assessment tool)从皮肤色泽异常(D:discolouration)范围和严重度、皮肤糜烂(E:erosion)的范围及严重性、组织过度生长(T:tissue overgrowth)范围与严重度 3 方面进行评分,DET 3 项累计计分值越高,皮肤损伤越严重[11]。

为了便于临床动态评估和记录皮肤损害的变化,作者翻译 DET 计分内容及标准,设计了造口周围皮肤评分记录表(表 27-1)。

表 27-1 造口周围皮肤评分记录表

姓名　　　　性别　　　　年龄　　　　造口名称　　　　造口部位
形状(圆形、椭圆、不规则)造口高度(　　cm 、低平、凹陷)　　　　造口持续时间　　d

日期	皮肤色泽异常评分 D		皮肤糜烂评分 E		组织过度生长评分 T		总分 Total
	D1 范围	D2 严重性	E1 范围	E2 严重性	T1 范围	T2 严重性	

注:DET 评分标准:皮肤色泽异常评分标准

D1:评估皮肤色泽异常的范围:皮肤正常计 0 分;皮肤异常 <25% 造口底盘粘贴部位计 1 分;25%~50% 皮肤受影响计 2 分;>50% 皮肤受影响计 3 分。

D2:评估皮肤色泽受损的严重性:轻度发红计 1 分;深红色 / 浸渍明显计 2 分。

皮肤糜烂评分标准:

E1:评估皮肤糜烂的范围:皮损 <25% 粘贴部位计 1 分;皮损 25%~50% 粘贴部位计 2 分;皮损 >50% 粘贴部位计 3 分

E2:评估皮损的严重性:皮损表现为表皮炎症计 1 分;皮损引起出血或疼痛计 2 分。

组织过度生长评分标准

T1:组织过度生长的范围:组织过度生长 <25% 粘贴部位计 1 分;组织过度生长 25%~50% 粘贴部位计 2 分;组织过度生长 >50% 粘贴部位计 3 分

T2:组织过度生长的严重度:有任何组织增生计 1 分;出现疼痛或出血计 2 分。

解放军南京总医院伤口护理中心 2009 年 3 月 28 日译制

3) 炎症性皮肤损害(inflammatory damage):例如造口周围坏疽性脓皮病(pyoderma gangrenosum,PG),表现:化脓性皮肤损害,皮肤结构破坏,常伴有紫色的伤口边缘,非常疼痛,疼痛是最典型的特征之一(图 27-12)。原因尚不明确,可能与炎症性肠病和其他的自身免疫病有关,例如患者可能伴有类风湿关节炎、恶性肿瘤、慢性活动性肝炎等。造口周围皮肤机械性创伤或化脓性损害可能是激发因素,加剧了其炎症过程[5,6,9]。评估方法:测量损害的范围,测量疼痛计分,全身评估其合并症。必要时请皮肤科、免疫科会诊。

4) 接触性过敏性皮炎(allergic contact dermatitis,ACD):患者与过敏原接触的区域出现红疹、局部瘙痒。造口底盘引起的过敏通常呈现与造口底盘接触的形状(图 27-13),有时可能形

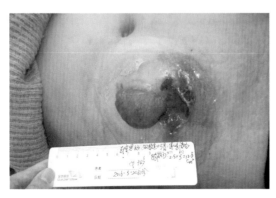
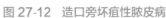

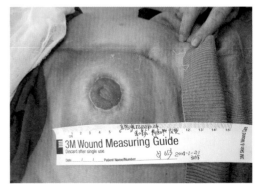

图 27-12 造口旁坏疽性脓皮病　　　　图 27-13 底盘接触性过敏性皮炎

成水疱。原因可能对造口底盘或用于皮肤的造口护理辅助用品(如造口粉、防漏膏、皮肤保护膜)过敏有关。评估方法:询问患者的过敏史,包括食物、药物和其他接触物。询问红疹出现的时间,评估分析可能的过敏原,检查过敏红疹的分布特点和区域[5-6,9]。

(二) 造口护理

造口护理主要根据评估结果制订和实施个体化的护理计划,包括手术后早期的造口护理和并发症预防、出院后的造口护理和并发症预防,并评价效果。

1. 手术后早期的造口护理 手术后 2~5 天可出现可逆性造口黏膜水肿或静脉充血,手术后造口黏膜出血常发生于手术后 72 小时。因此手术后 1 周内是造口早期护理和预防并发症的关键时期[7]。

(1) 检查造口血液供应,预防造口缺血坏死:造口坏死是一种严重的早期并发症,多发生于手术后 24~48 小时,发生率为 7%[5]。手术后第 2 天开始需要每日检查造口黏膜的血液循环,正常为粉红色或牛肉红色,有光泽,如果有静脉充血或水肿一般不需要处理,1 周后水肿将慢慢消退,静脉充血慢慢好转。如果出现暗红色、紫红色,则是缺血的表现,需要报告医生,查找缺血的原因,给予及时处理。如果出现黑色,则是造口坏死的表现,如果不及时处理将是不可逆的,对患者将是重创。因此检查造口血液供应、及早发现及早处理可逆性的改变是早期造口护理的重点(Ⅳ级证据)[5]。

(2) 及早发现和处理造口出血:手术后第 2 天检查造口血液供应时注意观察造口黏膜和与皮肤缝合处有无出血,如有新鲜出血,量不多时可用 1% 肾上腺素局部湿敷止血,量较多时要考虑动脉结扎线脱落,需要立即报告医生手术止血(Ⅳ级证据)[5]。

(3) 皮肤黏膜分离的处理:皮肤黏膜分离大多发生于造口手术后 1~2 周内,处理方法:使用温水清洗造口黏膜和分离处伤口,根据分离伤口的深度、大小和渗液量,填充亲水纤维或藻酸盐敷料,外贴水胶体片状敷料,再选用两件式凸面底盘和造口袋,配合造口腰带使用,根据渗液量一周更换 2~3 次,直至愈合(Ⅳ级证据)[5]。

(4) 造口回缩的处理:手术时结肠游离不充分产生牵拉、造口周围缝线断裂或过早脱落、造口缺血坏死、皮肤黏膜分离、体重增长过多过快或肥胖等是导致造口回缩的主要原因,手术后一年内发生率约 10%~34%[1,5,7]。护理首先要查明造口回缩的原因,对因处理。其次,对症处理,造口回缩带来的主要问题是粪便容易侧漏,需要选择两件式凸面造口底盘,造口与皮肤交界处使用防漏膏,配合使用造口腰带,松紧适宜。同时建议患者注意清淡饮食、控制体重。如果回缩入腹腔内引起腹膜炎的,应紧急报告医生施行手术,切除坏死肠段后另行造口(Ⅳ级证据)[5]。

(5) 过敏性接触性皮炎的护理:对于造口底盘或造口护理辅助产品所引起的过敏性接触性皮炎可发生于手术后早期使用接触后,如果查明是造口底盘过敏,需要更换不同材质的底盘,如果是防漏膏或皮肤保护膜中的酒精成分引起的过敏,需要更换不含酒精的同类产品(Ⅳ级证据)[5]。

(6) 接触性刺激性皮炎的护理:如果造口高度适宜、因造口底盘开孔过大造成粪便刺激引起接触性皮炎,建议指导患者及家属温水清洗造口及周围皮肤后,皮炎区域均匀涂抹造口粉,再喷洒皮肤保护膜。选用一件式造口袋,测量造口大小,根据造口形状裁剪造口底盘的开孔,以大于造口 0.5cm 为宜。如果因造口地平或回缩引起粪便侧漏引起接触性皮炎,建议选用两件式凸面底盘和造口袋,配合使用防漏膏和造口腰带。如果因为饮食不当,引起频繁腹泻、水样便引起粪便侧漏,处理按照上述方法处理造口外,还需要指导患者合理饮食知识,避免生冷、产气和难以消化的食物,少量多餐,经过适当处理,一般 5~7 天能愈合[1,5,7]。如图 27-14 和图 27-15。

2. 出院后造口护理和预防并发症的健康指导 结肠造口需要长期维护,因此患者出院前需要评估患者自理能力和对造口护理知识及技能的掌握情况,制订个体化造口护理和预防并

阅读笔记

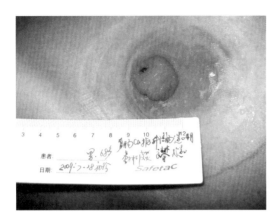

图 27-14　造口旁接触性刺激性皮炎治疗前

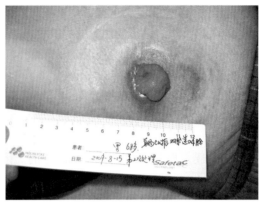

图 27-15　接触性刺激性皮炎 7 天治愈

发症的出院护理计划,指导患者带回家中执行,并要定期随访和评价执行情况,手术后 3 个月内每月一次门诊随访,3 个月后可 3~6 个月门诊随访一次,有异常情况出现随时门诊随访[7]。

(1) 口旁疝的预防和护理:①造口旁疝的预防:手术前造口定位,最佳位置在脐与左髂前上棘连线的上 1/3 处、左侧腹直肌内。手术后指导患者避免所有会增加腹腔内压力的动作,如剧烈咳嗽、经常屏气、剧烈活动等,清淡饮食,避免油炸食物和脂肪含量高的食物以及产气食物,控制体重,避免在短时间内体重增加过多,肥胖者需要减肥。每日做提肛收腹训练增加腹肌力量和控制腹部脂肪。②造口旁疝的护理:对已经发生造口旁疝的患者,除按照上述预防措施外,另外要增加使用造口腹带或造口短裤,预防造口旁疝过度膨出,继发肠坏死[1,5,7]。

(2) 造口脱垂的预防和护理:造口脱垂的预防:手术前定位同造口旁疝。手术后护理除了指导患者避免所有会增加腹腔内压力的动作和控制体重、每日做提肛收腹训练外,对脱垂的肠管要注意保护,预防摩擦损伤和扭转坏死。如图 27-16~ 图 27-18 所示。

(3) 造口狭窄的护理:如果发生造口狭窄,初期可采用手指戴手套扩肛或使用器械扩肛,后期(1~2 年后)如果瘢痕挛缩引起狭窄,则需要松解瘢痕。

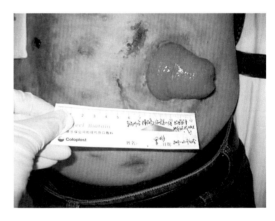

图 27-16　造口脱垂护理前

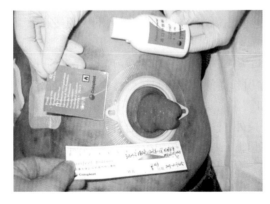

图 27-17　造口脱垂护理中

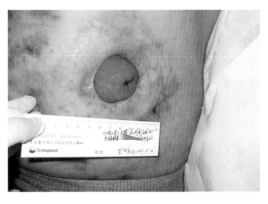

图 27-18　造口脱垂护理后

阅读笔记

(4)造口肿瘤的护理:肿瘤组织容易出血是一大特点,护理时注意勿用力清洗,粘贴造口袋时避免摩擦或压迫肿瘤,以免引起出血。

(5)黏膜种植的护理:采用激光或冷冻方法破坏种植黏膜的活性,不具有分泌功能,不影响粘贴造口袋。

(6)造口旁坏疽性脓皮病的护理:坏疽性脓皮病是一种自身免疫病,需要请免疫科医生检查并使用激素治疗。局部使用聚维酮碘湿敷 2~3 分钟后用生理盐水清洗,再覆盖或填充银敷料,再覆盖水胶体片状敷料,便于粘贴造口袋。更换时间根据银敷料饱和程度和造口粪便有无侧漏而定,如有侧漏需要及时更换,以免粪便污染伤口加重感染坏死(Ⅳ级证据)[5]。

3. **结肠造口灌洗** 结肠造口灌洗(colostomy irrigation)指通过一根橡皮软管将溶液灌入造口,刺激肠蠕动,目的是训练肠道定时蠕动,形成规律性排便,消除和减轻造口气味,减少肠道积气和对造口周围皮肤的刺激。结肠造口灌洗作为成年降结肠或乙状结肠造口患者可以选择的一个安全、有效的造口护理方法(Ⅲ级证据)[5]。正常人有一定的排便规律,多固定在某一时间排便,当接近这一时间段时就会产生便意,这是一种生物钟效应,根据这一原理,对直肠癌 Miles 术后永久性结肠造口患者每天进行定时结肠造口灌洗,利用灌洗刺激肠道蠕动,建立起有规律的排便刺激,通过灌洗可以明显降低排便次数,消除或减轻结肠造口异味,减少造口周围皮肤刺激的发生率,能够达到自主排便,46%~74% 的患者在两次灌洗之间不用或少用造口袋,减轻了患者的心理负担,便于患者更好地参加社交和娱乐活动,大大提高了患者的生活质量[5,7]。结肠造口灌洗溶液有无菌水或温开水、聚乙二醇电解质溶液(含聚乙二醇 59g,无水硫酸钠 5.68g,碳酸氢钠 1.68g,氯化钠 1.46g,氯化钾 0.74g)、硝酸甘油溶液(含硝酸甘油 0.025mg/kg)等。研究显示在相同灌注容量下采用聚乙二醇电解质溶液和硝酸甘油溶液灌洗的效果比无菌水好,聚乙二醇电解质溶液和硝酸甘油溶液的灌洗效果无差异[5]。

造口灌洗需要在护士指导进行,并逐渐提高患者自我灌洗的能力。一般在伤口愈合后开始,时间可选择在晨间或晚上,操作方法:①灌洗液及物品准备。准备集水袋、连接管、灌洗漏斗、夹子、袖状引流袋、腰带、温水 500~1000ml 等。灌洗袋内盛(38.0±1.0)℃的温水 500~1000ml,将连接管与灌洗漏斗间用导管夹夹住。②灌洗袋悬挂在站立时与肩平齐的高度,患者取坐位,袖式引流袋用腰带固定于结肠造口处,远端开口置于便器内。③灌洗者食指戴指套,涂少许液状石蜡,缓慢插入造口内,探明结肠走行方向。④灌洗漏斗口涂少许液状石蜡,开放导管夹,排空连接管中的气体后将灌洗漏斗缓慢插入造口,控制流速使水缓慢注入(50ml/min)。⑤灌水结束后,轻压灌洗漏斗于造口处 3~5 分钟后移去。⑥折叠袖式引流袋并妥善固定,指导患者在室内来回走动 20 分钟后排便,便毕常规应用造口袋或造口栓。结肠造口灌洗过程中的注意事项:①灌洗应在每天固定的时间进行,最好在早餐或晚餐后 1~2 小时进行,以便利用进食刺激产生的肠蠕动,缩短灌洗时间。②灌洗水温以 38℃左右为宜,水温太低易引起肠痉挛,高于体温则对肠道的刺激减弱。③灌洗速度不可太快,每次灌洗时间以 40 分钟为宜,如遇腹胀则减慢灌洗速度,遇腹痛则停止灌洗,待腹痛缓解后继续灌洗。④逐渐增加灌洗量,应由少到多,循序渐进,一般为 500~1000ml。⑤灌洗间隔时间:开始为 24 小时,逐渐延长至 48 小时或 72 小时,建立起定时排便规律之后,可改为每周灌洗一次。⑥每次灌洗前应评估,如发现造口处疼痛、出血、有渗液或造口周围皮肤糜烂,应暂停灌洗,及时诊治。如出现造口旁疝、造口脱垂、狭窄、皮肤黏膜分离、肿瘤等并发症时终止灌洗(Ⅲ级证据)[5]。

4. **选择造口产品需要考虑的因素** 造口类型、造口部位、造口特征(有无并发症)、造口周围皮肤特征(有无并发症)、皮肤敏感或过敏、意识状态和学习能力、个人意愿、生活环境(居家、长期护理机构或养老院)、宗教信仰、费用、生活方式、对产品的适用性、粪便量以及性状(Ⅳ级证据)[5]。

5. **造口袋的使用** 根据造口大小、形状及造口高度选择适宜的造口袋。造口袋底盘的开

阅读笔记

口应比造口直径大 0.5cm，以免造口袋底盘开口过小而压迫造口影响血液循环，或过大引起渗漏，刺激造口周围皮肤。应将造口袋的凹槽与底盘扣合 3 次，确定扣合牢固后方可使用[5-7,10]。使用两件式造口袋时，先将底盘贴好，再将造口袋开口朝下，尾端反折并向外夹闭，与身体成 45°角将造口袋与底盘凹槽扣合、上锁。如使用一件式造口袋，需将造口袋开口朝下，尾端反折并向外夹闭，除去造口底盘处的粘纸，与身体成 45°角（图27-19），对准造口将底盘粘贴于造口周边皮肤上。必要时使用弹性腹带或腰带固定造

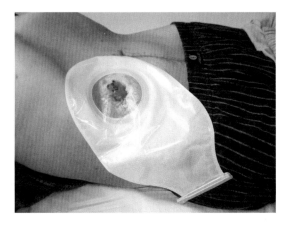

图 27-19　造口袋与身体成 45°角贴袋法

口袋，以避免排泄物渗出。对于有过敏史的患者应选用低敏或抗过敏的造口袋[5-7,10]。当造口袋内排泄物达到 1/3 时，需及时更换。一件式造口袋一般可保留 2~4 天，两件式造口袋可保留5~7 天，如有渗漏应及时更换[5-7,10]。

6. 造口护理记录　根据护理对象设计造口护理记录表，内容包括患者一般资料（年龄、性别、诊断、造口部位、造口时间）、全身评估（营养摄入、体质指数、服药情况、活动能力和自理能力、抗癌治疗情况）、造口局部评估（造口大小、形状、高度、造口并发症和造口旁并发症）、造口护理（造口底盘、造口袋、辅助用品、效果跟踪）、健康指导（饮食、活动、个人卫生、造口护理技巧）。每次造口护理需要记录以上内容，以动态跟踪评价护理效果[6,7,10,14]。造口护理记录是造口患者护理档案的重要部分。

（三）心理干预、社会支持与健康教育[5]

永久性排便方式改变、身体形象改变，患者会出现悲哀、紧张、焦虑、绝望等消极情绪，尤其当患者看到肠管外露、粪便渗漏和有难闻的气味时，更加担心周围人的厌恶、歧视而容易产生自卑心理，因而拒绝社会活动，自我封闭，因此应重视患者的心理疏导和支持，提供社会支持和健康教育。所有造口患者及其家属应该接受综合性的健康教育（Ⅳ级证据）[5]。应该为所有将要实施造口手术的患者及其家属提供手术前教育（Ⅰb 级证据）[5]。要探讨造口手术对患者及其伴侣性功能造成的潜在影响（Ⅰa 级证据）[5]。应在患者出院前为患者及其家庭准备一个针对性的造口护理基本技能教育套餐（Ⅳ级证据）[5]。要确保造口护理个体化计划符合患者及家庭的需求（Ⅳ级证据）[5]。通过健康教育，指导患者及家属识别造口和造口旁皮肤并发症的影响因素（Ⅳ级证据）[5]。在形成一个针对健康保健人员、患者、家属和照顾者的造口教育计划时应该咨询造口治疗护士（Ⅳ级证据）[5]。

1. 心理干预　护士应充分理解患者的感受，给予正向引导，鼓励患者保持积极心态并指导积极应对的方法。心理干预在患者住院 2~14 天进行较好。因为大部分患者在此期间接受手术，心理应激最大，最需要心理支持，因此干预效果最好。美国很多医院设有伤口造口失禁护理专科或专业小组，专科或专业小组成员均是获得美国伤口造口失禁护理协会认证的专科护士（持证伤口造口失禁护理护士），其主要的工作职责是在手术前 2~3 天预约患者和家属进行手术前造口定位、心理支持和健康教育，使患者有足够的心理准备接受手术和造口带来的改变。手术后到患者床边进行造口评估和护理、健康指导（包括饮食、活动、性生活和并发症预防等），出院前与社区护士联系，转诊给社区护士或预约患者门诊随访等，使患者真正获得无缝隙的全程全人护理。研究显示，患者手术前对造口的积极态度与手术后对造口的适应程度程正相关，手术前的心理干预，使患者对造口有正确的认识，能积极应对手术后造口及其所带来的改变[5]。

（1）护患沟通：护士应评估患者的沟通能力和心理状态，营造有利于沟通的环境和气氛，采

阅读笔记

取不同的沟通方式,鼓励患者说出内心真实的感受,最好在单间诊室或患者认为隐私性较好的环境中进行,及时发现患者的负性情绪反应进行有针对性的疏导,如向患者详细解释造口的重要性和造口所引起的排便方式及生活方式的改变,应用造口人健康生活的实例增强患者应对造口的信心(Ⅳ级证据)[5]。此外造口手术对性生活也会造成影响,特别是男性,造口手术可能损伤前列腺神经丛和靠近直肠手术区的自主神经而导致性感觉减退和勃起功能障碍,为此,应该向患者解释造口手术所带来的亲密关系和性功能的潜在影响并提出可能的解决方案[5,12]。

(2) 患者间交流:患者间交流有多种形式,如座谈会、讲座、造口人联谊会和造口访视者访视等,可以让患者及家属与同类疾病患者一起交流造口护理体验与感受,能够排除其孤立感、无助感和减轻自卑感,以积极的心态面对造口,促进心理康复(Ⅳ级证据)[5]。

(3) 尊重和保护隐私:护士不在公众场合谈论患者的病情和造口及其生活。造口护理前,应予屏风或床帘遮挡,或在单间处理,以维护患者的尊严和保护其隐私(Ⅳ级证据)[5]。

2. 提供充分的社会支持　由医生、造口治疗师和心理治疗师等专业人员组成专业团队,为患者及家属提供全面系统的专业服务,造口人联谊会和经过专门训练的造口访视者在其需要时提供帮助,使患者感受到来自医护人员、家人和社会的共同关注和照顾(Ⅳ级证据)[5]。建议造口手术后由造口治疗护士为患者及家属提供评估和随访,以降低心理抑郁、促进积极的应对方式和提高生活质量,有助于预防并发症(Ⅱb级证据)[5]。对出院6个月内的造口患者进行每月一次的家庭随访,患者也可到造口护理门诊随访,评估造口情况、造口护理和日常生活中出现的问题及其心理行为变化,进行个体化健康指导,以减少患者的心理困扰,促进其自我管理行为,预防并发症(Ⅰb级证据)[5]。应该为出院患者和家庭提供家庭护理支持(Ⅰb级证据)[5]。当患者及家属熟练掌握造口自我护理技术后,指导其逐渐恢复正常生活,参加适量运动和社会活动。造口护理产品公司应与医院加强合作,通过各种可能的途径,为患者提供更多种类、更便宜、更适用的造口护理产品(Ⅰb级证据)[5]。

3. 加强健康教育　健康教育应贯穿造口护理的始终,造口治疗师和护士应对患者进行健康教育,指导患者掌握造口护理技术,促进其生理和心理的康复。健康教育内容包括造口的作用、造口评估和护理方法、造口袋及其辅助用品的选择与使用方法、造口灌洗方法、造口并发症和造口旁并发症的观察与预防以及日常生活方式等,强调手术后定期随访的重要性(Ⅱb级证据)[5]。教育患者避免将甘油酸剂插入结肠造口以辅助排空粪便(Ⅰa级证据)[5]。

(1) 造口护理方法的指导:采用示范-参与-自我护理的方法进行健康教育,鼓励患者参与到造口护理中,教会患者选择合适的造口袋及其辅助用品,并掌握正确的使用方法,更好地适应造口手术后生活(Ⅲ级证据)[5]。护士或造口治疗师应与患者及家属共同讨论造口自我护理可能出现的问题及应对方法,促使患者逐步获得独立护理造口的能力(Ⅰa级证据)[5]。必要时请有经验的患者示范、传授造口自我护理的方法和技巧(Ⅳ级证据)[5]。

(2) 性生活指导:结肠造口患者性功能障碍的发生率达32%~100%[5],与手术方式、手术技巧及患者术前和术后身心状况有很大关系,尤其在性生理及性心理的变化是一个相当突出的问题,处理不当,可导致婚姻及家庭的危机。一项对313例直肠癌造口患者的研究表明[12],性功能计分在患者手术后第1年无明显改变,但患者的性生活过程和质量发生了明显的改变,主要原因是患者与伴侣之间的关系发生了改变,研究提出了应该关注那些可能损害性功能和性生活质量的心理社会因素的观点。因此,医护人员应主动了解他们的性问题,找出恰当的沟通方法与技巧,提供适当有效的措施,协助他们重新获得性满足[12,13]。目前我国性观念较为保守,一般忌讳在公开场合谈论性问题。对180例永久性结肠造口患者的调查结果显示,谈及性问题时,住院期间大部分造口患者认为难以启齿,而选择填写调查问卷的方式接受调查。出院后大部分患者愿意与医务人员谈及性问题,而调查方式患者多选择面谈的方式,98%表示出现性生活异常时愿意接受治疗,90%的患者与配偶一起就诊,100%的患者都选择独立可上锁的诊

阅读笔记

室进行访谈[13]。由此可见,患者对性生活问题是非常关注和重视的,只要有合适的环境、调查方法及技巧,患者愿意与医务人员谈论性生活问题,从而提高解决问题的可能性。建议尊重患者,在谈论性问题时,先了解患者的意愿,是否愿意与配偶一起讨论。医护人员常会忽略患者配偶的需要,忽略疾病对配偶的潜在影响,但性生活质量直接与配偶的性知识、对造口的认识、心理因素等有关,所以,可能的情况下鼓励造口者及其配偶均进行访谈,并结合患者的意愿和需求进行个体化指导[5,12]。

(3)日常生活指导:指导患者穿宽松柔软的棉质衣服,避免过紧衣物或腰带对造口造成压迫。在身体状况恢复情况下,指导患者重返工作岗位。适当参加身体锻炼,如散步、自行车、打太极拳等。避免重体力劳动、剧烈活动及过度增加腹内压的动作,以防造口黏膜脱垂和造口旁疝等。根据患者的年龄、宗教信仰及疾病对饮食的要求制订个体化饮食方案,以低渣、无刺激性和清淡饮食为主,避免辛辣刺激、油炸食物和容易产气的食物,注意营养均衡,多饮水、多吃蔬菜、水果和含维生素的绿叶蔬菜等,有助于控制粪臭[5]。应该指导造口患者将渐进式盆底肌肌肉放松训练(progressive muscle relaxation therapy,PMRT)(又称提肛收腹训练)作为日常护理的一部分(Ⅰb级证据)[5]。

四、评价证据

由于目前不同国家、不同的学术组织针对造口护理问题制订了不同的临床实践指南,指南质量也参差不齐,因此对于临床实践指南也应进行评价,以判断指南是否具有重要性、是否适合于在我国推荐使用。目前 RNAO 2009 年版"造口护理和管理最佳临床实践指南"[5]主要基于Ⅲ~Ⅳ级证据,由于原始研究证据的质量较低,只有 1 篇样本量为 68 例的随机对照实验性研究[5],造口患者伴有慢性疾病时主要影响其日常生活和造口护理,因此提出一些实践建议使护士能够熟悉这类患者的护理困难,而采取能够提高其自我护理能力的应对策略[4],基于这些现状临床实践指南无法依据高质量的证据制订更可靠的推荐意见。2010 年 JBI 的"造口评估与护理的证据总结"[10]主要来自专家观点和文献回顾。1 篇最佳实践原则的目的是为专业人员针对新造口患者出院前制订一个综合性出院计划提供一些指导性意见,包括教育患者造口护理的基本技能和提供造口护理知识以促进患者从医院到家庭护理的过渡(例如选择造口袋和更换造口袋、饮食和饮水、管理造口气体和异味等)[7],其建议主要也来自专家观点和文献回顾。WOCN 的专业申明目的在于提供一个指南去帮助专业人员为患者选择一个有效的造口位置,认为手术前造口定位应作为造口治疗师教育、实践和训练的一部分[8],其主要建议也来自专家观点。2011 年发表的造口旁潮湿相关性皮炎的专家共识[9],大部分建议来自专家观点和文献回顾,显示此领域最佳实践证据不足,迫切需要大样本、高质量的随机对照实验性研究,为临床实践提供最佳依据。

2 篇系统评价分别评价了结直肠癌造口患者造口相关性问题及对生活质量的影响[1]和造口周围皮肤护理[6]的措施,虽然原文献均来随机对照试验,但因 2 篇系统评价的主题不同、原始研究样本量较少,或方法论上尚需进一步改进,且由于受试人群均来自西方,因此结果应用时应注重实践情景和文化的差异性,应综合考虑临床情景和专业判断进行措施的选择和决策。

五、总结与建议

应用以上证据,对该病例应进行全面评估,包括局部造口和造口旁皮肤评估和全身营养状态及自理能力评估,发现患者缺乏造口护理相关知识,对如何选择造口袋和使用造口袋、如何饮食及活动存在很多误区,采用非专业的办法为多,感到自卑、焦虑、无助,应对不良。

针对该患者制订的护理计划应包括造口处理、心理支持和健康教育等。重点在选择合适的造口袋及其辅助产品,如两件式凸面底盘造口袋和防漏膏(图 27-20)、造口周围皮肤使用造口粉(图 27-21)和皮肤保护膜(图 27-22)保护。造口袋使用方法和技巧的示范 - 参与 - 自我护

阅读笔记

理教育。制订适合患者的饮食计划和活动计划,说明预防造口并发症和造口旁并发症对造口人生活质量的重要性。对家属进行有关造口护理知识和造口护理技能以及并发症预防和观察的全面指导,强化家属对患者疾病的理解能力、照护能力和预防并发症的意识,这对于提高患者治疗依从性和自我效能尤其重要。

　　结果:一个半月随访造口旁接触性皮炎愈合(图 27-23),7 个月随访患者掌握了造口护理技能与方法,未再发生并发症(图 27-24),15 个月随访造口周围皮肤完好(图 27-25),患者主诉已能够熟练自主更换造口袋,恢复正常生活。

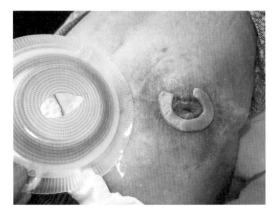

图 27-20　选用凸面底盘两件式造口袋和防漏膏

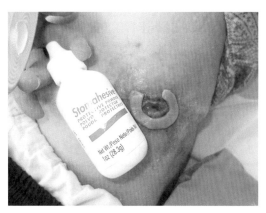

图 27-21　造口周围使用造口粉

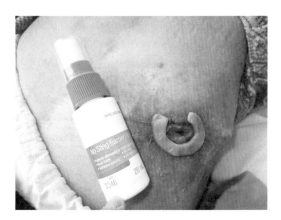

图 27-22　造口周围使用皮肤保护膜

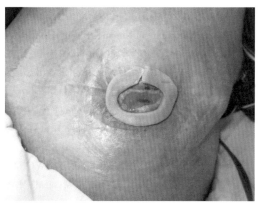

图 27-23　一个半月随访造口周围皮肤良好

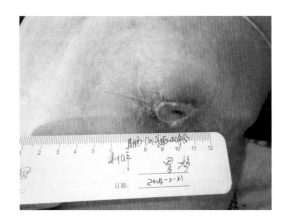

图 27-24　七个月随访皮肤良好

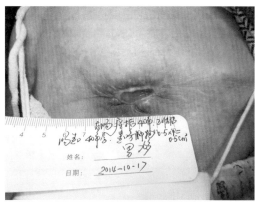

图 27-25　15 个月随访皮肤良好

(蒋琪霞)　阅读笔记

附 27-1　所依据的证据分级系统（RANO，2009）

Ⅰa 级证据：证据来源于机对照实验性研究的 Meta 分析或随系统评价。

Ⅰb 级证据：证据至少来源于一项随机对照实验性研究。

Ⅱa 级证据：证据至少来源于一项设计严谨的非随机对照临床研究。

Ⅱb 级证据：证据至少来源于一项设计严谨的其他类型的非随机类实验研究。

Ⅲ级证据：证据来源于设计严谨的非实验描述性研究如比较性研究、相关性研究和病例研究。

Ⅳ级证据：证据来源于专家委员会报告或建议，或（和）权威作者的临床经验。

主要参考文献

[1] Vonk-Klaassen SM，de Vocht HM，den Ouden MEM，et al. Ostomy-related problems and their impact on quality of life of colorectal cancer ostomates：a systematic review. Qual Life Res，2016，25：125-133. doi：10.1007/s11136-015-1050-3

[2] 胡爱玲，郑美春，李伟娟 . 现代伤口与肠造口临床护理实践 . 北京：中国协和医科大学出版社，2010：280-317.

[3] 郑美春，辛明珠，张惠芹，等 . 永久性乙状结肠造口患者生活质量及影响因素的分析 . 中华现代护理杂志，2010，16（27）：3234-3236.

[4] Reading L. Practical guidance for nurses caring for stoma patients with long-term conditions.Br J Community Nurs，2016，21（2）：90-2，94，96-8. doi：10.12968/bjcn.2016.21.2.90.

[5] Kozell K，Abrams H，Barton P，et al. Ostomy care and management.In Nursing Best Practice Guideline：Shaping the Future of Nursing. Toronto，Canada：Registered Nurses Association of Ontario，2009.

[6] Tam KW，Lai JH，Chen HC，et al. A systematic review and meta-analysis of randomized controlled trials comparing interventions for peristomal skin care.Ostomy Wound Manage，2014，60（10）：26-33.

[7] Prinz A，Colwell JC，Cross HH，et al. Discharge planning for a patient with a new ostomy：best practice for clinicians. J Wound Ostomy Continence Nurs. 2015，42（1）：79-82. doi：10.1097/WON.0000000000000094.

[8] Salvadalena G，Hendren S，McKenna L，et al. WOCN Society and ASCRS Position Statement on Preoperative Stoma Site Marking for Patients Undergoing Colostomy or Ileostomy Surgery. J Wound Ostomy Continence Nurs，2015，42（3）：249-52. doi：10.1097/WON.0000000000000119.

[9] Colwell JC，Ratliff CR，Goldberg M，et al. MASD part 3：peristomal moisture-associated dermatitis and periwound moisture-associated dermatitis：a consensus. J Wound Ostomy Continence Nurs. 2011，38（5）：541-53；quiz 554-5. doi：10.1097/WON.0b013e31822acd95.

[10] Stomski N. Stoma：assessment and care. JBI Library of Evidence Summary，2010.

[11] Ineke C，Jose LC，Elizabeth E，et al. Peristomal skin disorders and the Ostomy Skin Tool. World Council of Enterostomal Therapists Journal，2008，28（2）：26-27.

[12] Traa MJ，Roukema JA，De Vries J，et al. Biopsychosocial predictors of sexual function and quality of sexual life：a study among patients with colorectal cancer.Transl Androl Urol，2015，4（2）：206-217.doi：10.3978/j.issn.2223-4683. 2015.03.01

[13] 万德森，朱建华 . 造口康复治疗理论与实践 . 中国医药科技出版社，2006：353.

第二十八章　糖尿病足部并发症预防与护理的循证实践

糖尿病足部并发症主要有糖尿病足(diabetic foot)和糖尿病足溃疡(diabetic foot ulcer)[1]。下肢远端神经病变及不同程度的周围血管病变,容易导致足部感染、溃疡和(或)深部组织的破坏。高血糖使下肢血管硬化、血管壁增厚、血管弹性下降,易形成血栓,导致下肢血管闭塞、肢端神经损伤,从而造成肢端刺痛、灼痛、麻木、感觉迟钝或丧失、足部感染、溃疡、坏疽,甚至导致截肢[1-3]。糖尿病足的发病率国外报道为5.3%~10.5%[2],我国报道为8.57%[3],65岁以上的患者占66.89%[4]。糖尿病患者发生足部坏死是非糖尿病患者的17倍,且因糖尿病足溃疡或坏死而截肢的患者占总截肢患者的66%[5],其中截肢(趾)率为17.3%[3],严重影响患者的身心健康及生活质量,给家庭和社会增加经济负担。患者对糖尿病足和足溃疡缺乏认识、忽视微小病变、延迟就诊和足部自我护理能力低下是导致糖尿病足和足溃疡的主要原因。本章主要探讨如何对糖尿病足溃疡患者进行循证护理。

一、临床情景及护理问题

(一)临床情景

男性,65岁,患2型糖尿病10年,因糖尿病并发足部溃疡入院治疗。患者平日血糖控制不稳,常去社区卫生服务中心调整治疗方案。近1年来经常有下肢发凉、双足趾麻木感、腿部"抽筋",以为是老年人的"老寒腿"或缺钙等,未引起重视。2天前由于新鞋子挤压造成右侧跖骨头、足中段和足跟三处起水疱,次日水疱破裂,出现面积分别为0.5cm×0.7cm,0.2cm×0.3cm和0.5cm×1.0cm的皮肤溃疡,溃疡表面界限清楚、颜色鲜红、无肿胀、无感染、少量渗出。诊断为糖尿病足溃疡。患者足底前掌有胼胝,坚硬。入院测得体温36.8℃,脉搏65次/分,呼吸17次/分,血压150/80mmHg,空腹血糖9.6mmol/L,餐后2小时血糖21.2mmol/L。近一年的糖化血红蛋白值为8.1~8.9g/L(正常参考范围≤6.0g/L)。言谈中表现出对血糖控制的失望和疾病预后的担忧,缺乏信心。

阅读笔记

(二) 护理问题

1. 患者对疾病及其并发症的知晓度如何?

2. 如何处理糖尿病足溃疡?

3. 在治疗与护理中如何取得患者的配合,增强患者的信心?

4. 如何对患者及其家属进行健康教育,帮助患者控制血糖,做好足部护理?

二、检索证据

以中文检索关键词"糖尿病足和(或)足溃疡和护理",英文检索关键词"diabetes foot and or diabetic foot ulcers and care or management"检索该领域的相关临床实践指南、系统评价等循证资源。主要检索 Cochrane 循证医学数据库、澳大利亚 JBI 循证卫生保健数据库、美国国立指南库(NGC)、加拿大安大略注册护士协会(RNAO)循证护理指南网、Best Practice 数据库、Nursing Reference Center 数据库、国际伤口网(www.woundsinternational.com)以及中国期刊全文数据库(CNKI)、ScienceDirect、Journals@Ovid Full Text 等学术期刊数据库。

共检索到 7 篇国际糖尿病足工作组(International Working Group on the Diabetic Foot, IWGDF)临床指南[1,8,9,12,13,16,24]、1 篇国际伤口实践指南[6]、2 篇 RNAO 最佳实践指南[7,11]、1 篇 JBI 系统评价[23]、3 篇 Cochrane 系统评价[14,15,23]、6 篇糖尿病足溃疡治疗的系统评价[17-21,25]。

三、证据内容

(一) 糖尿病足及其发生机制

糖尿病足是指因糖尿病并发下肢血管病变、神经病变以及感染所导致的足部疼痛、溃疡及坏疽等病变。

1. 周围血管病变　肢体动脉疾病如动脉硬化缺血,造成血流不畅,发生血管栓塞,局部组织血流受阻,以致足部缺血性损伤,出现间歇性跛行症状,严重者可出现溃疡和坏疽,大约 15% 的足溃疡是由单纯性缺血引起[1,6]。

2. 周围神经病变　90% 的足溃疡与周围神经病变有关[6],超过 50% 的 2 型糖尿病患者有周围神经病变[1]。周围神经病变主要包括感觉神经病变、运动神经病变和自主神经病变。感觉神经病变可使足部对疼痛、压力和温度失去知觉,易受损。运动神经病变使得肌肉收缩无力,引起趾骨弯曲畸形、足部畸形、步态异常,局部受压增加,形成胼胝。自主神经病变可使汗液分泌减少,皮肤干燥易发生皲裂[1,6]。

3. 局部感染　不合脚的鞋挤压、胼胝处理不当、袜子缝线的摩擦、皮肤外伤等造成局部感染[1,6]。

(二) 评估

所有糖尿病患者至少每年检查一次足部情况,有足溃疡危险因素的患者每 1~6 个月检查一次[1]。

1. 评估全身状况　全面评估患者病史,并详细记录,建立完整的病史档案。评估内容包括(RNAO,Ⅰb~Ⅳ级证据)[6,7]:

(1) 家族史:评估家庭成员中有无糖尿病、高血压、心脏病、肾病等疾病史。

(2) 既往足溃疡或截肢史:足溃疡的发生与周围神经病变、足部损伤及既往足溃疡或截肢史有关,曾有足溃疡或截肢史的患者 3~5 年内的足溃疡复发率高达 50%~70%。

(3) 现病史:足溃疡发生的诱因、病程、治疗过程及效果。

(4) 过敏史:对药物、敷料或溶液等过敏史。

(5) 目前糖尿病的控制情况:糖尿病的病程、类型、治疗控制情况、有无并发症、肝功能、肾功能及营养状况、是否吸烟等。糖尿病并发症的发生与血糖控制水平密切相关,应评估血糖和

阅读笔记

糖化血红蛋白的水平。若空腹血糖 4.0~7.0mg/L,餐后 2 小时血糖 5.0~10.0mg/L,糖化血红蛋白
≤7%,则表明血糖控制良好。

(6) 日常生活能力:糖尿病、足溃疡、有截肢的患者日常生活能力都受到影响,采用相关的
量表评估其日常生活能力。

2. 评估周围血管状况　若周围血管病变,可影响创面的血供,影响伤口愈合。方法如下
(Ⅱb~Ⅳ级证据)[6,7]:

(1) 询问患者有无间歇性跛行、下肢静息痛、主观痛觉减退或下肢无力等。

(2) 评估踝肱压力指数(ankle-brachial pressure index,ABPI)即踝动脉与肱动脉血压比值。
判断指标:0.9~1.4 为正常,0.8~0.9 为轻度缺血,0.5~0.7 为中度缺血,<0.5 为重度缺血。ABPI 小
于 0.9 表明周围动脉疾病。

(3) 测量足趾血压:足趾血压大于 40mmHg 为正常,若足趾血压 <30mmHg,则表明足趾血
液供应差。

(4) 测量足背皮肤的氧分压(transcutaneous oxygen tension,TcPO$_2$):将热敏探头置于
足背部位的皮肤测定经皮氧分压,反映足部的微循环状态。正常值足背皮肤的氧分压
TcPO$_2$>40mmHg,若 TcPO$_2$<30mmHg 表明周围血液供应不足,易发生足溃疡或溃疡难以愈合。

3. 评估周围神经功能　周围神经病变可使糖尿病发生足溃疡的危险度增加 1.7 倍,若伴
足畸形,发生溃疡的危险度可增加 12.7 倍。评估方法如下(Ⅰb~Ⅳ级证据)[6-8]:

(1) 评估感觉神经功能:采用 10g 尼龙单丝触觉测定,选择足背和足底的 5 个点,如果 2 个
点以上不能感觉到尼龙单丝的触诊则为异常。也可利用 128Hz 音叉或振动阈值测定仪测定第
一足趾振动觉。振动阈值测定仪的功能类似音叉,其探头接触于第一足趾皮肤。振动觉随着
调整的电流增大而增强,测出患者振动感觉[1,9]。

(2) 评估运动周围神经功能:评估踝关节的运动是否灵活,关节有无畸形,患者有无下肢肌
肉萎缩、肌腱挛缩等。

(3) 评估自主神经功能:观察患者足部和下肢皮肤是否有干燥、皲裂、脱落或趾甲增厚等,
也可通过红外线测量皮肤温度。

4. 评估足部畸形和压力状态　足部畸形和足局部压力的增加是足溃疡发生的重要因素。
足部压力增高与运动神经病变、关节活动受限、足畸形、胼胝和鞋袜不合适等有关。方法如下
(RNAO,Ⅰb~Ⅳ级证据)[6-9]:

(1) 评估足畸形和足步态:注意观察足畸形和胼胝。足部畸形如爪形足、马蹄足、高弓足和
平底足等都可增加足底压力。步态不稳或异常如共济失调、跨越步态等也可增加足底压力。

(2) 评估足底压力:患者在有多个压力敏感器的平板上行走,通过扫描成像并传输入计算
机,屏幕上显示红色为受压区域,蓝色为非受压区域。

5. 评估足部感染情况

(1) 评估伤口:评估溃疡的部位、面积、深度,溃疡底部颜色、渗液、气味、肉芽情况、合并感
染等。糖尿病足溃疡可分为缺血性、神经性和缺血 - 神经性溃疡。缺血性溃疡往往同时有周
围神经病变和周围血管病变,足部表面温度偏低,可伴有休息时疼痛,溃疡好发于足边缘。单
纯缺血所致的足溃疡而无神经病变,很少见。神经性足溃疡主要是神经病变引起,患肢皮肤干
燥、有麻木感、痛觉不明显,但是伤口的血液循环良好,足部动脉搏动良好且足部皮肤温暖,溃
疡好发于足底压力增高处,如有胼胝的部位或与骨畸形重叠的区域(Ⅰb~Ⅳ级证据)[6,7]。缺血 -
神经性溃疡更多见于足趾尖或足的侧面,由于有胼胝或坏死,因此溃疡深度难以测定[8,10]。

(2) 评估溃疡周围皮肤状况:评估皮肤颜色、温度、潮湿、有无红肿、胼胝、硬化、疼痛程度、
神经反射等情况(RNAO,Ⅰb~Ⅳ级证据)[6,7]。

(3) 评估伤口的感染程度:常用的评分方法有:Wagner 分类法(表 28-1)根据创面的深度和

坏疽的范围分为6级(0级是发生糖尿病足的高危足,1级以上为糖尿病足),Texas分类法(表28-2)根据有无溃疡和感染缺血的分级分期(RNAO,Ⅰb~Ⅳ级证据)[6,7],以及国际糖尿病足工作组制订的糖尿病足溃疡感染程度分级及评分系统(表28-3,表28-4)[8,10]。

表28-1　糖尿病足的Wagner分级法

分级	临床表现
0级	皮肤无开放性病灶,肢端供血不足,皮肤凉、紫褐色、麻木、刺痛、灼痛、感觉迟钝、足趾或足的畸形
1级	皮肤有开放性病灶,有水疱、血疱、胼胝、冻伤及损伤所引起的皮肤浅表溃疡,但无感染,未累及深部组织
2级	深度组织感染,有蜂窝织炎、多发性脓灶及窦道形成,或感染沿肌间隙扩大,造成足底、足背贯通性溃疡,脓性分泌物增多,但肌腱尚未破坏
3级	肌腱韧带组织破坏,蜂窝织炎融合成大脓腔,脓性分泌物和坏死组织增多,但骨质破坏尚不明显
4级	严重感染造成骨质缺损、骨髓炎、骨关节破坏,可造成足趾、足跟或前足背的局限性坏疽
5级	足的大部分或全足坏疽,肢端颜色变黑,需要截肢

表28-2　糖尿病足的Texas分类分级法

分级		分期	
1级	足部溃疡病史	A	无感染、无缺血
2级	浅表溃疡	B	合并感染
3级	溃疡深达肌腱	C	合并缺血
4级	溃疡累及关节或骨骼	D	合并感染和缺血

表28-3　糖尿病足溃疡感染程度分级

分级	临床表现
轻度	以下2个或以上指标:①化脓、红肿、疼痛、感觉过敏、皮温升高、结节;②溃疡周围蜂窝织炎或红肿组织直径<2.0cm;③皮肤或浅表组织感染,无其他局部或全身并发症
中度	以下1个或以上指标:①浅筋膜下及深部组织肿胀、坏疽;②蜂窝织炎组织直径>2.0cm;③合并淋巴管炎
重度	出现全身感染中毒症状或代谢功能紊乱,如发热、心动过速、低血压、意识模糊、酸中毒、严重高血糖等

表28-4　糖尿病足溃疡的严重程度评分系统

指标	判断
①是否可触及足背动脉搏动?	是为0分,否为1分
②溃疡是否深达骨面?	否为0分,是为1分
③溃疡位置	足趾为0分,其他部位为1分
④是否为多发溃疡	否为0分,是为1分

评分说明:最高分是4分,随着分数的增高,截肢率从0%(0分)增加到11.2%(3分),且每增加1分,其愈合率减少35.0%

　　6. 评估患者对疾病的认识及可利用资源　评估患者及其照顾者的疾病知识、对疾病的认识、足部保健和日常护理行为、健康教育需求以及患者的精神状况、社会支持和经济条件等(RNAO,Ⅳ级证据)[6,7,11]。

（三）足溃疡的治疗与护理

1. 伤口局部护理

（1）清创：清创方法有外科清创术、湿-干敷料更换术、自溶性清创术及生物性清创术等[11-14]。去除坏死组织后，用复方氯化钠注射液以"涡流式水流冲洗法"清洗伤口，能刺激细胞再生，促进肉芽生长[1,10]。

（2）局部减压：穿特制的鞋或选减震鞋底或垫特殊鞋垫（鞋垫的中间层由两层粘着材料与两层低摩擦材料组合构成，使剪切力的峰值降低57%[10]，能增加足弓的支持力，缓减足底压力（Ⅱa级证据）[6,7]。

（3）局部用药：将表皮生长因子、血小板源性生长因子和重组粒细胞集落刺激因子等生物制剂涂于彻底清创后的创面，能保持细胞水分，保护细胞不受病原菌的侵害，促进组织修复，提高伤口愈合再生能力（Ⅰa~Ⅲ级证据）[6-8,15,16]。

1）湿润暴露法（MEBT）与湿润烧伤膏（MEBO）：激活创面深层的潜能再生细胞，使其转变成K-19型干细胞，并不断分化、增生，使皮肤组织原位再生复原，包括所有神经组织细胞以及血管的再生，恢复肢体感觉与皮肤温度。Meta分析显示MEBT/MEBO组的有效率高（OR 3.94，95%CI 2.30~6.77，Z=4.97，P<0.000 001，10项RCT）[17]。

2）重组人血小板源性生长因子（rhPDGF）：促成纤维细胞生长的作用，刺激成纤维细胞生长因子释放，促进肉芽组织生成。Meta分析显示rhPDGF凝胶治疗（100μg/g剂型）能提高神经性糖尿病足治愈率（RR 1.36，95%CI 1.15~1.61，Z=3.57，P=0.0004，5项RCT）[18]。

3）玻璃酸：刺激细胞的增生和迁移，促进血管再生，促进角化细胞的增生和分化，加快上皮组织生长。Meta分析显示玻璃酸治疗组伤口面积缩小（DM 33.58，95%CI 30.80~36.35，Z=23.75，P<0.000 01，4项RCT），伤口愈合时间缩短（DM-8.57，95%CI -10.79~-6.35，Z=7.56，P<0.000 01，5项RCT），痊愈率提高（RR 1.80，95%CI 1.22~2.65，Z=2.96，P<0.0001，9项RCT）[19]。

（4）高压氧治疗：通过氧疗能改善组织缺氧，促进新血管生成和神经功能恢复，也可抑制厌氧菌生长，增强吞噬细胞活性，促进炎症吸收（Ⅲ级证据）[6,11,12]。Meta分析显示氧疗组溃疡面积缩小（MD1.73，95%CI 1.34~2.11，Z=8.24，P<0.000 01，3项RCT），经皮氧分压高（DM 14.75，95%CI 2.01~27.48，Z=2.27，P=0.02，3项RCT），溃疡愈合率高（RR 2.16，95%CI 1.43~3.26，Z=3.65，P=0.0003，7项RCT），大截肢率低（RR 0.20，95%CI 0.10~0.38，Z=4.80，P<0.000 01，5项RCT）[20]。

（5）负压伤口治疗：当施加负压125mmHg时，创面血流量的峰值可达基线血流的4倍，提高组织氧分压及生长因子含量，促进细胞增生和肉芽组织生长，降低炎症因子及分解酶的含量从而抑制创面菌群的增生。Meta分析显示负压伤口治疗能提高愈合率（OR 2.00，95%CI 1.39~2.07，Z=3.75，P=0.0002，3项RCT），减少溃疡面积（WMD = 8.02，95%CI 3.35~12.69，Z=3.37，P=0.0008，4项RCT），缩短愈合时间（WMD=-13.99，95%CI -22.26~-5.60，Z=3.28，P=0.001，3项RCT）并降低二次截肢率（OR 0.33，95%CI 0.15~0.71，Z=2.80，P=0.005，2项RCT）[21]。

2. 严格控制血糖

（1）合理用药：指导患者严格按医嘱服药和自我血糖监测，讲解药物的作用、不良反应和配伍禁忌，服用方法、时间、方式、存放方法、饮食与活动的配合等，帮助患者解决服药障碍因素[1,12,22]。

（2）合理饮食：指导患者选择糖化指数低的食物，合理分配，少食多餐，控制总热量，适量蛋白质、高纤维素，控制脂肪摄入，严格限制各种甜食[1,12,22]。

3. 心理护理　足部疼痛和伤口长期不愈合影响患者的生活、工作、社会交往，患者易产生焦虑、紧张、情绪低落，悲观失望等。护士应鼓励患者表达内心感受，帮助患者树立信心，积极配合治疗与护理（Ⅳ级证据）[6,11]。

阅读笔记

4. 控制感染   在清创的前、中后及创面或全身出现感染症状时，根据药敏试验结果，针对性地通过口服或静脉给药方式进行抗生素治疗（Ⅰa~Ⅲ级证据）[6,11]。

5. 提供多学科协作专业服务   建立由糖尿病专科医生、外科医生、足病治疗师、矫形外科医生、教育护士、矫形技术员等组成的专业护理团队，并与骨科、足科和（或）血管外科、皮肤科医生等密切合作，开展多学科合作，以预防为主，对糖尿病足溃疡高危患者进行教育与管理（Ⅳ级证据）[1,6,9,11-13,23,24]，能使糖尿病足的截肢率降低 49%~85%[1]。

（四）疗效评价

国际糖尿病足工作组制订了如下 7 项疗效评价指标（表 28-5），其中任何一项得分为 4 分则为显效，任意一项指标的得分没有达到 4 分时，取 7 项指标的平均值进行评价[10,12]。

表 28-5   糖尿病足溃疡的疗效的评价

方法	得分	标准
① 皮肤温度	4 分	正常
	3 分	有时发凉
	2 分	持续发凉或局部保暖后才能缓解
	1 分	冰凉，局部保暖后仍有寒凉
	0 分	在 20℃以上的环境中，局部保暖后仍感到肢体冰凉
② 疼痛（伴有无痛性糖尿病末梢神经病变者例外）	4 分	无疼痛
	3 分	运动后或劳累后出现疼痛或灼热感
	2 分	静息下，间断地出现疼痛或灼热感
	1 分	出现持续性静息痛或灼热感，尚能忍受
	0 分	出现持续性静息痛或灼热感，不能忍受，影响睡眠
③ 皮肤色泽	4 分	皮肤色泽正常
	3 分	皮肤间断性苍白或苍黄
	2 分	皮肤持续性苍白或苍黄
	1 分	皮肤发绀
	0 分	皮肤呈紫褐色或紫黑色
④ 跛行指数：若治疗前行走距离 A≥1m，治疗后行走距离为 B，每行走 10m 计 0.1，B/A 为跛行指数	显效	跛行指数 >3
	良好	跛行指数 2~3
	改善	跛行指数 1~2
	无效	跛行指数 0
⑤ 踝肱压力指数		每增加 0.1 为 1 分
⑥ 餐后血糖波峰指数：治疗前波峰值与治疗后波峰值的比值	显效	波峰指数 >3
	良好	波峰指数 2~3
	改善	波峰指数 1~2
	无效	波峰指数 0
⑦ 溃疡面积	4 分	治疗后溃疡面积完全缩小
	3 分	治疗后溃疡面积缩小 50% 以上
	2 分	治疗后溃疡面积缩小 20%~50%
	1 分	治疗后溃疡面积缩小 20% 以内
	0 分	治疗后溃疡面积不变

续表

			疗效判断			
等级	7 项总分 /7	6 项总分 /6	5 项总分 /5	4 项总分 /4	3 项总分 /3	2 项总分 /2
显效	≥3	≥3	≥3	≥3	≥3	≥3
良好	≥2	≥2	≥2	≥2	≥2	≥2
改善	≥1	≥1	≥1	≥1	≥1	≥1
无效	<1	<1	<1	<1	<1	<1

（五）糖尿病足的预防

1. 糖尿病高危足筛查　指导患者按足部筛查表（表 28-6）检查足部，存在任何一项，表明发生足溃疡的危险性，应及时咨询专业人员[1,9,23,24]。

表 28-6　糖尿病高危足筛查表

筛查内容	结果	筛查内容	结果
畸形或骨性突起	是 / 否	关节活动度缺失	是 / 否
神经病变	是 / 否	皮肤颜色变化消失	是 / 否
无法感觉到单丝	是 / 否	既往溃疡	是 / 否
无法感觉到棉花絮	是 / 否	截肢史	是 / 否
异常压力、胼胝	是 / 否	不适合的鞋袜	是 / 否

2. 足部保健

（1）避免足部损伤：袜子柔软、宽松。鞋子为软皮革或运动鞋，鞋号合适，鞋底柔软。不能赤足走路，使用热水袋、电热取暖器时避免烫伤。遇蚊虫叮咬后切勿抓挠。教会患者正确修剪趾甲方法，当足部存在鸡眼、水疱、胼胝、足癣时，应在医生指导下治疗，不能自行修剪或涂腐蚀性药物。每次洗脚后可用润肤霜涂抹足部，以防足部皮肤皲裂（Ⅳ级证据）[7-10,23,24]。

（2）改善足部末梢血液循环：用温水（38~40℃）泡足，时间 10 分钟，以促进血管扩张和血液循环；抬高下肢 30°~40°，以利静脉血回流；经常更换体位或改变坐姿，以避免局部受压，影响末梢血液循环（Ⅳ级证据）[7-10,23,24]。

（3）保持足部清洁：每日用温水洗足，洗净后应用柔软干毛巾轻轻擦干双足和足趾缝间（Ⅳ级证据）[7-10,23,24]。

（4）适当活动：指导患者进行适当锻炼如散步、慢跑、太极拳等，以运动时不出现心悸、气促，运动后无明显肌肉酸痛或感到疲劳为宜。运动宜在餐后 1 小时左右进行，每天锻炼 30 分钟左右（Ⅳ级证据）[7-10,23,24]。

（5）检查足背动脉搏动情况，观察双足部皮肤的颜色及有无异常感觉，有无红肿、水疱、小伤口，皮肤有无破裂（Ⅳ级证据）[7-10,23,24]。

3. 健康教育　健康教育内容包括糖尿病足发生的原因、危险因素评估、糖尿病足的危害、治疗及预防方法、何时需寻求医疗帮助等，指导进行日常足部护理（Ⅳ级证据）[7-10,23,24]。护士、医生和其他社区卫生保健人员都必须保持专业知识和技能的更新，正确评估患者糖尿病足的危险因素和自我疾病管理状况，采取相应措施，提高患者的自我管理能力（Ⅳ级证据）[7-10,23,24]。Meta分析显示强化糖尿病教育组患者糖尿病足溃疡发生率低（*RR* 0.51，95%*CI* 0.30~0.84，*Z*=2.63，*P*=0.008，7 项 RCT），糖尿病知识得分高（*MD* 7.32，95%*CI* 3.57~11.06，*Z*=3.83，*P*=0.0001，6 项 RCT）[25]。

4. 社会支持　政府应给予适当的经济支持，以减轻患者医疗经济负担。定期在社区免费进行糖尿病和糖尿病足的健康教育，开设预防护理知识的讲座，开通专业咨询电话，或定期举

阅读笔记

办患者和照顾者的交流会,分享疾病自我管理经验,肯定患者的自我照顾价值,提供专业保健指导(Ⅳ级证据)[7-10,23,24]。

四、评价证据

JBI 仅发表关于 2 型糖尿病遵医服药的最佳实践,RNAO 在 2011 年更新了减低糖尿病足并发症的临床实践指南,2013 年更新了糖尿病足的评估和处理的临床实践指南。上述研究对象均为西方人群,鉴于人们疾病观念、信仰、价值观、医疗服务系统、经济文化等差异,在证据应用时应考虑患者的需求、临床实际情况及专业人员的经验和能力。

五、总结与建议

该患者糖尿病相关知识缺乏,血糖控制不好,伤口为神经性溃疡,Texas 溃疡评分为 1A,属于浅表溃疡,伤口局部血供情况良好,未发现感染征象。与患者共同协商后制订护理计划,内容包括调整药物治疗方案、伤口处理、心理护理及健康教育。伤口处理原则为保持伤口清洁,使用促进伤口愈合的药物,无菌纱布包扎。避免受伤局部受压,建议患者穿上舒适柔软的袜子和减压鞋/鞋垫,注意休息,抬高患肢,在医生的指导下治疗足底胼胝。耐心开导患者,缓解患者对疾病的恐惧感和紧张心理。评估患者的主要社会支持网络,对患者和主要照顾者进行全面系统的健康教育,提高控制血糖的治疗依从性。鼓励患者定期随访,动态评估其双足情况、溃疡伤口的特征及其局部和全身反应。

糖尿病足护理证据包括:清创去除坏死组织、局部减压以及伤口局部用药、高压氧和负压治疗等,还需控制血糖和抗感染等治疗;教会患者足部日常护理方法,高度重视足部的微小病变,及时就诊,延缓足部病变的加重;利用所有可得的支持网络帮助患者树立信心,提高患者的治疗依从性。建议参考国内外相关的系统评价证据,发展适合糖尿病足护理的最佳实践指南。

(袁浩斌)

附 28-1　所依据的证据分级系统(RANO,2014)

Ⅰa 证据:证据来源于 Meta 分析或随机对照实验性研究的系统评价。

Ⅰb 证据:证据来源于至少一项随机对照实验性研究。

Ⅱa 证据:证据来源于至少一项设计严谨的临床研究,但缺乏随机对照实验性研究。

Ⅱb 证据:证据来源于设计严谨的其他类型的类实验性临床研究。

Ⅲ证据:证据来源于设计研究的非实验性研究如描述性研究、相关性研究或个案研究。

Ⅳ证据:证据来源于专家委员会报告或建议和(或)权威部门的临床经验,但缺乏能够直接应用的高质量研究。

来源于:Annex B:Key to evidence statements and grades of recommendations,by the Scottish Intercollegiate Guidelines Network(SIGN),2012,in SIGN 50:A Guideline Developer's Handbook.

附 28-2　所依据的证据分级系统(JBI,2014)

Ⅰ级:证据来源于对所有相关临床随机对照试验的系统评价。

Ⅱ级:证据来源于至少 1 篇设计严密的临床随机对照试验。

Ⅲa 级:证据来源于设计严密的非随机对照试验。

Ⅲb 级:证据来源于来自多个研究中心的、设计严密的多个队列研究或病例对照研究。

Ⅲc 级:证据来源于有或没有干预措施的时间序列研究,或者证据来源于未设立对照组但研究结果非常显著的研究。

阅读笔记

Ⅳ级：证据来自于权威专家的临床经验，或者来自于描述性研究，或者来自于专家组的报告。

主要参考文献

［1］许樟荣，李翔 . 2011 国际糖尿病足工作组糖尿病足处置和预防指南介绍 . 中国医学前沿杂志，2013，15（1）：70-72.

［2］Fard AS，Esmaelzadeh M，Larijjani B. Assessment and treatment of diabetic foot ulcer. International Journal of Clinical Practice，2007，6l（11）：1931-1938.

［3］常宝成，潘从清，曾淑范 . 208 例糖尿病足流行病学及临床特点分析 . 中华糖尿病杂志，2005，13（2）：129-130.

［4］关小宏，李宝军，肖黎杨，等 . 糖尿病足流行病学及糖尿病足截肢（趾）的临床情况分析 . 中华损伤与修复杂志，2012，7（4）：406-408.

［5］顾丽娟 . 糖尿病足的病因分析及护理对策 . 中国实用医药，2011，6（17）：200-201.

［6］International Best Practice Guidelines：Wound management in Diabetic foot ulcers. Wounds International，2013. Available from：www.woundsinternational.com.

［7］Teague L，Bruton K，Coutts P，et al. Assessment and Management of Foot Ulcers for People with Diabetes（2nd ed.）. Clinical Best Practice Guidelines Toronto，Canada：Registered Nurses' Association of Ontario，2013.

［8］Schaper NC，Netten JJV，Apelqvist J. Prevention and management of foot problems in diabetes：a summary guidance for daily practice 2015，based on the IWGDF guidance documents，Diabetes/Metabolism Research and Reviews，2016，32（Suppl，1）：7-15.DOI：10.1002/dmrr.2695.

［9］国际糖尿病足工作组 . 2007 糖尿病足处置和预防实用指南（指南与规范）. 中国糖尿病杂志，2008，16（1）：63-64.

［10］王洪生 . 皮肤原位再生医疗技术治疗糖尿病足溃疡的临床诊治规范 . 中国烧伤疮疡杂志，2016，28（3）：155-190.

［11］Hernandez CA，Arnott CA，Bradish G，et al. Reducing foot complications for people with diabetes. In Nursing Best Practice Guideline：Shaping the Future of Nursing. Toronto，Canada：Registered Nurses Association of Ontario，2011.

［12］International Diabetes Federation Guideline Development Group. Guidelines：Global guideline for type diabetes. Diabetes Research and Clinical Practice，2014，l04：1-59.

［13］Game FL，Apelqvist J，Attinger C，et al. IWGDF Guidance on use of interventions to enhance the healing of chronic ulcers of the foot in diabetes. The International Working Group on the Diabetic Foot，2015，1-18. http://www.iwgdf.org/files/2015/website_healing.pdf.

［14］Edwards. Stapley S. Debridement of diabetic foot ulcers. The Cochrane Database of Systematic Reviews. The Cochrane Library，2010，8（3），doi：10.1002/14651858.CD003556.pub2.

［15］Dorresteijn JAN，Kriegsman DMW，Valk GD. Complex interventions for preventing diabetic foot ulceration. Cochrane Database of Systematic Reviews. The Cochrane Library，2010，20（1）：CD007610. doi：10.1002/14651858.CD007610. pub2.

［16］Game FL，Apelqvist J，Attinger C，et al. Effectiveness of interventions to enhance the healing of chronic ulcers of the foot in diabetes：a systematic review. Diabetes/Metabolism Research and Reviews，2016，32（Suppl，1）：154-168.DOI：10.1002/dmrr.2707.

［17］吴标良，唐乾利，冯烈，等 . 烧伤皮肤再生医疗技术治疗糖尿病足部溃疡疗效的系统评价 . 中国全科医学，2014，17（32）：3851-3854.

［18］曾芳馨，彭祖江，田源 . rhPDGF 凝胶治疗神经性糖尿病足疗效和安全性系统评价 . 局解手术学杂志，2014，23（4）：363-365.

［19］杨敏，宁红，饶友 . 玻璃酸治疗糖尿病足及类似溃疡的疗效与安全性的系统评价 . 中国药房，2014，25（32）：3049-3052.

［20］何继东，伍晓华，刘莉，等 . 高压氧辅助治疗糖尿病足溃疡的系统评价 . 中国循证医学杂志，2014，14

(12):1476-1481.

[21] 何继东,欧阳晓波,张兰.负压伤口治疗糖尿病足溃疡的系统评价.中华临床医师杂志,2011,5(24):7308-7314.

[22] The Joanna Briggs Institute. Educational Interventions to promote oral hypoglycaemic adherence in adults with Type 2 diabetes. Best Practice,2011,15(11):1-4.

[23] Dorrestejin JAN,Kregsman DMW,Valk GD. Patient education for preventing diabetic foot ulceration (review). The Cochrane Collaboration. 2014,12(16),doi:10.1002/1451858. CD001488.pub5.

[24] Van Netten JJ,Price PE,Lavery LA,et al. Prevention of foot ulcers in the at-risk patient with diabetes:a systematic review. The International Working Group on the Diabetic Foot (IWGDF),2015. http://www.iwgdf.org/files/2015/website_prevention.pdf.

[25] 何继东,张兰,刘莉,等.强化糖尿病教育与常规糖尿病教育比较预防糖尿病足溃疡的系统评价.中国循证医学杂志,2013,13(12):1470-1474.

第二十九章　下肢静脉溃疡评估与处理的循证实践

　　下肢静脉性溃疡是一种临床常见疾病,占所有腿部溃疡的70%~90%[1,2]。主要是由周围血管疾病、静脉回流障碍等引起下肢静脉血液淤积而致,因此,静脉性溃疡(venous ulcers)也被称为静脉功能不全性溃疡、静脉性腿部溃疡或淤血性溃疡、曲张性溃疡。这些难治的溃疡由于长期治疗的巨额花费和溃疡所致的身心不适成为影响生活质量的主要健康问题。女性比男性更易患溃疡。下肢静脉疾病如长时间不治或治疗不当均可导致下肢水肿,局部组织缺氧,引起皮肤角化、脱屑,轻微外伤即可导致愈合不良而迁延为下肢溃疡,溃疡发生的危险就会增加20%~50%,有深静脉血栓形成、静脉炎病史的患者患静脉性溃疡的危险增加60%~90%[1,2]。其发病率为1.0%~3.0%,老年人中静脉性溃疡的发生率更高(3%)[3]。在英格兰,下肢静脉性疾病合并下肢溃疡的发生率大约49%[3],下肢静脉溃疡极易复发,其复发率约为57%~97%[1,3]。本章主要探讨如何对下肢静脉溃疡伤口进行循证护理实践。

一、临床情景及护理问题

(一)临床情景

　　严女士,57岁,因下肢静脉曲张20年,并发左下腿溃疡反复发作1年余,多方治疗无效,继发感染加重2月余到门诊伤口护理中心治疗。初诊评估:患者双下肢"足靴区"皮肤炭化、色素沉着、皮肤失去弹性,触之较硬,下肢上2/3以上静脉曲张明显,左小腿下1/3内侧有3cm×2.5cm的慢性溃疡,渗出液大量,有腥臭味,周围皮肤有湿疹和明显色素沉着(图29-1)。

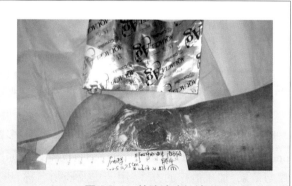

图 29-1　静脉溃疡初诊

阅读笔记

患者系农村妇女,由于下肢溃疡影响患者的日常生活和劳动,心情焦虑不安。双下肢多普勒超声波检查提示深静脉瓣功能不良(关闭不全,有回流)、浅静脉扩张、组织水肿,以左下肢为重,动脉系统未见明显异常。踝肱压力指数(ankle brachial pressure index,ABPI)为1.9,静脉压力过高。分泌物细菌培养结果为:金黄色葡萄球菌生长。初步判断为左下肢静脉淤血所致静脉性溃疡继发感染。

(二)护理问题

1. 什么是诊断下肢静脉性溃疡最可靠且非侵入性的方法?
2. 踝肱压力指数(ABPI)筛查是否应该用于所有的下肢静脉性溃疡的患者?
3. 如何预防下肢静脉溃疡的发生?
4. 下肢静脉溃疡伤口护理有什么要求?
5. 该类患者治疗过程中如何进行下肢功能的康复训练?
6. 如何评价下肢静脉溃疡的预后和效果?
7. 如何对患者及其家属进行健康教育,获得其配合?

二、检索证据

以中文检索关键词"下肢静脉溃疡、护理",英文检索关键词"venous leg ulcers,management"检索该领域的相关临床实践指南、系统评价等循证资源。主要检索 Cochrane 循证医学数据库、澳大利亚 JBI 循证卫生保健数据库(Joanna Briggs Institute,JBI)、美国国立指南库(National Guideline Clearinghouse,NGC)、加拿大安大略注册护士协会(Registered Nurses Association of Ontario,RNAO)循证护理指南网、Best Practice 数据库、Nursing Consult 数据库、中国生物医学文献数据库。共检索到 Cochrane 协作网等机构的系统评价 7 篇[2,4-9,16,17]、临床实践指南 6 篇[1,10-14]、专家共识 6 篇[18-20]、RCT4 篇[21-24]。下述有关"下肢静脉性溃疡的评估和处理"的措施主要来源于美国伤口造口失禁护理协会(Wound,Ostomy and Continence Nurses Society,WOCN)2011 版下肢静脉伤口护理指南[1]、加拿大安大略注册护士协会(Registered Nurses Association of Ontario,RNAO)2008 年修订版的"最佳护理实践指南:下肢静脉溃疡的评估和处理"[10]、2013 年"外周血管疾病、慢性静脉功能失调和糖尿病所致的慢性伤口的局部治疗临床实践指南[13]和"静脉性疾病的压力治疗原则:静脉溃疡预防和治疗指南"[12]、2013 年以来的相关系统评价[2,4-9]和伤口愈合世界联盟(The World Union of Wound Healing Societies,WUWHS)2008 年修订出版的"静脉腿部溃疡压力治疗最佳实践指南的专家共识"[15]、"伤口感染国际专家共识"[16]以及 2009 年出版的"静脉腿部溃疡压力绷带治疗的专家共识"[20]。

三、证据内容

(一)评估

关键要评估四个方面的内容:皮肤、循环系统、四肢和伤口。评估的目的是确定病因、影响愈合的因素,为制订适合的治疗计划提供依据,可避免危险因素[1,10]。

1. 综合性全面评估　不同的下肢静脉溃疡需要采取不同的治疗方法,评估下肢溃疡患者时应综合性全面评估,包括测量血压、体重、血糖、多普勒超声检测踝肱压力指数(ankle brachial pressure index,ABPI)、溃疡史(包括溃疡的开始与原因、持续时间)、溃疡治疗史(曾经采取的治疗与结果、加压治疗的方式、用药史及药物名称、患者的耐受性和有效性)、复发史、反应和症状、双侧肢体评估、疼痛评估、营养评估、有无过敏、心理状态(包括生活质量)、功能状况、认知、情感状态和自理能力(C级推荐)[1,10]。回顾健康史以便发现下肢静脉溃疡的危险因素(包括

阅读笔记

静脉疾病的家族史、静脉曲张史及曲张严重程度、血栓形成倾向——S蛋白和C蛋白缺乏、抗心磷脂抗体、深静脉血栓形成或静脉炎、肢体创伤或手术史、肥胖、长期坐位或站立的生活方式或工作等)、伤口史以及疼痛史(C级推荐)[1,10]。回顾相关的实验室检查数据:血红蛋白及血细胞比容、凝血酶原时间(INR),如果患者使用华法林抗凝血药(香豆素类),需要实验室检查红细胞沉降率(ESR),ESR升高可能表示组织损伤、血管炎或骨髓炎(C级推荐)[1,10]。如果治疗未达到预期效果,需要综合性评估和再评价治疗计划(C级推荐)[1,10]。

无论是初次就诊还是复发的患者,评估资料需要详细记录,建立完整的病史档案。

由于病程长、对日常活动和功能影响大,患者的生活质量因此而受到很大的影响,需要在初查和复查时评估患者的生活质量、患者及其家庭的认知、情感、功能状态。对该类患者应每3个月进行一次常规的全面随访和再评估,内容包括:体格检查、ABPI值、弹力袜更新情况及其生活质量,同时对患者及家属进行强化健康教育(C级推荐)[1,10]。

评估可能影响伤口愈合的全身因素,如心血管疾病、风湿性关节炎、淋巴水肿、吸毒或曾经吸毒、肥胖症或极度消瘦或恶病质状态、伴随动脉性疾病、缺乏预防和治疗的措施、使用了影响愈合的药物(包括类固醇和其他免疫抑制药)等。

评估深静脉血栓形成的危险(Autar量表)(表29-1)。结果判断:分数越低危险越小,反之,危险越高。总分<6分为无危险,7~10分为低度危险,11~14分为中度危险,≥15分为高度危险。

表29-1 深静脉血栓形成危险性的护理评估计分表(Autar量表)

项目	0分	1分	2分	3分	4分
年龄	10~30岁	31~40岁	41~50岁	51~60岁	≥61岁
BMI	16~19kg/m²	20~25kg/m²	26~30kg/m²	31~40kg/m²	≥41kg/m²
活动受限度	自活动	活动稍受限	协助活动	只能坐起	卧床不起
外伤	无	头部或胸部	头胸联合伤或脊挫伤	骨盆伤	下肢伤
手术		<30分钟手术	大手术	急诊手术骨盆/胸部/腹部手术	腰以下矫形或脊柱手术
高危疾病		溃疡性结肠炎	镰状细胞贫血、白细胞增多症、溶血性贫血	慢性心衰	心梗
特殊危险因素		口服避孕药20~35岁	口服避孕药>35岁	怀孕期	产褥期
备注		恶性肿瘤5分、静脉曲张6分、脑血管意外7分			

2. 区分静脉性溃疡和动脉性溃疡 评估时首先应区分静脉性溃疡与动脉性溃疡(C级推荐)[1,10]:

静脉性溃疡是因下肢静脉血液淤积、静脉高压而致,一般为表浅溃疡,多发生于小腿下1/3的内侧或外侧,以内侧较为多见,且多伴有周围组织肿胀、色素沉着等表现。初期为局部水肿、湿疹样改变,先痒后痛,色红、糜烂,迅速转为溃疡,溃疡大小不等,呈发白或暗红色,表面或附有黄色脓苔,继发感染时脓水秽臭难闻。病久溃疡边缘变厚隆起,四周皮色黧黑,水肿或伴有湿疹。愈合后易反复发作[1,10]。

动脉性溃疡为缺血性溃疡,因下肢动脉供血不足所致,例如动脉硬化闭塞症、血栓闭塞性脉管炎等。此类溃疡多发生在趾端,在出现溃疡前的最早症状是间歇性跛行,常不能引起重视,往往当患者休息时出现难以缓解的疼痛(静息痛)后才就诊。此时肢体缺血更为明显,伤口灌注差,干燥,苍白,足端冰冷(即使是在温暖的环境中),很容易发展为足趾坏疽、破溃。一旦出

阅读笔记

现破溃则疼痛更加剧烈,患者常常是彻夜不眠,抱膝而坐[11]。

踝肱压力指数(ABPI)是应用多普勒血压计测量双侧踝部动脉收缩压和上臂动脉收缩压所得的比值,是用于鉴别静脉性溃疡和动脉性溃疡的一个客观性指标,静脉性溃疡时 ABPI 通常 >0.9,而动脉性溃疡 ABPI 通常 <0.9(C 级推荐[1,10])。

3. 评估患者的伤口及其局部皮肤状况　在腿部溃疡处理中,应该由经过培训和有经验的专业人员实施评估和综合性检查(C 级推荐)[1,10]。检查从膝盖下方至患处脚踝处,观察腿部皮肤是否有伤口。如果有伤口进一步评估部位、伤口的边缘(不规则形)、测量伤口面积和潜行,观察伤口床表现(红色肉芽或黄色腐肉或黑色坏死)、估计渗液量(少量、中量、大量)及其性质、是否有疼痛、感染伤口周围的皮肤(浸渍或湿疹或着色、有无红斑和鳞状、瘙痒、凹陷性水肿、静脉曲张或遗留的瘢痕)(C 级推荐)[1,10]。用非接触式的红外温度计评估双足的皮肤温度。研究人员发现下肢静脉溃疡脚踝部位的皮肤温度高于无溃疡的脚踝部位皮肤温度[1,10]。

应定期测量溃疡伤口范围以监测进展。通常是测量伤口的长度和宽度,并作记录(B 级推荐)[1,10]。应定期监测治疗效果和是否达到愈合目标(C 级推荐)[1,10],如果一个溃疡经过治疗 4 周没有愈合或者缩小率≤40% 应该考虑要改变治疗方法[15,16]。

静脉性溃疡和动脉性溃疡均可引起疼痛,下肢静脉性溃疡的疼痛是多样的,定位准确的刺痛是下肢静脉性溃疡的特征,但烧灼痛更为普遍[1,10]。如果患者主述溃疡部位突发疼痛,局部有脓液,红肿明显加剧,往往是伤口感染的表现[8,15]。2013 年第三版疼痛评估与管理临床实践指南指出,初诊时、病情发生改变后和操作前、中、后要评估是否存在疼痛,疼痛类型或引起疼痛的危险(Ⅰb 级证据)。使用系统方法和恰当的、有效度的工具对个人实施综合性疼痛评估,评估其疼痛表现、类型或引起疼痛的危险(Ⅰb 级证据)。对不能使用可靠工具自我报告疼痛的个体要实施综合性疼痛评估(Ⅲ级证据)。询问个人对疼痛和疼痛管理的理解程度、所具备的知识和获得的益处(Ⅲ级证据),并记录个人的疼痛特征(Ⅱa 级证据)[14]。

4. 辅助检查　由于下肢静脉性溃疡病因较复杂,需要比较全面地对患者进行检查评估。除临床评估外,常用的辅助检查方法包括以下方面:

(1) 超声波检查和 ABPI 测量:对发生溃疡的下肢进行超声波检查(duplex ultrasonography),并测量患者的 ABPI 值。ABPI 值是踝部胫前或胫后动脉压 / 同侧肱动脉压的比值,是反映浅静脉和深静脉及其动脉系统是否存有病变的重要监测指标,ABPI 正常值应在 0.8~1.2 之间,ABPI>1.2 或 <0.8 需要进一步做医疗评估(C 级推荐)[1,10]。ABPI 应该由经过培训的专业人员实施检测,以排除外周动脉性疾病,特别是在实施压力治疗前要检测(B 级推荐)[10,13]。间歇性跛行 ABPI 为 0.5~0.8,静息痛时 ABPI<0.5,肢体坏疽时 ABPI<0.1,ABPI>1.20 时怀疑血管硬化或水肿[11]。下肢溃疡清创前需要做血管评估,如检测 ABPI,以排除血管疾病和确定溃疡的可愈合能力(C 级推荐)[1,10]。

超声波检查能动态观察瓣膜活动情况以及瓣膜形态,也可以显示腓肠肌收缩时交通静脉是否存有外向血流,二维彩图或者非彩图对于诊断静脉疾病的解剖和血流动力血异常是最可靠且非侵入性的检查(A 级推荐)[1,10]。

(2) 空气体积描记仪:空气体积描记仪(air plethysmography,APG)可以检测下肢静脉充盈时间(通常≤20 秒为正常)、射血容量、残余容量、射血分数和残余容量分数等,能较好地反映腓肠肌泵功能状态。此外也可以检测足静脉容量,作为静脉病变术后复发的重要依据[1,9]。

(3) 其他检查:静脉造影(venography)可以比较直观地反映静脉系统病变状况,是下肢静脉系统疾病诊断的"金标准",尤其对辨别交通静脉病变更加实用可靠。另外,病变局部摄片是下肢难治性静脉溃疡患者另一项不可缺的检查,它可以发现骨髓炎、骨肿瘤或异物残留等一些影响溃疡愈合的因素,对影响腓肠肌泵功能的踝关节限制性病变的诊断有明确帮助。血糖和一些免疫指标的检查主要帮助鉴别非静脉性因素导致的下肢溃疡[1,9]。

阅读笔记

（二）下肢静脉溃疡的治疗

下肢静脉溃疡的治疗主要强调个性化的综合治疗，包括药物治疗、物理治疗、辅助治疗和手术治疗。应根据临床结果、现有证据、专家意见和患者意愿由专业人员和患者共同制订个体化的治疗目标（C 级推荐）[1,10]。

1. 药物治疗　口服肠溶阿司匹林对静脉溃疡的愈合有一定作用，这一作用可能与缓和静脉溃疡患者的高凝状态有关。另外，血流改善剂己酮可可碱（pentoxifylline）能恢复红细胞的变形能力，降低血液黏稠度，增加缺血区的血流量，对静脉性溃疡有较好的作用，己酮可可碱与压力治疗联合对静脉溃疡有明显疗效[1,9]。如果患者表现有维生素和微量元素不足，也应该采取相应的补充治疗[3]。一组随机对照试验发现，经过 13 周注射粒 - 巨噬细胞集落刺激因子治疗的患者，与安慰剂组比较，增加了溃疡愈合的比例[1,9]。

Cochrane（2013）的系统评价表明类黄酮类药物（flavonoids）与安慰剂组相比，每日 2 次、每次 250~300mg 的类黄酮类药物更易促进溃疡愈合[16]。另外，Cochrane（2016）的系统评价肯定了舒洛地昔（sulodexide）对促进静脉溃疡的愈合的效果[17]。七叶皂苷钠对控制下肢静脉溃疡疼痛和减轻水肿有益（A 级推荐）[1,10]。雷匹夫明（repifermin，人重组表皮角质形成细胞生长因子）在 94 例下肢静脉溃疡的随机对照研究中已经被证实能加速伤口愈合的速度及伤口的愈合率[1,9]。尚无证据明确说明常用抗生素的使用时间、安全性及有效性。对静脉性下肢溃疡，因为抗菌成分很少能渗透入伤口内或伤口细菌对普通的抗生素具有耐药性而使全身抗生素难以显效。如果溃疡存在大量的细菌（大于 10^5）则可以考虑使用磺胺嘧啶银局部治疗 2 周左右。只有当伤口出现临床蜂窝织炎症状（局部疼痛加剧、伤口周围红肿加重、流脓、溃疡面积增大等）或全身感染（发热、白细胞总数升高）时，才可以应用抗生素[1]。这时应通过去除坏死组织、伤口清洗、短期足量全身应用抗生素进行抗感染治疗（A 级推荐）[1,10]。

另外 Cochrane（2014）的系统评价结果表明，尽管有部分研究报告显示口服硫酸锌制剂对伤口愈合有一定的帮助，但由于样本量很小，偏倚风险较大，尚不能确认口服锌制剂对促进下肢动脉、静脉溃疡伤口愈合的效果[4]。

2. 物理治疗　物理治疗是指采用光、电、射线、压力等物理原理达到增加伤口组织血流、促进组织生长目的的一种辅助治疗。

（1）低功率激光联合红外线治疗：Cochrane 的系统评价报道了使用低功率激光加上红外线治疗可以促进溃疡愈合[6]，该疗法每周一次，持续九周。该方式的主要机制为激光可促进局部的 PGG_2 和 PGH_2 向 PGI_2 转化，后者是花生四烯酸的主要产物，它可以进入内皮细胞和平滑肌细胞，发挥抗炎和扩张血管的作用，对溃疡愈合具有很好的辅助治疗效果。但该证据来源于样本量较小的 RCT 研究，故应用时应慎重[6,10]。

（2）负压伤口治疗疗法：负压伤口治疗（negative pressure wound therapy，NPWT）是近 20 年来改良的伤口治疗新技术，为慢性伤口治疗开辟了新思路。Cochrane（2015）的系统评价肯定了 NPWT 在促进下肢静脉溃疡伤口愈合上的效果，但尚不能作为首要措施[20]。负压封闭辅助伤口闭合（vacuum-assisted closure，VAC）技术是负压伤口治疗的关键技术之一，其原理是其利用智能化控制的负压吸引装置，通过连接管和填充敷料使伤口形成密闭的环境，间歇地或持续地在伤口处产生负压。其作用机制可增强引流效果，减少细菌定植，提供一个洁净的伤口床，利于组织生长和防止感染；增强慢性伤口表皮基底细胞、成纤维细胞、血管内皮细胞的增生活性，促进慢性伤口修复细胞的有丝分裂和细胞增生，从而加速肉芽的生长速度，促进愈合。建议在坏死组织清除、感染控制后开始，负压值设定 -125mmHg、吸引模式为吸引 5 分钟间停 2 分钟的间歇吸引模式，连续治疗每 2 周评价一次效果，如果伤口面积缩小率≥40% 为有效，可继续治疗至愈合或接近愈合；反之，考虑调整其他治疗方法[21]。

（3）非接触式低频率超声治疗：有限的研究证据表明，采用低高频超声给患肢"足浴"对促

阅读笔记

进慢性静脉溃疡的愈合有帮助,"足浴"每次持续 10 分钟,每周进行两次,可以缩小慢性静脉溃疡面积,作为对静脉溃疡愈合有帮助的辅助治疗手段,但尚需进一步的高质量 RCT 验证[6]。

(4) 电磁疗法和电刺激:Cochrane 的系统评价结果表明可对局部伤口在常规处理基础上应用电磁疗法(electromagnetic therapy,EMT),每日持续 3 小时左右,持续 2~3 个月,对减少溃疡的大小有一定的作用。但该类研究结果在方法上尚进一步改进,尚未形成可信赖并具有推广性的证据[7]。另三项随机对照研究显示电磁疗法不能促进静脉溃疡的愈合[7]。可以考虑电刺激治疗下肢溃疡(B 级推荐)[1,10]。

(5) 高压氧治疗:对非糖尿病、非动脉硬化引起的下肢溃疡可采用高压氧治疗以缩小溃疡(A 级推荐)[1,10]。一项包含 16 名患者的研究显示,经过 6 周高压氧治疗后,溃疡缩小,但仍需更多研究以确定该疗法对下肢静脉溃疡治疗的有效性[1]。

3. 伤口感染的诊断与治疗　由于静脉溃疡形成的病理基础和慢性病理过程及其所在部位的解剖特点,伤口内细菌容易从污染发展为定植,定植又为感染奠定了基础,因此及时区分污染、定植和感染对选择恰当的局部和全身治疗极为重要。应评估感染的症状和体征(A 级推荐)[1,10]。

(1) 区分污染、定植和感染:研究认为在下肢静脉溃疡上存在复杂的需氧菌及厌氧菌菌落,这种微生物的协同作用在感染的病理过程中比单一的病原体感染更复杂。在慢性伤口(包括静脉溃疡)的临床实践中,已经明确了细菌生物负荷量增大的副作用,当伤口渗液量突然增加、肉芽组织由新鲜红润变为污秽时,这是细菌定植的表现;当伤口渗液增加并有异味、细菌数量 $>10^5$ 时,表明有感染存在(B 级推荐)[1,10]。如果怀疑细菌量大,可以进行细菌定量培养。组织活检被认为是确定感染诊断的金标准。而定量拭子培养已证实合理替代了组织活检。如果定量拭子培养分析无效,可采用半定量拭子培养[12,14]。

(2) 适当治疗:适当使用清洗和清创来处理感染(B 级推荐)[1,10]。清创时要预防和处理疼痛,必要时请内科医生和药师会诊(C 级推荐)[1,10]。

外用抗生素处理下肢伤口一段时间后可能产生耐药菌感染或过敏反应尚无长期、安全、有效外用抗生素的证据。如果溃疡细菌负荷量 $>10^5$,可以考虑短期使用外用含银敷料治疗(约 2 周)(B 级推荐)[8,10,23],但还需要进一步研究以评估局部使用含银敷料对静脉溃疡的功效。当有蜂窝织炎时,全身使用抗生素来治疗感染(B 级推荐)[1,10]。溃疡伤口不应该使用生物性伤口覆盖物和生长因子以防伤口感染(C 级推荐)[1,10]。局部使用抗生素或抗菌制剂是常见的过敏原,应该避免使用(B 级推荐)[1,10]。

4. 手术治疗　手术治疗的原则是纠正静脉系统功能不全、消除静脉反流、缓解静脉高压、改善局部供氧和微循环。经典的手术强调高位结扎、切除曲张的浅静脉,术中对大隐静脉近端属支均需逐一切断结扎[1,10]。轻度至中度的深静脉功能不全患者在进行结扎术以及限制性静脉前壁折叠修复股深静脉瓣膜(LAP)术后两年,病情才能得到改善(B 级推荐)[1,10]。对邻近的静脉进行辅助性硬化剂注射治疗能够显著增强压力绷带的作用(B 级推荐)[1,10]。表浅静脉功能不良者应考虑请血管外科会诊治疗(A 级推荐)[1,10]。

冷藏保存的同种异体移植物能够显著缩小下肢静脉溃疡面积和提高愈合率(B 级推荐)。同种异体移植的人造皮肤与不粘伤口的敷料比较,治疗 6 个月后能更显著增加溃疡愈合的比例(B 级推荐)[1,10]。

(三) 下肢静脉溃疡患者的护理

下肢静脉溃疡患者的护理的总体目标是保持完整的皮肤;减轻水肿;减轻疼痛;防止并发症;对并发症适当的护理;优化伤口愈合的潜能;提高患者自我护理的能力。

1. 伤口处理　有些难治性静脉溃疡由于并发症较多,很难用手术根除治疗,需要对创面进行长期的专业性护理。首先,患者应加强营养,提高免疫力,以促进伤口愈合,减少感染的危

阅读笔记

险。同时,患者应尽量抬高患肢,以减轻局部静脉淤血和水肿,减少渗出,促进溃疡愈合(B 级推荐)[1,10]。

(1) 伤口清洗:每次更换敷料时,需要清洁伤口,减小机械性损伤伤口,避免使用已知的对皮肤有刺激性的或有致敏性的产品清洗伤口,避免使用对肉芽组织有细胞毒作用的清洁剂。溃疡清洗应保持简单化,通常可使用温的饮用水或生理盐水(B 级推荐)[1,10]。当伤口有大量渗出或是伤口表面有附着物时,需要充分清洁伤口,使用含有表面活性剂的伤口清洁产品,能够清除伤口中的污垢。有时需要一定的压力冲洗去除坏死组织。不要在伤口局部应用消毒灭菌制剂(例如次氯酸钠、过氧化氢、醋酸等)来减少局部细菌量(B 级推荐)[1,10]。脉冲式冲洗,即喷射性冲洗或机械性冲洗,冲洗伤口的适当压力约为 $0.28\sim1.04kg/cm^2$,例如 35ml 的注射器和 19 号针头可以产生 $0.54kg/cm^2$ 的压力。但脉冲式冲洗与涡流式冲洗的有效性比较还需要进一步研究[10,15,16]。

(2) 清创:局部伤口床准备包括适当的清创、湿度平衡和细菌平衡(C 级推荐)[1,10],适当的清创是指基于患者的治疗目标实施必要的清创,包括清创环境是否适宜、操作者的技能是否能够胜任和患者耐受清创操作的能力,并非所有伤口都需要清创,因此清创前需要根据患者的治疗目标和全身情况、渗液量、伤口深度、失活组织的部位和数量等综合考虑。湿度平衡是指渗液管理和维持伤口床的湿度湿润,当治疗目标是愈合时,一个平衡的湿性伤口环境能够促进细胞生长,有利于愈合。细菌平衡指的是细菌存在于伤口中的数量和引起感染的能力。所有的慢性伤口都含有细菌,然而这些细菌对愈合的影响依赖于以下几个因素:细菌数量、毒力,宿主的免疫力。提高宿主的抵抗力,就能达到细菌平衡、促进愈合[1,10]。

对有黄色腐肉或黑色坏死组织需要进行清创,清创方式有自溶清创、酶解清创、生物清创、机械性清创、手术清创和保守性锐器清创[2,10]。研究表明,没有哪一种清创对下肢静脉溃疡最适宜,因为每一种清创都有其局限性。选择哪种清创应由伤口状况决定,如是否存在感染? 坏死组织的多少? 患者的疼痛、耐受性,以及不同清创对个体的有效性。利多卡因软膏能缓解静脉溃疡锐器清创后的疼痛(B 级推荐)[1,10]。建议以微创减痛为原则[15,18],采取水凝胶或水胶体敷料自溶结合器械清创的联合清创方法[18,19]。对清洁的溃疡应尽可能减少清创次数及量(B 级推荐)[1,10]。

(3) 润肤和保护皮肤:对于干燥和有鳞屑的下肢皮肤,可使用润肤剂。避免在下肢静脉溃疡的皮肤上使用黏合剂,以免损伤脆弱的皮肤(B 级推荐)[1,10]。

2. 敷料的选择与使用　根据伤口、患者的需要、经济状况和可得性选择敷料护理溃疡。静脉溃疡不应采用干性疗法,而主张采用湿敷治疗。湿性环境可促进细胞的移行、增生、分化,形成血管神经(A 级推荐)[1,10]。敷料也应选择简单、低黏附性、容易被患者接受、有较好的成本效益的敷料(A 级推荐)[1,10]。应避免使用容易引起皮肤过敏的产品,例如含有酒精或局部抗生素或抗菌剂的产品(C 级推荐)[1,10]。选择的敷料应积极改善伤口环境和患者的舒适度(C 级推荐)[1,10]。根据伤口渗出及有无继发感染决定敷料更换的间隔时间,局部适当保暖(A 级推荐)[1,10]。尚没有研究证明能够促进愈合的特殊敷料(A 级推荐)[1,10]。对疑有皮肤过敏的患者请皮肤科专家会诊,做接触试验确诊或排除。必须考虑避免接触已经识别的过敏原和治疗中的医疗装置(B 级推荐)[1,10]。

尚无研究证明选择哪种弹力绷带是最合适的,对更换敷料的最佳时间间隔也并无定论,但可根据下列原则来选择敷料[1]:①保持伤口周围皮肤干燥,同时维持伤口床适度湿润;②能有效管理渗出液和保护皮肤,如藻酸盐敷料、泡沫敷料等;③绷带加压治疗时使用不粘伤口的敷料如水胶体敷料效果更好。

3. 局部用药　伤口局部可辅助使用一些促进创面愈合的药物,对于非感染性伤口也可使用表皮生长因子(EGF)和碱性成纤维细胞生长因子(bFGF)等生物制剂来促进创面愈合[1]。溃

阅读笔记

疡周围皮肤有湿疹时可以使用类固醇软膏涂抹,但不超过2周,以便减轻红肿、发炎和瘙痒[1,10]。局部应用的抗菌制剂或抗生素常导致过敏,或有细胞毒性,所以应避免(B级推荐)[1,10]。对可疑产生过敏反应的患者,应进行相关的过敏原测试,以明确过敏原,进行对因治疗[1]。

4. 疼痛管理　2013年疼痛评估与处理指南推荐如下管理策略[14]:取得患者配合,建立疼痛管理目标和适当的策略,以确保采用综合性方法实施护理计划(Ⅰb级证据)。制订与患者和专业团队目标相匹配的综合性护理计划,包括:评估结果、患者获益、知识和理解程度以及态度和疼痛特征(Ⅲ级证据)。使用效果最大化和药物不良反应最小化原则实施疼痛管理计划,包括:多种模式的镇痛方法;需要时改变阿片类药物的剂量和使用途径;预防、评估和处理使用阿片类药物期间的不良反应;预防、评估和处理阿片类药物的风险(Ⅰb级证据)。评价非药物措施(生理或心理的)的作用和与药物潜在的相互作用(Ⅰb级证据)。指导、教育患者及其家庭与照顾者有关护理计划中的疼痛管理策略(Ⅰb级证据)。使用相同的评价工具连续再评估患者对疼痛管理策略的反应,再评估频度根据以下情况而定:疼痛的表现;疼痛强度;患者用药后的稳定性;疼痛类型,如急性或持续性疼痛;实践环境(Ⅱb级证据)。沟通和记录患者对疼痛管理计划的反应(Ⅱb级证据)。

5. 加压治疗(compression therapy)　应用分级压力袜/渐进式弹力绷带实施加压治疗比非加压治疗更易促进静脉性下肢溃疡愈合和缩短愈合时间(A级推荐)[1,10]。加压治疗是通过挤压肢体,从而减轻水肿,并促进静脉回流入心脏而产生作用。正确使用压力疗法,可以促进下肢静脉溃疡的愈合,并改善患者的生活质量;反之,会阻碍溃疡愈合,引起疼痛、创伤,甚至导致截肢。压力的单位为mmHg,通常包括绷带加压又称压力绷带治疗、弹力袜和间歇充气加压[22]。弹力绷带、弹力袜、矫形靴和矫形器等对踝部能施加30~42mmHg的力量。渐进式分级压力袜的正确使用对于静脉性溃疡患者,尤其是浅静脉功能不全的患者术后康复更加重要。渐进式分级压力袜也是针对静脉性湿疹患者的主要治疗措施之一[10,13]。用低强度的绷带加压治疗可以减轻疼痛[10,13]。应选择合适的、逐渐加压的压力绷带结合锻炼治疗静脉溃疡(A级推荐)[1,10]。多层包扎比单层包扎效果更好,高强度的压力绷带治疗比低强度的加压治疗更有效(A级推荐)[1,10]。高弹力的压力绷带治疗溃疡的效果优于低弹力的压力绷带(A级推荐)[1,10]。压力绷带治疗应由经过适当训练并有经验的专业人员实施(B级推荐)[1,10]。应该充分理解那些已经有报道的压力绷带治疗的概念、实践方法和不良危害(B级推荐)[1,10]。慢性静脉功能不良者可选择充气压力泵实施外部的压力治疗(A级推荐)[1,10]。需要在对患者仔细评估的基础上,选择加压治疗的用品。能走动的患者应选择无弹性的绷带或包扎敷料,它能通过对小腿肌肉泵施加压力进行治疗;制动的患者应选择使用弹力绷带和能拉伸的包扎敷料。需要注意的是,对于混合型动静脉溃疡和溃疡合并有动脉功能不全患者(ABPI>0.5但<0.8),应把踝部绷带的压力减小到25~30mmHg,可以促进溃疡的愈合[10,13,20,22]。

(1) 加压治疗的使用原则:分级压力袜或渐进式弹力绷带通过增加皮肤灌注压、减少组织间隙体液量,增加组织氧合,以促进伤口愈合。其适应证是下肢ABPI>0.8的静脉性溃疡(A级推荐)[1,10]。ABPI在0.75~0.8可用轻度压力治疗(14~17mmHg)、中度压力(18~24mmHg)、强度压力治疗(25~35mmHg)用于静脉溃疡治疗,特强度(60mmHg)用于淋巴水肿治疗。对动脉性溃疡或ABPI>1.20时怀疑血管硬化或水肿患者,则禁忌应用分级压力袜(C级推荐)[1,10]。应该正确使用弹力绷带,所有的弹力绷带应该从脚底向膝关节部位以每圈重叠50%的方式进行捆绑。大多数患者仅需要包裹到膝关节长度[10,13]。分级压力袜不同于一般的弹力绷带,长度一般高于膝部[13],在踝部加压梯度应达到30~40mmHg,到小腿部压力减少1/2,这种分段弹力加压包扎,对行动的患者而言,是一种非常有效的治疗方法(C级推荐)[10,13]。分级压力袜一般在术前即开始应用,术后长期使用。当使用压力治疗时在骨突部位应该使用保护垫,临床伤口感染经过治疗后再使用压力治疗(C级推荐)[10,13]。

（2）加压治疗的护理：应用渐进式分级压力袜，应在经过专业培训的临床人员的指导下进行。穿分级压力袜的患者应同时辅以适当的运动，例如步行等，以保证踝关节和腓肠肌的功能（A级推荐）[10,13]。压力治疗时，踝部周径至少≥18cm，不足者要加棉垫，否则压力不够使静脉回流。对该类患者应定期测量小腿周径，测量部位为踝关节上2.5cm。压力袜一般每6个月要更换一次（C级推荐）[10,13]。

一般要求分级压力袜从足弓套到膝盖以上，建议患者清晨起床时就穿上，到临睡时脱去。根据患者溃疡的严重程度选择不同弹性、不同压力梯度的弹性袜。在使用分级压力袜时，应密切观察，防止压力过高，引起下肢缺血，同时对骨突出处应加保护衬垫（C级推荐）[10,13]。

（3）密切观察局部皮肤状况：持续的静脉加压治疗帮助重建静脉瓣功能及减少局部静脉受压的不利因素，所以常常建议患者长期使用。应密切观察患肢皮肤颜色、温度和痛觉，如出现苍白、疼痛加剧需立即停止压力治疗。尤其对糖尿病患者、结缔组织疾病患者以及老年人，应用时应密切观察和记录局部皮肤状况。

6. 间歇式充气压力绑带的应用　对慢性静脉功能不全合并溃疡者，也可推荐在应用间歇式充气压力绑带（intermittent pneumatic compression，IPC）作为辅助疗法[5]，对慢性静脉功能不全但未合并溃疡者，应用充气压力泵可有明显的效果（A级推荐）[1,10]。该类方式应用气囊充气或放气的可调式充气压力绑带，在足部提供10mmHg的压力，在踝部提供50mmHg的压力，在腘窝处压力为45mmHg，大腿部为40mmHg，每隔2.5秒给予一次持续10秒的压力，然后解除压力，休息1分钟，每日上午和下午各治疗一小时。Cochrane（2014）的系统评价报道与比不用加压弹力绷带包扎相比，应用IPC能够促进伤口愈合，快速充气放气比慢速更有效，且有证据显示可在应用加压弹力绷带基础上再用IPC，但需要进一步的研究证实[5]。

7. 加强康复锻炼　通过强度控制的走路和锻炼能够改善腓肠肌泵功能和下肢水肿。应指导患者适合个体强度的锻炼，定期评价腓肠肌泵功能和下肢水肿，特别是踝关节功能的改善情况（A级推荐）[1,10]。对于一些踝关节活动有限制导致腓肠肌泵功能障碍，静脉溃疡经久不愈的患者，应加强康复指导，鼓励步行锻炼，或给予康复器械锻炼以增强腓肠肌泵的功能[1,10,20]。指导患者在家庭做等张肌肉锻炼能够促进小腿肌肉功能和腓肠肌肉泵收缩力的恢复，有助于溃疡愈合（B级推荐）[1,10]。

8. 强化健康教育　教育患者下肢溃疡护理应具有连续性，促进愈合并预防复发，每三个月要复查一次，内容包括：①教育患者加压治疗是终身的，同时应做好相关体格检查、ABPI值测定、压力袜更换等[1,4-6]，早晨起床后第一时间要使用分级压力袜。定期更换分级压力袜（大约3个月）以保证最适宜的弹性（B级推荐）[1,10]。分级压力袜或加压设备使用期间必须要注意监测静脉水肿和静脉四肢溃疡的发生。②静脉曲张的动态治疗：包含体重管理，体重增长太多或太快会加重双下肢负重和影响双下肢血流，容易引起溃疡难愈或愈合的溃疡复发；适当锻炼比如行走，指导并帮助患者避免穿过紧的衣裤和跷二郎腿。③停止或减少吸烟，香烟中的尼古丁直接收缩血管影响血流；烟碱能使血管收缩，增高血液黏稠度，可能是脉管炎的一个重要诱因，要求患者严格戒烟。④避免外伤：患肢缺血或淤血性病损，局部营养不良，修复能力差，容易形成难以愈合的慢性溃疡，故需要避免小腿的机械性外伤。⑤避免盘腿而坐或长时间站立，这两种姿势都会影响下肢的血液循环。⑥适量锻炼：指导患者每天进行等张小腿肌肉训练（跖弯曲）及踮脚训练，白天每30分钟弯曲关节5~10次约1~2分钟，以避免静脉淤血并减少静脉的逆流；每天散步两次，每次约30分钟以帮助小腿肌肉把血液向上泵入腹腔静脉。制动的患者可以坐在摇椅上，每天用力摇动数次（用脚来发力）以提供肌肉泵功能以及关节弯曲训练，有助于此类患者的康复（B级推荐）[1,10]。⑦正确的足部护理：患者应该避免穿高跟鞋，以减少静脉反流。每天检查足部，发现水疱、伤口和皮肤/指甲改变时，及时到专业健康机构咨询就诊（B级推荐）[1,10]。⑧指导溃疡患者定期（1~2周）到专业健康机构进行检查和评估及处理溃疡；溃

阅读笔记

疡愈合患者每 3 个月 1 次到专业健康机构进行检查和评估溃疡复发的危险(B 级推荐)[1,10]。⑨根据身高体重和肝肾功能结果制订个体化口入营养食谱,维持足量的营养摄入(B 级推荐)[1,10]。⑩防寒冻、潮湿、劳累:环境温度低于 17℃时,患肢病变局部循环不良,营养障碍呈持续性缺血、淤血改变;户外活动,过度劳累可使患部耗氧量增加,环境寒湿、通风不良等亦可致病情加重,宜注意防范。

(四)预防

静脉溃疡重在预防发生和再次发生(复发),除了上述强化健康教育内容外,建议根据个体状态采取个体化预防措施,降低下肢静脉溃疡发生的风险,并动态调整和评价效果,以提高预防护理的有效性(C 级推荐)[9,10]。在溃疡愈合后要重点教育患者做到以下预防复发的措施:每日穿弹力袜,按照每个弹力袜生产商的建议做好穿弹力袜的护理,至少每 6 个月更换一双弹力袜。不鼓励患者自己治疗。避免腿部的意外创伤,休息期间将腿部抬高,高于心脏水平。肢体皮肤破溃或创伤后要早期处理。需要适当走路和锻炼踝关节移动能力。适当的皮肤护理,避免使用过敏产品。根据症状再评估的基础上终身采用压力治疗(C 级推荐)[9,10]。

四、评价证据

由于目前不同国家、不同的学术组织针对下肢静脉溃疡问题制订了不同的临床实践指南,指南质量也参差不齐,因此对于临床实践指南也应进行评价,以判断指南是否具有重要性、是否适合于在我国推荐使用。目前美国伤口造口失禁护理协会(WOCN)2011 版的指南、RNAO 的 2008 年版“下肢静脉溃疡护理临床实践指南”中 A 级和 B 级推荐尚不足,主要是由于原始研究证据的质量较低,导致临床实践指南无法依据高质量的证据制订更可靠的推荐意见。近 5 年的指南更新主要是针对压力治疗的,其他的偏少,特别是缺少负压伤口治疗和其他物理辅助治疗的循证依据。另外,RNAO 和 WOCN 推荐的措施中某些因我国的客观条件限制,目前阶段尚很难在我国推广,如非接触式低频超声治疗、加压治疗、负压伤口治疗、电刺激等。

来自 Cochrane 的 6 篇系统评价主要评价了下肢静脉溃疡的处理措施,该系统评价均来随机对照试验,但因原始研究样本量较少,或方法论上尚需进一步改进,且由于受试人群均来自西方,因此结果应用时应注重实践情景和文化的差异性,而且由于在措施的选择上 6 篇系统评价尚存在一些不一致的结论,因此应用时应综合考虑临床情景和专业判断进行措施的选择和决策。

五、总结与建议

(一)静脉溃疡评估的证据总结

1. 评估下肢溃疡患者时应综合性全面评估,包括测量血压、体重、血糖、多普勒超声检测踝肱压力指数(ankle brachial pressure index,ABPI)、溃疡史、溃疡治疗史、复发史、反应和症状、双侧肢体评估、疼痛评估、营养评估、有无过敏、心理状态(包括生活质量)、功能状况、认知、情感状态和自理能力(C 级推荐)。

2. 评估时首先应区分静脉性溃疡与动脉性溃疡(C 级推荐)。静脉性溃疡的 ABPI 通常 >0.9,而动脉性溃疡 ABPI 通常 <0.9(C 级推荐)。

3. 应该由经过培训和有经验的专业人员实施评估和综合性检查(C 级推荐)。

4. 如果治疗未达到预期效果,需要综合性评估和再评价治疗计划(C 级推荐)。

5. ABPI 应该由经过培训的专业人员实施检测,以排除外周动脉性疾病,特别是在实施压力治疗前要检测(B 级推荐)。

6. 细菌数量 $>10^5$ 时,表明有感染存在(B 级推荐)。

7. 对溃疡局部伤口应定期测量伤口长度和宽度,并作记录以监测疗效和进展(B 级推荐)。

8. 静脉性溃疡和动脉性溃疡均可引起疼痛,应评估患者局部的疼痛状况,区分疼痛的原

阅读笔记

因,指导进行止痛(B级推荐)。

9. 超声波检查对于诊断静脉疾病的解剖和血流动力血异常是最可靠且非侵入性的检查(A级推荐)。

10. 应评估感染的症状和体征(A级推荐)。

(二) 下肢静脉溃疡治疗的证据总结

1. 表浅静脉功能不良者应考虑请血管外科会诊治疗(A级推荐)。

2. 己酮可可碱与压力治疗联合对静脉溃疡有明显疗效(A级推荐)。

3. 当下肢静脉溃疡合并蜂窝织炎或全身性感染时,可以考虑短期、足量全身使用抗生素治疗以控制感染(B级推荐)。

4. 高频超声波治疗可以缩小慢性静脉溃疡面积,作为对静脉溃疡愈合有一定的作用(A级推荐)。

5. 可以考虑电刺激治疗下肢溃疡(B级推荐)。

6. 高弹力的压力绷带治疗溃疡的效果优于低弹力的压力绷带(A级推荐)。

7. 压力绷带治疗应由经过适当训练并有经验的专业人员实施(B级推荐)。

8. 应该充分理解压力绷带治疗的实践方法和不良反应(B级推荐)。

9. 慢性静脉功能不良者可选择充气压力泵实施外部的压力治疗(A级推荐)。

10. 应指导患者适合个体强度的锻炼,定期评价腓肠肌泵功能和下肢水肿,特别是踝关节功能的改善情况(A级推荐)。

11. 适当使用清洗和清创来处理感染(B级推荐)。

12. 取得患者配合,建立疼痛管理目标和适当的策略,以确保采用综合性方法实施护理计划(A级推荐)。

13. 局部使用抗生素或抗菌制剂是常见的过敏原,应该避免使用(B级推荐)。

14. 如果溃疡细菌负荷量 $>10^5$,可以考虑短期使用外用含银敷料治疗(约2周)(B级推荐)。

15. 对邻近的静脉进行辅助性硬化剂注射治疗能够显著增强压力绷带的作用(B级推荐)。

16. 使用效果最大化和药物不良反应最小化原则实施疼痛管理计划,包括:多种模式的镇痛方法;需要时改变阿片类药物的剂量和使用途径;预防、评估和处理使用阿片类药物期间的不良反应;预防、评估和处理阿片类药物的风险(A级推荐)。

17. 如果一个溃疡经过治疗4周没有愈合或者缩小率≤40%应该考虑要改变治疗方法(B级推荐)。

18. 溃疡清洗应保持简单化,通常可使用温的饮用水或生理盐水(B级推荐)。

19. 不要在伤口局部应用消毒灭菌制剂(例如次氯酸钠、过氧化氢、醋酸等)来减少局部细菌量(B级推荐)。

20. 评价非药物措施(生理或心理的)的作用和与药物潜在的相互作用(A级推荐)。

21. 指导、教育患者及其家庭与照顾者有关护理计划中的疼痛管理策略(A级推荐)。

22. 利多卡因软膏能缓解静脉溃疡锐器清创后的疼痛(B级推荐)。

23. 水凝胶或水胶体敷料可以减少溃疡患者的疼痛(B级推荐)。

24. 对清洁的溃疡应尽可能减少清创次数及量(B级推荐)。

25. 避免在下肢静脉溃疡的皮肤上使用黏合剂,以免损伤脆弱的皮肤(B级推荐)。

26. 湿性环境可促进细胞的移行、增生、分化,形成血管神经(A级推荐)。

27. 敷料应选择简单、低黏附性、容易被患者接受、有较好的成本效益的(A级推荐)。

28. 使用相同的评价工具连续再评估患者对疼痛管理策略的反应,再评估频度根据以下情况而定:疼痛的表现;疼痛强度;患者用药后的稳定性;疼痛类型,如急性或持续性疼痛;实践环境(B级推荐)。

阅读笔记

29. 沟通和记录患者对疼痛管理计划的反应（B 级推荐）。

30. 根据伤口渗出及有无继发感染决定敷料更换的间隔时间，局部适当保暖（A 级推荐）。

31. 对疑有皮肤过敏的患者请皮肤科专家会诊，做接触试验确诊或排除。必须考虑避免接触已经识别的过敏原和治疗中的医疗装置（B 级推荐）。

32. 采用加压治疗比非加压治疗更易促进静脉性下肢溃疡愈合和缩短愈合时间（A 级推荐）。

33. 用低强度的绷带加压治疗可以减轻疼痛（B 级推荐）。

34. 多层包扎比单层包扎效果更好（A 级推荐）。

35. 高强度的压力绷带治疗比低强度的加压治疗更有效（A 级推荐）。

36. 加压治疗的适应证是下肢 ABPI>0.8 的静脉性溃疡（A 级推荐）。

（三）下肢静脉溃疡预防的证据小结

1. 穿分级压力袜的患者应同时辅以适当的运动，例如步行等，以保证踝关节和腓肠肌的功能（A 级推荐）。

2. 指导患者在家庭做等张肌肉锻炼能够促进小腿肌肉功能和腓肠肌肉泵收缩力的恢复，有助于溃疡愈合（B 级推荐）。

3. 定期更换弹力袜（大约 3 个月）以保证最适宜的弹性（B 级推荐）。

4. 患者应该避免穿高跟鞋，以减少静脉反流。每天检查足部，发现水疱、伤口和皮肤（指甲）改变时，及时到专业健康机构咨询就诊（B 级推荐）。

5. 指导溃疡患者定期（1~2 周）到专业健康机构进行检查和评估及处理溃疡；溃疡愈合患者每 3 个月 1 次到专业健康机构进行检查和评估溃疡复发的危险（B 级推荐）。

6. 根据身高体重和肝、肾功能结果制订个体化口入营养食谱，维持足量的营养摄入（B 级推荐）。

（四）证据应用

应用以上证据，应对该下肢静脉溃疡的病例应进行全面的评估，包括局部和全身状况，并进行超声波检查，以确定下肢血管的血流状况和 ABPI 值。

针对该患者的评估结果，制订的护理计划应包括初步的伤口处理、伤口感染的诊断与治疗，针对下肢血管的检查结果，辅以物理治疗、压力治疗和健康教育等。其中伤口处理应保证湿性疗法的原则，局部使用含银敷料抗感染，结合压力绷带治疗（图 29-2），压力治疗期间指导患者监测有无疼痛加剧和皮肤颜色改变，如果发生改变应该即刻停止加压治疗，并监测 ABPI 值和调整压力。在治疗和康复期间，需要关注患者的心理状况，给予积极的心理支持。同时指导患者每日皮肤清洁方法和合理活动的方式及活动量，休息时注意抬高患肢。家属是重要的支持者，对家属也要进行全面系统的健康教育，强化家属对患者疾病的理解能力、照护能力，这对于提高患者治疗依从性和自我效能尤其重要。对这类患者应动态评估其溃疡大小、局部状况与全身反应，及时调整治疗护理方案，直至获得理想的愈合结果（图 29-3）。

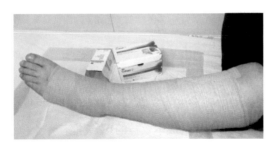
图 29-2　静脉溃疡采用压力绷带治疗

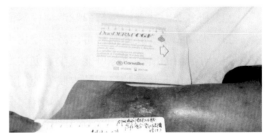
图 29-3　静脉溃疡治疗 42 天愈合

阅读笔记

（蒋琪霞）

附 29-1　所依据的证据分级系统（SIGN，2012）

Ⅰa：证据来自 RCT 的 Meta 分析或系统评价。

Ⅰb：证据来自至少一个 RCT。

Ⅱa：证据来自至少一个设计良好的对比研究，无随机方法。

Ⅱb：证据来自至少一个设计良好的半实验研究，无随机方法。

Ⅲ：证据来自至少一个设计良好的非实验性研究，如比较性研究、相关性研究和病例研究。

Ⅳ：证据来自专家委员会报告或建议，和（或）临床权威作者的临床经验。

附 29-2　所依据的推荐意见的分级系统（RNAO，2008）

A 级推荐：证据来源于至少一项 RCT，或对 RCT 的系统评价；

B 级推荐：证据来源于设计严谨的临床研究，但缺乏随机对照实验；

C 级推荐：证据来源于专家委员会报告或建议，或（和）权威部门的临床经验，但缺乏能够直接应用的高质量研究。

主要参考文献

［1］Wound，Ostomy and Continence Nurses Society（WOCN）. Guideline for Management of Wounds in Patients with Lower-Extremity Venous Disease. 2011，NJ：Mount Laurel.

［2］Tricco AC，Antony J，Vafaei A，et al. Seeking effective interventions to treat complex wounds：an overview of systematic reviews. BMC Medicine，2015，13（3）：89-112. DOI 10.1186/s12916-015-0288-5

［3］Asim Hussain SM. A comparison of the efficacy and cost of different venous leg ulcer dressings：a retrospective cohort study. Inter J Vascular Med，2015，2015（3）：1-6.

［4］Wilkinson EAJ. Oral zinc for arterial and venous leg ulcers. Cochrane Database of Systematic Reviews 2014，9. CD001273. DOI：10.1002/14651858.CD001273.pub3.

［5］Nelson E，Hillman A，Thomas K. Intermittent pneumatic compression for treating venous leg ulcers. Cochrane Database of Systematic Reviews，2014，5. CD001899. DOI：10.1002/14651858.CD001899.pub4.

［6］Cullum N，Al-Kurdi D，Bell-Syer SEM. Therapeutic ultrasound for venous leg ulcers. Cochrane Database of Systematic Reviews，2010，6. CD001180. DOI：10.1002/14651858.CD001180.pub3

［7］Aziz Z，Cullum N. Electromagnetic therapy for treating venous leg ulcers. Cochrane Database of Systematic Reviews，2015，7. CD002933. DOI：10.1002/14651858.CD002933.pub6.

［8］Lo SF，Chang CJ，Hu WY，et al. The effectiveness of silver-releaseing dressings in the management of non-healing chronic wounds：a meta-analysis. J Clin Nurs，2009，18（5）：716-728.

［9］O'Meara S，Cullum N，Nelson EA，et al. Compression for venous leg ulcers. Cochrane Database Syst Rev，2012，11：CD000265.

［10］Registered Nurses Association of Ontario（RNAO）. Nursing Best Practice Guideline：Assessemnt and management of venous leg ulcers.［EB/OL］. http://rnao.cn/hpg/guidelines/assess-and-management-venous-leg-ulcers. 2007 revision. 2017-09-29.

［11］Wound Ostomy and Continnence Nurses Society. Guideline for Management of Wounds in Patients with Lower-Extremity Arterial Disease. New Jesey，2008：1-35.

［12］Fletcher J，Moffatt C，Partsch H，et al. Principles of compression in venous disease：a practitioner's guide to treatment and prevention of venous leg ulcers.［EB/OB］（2013-5-10）（2016-6-5）Available from：www.woundsinternational.com

［13］Rüttermann M，Maier-Hasselmann A，Nink-Grebe B，et al. Clinical practice guideline：Local treatment of chronic wounds in patients with peripheral vascular disease，chronic venous insufficiency and diabetes. Dtsch Arztebl Int，2013，110（3）：25-31.

［14］Registered Nurses' Association of Ontario（RNAO）. Clinical Best Practice Guideline：Assement and

Management of Pain［EB/OL］. http://rnao.ca/bpg/guidelines/Assement-and-Management-of-pain.pdf. 2013-12/2015-9-29.

［15］World Union of Wound Healing Societies（WUWHS).Principles of best practice：compression in venous leg ulcers. A consensus document. London，MEP Ltd，2008.

［16］Keryln C，Keith H，Janet C，et al. Wound infection in clinical practice：an international consensus. Intern Wound J，2008，5（3）：1-14.

［17］Scallon C，Bell-Syer SEM，Aziz Z. Flavonoids for treating venous leg ulcers. Cochrane Database of Systematic Reviews 2013，5. CD006477. DOI：10.1002/14651858.CD006477.pub2.

［18］Wu B，Lu J，Yang M，et al. Sulodexide for treating venous leg ulcers. Cochrane Database of Systematic Reviews，2016，6. CD010694. DOI：10.1002/14651858.CD010694.pub2.

［19］World Union of Wound Healing Societies（WUWHS).Principles of best Practice：Minimising pain at dressing-related procedures："Implementation of pain relieving strategies". Evidence Informed Practice. London，MEP，2008.

［20］Solowiej K，Mason V，Upton D，et al. Psychological stress and pain in wound care，part2：a review of pain and stress assessment tools. J Wound Care，2010，19（3）：110-115.

［21］Dumville JC，Land L，Evans D，et al. Negative pressure wound therapy for treating leg ulcers. Cochrane Database of Systematic Reviews，2015，7. CD011354. DOI：10.1002/14651858.CD011354.pub2.

［22］Marston WA，Armstrong DG，Reyzelman AM，et al. A multicenter randomized controlled trial comparing treatment of venous leg ulcers using mechanically versus electrically powered negative pressure wound therapy. Advances in Wound Care，2014，4（2）：75-83.

［23］Dolibog P，Franek A，Taradaj J，et al. A comparative clinical study on five types of compression therapy in patients with venous leg ulcers. Inter J Med Scien，2014，11（1）：34-43.

［24］Jemec GBE，Kerihuel JC，Ousey K，et al. Cost-effective use of silver dressings for the treatment of hard-to-heal chronic venous leg ulcers. PLOS ONE，2014，9（6）：e100582：1-6.

［25］Kahle B，Hermanns HJ，Gallenkemper G. Evidence-based treatment of chronic leg ulcers. Dtsch Arztebl Int，2011，108（14）：231-237.

第三十章　脑卒中后吞咽困难识别与管理的循证实践

脑卒中是严重危害人类健康和生命安全的一类脑血管疾病，具有高发病率、高致残率和高病死率的特点。2010 年全球疾病负担报告显示，脑卒中已经是危害人类健康的第二大死因[1]，是影响伤残调整生命年的第三大因素[2]。中国是全世界脑卒中发病率最高的国家，由于脑卒中幸存者较多，也是脑卒中高负担国家之一。脑卒中患者常常会伴随一系列症状，如失语症、构音障碍、感觉障碍、焦虑和抑郁、吞咽困难等。其中吞咽困难是脑卒中患者较为常见且严重的症状之一。研究显示急性脑卒中患者中，50% 的患者存在口咽部吞咽功能障碍，其中 40% 的患者一年后仍然存在不同程度的吞咽困难症状[3]。脑卒中后吞咽困难如果不能被及时发现并及早治疗，会引起一系列并发症，增加吸入性肺炎、脱水及营养不良的风险，增加医疗耗费，严重影响患者的生活质量，最终导致病死率增加，给国家、社会及家庭带来了沉重的负担。

一、临床情景及护理问题

(一)临床情景

> 陈先生,68 岁,因无明显诱因突发左侧肢体活动不利入院,入院时患者神志清楚,言语不利,吐字不清,可勉强语言交流,右侧口角向对侧歪斜,患者饮水有呛咳,食量一般,发声困难,无咽痛、恶心、呕吐、腹部胀痛等不适。患者既往有高血压 20 余年,发现血糖升高 20 余天,否认肺结核、输血史、外伤史,否认食物过敏史,否认吸烟史,饮酒 30 余年,戒酒 15 余年。查体:BP 143/86mmHg,P 75 次 / 分,心肺听诊无明显异常,左侧肢体肌力 3⁺级,右侧肢体肌力 5⁻级,左侧肢体痛温觉减退、两点辨别觉减退,左侧巴宾斯基征阳性,入院诊断为"脑梗死急性期"。患者有饮水呛咳,进食困难,每日仅能进食少量液体,且患者及其家属缺乏吞咽困难护理相关知识。

(二)护理问题

1. 如何早期识别脑卒中患者吞咽困难的发生？
2. 识别吞咽困难及其程度的有效工具有哪些？

阅读笔记

3. 管理脑卒中后吞咽困难患者的最佳证据(措施)有哪些?

4. 如何对患者进行最佳的个体化的饮食护理?

5. 如何基于最佳证据对脑卒中患者进行吞咽困难标准化的识别与管理? 有无标准化的流程?

二、检索证据

以脑卒中、脑中风、脑梗死、脑梗塞、脑栓塞、脑血管意外、脑出血、脑血管疾病、吞咽困难、吞咽障碍、咽下困难为中文检索词。以 stroke、cerebral apoplexy、cerebrovascular accident、cerebrovascular disorders、cerebrovascular disease、hemorrhage、haemorrhage、haematoma、hematoma、cerebral infarction、brain infraction、dysphagia、impaired swallowing 为英文检索词,系统检索主要的指南网站,如 National Guideline Clearinghouse(NGC)、Scottish Intercollegiate Guidelines Network (SIGN)、National Institute for Health and Care Excellence(NICE)、New Zealand Guidelines Group (NZGG)等以及 JBI 循证卫生保健数据库。最终共纳入 5 部临床实践指南[4-8]和 2 个 JBI 证据总结[9,10]。指南的发布或更新时间在 2010—2013 年间。5 部指南中有 4 部主要针对脑卒中康复期患者,吞咽困难是其中的一部分,另外 1 部指南系统全面地介绍了脑卒中后吞咽困难的识别与管理。本文主要参考苏格兰指南协作网发布的指南[7]和 2 篇 JBI 证据总结[9,10]。

三、证据内容

(一) 吞咽困难的早期临床筛查

筛查也称为初步评估,是指采取相对简单快速、敏感性较高的方法,找出可能出现吞咽困难的患者,然后请专业人员进行进一步的全面评估。筛查如果没有发现吞咽异常,则不必限制患者经口进食或饮水。

吞咽困难常导致误吸和经口摄入量减少,进而引起一系列潜在并发症,如肺炎、营养不良和脱水等。研究显示脑卒中患者并发吞咽困难会增加下呼吸道感染的风险(2++ 级证据),而这些并发症是可以避免和逆转的,实施吞咽困难的管理项目能够降低肺炎的发生率(2++ 级证据)。所有脑卒中患者在进食或饮水前应常规进行吞咽困难筛查(C 级推荐)[7]。

1. 吸入性肺炎的风险筛查   误吸会增加吸入性肺炎的发生风险。因此,要识别吸入性肺炎的风险,应首先进行误吸筛查。临床中,常采用饮水试验来筛查误吸风险,即在患者饮水吞咽动作过程中辨别是否发生呛咳或有嗓音的改变,以此来识别潜在的误吸可能性。研究显示该试验在预测误吸风险上的灵敏度大于 70%,特异性在 22%~66% 之间,被认为是有效且敏感的误吸筛查方法(2++ 级证据)[7]。JBI 证据总结中一项针对脑卒中吞咽困难筛查试验有效性的系统评价发现,饮水试验是筛查的一个重要组成部分(JBI,2 级证据)[9,10]。饮水试验应作为脑卒中患者误吸风险筛查方法的一部分(B 级推荐)[7,9,10],但是对于不能保持清醒的脑卒中患者不应进行任何需要吞咽的检查(B 级推荐)[9,10]。

吞咽困难与肺损伤或肺损伤的危险因素(如慢性阻塞性肺疾病,吸烟或咳嗽等)同时存在可能会增加吸入性肺炎的发生风险(2+ 级证据)。老年患者不能自主进食,龋齿或存在致龋菌等口腔问题都是误吸性肺炎的危险因素(2+ 级证据)。故采集临床病史时需要考虑患者当前存在的并发症及其他吸入性肺炎的危险因素(如是否吸烟或者有无呼吸道疾病),以明确吸入性肺炎的风险是否增加(C 级推荐)[7]。

2. 吞咽功能的评估   研究者评估急性脑卒中后患者吞咽功能的自然恢复情况,发现许多吞咽困难者能够在住院 1 周内恢复吞咽功能,大多数患者在 2 周后吞咽功能明显改善(3 级证据)。故吞咽困难者应该在住院 1 周内每天进行吞咽功能的监测,明确是否快速康复,观察结果应该列在护理计划中(D 级推荐)[7]。

阅读笔记

一个典型的吞咽困难筛查程序应包括:初步观察患者的意识水平和评估患者对姿势的控制程度。如果病人能够积极配合并能保持直立的姿势,筛查程序还应包括:观察患者的口腔卫生;对口腔分泌物的控制;如果合适,进行饮水试验(B级推荐)[7]。

JBI证据总结中一项对脑卒中后吞咽困难高质量筛查试验的系统评价发现共有4项筛查试验符合"简单、有效、可靠、敏感和特异性"的筛查标准。这些分别是:口咽与吞咽检查;床边误吸测试;Gugging吞咽功能评估表(Gugging Swallowing Screen,GUSS)和多伦多床旁吞咽筛查试验(Toronto bedside swallowing screening test,TOR-BSST)(JBI,2级证据)。推荐使用上述4项工具进行脑卒中后吞咽困难的筛查(B级推荐)[10]。

(二)吞咽困难识别和管理的相关培训

研究表明,在标准化吞咽功能评估方面,接受过全面培训(包括理论和实践)的评估者的评价者间信度更高(3级证据)。普遍认为,护士在吞咽困难的早期识别和管理中起着至关重要的作用。一项针对描述性研究的系统评价建议,护理在该方面的知识和实践应包括:识别危险因素和早期症状,观察饮食和饮酒习惯,监测体重、体重指数和水化情况(4级证据)。所以为护士设计的培训内容需要包括:吞咽困难的危险因素,吞咽困难的早期体征,观察饮食习惯,饮水试验,机体水化情况的监测,体重和营养不良风险的监测(D级推荐)[7]。

JBI证据总结中,一项评估护士角色在识别和管理急性神经功能缺损患者吞咽困难中作用的系统评价表明:护士主导的吞咽困难筛查能有效降低患者的肺部感染发生率;接受过培训的护士可能提高吞咽困难的检出率;对护士进行相关培训能够提高筛查的数量和准确性。培训项目已被证实能够提高护士知识和改善患者结局。培训的重点内容包括:吞咽和吞咽异常的解剖学和生理学;吞咽困难的危险因素、症状和体征;护理评估技术:理论与实践;干预措施,如饮食和营养、喂养技术、环境、适应性设备和姿势;急救程序;药物;组织护理计划;转介准则及护士在团队中的作用(JBI,2级证据)。由接受过培训的护士主导的吞咽困难筛查能够有效地促进吞咽困难检出率和减少肺部感染(A级推荐)。吞咽困难的相关培训能够提高护士的实践水平(A级推荐)[9]。

(三)吞咽困难的干预措施

吞咽困难的干预方法包括食物改进(食物质量与性状的改进)、改变体位与姿势的代偿性方法以及吞咽功能恢复的干预技术等。

1. 食物改进和代偿性方法　食物改进是指改变食物或液体的结构或者黏度,是吞咽困难的基础干预。代偿性方法是指头或身体姿势的调整,包括转头、低头、交互吞咽等方法,虽然不能改善吞咽功能,但可减少误吸和增加食物摄入量。对患者的食物进行改进和姿势代偿性方法的指导最好在使用纤维光学内镜吞咽评估(fiberoptic endoscopic examination of swallowing,FEES)或改良吞钡造影(modified barium swallow,MBS)之后进行(3~4级证据)。对吞咽困难患者进行全面的吞咽功能评估之后,给予食物改进和代偿性方法(包括姿势和手法)的建议(D级推荐)。改变食物结构使其具有吸引力和引起患者食欲,患者应该有选择食物的机会(D级推荐)[7]。

2. 吞咽困难的康复干预　吞咽困难的康复干预是以改善吞咽生理为目标的锻炼方法,每种方法都可针对某个吞咽器官功能异常而改善其功能,降低并发症。一项针对吞咽困难行为干预的随机对照试验研究结果显示:与常规护理和低强度行为干预相比,高强度的干预能够使更多患者在6个月后恢复正常饮食和吞咽功能。对脑卒中后吞咽困难患者开展标准的早期吞咽干预项目(包括积极治疗和饮食调整)能给患者带来更有利的结局(1+级证据)。有研究显示舌骨上肌群的力量训练对增加环咽肌打开程度、喉前伸幅度及减少误吸有明显效果(1+级证据)。一项队列研究显示舌肌训练对所有患者都有效(2-级证据)。目前现有的关于电刺激治疗吞咽困难的研究结果尚无一致性结论,有研究显示口腔电刺激对脑卒中后吞咽困难无明显

阅读笔记

疗效(1－级证据),另外针对神经肌肉刺激疗法对脑卒中吞咽困难的有效性试验得出了矛盾的结论(1－级证据)[7]。

所有吞咽困难持续 1 周以上的患者,应对其进行评估,以确定其是否适合康复性的吞咽干预方案(D 级推荐)。吞咽困难患者应该进行口咽部吞咽功能的康复训练,包括食物改进、代偿性方法和恢复性练习(B 级推荐)[7]。

(四) 营养干预

1. 口服营养补充剂　脑卒中后营养不良会延长住院时间,增加并发症的风险,同时也是 6 个月后不良预后的独立指标。一个大型的多中心随机对照试验不支持常规使用口服营养补充剂。一项 Meta 分析却显示为营养不良患者口服营养处方降低了病死率和并发症(2++ 级,2+ 级证据)。营养筛查后确定有营养不良和营养不良风险的患者,应该请营养师会诊并考虑将口服营养补充剂处方作为其整体营养保健计划的一部分(C 级推荐)[7]。

2. 管饲　管饲喂养包括两种方法:鼻饲管(nasogastric tubes,NG) 或者经皮胃镜下胃造口术(percutaneous endoscopic gastrostomy,PEG)。NG 放置快速,技术难度不高,相关的病死率罕见,但需要定期更换。长期放置常见的并发症有:可能误置于气管内、食管炎、管道摩擦或压迫导致的黏膜溃疡等。PEG 从美观角度来讲更易于被患者接受,可长期使用。PEG 是有创操作,需要通过外科方法和内镜来完成,技术相关的病死率是 0~2.5%,常见并发症有轻度的皮肤感染、导管堵塞和漏、胃出血、严重的腹壁感染和胃瘘等。

一项前瞻性队列研究表明,对营养不良的脑卒中后吞咽困难患者进行早期肠内营养是有益的。放置 PEG 的前提是吞咽功能受损,需要超过 2 个星期肠内喂养并且至少有 2 次无法耐受 NG 喂养(2+ 级证据)。另外有研究显示患者在住院 5~7 天有明显的吞咽困难提示存在营养恶化的高风险,应考虑早期 PEG(3+ 级证据)。故患者在早期康复阶段,多学科小组应该每周进行评估,以确定是否需要长期(>4 周)喂养(D 级推荐)。建议对于需要长期胃肠营养的患者(>4 周)给予 PEG 喂养。需要长期管饲的患者应该定期评估(B 级推荐)[7]。

(五) 其他

吞咽困难患者应保持良好的口腔卫生以促进口腔健康和病人舒适,特别是使用 PEG 或 NG 喂养的患者(D 级推荐)。护理人员、照看者和患者都应在喂养技术上接受培训,这些培训包括:姿势和饮食;食物的放置;对行为和环境因素进行调整;口腔护理的实施;处理窒息(D 级推荐)[7]。

五、总结与建议

目前国外脑卒中后吞咽困难患者识别与管理的相关指南整体质量较好,且指南推荐内容基本一致,指南条目适用性较好。可以借鉴这些国外高质量的指南,在我国进行指南的本土化实施,以指导和规范临床护理实践,提高临床医护服务质量。证据及推荐要点:

1. 所有脑卒中患者在进食或饮水前应常规进行吞咽困难筛查(B 级推荐)。

2. 饮水试验应作为脑卒中患者误吸风险筛查方法的一部分(B 级推荐)。

3. 推荐口咽与吞咽检查;床边误吸测试;Gugging 吞咽功能评估表和多伦多床旁吞咽筛查试验进行脑卒中后吞咽困难的筛查(B 级推荐)。

4. 吞咽困难患者应该进行吞咽康复训练,包括食物改进、代偿性方法和恢复性练习(B 级推荐)。

5. 建议对于需要长期胃肠营养的患者(>4 周)给予 PEG 喂养。需要长期管饲患者应该定期评估(B 级推荐)。

6. 吞咽困难患者应保持良好的口腔卫生以促进口腔健康和病人舒适,特别是使用 PEG 管或 NG 管喂养的患者(D 级推荐)。

阅读笔记

7. 为护士设计的培训内容需要包括:吞咽困难的危险因素,吞咽困难的早期体征,观察饮食习惯,饮水试验,机体水化情况的监测,体重和营养不良风险的监测(D 级推荐)。

8. 护理人员、照看者和患者都应在喂养技术上接受培训,这些培训包括:姿势和饮食;食物的放置;对行为和环境因素进行调整;口腔护理的实施;处理窒息(D 级推荐)。

在临床中可参考证据等级及推荐意见,结合临床实际情况及患者需求进行相关循证实践,同时评估实践过程中的障碍和促进因素,确保不同地区、组织、机构的因地制宜,切勿生搬硬套。

附 30-1　所依据的证据分级系统(SIGN,2001)

1++ 级证据:高质量随机对照试验的 Meta 分析、系统评价,或偏倚可能性很小的随机对照试验;

1+ 级证据:较高质量随机对照试验的 Meta 分析、系统评价,或出现偏倚可能性小的随机对照试验;

1– 级证据:随机对照试验的 Meta 分析、系统评价,或出现偏倚可能性大的随机对照试验;

2++ 级证据:高质量病例对照或队列研究的系统评价,或出现混杂、偏倚和机遇可能性很小而反映因果关联可能性大的高质量病例对照或队列研究;

2+ 级证据:出现混杂、偏倚和机遇可能性小而反映因果关联可能性较大的较高质量的病例对照或队列研究;

2– 级证据:出现混杂、偏倚和机遇可能性大而反映因素关联可能性明显不足的病例对照或队列研究;

3 级证据:非分析性研究,即病例报告、系列病例分析;

4 级证据:专家意见。

附 30-2　所依据的推荐意见的分级系统(SIGN,2001)

A 级推荐:直接适用于目标人群的 1++ 或 1+ 级证据;

B 级推荐:直接适用于目标人群的 2++ 级证据或 1++ 或 1+ 级证据的外推证据;

C 级推荐:直接适用于目标人群的 2+ 级证据或 2++ 级证据的外推证据;

D 级推荐:3 或 4 级证据,或 2+ 级证据的外推证据。

附 30-3　所依据的证据分级系统(JBI,2014)

JBI 干预性研究证据预分级,2014

证据等级	设计类型	具体描述
1 级证据	RCT/ 实验性研究	1a- 多项 RCT 的系统评价
		1b- 多项 RCT 及其他干预性研究的系统评价
		1c- 单项 RCT
		1d- 准 RCT
2 级证据	类实验性研究	2a- 多项类实验性研究的系统评价
		2b- 多项类实验性研究与其他低质量干预性研究的系统评价
		2c- 单项前瞻性有对照组的类实验性研究
		2d- 前后对照 / 回顾性对照的类实验性研究
3 级证据	观察性 - 分析性研究	3a- 多项队列研究的系统评价
		3b- 多项队列研究与其它低质量观察性研究的系统评价
		3c- 单项有对照组的队列研究
		3d- 单项病例对照研究
		3e- 单项无对照组的观察性研究

续表

证据等级	设计类型	具体描述
4 级证据	观察性 - 描述性研究	4a- 多项描述性研究的系统评价
		4b- 单项横断面研究
		4c- 病例系列研究
		4d- 个案研究
5 级证据	专家意见 / 基础研究	5a- 对专家意见的系统评价
		5b- 专家共识
		5c- 基础研究 / 单项专家意见

附 30-4　所依据的推荐意见的分级系统（JBI，2014）

JBI 推荐意见分级系统，2014

推荐级别	判断标准
A 级推荐：强推荐	1. 明确显示干预措施利大于弊或弊大于利；
	2. 高质量证据支持应用；
	3. 对资源分配有利或无影响；
	4. 考虑了患者的价值观、意愿和体验。
B 级推荐：弱推荐	1. 干预措施利大于弊或弊大于利，尽管证据尚不够明确；
	2. 有证据支持应用，尽管证据质量不够高；
	3. 对资源分配有利、或无影响、或有较小影响；
	4. 部分考虑或并未考虑患者的价值观、意愿和体验。

主要参考文献

［1］Lozano R，Naghavi M，Foreman K，et al. Global and regional mortality from 235 causes of death for 20 age groups in 1990 and 2010：a systematic analysis for the Global Burden of Disease Study 2010. Lancet，2012，380（9859）：2095-2128.

［2］Murray CJ，Vos T，Lozano R，et al. Disability-adjusted life years（DALYs）for 291 diseases and injuries in 21 regions，1990-2010：a systematic analysis for the Global Burden of Disease Study 2010. Lancet，2012，380（9859）：2197-2223.

［3］Smithard DG，Smeeton NC，Wolfe CD. Long-term outcome after stroke：does dysphagia matter？ Age Ageing，2007，36（1）：90-94.

［4］Australian National Stroke Foundation. Clinical Guidelines for Stroke Management，2010.［2016-11-28］. https://informme.org.au/Guidelines/Clinical-Guidelines-for-Stroke-Management-2010.

［5］Stroke Foundation of New Zealand. New Zealand Clinical Guideline for Stroke Management. 2010.［2016-11-28］. https://www.stroke.org.nz/stroke-health-professionals.

［6］Dawson AS，Knox J，McClure A，et al. Canadian Best Practice Recommendation for Stroke Care，2013，5（38）：1-15.

［7］Scottish Intercollegiate Guidelines Network（SIGN）. Management of patients with stroke：Identification and management of dysphagia，2010.

［8］National Clinical Guideline Centre（NCGC）on behalf of the National Institute for Health and Care Excellence（NICE）. Stroke Rehabilitation：Long Term Rehabilitation after Stroke，2013.

［9］The Joanna Briggs Institute. Evidence Summary：Post Stroke Dysphagia：Nursing Management.［2016-11-28］http://connect.jbiconnectplus.org/ViewDocument.aspx？0=12762.

［10］The Joanna Briggs Institute. Evidence Summary：Post Stroke Dysphagia：Risk Assessment.［2016-11-28］http://connect.jbiconnectplus.org/ViewDocument.aspx？0=12200.

（郝玉芳）

第三十一章　艾滋病患者症状护理和服药
依从性管理的循证实践

人类免疫缺陷病毒（HIV）是引起艾滋病的病毒，自1981年全球首次报道HIV感染病例以来，大约共有7800多万人感染HIV，3900多万人死于HIV相关感染，截至2015年底，全球仍有约3670万HIV阳性感染者，艾滋病仍然是全球重大的公共卫生问题之一[1]。截至2014年底，我国累计近37万例，在2014年我国艾滋病患者在治疗满1、5、10年生存率依次为92.2%、80.5%、69.6%[2]。高效抗反转录病毒治疗（highly active anti-retroviral therapy，HAART）是针对HIV病毒的有效治疗方案，一般是三种药物联合用药，但需终身服药，且要求服药依从性要保持在至少95%以上，但HAART治疗的各类药物均具有一定的不良反应，也会出现耐药问题。由于疾病的进展、药物的不良反应、合并症的出现使得95%的艾滋病患者都会出现各种不同程度的症状，且来自社会的耻辱和歧视，导致患者的焦虑、抑郁等负性心理症状常见，影响了患者的抗病毒治疗服药依从性和生活质量。艾滋病尚难治愈、终身治疗的特点也增加了艾滋病防治的长期性和复杂性，因此艾滋病患者症状护理和服药依从性管理是艾滋病护理的重要内容。为了应对全球艾滋病疫情，2014年联合国艾滋病规划署（The Joint United Nations Programme on HIV/AIDS，UNAIDS）提出了全球艾滋病治疗的"90-90-90的战略目标"[3]，即2020年前，全球90%的HIV阳性患者应该知晓自身HIV的感染状态，90%确诊HIV感染者应该接受持续的抗病毒治疗，90%持续抗病毒治疗者应该达到病毒学抑制。我国国务院办公厅2017年1月发布的《中国遏制与防治艾滋病'十三五'行动计划》[4]，也提出了2020年达到90-90-90战略目标。这一目标的实现需要全球艾滋病相关多学科专业人员开展基于证据的、不断优化的、连续的HIV/ADIS专业照护。在艾滋病治疗和照护领域有较多的临床实践指南和系统评价等证据。本章主要探讨艾滋病患者疾病相关症状护理和服药依从性管理的循证实践。

一、临床情景及护理问题

（一）临床情景

男，35岁，已婚，高中文化程度，近5年来一直离家在外地打工，打工期间有不洁性行为史，近来因"反复不规则发热3个月，伴轻度腹泻、体重减轻"就诊，经多方治疗效果

阅读笔记

463

不佳,在排除其他病因后,到当地卫生防疫站做艾滋病病毒(HIV)抗体检查,经酶联免疫吸附试验(ELISA)初查后呈 HIV 抗体阳性,后将血清标本送所在省的疾控中心检测,经 ELISA、明胶颗粒凝集试验(PA)检查,结果呈阳性,$CD4^+$ T 淋巴细胞 260 个 /μl,确诊该患者为 HIV 感染,收入当地艾滋病定点医院治疗。入院体格检查:体温 38.8℃,伴寒战,脉搏 88 次 / 分,呼吸频率 20 次 / 分,血压 128/80mmHg,体型消瘦,体质指数 18,颈部淋巴结肿大;有咳嗽等轻度上呼吸道感染症状,呼吸音粗,有哮鸣音,未闻及湿啰音;每日腹泻 4~5 次,稀便。X 线显示肺纹理粗,但未见异常阴影。患者对患艾滋病的疾病的诊断感到无法接受,情绪沮丧,有厌世情绪,不希望将病情告诉家人。入院后给予患者 AZT(齐多夫定)+3TC(拉米夫定)+NVP(奈韦拉平)方案抗病毒治疗,每日两次服药,并针对发热、腹泻、肺部感染进行对症处理 7 天,症状好转后出院,患者继续口服 HAART 药物,并门诊随访。出院半个月后,患者出现皮肤、口腔、眼部黏膜皮疹,呈全身弥漫性红斑,瘙痒不止,并有皮肤抓破,后停用了 HAART 药物。一月后复诊时发现患者出现右眼严重干涩,经眼科会诊后确诊为 NVP 联合其他药物引起泪腺损伤所致干眼症,用人工泪液滴眼维持,并修改抗病毒治疗方案为 TDF(替诺福韦)+3TC(拉米夫定)+LPV/r(洛匹那韦 / 利托那韦),继续观察治疗反应和不良反应。患者在治疗期间情绪波动较大,对未来感到无望,诊断至今已经没有继续工作,认为外界的歧视使他感到身心疲惫,情绪低沉。

(二)护理问题

1. 针对该患者出现的发热、皮疹、腹泻、干眼等症状,应如何处理?
2. 针对患者的情绪沮丧,应如何帮助患者应对?
3. 针对社会对艾滋病患者的歧视问题,如何帮助患者应对?
4. 针对患者服药依从性不佳的情况,如何保证其服药依从性达到 95% 以上?

二、检索证据

以中文检索关键词"HIV/AIDS、症状管理、艾滋病相关性发热、腹泻、皮疹、干眼症、服药依从性、心理支持、反歧视",英文检索关键词"HIV/AIDS,symptom management,HIV/AIDS-related fever,diarrhea,skin rash,xerophthalmia,medication adherence,psychological support,HIV/AIDS-related stigma/ discrimination"检索该领域的相关证据资源,主要检索了 The Cochrane Library、The Joanna Briggs Institute、National Guideline Clearinghouse(NGC)、World Health Organization(WHO)等机构数据库中的相关指南、系统评价、证据总结,以及全球艾滋病专业协会如 International Association of Providers of AIDS Care(IAPAC),AIDSinfo、HIV Medicine Association of the Infectious Diseases Society of America、American Association of Nurses in AIDS Care(ANAC)等专业组织网站中的相关指南,并检索了 Medline、Embase、PsycINFO、CINAHL、中国生物医学文献数据库(CBMdisc)、中国知网(CNKI)、万方数据库、维普数据库等中、英文综合性文献数据库中的系统评价和原始研究,检索日期范围为建库至 2016 年 12 月。下述内容主要来源于中华医学会感染病学分会艾滋病学组的 2015 年版"艾滋病诊疗指南第三版"[5]、美国感染性疾病协会艾滋病诊疗组的 2013 版"艾滋病诊疗指南"[6]、美国艾滋病护理协会(Association of Nurses in AIDS Care,ANAC)2013 版关于 HIV 相关性发热、焦虑、抑郁的指南[7,12,13]、WHO 2010 版关于"HIV 感染的儿童腹泻管理指南"[8]、美国胃肠道疾病学会 2016 版"成人感染性腹泻诊疗指南"[9]、中国医师协会皮肤科分会(2009)和中华医学会皮肤性病学分会(2011)关于皮疹治疗的专家共识[10]和指南[11]、国际艾滋病照护者协会(International Association of

阅读笔记

Providers of AIDS Care,IAPAC)2015版"艾滋病照护连续性指南"[14]、国际艾滋病医师治疗协会(International Association of Physicians in AIDS Care,IAPAC)2012版关于"改善患者接受并持续获得抗病毒治疗及依从性的指南"[16]。

三、证据内容

(一)艾滋病及治疗所致症状评估和护理

近10年来,由于抗反转录药物的研发和联合使用,使得艾滋病所造成的病死率已经大大降低。艾滋病患者生命周期得到极大地延长,用药物控制住患者体内病毒载量之后,艾滋病已经从一种"快速致死"的传染病渐渐演变成为具有传染特性的慢性疾病。HIV/AIDS感染的主要临床表现为疲劳、发热、腹泻、体重下降、淋巴结肿大、认知能力减退等[5,6];机会性感染发生率依次为中肺部感染、念珠菌感染、结核病、非结核分枝杆菌、单纯或带状疱疹病毒感染等。长期服用HAART类药物不良反应也十分明显,包括疲劳、皮疹、头痛、恶心、腹泻、睡眠障碍、记忆力减退、性功能减退、肝肾功能受损等[5,6]。约95%以上的患者服药后会产生不同程度的负性体验[6]。因此,艾滋病相关症状管理是艾滋病护理实践的重要内容之一。

1. 发热　发热是HIV感染者和AIDS患者最常见的症状之一。发热的原因包括以下方面:①HIV急性感染:在初次感染HIV后2~4周,由于HIV病毒的高水平复制和免疫系统急性损伤,大多数患者会出现一过性症状,其中以发热最为常见,发生率约达到80%,可伴有咽痛、盗汗、恶心、呕吐、腹泻、皮疹等症状,约持续1~3周;②机会性感染:艾滋病患者免疫力低下所造成的多种机会性感染均易造成发热,如结核病、肺孢子菌肺炎、隐球菌脑膜炎、弓形虫脑病等;③其他原因:如药物反应、艾滋病相关性肿瘤等。在40%~70%的HIV感染者中,发热是HIV感染早期或艾滋病疾病进展的典型症状之一。长期持续不明原因的发热也是艾滋病晚期的典型表现。年龄与感染引起的体温升高水平相关,年轻患者病毒感染时的体温升高幅度较大,老年患者的发热反应较为迟钝[7]。

美国艾滋病护理协会(Association of Nurses in AIDS Care,ANAC)2013年发布的关于艾滋病相关性发热处置的证据建议增加HIV感染者和AIDS患者体温测量的频率,每班至少一次(Ⅲ级证据,A级推荐)[7],推荐采用无创口腔测量的方法评估患者的发热。同时应及时评估发热的原因、发热的程度、热型,并评估发热对患者中枢神经系统、循环系统等带来的影响,例如是否出现头痛、头晕、心率加快等影响,评估持续高热者对患者心理状况带来的不良影响,往往持续高热的患者焦虑及忧郁心理更为明显,极度担心病情及不良后果(Ⅲ级证据,A级推荐)[7]。

在发热的处置上,建议及时评估并补充患者因发热丢失的体液,保证每日入水量在3000ml左右,少量多餐,进食高热量、高维生素、营养丰富的半流质或软食,做好皮肤护理、口腔护理;保持病室内空气清新,每日2次紫外线消毒,及时进行物理降温,根据医嘱进行药物降温。加强对发热患者进行使用解热镇痛药合理用药的健康教育,避免因解热镇痛药药物滥用而出现胃肠道毒性、出血、溃疡、肾损害和肝毒性等不良反应(Ⅲ级证据,A级推荐)[7]。

2. 腹泻　HIV感染者和AIDS患者中约有50%(累计患病率)会存在腹泻症状,尤其是当CD4+T淋巴细胞水平下降和疾病急性进展时。评估应是处理艾滋病相关性腹泻的第一步。艾滋病相关性腹泻与细菌、真菌、病毒、寄生虫感染有关,也可能是抗病毒治疗药物的不良反应所致,例如洛匹那韦/利托那韦(LPV/r)、去羟肌苷(ddI)、替拉那韦(TPV)、利托那韦(RTV)、依曲韦林(ETV)等[5,6]。

WHO关于婴儿和儿童艾滋病相关腹泻管理指南(2010版)建议[8],腹泻的临床评估内容包括:①出现腹泻的时间、具体发生的情况和持续的时间;②大便的性状(水样、血性、黏液性、脓性等);③排便的频率和量;④是否存在菌痢的表现(发热、里急后重、血性或脓性大便);⑤是否存在血容量不足的症状(口渴,心动过速,排尿减少,嗜睡,皮肤弹性降低);⑥相关症状的频

阅读笔记

率和强度(恶心、呕吐、腹痛、痉挛、头痛、肌痛、中枢神经病变)。腹泻的体格检查的重点是观察病人是否有不正常的生命体征(发热、体位性血压变化情况)、血容量不足和电解质紊乱的征象(黏膜干燥,皮肤弹性降低,颈动脉搏动情况、腹部压痛和中枢神经感觉改变)等[8]。

根据美国胃肠道疾病学会(American College of Gastroenterology,ACG)2016 版成人感染性腹泻诊疗指南[9],急性腹泻者暂禁食,使肠道完全休息;腹泻较轻的患者可以按时进食,但在发病初期宜给清淡流质饮食,当排便次数减少后改为低脂流质饮食或低脂少渣、细软易消化的半流质饮食。轻度腹泻可以通过摄入额外的液体(例如果汁)补充丢失的水分和电解质。WHO的 HIV 儿童患者腹泻诊疗指南[8]推荐口服葡萄糖或含淀粉的电解质溶液,口服补液盐(oral rehydration salts,ORS)也是 WHO 推荐的治疗急性腹泻脱水的经济、便捷、有效的方法。严重的腹泻容易导致脱水、电解质紊乱和营养不良,因此对重度腹泻初始治疗的关键是补液,做好补液期间患者脱水和电解质失衡状况的观察和护理尤其重要。腹泻患者尤其应注意肛周皮肤的清洁、干燥,保持肛周皮肤的完整性,必要时对肛周涂抹无菌凡士林软膏或抗生素软膏保护肛周皮肤,预防可能产生的皮肤损害(Ⅰ级证据,A 级推荐)。

WHO 的指南建议补充锌制剂有益于减少 HIV/AIDS 儿童腹泻发病率[8]。对腹泻患者可使用次水杨酸铋(bismuth subsalicylate)、地芬诺酯(diphenoxylate)、盐酸洛哌丁胺(loperamide)进行止泻治疗[9],并可应用复方磺胺甲噁唑(复方新诺明)进行预防性治疗[8],建议患者和照护者都应严格注意手卫生;做好排泄物的处理和排泄污染衣物的消毒和处置,预防交叉感染。

对于与服用洛匹那韦/利托那韦(LPV/r)类蛋白酶抑制剂相关的腹泻,遵医嘱给予患者燕麦麸片,刺激机体分泌胰脂肪酶,对缓解腹泻可起到一定效果,同时建议药物与食物同服,以减少由于药物引起的腹泻症状[17]。严重腹泻者则应遵医嘱更换其他抗病毒药[5]。其他抗病毒药物引起的腹泻,口服谷氨酰胺或内酰胺 - 谷氨酰胺可减轻腹泻,并可以增加血中抗病毒药物的浓度。

3. 皮疹　艾滋病感染的早期表现常发生于皮肤,表现为各类皮疹、疱疹等皮肤损害;不同种类的机会性感染,如带状疱疹等病毒性感染、细菌性和真菌性感染发生于皮肤上;一些抗病毒治疗药物的不良反应也会出现不同程度的皮疹,例如奈韦拉平(NVP)、恩曲他滨(FTC)[5,6]。在大多数情况下患者出现的皮肤损害与 HIV 疾病的诊断需要根据对病人进行评估后,根据临床表现而做出调整。评估内容包括皮损的临床评估(皮损的部位、性状;皮损持续的时间)和流行病学评估(疾病史、服药史、过敏史和其他个体化情况)[6]。因药物不良反应所致的严重皮损,则应及时评估以调整用药[5]。

根据中国医师协会皮肤科分会 2009 年关于皮肤感染处置的共识[10],出现皮疹后应根据医嘱按时使用外用药,并保持患者皮肤局部清洁干燥,定期洗澡,洗澡时用柔软的毛巾轻揉,洗浴后或临睡前用水性乳霜或凡士林霜滋润全身皮肤。避免使用含有酒精成分的护肤品;避免过度使用的非处方痤疮药物(如过氧化苯甲酰);避免使用含香精的洗衣剂;避免阳光暴晒,日常使用防晒指数为 30 或 30 以上的防晒霜。对于长期腹泻的病人或肛周真菌感染的患者,要注意肛周皮肤的护理,每次排便后用温水清洗局部,再用吸水性良好的软布或纸巾吸干,可涂抹润肤油保护皮肤(Ⅲ级证据,A 级推荐)[10]。必要时用 1∶5000 高锰酸钾坐浴。对皮疹所致的瘙痒,可采取以下措施缓解瘙痒:①对皮疹处可给予偏凉的温水或冷水擦拭,避免使用刺激性的沐浴液等清洁用品;②嘱患者避免抓挠皮肤,修剪指甲,必要时入睡戴手套,防止皮肤破损;③外用收敛剂,如炉甘石洗剂以减轻局部肿胀、减少瘙痒感;④如果患者感觉瘙痒难忍,可采用手掌按压、怕打、按摩代替搔抓,或采取分散注意力的活动;⑤服用抗过敏药,例如氯苯那敏片。

中华医学会皮肤性病学分会 2011 年关于湿疹的诊疗指南建议[11],对皮疹处应用外用抗生素软膏应具备以下条件(Ⅲ级证据,A 级推荐):①广谱、高效、尤其对常见耐药菌株如 MRSA 应有较强的抗菌效果;②不易产生耐药性,减少院内感染耐药菌株的产生;③局部应用可保持

阅读笔记

较高的抗菌活性;④抗菌药物不影响创面的愈合;⑤光谱抗菌的同时能够有效维持皮肤的微生态;⑥不易发生过敏反应。莫匹罗星软膏(百多邦软膏)符合上述 6 条标准,是理想的抗菌外用药。夫西地酸软膏也有较强的抗菌作用。传统的外用抗生素如红霉素软膏、新霉素软膏或氧氟沙星乳膏,因渗透性较差、容易产生交叉或多重耐药的结果,不宜选择。

（二）艾滋病患者的心理支持

1. 焦虑　焦虑是 HIV 感染者和 AIDS 患者最常见的症状之一,患病率大约为 38%。美国艾滋病护理协会(Association of Nurses in AIDS Care, ANAC) 2013 年关于艾滋病相关焦虑管理的证据指出[12]:评估 HIV 感染者和 AIDS 患者的焦虑首先应当评估危险因素,包括近期经历特殊的生活事件、食用含咖啡因饮食、服用非处方药物、睡眠类型和物质滥用史(尤其是冰毒、可卡因等兴奋剂)。同时,也要重视评估患者近期的用药史,焦虑可能与停用阿片类药物或苯二氮䓬类镇静药有关。除了筛查患者焦虑的危险因素,卫生保健人员还应当确定焦虑是否由艾滋病以外的疾病引起,如心血管疾病、呼吸系统疾病等。

美国艾滋病护理协会推荐采用包括 9 个模块的客户诊断问卷(the Client Diagnostic Questionnaire,CDQ)筛查 HIV 感染者和 AIDS 患者的不良情绪[12]。另外,一些经典的焦虑评估量表如汉密尔顿焦虑量表、状态 - 特质焦虑问卷、情绪状态问卷、医院焦虑抑郁量表均可用于 HIV/AIDS 患者焦虑的筛查和评估。

关于 HIV 相关性焦虑的处置,ANAC(2013)推荐采用认知行为干预(cognitive behavioral interventions,CBIs)能够帮助患者明确和改变不合理、错误的思维方式[12]。认知行为干预通过给予患者基本技能教育以帮助其更好地评估可能加重焦虑的内、外部压力源。同时,认知行为干预还可指导患者如何缓解焦虑,并且帮助他们更有效地应对可能引起焦虑的压力源(Ⅰ级证据,A 级推荐)。具体做法建议[12]:①至少为患者提供 10 次认知行为干预,干预措施应当包括认知重建的训练、准确评估压力源、压力管理(如渐进性肌肉放松训练、冥想、瑜伽等)。②鼓励并帮助患者建立有益的社会网络,增强其社会支持。③在治疗期间或治疗结束后,询问患者在认知行为干预中已经掌握的技能,并继续强化,鼓励其继续使用。加强随访可促进患者使用压力管理和应对技巧的强化措施。④帮助患者区分他们能够控制的压力(如维持工作)和不能控制的压力(如确诊为艾滋病)。⑤鼓励患者采用解决问题的方式应对能够控制的压力源(如人际关系)并以情感为中心的方式应对不能控制的压力源(如艾滋病诊断)。⑥向患者推荐自我管理策略[12](Ⅱ级证据,A 级推荐),包括散步、看电视、与家人和朋友聊天、反思、写作、祈祷等。每次门诊随访,卫生保健人员都需要常规评估和监测焦虑,并且了解自我管理策略缓解焦虑的情况。除了收集患者自我报告的信息,卫生保健人员可以每月进行一次焦虑评估以监测患者的变化情况。

2. 抑郁　HIV 感染者和 AIDS 患者抑郁的发生率几乎是普通人群的两倍,重度抑郁症的患病率为 22%~37%。美国艾滋病护理协会(ANAC)2013 年发布的 HIV 相关性抑郁管理指南提出以下建议[13]:①通过筛查识别抑郁患者,可采用贝克抑郁自评问卷(Beck depression inventory,BDI)、流调用抑郁自评量表(Center for Epidemiological Studies Depression Scale,CES-D)和患者健康问卷 -9(Patient Health Questionnaire-9,PHQ-9)筛查患者的抑郁情绪;②采用抗抑郁药、心理疗法或两种方法联合治疗成年和老年抑郁患者,可降低抑郁发生率;③在有能力提供抑郁支持性服务时开展抑郁筛查并不会对患者造成情绪上的伤害。此外,直接护理、个案管理、心理健康咨询等支持性服务有助于有效治疗和随访。

ANAC 的指南推荐为患者提供心理治疗干预,如人际关系治疗、行为疗法、认知行为干预和社会支持服务,其中认知行为干预是治疗 HIV 感染者和 AIDS 患者抑郁最有效的措施[13](Ⅰ级证据,A 级推荐)。通过个体形式或团体形式开展的认知行为干预都是有效的,这些治疗方法侧重技能获取,通过思维评定与重组、应对技能与生活技能训练、压力管理和社会支持的

阅读笔记

建立等方式减轻抑郁症状。ANAC 的指南还建议采用正念减压疗法（mindfulness-based stress reduction,MBSR）进行抑郁的治疗[13],MBSR 可通过培养患者的好奇心、开放性、包容性态度,以及让患者学习如何悬置自己的一些想法以形成全身心关注自身体验（如感觉、情绪、认知、动机）的能力,具体措施包括缓慢的深呼吸、静坐式冥想、瑜伽以及正念练习,即注意力依次集中于全身各部位以缓解不舒适感受。进行正念练习时要求患者做到:①不对自己的情绪、想法、病痛等身心现象作价值判断（non-judging）,只是纯粹地觉察它们;②对自己当下的各种身心状况保持耐心（patience）,有耐性地与它们和平共处;③保持"初学者之心"（beginner's mind）,坦诚面对每一个身、心事件;④信任（trust）自己,相信自己的智慧与能力;⑤不刻意强求想要的治疗目的（non-striving）,只是专心觉察当下发生的一切身心现象;⑥接受（acceptance）现状,愿意如实地接受当下自己的身、心现象;⑦放下（letting go）种种好、恶,只是真实地体察当下发生的身、心事件。

另外,ANAC 建议为抑郁的患者提供补充和替代疗法,如运动疗法、按摩、针灸等[13]（Ⅱ级证据,A 级推荐）,按摩治疗可以成为患有抑郁的 HIV 感染者和 AIDS 患者除药物治疗以外的补充疗法。

(三) 优化 HIV 照护环境,消除艾滋病相关羞辱与歧视

改善 HIV 照护环境、逐渐减少以至达到消除社会对艾滋病的歧视是保障 HIV 检测、开始治疗、接受照护、达到并维持病毒抑制的重要措施之一[14]。为了达到 HIV 照护连续性服务的最大化,要求利益相关人群（包括政策制定者、法律制定者等）采取创新的策略,以克服来自法律、社会、环境、组织结构等方面的阻碍。

1. 减少对艾滋病患者的污名、歧视以及法律限制　艾滋病相关性污名和歧视（HIV/AIDS-related stigma and discrimination）是指公众对怀疑 HIV 感染或者确诊为 HIV 感染者 /AIDS 的患者从个体到群体水平上的偏见、排斥、羞辱和歧视,使得被污名者产生羞辱和自卑情绪,也使得非感染人群对 HIV/AIDS 患者施加社会排斥或谴责等社会制裁行为。国际艾滋病照护者协会 2015 年的艾滋病连续性照护指南[14]建议减少对 HIV 阳性患者短期或长期居住的限制（Ⅳ级证据,A 级推荐）,并推荐采用 HIV 阳性患者污名指数（The people living with HIV Stigma Index）评估不同场景中,特别是医疗系统中基于种族、民族、性别、年龄、性取向、性行为的艾滋病污名和歧视[14]（Ⅱ级证据,B 级推荐）。患者体验到的歧视在医疗环境中表现最为明显,污名歧视会影响患者的治疗效果和生活质量。减少 HIV 污名不良影响的方法有同伴支持（如同伴或社区非政府组织协助检测）、扩大 HAART 治疗覆盖范围等[14]。

我国国务院办公厅 2017 年 1 月最新发布了《中国遏制与防治艾滋病'十三五'行动计划》[4],制订了系列政策和规范,要求"依法保证感染者和病人就医、就业、入学等合法权益……民政、人力资源社会保障、卫生计生、财政等部门要认真落实社会保障政策,加强相关社会福利、社会保险、社会救助等政策衔接,确保感染者和病人基本医疗、基本养老、基本生活保证等权益……鼓励和支持社会组织在易感人群中干预、随访、关怀救助等开展工作,并与社会组织密切合作,加强技术指导。"

2. 积极识别和处理患者的心理问题,促进患者的自我照护行为　在提供照护时,应积极识别和处理与 HIV 诊断、告知、治疗有关的 HIV 阳性患者心理问题（如焦虑、抑郁、创伤后应激）[14]（Ⅱ级证据,A 级推荐）。来自 2014 年的一篇 Meta 分析的证据显示及时识别并治疗艾滋病患者的抑郁症状,其 HAART 治疗依从性可比以往提高 83%,反之如果没有及时治疗抑郁症,则将增加其 35% 的不依从性[15]。有效的干预措施需要在连续性照护的关键时间点开展并充分考虑目标人群特点。此外,指南推荐通过提供自我管理策略等方法促进患者积极参与照护[14]（Ⅰ级证据,B 级推荐）。通过同伴支持、医务人员专业支持、提供自我管理策略等方法鼓励和支持患者,促进其自我管理,改善身心健康,帮助患者建立良好的社会关系,促进其产生准确服药、

阅读笔记

寻求支持和服务等主动行为。照护者还可考虑通过手机或其他移动互联网平台协助患者进行疾病自我监测和健康管理[14]。

（四）提高 HIV 治疗的覆盖率和照护的连续性，提高服药依从性

1. 确保及早开始抗病毒治疗，并针对患者个体情况选择高效、不良反应少的治疗方案　尽快开展抗病毒治疗可以有效降低艾滋病相关发病率和病死率，并减少 HIV 传播。一经确诊 HIV 阳性，无论患者的 CD4 计数或所处的临床分期，应该立即开始抗病毒治疗[14]（Ⅰ级证据，A 级推荐）；且针对患者个体情况尽量采用高效、不良反应少、每天服药一次的一线抗病毒治疗方案[14]（Ⅱ级证据，B 级推荐），在疗效和安全性相当的情况下，推荐使用复方制剂可减轻患者的药物负担[14]（Ⅰ级证据，B 级推荐）。除了合并隐球菌脑膜炎或其他引起颅内压增高的机会性感染外，合并结核或肺孢子菌肺炎等急性机会性感染均不应该延迟 HAART 治疗开始的时间。结核合并严重免疫抑制者，在结核治疗开始后 2 周内应开始 HAART 治疗。目前高效低毒的一线治疗方案包括非核苷类反转录酶抑制剂、利托那韦增效的蛋白酶抑制剂和整合酶抑制剂为基础的方案。每天一次、固定剂量组合的患者依从性更高。

2. 治疗监测和药物管理　病毒载量是指导抗病毒药物选择、反映 HIV 感染预后和 HAART 治疗效果的重要指标，IAPAC 的指南建议治疗开始后至少每 6 个月应监测一次患者的病毒载量[14]（Ⅱ级证据，B 级推荐）。对于 CD4+ T 淋巴细胞 >350 个 /μl 且规律稳定接受 HAART 治疗，或达到病毒学抑制超过 2 年的患者可每半年到一年检测一次病毒载量。此外，HAART 治疗开始前以及治疗失败时应进行 HIV 耐药检测[14]（Ⅰ级证据，B 级推荐），如果开展 HIV 耐药检测困难，则推荐在当地常规开展人群耐药情况监测（Ⅱ级证据，B 级推荐）。HAART 治疗前的耐药检测可以用于选择有效的治疗方案。治疗失败后的检测可以在二、三线药物可用的前提下，指导 HAART 治疗方案的更换。如果耐药监测开展困难，应该常规进行人群水平的传播耐药监测，为人群的 HAART 治疗方案的选择和更换提供一定参考。

国际艾滋病医师治疗协会 2012 版"改善患者接受并持续获得抗病毒治疗及依从性的指南"推荐让患者共同参与治疗决策，与患者建立相互信任的关系。患者参与共同决策的个体化治疗是所有治疗计划的基础[16]（Ⅰ级证据，A 级推荐）。治疗成功的首要原则是制订一个患者能够接受的方案，并与患者达成共识。针对每一种选择，说明该方案可能的效果、潜在的不良反应、服药频率、药物负担、存放要求、饮食要求、不依从的后果等。在治疗的过程中，与患者建立相互信任的关系，并保持良好的沟通将有助于改善患者的依从性和长期的疾病结局。

3. HAART 治疗服药依从性的监测和干预　所有患者应常规监测 HAART 治疗依从性[6,14]（Ⅱ级证据，A 级推荐）。依从性评估的首要指标为病毒载量[6,14]（Ⅱ级证据，B 级推荐），还可通过患者的依从性自我报告提供信息（Ⅱ级证据，A 级推荐），药物补充记录也可作为依从性评价的指标之一[14]（Ⅱ级证据，B 级推荐）。其中患者自我报告是最常用的评价用药依从性的方法。有效提高患者依从性的方法有：运用信息通信技术为患者自我照护提供支持（Ⅱ级证据，B 级推荐）。如每周通过具备交互功能的移动健康平台进行短信提醒（要求回复）（Ⅰ级证据，B 级推荐），或通过闹钟等设备提醒记忆障碍患者定时服药[14]（Ⅰ级证据，A 级推荐）。对患者服药、随访的依从性进行健康教育，并提供相关的信息支持和实际支持（Ⅰ级证据，A 级推荐）。健康教育的海报、短信、手册等方式可以增加照护的持续性和治疗的依从性。依从困难的成年人则可以使用电子药盒克服由于生活方式导致的不依从[14]（Ⅱ级证据，B 级推荐）。对于静脉吸毒、刑满释放等存在较高不依从风险者，推荐采用直接观察疗法（由专人负责患者服用药物）开展抗病毒治疗，但不推荐这一措施在临床机构中常规开展（Ⅰ级证据，A 级推荐）。除了协助患者进行自我管理，对失访以及诊断后 1 个月内没有进入 HIV 照护系统的患者，医务人员需要主动介入[14]（Ⅱ级证据，B 级推荐）。个案管理下患者的失访率相比于传统随访更低。推荐采用个案管理的形式使失访者重新进入照护系统，维持抗病毒治疗[16]（Ⅱ级证据，B 级推荐）。

阅读笔记

4. 照护持续性的监测　推荐系统性监测所有患者的 HIV 照护持续性[14]（Ⅱ级证据，A 级推荐）。各地开展的 HIV 照护项目都有着较高的流失率。随着 HIV 感染者生存时间的不断延长，照护持续性愈加重要。HIV 照护的持续性是一项重要的照护质量评价指标（Ⅲ级证据，B 级推荐），推荐通过电子病例和其他记录方式测量个体 HIV 照护的持续性[14]（Ⅱ级证据，B 级推荐），通过临床信息数据库或监测系统追踪评价人群水平的照护持续性[14]（Ⅱ级证据，B 级推荐）。持续性测量指标的选择以及理想的随访频率因地区而异，一般可以将"超过 3 个月未在规定时间随访"定为失访的标准。

可根据 HIV 连续性照护 4 个环节监测照护是否具有持续性。监测需要采集 5 大类数据，即估计艾滋病人群总数、估计诊断 HIV 阳性患者的数量和比例、估计接受 HIV 照护患者的数量和比例、估计接受 HAART 治疗的患者数量和比例、估计接受 HAART 治疗且病毒学抑制的患者数量和比例[14]（Ⅳ级证据，A 级推荐）。所有的指标分母都是估计的 HIV 感染人数。

照护连续性的纵向监测也同样重要。指南推荐采用纵向队列方式评价卫生服务的利用和治疗的结局，明确通过尽早启动和维持 HAART 治疗，最大限度达到病毒抑制的方法[6,14]（Ⅳ级证据，A 级推荐）。纵向队列能够对启动 HAART 治疗、病毒学抑制、HAART 治疗中断、死亡、失访等不同结局指标进行分析，并可以在 HIV 连续性照护不同阶段明确患者最需要、最有可能获益的干预措施。

另外，国际艾滋病医师治疗协会 2012 版"改善患者接受并持续获得抗病毒治疗及依从性的指南"推荐提供多学科的健康教育与咨询服务[16]（Ⅱ级证据，B 级推荐）。包括医生、护士、药剂师、营养师、心理咨询师以及社会工作者在内的多学科团队合作对提高 HIV/AIDS 患者良好的治疗依从性发挥着不可替代的作用，多学科团队成员之间有着明确的职责划分，分别负责自己专业领域内特定内容，例如，在开始抗病毒治疗前，由药剂师、营养师、社会工作者组成的健康管理团队向患者提供疾病信息、服药知识、疾病自我监测、饮食、工作、社会支持和技能培训等方面的支持，可提高患者服药和生活方式的依从性，但在 HIV 病毒载量和 CD4 细胞计数方面是否有作用尚待进一步的研究。

四、评价证据

HIV 感染者 /AIDS 患者症状护理和服药依从性管理的复杂性和重要性要求卫生保健人员继续探索新的、以患者为中心的措施来提高患者的服药依从性和照护质量，同时不断优化现有的干预措施。早期识别各类症状，发现药物不依从现象和原因，并且及时采取相应的干预措施能够有效地减少病毒耐药和病毒学失败的发生。而关于 HIV/AIDS 患者症状护理和抗病毒服药依从性管理相关的文献丰富，全球该领域的指南、系统评价等证据较多，且大多为权威专业学会的指南和循证医学机构的系统评价。但由于大多数证据来源于西方，由于文化背景、宗教信仰、社会经济状况、政策和医疗保健制度的差异，对西方的证据应用时应审慎评价其可用性，在进行临床决策时应选择最适合临床情境、治疗资源和患者个体的措施。

本章实践内容中部分证据为国内艾滋病专业学会的指南或权威专家的意见，部分证据尚缺乏严格的临床试验证据，但相关建议多数是经过临床实践验证的有效措施，值得专业人员参考和借鉴。

由于本章循证实践内容多来自基于临床实践指南、系统评价的证据总结报告和国内专家共识，不同主题的证据总结报告会涉及相同的研究证据，但采用不同的证据等级系统。在整理、归纳上述证据内容的过程中，需要对证据等级和推荐分级进行详细比较和归纳，最终统一各机构的等级系统，以"国际艾滋病照护者协会（IAPAC）"2015 版的等级系统为基础，将其他机构的等级系统进行相应的转化、核对、比对，最终生成、综合得出统一的证据质量等级和推荐级别，因此本章的证据强度综合性强，有利于对其推广和临床应用。需要注意的是，鉴于国内护士执业职责范围与西方尚有差异,该指南中某些具体措施尚不适用于国内的临床护理实践,对相关干预措施需要有选择地采用。

五、总结与建议

针对该患者的情况和相关证据,建议采取以下措施进行护理。

1. 及时评估和进行发热护理　尽可能增加评估病人发热的频率,尽可能采用无创口腔测量的方法评估病人的发热(Ⅲ级证据,A级推荐)。评估并补充病人因发热丢失的体液(Ⅳ级证据,A级推荐)。加强对患者进行使用解热镇痛药合理用药的健康教育(Ⅲ级证据,A级推荐)。见附31-3发热护理流程。

2. 及时评估和进行腹泻护理　对腹泻病人进行全面的临床和流行病学评估(Ⅱ级证据,A级推荐);保持正常的饮食摄入,保证食品的安全健康(Ⅰ级证据,A级推荐),脱水较多时推荐患者进行口服补液,保持水分的摄入(Ⅰ级证据,A级推荐)。嘱患者保护肛周皮肤的完整性,预防可能产生的皮肤损害;保持预防全身性感染的措施,保持患者及照护者的手卫生(Ⅰ级证据,A级推荐)。见附31-4腹泻护理流程。

3. 针对患者的皮疹和干眼症状　尽量减少对皮损、黏膜的刺激,根据医嘱按时使用外用药,并保持患者皮肤局部清洁干燥,洗澡时用柔软的毛巾轻揉,洗浴后或临睡前用水性乳霜或凡士林霜滋润全身皮肤。避免使用含有酒精成分的护肤品;避免过度使用非处方痤疮药物(如过氧化苯甲酰);避免使用含香精的洗衣剂;避免阳光暴晒,日常使用防晒指数为30或30以上的防晒霜(Ⅲ级证据,A级推荐)。患者的眼睛干燥,与奈韦拉平联合齐多夫定、拉米夫定有关,故需要调整抗病毒药物,采用不良反应较少的TDF(替诺福韦)+3TC(拉米夫定)+LPV/r(洛匹那韦/利托那韦)方案,保持眼睛清洁,定时用人工泪液滴眼以避免眼部干燥。见附31-5皮肤黏膜损伤护理流程。

4. 针对患者的不良情绪,建议使用医院焦虑抑郁量表筛查病人是否存在焦虑、抑郁(Ⅲ级证据,A级推荐)。必要时推荐患者到心理咨询门诊进行认知行为干预(Ⅰ级证据,A级推荐),并向患者介绍情绪自我管理的策略(Ⅱ级证据,A级推荐)。向患者推荐运动疗法和按摩疗法缓解不良情绪(Ⅱ级证据,A级推荐)。见附31-6焦虑和抑郁护理流程。

5. 针对患者对社会歧视的担忧,建议患者通过同伴支持、医务人员专业支持、提供自我管理策略等方法鼓励和支持患者,促进其自我管理,改善身心健康,帮助患者建立良好的社会关系,促进其产生准确服药、寻求支持和服务等主动行为(Ⅲ级证据,B级推荐)。照护者还可考虑通过手机或网络平台协助患者进行疾病自我监测和健康管理(Ⅱ级证据,B级推荐)。

6. 针对患者服药依从性不佳的状况,建议采用设置手机闹铃、记录开药记录法评估其依从性(Ⅰ级证据,A级推荐),以服药依从性达到95%以上为目标。鼓励患者参与治疗决策,开展一对一、个体化的抗病毒健康教育,及时通过电话随访、动机性访谈等方式促进患者服药依从性的改善(Ⅰ级证据,A级推荐)。

(胡　雁)

附31-1　所依据的证据分级系统(IAPAC,2015)

证据级别		证据特征
Ⅰ	很高	来源于设计完好的RCT,或能提供很强证据的观察性研究
Ⅱ	高	来源于有设计缺陷的RCT,或能提供较强证据的观察性研究
Ⅲ	中等	来源于有明显缺陷的RCT,或没有设计缺陷的观察性研究
Ⅳ	低	来源于存在较大或严重缺陷的观察性研究、共识性指南、专家意见、照护常规或基础研究等

阅读笔记

附 31-2 所依据的推荐意见的分级系统(IAPAC,2015)

推荐强度		解释
A	强推荐	推荐的措施可以运用于几乎所有的患者
B	中等强度	推荐的措施可以运用于大部分患者,但对某些患者可以考虑其他方式
C	选择性推荐	并不常规推荐这些措施,可根据患者个体情况进行选择

附 31-3 HIV/AIDS 患者发热护理流程

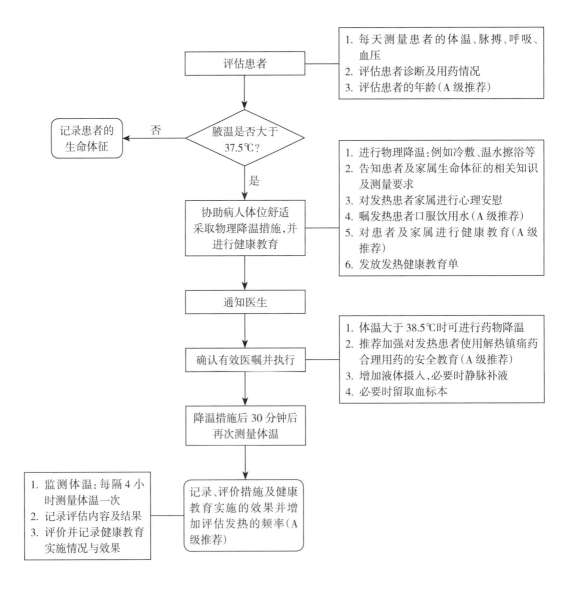

附 31-4　HIV/AIDS 患者腹泻护理流程

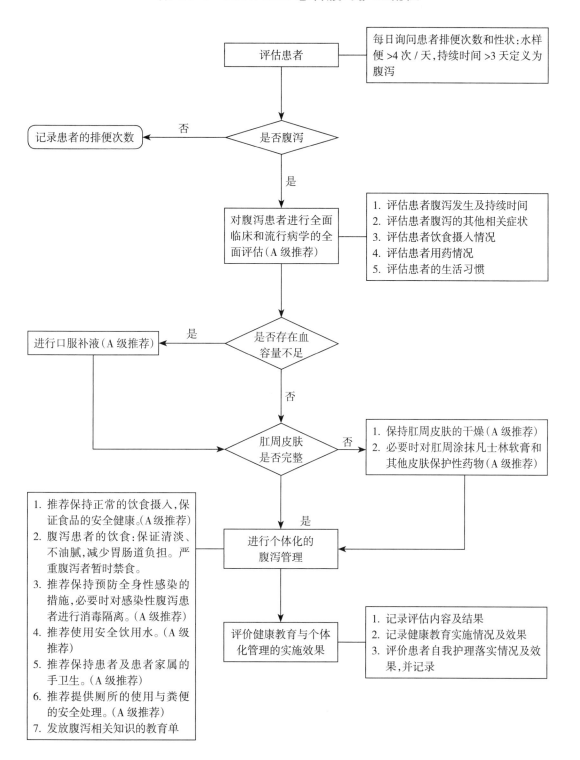

评估患者 → 每日询问患者排便次数和性状：水样便 >4 次 / 天，持续时间 >3 天定义为腹泻

是否腹泻 —否→ 记录患者的排便次数

（是）

对腹泻患者进行全面临床和流行病学的全面评估（A 级推荐）
1. 评估患者腹泻发生及持续时间
2. 评估患者腹泻的其他相关症状
3. 评估患者饮食摄入情况
4. 评估患者用药情况
5. 评估患者的生活习惯

是否存在血容量不足 —是→ 进行口服补液（A 级推荐）

（否）

肛周皮肤是否完整 —否→
1. 保持肛周皮肤的干燥（A 级推荐）
2. 必要时对肛周涂抹凡士林软膏和其他皮肤保护性药物（A 级推荐）

（是）

进行个体化的腹泻管理
1. 推荐保持正常的饮食摄入，保证食品的安全健康。（A 级推荐）
2. 腹泻患者的饮食：保证清淡、不油腻，减少胃肠道负担。严重腹泻者暂时禁食。
3. 推荐保持预防全身性感染的措施，必要时对感染性腹泻患者进行消毒隔离。（A 级推荐）
4. 推荐使用安全饮用水。（A 级推荐）
5. 推荐保持患者及患者家属的手卫生。（A 级推荐）
6. 推荐提供厕所的使用与粪便的安全处理。（A 级推荐）
7. 发放腹泻相关知识的教育单

评价健康教育与个体化管理的实施效果
1. 记录评估内容及结果
2. 记录健康教育实施情况及效果
3. 评价患者自我护理落实情况及效果，并记录

阅读笔记

附 31-5　HIV/AIDS 患者皮肤黏膜损伤护理流程

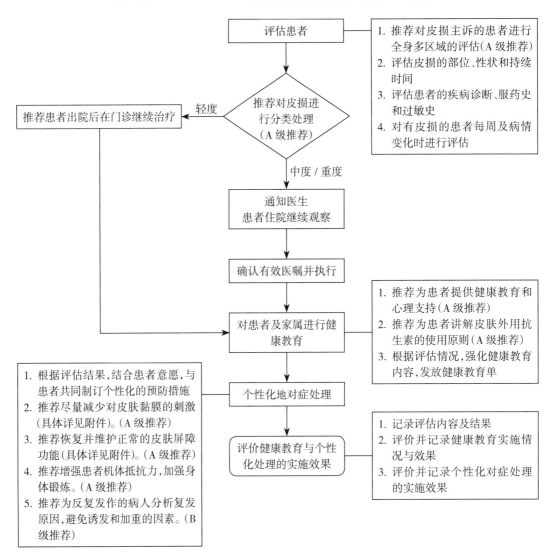

附 31-6　HIV/AIDS 患者焦虑、抑郁护理流程

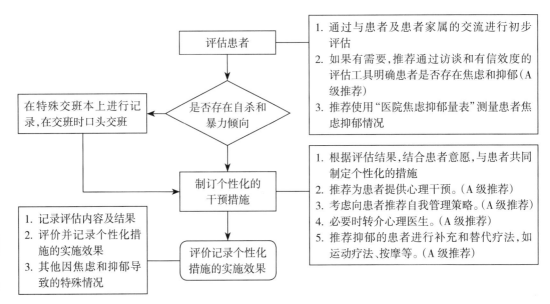

阅读笔记

主要参考文献

［1］UNAIDS. AIDS by the Numbers［EB/OL］.（2016）［16-12-3］. http://www.unaids.org/sites/default/files/media_asset/AIDS-by-the-numbers-2016_en.pdf.

［2］豆智慧,张富杰,赵燕,等. 2002-2014 年中国免费艾滋病抗病毒治疗进展. 中华流行病学杂志,2015,36（12）:1345-1350.

［3］UNAIDS. 90-90-90:An ambitious treatment target to help end the AIDS epidemic. 2014. Retrieved 12.4, 2016. http://www.unaids.org/sites/default/files/media_asset/90-90-90_en_0.pdf.

［4］中华人民共和国国务院. 中国遏制与防治艾滋病"十三五"行动计划. 中国政府网,2017-1-19.

［5］中华医学会感染病学分会艾滋病学组. 艾滋病诊疗指南第 3 版（2015 版）. 中华临床感染病杂志,2015,8（5）:385-401.

［6］Aberg JA,Gallant JE,Ghanem KG,et al. Primary care guidelines for the management of persons infected with HIV:2013 update by the HIV Medicine Association of the Infectious Diseases Society of America. Clinical Infectious Diseases,2014,58（1）:e1-34.

［7］Holtzclaw BJ. Managing fever and febrile symptoms in HIV:evidence-based approaches. J Assoc Nurses AIDS Care,2013,24（1 Suppl）:S86-S102.

［8］Departments of Child and Adolescent Health and Development（CAH）and HIV/AIDS. WHO recommendations on the management of diarrhoea and pneumonia in HIV-infected infants and children. Integrated Management of Childhood Illness. WHO Library Cataloguing-in-Publication Data. Geneva:WHO, 2010.

［9］Riddle MS,Dupont HL,Connor BA. ACG Clinical guideline:diagnosis,treatment,and prevention of acute diarrheal infections in adults. American J of Gastroenterology,2016,111:602-622.

［10］中国医师协会皮肤科分会. 皮肤及软组织感染诊断和治疗的专家共识. 临床皮肤科杂志,2009,38（12）:810-812.

［11］中华医学会皮肤性病学分会免疫学组. 中华医学会皮肤性病学分会免疫学组湿疹诊疗指南. 中华皮肤科杂志,2011,44（1）:5-6.

［12］Kemppainen JK,Mackain S,Reyes D. Anxiety symptoms in HIV-infected individuals. J Assoc Nurses AIDS Care,2013,24（1 Suppl）:S29-S39.

［13］Relf MV,Eisbach S,Okine KN,et al. Evidence-based clinical practice guidelines for managing depression in persons living with HIV. J Assoc Nurses AIDS Care,2013,24（1 Suppl）:S15-S28.

［14］International Advisory Panel on HIV Care Continuum Optimization. IAPAC Guidelines for Optimizing the HIV Care Continuum for Adults and Adolescents. Journal of the International Association of Providers of AIDS Care. 2015,1-32. DOI:10.1177/2325957415613442.

［15］Sin NL,DiMatteo MR. Depression Treatment Enhances Adherence to Antiretroviral Therapy:A Meta-Analysis［J］. Ann Behav Med,2014,47（3）:259-269.

［16］Thompson MA,Mugavero MJ,Amico KR,et al. Guidelines for improving entry into and retention in care and antiretroviral adherence for persons with HIV:evidence-based recommendations from an International Association of Physicians in AIDS Care panel. Ann Intern Med,2012,156（11）:817-833,284-294.

［17］卢洪洲,刘中夫. 艾滋病护理实用手册. 北京:人民卫生出版社,2017:234.

阅读笔记

第三十二章　中医护理领域循证实践探索

中医护理是以中医理论为指导,运用整体观念对疾病进行辨证施护,结合预防、保健、康复、医疗等措施,对患者及老、弱、幼、残加以照料,并施以独特的护理技术,以保护人民健康的一门应用学科。其特色主要体现在慢性病管理中融入中医养生康复理念与方法,并充分发挥中医护理技术的"简、便、廉、验、效"的优势[1]。早在《黄帝内经》中,中医护理的各个方面就已经较为系统地得到了论述,包括精神修养、个人卫生、环境卫生、饮食护理与禁忌及用药护理等方面的内容。通过近几十年的实践,中医护理已总结出一套从理论到临床的辨证施护方法和具有中医特色的操作技术[2]。目前,国家中医药管理局对其三次修订的《中医护理常规和技术操作规程》则分别将 25 项、31 项、15 项中医护理技术纳入其规程。

但由于中医护理是基于长期经验的临床实践,存在技术操作缺乏统一标准的现实问题。而循证护理的理念与方法是中医护理学科解决目前困境的有效途径。其改变护理人员以往按照习惯或凭借经验从事护理实践活动的方式,在开展特色病种或病症的中医护理技术前,运用循证思维寻找足够的证据,以确证护理效果,并需运用循证护理思维制订中医护理技术的操作指南,对中医护理技术的发展具有深远意义。目前,中医护理领域的循证实践如何? 本章从两个常用的中医护理技术入手,对其循证实践证据现状进行探索。

第一节　哮喘患者"冬病夏治"穴位贴敷的循证实践

穴位贴敷疗法是指将中药贴敷于穴位之上,用于预防以及治疗各种疾病状态的中医特色疗法。首次关于穴位贴敷疗法的记载见于《五十二病方》,其为最早的一本中医药方书籍,大约完成于公元前四世纪[3]。而三伏天中进行穴位贴敷疗法则首次记载于《张氏医通》之中(清朝,1644—1912)[4]。直至 20 世纪 50 年代,张璐的三伏贴经典方才被现代医家挖掘并应用于临床。据国家中医药管理局的官方数据,2014 年仅北京一个城市,共计 640 家大小医疗机构提供穴位贴敷疗法,相比 2013 年的统计数据,增长了 13.14%[5,6]。

穴位贴敷疗法因其综合草药和穴位的作用,被认为是一种复杂的疗法。当实施穴位贴敷疗法时,选取药性辛温的草药,不仅有助于经皮吸收,而且反过来可以刺激气。动物研究的结

阅读笔记

果提示穴位贴敷疗法的机制可能为降低血清 IgE 和 IL-4 的水平,抑制免疫炎症因子的释放,并且调整哮喘模型大鼠的转录因子的表达[7,8]。穴位贴敷疗法可以通过扶正祛邪,以此预防和治疗哮喘[9-11]。另外,"冬病夏治"的中医理论认为,在三伏天实施穴位贴敷疗法可以增强其效果。该理论认为人体冬季易发、多发、即发、复发等相关疾病,主要是因为阳气虚,而在阳气充足的夏季给予针对性的特殊方法施治,可以改善阳气虚的情况,以达到预防冬季特发的疾病或令其减轻或消失[9,12]。

一、临床情景及护理问题

(一)临床情景

> 张女士,40 岁。支气管哮喘 10 年,常年咳喘,尤以春冬季严重,有多次住院治疗史。此次因咳喘加重收入中医肺病科进行对症治疗。血液生化检查结果:红细胞 $7.6×10^9$/L,中性粒细胞 75%,淋巴细胞 12%,嗜酸性粒细胞 10%(正常参考范围 0.5%~5%),血红蛋白 135g/L,血小板计数 $234×10^9$/L。胸片未见明显异常。查体:体温 36.2℃,心率 80 次 / 分,呼吸 24 次 / 分,血压 120/80mmHg,意识清楚,口唇无发绀,颈静脉无充盈。双肺可闻及散在哮鸣音。心界不大,心率 80 次 / 分,律齐,未闻及杂音。腹软,肝、脾肋下未触及,双下肢无水肿,未见杵状指。经过一周对症治疗,患者症状明显好转,近日出院。患者前来询问"冬病夏治"穴位贴敷的相关知识。

(二)护理问题

1. 该患者使用"冬病夏治"穴位贴敷是否安全?
2. 该患者使用"冬病夏治"穴位贴敷是否能够减少哮喘发作的次数?
3. 护士如何采用有效的方法和策略,对该患者进行穴位贴敷?

二、检索证据

以中文检索关键词"三伏贴、三伏灸、伏九贴、伏九灸、冬病夏治、穴位贴敷、穴位敷贴法、穴位贴敷疗法、天灸、治未病",英文检索关键词"Sanfutie、Sanfujiu、Fujiutie、Fujiujiu、winter disease、treatment in summer、acupoint herbal patching、acupoint application、acupoint sticking、acupoint plaster、tian jiu、tianjiu"检索该领域的相关临床实践指南、系统评价及各种类型临床试验的循证资源。检索数据库来源包括:PubMed(1966—2015)、Cochrane 图书馆(2015 年第 3 期)、CNKI(1911—1978,1979—2015)、SinoMed(1979—2015)、VIP(1984—2015)、万方学位论文数据库、万方会议论文数据库、澳大利亚 JBI 循证卫生保健数据库、加拿大安大略注册护士协会(RNAO)。所有检索截止日期从各数据库建库开始到 2015 年 3 月为止。

经过上述初步的检索,共检索到相关的临床实践指南 0 篇,系统评价 4 篇,临床研究 408 篇(其中涉及具体贴敷操作仅 12 篇)。其中,系统评价及 12 篇相关原始研究的研究内容及方法学质量见表 32-1,可见大多数系统评价和原始研究方法学质量尚不理想。

三、证据内容

四篇系统评价均集中于单纯贴敷疗法或联合其他疗法较其他疗法的有效性和安全性的评价,其结果均认为贴敷疗法可改善哮喘患者的总有效率,其中包括降低哮喘的发作次数,且未发现明显不良事件。但纳入的研究质量均不高,结果需慎重解释[13-16]。仅 12 篇研究对贴敷操作细节进行了比较研究,具体如下。

1. 贴敷季节 两项 RCT(1999,2005)研究探讨了不同贴敷季节(夏季三伏贴敷 vs 秋季贴敷)

阅读笔记

的效果,结果认为三伏季节贴敷在改善患者肺功能指标及相关实验室指标方面更明显[17,18]。庄礼兴(2007)等的一项对照性试验比较了三伏期间贴敷与平日贴敷之间在改善哮喘患者相关实验室指标方面,结果发现差异没有显著性。故认为贴敷可在全年开展[19]。刘良(2004)和赵玉等(2014)的研究认为贴敷季节仅局限于夏季三伏,其温阳化饮的能力较弱。为了加强温阳的力度,在冬季三九天对哮喘患者增加一次贴敷,可激发和促进体内阳气的复生,抵抗阴气胜复之势,从而防治哮喘发作[20,21]。

2. 贴敷药物及制剂　自清代《张氏医通》提出白芥子、细辛、甘遂和延胡索为贴敷的基本组方以来,临床几乎全部传承此基础组方,仅根据具体病症进行相应的加减用药。宣丽华等(2010)的研究实践认为其中白芥子和甘遂无须炒制,应直接生用,因炒制可能破坏白芥子酶,使白芥子油生成明显下降,因此根据内服药的炮制要求炒制的白芥子基本失去了所需要的皮肤刺激作用,所以该药外用以生品入药为佳;甘遂生用对皮肤也有明显的刺激作用,炮制后明显下降[22]。贴敷药膏的制剂方面,一般传统的贴敷膏剂型的制作过程为,将预先准备好的敷贴膏药粉,加鲜生姜汁及少许植物油调和成糊状,利用特制药模制成的药饼,即作即用。李金香等(2014)建议对其进行改良剂型制作:将天然树脂加热搅拌成稀薄液体,再加入松香蜂蜡,不断搅拌到完全溶解混匀,加入敷贴膏药粉,搅拌均匀后摊薄成膏,待冷却成形后切割成边长大小合适的正方形药块,做好的膏药装袋密封,备用。其疗效与传统剂型相当,并可减少对皮肤的刺激,不易产生皮肤过敏现象,无皮肤色素沉着,且基质稳定,易保存,方便使用[23]。此外,卢向东等(2007)的一篇分析远红外消喘康贴的疗效的RCT建议在贴敷膏制备完成后,增加一个自然温灸包,由铁粉、药用炭、硅石粉混合,装入棉质布袋内。在贴敷时,摇晃揉搓温灸包,使其发生化学反应,达45℃的热能,约持续24小时,以促进药物的透皮作用[24]。

3. 贴敷穴位　在确定所选穴位的方法上,付勇等(2014)的一项RCT建议贴敷选择在热敏腧穴之上[25]。具体的操作方法:用点燃的艾条在患者背部足太阳膀胱经两外侧线以内,肺俞穴和膈俞穴两水平线之间的区域,距离选定部位皮肤表面3cm左右高度施行温和灸,当患者感受到艾热发生透热(艾热从施灸部位皮肤表面直接向深部组织穿透)、扩热(以施灸点为中心向周围扩散)、传热(灸热从施灸点开始循某一方向传导)和非热觉中的一种或一种以上感觉时,即为发生腧穴热敏现象,该探查穴区为热敏腧穴。黄继升等(2010)建议在贴敷所选的穴位上涂抹麝香酊,因其可"通诸窍,开经络,透肌骨,能通诸窍之不利,开经络之壅遏",可以加强贴敷的疗效,加之涂抹可减少麝香的使用,降低患者的医疗费用[26]。

4. 贴敷疗程　贴敷年限的的长短也有研究给出了建议,金贞和等(2012)在哮喘发作次数、哮喘症状积分方面进行了研究,结果表明,连续贴敷三年较两年效果明显,连续贴敷两年较一年效果明显,即在三年中,贴敷的年限越长,其临床效果越明显[27]。

关于贴敷留有瘢痕与疗效之间的关系,梁栋富等(1993)的病例系列研究认为留有瘢痕较无瘢痕者疗效明显。但其证据级别较低,尚不足推荐[28]。

目前检索的证据虽然很多,但是所回答的问题均为贴敷疗法较其他疗法是否有效,而对于贴敷在具体操作过程的关键点,主要集中于贴敷季节、用药和穴位这三个方面。然而,对于护理人员,贴敷药饼现配现用与否、贴敷覆盖穴位的面积大小、贴敷保持的时间长短、贴敷的次数多少等此类细节往往是更具有临床实际操作意义。但目前尚无研究给出建议,难以做到遵循证据的实践。

第二节　0级糖尿病足中药足浴的循证实践

中药足浴是借泡洗时洗液的温煦之力和药物自身的功效,浸洗局部皮肤,起到活血、消肿、止痛等作用,不仅适用于痈、肿毒等局部疾病,也可用于发热、失眠、中风、肾病、高血压、糖尿病等全身性疾患,是一种中医外治法[29,30]。泡洗时,药液直接浸于足部,通过刺激足部的皮肤血管和神经,以达到疏通经络、活血化瘀、调节腠理的功效。中医理论认为"发于四末,药物难达",中药足浴可补口服辨证用药之不足,直达病所,并可达到外用药不能到达之空隙。将足浴应用于0级糖尿病足患者便是基于以上原理,中草药经煎煮过后,其有效成分融入水中,再经水、温度、压力和溶解度,通过经络将药力传达至内脏,以达到温煦脏腑、通经活络、扶正固卫的效果,而"血得热则行,遇寒则凝",因此对于气滞血瘀和微循环障碍的0级糖尿病足患者,更建议采用足浴的方法[31,32]。

一、临床情景及护理问题

(一) 临床情景

> 韩先生,68 岁。患2型糖尿病20年。此次因血糖控制不稳,且下肢发冷,双足麻木1年,收入中医糖尿病科调整治疗方案,并进行相关的检查。查体:体温36.2℃,心率70 次/分,呼吸20 次/分,血压120/80mmHg,空腹血糖9.8mmol/L,餐后2小时血糖21.4mmol/L。过去一年的糖化血红蛋白值为8.2~8.9mmol/L(正常参考值≤6.0g/L)。双足背动脉搏动明显减弱,四肢末端浅感觉减退。足部皮肤完整,未发现溃疡。诊断为糖尿病足,根据Wagner分级法属于0级。经过一周对症治疗,患者血糖控制稳定,拟近期出院。患者前来询问中药足浴的相关知识,其言谈中表现出对糖尿病足的担忧以及对预防其进一步发展不知所措。

(二) 护理问题

对0级糖尿病足患者能否推荐中药足浴护理?足浴中有哪些注意点?

二、检索证据

以中文检索关键词"中医、中药、足浴、足疗、泡足、糖尿病足",英文检索关键词"Chinese medicine、Chinese herbal/medicine herbal、herb、diabetic foot、diabetes foot、foot soak、foot bath"检索该领域的关于足浴的时间及频次、温度、浸泡范围或使用药液等方面的临床实践指南、系统评价及各种类型临床试验的循证资源。检索数据库来源包括:PubMed(1966—2016)、Cochrane图书馆(2015年第4期)、CNKI(1911—1978,1979—2016)、SinoMed(1979—2016)、VIP(1984—2016)、万方学位论文数据库、万方会议论文数据库、澳大利亚JBI循证卫生保健数据库、加拿大安大略注册护士协会(RNAO)。所有检索截止日期从各数据库建库开始到2016年1月为止。

共检索到相关文献439篇。其中,针对中药足浴疗效的临床试验19篇;关于中药足浴操作细节的:基于专家共识的护理方案和技术手册各1份,系统评价1篇,临床试验3篇。其中,系统评价及临床试验的研究内容及方法学质量见表32-1。

三、证据内容

(一) 评估

国家中医药管理局2013年发布的《中医医疗技术手册》(以下简称《手册》)和《中风等13个病种中医护理方案(试行)》(以下简称《方案》)建议,在泡足前护士需要对患者进行一系列的护理评估并注意排除禁忌证。具体包括:①评估泡洗部位的皮肤情况,如果皮肤受损者,需慎用;患处有伤口、严重化脓感染疾病,则忌用泡足;②评估患者的身体情况,如患有以下疾病患者禁用:严重的心肺功能障碍或出血性疾病;③评估患者下肢温度感知觉;④药物、皮肤过敏者慎用。[33,34]

阅读笔记

表 32-1　纳入系统评价及操作细节/相关原始研究的研究内容及方法学质量一览表

第一作者[参考文献编号]	纳入研究情况/患者情况	干预措施	对照措施	结局指标	研究类型	方法学质量*										
						①	②	③	④	⑤	⑥	⑦	⑧	⑨	⑩	⑪
哮喘患者"冬病夏治"穴位贴敷																
毕文卿[13]	"冬病夏治"穴位贴敷治疗成人稳定期支气管哮喘疗效的15篇RCT或半随机对照试验;1634例患者	中药穴位贴敷治疗为主;疗程未报告	空白或安慰贴或其他有效的针对性治疗手段	有效率,症状评分,免疫功能和嗜酸性粒细胞计数以及不良反应;评价时点未报告	系统评价	方案制订时间不确定	是	否	否	缺少排除文献清单	不全面	不全面	是	未考虑临床异质性	是	未报告纳入研究资助
张小江[14]	"冬病夏治"穴位贴敷治疗支气管哮喘的疗效的7篇RCT;1134例患者	中药穴位贴敷治疗;疗程未报告	针刺,中药,西药,安慰剂等	有效率,第一秒用力呼气量;评价时点未报告	系统评价	方案制订时间不确定	是	否	否	缺少排除文献清单	不全面	是	是	未考虑临床异质性	是	未报告纳入研究资助
何甘霖[15]	穴位贴敷治疗儿童支气管哮喘疗效的13篇RCT;1655例患者	中药穴位贴敷治疗;疗程未报告	不使用任何中药敷贴	有效率,显效率,控制率,病死率以及不良反应;评价时点未报告	系统评价	方案制订时间不确定	是	否	否	缺少排除文献清单	不全面	是	是	未考虑临床异质性	是	未报告纳入研究资助
Zhou F[16]	"冬病夏治"穴位贴敷治疗稳定期哮喘疗效的34篇RCT;3313例患者	单用穴位贴敷或联合常规治疗(哮喘管理和预防的全球策略指南2015年中的治疗措施);疗程未报告	空白,安慰剂或单纯常规治疗	哮喘发作次数,发作程度,症状,肺功能计数,生活质量以及不良反应	系统评价	是	是	是	是	缺少排除文献清单	是	是	是	缺少敏感性分析	不适合	未报告纳入研究资助

阅读笔记

续表

第一作者[参考文献编号]	纳入研究情况/患者情况	干预措施	对照措施	结局指标	研究类型	方法学质量*										
						①	②	③	④	⑤	⑥	⑦	⑧	⑨	⑩	⑪
陈铭[17]	哮喘门诊患者；干预组56例,对照组51例	"三伏日"初、中、末伏实施中药穴位贴敷；疗程未报告	秋分前10日、秋分当日及秋分后10日实施中药穴位贴敷	有效率,IgE检测及肺功能检测；评价时点未报告	RCT	不清楚	不清楚	高风险	高风险	低风险	不清楚					
陈铭[18]	哮喘门诊患者；干预组32例,对照组32例	"三伏日"初、中、末伏实施中药穴位贴敷；疗程未报告	秋分前10日、秋分当日及秋分后10日实施中药穴位贴敷	有效率,血清NO含量及肺功能检测；评价时点未报告	RCT	不清楚	不清楚	高风险	高风险	低风险	不清楚					
庄礼兴[19]	哮喘门诊患者；干预组82例,对照组80例	三伏天实施贴敷；疗程未报告	三伏天以外的日常实践实施贴敷	有效率,血清IgE含量、淋巴细胞转化率,嗜酸性粒细胞计数；评价时点未报告	非RCT	不适用	不清楚	高风险	高风险	低风险	不清楚					
刘良[20]	缓解期哮喘门诊患者；干预组60例,对照组40例	在对照组的基础上,冬季冬至开始实施贴敷,每隔10天一次,共贴3次；连贴2年	夏季初伏开始贴敷,每隔10天一次,共贴3次	有效率,血清IgE含量；评价时点未报告	对照性研究	不适用	不清楚	高风险	高风险	低风险	不清楚					
赵玉[21]	儿童哮喘门诊患者；干预组151例,对照组149例	在三伏贴的基础上,加用三九贴,即冬季的衣历"三九天"的一、二、三九的第1天进行穴位贴敷；疗程未报告	夏季"三伏天"的初、中、末伏的当日进行穴位贴敷	有效率,治疗前后的哮喘发作次数,哮喘发作程度,鼻塞流涕日发作次数；评价时点未报告	RCT	不清楚	不清楚	高风险	高风险	低风险	低风险					

阅读笔记

续表

第一作者[参考文献编号]	纳入研究情况/患者情况	干预措施	对照措施	结局指标	研究类型	方法学质量*										
						①	②	③	④	⑤	⑥	⑦	⑧	⑨	⑩	⑪
宣丽华[22]	缓解期哮喘门诊患者;干预组60例,对照组60例	三伏天实施贴敷,贴膏中包活生白芥子,生甘遂等;伏天治疗3次,贴1年	三伏天实施贴敷,贴膏中包生白芥子,生甘遂等;伏天治疗3次,贴1年	有效率,生活质量;次年观察	半RCT	高风险	不清楚	高风险	高风险	低风险	不清楚					
李金香[23]	哮喘患者;肺脾两虚型区组:干预组33例,对照组32例,肺肾两虚型:干预组27例,对照组26例	三伏天实施贴敷,用天然树脂和松香蜂蜡调和贴膏;伏天治疗3次,贴1年	三伏天实施贴敷,用生姜汁及少许植物油调和贴膏	有效率,肺功能计数及皮肤不良反应;评价时点未报告	RCT	高风险	不清楚	高风险	高风险	低风险	不清楚					
卢向东[24]	哮喘患者;干预组181例,对照组185例	三伏天实施贴敷,用远红外消喘康贴;伏天治疗3次,贴3年	三伏天实施贴敷,用传统贴膏;伏天治疗3次,贴3年	有效率,肺功能计数,症状及不良反应;评价时点未报告	RCT	低风险	不清楚	高风险	高风险	低风险	不清楚					
付勇[25]	缓解期哮喘门诊及住院患者;干预组20例,对照组20例	三伏天实施贴敷,热敏腧穴探查选穴,伏天治疗3次,贴1年	三伏天实施贴敷,常规选穴,伏天治疗3次,贴1年	有效率;治疗后三个月观察	RCT	高风险	不清楚	高风险	高风险	低风险	不清楚					
黄继升[26]	成人缓解期哮喘患者;干预组57例,对照组53例	三伏天实施贴敷,贴膏加人麝香酊;头,中,末伏贴1次,贴3年	三伏天实施贴敷,贴膏未加人麝香酊;头,中,末伏贴1次,贴3年	有效率,生活质量,哮喘发作次数以及不良反应;评价时点未报告	半RCT	高风险	不清楚	高风险	高风险	低风险	低风险					

续表

第一作者[参考文献编号]	纳入研究情况/患者情况	干预措施	对照措施	结局指标	研究类型	方法学质量*										
						①	②	③	④	⑤	⑥	⑦	⑧	⑨	⑩	⑪
金利贞[27]	缓解期哮喘门诊患者;干预组30例,第一对照组30例,第二对照组30例	三伏天实施贴敷,头、中、末伏贴1次,贴1年	第一对照组:三伏天实施贴敷,头、中、末伏贴1次;第二对照组:三伏天实施贴敷,头、中、末伏贴1次,贴3年	有效率、症状、哮喘发作次数;评价时点未报告	RCT	不清楚	不清楚	高风险	高风险	低风险	低风险					

0级糖尿病足中药足浴

第一作者[参考文献编号]	纳入研究情况/患者情况	干预措施	对照措施	结局指标	研究类型	方法学质量*										
王莉娟[35]	穴位按摩联合中药足浴治疗糖尿病足疗效的15篇RCT;1674例患者	中药足浴联合穴位按摩	空白或其他物理疗法	有效率、踝肱压力指数及生活质量	系统评价	方案制订时间不确定	是	否	否	缺少排除文献清单	不全面	是	是	缺少敏感性分析	是	未报告纳入研究资助
徐延平[30]	0级糖尿病足住院患者;干预组54例,对照组48例	中药足浴结合常规疗法。干预持续4周	单纯常规疗法	临床症状的改善情况、足背动脉血管内径、峰值流速及体感诱发电位的改变	RCT	不清楚	不清楚	不适合	不适合	高风险	低风险					

阅读笔记

续表

第一作者[参考文献编号]	纳入研究情况/患者情况	干预措施	对照措施	结局指标	研究类型	方法学质量*										
						①	②	③	④	⑤	⑥	⑦	⑧	⑨	⑩	⑪
胡燕[36,37]	0级糖尿病足住院患者;45例	四个因素,三个水平的九种组合进行正交设计比较。因素1:药液温度(36℃,38℃,40℃);因素2:药液深度(刚好没过脚踝,脚踝上10cm,脚踝上20cm);因素3:浸泡时间(20分钟,25分钟,30分钟);因素4:时间安排(19:00,20:00,21:00)。干预持续3个月		踝肱压力指数,趾肱指数,震动感觉阈值	RCT	不清楚	不清楚	不适合	不适合	高风险	低风险					

注:* 系统评价采用系统评价/Meta分析方法学质量的评价工具(assessment of multiple systematic reviews,AMSTAR)进行评价;对照性试验(RCT,CCT)采用Cochrane协作网的偏倚风险量表(the Cochrane collaboration's tool for assessing risk of bias,ROB)进行评价。系统评价方法学质量中代号的含义:①是否提供了前期设计方案;②纳入研究的选择和数据提取是否具有可重复性;③是否实施广泛全面的文献检索;④发表情况是否已考虑纳入标准中,如灰色文献;⑤是否提供了纳入和排除的研究文献清单;⑥是否描述纳入研究的特征;⑦是否评价纳入研究的科学性;⑧纳入研究的科学性是否恰当地运用在结论得出的推导上;⑨合成纳入研究结果的方法是否恰当;⑩是否评估了发表偏倚的可能性;⑪是否说明相关利益冲突。临床对照试验方法学质量中代号的含义:①随机序列的产生;②分配隐藏;③参与者盲法;④结局评价者盲法;⑤不全结局数据;⑥选择性报告。

（二）中药泡足护理策略

1. 足浴液中药的选择　王莉娟等（2015）的研究给出建议,认为足浴液中最常选用的中药药物包括:红花、鸡血藤、桂枝、没药、黄芪、透骨草、乳香、当归、冰片、姜黄[35]。此类中药均属活血化瘀类药物,其既有通络活血、行气止痛的功效,可以加强局部血液循环,改善血管微循环,又能通过穴位治疗通行十二经。其中,红花具有化瘀止痛、活血通经的作用,现代医学研究发现,红花可以帮助血管扩张、改善微循环障碍;鸡血藤具有补血行血、活血舒筋、通经活络的功效;没药、乳香具有散瘀定痛、活血行气的作用,此外两者均有消肿生肌的功效;当归,具有补血、活血、止痛的功效,中医认为,当归味甘而重,既能补血,又能活血,既可通经,又能活络。

2. 泡足时机　建议饥饿以及过度劳累时,均不适合进行泡足。由于餐后立即泡洗会引起局部末梢血管的扩张,从而影响消化功能,因此有观点认为餐前餐后 30 分钟内不宜泡足[33]。有方案则提出宜在餐后 1 小时方可进行泡足[34],且空腹时不宜泡足。另外,胡燕等（2013）关于0 级糖尿病足中药足浴的 RCT 建议足浴的时间可安排在睡前（晚 7—9 时）[36]。

3. 泡足温度　对于足浴液温度现有报道不一致,最高温度为 42℃,最低温度为 35℃。胡燕等（2013）的 RCT 建议维持足浴液温度在 36~40℃之间,水温较皮肤温度相比略高,可以促使局部皮肤血管扩张,从而加快新陈代谢,可以帮助患者改善血管微循环障碍和神经末梢敏感程度,但要充分考虑患者的差异性,防止足部的烫伤[37]。

4. 泡足浸泡范围及足浴液量　徐延平等（2008）的研究认为浸泡范围为膝关节以上 20cm,而患者一般取坐位泡足的姿势,药液浸泡到膝关节以上十分不便捷,因此该证据所建议的浸泡范围的适用性可能存在问题[30]。胡燕等（2013）的研究则推荐浸泡没过脚踝或脚踝以上 20cm,以保证足浴液能充分作用于糖尿病足肢体[36]。现有实践推荐所选取的药液量不尽相同,在1000~3000ml 之间。此外,也可根据足浴浸泡的范围来确定所需药液的量。

5. 泡足次数及时间　一般推荐每日进行一次足浴。胡燕等（2013）的研究建议每次泡足时间控制在 20~30 分钟之间[36]。足浴时间过长或者过短均不适合,时间过短难以达到预期效果,时间过长则易引起血管的过度扩张、增加心脑血管负荷,引发头晕、胸闷等不良反应。

6. 泡足过程中的注意事项　《手册》（2013）建议泡足的过程中,患者应饮用温开水或茶水300~500ml,以补充体液及增加血容量以利于代谢废物的排出。有严重心肺及肝肾疾病患者饮水不宜超过 150ml。小孩及老年人酌减[33]。另外,《方案》（2013）认为在足浴过程中应密切注意观察患者有无红疹、瘙痒、心悸、汗出、头晕、目眩等症状[34]。

第三节　中医护理领域证据的现状与思考

尽管本部分可能存在检索全面性不够的问题,但针对上述两个中医护理技术应用的研究数量并不少。目前尚存在以下问题:①由于质量不高,故尚需慎重考虑并结合临床情景和患者具体情况后方可应用于临床实践。②另外,过分集中于与其他疗法的比较,忽视中医护理技术的关键操作环节。如哮喘患者"冬病夏治"穴位贴敷的循证实践中,三个系统评价及绝大多数随机对照试验所回答的问题均为贴敷疗法较其他疗法是否有效,而对于贴敷在具体操作过程中的关键点的研究并不多。且主要集中于贴敷季节、用药和穴位这三个方面。然而对于护理人员,贴敷药膏现配现用与否、贴敷覆盖穴位的面积大小、贴敷保持的时间长短、贴敷的次数多少等此类细节往往更具有临床实际操作意义。但经过初步检索,尚无研究给出答案,导致难以对贴敷疗法临床护理操作过程中做到全方位遵循证据的指导。中药足浴的循证实践证据中,虽存在中药足浴的泡足时机、足浴液温度、泡足次数时间及注意事项的相关证据,但是其仅基于一项研究,且其质量不高。

总之,上述两个中医护理技术的循证实践目前尚处于探索阶段,尚无系统评价或高质量的

阅读笔记

证据。故建议读者在临床应用时需要根据临床情景、专业判断及患者需求进行审慎决策,并适时进行更新,检索是否有新的更可靠的证据出现。从另一个角度考虑,也为今后这两种中医护理技术挖掘出研究空白点,为下一步的原始研究提供了大量线索。

鉴于上述两种中医护理技术的证据现状及所存在的问题,建议今后在中医护理循证实践的道路上,研究者需要关注具体操作过程的关键点,以此为研究主题,尽量控制各种偏倚,采用多中心、大样本的随机对照试验设计或其他适合的严谨的研究设计,进行相关的原始研究,为循证实践提供高质量的循证依据。此外,亟需对其他中医护理技术进行证据的总结和评价,以及时发现是否存在同样的问题,为今后中医护理循证实践的相关科研提供依据。

(周 芬)

主要参考文献

[1] 单亚维,晏利姣,郝玉芳.我国中医护理发展现状的文献计量学分析.中华护理教育,2014(08):565-570.

[2] 张素秋,陈丽丽,周姣媚,等.以中医护理重点专科建设推动学科发展.中国护理管理,2013(10):4-6.

[3] 莫文丹.穴敷疗法聚方镜.南宁:广西民族出版社,1988.

[4] 张璐.张氏医通.上海:上海科学技术出版社,1990.

[5] 国家中医药管理局.2014年北京"冬病夏治"穴位贴敷疗法服务的医疗机构名单[EB/OL].[July 4]. http://www.bjtcm.gov.cn.

[6] 国家中医药管理局.2013年北京"冬病夏治"穴位贴敷疗法服务的医疗机构名单[EB/OL].[July 4]. http://www.bjtcm.gov.cn.

[7] 杨立瑜.穴位贴敷治疗哮喘豚鼠炎性机制探讨.广州中医药大学,2002.

[8] 向希雄,张晶樱,司银梅,等.喘敷灵穴位贴敷对哮喘模型大鼠疗效机制的探讨.中国针灸,2009(9):739-743.

[9] 吴师机.理瀹骈文.北京:中国中医药出版社,1995.

[10] 陈传江,吴强,林栋.经络假说与穴位贴敷作用机理浅探.福建中医药大学学报,2006,26(1):26-29.

[11] 张洁,吴强,林栋,等.论药物的四气在穴位贴敷疗法中的作用.中国针灸,2006,26(1):72-74.

[12] Lorraine W. San Fu moxibustion and lung-related disorders. Journal of Chinese Medicine,2009(8):14-18.

[13] 毕文卿,庄礼兴,贺君,等."冬病夏治"穴位贴敷疗法治疗哮喘的 Meta 分析.针灸临床杂志,2013(09):44-48.

[14] 张小江,李向军,王治斌,等.穴位贴敷疗法治疗哮喘临床 RCT 文献的 Meta 分析.甘肃中医学院学报,2013(02):69-71.

[15] 何甘霖,何穗智.中药穴位敷贴治疗儿童哮喘随机对照试验的 Meta 分析.中国中医急症,2007(09):1114-1116.

[16] Zhou F,Liang N,Maier M,et al. Sanfu acupoint herbal patching for stable asthma:a SR and meta-analysis of RCTs. Complementary Therapies in Medicine. 2017,30:40-53.

[17] 陈铭,蔡宗敏,卢希玲,等.夏秋季节治疗哮喘的疗效比较观察.福建中医学院学报,1999(02):21-24.

[18] 陈铭,郑偶然,徐维,等.夏秋灸治哮喘疗效与 NO 及肺功能关系的临床研究.针刺研究,2005(03):179-182.

[19] 庄礼兴,赵明华,杨君军,等.天灸疗法治疗支气管哮喘的时效关系研究.针刺研究,2007,32(01):53-57.

[20] 刘良,万丽玲,吴铭娟,等.哮喘外敷散"冬夏并治"预防支气管哮喘临床观察及机理探讨.第十一次全国中医内科肺系病学术交流大会,北京,2004.

[21] 赵玉.伏九贴敷疗法防治小儿哮喘非急性发作期的临床观察.湖北中医药大学,2014.

[22] 宣丽华,虞彬艳,徐福,等.治未病"贴膏对改善支气管哮喘患者生命质量的作用.浙江中医杂志,2010(11):788-790.

阅读笔记

［23］李金香,刘兴平,章薇,等.三伏穴位贴敷防治不同证型支气管哮喘临床观察.新中医,2014(07):154-156.

［24］卢向东,吕慎从,李振梗,等.远红外消喘康贴防治哮喘作用观察(英文).World Journal of Acupuncture-Moxibustion,2007(01):17-22.

［25］付勇,周娟娟,陈日新,等.热敏腧穴穴位敷贴治疗支气管哮喘(慢性持续期)20例.江西中医药大学学报,2014(03):43-44.

［26］黄继升,谢小强.麝香酊"冬病夏治膏"敷贴治疗支气管哮喘的临床研究.中国社区医师(医学专业),2010(31):134-135.

［27］金和贞."三伏天"穴位敷贴治疗支气管哮喘非急性发作期的临床观察.南京中医药大学,2012.

［28］梁栋富,吴炳煌,张炜,等.三伏灸有无瘢痕对哮喘病疗效的关系.福建医药杂志,1993(02):34.

［29］曾肃英.中药浴足配合艾灸足底穴位按摩对Wagner 0级糖尿病足疗效观察.糖尿病新世界,2014,9:25-26.

［30］徐延平,李彦华.中西医结合治疗糖尿病足的疗效观察.中国现代医生,2008,35(46):73-74.

［31］陈青青.0级糖尿病足三虫桃红汤足浴联合足底反射区按摩的疗效观察.护理学报,2014,12:61-62.

［32］张勤,杨芳,徐辉.清热利湿解毒方足疗对早期糖尿病足的护理干预作用.中医药临床杂志,2011,8:35-36.

［33］国家中医药管理局.中医医疗技术手册(2013普及版)［EB/OL］.http://www.satcm.gov.cn/e/action/ShowInfo.php? classid=137&id=22080.

［34］国家中医药管理局.中风等13个病种中医护理方案(试行)［EB/OL］.http://www.satcm.gov.cn/.

［35］王莉娟,王国豪,易莉娟.穴位按摩联合中药足浴治疗糖尿病足疗效的系统评价.2015,11:155-158.

［36］胡燕.0级糖尿病足中药足浴优化护理方案的临床研究.成都中医药大学,2012.

［37］胡燕,蒋运兰,郭秋月.0级糖尿病足中药足浴优化护理方案的研究.护理研究,2013,25:26-28.

阅读笔记

第三十三章　循证护理教育

循证护理的核心思想是以客观的科学研究结果为依据,结合临床情境及专业经验,考虑患者的需求且尊重患者的愿望,做出临床判断与决策,为患者提供优质护理服务。循证护理实践的推广对促进护理学科发展有着重要意义。在护理教育中渗透以证据为基础的理念,增强学生的循证意识,培养学生证据检索、筛选与质量评价的能力以及运用评判性思维探讨问题、分析问题和解决问题的能力,同时也促进学生主动求索的学习动机,发挥学习潜能。在护理教育中推进循证实践是护理专业人才的培养方向,也是护理教育的发展方向。

一、循证护理教育的概念

Tilley 等[1]1997 年指出循证护理教育(evidence-based nursing education)是运用循证护理的理念和方法进行护理专业课程和临床实践的教与学,包括运用有效的教学方法、考虑学生个体学习需求以及教育专家建议、课程设置、教学活动的资源消耗等情况设计教学活动。因此,循证护理教育包括基于证据的教(evidence-based teaching)和基于证据的学(evidence-based learning)。循证护理教育注重学生的学习过程,提倡以问题为基础的学习和自导式学习,促进学生更深刻理解运用所学知识,培养学生的评判性思维、循证护理观念及应用证据的能力。

二、循证护理教育概念框架

实证主义认为通过观察或经验来认识客观环境和外在的事物。循证实践是基于实证主义理念产生的临床实践。循证护理是护理人员审慎地运用最佳科学证据,并与临床情境和专业经验相结合,尊重患者的信仰、价值观与愿望,考虑患者的需求,做出临床判断与护理决策的过程,重视护理干预的科学性[2]。

建构主义的本体论认为世界是在历史与社会结构基础上被解释与定位的,被知晓的知识是变化着的、可被解释且取决于观察者的观点。学生带着曾经的经历进入学习环境,新知识建构于先前的学习,学习是一个积极主动的过程。建构主义强调学习者对知识的内在化过程,学习与思维发生在学习者认知结构与环境交互作用所产生的同化或协调过程中,运用当前和过去所获得的知识和经验建构新知识,知识的建构反映了学习者与环境互动的结果[3]。将循证护理理念与建构主义哲学观点结合指导护理教学,促使学生学习系统的文献检索、评判性的证据分析与筛选,进行有科学依据的护理干预,培养学生科学的临床推理与决策能力[4]。循证理念与建构主义结合的学习理论框架见图 33-1。

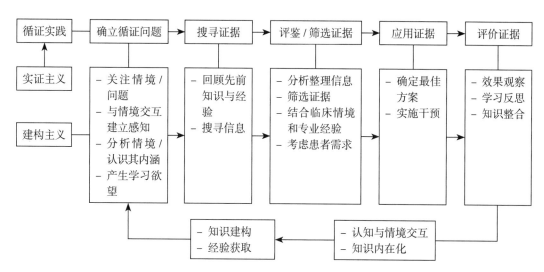

图 33-1　循证理念与建构主义结合的学习理论框架

三、循证护理教育的实施

(一) 在课堂教学中实施循证护理教育

课堂教学活动必须与临床实践相结合,积极发挥学生主观能动性。鼓励学生发现问题,运用理论知识和检索信息进行分析问题,运用最佳研究证据解决问题。通常以病例讨论法、仿真情境模拟法、以问题为基础的学习法等开展教学活动,创建动态的临床情境,使学生在没有增加患者痛苦和危险的情况下针对临床真实或模拟病案提出需要解决的护理问题,查寻相关研究证据,评价证据的可靠性及临床适用性[2]。学生通过反复的病例讨论或情境模拟演练进一步巩固知识、增强技能的同时也培养了护理责任心和专业价值观。

教师依据教学目的和内容,通过仿真模拟机器人或角色扮演、标准化病人等创建临床情境。根据学生的知识、技能水平和学习成熟度,调整情境的难易度和复杂程度。学生以 5~6 人为一组进行活动,一位学生扮演主要责任护士,协调团队的活动,其余同学协助其工作。每组有一至两名老师指导学生的学习活动。老师作为促进者,激发学生的学习动力,引导学生深入分析情境、综合思考分析临床问题。基于证据的学习的过程如下[4,5]:

1. 学习准备　老师讲解循证护理的概念和内涵、程序,复习基础临床流行病学知识和医学统计学知识,讲解文献检索方法,指导学生运用计算机数据库检索文献。讲解学习过程、学生和老师的角色等,使学生充分理解整个学习过程。

2. 引入临床情境　学生仔细阅读学习资料,进行小组讨论。启发学生思考:为什么患者会出现如此情况? 还可能会发生什么? 有哪些因素可能会影响病情?

3. 确立循证问题　老师帮助学生深入讨论临床情境,学生提出需要解决的问题及所需的知识与技能。问题可涉及患者在生理、心理及社会因素等方面,如患者发生了什么? 如何处理患者目前的状况? 也可关于护理操作技术的问题,例如:胃肠外营养留置导管护理、留置鼻胃管护理、气道湿化方法、老年人认知障碍的沟通方法、预防跌倒方法、压疮预防与护理等。帮助学生通过 PICOS 进一步界定循证问题。

4. 文献检索、筛选与质量评价　以问题为导向,帮助学生确定文献检索的中文与英文关

阅读笔记

键词。学生通过教材阅读、图书馆相关资料查询、网上数据库运用等进行文献检索,老师与学生共同整理文献,审慎地、系统地开展文献的科学性、真实性评价,并进行可靠性及临床实用性的评估,帮助学生结合病情和患者需求,筛选出适合临床情境的最佳证据,并对证据的等级加以关注,标注证据的来源和等级。

5. 应用证据与效果评价　老师指导学生分析各种干预方法的作用原理和适用情况、比较使用效果、总结优势与不足,结合个案特点和临床实际情况,筛选出最适合的干预方法。

对于个案的护理问题可采用角色扮演、情境模拟的方法,使学生在演示中体会患者问题的所在,运用实证解决问题并持续评估,发现新问题,作出证据评价。学生按操作规程评估患者的症状和体征,询问病史,运用所学知识解释病情,并告知注意事项。老师用仿真模拟机器人设置各种异常体征如各种心律失常,左、右肺不同呼吸音,同时也可设置患者咳嗽、呕吐或主诉口渴或饥饿,以观察学生能否识别异常情况,关注患者主诉与感受,给予正确适当的解释和及时处理等。当学生不能及时识别或忽略危及患者生命的重要临床表现而延误处理时,老师可设置病情越来越严重,组织学习讨论导致患者病情恶化的原因,启发学生思考为什么患者出现这样的病情变化,应如何处理,同时使学生深刻反思患者的病情不可耽误,确保患者生命安全的重要性。学生结合护理评估资料,通过讨论确定护理问题及其优先次序。学生根据最佳实证,与患者和(或)家属共同讨论,取得他们理解并征得他们同意后制订护理计划,遵医嘱进行各项护理干预措施,观察干预效果。

6. 学习综合　老师组织学生对循证实践进行分析与评价。反思问题包括:在评估患者和处理患者病情变化时运用了哪些最佳实证? 哪些证据没有运用? 此领域所能检索到的证据对临床实践指导意义如何? 组织进行小组焦点讨论,反思学习的收获和有待改进的方面,内容包括:知识与技能、文献检索、筛选、质量评价与运用、沟通交流、健康教育及小组合作等方面。

7. 教学评价　每一学习小组完成基于证据学习的反思报告,内容见表33-1。老师对反思报告进行评价,给予评语。

表 33-1　基于证据学习的反思报告

内容	要求
1. 前言	阐述循证探究的目的、意义与方法;包含关键信息,观点清晰
2. 问题陈述	根据目前的情况,应用 PICOS 阐述关键问题,理由清晰明确
3. 证据搜寻	阐述搜寻方法和关键词,证据充足、包含最新信息
4. 证据评价与总结	评判性地评价文献,阐述评价方法与过程,明确证据的等级,总结各种干预措施的适用情况、优点和使用局限
5. 证据运用	运用证据探讨解决问题的方法,理论与实践结合,分析深入全面、理据充足
6. 效果评价	阐述效果评价方法,预期效果
7. 建议	提出遇到的困难,并给予改进建议

上述的学习过程是循环往复,螺旋上升的,不仅促进学生学习专业知识与技能,培养他们的评判性思维能力,同时也能获取临床实践经验。

(二) 在临床护理实习带教中实施循证护理教育

基于证据的临床带教方法(evidence-based clinical teaching)是指带教老师指导学生运用最佳证据的理论与技术为患者提供护理服务的教学方法。强调以临床实践中的问题为出发点,将科研成果、临床经验及患者需求相结合解决问题。老师针对患者的情况,引导学生提出需要解决的问题,带领学生共同讨论,进行相关理论依据或研究成果等证据的检索、评价和筛选,并将最佳证据应用于个案护理计划中,最后进行效果评价,并组织学生讨论所搜寻到的证据对于解决患者问题作用如何,为何有些证据难于适用于本个案护理,使学生参与确立循证问题、证据搜寻、筛选与质量评价以及应用与评价的整个循证实践过程,增强他们的循证意识,加强知识的理解与运用[2,3]。以学生在养老院进行老年护理的实习为例,方法如下。

1. 实习前准备 组织学生观看将要去实习的养老院的介绍录像,邀请已经在那里实习过的学生进行实习经验分享,内容包括养老院的设施、老年人特点及身体健康状况、工作流程、所涉及的疾病知识、护理技术和治疗药物等,分主题准备进行同伴教学。

2. 提出循证问题 在第一、二天的实习观察中,询问学生观察到了什么,引导学生思考老年人最需要什么,能为老年人做什么,学生说出了老年人感到独孤需要陪伴、反反复复讲同一句话、问同一问题,引导学生思考为什么,把讨论主题引导至老年人认知问题,思考老年人认知评估的方法有哪些,如何与有不同程度认知障碍的老年人沟通,并通过 PICO 进一步聚焦问题。

3. 文献搜寻 根据 PICOS 进一步明确检索词,要求学生按"老年人、认知评估、认知障碍、沟通"为关键词进行文献搜索,并完成文献摘要目录:作者、年份、文献来源、文献内容(包括人群、地点 / 场所、具体方法、效果报告)、证据级别、文献类型。

4. 文献筛选与质量评价 在老师的指导下,学生分析文献,评价文献的质量,比较各种方法的效果以及使用局限性,针对养老院老年人的情况进行筛选证据,并明确证据的等级。

5. 证据运用 在上述证据的指导下,要求学生 2 人一组选择不同的老年人,考虑老年人愿意接受的方法与老年人沟通,注意观察老年人的反应,并通过回忆记录老年人当时的表情和情感反应。

6. 效果评价 引导学生思考老年人沟通时的表情说明什么,其对老年人记忆与语言沟通功能有怎样的作用,反复进行此类干预后可能会有怎样的效果,有哪些文献依据。

7. 学习综合与反思 进行小组焦点讨论,各小组经验分享,讨论在证据运用的过程中遇到哪些困难,此方面还有哪些问题需要进一步探究。

8. 教学评价 按表 33-1 完成循证学习反思报告,老师对每一份反思报告进行评分,给予评语,并记录于其实习考核分。老师观察学生在整个实习活动中表现,在专业态度、尊重老年人、关心安抚老年人、沟通时的语音、语调、表情与姿势,确认沟通信息清楚明白以及伴随情况处理等方面给予评核,鼓励学生积极参与讨论。

此外,还可运用以问题为基础的循证护理教学查房方式。Barrows 和 Tamblym(1980)[6]把"以问题为基础"的学习定义为以理解和解决问题为主要目标的学习,并且能在工作中得到结果。"以问题为基础的学习(problem-based learning,PBL)"是一种以临床问题为基础,以学生为中心的小组讨论式的教学方法。强调从问题着手,学生需要去探索他们所要知道的知识,并且能够应用这些知识去解决问题[7]。老师根据学生的知识和技能水平,选择病案,提前告知学生查房时间和需要讨论的问题。在老师指导下 5~6 人为小组进行个案护理查房,学习过程如图33-2,描述如下[8]:

1. 情境澄清 学生澄清情境发生了什么,有哪些概念需要学习。老师指导学生全面分析情境,结合学习目标由浅入深提出问题。要求学生提出与个案护理相关的循证护理问题,比如留置导尿更换的最佳间隔时间,以及导尿管材质、保留时间、尿 pH 和常规检查之间关系等。

2. 自导式学习 学生按照 PICO 提出循证问题,并进行证据搜寻,评价证据质量,明确证据等级,比较各种干预方法的特点、作用原理及使用注意事项等。

3. 护理评估 学生以小组为单位带着问题收集患者生理、心理、社会等方面的资料。在老师指导下,学生按操作规程评估患者的症状和体征、询问病史,运用所学的知识解释患者病情,并告知患者影响病情的因素、目前应该注意什么,关注患者的伴随状况和感受,给予正确适当的解释与处理。

4. 护理计划与干预 学生结合护理评估资料,确定护理问题,在循证证据分析、评价、归

阅读笔记

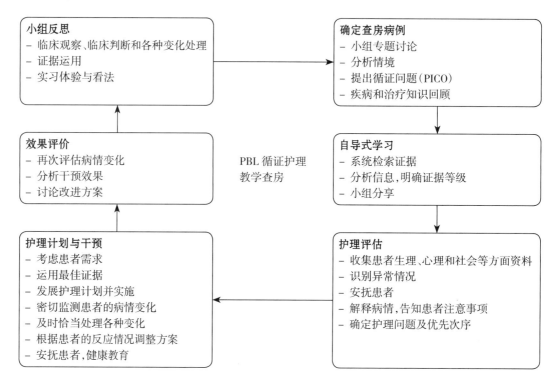

图 33-2 以问题为基础的循证护理教学查房

纳整理的基础上,针对患者的护理问题,考虑患者的需求,发展护理计划。在取得患者同意与配合的前提下,实施护理计划,严密观察患者对干预措施的反应,动态评价干预效果。根据患者的情况,调整护理方案。

5. 小组反思 针对护理查房中存在的问题展开讨论。鼓励学生相互提问,讨论有无更好的解决方案。

6. 教学评价 按表 33-1 要求完成循证护理学习反思报告,老师给予讲评和评分。老师观察学生的实习表现,按表 33-2 内容进行评核。

以问题为基础的循证护理教学模式查房鼓励学生勇于质疑和探究,有利于培养学生以实证为基础的护理观念。学生能更好地理解掌握理论知识,增强临床思维、临床推理与决策能力,同时也促进了学习积极性和潜能的发挥[9]。建议设立循证护理实习基地,借助于临床丰富的病例以及网络资源,鼓励学生参与临床护理实践,有效地促进循证护理教育的实施。

（三）我国循证护理教育实施中存在的问题和对策

我国循证护理教育目前存在护理专业教师和临床护理人员的循证护理知识不足、获取证据的渠道有限等问题。临床护士虽会查阅文献,但对文献筛选与质量评价缺乏训练,同时护士缺编、工作压力过大、没有时间查询资料等均影响了循证护理教学实践的推广[5,10]。

为促进循证护理教育的实施,应开展循证护理的师资培训,使包括临床师资在内的护理专业教师掌握循证护理的概念与基本原则,理解循证实践对促进护理学科发展的意义,掌握文献检索方法、系统评价、证据筛选等方法,指导学生检索证据、分析证据和应用证据[2]。在专业课程设置中,开设循证护理课程,使学生掌握循证实践的理论与方法。开设文献检索、临床流行病学、计算机应用、科研设计等相关课程,使学生掌握文献的评价标准,培养学生评价临床研究证据的能力。最佳的护理研究证据来源包括临床实践指南、系统评价资源库、综合性文献数据库、学术期刊及专著等。建议完善研究文献电子网络检索系统或者借助于循证护理研究机构,以获得全面系统的循证护理信息。

阅读笔记

表 33-2 以问题为基础的循证护理教学查房评核内容

1. 专业态度及学习态度
(1) 尊重患者、维护患者权益
(2) 关心安抚患者
(3) 主动、好学、有责任心
(4) 讨论积极,观点清晰

2. 自导式学习
(1) 搜寻证据全面,抓住重点信息
(2) 分析信息有评判性
(3) 小组分享:围绕病情展开、观点清晰

3. 护理评估
(1) 病史询问:包括疾病史、用药史、过敏史、手术史、家庭健康史、饮食习惯和信仰(根据病情)
(2) 评估症状:包括部位、严重程度、性质、间隔时间、持续时间、始发状态和诱因等,评估加重和缓解因素(根据病情)
(3) 身体检查:包括测量神志、血压、脉搏、呼吸和心率、血氧饱和度或心电图检查;胸、腹部、四肢关节活动度、眼睛和口腔等检查(根据病情)
(4) 识别异常体征并解释原因
(5) 针对异常情况进行护理评估
(6) 确定优先次序,体现轻重缓急

4. 护理计划
(1) 考虑患者需求
(2) 运用最佳证据

5. 护理干预及效果评价
(1) 密切监测病情变化
(2) 及时恰当处理各种变化
(3) 根据患者的反应情况调整方案
(4) 护理操作技能正确熟练
(5) 持续评估患者

6. 健康教育
(1) 解释病情
(2) 嘱咐注意事项及配合要点
(3) 沟通语意清晰易懂
(4) 确认患者及其家属对信息理解

7. 小组合作
(1) 沟通有效
(2) 协调团队参与

8. 患者对护理过程的满意度评价

四、四种教学方法在护理领域应用效果的系统评价

下面内容评价了四种教学方法在护理领域的应用效果,包括以问题为基础的教学法 (problem-based learning,PBL)、高仿真情景模拟教学法(simulation-based learning,SBL)、客观结

阅读笔记

构化临床考试法(the objective structured clinical examination,OSCE)以及概念图教学法(concept map learning,CML)。

以问题为基础的教学法(PBL)是一种以学生为中心合作式的教学方法,具有以情境/问题为基础、以学生为中心、小组合作学习、老师作为促进者等四个特点。学生在导师的激励下,通过小组活动合作学习,分析、理解情境/问题,明确学习需求,寻求解决实际情境/问题的方法,并获得知识和技能。合作式的同伴教育发挥了学生的学习潜能,有助于激发学生的学习积极性与主动性,促进学生的评判性思维、问题解决以及自导式学习、有效沟通合作等综合能力的培养[8]。研究显示PBL促进了学生的评判性思维的认知技能(2项试验对照非随机型研究、1项单组前测后测性类实验性研究)和评判性思维的情感倾向(1项RCT研究、1项单组前测后测性类实验性研究)[11,12]。针对3项RCT和3项非随机实验对照研究的Meta分析显示PBL组学生的理论知识考核平均分高于传统教学法组(DM 12,95%CI 0.32~0.56分,效果$Z=0.52$,$P=0.6$),但差异无显著性。PBL组学生的评判性思维情感倾向得分高于传统教学法(DM 11.25,95%CI 6.29~8.09分,$Z=4.32$,$P=0.13$;2项RCT)。由于纳入分析的研究质量差异较大,影响趋势分析结果,有必要开展更多设计严谨的大样本的随机对照试验来进一步探讨[13]。

高仿真情景模拟教学法(SBL)是通过多媒体、高仿真模拟人演示、角色扮演等多种方法创设教学情景,将认知与情感、形象思维与抽象思维、教与学结合起来,激发学生情感体验,充分发挥学习的积极性、主动性和创造性的一种教学方法[5]。高度仿真模拟人(human patient simulator,HPS)利用先进的计算机技术程序驱动,通过皮肤接触、录音发声、器官功能和各个系统的仿真技术,模拟人体生理和病理特征,显示疾病演变过程,创建动态的临床模拟情境。模拟学习可促进理论知识与临床实践的整合、增强学生的临床综合技能、对危急病情的判断力,也培养团队协作精神[13]。针对13项RCT及1项非随机实验对照研究的Meta分析显示高度仿真模拟学习促进专业知识的掌握(DM 0.53,95%CI 0.16~0.90分,$Z=2.77$,$P=0.006$)、提高专业技能操作考核成绩(DM 1.15,95%CI 0.78~1.52分,$Z=6.12$,$P<0.000\ 01$)[14]。学生专业知识水平和操作技能的测评工具多为自行发展,在一定程度上限制了趋势分析结果的准确性和研究间的可比性,提示进一步发展统一的标准化测评工具。学生访谈或开放式问题反馈资料显示学生认为仿真模拟学习有助于提高临床能力和自信心。量性研究的Meta分析显示高度仿真模拟法组学生的临床判断、认知技能和临床推理等能力提高(DM 2.02,95%CI 0.95~5.00分,$Z=1.33$,$P=0.18$,3项非随机实验对照研究),但是学习信心减弱(DM-0.01,95%CI 0.45~0.43分,$Z=0.03$,$P=0.97$,1项RCT和2项非随机实验对照研究),差异均无显著意义[15]。建议应根据学生的知识技能水平和学习个性特点,调整模拟情境的难易度,提供由简单到复杂的模拟情境,循序渐进地提高他们的临床决策、沟通、合作等认知技能和能力信念。

客观结构化临床考试(OSCE)检测学生临床实践综合能力和相关的知识。考核内容包括采集病史、体格检查、沟通技能(如给患者提供咨询和建议等)、临床技能操作、文档资料记录、资料的解释和分析等。高度仿真模拟学习能提高OSCE考核成绩(DM 0.18,95%CI 0.82~1.17分,$Z=0.35$,$P=0.73$;2项RCT),但差异无显著性[14]。OSCE由于各项研究的考试难易度和评价者间的信度均可影响趋势分析的结果,提示需要更多的设计严谨的大样本RCT的研究以进一步验证。

概念图(concept map)是由概念、命题、交叉连线和层次结构组成的图形,通常是将某个研究主题的相关概念置于圆圈或方框中,通过交叉连线将不同的几个概念进行连接。概念图教学法(concept map learning)通过绘制概念机构图的方法帮助理解概念、更牢固地掌握知识。针对5项RCT研究和1项非随机实验对照研究的Meta分析显示概念图教学法组学生的自我管理能力好(DM 2.49,95%CI 1.71~3.27,$Z=6.24$,$P<0.000\ 01$)、信息管理能力好(DM 3.95,95%CI 2.03~5.86,$Z=4.04$,$P<0.0001$)、学习合作能力强(DM 2.91,95%CI 0.65~5.16,$Z=2.53$,$P=0.01$),表

阅读笔记

明概念图教学法有助于提高学生的自主学习能力和学习积极性[16]。

（袁浩斌）

主要参考文献

［1］Tilley S,Runciman P,Hockey L.Research-based nursing education:Understanding and personal accounts. Internatioanl Joural of Nursing Study,1997,34(2):111-118.

［2］Winters CA,Echeverri R. Teaching Strategies to Support Evidence-Based Practice. Critical Care Nurse, 2012,32(3):49-54.

［3］Peters M. Does constructivist epistemology have a place in nurse education? Journal of Nursing Education, 2000,39(4):166-172.

［4］袁浩斌.循证护理理念指导下的仿真模拟学习过程与评价方法.护理学杂志,2013,28(15):4-6.

［5］秦安.临床开展循证护理教学的研究进展.上海护理,2012,12(2):59-61.

［6］Barrows H,Tamblyn R.Problem-based learning:an approach to medical education.New York:Springer Publishing Company,980.

［7］Rideout W,Carpio B.The problem-based learning model of nursing education.In:Rideout E. Transforming nursing education through problem-based learning. Mississauga:Jones and Bartlett Publishers,Canada, 2001:21-49.

［8］Yuan HB,Williams B,Yin L,et al. Nursing students'views on the effectiveness of problem-based learning. Nurse Education Today,2011,31:577-581.

［9］Yuan HB,Williams B,Fan L. A systematic review of selected evidence on developing nursing students' critical thinking through problem-based learning. Nurse Education Today,2008,28:657-663.

［10］杨青建,钟玉杰,鲍丽.我国循证护理教育现状与展望.护理研究,2012,26(7A):1729-1730.

［11］Yuan HB,Kunaviktikul W,Klunklin A,et al. Improvement of nursing students' critical thinking skills through problem-based learning in the People's Republic of China:a quasi-experimental study. Nursing & Health Sciences,2008,10:70-76.

［12］Scheffer BK,Rubenfeld MG. A consensus statement on critical thinking in nursing. Journal of Nursing Education,2000,39(8):352.

［13］Yuan HB,Williams B. Nursing student perspectives of high-fidelity simulation in Macao. 护理学杂志, 2015,30(7):1-5.

［14］Yuan HB,Williams B,Fang JB,et al. A systematic review of selected evidence on improving knowledge and skills through high-fidelity simulation. Nurse Education Today,2012,32(3):294-298.

［15］Yuan HB,Williams B,Fang JB. The contribution of high-fidelity simulation to nursing students' confidence and competence:a systematic review. International Nursing Review,2012,59(1):26-33.

［16］李又娟,崔文香,鞠宏楠,等. 概念图教学法对护生自主学习能力影响的 Meta 分析.齐鲁护理杂志, 2016,22(10):116-118.

附　录

附录1　报告随机对照研究的 CONSORT 声明

以下列出的是 2010 年更新的 CONSORT 声明中关于随机对照试验（RCT）应报告的条目清单。在提交 RCT 的报告前，请对照下列清单检查论文是否符合 RCT 论文的 CONSORT 规范。

（摘自：Schulz KF，Altman DG，Moher D，et al. CONSORT 2010 声明：报告平行对照随机临床试验指南的更新．周庆辉，卞兆祥，译．中西医结合学报，2010，8（7）：604-611.)

随机对照试验应报告的信息清单（CONSORT 2010）

论文标题	条目号	对照检查的条目	所在页码
文题和摘要			
	1a	从文题中能识别是随机对照试验	_____
	1b	用结构式摘要概括研究目的、设计、方法、结果和结论	_____
引言			
背景	2a	阐述立题的研究背景和研究理由	_____
目的	2b	列出具体的研究目的和假设	_____
方法			
研究设计	3a	描述研究设计（如平行设计、析因设计），包括受试者分配到各组的比例	_____
	3b	说明研究开始后对研究方法所作的重要改变（如入选标准的改变），并说明原因	_____
研究对象	4a	描述研究对象的入选标准	_____
	4b	描述收集资料的场所	_____
干预	5	详细描述各组干预措施的细节，以使同行能够重复，包括在何时、如何实施的	_____
结局指标	6a	清晰地界定主要和次要结局指标，包括在何时、如何测评的	_____
	6b	说明研究开始后对结局指标是否有更改。若有，应说明原因	_____

续表

论文标题	条目号	对照检查的条目	所在页码
样本量	7a	说明样本量是如何确定的	＿＿＿
	7b	必要时,说明进行中期分析和终止研究的原则	＿＿＿
随机化			
序列的产生	8a	描述产生随机分配序列的方法	＿＿＿
	8b	描述随机化的类型及任何限定的细节(如怎样分区组和各区组样本多少)	＿＿＿
分配隐藏机制	9	描述执行随机分配序列的方法(如按序编码的容器或密闭的不透明信封);实施干预前为隐藏分配序列所采取的步骤	＿＿＿
随机的实施	10	说明由谁产生随机分配序列;由谁招募受试者;由谁将受试者分配到各组中	＿＿＿
盲法	11a	若实施了盲法,描述分配干预措施后对谁设盲(如受试者、干预者、结果测评者);如何实施盲法	＿＿＿
	11b	如有必要,描述干预措施的相似之处	＿＿＿
统计学方法	12a	描述比较各组主要和次要结局指标的统计方法	＿＿＿
	12b	描述附加分析方法,如亚组分析、校正分析	＿＿＿
结果			
受试者流动(极力推荐使用流程图,见附录图 1)	13a	描述随机分配到各组的受试者例数,接受预期干预的例数,纳入主要结局分析的例数	＿＿＿
	13b	描述随机分组后,各组脱落和被剔除的例数,并说明原因	＿＿＿
招募受试者	14a	描述招募和随访日期	＿＿＿
	14b	描述中断或停止试验的原因	＿＿＿
基线资料	15	用表格列出每一组受试者的基线数据,包括人口学资料和临床特征	＿＿＿
纳入分析的例数	16	描述各组纳入分析的受试者数目,以及是否按最初的分组进行分析	＿＿＿
结局和估计值	17a	报告各组每项主要和次要结局指标的结果,效应估计值及其精度(如 95% 可信区间)	＿＿＿
	17b	对于二分类结局指标,建议同时提供相对效应值和绝对效应值	＿＿＿
辅助分析	18	报告所做的其他分析,如亚组分析、校正分析,指出哪些是预先设定的,哪些是探索性的分析	＿＿＿
危害	19	报告各组出现的所有不良事件或非预期效应	＿＿＿
讨论			
局限性	20	指出研究的局限性、潜在偏倚和不精确的原因,以及出现多种分析结果的原因	＿＿＿
可推广性	21	指出结果的可推广性(外部效度和实用性)	＿＿＿
结果阐释	22	对结果进行阐释,与其他相关证据比较异同,并权衡获益与危害	＿＿＿
其他信息			
研究注册	23	研究的注册号和注册机构名称	＿＿＿
研究方案	24	可能的话,告知从何处获取完整的研究方案	＿＿＿
资助情况	25	基金资助和其他支持(如提供药品)的来源,资助者所起的作用	＿＿＿

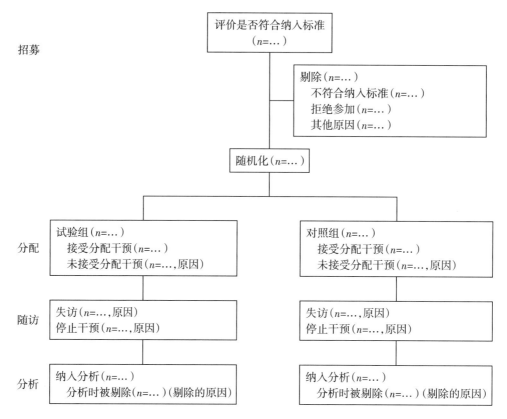

附录图 1　CONSORT 声明中受试者流动的流程图

附录 2　报告类实验性研究的 TREND 声明

以下列出的是美国 CDC 于 2004 年发布的 TREND 声明中关于类实验性研究应报告的条目清单。在提交类实验性研究报告前,请对照下列清单检查论文是否符合类实验研究论文的 TREND 规范。

(摘自:Des Jarlais DC,Lyles C,Crepaz N,et al. Improving the reporting quality of nonrandomized evaluations of behavioral and public health interventions:the TREND statement. Am J Public Health,2004,94:361-366.)

类实验性研究应报告的信息清单(TREND 声明,2004,version 1.0)

论文标题	条目号	对照检查的条目
文题和摘要	1	– 从文题中能识别出研究人群及分配方法
		– 用结构式摘要概括出目的、方法、结果和结论
引言		
背景	2	– 阐释研究背景、进行研究的理由、干预的理论依据
目的	3	– 描述研究的目标及假设
方法		
研究对象	4	– 描述研究对象的入选标准、抽样方法、样本来源、收集资料的场所
干预	5	– 详细描述每组的干预方法,包括干预的内容、方式,每次持续时间、频次和周期,由谁实施干预,在哪儿实施干预,提高依从性的方法等
结局指标	6	– 清晰界定主要和次要的结局指标
		– 收集资料的方法及质量控制
		– 研究工具的信度和效度

论文标题	条目号	对照检查的条目
样本量	7	– 说明样本量是如何确定的 – 说明进行中期分析或终止研究的原则
分配方法	8	– 说明分配单位是个人、群体，还是社区 – 描述分组的具体方法（例如区组、分层） – 说明用来降低由于非随机分组所致潜在偏倚的方法，例如匹配
盲法	9	– 说明是否对研究对象、干预提供者、结果测评者实施了盲法，描述如何实施盲法的
分析单元	10	– 描述最小分析单元是个人、群体，还是社区
统计分析方法	11	– 描述用来比较各组间主要结局指标的统计分析方法 – 描述用来进行附加分析的统计分析方法，例如亚组分析、校正分析 – 描述所用的统计分析软件

结果

受试者流程图	12	– 用流程图的方式，列出在招募、分配、干预、随访、资料分析等各阶段研究对象的例数、失访或剔除的例数及原因
招募	13	– 界定招募和随访的日期
基线资料	14	– 列出每组研究对象在基线时的人口学资料和临床特征 – 比较每组失访、保留、总体研究对象的基线特征有无差异
基线一致性	15	– 研究对象在基线时的一致性，以及用来控制组间基线差异的统计分析方法
用于分析的例数	16	– 每组用于分析每种结局指标的例数 – 是否采用了意向性分析
结局及估计	17	– 报告各组主要和次要结局指标的结果，列出估计效应值和可信区间 – 将阴性结果也纳入结果中
附加分析	18	– 报告附加统计的结果，包括亚组分析、控制混杂因子之后的分析
不良事件	19	– 报告每组出现的重要不良事件或非预期效应

讨论

结果阐释	20	– 结合研究假设对结果进行阐释；指出研究的局限性，包括潜在偏倚的来源、不精确及多种分析结果的原因 – 结合可能的机制，对干预的有效性进行阐释 – 分析实施干预的促进因素和阻碍因素 – 分析研究结果对实践及政策的启示
可推广性	21	– 结合研究人群的特征以及干预的特点、随访时间长短、干预实施的场所、依从性等，分析结果的可推广性
结论	22	– 结合当前的证据和理论依据，对结果进行概括性的阐释

附录 3　报告观察性研究的 STROBE 声明

　　以下列出的是 2009 年发布的 STROBE 声明中关于观察性研究应报告的条目清单。在提交观察性研究报告前，请对照下列清单检查论文是否符合观察性研究论文的 STROBE 规范。

　　［摘自：Elm EV，Altman DG，Egger M，et al. 加强流行病学中观察性研究报告质量（STROBE）声明：观察性研究报告规范. 赵乐，译. 世界临床医学，2008，2（1）：78-82.］

STROBE 声明:观察性研究报告中应当纳入的条目清单

	条目	建议
题目和摘要	1	(a) 在题目或摘要中用常用术语表明研究所采用的设计 (b) 在摘要中对所做工作和获得的结果做一个简明的总结
引言		
背景 / 原理	2	解释研究的科学背景和原理
目的	3	阐明具体研究目的,包括任何预先设定的假设
方法		
研究设计	4	陈述研究设计的关键内容
研究设置	5	描述研究机构、研究地点及相关资料,包括招募的时间范围、暴露、随访和数据收集等
参与者	6	(a) 队列设计——描述纳入标准,参与者的来源和选择方法,随访方法 　　病例 - 对照设计——描述纳入标准,病例和对照的来源及确认病例和选择对照的方法,病例和对照选择的原理 　　横断面设计——描述纳入标准,参与者的来源和选择方法 (b) 队列设计——对于配对设计,应说明配对标准及暴露和非暴露的人数 　　病例 - 对照设计——对于配对设计,应说明配对标准和每个病例配对的对照数
变量	7	明确定义结局、暴露、预测因子、可能的混杂因素及效应修饰因素,如果相关,给出诊断标准
数据来源 / 测量	8*	对每个有意义的变量,给出数据来源和详细的测量方法。如果有一个以上的组,描述各组之间测量方法的可比性
偏倚	9	描述解决潜在偏倚的方法
样本大小	10	描述样本量的确定方法
定量变量	11	解释定量变量是如何分析的。如果需要,应描述分组的方法和原因
统计方法	12	(a) 描述所用的所有统计方法,包括减少混杂因素的方法 (b) 描述所有分析亚组和交互作用的方法 (c) 解释如何解决数据缺失 (d) 队列设计——如果需要,应描述解决失访问题的方法 　　病例 - 对照设计——如果需要,应描述如何对病例和对照进行配对 　　横断面设计——如果需要,应描述考虑到抽样策略的分析方法 (e) 描述所用的敏感性分析方法
结果		
参与者	13*	(a) 报告研究各阶段参与者的人数,如可能合格的人数、参与合格性检查的人数、证实合格的人数、纳入研究的人数、完成随访的人数及完成分析的人数 (b) 解释在各阶段参与者退出研究的原因 (c) 考虑使用流程图
描述性数据	14*	(a) 描述参与者的特征(如人口统计学、临床和社会特征)以及暴露和潜在混杂因素的相关信息 (b) 描述就每一个待测变量而言缺失数据的参与者人数 (c) 队列设计——总结随访时间(如平均随访时间和全部随访时间)
结局数据	15*	队列设计——报告随时间变化的结局事件数或综合指标 病例 - 对照设计——报告各种暴露类别的人数或暴露综合指标 横断面设计——报告结局事件数或综合指标

	条目	建议
主要结果	16	（a）报告未校正的估计值,如果需要,应给出混杂因素校正后的估计值及其精确度(如 95% 可信区间),说明按照哪些混杂因素进行了校正以及选择这些因素进行校正的原因
		（b）如对连续变量进行分组,要报告每组观察值的范围
		（c）对有意义的危险因素,最好把相对危险转化成针对有意义的时间范围的绝对危险度
其他分析	17	报告进行过的其他分析,如亚组分析、交互作用和敏感性分析
讨论		
关键结果	18	根据研究目标概括关键结果
局限性	19	讨论研究的局限性,包括潜在偏倚或不准确的来源。讨论任何潜在偏倚的方向和大小
解释	20	结合研究目标、研究局限性、多重分析、相似研究的结果和其他相关证据,谨慎给出一个总体的结果解释
可推广性	21	讨论研究结果的普适性(外推有效性)
其他信息		
资金来源	22	提供研究资金的来源和资助机构在研究中的作用,如果可能,应提供资助机构在本文研究中起到的作用

* 在病例 - 对照研究中,分别给出病例和对照的信息,如果可能,应在队列研究和横断面研究中给出暴露组和非暴露组的信息。在一篇详细的解释和示范文章中,讨论了清单中的每一个条目,提供了方法学背景及已发表准确报告的范例。STROBE 清单最好与这篇文章联合使用。(在 *PLoS Medicine*、*Annals of Internal Medicine* 和 *Epidemiology* 的网站可免费获得)。在 STROBE 网站上(www. strobe-statement.org)可获得队列研究、病例对照研究和横断面研究相应的清单。

附录 4　报告质性研究的 COREQ 声明

为提高质性研究报告的严谨性、规范性和报告质量,澳大利亚悉尼大学公共卫生学院的 Alison Tong 等学者于 2007 年发布了包括 32 个条目的质性研究报告规范 COREQ 声明。在提交质性研究的报告前,请对照下列清单检查论文是否符合质性研究论文的 COREQ 规范。

原文摘自:Tong A,Sainsbury P,Craig J. Consolidated criteria for reporting qualitative research(COREQ):a 32-item checklist for interviews and focus groups. International Journal for Quality in Health Care,2007,19(6):349-357.

[参考:费宇彤,刘建平,于河,等 . 报告定性研究个体访谈和焦点组访谈统一标准的介绍 . 中西医结合学报,2008, 6(2):115-118.]

质性研究统一报告规范(COREQ 声明):32 项清单

编号	条目	提示性问题 / 描述	所在的页码
第一部分:研究团队和过程反映			
研究者个人特征			
1	访谈者 / 组织者	哪位(些)文章作者实施的个人访谈或焦点组访谈?	
2	学位 / 学历	研究者的学位是什么? 例如:理学博士(PhD)或医学博士(MD)	
3	职业	在研究进行时,研究者的职业是什么?	
4	性别	研究者是男性还是女性?	
5	经验和培训	研究者的经验和培训情况如何?	
研究者与研究对象的关系			
6	关系建立	与研究对象的关系是在开始研究前就建立了吗?	
7	参与者对访谈者的了解	研究对象了解访谈者的哪些信息? 如个人目标、开展研究的缘由	
8	访谈者的特征	文中报告了访谈者 / 组织者的哪些特征? 如偏好、假想、进行研究的原因和兴趣?	

续表

编号	条目	提示性问题 / 描述	所在的页码
第二部分：研究设计			
理论框架			
9	方法学的哲学基础和理论	文章报告了哪些在研究中被应用的方法学类别和哲学观？如扎根理论（grounded theory）、话语分析（discourse analysis）、民族志（ethnography）、现象学（phenomenology）以及内容分析（content analysis）	
选择研究对象			
10	选择研究对象	如何选择研究对象？如目的性选样、便利选样、连续性选样、滚雪球选样	
11	与研究对象沟通的方法	如何与研究对象沟通？如面对面、电话、信件或电子邮件	
12	样本量	研究中有多少研究对象？	
13	拒绝参与研究或中途脱落	多少人拒绝参加研究或中途脱落？原因何在？	
场所			
14	资料收集场所	在哪里收集的资料？如家里、诊所或工作场所	
15	在场的非研究对象	除了研究对象与访谈者外，是否还有其他人在场	
16	研究对象的描述	研究对象的主要特征都是什么？如人口学特征、访谈日期等	
收集资料			
17	访谈提纲	访谈中所用到的问题、提示和提纲等是否由文章作者提供？是否经过预访谈检验	
18	重复访谈	对研究对象是否进行了反复的访谈？如有，进行了多少次	
19	录音或录像	研究是否通过录音或录像收集资料	
20	现场笔记	在个体个人访谈 / 焦点组访谈过程中和（或）结束后是否做了现场笔记	
21	访谈时长	个体访谈或焦点组访谈的时长是多少	
22	资料饱和	是否讨论了资料饱和问题	
23	转录文字返还	访谈转录成文字后是否返还研究对象征询意见和（或）纠正错误	
第三部分：分析和结果			
分析资料			
24	资料编码的数量	共用了多少个代码对资料进行编码	
25	描述编码树	作者是否描述了编码树	
26	主题的获取	主题是预设的，还是源自研究资料	
27	软件	如果使用了软件来管理资料，软件的名称和必要信息是什么	
28	研究对象检查	研究对象是否提供了对研究结果的反馈	
报告			
29	呈现引文	是否引用研究对象的原话来说明主题或结果？每条引文是否都有恰当的身份标记？如研究对象的编号	
30	资料与结果的一致性	根据呈现的资料能否得出研究的结果	
31	重要主题的清晰呈现	研究结果中是否清晰呈现了重要主题	
32	次要主题的清晰呈现	是否有对特殊案例的描述和对次要主题的讨论	

附录 5　报告量性研究系统评价和 Meta 分析的 PRISMA 声明

以下列出的是 2009 年发布的 PRISMA 声明中关于量性研究的系统评价和 Meta 分析应报告的条目清单。在提交系统评价和 Meta 分析报告前,请对照下列清单检查论文是否符合量性研究系统评价论文的 PRISMA 规范。

［摘自:Moher D,Liberati A,Tetzlaff J,et al. 系统综述和荟萃分析优先报告的条目:PRISMA 声明. 李迅,曹卉娟,译. 中西医结合学报,2009,7(9):889-896.］

量性研究的系统评价或 Meta 分析报告条目清单:PRISMA 声明

项目	编号	条目清单	所在页码
标题			
标题	1	明确本研究报告是系统评价、Meta 分析,还是两者兼有	
摘要			
结构式摘要	2	提供结构式摘要包括背景、目的、资料来源、纳入研究的标准、研究对象和干预措施、研究评价和综合的方法、结果、局限性、结论和主要发现、系统评价的注册号	
前言			
理论基础	3	介绍当前已知的研究理论基础	
目的	4	通过对研究对象、干预措施、对照措施、结局指标和研究类型(participants,interventions,comparisons,outcomes,study design,PICOS)5 个方面为导向的问题提出所需要解决的清晰明确的研究问题	
方法			
方案和注册	5	如果已有研究方案,则说明方案内容并给出可获得该方案的途径(如网址),并且提供现有的已注册的研究信息,包括注册号	
纳入标准	6	将指定的研究特征(如 PICOS 和随访的期限)和报告的特征(如检索年限、语种和发表情况)作为纳入研究的标准,并给出合理的说明	
信息来源	7	针对每次检索及最终检索的结果描述所有文献信息的来源(如数据库文献,与研究作者联系获取相应的文献)	
检索	8	至少说明一个数据库的检索方法,包含所有的检索策略的使用,使得检索结果可以重现	
研究选择	9	说明纳入研究被选择的过程(包括初筛、合格性鉴定及纳入系统评价等步骤,据实还可包括纳入 Meta 分析的过程)	
资料提取	10	描述资料提取的方法(例如预提取表格、独立提取、重复提取)以及任何向报告作者获取或确认资料的过程	
资料条目	11	列出并说明所有资料相关的条目(如 PICOS 和资金来源),以及作出的任何推断和简化形式	
单个研究存在的偏倚	12	描述用于评价单个研究偏倚的方法(包括该方法是否用于研究层面或结局层面),以及在资料综合中该信息如何被利用	
概括效应指标	13	说明主要的综合结局指标,如危险度比值(risk ratio)、均值差(difference in means)	
结果综合	14	描述结果综合的方法,如果进行了 Meta 分析,则说明异质性检验的方法	
研究偏倚	15	详细评估可能影响数据综合结果可能存在的偏倚(如发表偏倚和研究中的选择性报告偏倚)	
其他分析	16	对研究中其他的分析方法进行描述(如敏感性分析或亚组分析,Meta 回归分析),并说明哪些分析是预先制订的	

续表

项目	编号	条目清单	所在页码
结果			
研究选择	17	报告初筛的文献数,评价符合纳入标准的文献数以及最终纳入研究的文献数,同时给出每一步排除文献的原因,最好提供流程图	
研究特征	18	说明每一个被提取资料的文献的特征(如样本含量、PICOS 和随访时间)并提供引文出处	
研究内部偏倚风险	19	说明每个研究中可能存在偏倚的相关数据,如果条件允许,还需要说明结局层面的评估(见条目 12)	
单个研究的结果	20	针对所有结局指标(有效性或有害性),说明每项研究的各干预组结果的简单合并(a),以及综合效应值及其可信区间(b),最好以森林图形式报告	
结果的综合	21	说明每个 Meta 分析的结果,包括可信区间和异质性检验的结果	
研究间偏倚	22	说明研究间可能存在偏倚的评价结果(见条目 15)	
其他分析	23	如果有,给出其他分析的结果(如敏感性分析或亚组分析,Meta 回归分析,见条目 16)	
讨论			
证据总结	24	总结研究的主要发现,包括每一个主要结局的证据强度;分析它们与主要利益方的关联性(如医疗保健的提供者、使用者及政策决策者)	
局限性	25	探讨研究层面和结局层面的局限性(如偏倚的风险),以及系统评价的局限性(如检索不全面,报告偏倚等)	
结论	26	给出对结果的概要性的解析,并提出对未来研究的提示	
资金支持			
资金	27	描述本系统评价的资金来源和其他支持(如提供资料)以及资助者在完成系统评价中所起的作用	

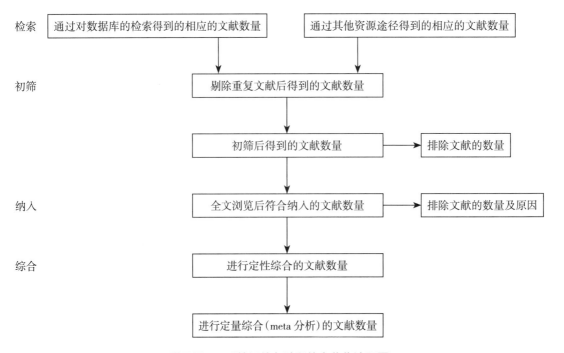

附录图 2　系统评价各阶段信息收集流程图

附录 6　报告质性研究系统评价的 ENTREQ 声明

　　以下列出的是 2012 年发布的 ENTREQ 声明中关于质性研究系统评价应报告的条目清单。在提交质性研究系统评价报告前,请对照下列清单检查论文是否符合质性研究系统评价论文的 ENTREQ 规范。

　　原文摘自:Tong A,Flemming K,McInnes E,et al. Enhancing transparency in reporting the synthesis of qualitative research:ENTREQ. BMC Medical Research Methodology,2012,12:181. doi:10.1186/1471-2288-12-181.)

　　[参考:钟珍梅,刘少堃,赵舒煊,等. 提高定性研究合成报告透明度(ENTREQ)的指南解读. 循证医学,2015,15(5):309-313.]

提高质性研究系统评价报告透明度的 ENTREQ 声明

编号	条目	指导和描述
1	整合的目的	陈述该质性研究系统评价的研究问题
2	整合的方法	明确该整合的方法学基础或理论框架,并陈述选择该方法的合理性[例如 Meta 民族志(Meta-ethnography)、主题分析综合法(thematic synthesis)、诠释性批判主义整合法(critical interpretive synthesis)、扎根理论整合法(grounded theory synthesis)、现实主义整合法(realist synthesis)、汇集性整合法(Meta-aggregation)、Meta 研究(Meta-study)、框架整合法(framework synthesis)]
3	检索方法	指出检索是否有预先计划(包括制订全面的检索策略以寻找可能的研究),或具有反复性(寻找所有可用的概念直到达到理论性饱和)
4	纳入标准	详细说明研究的纳入、排除标准(如依据研究人群、语言、年份、出版物的类型、研究类型)
5	资料来源	描述检索的资料的来源[例如电子文献数据库(Medline、Embase、CINAHL、PsycINFO、Econlit)、灰色文献数据库(学位论文、政策报告)、相关组织的专业网站、专家意见、通用网站检索(Google 学术等)、手工检索、参考文献],并提供使用这些数据库/资源的理由
6	文献检索策略	描述文献检索的过程(如提供与研究对象、临床或健康主题、经验、社会现象相关的术语的文献检索策略,质性研究筛选、检索的限制)
7	筛选研究的方法	描述研究筛选的过程(如依据标题、摘要或全文进行筛选及独立筛选研究的研究者人数)
8	纳入研究的特征	说明纳入研究的特征(如出版年份、国家、研究问题、研究对象、研究对象数量、资料收集方法及研究分析方法)
9	筛选研究的结果	明确筛选出来的研究数量并提供排除研究的原因(如进行全面的检索,提供纳入研究数量和排除研究的理由,并用图/流程图表示;对反复进行的检索应根据修订的研究问题或对理论构建的贡献度进一步描述纳入、排除标准)
10	研究质量评价的理由	描述用于选择评价纳入研究和研究结果质量的方法准则(如研究的效度和稳定性、报告的透明度、研究结果的内涵及可用性)
11	研究质量评价的工具	陈述用于评价研究质量、选择研究结果的工具,如现有的工具(CASP、JBI QARI、COREQ、Mays、Pope)或评价者开发的工具,并陈述评价的领域;描述研究小组、研究设计、资料分析及解释、报告规范等情况
12	研究质量评价的过程	指出研究质量评价是否由多位评价者独立进行,以及是否需要达成共识
13	研究质量评价的结果	说明研究质量评价的结果。如有可能,指出哪些文章是基于评价后被剔除的,并陈述剔除的理由
14	资料提取	说明对原始研究的哪些部分进行了分析,资料是如何从原始研究中提取的(例如:所有文本标题下的"结果/结论"都以电子版信息的方式提取并录入相关计算机软件中)

续表

编号	条目	指导和描述
15	软件应用	如果有,说明所使用的计算机软件
16	评价者数量	确定参与资料编码和分析的人员
17	编码	描述对资料进行编码的过程(如逐行编码,以寻找概念)
18	对研究结果的对比	描述研究内部、研究之间是如何进行研究结果对照的(如:纳入的研究结果被逐一编码后分类到预先构建的概念中,必要时创建新的概念)
19	主题的获取	指出获取主题或概念的过程是采用归纳法或是演绎法
20	引文	提供来自原始研究的引文以说明主题 / 概念,并确定其为来自研究对象的引文,还是研究者的分析
21	呈现整合结果	以丰富的、精练的、超越对原始研究简单总结的形式呈现整合结果(例如新的解释、证据模型、概念模型、分析性框架、新理论或概念的构建)

中英文名词对照索引

X

Y

Z